食品技術
総合事典

食品総合研究所
............[編集]............

朝倉書店

まえがき

　食糧自給率は 40% をきり，わが国の農林水産物の貿易は大幅な輸入超過となっている．一方，少子高齢化の進む中，国内人口は 2005 年に減少に転じた．これらの結果，国内における農産物や食品の市場は量的に飽和し成熟化している．このような状況のもと，国内の農林水産業や食品産業の衰退を防ぐには，国内農産物の付加価値向上とともに，これら産業の競争力を高めて海外に市場を求めることが必至である．そこで，2006 年に，農産物とともに食品，食品産業，食文化の海外展開の政策方針が打ち出された．料理や食文化とともに日本の農産物や食品の海外展開を図ろうというものである．わが国の食品製造・流通技術の国際化，すなわち国際標準・基準への適合が一層求められることになる．

　国際的な強制力を持つものとして，世界貿易機関（WTO）の「衛生と植物検疫措置の適用に関する協定（SPS 協定）」がある．一方，国際的な貿易に係わる技術的な協定として「技術的貿易障壁に関する協定（TBT 協定）」があり，SPS 協定と TBT 協定が補完しあっている．これらの科学的な拠り所となる食品に係わる国際規格として，コーデックス（国際食品規格，Codex）がある．コーデックスの作成等を行っているコーデックス委員会は，消費者の健康の保護，食品の公正な貿易の確保等を目的として，1962 年に FAO および WHO により設置された国際的な政府間機関であり，わが国は 1966 年より参加している．コーデックスが国際的基準として重要さを増すことになったのは，1993 年のガット・ウルグアイラウンドで，「食品の安全基準や動植物の検疫基準を国際基準へ調和させる」という原則が打ち出され，コーデックスが国際基準として採用されたことにある．食品に係わる国際規格・基準に係わる機関の主たるものはコーデックス委員会であるが，他に ISO（国際標準化機構），AOAC インターナショナル（Association of Official Analytical Chemists International）などがあり，わが国で開発する技術も，コーデックス，ISO，AOAC の基準に適合・認定されることが望ましい．

　遺伝子組換え食品（GMO），BSE，鳥インフルエンザなどが契機となり，食品の安全性に対する国民の関心が高まっており，政府も新たな施策を打ち出している．2005 年には，「科学技術の発展，国際化の進展その他の国民の食生活を取り巻く環境の変化に的確に対応することの緊要性にかんがみ，食品の安全性の確保に関し，基本理念を定め，並びに国，地方公共団体及び食品関連事業者の責務並びに消費者の役割を明らかにするとともに，施策の策定に係わる基本的な方針を定めることにより，食品の安全性の確保に関する施策を総合的に推進すること」を目的とする食品安全基本法が制定され，それを受けて内閣府に食品安全委員会が設置された．このことにより，食品に係わるリスク評価機関が設置されたこととなり，リスク管理機関（厚生労働省，農林水産省）との役割が明確になった．また，同時に，わが国でもリスクアナリシス，リスクコミュニケーションなどという概念が普及してきており，新規技術や新規食品の安全性は科学的なデータに基づいてベネフィットとリスクが議論されるべきであるという機運が広がっている．

まえがき

人間誰しも健康で長生きしたいと願っており，健康機能や生理機能を謳(うた)った食品が市場に溢れている．また，国産農産物の付加価値向上を目的とした国産農産物の機能性解明とその利用のための研究が活発に行われている．生理機能性成分を強化した食品やサプリメントは適正摂取すれば健康の維持・増進に効果的であるが，過剰摂取等による害が懸念されるものもある．食品成分あるいは食品そのものの潜在的な生理作用を遺伝子発現により網羅的に解明するゲノミクス研究が盛んとなってきており，食品の適正摂取の基本となる科学的知見が，今後，一層蓄積されることが期待される．

国民の食生活をめぐる話題も事欠かない．政府は，国民の健康の増進，生活の質の向上および食料の安定供給の確保を図るため2000年に「食生活指針」を閣議決定し，具体的な行動に結び付けるものとして，2005年に，食事の望ましい組合わせやおおよその量をわかりやすくイラストで示した「食事バランスガイド」を作成した．「バランスのよい食事」をわかりやすく示すため，1日に「何を」「どれだけ」食べたらよいかをイラストで示したものであり，毎日の食事を「主食/副菜/主菜/牛乳・乳製品/果物」の5つに区分し，区分ごとに「つ (SV)」という単位を用いている．

フードチェーンの多様化・複雑化や「個食」，「孤食」，「粉食」などに代表される食生活の乱れに加え，家庭では食の教育力が低下してきているといわれている．このため，ひとりひとりが自分の「食」について考える習慣を身につけ，生涯を通じて健全で安心な食生活を実現できるように「食育」を推進する必要がある．生涯を通じて健康に大きな影響を及ぼす食生活については，子供のうちから正しく教育する必要があり，「知育・徳育・体育」に加えて「食育」が教育の基本であり，国民が健全な心身を培い豊かな人間性を育むために食育に関する施策を総合的かつ計画的に推進することを目的として食育基本法が2005年6月に制定され，2006年には日本食育学会が設立された．

また，国民が食品を安心して食べるには，食品についての情報を入手可能にする必要がある．政府は，食品がいつ，どこで，どのように生産・流通されたかについて消費者がいつでも把握でき，万一食品事故が発生した場合にも，製品回収や原因究明を容易にするトレーサビリティーの導入を推進している．このようなトレーサビリティーの仕組みは，食品の安全性や品質に対する消費者の関心の高まりを背景に，情報技術の発達とあいまって急速に整備されている．トレーサビリティーとともに食品表示も，消費者にとって重要である．食品の販売に際して消費者の選択の権利を保証することが重要であり，消費者に対して食品に関する情報を正確かつ十分な情報を伝える手段として表示制度がある．しかし食品に係わる制度が整備されても，必ずしも正しく表示されるとは限らない．偽装表示を防止する手段として，検知・識別技術があり，DNA解析技術，無機分析技術，微量化学分析技術，光学計測技術の進歩に伴い，品種判別，産地判別，GMO判別などが可能となっている．

2001年11月に『食品大百科事典』を出版してから7年が経過した．その間，ここに記述したように食品を取り巻く環境も変化し，新たな政策も打ち出され，新たな技術課題も出現した．そこで，このような変化する社会に応えるべき新たな技術もできるだけ取り入れて，ここに『食品技術総合事典』を刊行した．

2008年5月

食品総合研究所長　林　徹

編 集 委 員

〔代表〕林　　　　徹　　農研機構・食品総合研究所所長
〔幹事〕林　　　　清　　農研機構・食品総合研究所企画管理部長

〔委員〕

大谷　敏郎	農林水産省農林水産技術会議事務局研究開発企画官	中嶋　光敏	筑波大学大学院生命環境科学研究科教授
大坪　研一	新潟大学大学院自然科学研究科	永田　忠博	聖徳大学人文学部人間栄養学科教授
北村　義明	農研機構・食品総合研究所食品工学研究領域長	松倉　　潮	農研機構・食品総合研究所食品素材科学研究領域長
小林　秀行	鯉淵学園農業栄養専門学校生活栄養科学科教授	森　　勝美	農研機構・食品総合研究所微生物利用研究領域長
津志田藤二郎	農研機構・食品総合研究所食品機能研究領域長	安井　明美	農研機構・食品総合研究所食品分析研究領域長
長島　　實	農研機構・食品総合研究所研究統括		

（五十音順）

執 筆 者 （五十音順）

［農研機構・食品総合研究所］

安藤　　聡	久城　真代	檀　一平太	林　　　徹
石川　　豊	楠本　憲一	塚越　芳樹	舟根　和美
五十部誠一郎	神山かおる	津志田藤二郎	古井　　聡
井手　　隆	小関　成樹	蔦　　瑞樹	逸見　　光
伊藤　康博	後藤　真生	都築和香子	堀田　　博
稲津　康弘	小林　　功	徳安　　健	曲山　幸生
今村　太郎	小堀　俊郎	等々力節子	町田　幸子
植村　邦彦	小堀真珠子	内藤　成弘	松木　順子
越智　幸三	今場　司朗	長尾　昭彦	宮ノ下明大
柏木　　豊	斉藤　道彦	長嶋　　等	森　　勝美
金子　　哲	榊原　祥清	長島　　實	門間美千子
亀山　眞由美	椎名　武夫	中村　澄子	安井　明美
川崎　　晋	島　　　純	中村　宣貴	箭田　浩士
河野　澄夫	白井　展也	鍋谷　浩志	山本　和貴
川本　伸一	杉山　　滋	韮澤　　悟	與座　宏一
北岡本光	杉山　純一	蓧原　昌司	吉田　　充
橘田　和美	鈴木　　聡	早川　文代	若山　純一
日下部裕子	竹中真紀子	林　　　清	渡邊　　康

東　　敬子	農研機構・野菜茶業研究所	一色　賢司	北海道大学	小野　信一	農業環境技術研究所
池上　秀二	明治乳業㈱	一法師克成	農研機構・野菜茶業研究所	河岸　洋和	静岡大学
石原　賢司	水産総合研究センター	大坪　研一	新潟大学	川崎　　晃	農業環境技術研究所
石田　信昭	石川県立大学	奥村　仙示	徳島大学	北川麻美子	カゴメ㈱

木村 俊之	農研機構・東北農業研究センター	関谷 敬三	農研機構・近畿中国四国農業研究センター	法邑 雄司	農林水産消費安全技術センター
小林 秀行	鯉淵学園農業栄養専門学校	武田 英二	徳島大学	水町 功子	農研機構・畜産草地研究所
近藤 雅雄	東横学園女子短期大学	辰巳 英三	国際農林水産業研究センター	村田 昌一	水産総合研究センター
進藤 久美子	農研機構・総合企画調整部	田中 敬一	農研機構・果樹研究所	森山 達哉	近畿大学
新本 洋士	玉川大学	田中 健治	農林水産技術情報協会	矢部 希見子	農研機構・総合企画調整部
杉浦 実	農研機構・果樹研究所	寺尾 純二	徳島大学	八巻 幸二	国際農林水産業研究センター
鈴木 敏之	水産総合研究センター	中嶋 光敏	筑波大学	山本(前田) 万里	農研機構・野菜茶業研究所
鈴木 平光	女子栄養大学	南野 昌信	㈱ヤクルト	湯川 剛一郎	日本食品分析センター
須田 郁夫	農研機構・情報広報部	畠山 英子	東北福祉大学	渡辺 満	農研機構・東北農業研究センター

目 次

Ⅰ. 健康の維持・増進のための技術

〈背景と動向〉食品の機能性研究の現状と技術的課題　（津志田藤二郎）　2
　機能性研究の現状/機能性研究の技術的課題/安全性の確保/世界的な研究
　動向ならびにヘルスクレーム（健康表示）の状況

1. 食品による健康の維持・増進

1.1 食品成分の組合わせによる生活習慣病予防効果 ……………9
　1.1.1　アレルギー・免疫系の制御作用 ……………（八巻幸二）…9
　　a. 健康維持増進のための免疫機能 …………10
　　b. 免疫機能に影響を与える食品成分 ………11
　　c. 日本食とその組合わせと免疫バランス …12
　　d. 今後の方向 ………………………………13
　1.1.2　がん予防 ……………（小堀真珠子）…14
　　a. 抗酸化性 …………………………………14
　　b. 発がん抑制1 ……………………………14
　　c. 発がん抑制2 ……………………………14
　　d. がん細胞増殖抑制 ………………………15
　　e. 免疫賦活作用 ……………………………15
　　f. 血管新生阻害 ……………………………16
　1.1.3　脂質エネルギー代謝制御
　　　　………………………………（井手　隆）…17
　　a. セサミンと魚油の同時摂取による脂肪酸
　　　　酸化の相乗的上昇 ……………………17
　　b. 多価不飽和脂肪によるフィトールの脂肪酸
　　　　酸化上昇作用の抑制 …………………17
　　c. 共役リノール酸と魚油の相互作用による
　　　　肝臓と脂肪組織の代謝制御 …………19
　1.1.4　循環器系疾患のリスク低減作用
　　　　…………………………（津志田藤二郎）…22
　　a. コレステロールの低下作用 ……………22
　　b. コレステロールの酸化抑制作用 ………23
　　c. 血管内皮細胞への単球の接着抑制作用 …24
　　d. 血中のホモシステイン低下作用 ………24
　　e. 血栓形成の抑制作用 ……………………25
　　f. 今後の進展方向 …………………………26

1.2 有効成分の体内吸収と機能性発現 …………28
　1.2.1　ケルセチン ……………（寺尾純二）…28
　　a. ケルセチンとは …………………………28
　　b. ケルセチン配糖体の吸収・代謝 ………28
　　c. ケルセチン代謝物の抗酸化活性と
　　　　生理作用 ………………………………30
　　d. ケルセチン代謝物の標的部位 …………30
　1.2.2　アントシアニン ………（須田郁夫）…32
　　a. アンアントシアニンの構造 ……………32
　　b. アントシアニンの色調と安定性 ………32
　　c. アントシアニン色素の市場性 …………32
　　d. アントシアニンの機能性 ………………34
　1.2.3　クロロゲン酸 …………（東　敬子）…35
　　a. クロロゲン酸とは ………………………35
　　b. 食品に含まれるクロロゲン酸類 ………36
　　c. 生体調節機能 ……………………………37
　　d. 吸収・代謝 ………………………………38
　1.2.4　カロテノイド …………（長尾昭彦）…39
　　a. カロテノイドの体内吸収と代謝 ………39
　　b. 機能発現 …………………………………40
　1.2.5　イソチオシアネート …（一法師克成）…43
　　a. イソチオシアネートの化学的性質および
　　　　生成 ……………………………………43
　　b. イソチオシアネートの機能性と代謝 …45
　　c. イソチオシアネート代謝物の機能性 …45

1.3 農畜水産食材の生体調節機能 ………………47
　1.3.1　大豆の生体調節機能 …………………47

A．タンパク質　……………(門間美千子)…47
　　　1) 大豆タンパク質………………………47
　　　2) 血清コレステロール低下作用…………49
　　　3) 抗肥満作用……………………………50
　　　4) 血圧上昇抑制作用……………………50
　　　5) 抗酸化性………………………………50
　　　6) プロテアーゼインヒビターによる
　　　　　がん抑制作用…………………………50
　　　7) 大豆ペプチド…………………………50
　　B．イソフラボン等その他の成分
　　　　　………………………(関谷敬三)…51
　　　1) 脂肪細胞の役割………………………51
　　　2) 脂肪細胞と農作物成分………………53
　　　3) 脂肪細胞と大豆イソフラボン………53
　　　4) イソフラボンの動物試験……………55
　1.3.2　かんきつ果実の生体調節機能
　　　　　…………………………(杉浦　実)…56
　　a．かんきつ類に含まれる機能性成分…56
　　b．果物（かんきつ類）とがん予防……57
　　c．果物（かんきつ類）と心臓病・脳卒中
　　　　予防……………………………………58
　　d．かんきつフラボノイドに着目した疫学研究
　　　　結果……………………………………59
　1.3.3　リンゴの生体調節機能　…(田中敬一)…60
　　a．がん予防………………………………60
　　b．高血圧・動脈硬化予防………………61
　　c．心血管疾患・脳卒中予防……………62
　　d．糖尿病予防……………………………63
　　e．適正体重の維持………………………63
　1.3.4　畜産物の生体調節機能　…(水町功子)…64
　　a．牛乳タンパク質・ペプチド…………64
　　b．卵タンパク質・ペプチド……………66
　　c．食肉成分………………………………67
　1.3.5　魚介類の生体調節機能　…(村田昌一)…69
　　a．脂溶性成分……………………………69
　　b．タンパク質・ペプチド………………69
　　c．多糖類…………………………………70
　　d．エキス成分……………………………70
　　e．魚タンパク質の血液線溶系亢進作用……70
　1.3.6　藻類の生体調節機能　……(石原賢司)…72
　　a．主な藻類の機能………………………72
　　b．藻類の主な機能性成分………………74
　1.3.7　その他の食材……………………………76
　　A．クワ葉　………………(木村俊之)…76
　　B．ソバ　…………………(渡辺　満)…78
　　　1) タンパク質の機能性…………………78
　　　2) ポリフェノールの機能性……………78
　　　3) 抗糖尿病成分…………………………79
　　　4) 若芽（スプラウト）のポリフェノール
　　　　　……………………………………………79
1.4　高齢社会に向けた食材の評価と設計………80
　1.4.1　食物テクスチャーに対する高齢者の
　　　　　嗜好性　………………(神山かおる)…80
　　a．白飯のテクスチャーに対する高齢者と
　　　　若年者の好みの比較…………………80
　　b．加熱時間の異なる煮込み牛肉の食べやすさ
　　　　に対する高齢者と若年者の応答………81
　　c．生および加熱野菜の食べやすさ……82
　1.4.2　高齢者食の設計　………(神山かおる)…84
　　a．1食分のそしゃく量の定量化………84
　　b．加水量の異なる米飯のそしゃく量…85
　　c．食品の切り方がそしゃく量に及ぼす影響
　　　　……………………………………………86
　　d．リンゴの調理法とそしゃく量………87
　1.4.3　食品成分による高齢者の脳機能調節
　　　　　…………………………(畠山英子)…88
　　a．栄養素と脳機能調節…………………88
　　b．食品成分の脳機能調節能を調べる研究の
　　　　手法……………………………………88
　　c．食品成分による脳機能調節能………90
　1.4.4　食品成分による高齢者の免疫機能調節
　　　　　…………………………(近藤雅雄)…94
　　a．高齢者の免疫機能の低下……………94
　　b．高齢者の免疫機能に影響を及ぼす食生活の
　　　　解析……………………………………94
　　c．微量元素と高齢者の免疫機能………95
　　d．免疫強化食材の選別…………………95
　　e．食生活と高齢者の免疫強化…………97
　　f．免疫機能調節およびその強化に対する高齢
　　　　者の食生活のあり方…………………97

2. 食品の機能性の評価手法

- 2.1 ヒト試験による機能性評価…………100
  - 2.1.1 粘性食品の糖尿病リスク低減機能評価
     ……………(武田英二・奥村仙示)…100
    - a. 粘性食品の機能性評価の実例 ………100
  - 2.1.2 ミカンの糖尿病リスク低減機能評価
     ………………………(杉浦 実)…103
    - a. ミカンの摂取量と糖尿病有病率に関するアンケート調査 ………………103
    - b. ミカン摂取量を反映するバイオマーカー ………………………………104
    - c. ミカンの摂取と健康に関する栄養疫学調査 ……………………………105
    - d. 糖尿病モデル動物を用いた研究結果 …106
  - 2.1.3 リンゴのぜん息発症リスク低減機能評価………………(田中敬一)…109
    - a. リンゴとぜん息予防 ………………109
    - b. ヒト介入試験を行う前に …………109
    - c. 有事事象と副作用 …………………110
    - d. 無作為化とヒト介入試験のデザイン …110
    - e. リンゴペクチンとヒト介入試験 ……111
    - f. ビタミンCとぜん息予防……………112
  - 2.1.4 茶のアレルギーリスク低減機能評価
     ………………(山本(前田)万里)…113
    - a. 茶の成分含量と機能性 ……………113
    - b. 茶の抗アレルギー物質 ……………114
    - c. アレルギーリスク低減作用 ………116
  - 2.1.5 魚油の認知症リスク低減機能評価
     ………………………(鈴木平光)…118
    - a. 魚 油………………………………118
    - b. 脳内脂質と認知症 …………………118
    - c. 魚油摂取と高齢動物の脳機能改善 …118
    - d. 魚油および魚油強化食品の摂取による認知症リスクの低減 ……………119
    - e. 魚油と緑茶抽出物の組合わせによる認知症リスクの低減 ………………120
- 2.2 動物や培養細胞による機能性評価…………122
  - 2.2.1 動物を用いた機能性評価系の進展
     ………………………(白井展也)…122
    - a. 実験動物 ……………………………122
    - b. 飼料および飼育 ……………………122
    - c. 血漿または血清中の脂質および血糖値の測定 ………………………………124
    - d. 血圧の測定 …………………………124
    - e. 動物行動による評価系 ……………124
  - 2.2.2 動物細胞培養技術を用いた機能性評価系の進展……………(新本洋士)…125
    - a. 培養ヒト線維芽細胞を用いたインターフェロン分泌評価系 ………………126
    - b. 単球/マクロファージ系細胞を用いた分化評価系 ……………………………126
    - c. T細胞およびB細胞機能調節評価系 …126
    - d. 免疫マウス脾臓細胞を用いたアレルギー抑制評価系 …………………126
    - e. ラット好塩基球株を用いた脱顆粒抑制評価系 …………………………127
    - f. 病原性微生物付着阻止評価系 ………127
    - g. メラニン生産細胞を用いた美白成分評価系 …………………………127
    - h. 脂肪細胞分化評価系 ………………127
    - i. 骨形成評価系 ………………………128
  - 2.2.3 酵素による機能性の評価
     ………………………(松木順子)…129
    - a. 炭水化物の評価 ……………………129
    - b. タンパク質の評価 …………………130
    - c. 脂質および脂溶性成分の評価 ………130
- 2.3 最新の機能性評価の動向…………131
  - 2.3.1 ニュートリゲノミクスによる評価
     ………………………(小堀真珠子)…131
    - a. ニュートリゲノミクスとは ………131
    - b. トランスクリプトミクスによる評価 …131
    - c. プロテオミクスによる評価 ………133
    - d. メタボロミクスによる評価 ………133
  - 2.3.2 味覚の脳機能イメージング
     ………………………(檀 一平太)…134
    - a. 脳機能イメージング法 ……………134
    - b. 神経活動の計測 ……………………134
    - c. 脳血流動態，代謝の計測 …………135
    - d. 味覚研究への応用―1次味覚野……137
    - e. 2次味覚野……………………………138
    - f. 味覚情報の高次脳処理 ……………138

g. 脳機能イメージング法の食品開発への応用 …………139
2.3.3 味覚応答に関する最新研究動向と味覚評価技術の開発………（日下部裕子）…140
　a. 味覚受容器 ……………………140
　b. 味覚受容体の同定 ……………141
　c. 味覚受容体を用いた応用研究 …142
2.3.4 嗜好性の評価………（早川文代）…143
　a. 官能評価の種類と意義 …………143
　b. 嗜好型官能評価 ………………143
　c. 消費者テストの尺度 ……………144
　d. 消費者の官能評価語彙 …………145
2.4 機能性評価手法の調査と基準化………147
2.4.1 食品の生体防御機能評価………（後藤真生）…147
　a. 循環器系疾患抑制作用の評価 …148
　b. 糖尿病抑制作用の評価 …………148
　c. 抗酸化作用の評価 ………………149
　d. がん抑制作用の評価 ……………149
　e. 炎症・アレルギー抑制作用の評価 ……150
　f. 抗感染作用の評価 ………………151
2.4.2 プロバイオティクスの機能評価………（池上秀二）…152
　a. 調査方法 …………………………152
　b. プロバイオティクスの機能性評価指標 ………………………152
　c. プロバイオティクスを用いた主なヒト臨床試験 ……………154
　d. プロバイオティクスのその他の効果 …154
　e. プロバイオティクスの作用メカニズム ………………………154
2.4.3 食品の制がん作用に関する機能評価………（南野昌信）…156
　a. 食品成分の大腸がん抑制作用の評価方法 ……………………156
　b. 食品成分の大腸がん抑制作用 …157
　c. 食品成分の大腸がん抑制効果の評価における課題 …………158

II． 安全な食品を確保するための技術

〈背景と動向〉科学を重視した食品安全への取組み　　（一色賢司）　162
　安全な食品の安定調達/食品安全基本法と役割分担/食品とリスクアナリシス（リスク分析）/フードチェーン・アプローチ/食品のリスク評価をめぐる動き/有害微生物対策/有害物質対策

〈背景と動向〉生産・製造現場における安全確保への取組み　　（湯川剛一郎）　168
　安全確保のための技術のねらい/適正農業規範（GAP），適正製造規範（GMP）/HACCP/食品安全マネジメントシステム（FSMS）

1. 有害生物の制御

1.1 食中毒と有害微生物……………………175
　1.1.1 食中毒の分類と発生状況………（川本伸一）…175
　　a. 食中毒の分類 ……………………175
　　b. 食中毒発生状況 …………………176
　1.1.2 細菌性食中毒とウイルス性食中毒………（川本伸一）…178
　　a. 細菌性食中毒 ……………………178
　　b. ウイルス性食中毒 ………………183

1.1.3 食品および穀類加害かび………（斉藤道彦）…185
　a. 食品加害かびの種類 ……………185
　b. 主要な食品加害かび ……………185
　c. 穀類のかび加害 …………………186
1.2 有害微生物の検出技術……………………187
　1.2.1 衛生指標菌と公定法による微生物検査………（川崎 晋）…187
　　a. 微生物検査の実際 ………………187

b. 一般生菌数と大腸菌群数の計測意義と
　　　　　手法 ……………………………………188
　　　c. 食中毒菌の検出 ………………………189
　　　d. 培養法による汚染細菌・食中毒菌検出の
　　　　　意義，微生物同定への活用 …………190
　　1.2.2　迅速検出技術…………………(川崎　晋)…192
　　　a. 微生物検査の簡易迅速化 ……………192
　　　b. 微生物同定・群分け技術 ……………195
1.3　有害微生物制御技術……………………………197
　　1.3.1　殺菌と静菌………………(稲津康弘)…197
　　　a. 殺菌と損傷菌 …………………………197
　　　b. 殺菌・静菌手法の選択に関する情報源…198
　　　c. ハードルテクノロジー ………………198
　　1.3.2　化学的手法による制御技術
　　　　　　　　　　　　　　…………(稲津康弘)…200
　　　a. 食品添加物 ……………………………200
　　　b. 食品の表面殺菌に使用される殺菌剤 …201
　　　c. 合成保存料 ……………………………202
　　　d. 天然保存料・日もち向上剤 …………203
　　　e. バイオプリザベーション ……………205
　　1.3.3　物理的手法による制御技術…………207
　　　A. アクアガス ………(五十部誠一郎)…207
　　　　1) 過熱水蒸気の殺菌処理 ……………207
　　　　2) アクアガスでの殺菌処理 …………208
　　　B. 交流高電界技術 ………(植村邦彦)…211
　　　　1) 通電加熱の殺菌効果 ………………211
　　　　2) 交流高電界による通電加熱 ………211
　　　　3) 電気穿孔 ……………………………212
　　　　4) 交流高電界殺菌装置 ………………213
　　　　5) 交流高電界技術の殺菌特性 ………213
　　　　6) 加圧交流高電界殺菌 ………………215
　　　　7) スケールアップ ……………………215
　　　C. ソフトエレクトロン ……(林　徹)…216
　　　　1) ソフトエレクトロンの概念 ………216
　　　　2) 穀物の殺菌 …………………………216
　　　　3) 茶の殺菌 ……………………………217
　　　　4) 豆類の殺菌 …………………………217
　　　　5) 香辛料・乾燥野菜の殺菌 …………217
　　　　6) 種子の殺菌 …………………………218
　　　　7) 穀類や豆の殺虫 ……………………218
　　　D. 高圧処理 ……………(山本和貴)…219
　　　　1) 高圧処理が微生物に及ぼす影響 …219
　　　　2) 食品高圧加工における微生物
　　　　　不活性化 ……………………………219
　　　　3) 高圧処理時の微生物不活性化への圧力
　　　　　以外の影響因子 ……………………220
　　　　4) 高圧処理による効果的な微生物
　　　　　不活性化 ……………………………220
　　1.3.4　予測微生物学…………(小関成樹)…222
　　　a. 予測微生物学 …………………………222
　　　b. 決定論的予測モデル …………………223
　　　c. 確率論的予測モデル …………………224
　　　d. 予測モデルの活用 ……………………225
　　　e. データベースの活用 …………………226
　　　f. 予測ソフトウェアの活用 ……………227
　　　g. 予測微生物学を用いたデータ解析の
　　　　　すすめ ………………………………228
1.4　害虫対策…………………………………………229
　　1.4.1　貯蔵食品における総合的害虫管理
　　　　　　　　　　　　　　…………(今村太郎)…229
　　　a. 問題となる虫 …………………………229
　　　b. 貯蔵食品害虫の防除法 ………………229
　　　c. 総合的害虫管理 ………………………232
　　1.4.2　食品に対する昆虫混入と対策
　　　　　　　　　　　　　　…………(宮ノ下明大)…233
　　　a. 製造過程での昆虫の混入経路と対策 …233
　　　b. 流通過程での昆虫の混入経路と対策 …234
　　　c. 消費過程での昆虫の混入経路と対策 …234
　　　d. 昆虫侵入を防止する食品包装 ………235
　　　e. 昆虫を誤食した場合の健康被害 ……236
　　1.4.3　外来遺伝子導入による虫害抵抗性
　　　　　　農産物の開発…………(與座宏一)…237
　　　a. これまで研究された殺虫タンパク質の例
　　　　　　　　　　　　　　　　　　　　……237
　　　b. 遺伝子組換えに関する法的規制および
　　　　　社会的受容性 ………………………240

2. 有害物質の分析と制御

2.1　加工ハザード……………………………………242
　　2.1.1　アクリルアミド…………(吉田　充)…242
　　2.1.2　フランおよびPAH類…(亀山眞由美)…245
　　　a. フラン …………………………………245

b. PAH 類 …………………………246
c. トータルダイエットスタディ …………246
2.1.3 製造時のハザード（トランス脂肪酸）
………………………（都築和香子）…250
a. トランス脂肪酸とは …………………250
b. トランス脂肪酸の種類 ………………250
c. 食品中のトランス脂肪酸の分析 ………251
d. 食品に含まれるトランス脂肪酸の由来
………………………………………251
e. 硬化油のトランス脂肪酸 ……………251
f. 肉類や乳製品のトランス脂肪酸 ………252
g. 精製油のトランス脂肪酸 ……………252
h. 油脂加熱により生成するトランス脂肪酸
………………………………………252
i. トランス脂肪酸の健康障害に対する影響
………………………………………253
j. トランス脂肪酸摂取に関する規制 ……253
2.2 かび毒 ……………………………………254
2.2.1 化学ハザードの毒性学…（長嶋 等）…254
a. 毒性学とは …………………………254
b. 毒性学の食品の安全性確保への役割 …255
c. ルブラトキシンBの毒性学 ……………256
2.2.2 かび毒汚染の現状と対策
………………（田中健治・久城真代）…258
a. かび毒（マイコトキシン）汚染と対策
………………………………………258
b. 主なかび毒による食品汚染と中毒症例
………………………………………259
c. 主なかび毒汚染への対策とトリコテセン

防除の取組み …………………………259
2.2.3 かび毒の分析…………（久城真代）…262
a. 主要なかび毒の個別分析法 …………262
b. かび毒の一斉分析法 …………………264
c. かび毒分析の展望と課題 ……………265
2.3 貝　毒 ………………………（鈴木敏之）…266
a. 麻痺性貝毒 ……………………………266
b. 下痢性貝毒 ……………………………268
2.4 キノコ毒 ……………………（河岸洋和）…272
a. 胃腸（嘔吐・下痢）毒 ………………272
b. 悪酔い毒 ………………………………273
c. 神経毒 …………………………………274
d. スギヒラタケ中毒の原因毒の解明 …274
2.5 有害元素 …………………………………276
2.5.1 分析と食品内での分布
………………………（進藤久美子）…276
a. 有害元素の分析 ………………………276
b. 食品内での分布 ………………………277
2.5.2 汚染問題とその低減対策
………………………（小野信一）…278
a. 汚染の概略 ……………………………278
b. カドミウム汚染の現状と対策 …………279
c. 鉛，ヒ素，その他による汚染 …………281
2.6 アレルゲン………（森山達哉・橘田和美）…282
a. 食物アレルゲンの同定・検出方法 …282
b. 新規タンパク質のアレルゲン性評価 …284
c. 細胞や動物を用いたアレルゲン性の
評価 …………………………………285
d. 特定原材料表示 ………………………286

3. 食品表示を保証する判別・検知技術

3.1 分析法の標準化……………（安井明美）…287
a. 定量分析法 ……………………………287
b. 定性分析法 ……………………………289
3.2 サンプリング……（内藤成弘・塚越芳樹）…291
a. サンプリングの重要性 ………………291
b. コーデックスのサンプリングに関する
一般ガイドライン ……………………291
c. 代表性をもつサンプリング …………292
d. 食品のサンプリングに関する情報源 …294
3.3 遺伝子組換え体の検知技術……（古井 聡）…295
a. 表示制度の導入 ………………………295

b. 遺伝子組換え農産物の分析法 …………297
c. 分析法の適用範囲 ……………………298
d. GM農産物検査法の展望 ……………298
3.4 品種判別 …………………………………300
3.4.1 米のDNA品種判別……（大坪研一）…300
a. 米のDNA品種判別技術 ………………301
b. 精米からのDNAの抽出と精製 ………301
c. PCR法による国内産米の品種判別例 …301
d. 米飯1粒による品種判別技術 …………301
e. プライマーのSTS化 …………………302
f. コシヒカリ判別用プライマーセットの

　　　　　開発 …………………………302
　　g. 餅を試料とする原料米の品種判別 ……302
　　h. その他の判別用キットの開発 ………302
　　i. 発酵品（酒）を試料とする原料米の
　　　判別 ………………………………304
　3.4.2 米加工品への異種穀類混入の
　　　検出技術 ……………（中村澄子）…305
　　a. もち米加工品のDNA改良抽出法 …305
　　b. PCRによるDNAの増幅 ……………306
　　c. あられ・餅から抽出したDNAの質 …306
　　d. もち米を含む米加工食品の原料検定法
　　　………………………………………306
3.5 産地判別 ……………………………310
　3.5.1 DNA（米）…（大坪研一・中村澄子）…310
　　a. DNA抽出法 ………………………310
　　b. プライマーの作製方法 ………………311
　　c. 開発したDNAマーカーの座乗染色体
　　　およびその位置 ………………………311
　　d. 日本で栽培されるイネ品種における
　　　判別マーカーの適合性 ………………312
　3.5.2 無機元素組成 ………（法邑雄司）…314
　　a. 原理 …………………………………314
　　b. 判別技術の概要 ………………………315
　　c. 判別技術の利用 ………………………315
　　d. 判別技術の例 …………………………316
　3.5.3 同位体比 ……………（川崎　晃）…318
　　a. 安定同位体比による産地判別 ………318
　　b. ワインの産地判別 ……………………318
　　c. 米の産地判別 …………………………319
3.6 有機栽培 ……………………（堀田　博）…322
　　a. 歴史 …………………………………322
　　b. 格づけ ………………………………322
　　c. 生産・流通・消費 ……………………324
　　d. 品質 …………………………………324
　　e. 科学的な識別 …………………………325
　　f. 安全性 ………………………………325
3.7 照射食品 ………………………（等々力節子）…326
　　a. 照射食品と国際的な評価 ……………326
　　b. 照射食品の表示と検知技術 …………327
　　c. 具体的な検知技術 ……………………327

III. 食品産業を支える先端技術

〈背景と動向〉食品の流通・加工に係わる先端技術の動向　　（中嶋光敏）　　334
　凍結濃縮／高圧利用による冷凍・解凍／超臨界流体／新洗浄技術／マイクロ・
　ナノバブル技術

1. 先端加工技術

1.1 過熱水蒸気・アクアガス処理
　　………………………（五十部誠一郎）…338
　　a. 過熱水蒸気の特徴 ……………………338
　　b. 過熱水蒸気での食品調理加工の検討 …339
　　c. アクアガスシステムの開発 …………339
　　d. アクアガスを用いた食品加工 ………340
1.2 調理工学 ………………（竹中真紀子）…342
　　a. 農産物の加熱条件とポリフェノール化合物
　　　の残存率 ……………………………342
　　b. 野菜の茹で加熱中の温度履歴とかたさ
　　　………………………………………344
　　c. 焙焼条件と調理成績 …………………344
1.3 固液分離 ………………（五十部誠一郎）…345
　　a. 濾過 …………………………………345
　　b. 圧搾 …………………………………346
　　c. その他の分離処理 ……………………347
　　d. 食品副産物の固液分離 ………………347
　　e. 電気浸透 ……………………………347
1.4 分離膜・液液分離 ……………（鍋谷浩志）…349
　　a. 食品産業における膜分離技術の沿革 …349
　　b. 膜分離技術の種類と原理 ……………349
　　c. 食品産業における膜分離技術の特徴 …350
　　d. 食品産業における膜分離技術の応用例 …351
　　e. 食品産業における膜技術の新たな展開 …352

1.5 粉砕・微粉砕……………(五十部誠一郎)…355
- a. 粉砕装置の選択 ……………………355
- b. 粉体素材開発の一例 ………………355

1.6 多段階加熱……………………(辰巳英三)…358
- a. 通電加熱法を用いた多段階加熱処理…358
- b. 多段階加熱を用いたタンパク質ゲルの形成原理 ………………………358
- c. 豆乳の2段階加熱による豆腐製造 …359

1.7 食品高圧加工………………(山本和貴)…362
- a. 食品高圧加工の歴史 ………………362
- b. 高圧処理による食品の物性変化 …362
- c. 高圧処理による食品の微生物的変化…363
- d. 食品高圧加工の可能性 ……………363

1.8 食品の電気的処理…………(植村邦彦)…365
- a. 通電加熱の原理 ……………………365
- b. 通電加熱の応用 ……………………366

1.9 乳化分散……………………(小林 功)…369
- a. 従来の乳化法 ………………………369
- b. 膜乳化法 ……………………………370
- c. マイクロチャンネル乳化法 ………371

1.10 食品ナノバイオテクノロジー
……………………(若山純一・杉山 滋)…373
- a. 食品とナノバイオテクノロジー …373
- b. 従来のアレルゲン検出技術 ………373
- c. 原子間力顕微鏡（AFM）とその特徴…374
- d. 基板への抗原の固定 ………………375
- e. カンチレバー上への抗体の固定 …375
- f. AFMによる抗体抗原反応の計測……375
- g. 測定溶液条件の検討 ………………377
- h. アレルゲンの検出 …………………378
- i. 今後の展開 …………………………378

1.11 マイクロ空間と食品微生物
……………………(曲山幸生)…379
- a. 高分子溶液中の細菌運動力学 ……379

1.12 食品マイクロエンジニアリング
……………………(中嶋光敏)…382
- a. マイクロ空間における流体特性 …382
- b. マイクロ現象の可視化 ……………384
- c. CFDによるマイクロ空間プロセスの解析 ………………………………384
- d. マイクロエンジニアリングの展開 …385

1.13 食品廃棄物からバイオプラスチックへの変換技術……………(五十部誠一郎)…386
- a. 生分解性素材の開発状況 …………387
- b. 射出成形法による低コスト固形素材の開発 ………………………………387

1.14 バイオディーゼル燃料 ……(鍋谷浩志)…389
- a. わが国における廃食用油の現状 …389
- b. バイオディーゼル燃料利用の現状 …390
- c. バイオディーゼル燃料の利用促進を妨げている問題点 …………………390
- d. バイオディーゼル燃料生産に関する最近の研究 ……………………………391
- e. アジアにおける油糧資源への展開 …392

1.15 バイオアルコール燃料 ……(長島 實)…393
- a. 気候変動とバイオ燃料開発機運 …393
- b. 農業生産とその国際協調の難しさ …393
- c. トウモロコシからのアルコール …394
- d. サトウキビからのアルコール ……395
- e. 世界のバイオ燃料動向と今後の展望…396
- f. セルロース系原料からのアルコール生産 ………………………………397

2. 流通技術

2.1 食品トレーサビリティー……(杉山純一)…399
- a. 定義からはじまったトレーサビリティー ……………………………399
- b. 定義の改訂と実用的なトレーサビリティー展開へ …………………400
- c. 情報の伝達 …………………………400
- d. 情報交換技術 ………………………400
- e. 青果ネットカタログ（SEICA）の誕生 …………………………………401
- f. SEICAのビジネスモデル …………402
- g. 今後の新しい展開 …………………402

2.2 食品のライフサイクルアセスメント
……………………(椎名武夫)…404
- a. ライフサイクルアセスメント（LCA）…405
- b. 食品LCAの動向……………………406

2.3 食品流通と3次元輸送シミュレーション
……………………(椎名武夫)…409
- a. 振動衝撃と損傷 ……………………409

b. 緩衝包装設計のための振動試験規格 …410
　　c. 輸送シミュレーション法 …………411
　　d. 3次元シミュレーターによる輸送シミュレーション ……………………412
　　e. 今後の課題 ……………………414
2.4 流通時の青果物品質保持……(中村宣貴)…415
　　a. 温度 ……………………415
　　b. 湿度 ……………………416
　　c. ガス環境 ……………………417
　　d. 輸送振動 ……………………418
2.5 食品包装……………………(石川　豊)…420
　　a. 包装による食品の品質保持 ……420
　　b. 包装の便利性 …………………422
　　c. 包装の快適性 …………………423

3. 分析・評価技術

3.1 核磁気共鳴分光法（NMR）
　　　　　　　　　　……………(逸見　光)…425
　　a. NMRとは ……………………425
　　b. NMRでわかること ……………426
　　c. 食糧関連タンパク質のNMRによる機能解析 ……………………427
3.2 磁気共鳴イメージング（MRI）
　　　　　　　　　　……………(石田信昭)…432
　　a. MRIとは ……………………432
　　b. MRIの原理と装置 ……………432
　　c. MRIの食品における利用 …………434
　　d. 今後の展望：コンパクトMRI ……435
3.3 質量分析法（MS）………(箭田浩士)…436
　　a. 質量分析の概要 ………………436
　　b. 食品分析と質量分析法 …………437
　　c. 質量分析法を利用した食品分析例 …439
3.4 近赤外分光法（NIRS）……(河野澄夫)…441
　　a. 近赤外光の吸収 ………………441
　　b. 近赤外装置 ……………………442
　　c. スペクトル解析 ………………442
　　d. 近赤外法の食品分析への応用事例 …444
3.5 近赤外分光イメージング技術
　　　　　　　　　　……………(蔦　瑞樹)…446
　　a. 近赤外分光イメージング技術の分類 …446
　　b. 近赤外分光イメージング技術の応用 …447
3.6 微弱発光計測…………(薗原昌司)…452
　　a. 極微弱発光現象の原理 …………452
　　b. 微弱発光計測機器 ……………452
　　c. 微弱発光計測の食品品質計測への応用 ……………………454
3.7 生体ナノ計測……………(小堀俊郎)…456
　　a. AFMの動作原理 ………………457
　　b. AFMの高度化 …………………459
　　c. AFMによる計測例 ……………460
　　d. AFMの新しい機能 ……………460
3.8 そしゃく（咀嚼）計測……(神山かおる)…461
　　a. テクスチャー測定 ……………461
　　b. そしゃく筋筋電図 ……………461
　　c. 時系列的な官能評価 …………462
　　d. 多点圧力センサーでのそしゃく圧測定 ……………………463
3.9 DNA食味推定（米）……(大坪研一)…465
　　a. 新規に開発した食味関連酵素由来のプライマー ……………………465
　　b. 食味関連の各種プライマーによるPCR結果に基づく食味推定式 …………469
3.10 米飯の食味とその評価技術
　　　　　　　　　　……………(大坪研一)…471
　　a. 米飯の食味 ……………………471
　　b. 米飯の食味の評価 ……………471
　　c. アミロース含量およびゲルコシステンシーの測定方法の改良 ……………471
　　d. 米の物理特性の測定方法の改良 …472
　　e. 米飯の食味の多面的な理化学評価 …472
　　f. 米の食味の理化学的評価の今後の展望 ……………………474

IV. 食品産業を支えるバイオテクノロジー

〈背景と動向〉発酵食品微生物における課題　　（森　勝美）　476
　　微生物ゲノム解読の進行/微生物ゲノム情報の解析/ゲノム情報の活用研究/有用機能高度化研究/発酵食品微生物の有用機能高度化

〈背景と動向〉バイオテクノロジーに係わる現状と課題　　（小林秀行）　478
　　バイオテクノロジー/利用技術/バイオテクノロジーの利用等の現状/今後の課題

1. 食品微生物の改良

1.1 麹菌ゲノム情報の遺伝子発現制御への利用
　　………………………（柏木　豊）…482
　　a. 麹菌 ………………………………482
　　b. 麹菌の産業利用 …………………482
　　c. 麹菌のゲノム情報と利用 ………482
　　d. 高発現プロモーター ……………485
　　e. 2次代謝遺伝子 …………………486

1.2 かびの遺伝子発現制御技術（遺伝子破壊）
　　………………………（矢部希見子）…488
　　a. かびと食品産業 …………………488
　　b. 遺伝子領域除去技術のアウトライン …488
　　c. かび遺伝子組換えにおける問題点 …488
　　d. 遺伝子破壊カセットの構築 ……490
　　e. 形質転換法 ………………………490
　　f. PCR分析のための迅速DNA抽出法 …490
　　g. 形質転換体の純化 ………………491
　　h. 遺伝子領域欠失の確認 …………491

1.3 麹菌の染色体構造………（楠本憲一）…492
　　a. 麹菌ゲノムの解析 ………………492
　　b. 麹菌の染色体末端配列の解明 …493
　　c. 麹菌テロメアの利用 ……………495

1.4 麹菌ポストゲノム研究におけるジーントラッ

プ法………………………（鈴木　聡）…497
　　a. 麹菌ポストゲノム研究の課題 …497
　　b. 他の糸状菌，酵母におけるポストゲノム網羅的遺伝子機能解析 …………498
　　c. 麹菌ポストゲノムにおける網羅的遺伝子機能解析の可能性 ……………498

1.5 パン酵母のストレス耐性
　　………………（安藤　聡・島　純）…501
　　a. パン酵母にとってのストレス …501
　　b. ストレス耐性の機構 ……………502
　　c. ストレス耐性酵母の育種 ………503

1.6 乳酸菌の抗菌性…………（島　純）…505
　　a. バイオプリザベーション ………505
　　b. 乳酸菌の生産するバクテリオシン …505
　　c. 乳酸菌バクテリオシンの分類と特性 …505
　　d. バクテリオシンのバイオプリザバティブとしての産業利用 ……………507

1.7 分子系統に基づく微生物の分類・同定
　　………………………（森　勝美）…508
　　a. 分子系統学的指標による微生物の分類 ………………………………508
　　b. 分子系統学的手法による同定法 ………509

2. 酵素利用・食品素材開発

2.1 脂質関連酵素利用技術……（都築和香子）…512
　　a. 脂質分解酵素研究の歴史 ………512
　　b. 脂質分解酵素の構造的特徴と反応特性 ……………………………512
　　c. 脂質分解酵素の反応系の検討 …512
　　d. 脂質分解酵素の修飾 ……………513

　　e. 脂質分解酵素の固定化技術 ……513
　　f. 油脂産業に利用される脂質分解酵素の反応特性 ……………………513
　　g. 油脂の加水分解への油脂分解酵素の利用 ……………………………514
　　h. 油脂のエステル化への脂質分解酵素の

利用 …………………………515
　i. 脂質分解酵素による機能性構造脂質の
　　　製造 …………………………515
　j. 微生物による油脂の生産 …………516
2.2 タンパク質関連酵素利用技術
　　　……………………（韮澤　悟）…518
　a. アミノペプチダーゼ生産菌の単離とアエロ
　　　モナスアミノペプチダーゼの基質特異性
　　　…………………………………518
　b. アエロモナスアミノペプチダーゼの苦味
　　　低減作用 ………………………519
　c. プロテアーゼの前駆体タンパク質 ……519
　d. アエロモナスアミノペプチダーゼ前駆体の
　　　構造と類縁酵素 …………………520
　e. アエロモナスアミノペプチダーゼのN末
　　　端プロペプチド（分子内シャペロン様ドメ
　　　イン）の特性 …………………520
　f. アミノペプチダーゼをプロセシングする

　　　PAプロテアーゼ ……………520
2.3 糖質関連酵素利用技術 …………（金子　哲）…522
　a. 糖質関連酵素利用の実際 ……522
　b. 糖質関連酵素の新規利用 ……523
2.4 オリゴ糖生産技術 ………（北岡本光）…526
　a. 既存のオリゴ糖生産技術 ……526
　b. ホスホリラーゼを用いた新規なオリゴ糖
　　　製造技術 ……………………528
2.5 オリゴ糖利用技術 ………（舟根和美）…529
　a. オリゴ糖の種類と性質 ……529
　b. サイクロデキストラン ……529
　c. サイクロデキストランの機能性 ……530
　d. サイクロデキストランの利用技術開発
　　　……………………………531
2.6 多糖利用技術 ……………（徳安　健）…532
　a. 多糖の利用分野 ……………532
　b. 多糖機能を高度化するための技術 ……533

3. 代謝機能利用・制御技術

3.1 リボゾームの改変と物質生産技術
　　　……………………（越智幸三）…536
　a. 微生物育種の必要性 …………536
　b. リボゾームとは …………537
　c. 「リボゾーム工学」の概略 ……537
　d. 育種への応用 ……………539
3.2 代謝工学による有用物質生産
　　　……………………（榊原祥清）…541
　a. 代謝工学とは ……………541
　b. 遺伝子組換え技術 …………541
　c. 代謝の定量化法 ……………542
　d. 代謝工学による有用物質生産の実例 …544

3.3 果実の成熟機構と制御技術
　　　…………（伊藤康博・北川麻美子）…545
　a. 成熟に係わる要因とその制御の試み …545
　b. *rin* 変異遺伝子 ……………546
　c. *RIN/rin* 遺伝子型をもつ高日もち性トマ
　　　トの育成 ……………………546
　d. リコピン生合成 ……………547
　e. 果実の軟化 ………………547
　f. エチレン合成 ……………548
　g. 成熟制御による高日もち性果実育成の課題
　　　と展望 ……………………549

4. 先進的基盤技術

4.1 タンパク質再構成技術とチップ化技術
　　　……………………（町田幸子）…551
　a. 人工シャペロンによるリフォールディング
　　　……………………………551
　b. 高重合度シクロアミロースの人工シャペロ
　　　ンとしての機能 ……………551
　c. タンパク質への適用事例 ……552

　d. 再構成タンパク質のチップ化技術 ……553
　e. 今後の展開 ………………553
4.2 機能性分子選抜技術（抗菌性ペプチド）
　　　……………………（町田幸子）…554
　a. 進化分子工学 ……………554
　b. リボゾームディスプレイ法 ……554
　c. 選抜手法 ………………555

- d. リボゾームディスプレイ法と固定化膜モデルによる試験管内進化 ……………555
- e. 今後の展開 ………………………556

4.3 タンパク質の相互作用解析技術
……………………(渡邊 康)…557
- a. センサーを利用した方法 ……………557
- b. 等温適定型熱量計 ……………………557
- c. 超遠心分析 ……………………………558
- d. レーザー光散乱法 ……………………558
- e. 放射光X線および中性子溶液散乱法 …559

4.4 酵素の機能改良技術（タンパク質工学，遺伝子シャッフリング技術）……(林 清)…561
- a. 日常生活に不可欠な酵素 ……………561
- b. 酵素の探索 ……………………………561
- c. 酵素の改良 ……………………………562
- d. 酵素の決められた部位の改変 ………562
- e. 酵素のランダムな部位の改変 ………562
- f. 天然酵素を手本にした酵素の改変 …563
- g. ランダムな遺伝子シャッフリング …563
- h. 部位を特定した遺伝子シャッフリング …………………………………………563
- i. 酵素の設計 ……………………………565

4.5 糖鎖合成技術………………(今場司朗)…566
- a. 糖鎖の複雑性 …………………………566
- b. 糖鎖合成の問題点 ……………………566
- c. 糖鎖自動合成および糖鎖ライブラリー合成 ……………………………………567
- d. 今後の展望 ……………………………569

索　　引 …………………………………………571
資　料　編 …………………………………………585

I

健康の維持・増進のための技術

〈背景と動向〉

食品の機能性研究の現状と技術的課題

　食品が生体調節機能をもつとするいわゆる食品の機能性に関する概念は，1984（昭和59）年にわが国において提唱された．わが国は，1970（昭和45）年に高齢化率が7％を超え，WHOが分類・定義する高齢化社会（aging society）を迎えた．その後，食品の機能性研究が開始された1984年には高齢化率が9.9％となり10％目前の状況にあった．まさに，高齢化社会の到来を現実の問題として認識しはじめ，健康の維持・増進が社会の関心事になった時代背景の中で，この研究が開始されたわけである．その後，1994（平成6）年に高齢化率が14％を超え，高齢社会（aged society）となり，やがて2007（平成19）年には世界のトップを切って高齢化率が21％を超え，超高齢社会（super-aged society）を迎える．

　この間，食品機能性研究は目覚ましく発展し，1991（平成3）年に「特定保健用食品」制度が施行され，2001（平成13）年には新たに「栄養機能食品」が加わり，両者をあわせて「保健機能食品」として位置づけられ，現在に至っている．特定保健用食品の市場規模は，2007（平成19）年の調査では約6,800億円に達しているとのことであり，これは医薬品の市場規模7兆円の1割弱にあたる．いわゆる健康食品全体の市場規模は特定保健用食品の2倍以上であるといわれており，食品の機能性研究の進展とともに，これら健康食品の市場が急激に拡大したことになる．

　こうした急激な健康食品の増加は，社会に様々な問題を提起しはじめ，その安全性の確保はもとより，食生活に大きな影響を与え，それを乱す可能性をもつものとして批判されるようになってきた．食品の機能性に関する研究は，食品が本来もっている健康の維持・増進作用を科学的に解析し，食生活に活用することによって，豊かな高齢社会の構築に貢献することを目的として開始されたものであり，研究成果が社会と調和した形で正しく利用され，消費者の信頼を得ながら大きく発展を遂げることが期待されている．

1. 機能性研究の現状
（1） メタボリックシンドロームの軽減

　わが国では，中高年齢者を中心としたメタボリックシンドローム（代謝症候群）が話題となり，その克服に向けた取組みが行われている．メタボリックシンドロームは，高血圧，高血糖，高脂血症のうち2つが該当し，かつ内臓脂肪型肥満の簡易な判定として，男性では腰回りのサイズが85cm以上，女性では90cm以上の場合に該当する症候群であると，日本内科学会など8つの学会で組織する「メタボリックシンドローム診断基準委員会」が定義している．この診断の具体的な目的は，心疾患や脳血管疾患などの3大死因に直結する動脈硬化の予防にあり，そのための一つの方策として内臓脂肪蓄積型の肥満を少なくすることを目指している．この肥満リスク低減に関する研究は活発に行われており，① 食品成分による繊維芽細胞から脂肪細胞への分化誘導阻害試験，② 脂肪細胞への脂肪蓄積抑制試験，さらには ③ 動物実験による脂質代謝促進と脂肪酸合成抑制に関与する食品成分の検索とその分子機構の解明などが進展している（I.1.1.3項参照）．最近は ④ 脂肪細胞自身の生理的機能に関する研究が進展し，サイズの小さな脂肪細胞は，動脈硬化抑制や抗炎症作用を示すアデ

ィポネクチンを産生する性質をもつことから，むしろ善玉の脂肪細胞として，その増加を促す食品や食品成分の探索が行われるようになった[1]．

（2） 糖尿病リスク低減

現在，糖尿病が強く疑われる人の数はわが国で約740万人，糖尿病の可能性を否定できない人を合わせると約1,620万人で，その数はますます増加するものと予測されている．糖尿病は様々な生活習慣病の原因になることから，そのリスク低減に向けた研究が活発に行われている．現在すでに「特定保健用食品」においては，血糖値が気になる人に適する食品として，難消化性デキストリン，グァバ葉ポリフェノール，小麦アルブミン，L-アラビノース，豆鼓エキスを関与成分として含有する食品が許可されており，この分野においては，血糖値改善に向けた取組みが主体になっている．

世界的にみても，① 低グリセミックインデックス（低GI）食品の開発が活発になっており，全粒小麦粉を使用したパンなどの製品開発や，② 難消化性のレジスタントスターチの利用に関する研究が注目されている．オーストラリアでは，特に低GIに対する取組みが活発に行われ，市販商品へのGI値の表示が行われている．一方，分子生物学的な見地からは，③ インスリン分泌障害および，④ その抵抗性発現に関する研究が行われている．分泌障害については，基礎代謝に関与するインスリンの基礎分泌よりむしろ食後血糖上昇に関与する追加分泌の異常が生じやすく，その原因として遺伝的素因も大きな要因になっているが，高糖濃度障害，高脂肪障害がとりあげられている．山形県の舟形スタディ[2]では食後高血糖者の寿命が短いとの報告がなされており，食後の急激な血糖上昇を抑制する対策はきわめて重要である．一方，インスリン抵抗性については，遊離脂肪酸（FFA）が筋肉や脂肪細胞への糖の取込みを担う輸送タンパク質GLUT 4の発現を抑制することがわかり，メタボリックシンドロームと関連させた研究が注目されている．

（3） 抗アレルギー作用

国民の3人に1人がなんらかのアレルギー症状をもつとされ，アレルギーへの対策が大きな関心を集めている．アレルギーは，アレルゲンがそのIgE抗体と結合し，マスト細胞膜に存在するIgEレセプターを介して細胞内にシグナルを伝達し，最終的にはヒスタミン顆粒が移動して脱顆粒し，細胞外にヒスタミンを放出することで発症する．医薬品の多くは，このヒスタミンがもたらす害作用を抑制するものであるが，食品や食品成分による抗アレルギー作用については，もっと上流での制御を目指した研究開発が多い．すなわち，① ヘルパーT細胞のサブクラスが細胞性免疫機構に関与するTh 1と体液性免疫機構に関与するTh 2のどちらにシフトするのかをサイトカインバランスから評価する試験，② IgMからIgEへのクラススイッチ制御ならびにIgE産生制御に関する試験，③ マスト細胞におけるIgE受容体FcεRIの発現調節に関する試験，④ 脱顆粒抑制試験などが行われている．これらの研究成果として，すでに「べにふうき緑茶」の開発が行われており（I.2.1.3項参照），その有効成分としてメチル化カテキン（エピガロカテキンガレートのガレート部位のメチル化体）が明らかにされた．このメチル化カテキンは，IgE受容体のFcεRIの発現およびヒスタミン放出抑制作用をもつことが明らかにされ，また，細胞膜上のラミニンレセプター（67 kDa laminin receptor）がEGCGの受容体になっていることも見出されている[3]．

（4） 認知症のリスク低減

認知症の原因には，主に脳血管性とアルツハイマー型およびその混合型があるといわれている．わが国の認知症患者は2005年に約170万人となっているが，高齢者に対するアンケートを行うと，この認知症は特に回避したい疾病としてあげられるものである．脳血管性の認知症は脳梗塞や脳出血が原因となる，いわば全身性の障害の一つで，メタボリックシンド

ロームの軽減などと同様な対策が有効である．一方，アルツハイマー型については，大脳皮質に著しい萎縮がみられ，老人斑，神経原線維が発生し，神経細胞の脱落やアセチルコリン，ドーパミン，セロトニンなどの神経伝達物質が減少するといわれており，発症機構が未解明であるため詳細な研究が活発に行われている．現在，認知症に処方される医薬品は，脳の活性を向上させる代謝賦活薬や脳循環改善薬，記憶障害や認知機能を改善するアセチルコリン賦活薬，老人斑形成抑制薬などである．これらの中で，最もよく利用されている薬品は，わが国で開発されたアセチルコリンエステラーゼ阻害薬の「塩酸ドネペジル」である．食品研究においても，アセチルコリンの代謝を抑制する成分や認知症の原因となるβ-アミロイドの形成を抑制する成分の検索が行われているが，脳血管障壁 (blood brain barier) を通過し，脳内に移行することが前提条件であるため，有用な成分の発見は容易ではない．アルツハイマーモデル動物を用いた試験によると，ブドウのレスベラトロール[4]，かんきつ果実のポリメトキシフラボンであるノビレチン，ザクロのジュースなどポリフェノール類にβ-アミロイドの蓄積抑制あるいは記憶障害抑制作用が認められている．一方，ヒト試験による高齢者を対象とした記憶学習能の向上試験なども着々と行われている（I.2.1.4項参照）．

（5） 食品成分の組合わせによる機能性の評価

食品は成分複合系であるため，食品の機能性研究の成果を食生活に生かすためには，実際の食事を想定した成分複合系での機能性評価を行う必要があるとの考え方から，複数の成分を組合わせた機能性評価試験が行われるようになった．

これまでに，魚油とセサミンの組合わせ投与がラットにおける脂質代謝促進作用を相乗的に亢進させること（I.1.1.3項参照）[5]，魚油と緑茶抽出物の組合わせ摂取が，特養老人ホームへの6か月の介入試験により，高齢者の認知能を改善することを明らかにした．この試験はさらに，魚油と緑茶粉末を加えた食品の製造とそれを用いた効果の確認へと発展しており，実際の加工食品の形態であっても問題なく認知能を改善するとの結果を得るまでになっている．これらの試験は，高度不飽和脂肪酸とポリフェノールの組合わせ効果に関するものであり，言い替えると魚と緑茶という日本型食生活のよさを科学的に実証する試験にもなっている（I.2.1.4項参照）．高度不飽和脂肪酸は酸化されやすい成分であり，ポリフェノールは抗酸化成分であることから，両者の組合わせは科学的な面からみても推奨されるものである．

食品成分の機能性に関する協奏効果としては，抗酸化性成分について多くの研究が行われている．たとえば，神経細胞にβ-アミロイドを作用させるアルツハイマー症のモデル試験では，ビタミンEと葉酸，アセチル-L-カルニチンを同時に添加することによって，神経細胞のダメージをそれぞれの成分単独の場合よりも強く抑制できることが明らかになっている[6]．また喫煙者と非喫煙者を対象としたヒト試験の結果でも，ビタミンEとビタミンCを同時に30日間摂取させることによって，喫煙者では41.3%，非喫煙者では54.4% 血中の酸化LDL量が減少することが示されている[7]．今後はこうした研究をさらに進化させ，ある目的のためのベストな組合わせや，忌避すべき組合わせなどを明らかにすることが期待されている．

2. 機能性研究の技術的課題
（1） ニュートリゲノミクスによる網羅的な機能性評価

これまでに実施してきた機能性評価法は，生体における現象の一部に焦点をあてたものであった．食品成分が生体に与える影響の全体像を知るためには，機能性の網羅的な評価法が

必要である．これに応え得る評価法として，DNAチップやプロテインチップを用いるニュートリゲノミクス研究が提案され，その重点的な実施が叫ばれるようになった．DNAチップには，用いる実験動物のほぼ全遺伝子が搭載されているため，投与した食品成分が遺伝子発現に与える影響を余すことなく調査することが可能である．また，個人が1日に摂食するすべての食品から抽出物を作成し，その影響も解析することができることから，今後は食生活の評価の視点からも，この方法が多用されることになるものと推定している．ニュートリゲノミクスによって得られるデータは膨大であり，その解析のためには，データを統計的に処理するためのバイオインフォマティックスが必須になる．また，得られたデータはデータベースとして蓄積し，多くの研究者がそれを活用できるようなシステムの構築が望まれている．

（2） バイオマーカーの開発

食品の機能性に関する研究は，生活習慣病のリスク低減に寄与する食品や食品成分を見出すことを目的として実施されているが，その生活習慣病に関する信頼できるバイオマーカーの開発がまだ十分ではなく，たとえば動脈硬化のバイオマーカーやアレルギーのバイオマーカー，各種がんのバイオマーカーなど，それを測定することによって発症の予兆が確認できるマーカーの開発が強く望まれている．現在，生体で生産されるタンパク質を網羅的に解析するプロテオミクス技術ならびに代謝物を網羅的に解析するメタボローム技術が進展しはじめており，それらの技術を用いた信頼できるマーカーの開発が期待されている．

（3） 個体差への対応（テーラーメード食品）

食品や食品成分の生体調節機能は，医薬品に比べてはるかに弱いことから，人間の個体差が大きく影響する．個体差が生じる原因の一つには，遺伝子の多型が考えられており，これまでに見出された主な例を表1に示した．ここに示した多くの遺伝子については，民族間における差異が検討されるとともに，すでに民間での個人に対する検査サービスが開始されており，希望者は自らの遺伝的特徴を把握することができるようになっている．

表1 これまでに報告された主な遺伝子多型

病態	多型をもつ遺伝子	変異型の特徴
がん	CYP1A1-C型およびGSTM1欠損	喫煙による食道がん，口腔がんのリスクが高い
高血圧	アンジオテンシノーゲン（Met235Thr） ACE変換酵素（I/D）） Endothelin-1（Lys198Asn））	ホモ多型では減塩により血圧降下顕著 ホモ多型は2倍の活性，糖尿病性腎症に関与 肥満（BMI）と高血圧に関与
肥満	β-3-アドレナリン受容体（Trp64Arg） β-2-アドレナリン受容体（Arg16Gly）） 脱共役タンパク質 UCP-1（A-3826G） PPARγ（Pro12Ala）） コレシストキニン（CCK）-A受容体（T/T, G/G） PPARγ（Pro12Ala））	褐色脂肪組織：Arg型は日本人30〜40%，欧米10%で代謝量が200kcal低下 心臓，脂肪組織：代謝量が100〜300 kcal亢進 ミトコンドリア膜：代謝量が100 kcal低下 Alaアレルは，安静時代謝多く痩せやすい． 体脂肪高，血清インスリンとレプチン高 Alaアレルは，安静時代謝多く痩せやすい．
糖尿病	インスリン受容体 IRS-1（Gly927Arg） PPAR受容体 PGC-1（Gly482Ser） レジスチン遺伝子（C420G）	インスリン感受性低下，分泌能低下 2型糖尿病の有病率が高い インスリン抵抗性亢進
動脈硬化	葉酸還元酵素 MTHFR（C677T） アルコール脱水素酵素 ADH2（2*2/2*1）	ホモシステイン濃度が30%上昇 脳梗塞の有病率が高い
アルツハイマー	アポリポタンパクのε4（apoE4）型 アルコール脱水素酵素ADH2（2*2/2*1）	アルツハイマー 30〜40%増加 アルツハイマー 1.6倍
心筋梗塞	リンホトキシンαLTA（A252G）	ホモ多型は，心筋梗塞発症1.7倍

個体差に影響を与える要因として腸内細菌も注目されている．たとえば，イソフラボンは腸内細菌によってエコールに変換され，女性ホルモン作用が強まるが，このイソフラボン代謝菌を保持している割合は日本人で約5割であるといわれている[8]．

今後，このような遺伝的特徴や腸内細菌の特徴をよく把握したヒト試験が行われるようになれば，食品や食品成分の生理的な機能性について，遺伝子的背景が明確な動物実験と同様に，よく揃ったデータが取得できる可能性があるものとして期待される．

3. 安全性の確保

食と健康に関する科学的な解析に関する研究が，社会から信頼される形で発展を遂げるためには，食品の機能性と安全性は不可分のものであるとの認識で今後の研究を進める必要がある．図1は，機能性成分の機能性と安全性に関する概念的なつながりを示したものである．食品成分は表2に示したとおり，ビタミンやミネラルのような生体に必須の栄養成分であっても摂取上限値が存在しており，過剰量と推奨量の幅が約3倍と狭い成分もあることを理解しなければならない．機能性と安全性は，食品や食品成分に対する生体反応評価を基本としており，連続した一連の研究であるとの認識が重要である．

一方，いわゆる健康食品を含めた食品は，食品添加物と異なり，販売・使用は原則的に自由である．これは，食品は長い食経験によって安全性が確かめられているという前提をとっているからである．しかし，最近はその食経験に関する情報が不十分なものもあり，その場合は，状況に応じて動物実験やヒト試験を実施して安全性を確認することになる．一般的に，安全性を実施すべきかどうかについては，まず食経験情報に基づいて次の3段階に分類し，それぞれについて対応を考えることがよいとされている．① 人の健康を損なう恐れがないことを確認するための情報がある．② 食経験はあるが人に対する安全性を担保するには不十分あるいは限定的である．③ 人に対する安全性を判断するための食経験の情報はない．食経験の情報については，食品摂取が地域や集団に限られていないこと，また摂取期間が短期間でないこと，使用目的の変更のため従来に比べて多量に摂取することになっていないことなどが，確認されなければならない．具体的には，厚生労働省が「錠剤，カプセル状等食品の原材料の安全性に関する自主点検フローチャート」を策定・公表しており，これに従って，安全性を確認することになる．

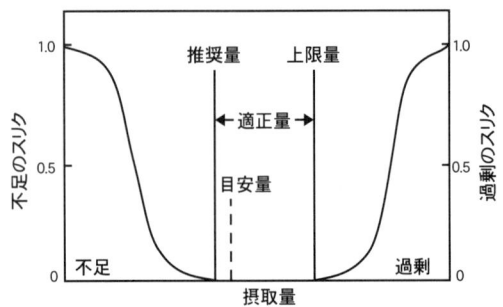

図1 機能性成分の摂取量と有効性・安全性の概念
（厚生労働省「日本の食事摂取基準（2005年版）」より）

表2 栄養素の摂取推奨量と上限値の比較

栄養素	摂取推奨量 (A)	上限値 (B)	倍数 (B/A)
ナイアシン	15 (mg)	300	20
ビタミン B$_6$	1.4 (mg)	60	43
葉酸	240 (μg)	1,000	4
ビタミン A	750 (μg)	3,000	4
カルシウム	650 (mg)	2,300	4
モリブデン	25 (μg)	300	12
鉄	7.5 (mg)	50	7
銅	0.8 (mg)	10	13
亜鉛	9 (mg)	30	3
セレン	30 (μg)	450	15
ヨウ素	150 (μg)	3,000	20

4. 世界的な研究動向ならびにヘルスクレーム（健康表示）の状況
（1） 機能性に関する世界的な動向の概要

わが国で提唱された食品の機能性に関する研究は，世界的な広がりをみせており，機能性が効果的に発揮されるようにデザインされた食品である「機能性食品」は，「ファンクショナルフーズ（functional foods）」として，世界の共通語になった．現在先進諸国は，高齢化という共通の問題を抱えており，「健康寿命の延伸」に向けた食生活のあり方について，高い感心が寄せられているため，食品の機能性に関する研究は，各国において抵抗なく受け入れられることになった．特にヨーロッパ諸国は，一丸となって食品の機能の科学的実証法と健康表示に関する検討を行うためのプロジェクトとして，2001年から4年間PASSCLAIMを実施し，研究の終了とともに，食品への健康表示を行うための基準として以下の提案を行っている．

① 評価にあたっては，入手可能な全情報を科学的に検証すること．② 健康表示には，学術論文や国または世界の保健機構/科学専門委員会で一般に受け入れられている事実に基づく一般的な健康表示（generic claim）と食品または食品成分ごとにそれぞれの効果を科学的事実に基づいて証明する個別許可型健康表示（product specific claim）がある．③ 個別許可型健康表示については，ヒト介入試験が必要である．④ マーカーの種類により，高度機能表示と疾病リスク低減表示に分類されること．以上の提案をEUで合意した後，世界的なコンセンサスを得るための活動をするものとみられている．

一方，米国は1977年のマクガバン報告以来，健康的な食生活の構築を目指した取組みを継続して実施しており，1990年にはがん研究所が「デザイナーフーズ計画」を開始した．さらに，1992年には米国農務省が食事バランスを考慮したフードガイドピラミッドを設定したが，2005年には個人対応型に改訂しその普及を図っている．

（2） 健康表示の状況

わが国が1991年に特定保健用食品制度を制定した後，中国では1996年に日本の特定保健用食品制度と類似した「保健食品管理法」を制定し，6,000件以上の許可が出されているものの市場が混乱したことから，2005年7月に「保健食品註冊管理法」として大改定を行い，

表3 米国の健康表示

SSA（significant scientific agreement）レベルの表示
① カルシウムと骨粗鬆症（calcium and osteoporosis）
② 食事脂質（脂肪）とがん（dietary lipids (fat) and cancer）
③ 食事由来飽和脂肪酸，コレステロールと冠動脈心疾患リスク （dietary saturated fat and cholesterol and risk of coronary heart disease）
④ 食事由来非う蝕性炭水化物甘味料と虫歯 （dietary non-cariogenic carbohydrate sweeteners and dental caries）
⑤ 食物繊維含有穀物製品，果実，野菜とがん （fiber-containing grain products, fruits and vegetables and cancer）
⑥ 葉酸と神経管閉鎖障害（folic acid and neural tube defects）
⑦ 果実，野菜とがん（fruits and vegetables and cancer）
⑧ 果実，野菜，特に水溶性食物繊維を含有する穀類製品と冠動脈心疾患リスク （fruits, vegetables and grain products that contain fiber, particularly soluble and risk of coronary heart disease）
⑨ ナトリウムと高血圧（sodium and hypertension）
⑩ 食品の水溶性食物繊維と冠動脈心疾患リスク （soluble fiber from certain foods and risk of coronary heart disease）
⑪ 大豆タンパク質と冠動脈心疾患リスク（soy protein and risk of coronary heart disease）
⑫ スタノール/ステロールと心疾患リスク（stanols/sterols and risk of coronary heart disease）

許可の基準を厳格なものにした．台湾でも日本と同様の制度である「健康食品管理法」が1999年に新設され，2006年までに85品目が許可されたが，2006年に法規を改定し，個別案件審査に加えて規格基準型を設けた．韓国では2003年8月に健康機能食品に関する法律が制定され，2004年1月に施行された．一方，米国では1990年に栄養教育表示法（NLEA）を制定し，現在は「一般的な健康表示：generic health claim」（表3）ならびに「限定的健康表示：qualified health claim」が許可されている．また1994年には，ダイエタリーサプリメント健康・教育法（DSHEA）を定め，ビタミン，ミネラル，アミノ酸，ハーブ等について，企業がFDAにその科学的根拠を示して届け出ることによって，その構造と機能に関する効果を表示できることになっている．ヨーロッパでは，スエーデンおよび英国での健康表示への取組みがそれぞれ1996年および2000年から実施されており，2007年7月からヨーロッパ統一の基準による表示が行われることから，今後健康表示に関する世界的なコンセンサスが求められることになる．

〔津志田藤二郎〕

文　献

1) T. Skurk, et al.: *J. Clin. Endocrinol. Metab.*, **92**(3), 1023-1033 2007.
2) 富永真琴：最新医学, **59**(12), 2620-2624, 2004.
3) H. Tachibana, et al.: *Nat. Struct. Mol. Biol.*, **11**(4), 380-381, 2004.
4) P. Marambaud, et al.: *J. Biol. Chem.*, **280**(45), 37377-82, 2005.
5) P. G. Arachchige, et al: *Metabolism.*, **55**(3), 381-90, 2006.
6) S. Dhitabat, et al.: *Brain Res.*, **1061**(2), 114, 2005.
7) L. Baron, et al.: *Acta. Cient. Venez.*, **55**(1), 62, 2004.
8) 田村　基：化学と生物, **44**(3), 151-153, 2006.

1. 食品による健康の維持・増進

1.1 食品成分の組合わせによる生活習慣病予防効果

1.1.1 アレルギー・免疫系の制御作用

炎症反応は生物における一種の防衛反応と生体修復反応を総合した高度な制御機構を表している．その一部として考えられる生体防衛反応とは，生体特に高等動物において，自己とは異なる異物（物体）が侵入した場合，その異物を外敵とみなし排除して，生体の恒常性を維持する機構である．さらに防衛反応に伴い，生体の修復のために起こる一連の反応を炎症反応として，我々も身近に感じられる現象である．また総合的に自己非自己を明確に判断し，区別している機構の一部を免疫反応と呼んでいる．炎症反応は，免疫反応を中心にしばしば，生体防衛反応として，目にみえる形で生体に起こる一連の現象を表している．簡単な初期炎症（アレルギーを含めた）反応の模式図を図 I.1.1.1 に示した．はじめに局所の細静脈等で起こる血管の拡張とその透過性の亢進，これは発赤，浮腫といった現象を示す．透過性の亢進による血漿成分の漏出で産生される発痛物質による疼痛を伴い，発熱に関与する物質の産生

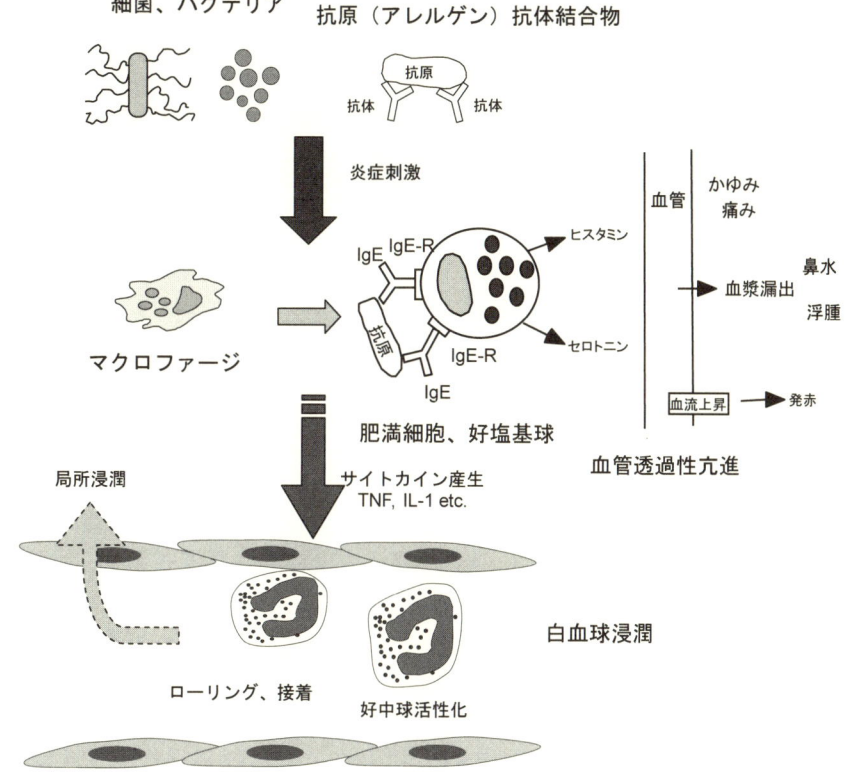

図 I.1.1.1 初期炎症（アレルギー）反応のプロセス

により，局所および全身における発熱を伴う．さらにその発生局所に集まる白血球は，はじめ好中球と呼ばれるより稼働的な兵隊，次に集まる単核球（マクロファージ）は重装備の兵隊，これらによって異物の貪食排除を起こし，局所において，掃除がはじまる．このときに炎症局所に集まる現象を浸潤と呼んでいるが，これに関与する様々な分子が発見されており，血管内の動態に関して，ローリングや接着等の現象にも特定の分子が関与している．さらに局所では時間をかけて，破壊された組織の修復がはじまり，各種の線維が合成され修復（治癒）となる．この過程で修復が不完全であった場合，しばしば機能障害を起こす場合もあり得る．また免疫反応は，抗原として認識された物質が，抗原提示細胞に取り込まれ，消化分解された後，細胞外に提示され，これを認識したリンパ球（白血球の一種）は，抗体と呼ばれる認識タンパクを産生することが可能となる．また抗原提示を受けた他のリンパ球は，様々な制御系タンパク等を産生し，生体の恒常性を維持するため活動する．このように非常に高度に体系づけられた生体反応ではあるが，この反応が時として，暴走したり，起こらなかったりすると，過大な炎症反応や大きな免疫異常として様々な疾患が発症する．たとえば，それがアレルギーであったり，自己免疫疾患であったりする．このように炎症，免疫反応は非常に制御された緻密な生体防衛システムであるが，しばしば自己の組織を攻撃したり，害にならない非自己物質を排除するときがある．そのため免疫異常，過剰な炎症を起こし，生体を危険にさらしている．

a. 健康維持増進のための免疫機能
1) アレルギーとしての免疫

アレルギーは特定の原因物質としての抗原すなわちこの場合アレルゲンと呼んでいるが，それに対する過剰な免疫反応である．アレルギーはそのアレルゲン物質によっていくつか分類されている．食物で起こる食物アレルギー，ダニなどの抗原で起こるダニアレルギー，スギやブタクサなどの花粉をアレルゲンとする花粉症など様々である．またその症状により，いくつかの分類がある．皮膚にその症状が現れ，特に繰返し起こる完治が困難とされているアトピー性皮膚炎，気管支の狭窄によって息苦しくなり，ぜん息症状を起こす気管支ぜん息，花粉症に特有である鼻水，鼻づまり，くしゃみなどの鼻炎，さらに全身の症状として，血圧低下を伴いしばしば重篤な症状を急激に起こすアナフィラキシーショックなどがあげられる．食物アレルギーでは，いくつかの特定の食物がアレルゲンとして同定されている．そのうち小麦，ソバ，卵，乳およびラッカセイはアレルゲンのその発症数，重篤度から特定品目として，食品への表示が義務づけられている．ダニ抗原は，コナヒョウヒダニとヤケヒョウヒダニが重要種で，糞由来のアレルゲン（Der 1）と虫体由来のアレルゲン（Der 2）があることが知られている．花粉症の原因となる植物は，スギ，ヒノキ，カモガヤ，オオアワガエリ，ブタクサ，シラカバ等が有名である．特にスギ花粉症は，全花粉症患者の約80％にあるといわれているほど多い．いくつかのスギのアレルゲン（Cry j 1，Cry j 2 等）も同定されている．このような生体に対して，ほとんど害を及ぼさないような抗原に過剰に反応するようになってしまうことがアレルギーのはじまりとなり，そのことは過剰な免疫反応と考えられる．実際にこれらのアレルギーによって生命が脅かされることは，アナフィラキシーショックの場合を除いてまれではあるが，ここ数十年で非常にアレルギーの症状を有する患者は増加傾向である．これは食生活の変化，環境の変化が重要な因子であると考えられてきた．食品成分のいくつかはアレルギー様反応に対して，抑制する報告は数多くある．たとえばお茶の成分であるカテキンがマウスの遅延型アレルギーを抑制したり[1]，エピガロカテキンがモルモットの抗原誘発気管支ぜん息モデルを抑制した報告などがある[2]．イソフラボンのゲニステインは自然誘発アトピー性皮膚炎モデルである NC/Nga マウスの皮膚炎の発症を抑制した[3]．またゲニステインはそのチロシンキナーゼの抑制作用から，抗炎症作用全般またモルモット気管支ぜん息モデルを抑制する報告もある[4,5]．かんきつ系のフラボノイドであるノビレチンやナリンゲニンが気管支ぜん息の気道炎症や好塩基球系の細胞の脱顆粒の抑制も報告されている[6,7]．また，トマト果皮のカルコンの抗アレルギー活性に関する報告がある[8]．ヒト臨床試験では，リンゴポリフェノールのアレルギー性鼻炎[9]，フラボノイド摂取量とぜん息の試験[10]の報告がある．

2) 感染症と免疫

これまで，人の健康を害する外敵として非常に恐れられてきた病気として感染症がある．これら感染症には有効とされる抗生物質があるが，その有効である抗生物質に効果が認められない重篤な感染症も存在する．すなわち抗生物質等の効果のない耐性菌の出現，新しいウィルスの出現などによって起こっている．ストレプトマイシン等の抗生物質やBCGワクチンが開発されて，一時期ほとんど沈静化された結核ではあるが，高齢者のように体力が衰えている人に復活しはじめている．また抗生物質の多用が原因とされている耐性菌の出現で問題となっているメチシリン耐性黄色ブドウ球菌（MRSA），バンコマイシン耐性腸球菌（VRE），これも特に体力の低下している高齢者で院内感染として問題となっている．さらに全世界に蔓延してしまったエイズはウィルス感染症であり，有効な抗生物質はほとんどない現状である．このエイズウィルスは免疫関連細胞ヘルパーT細胞にに傷害を与えるウィルスである．感染症に対する免疫反応は，抗血清療法から，ワクチン療法があるが，これらは生体防御反応としての免疫反応を応用したものであり，感染症に罹患した生体の血清中にある有効な抗体を使うものである．現在では，ウィルスの問題や非自己の抗体の問題があり，これらを投与することはほとんど行われていないが，免疫反応が病気の治療に応用された例である．ある種の食品成分でも，この最強の感染症MRSAに効果があるとの報告がある．ガランギンは主に熱帯地方の植物，農産物に含有するフラボノイドの一種であるが，抗菌活性を示した報告がある[11]．またバイカレインは抗生物質テトラサイクリンとの併用でより高いMRSAに対する抗菌活性を示した報告もある[12]．またイソフラボンにもこの作用の報告がある[13]．

3) 特殊疾患としての免疫

特殊な免疫系疾患としてあげられるものに，慢性関節リウマチがある．この疾患は全身の特に手足の関節に関節炎が発症し，機能障害を伴って完治の困難な自己免疫疾患である．この疾患の特徴は，血液中に自己抗体が検出される点であり，これが自己免疫疾患であると言われる理由である．特にコラーゲンに対する抗体が特徴であることから，膠原病の一つにもあげられている．さらに免疫複合体やグロブリンの集合体等も血中に現れる．自己免疫疾患では本来自己である分子に対する抗体が現れ，全身にあるその分子に対し，攻撃を加える非常に完治の困難な免疫異常疾患である．また抗DNA抗体等が血液中に現れ，全身性の炎症疾患としてとらえられる全身性エリトマトーデス（SLE）など自己に対する抗体が出現する特殊な疾患がある．抗炎症作用を有する食品成分でこのような関節炎に効果が確認されている報告がある．ミリセチンの配糖体はプロスタグランジン産生酵素とロイコトリエン産生酵素の両方を抑制することより，関節炎にも効果が確認された報告がある[14]．コラーゲン抗体関与が明らかになっているII型コラーゲン（関節等の軟骨に多いコラーゲンのタイプ）への免疫によって誘導されるコラーゲン関節炎を茶のポリフェノール画分で抑制された報告もある[15]．このポリフェノール画分は免疫学的パラメータを抑制していることより免疫調節作用によって作用していると報告している．またフラボノイドの大量投与でルチン，ケルセチン，ヘスペリジンが関節炎を急性，慢性期ともに抑制した報告がある[16,17]．アスチルピンはコラーゲン関節炎を，免疫調節作用によって抑制した報告がある[18]．合成カルコン誘導体が抗炎症効果や抗免疫調節作用を示した報告がある[19]．

b. 免疫機能に影響を与える食品成分
1) 野菜等農産物の非栄養成分

健康によいとされる野菜等の農産物は各種様々なフラボノイドやカロテノイド等が含まれており，それらが食品の第3番目の機能として，健康を維持するために何らかの役割をなしていると考えられてきた．これまでに多数のフラボノイド等の食品成分は同定されその数は8,000種類に及ぶ．基本的な骨格はほぼ同じであるが，フラボノイド（flavonoids）とは1,3-ジフェニルプロパノイド骨格を有する物質の総称で，その骨格の違いにより，フラボン，フラバノン，フラバノール，フラバン-3-オール（カテキン），スチルベン，イソフラボン，アントシアニジン等に分類される．またこの骨格にいくつかの糖が結合したり，メチル基が結合することにより，膨大な種類のフラボノイドとなる．カロテノイドは炭素数8個のイソプレン5個から生合成される成分で，酸素原子を含まないものをβ-カロテンに代表

されるカロテン，酸素原子含むものをキサントフィルと呼んでいる．野菜等の農産物に確認されている機能性成分はこれらの成分がほとんどであり，免疫系に関与する報告も多数である．植物フラボノイドの細胞系や炎症，心疾患や癌等の疾患に対する作用をまとめて解説した優れた総説がある[20]．

2) 水産物の成分

水産物では主として魚類を中心にその健康に関する成分として，魚の脂肪で著名なものはエイコサペンタエン酸（EPA），ドコサヘキサエン酸（DHA）である．一般的に多価不飽和脂肪酸はヒトで必須脂肪酸とされているが，n-6脂肪酸ではリノール酸，n-3脂肪酸ではリノレン酸から合成可能であることより，狭義ではリノール酸とリノレン酸のみとなる．水産物としてアラキドン酸は関連が少ないが，多価不飽和脂肪酸としてアラキドン酸を記述する．アラキドン酸は，炎症のケミカルメディーターの前駆物質として重要な位置を占めている．炎症の化学伝達物質として重要な位置を占めるプロスタグランジンの前駆物質であるアラキドン酸は，生体に必須な脂質である．アラキドン酸から産生されるプロスタグランジン，ロイコトリエンは炎症反応を仲介する活性物質として知られている．これらの産生を制御することにより，アレルギーや炎症を抑制することができる．臨床において，多用される非ステロイド性の抗炎症薬はアラキドン酸からプロスタグランジンを産生する酵素シクロオキシゲナーゼを抑制する．また花粉症，鼻炎等を増幅させる原因物質として，ロイコトリエンは重要な位置を占めている．現在効果的な鼻炎症状の緩和に用いられる抑制薬はロイコトリエンの拮抗薬である．食品成分のフラボノイドはこれらアラキドン酸代謝を抑制する効果が多く報告されてきている[20]．以前にはアラキドン酸の摂取を控え，EPAやDHA等の脂質をとることにより，細胞の脂質に貯蔵されるアラキドン酸が減少し，炎症が起こりにくくなると考えられたが現在では考え方は変化してきている．今日では，これらの脂質は脳の神経細胞の細胞膜に比較的多く存在することにより，それ自身の脳への機能等が注目されてきている．特にDHAは学習に関する効果が報告されているが，脳における炎症調節としても注目されている[21]．この場合アミロイドペプチド投与により誘導した脳障害のモデルをアルツハイマー疾患モデルにしているが，この神経の障害をある種の神経炎症性障害としてとらえることができる．

c. 日本食とその組合わせと免疫バランス

現在，日本は世界有数の長寿国である．これは，住環境もそれながら，日本食による効果も否定できない．すなわち現在の高齢者は現在まで主として日本食をとり続けていると思われ，その効果が現在の長寿に大きな影響を与えている可能性が示唆されている．しかし，このことはここ十数年変化してきている．すなわち現在の低年齢層は，ファーストフード等の頻繁な摂取により，脂肪過剰食に傾いている可能性が考えられ，それがアレルギー等の疾患の増加の一因との考え方がある．またタンパク質（P），脂肪（F）と炭水化物（C）の食事比率をPFC比率と呼んでいる．しかし，古来の日本食ではそのバランスが均等であったが，現代の食事のバランスは脂肪比率が高くなって，欧米の比率に類似してきている．そのことが免疫のバランスに影響している可能性が考えられている．免疫系のバランスとは，ヘルパーT細胞の2つのタイプがそれぞれのサイトカインを産生し，免疫機能を制御しているという考え方であり，様々な疾患で考え方が浸透している．感染症ではTh1型のリンパ球が優性で，インターフェロンγを産生し，外来性の異物に備える．またアレルギー等の疾患ではTh2型のリンパ球が優性で，そのサイトカインであるインターロイキン（IL）-4が，アレルギーの体質に傾かせていると考えられている．そこでマウスを用いて，食餌脂肪含量が免疫系のバランスに対する効果を検討した．その結果，脂肪含量に伴い背部血管のヒスタミンに対する反応性が高まり，色素の漏出速度が高まることが認められた．さらに血液中のサイトカイン産生量の変化，すなわちTh1タイプのサイトカインであるINFγのレベルが減少傾向で，Th2サイトカインであるIL-4レベルが上昇を示した[22]．このことから，高脂肪食が皮膚血管の反応性を高め，免疫反応もアレルギーに傾いて，総合的にアレルギー体質に導く可能性を示唆している．さらに食餌脂肪含量を変化させ，日本食の特色である米デンプンとトウモロコシデンプンののマウスの寿命に及ぼす影響を調べた．その結果，高脂肪食での米デンプンでの優位性が明らかにされた[23]．この結果は高脂肪食摂

取時の日本食の優位性を示すものである．一概に米デンプンだけに寿命を延ばす効果があるとは考えられないが，日本食の優位性が示された実験データとして非常に興味深い．残念ながら脂肪含量に対しては，明らかな結果は現れていないが，食餌摂取脂肪との関連性なども今後の重要課題と考えられる．

d. 今後の方向

これまで免疫系に関与する疾患アレルギーおよび炎症に作用をいくつかの食品成分の報告を例示してきたが，試験管あるいは細胞での実験結果が比較的多く，その結果は優れたものが多い．しかし今後，個体レベルでの詳細な解析，可能であるならばヒト試験での証明等が必要である．そのためには，十分な細胞での効果，さらに実験動物での確認試験を踏まえた後に万全な体制で，さらに実験動物とヒトでの違いを明確にして行われる必要がある．昨今，機能性食品の信頼性が疑問視されている事実を十分に熟慮し，安易な方法での結果を示すことは非常に危険性をはらんでいると考えられる．免疫機能を調節可能な食品成分あるいはその組合わせは，現代社会の望むべき姿であると思われる．　　〔八巻幸二〕

文　献

1) K. Yoshino, et al.: *J. Agric. Food Chem.*, **52**(15), 4660-4663, 2004.
2) D. Bani, et al.: *J. Pharmacol. Exp. Ther.*, **317**(3), 1002-1011, 2006.
3) T. Sakai, et al.: *J. Nutr. Sci. Vitaminol. (Tokyo)*, **52**(4), 293-296, 2006.
4) M. Verdrengh, et al.: *Inflamm. Res.*, **52**(8), 341-346, 2003.
5) W. Duan, et al.: *Am. J. Respir. Crit. Care Med.*, **167**(2), 185-192, 2003.
6) Y. Q. Wu, et al.: *Life Sci.*, **78**(23), 2689-2696, 2006.
7) S. Kobayashi, S. Tanabe: *Int. J. Mol. Med.*, **17**(3), 511-515, 2006.
8) T. Yamamoto, et al.: *Biosci. Biotechnol. Biochem.*, **68**(8), 1706-1711, 2004.
9) T. Enomoto, et al.: *J. Investig. Allergol. Clin. Immunol.*, **16**(5), 283-289, 2006.
10) V. Garcia, et al.: *Eur. Respir. J.*, **26**(3), 449-452, 2005.
11) S. Pepeljnjak, I. Kosalec: *FEMS Microbiol. Lett.*, **240**(1), 111-116, 2004.
12) M. Fujita, et al.: *Microbiol. Immunol.*, **49**(4), 391-396, 2005.
13) M. Sato, et al.: *Lett. Appl. Microbiol.*, **43**(3), 243-248, 2006.
14) A. Hiermann, et al.: *Inflamm. Res.*, **47**(11), 421-427, 1998.
15) T. M. Haqqi, et al.: *Proc. Natl. Acad. Sci. USA.*, **96**(8), 4524-4529, 1999.
16) T. Guardia, et al.: *Farmaco*, **56**(9), 683-687, 2001.
17) M. Mamani-Matsuda, et al.: *Biochem. Pharmacol.*, **72**(10), 1304-1310, 2006.
18) Y. Cai, et al.: *Inflamm. Res.*, **52**(8), 334-340, 2003.
19) E. J. De Leon, et al.: *Inflamm. Res.*, **52**(6), 246-257, 2003.
20) E. Middleton Jr, et al.: *Pharmacol. Rev.*, **52**(4), 673-751, 2000.
21) A. A. Farooqui, et al.: *J. Neurochem.*, 2007 Jan 25 [Epub ahead of print. http://www.blackwell-synergy.com/doi/abs/10.1111/j.1471-4159.2006.04371.x].
22) K. Yamaki, et al.: *Immunobiology*, **209**(10), 703-709, 2005.
23) K. Yamaki, et al.: *Biosci. Biotechnol. Biochem.*, **69**(1), 13-18, 2005.

1.1.2 がん予防

がんの発症には喫煙，飲酒，運動不足，食生活等の生活習慣が大きく関与している．これまでに，野菜や果物の摂取ががん予防に効果的であることが報告されており，多くのコホート研究がなされてきた．しかし，それらの結果は野菜や果物の効果を裏づけるに足るものとはいえず，国際がん研究機構（International Agency for Research on Cancer）が2003年に発行した"Handbook of Cancer Prevention"では，野菜の摂取が食道がんおよび大腸がんに対して，また果物の摂取が食道がん，胃がんおよび肺がんに対して，「確実に」ではないが「おそらく」予防的効果があるとしている．このように，食品のがん予防効果には不明なところが多いが，現在では，広く野菜や果物の摂取が推奨されるとともに，がん予防に有効な食生活を明らかにするため，様々な食品成分のがん予防メカニズムが，精力的に研究されている[1]．

a. 抗酸化性

抗酸化性は，生体内において活性酸素やフリーラジカルを除去することにより，また脂質の過酸化や変異原物質の産生を防ぐこと等により，循環器系疾患およびがん等の生活習慣病予防に大きく貢献すると考えられる．ビタミンC，Eおよび多くのポリフェノール成分が抗酸化性を示す．ポリフェノールは野菜，果物および茶等に多く含まれ，主な有効成分として期待されている．野菜抽出物のポリフェノール含量と抗酸化性には相関性があることがしばしば報告されている．

抗酸化性はORAC（oxygen radical absorbance capacity）法およびDPPHラジカル消去能（2,2-diphenyl-1-picryhydrazyl (DPPH) radical scavenging activity）等により測定される．また，生体内の抗酸化作用は，組織における脂質の過酸化をTBARS（thiobarbituric acid reactive substance）を指標として測定する方法や，血中や尿中に含まれる酸化的DNA損傷を8-OHdG（8-hydroxy-2′-deoxyguanosine）を指標として測定する方法等，様々な手法を用いて，測定・評価されている．

b. 発がん抑制1―抗変異原性，抗プロモーション活性

変異原性は変異原物質による遺伝子損傷作用であり，発がん性との相関が高いことから，早くからその抑制作用が検討されてきた．抗変異原性はサルモネラ菌の変異株を用いて，その復帰突然変異を検出するエームス試験により測定されている．

発がんは多段階を経て進行するが，遺伝子に損傷を受けた細胞ががん化に至る過程をプロモーションと呼ぶ．抗プロモーション活性は，発がんプロモーターであるTPA（12-o-tetradecanoylphorbol-13-acetate）を用いたEpstein-Barrウイルス早期抗原誘導試験法やジメチルベンズアントラセンおよびTPAによるマウス発がん実験等により測定されている．

ビタミンAの前駆体であるβ-カロテンおよびその他のカロテノイドは，抗酸化性が高く，また高い抗プロモーション活性を示すことが報告されている．α-およびβ-カロテンはマウスの肺や皮膚における2段階発がんを抑制するが，その作用はα-カロテンより強いことが示されている．また，リコペンやリコペンを豊富に含むトマトジュースはF344ラットにおいてN-メチルニトロソウレアで誘発される大腸発がんを抑制する等，カロテノイドの発がん抑制効果について複数の報告がなされている．カロテノイドに関する疫学研究も多い．食品中に含まれるβ-カロテンの摂取が多いと肺がんのリスクが減少するという疫学研究結果が示されているが，一方で，β-カロテンに関する大規模介入試験の結果は，肺がん予防の効果は認められず，喫煙者においてはむしろ肺がんのリスクを高めるというものであり，サプリメントとしての効果は認められていない[2]．

c. 発がん抑制2―第2相解毒化酵素活性化

発がん物質の解毒化に関与するキノンリダクターゼ（quinone reductase；NQO 1）やグルタチオン-S-トランスフェラーゼ（glutathione S-transferase；GST）等の第2相解毒化酵素の活性促進効果はブロッコリー等のアブラナ科野菜類，ガーリック，タマネギ，ワサビ等に認められており，その活性成分としてスルフォラファン等のイソチオシアネート類やジアリルスルフィド等の有機硫黄化合物が

報告されている．NQO1やGST等の第2相解毒化酵素は，主に転写因子であるNrf2（nuclear factor E2 p45-related factor 2）の働きにより誘導されることが明らかになっている．Nrf2は第2相解毒化酵素のプロモーター領域にあるantioxidant response element（ARE）に結合して，遺伝子の転写を活性化する．スルフォラファンはNrf2と複合体を形成している酸化ストレスセンサータンパク質Keap1（Kelch-like ECH-associated protein 1）に結合し，Nrf2を活性化することが報告されている[3]．スルフォラファンはNrf2を活性化して第2相解毒化酵素を誘導するだけではなく，がんの抑制機構の一つであるヒストンデアセチラーゼ（histone deacetylase；HDAC）阻害作用を示すこと等も明らかになっている[4,5]．

スルフォラファン等のイソチオシアネート類がラットにおいてジメチルベンズアントラセンによる発がん抑制効果を示す等，イソチオシアネート類の発がん抑制効果については複数の報告がある．しかし，ベンジルイソチオシアネートはN-ブチルN-4-ヒドロキシブチルニトロソアミン（BBN）で誘発されるラットの膀胱がんに対して阻害作用を示すが，一方でBBNの作用を増強するがん化のプロモーション作用を示すことも報告されている．また，ガーリックとその硫黄化合物については，がんの発生率を下げるという疫学研究結果が報告されている．

d. がん細胞増殖抑制

カロテノイド，ポリフェノール，脂肪酸等の様々な食品成分が*in vitro*および*in vivo*において，アポトーシスの誘導や細胞周期の停止を介してがん細胞増殖抑制効果を示すことが報告されている．

アポトーシスは遺伝子によって制御された細胞死であり，形態的には細胞の縮小から，細胞および核の断片化とこれに伴うアポトーシス小体の形成に至る過程である．アポトーシス小体は他の細胞により貪食，消去される．アポトーシスの主要な経路はミトコンドリアを介している．抗がん剤やX線によるDNA損傷は，p53により直接的に，あるいはその転写因子を介して間接的にミトコンドリアを介したアポトーシスを誘導することが知られている．また，がん細胞アポトーシス誘導効果を示す多くの食

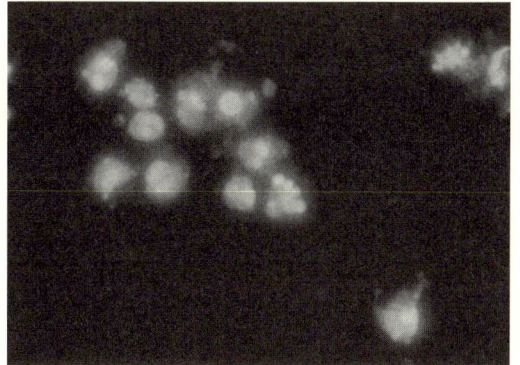

図 I.1.1.2 アポトーシスが誘導された白血病細胞[6] 染色された核の断片化が認められる．

品成分においても，ミトコンドリアを介してアポトーシスを誘導することが報告されている．

ミトコンドリアを介したアポトーシスは，Bcl-2ファミリー分子により制御されるミトコンドリア外膜の透過性の亢進にはじまる．シトクロームCが放出され，それに続くアポプトソームの形成とカスパーゼ（caspase）-9の活性化が起こり，さらにカスパーゼ-3が活性化されてアポトーシスが実行される．カスパーゼはアポトーシスにおけるシグナル伝達の上流および下流で働くシステインプロテアーゼであり，部位特異的に切断されて活性化体になり，さらに他の分子を切断して活性化に導く．カスパーゼ-3はCAD（caspase activated DNase）等を活性化し，アポトーシスに特徴的なDNAのヌクレオソーム単位での断片化を誘導する．またSmac/DIABLO等，ミトコンドリアから放出され，caspase活性の阻害因子であるIAP（inhibitor of apoptosis protein）を阻害し，caspase-3を活性化してアポトーシスを実行する分子の存在も知られている．

アポトーシスは酸化ストレスを含めた様々な刺激により誘導される．食品成分の構造やがん細胞の種類により異なるアポトーシス誘導機構の研究が進められている．

e. 免疫賦活作用

きのこのβ-D-グルカン（主にβ-1-3，β-1-6-D-グルカン）はマウスに腹腔内投与あるいは経口投与することによって，Sarcoma 180等のがん細胞の増殖を抑制し延命効果を示すほか，Erich細胞等の固形がん細胞による腫瘍形成の抑制効果を示す[7,8]．

β-グルカンは細胞膜上にあるレセプターに結合して，T細胞，B細胞，NK細胞およびマクロファージ等を刺激し，免疫反応を増強することによって*in vivo*でのがんの増殖を抑制すると考えられている．すなわち，β-グルカンは補体レセプターCR3に結合し，マクロファージ等の白血球による異物貪食能を高めるとともに，NK細胞等のリンパ球のがん細胞致死作用を増強し，インターフェロンやインターロイキン等の産生を促進して免疫反応を活性化する[9]．またβ-グルカンはマクロファージや好中球，樹状細胞等の白血球の細胞膜に存在するレセプターであるDectin-1に結合することが報告されている．β-グルカンはDectin-1に結合することによって，白血球の貪食能を高めること，およびがん細胞を攻撃する活性酸素を産生することが明らかになっている[9]．

このような免疫賦活作用を期待して，これまでにシイタケ（*Lentinus edodes*）由来のβ-1-3，β-1-6-D-グルカンであるレンチナン（Lentinan），カワラタケ（*Coriolus versicolor*）由来のβ-1-4，β-1-3，β-1-6 D-グルカンであるクレスチン（PSK；polysaccharide-K），スエヒロタケ（*Schizophyllum commune*）由来のβ-1-3，β-1-6-D-グルカンであるシゾフィラン（Schizophyllan）等の生体応答調節剤（biological response modifiers；BRM）が開発され，臨床試験が行われた[10]．その結果，これらのβ-グルカンは単独ではほとんど抗がん作用を示さないこと，しかし副作用が少なく，化学療法剤や放射線治療との併用により延命効果を高めること等が明らかになり，現在では，特定の限られたがんと治療法との組合わせに対して併用されている．

f. 血管新生阻害

VEGF（vascular endothelial growth factor）はがんにおける血管新生に主要な役割を果たしている．ほとんどの腫瘍でVEGFの発現が上昇していることが報告されており，VEGFのシグナル伝達を抑制する治療法が開発されている．VEGFは血管内皮およびリンパ管内皮にあるレセプターVEGFR-1，-2および-3に結合する．このうち，VEGFR-2のリン酸化，MAP（mitogen-activated protein）キナーゼの活性化等を介した血管内皮細胞の増殖促進機構等が明らかになっている．食品成分では，茶のポリフェノールであるエピガロカテキンガレート（EGCG；(-)-epigallocatechin-3-gallate）およびフラボノイドのルテオリンが，ヒト上皮細胞においてVEGFのシグナル伝達を抑制すること等が報告されている[11,12]．

その他，がんの湿潤，転移に係わるMMP（matrix metalloproteinase）-2や-9抑制等，がんの発症機構に基づき，様々な抑制機構が明らかになりつつある．

〔小堀真珠子〕

文　献

1) J. K. Brown, et al.：*CA Cancer J. Clin.*, **53**(5), 268-291, 2003.
2) J. Peto：*Nature*, **411**, 390-395, 2001.
3) A. L. Eggler, et al.：*Proc. Natl. Acad. Sci. USA.*, **102**(29), 10070-10075, 2005.
4) R. K. Thimmulappa, et al.：*Cancer Res.*, **62**(18), 5196-5203, 2002.
5) M. C. Myzak, et al.：*Cancer Res.*, **64**(4), 5767-5774, 2004.
6) M. Kobori, et al.：*Biosci. Biotechnol. Biochem.*, **69**(1), 212-215, 2005.
7) S. P. Wasser：*Appl. Microbiol. Biotechnol.*, **60**, 258-274, 2002.
8) A. T. Borchers, et al.：*Exp. Biol. Med.*, **229**, 393-406, 2004.
9) B. Z. Zaidman, et al.：*Appl. Microbiol. Biotechnol.*, **67**, 453-468, 2005.
10) P. M. Kidd：*Altern. Med. Rev.*, **5**, 4-27, 2000.
11) N. Khan, et al.：*Cancer Res.*, **66**(5), 2500-2505, 2006.
12) E. Bagli, et al.：*Cancer Res.*, **64**(21), 7936-7964, 2004.

1.1.3 脂質エネルギー代謝制御

肝臓ミトコンドリアとペルオキシソームには脂肪酸を2炭素ユニット（アセチル-CoA）に分解する代謝系が存在し，一方細胞質にはアセチル-CoAから脂肪酸を合成する経路が存在する．脂肪酸分解の亢進と脂肪酸合成の抑制は，血清脂質濃度低下や肥満抑制をひき起こし，ひいては脳血管障害，心臓疾患などの生活習慣病の予防に有効と期待される．事実，ラット，マウスなどを用いた動物実験で数多くの食品因子が両代謝系を構成する遺伝子の発現を変化させ，脂質代謝改善作用を発揮することが明らかにされている[1]．実際の食生活では，我々は種々の食品を摂取し，複数の機能成分を同時摂取していることになるが機能成分の組合わせが，生体に及ぼす影響についての知見は乏しい．最近の研究で，機能性成分の組合わせが，個々の成分の機能から予測されるものとは異なった生理効果を発揮することが知られるようになった．以下のそのような事例についていくつか紹介する．

a. セサミンと魚油の同時摂取による脂肪酸酸化の相乗的上昇

ゴマに含まれるセサミンは血清のコレステロールやトリアシルグリセロール濃度を低下させることが知られている．セサミンの脂質低下作用に関連して，ラットを用いた研究で，セサミンに強い肝臓脂肪酸酸化誘導活性があることが見出されている．肝臓での脂肪酸酸化系酵素の遺伝子発現調節に重要な役割を果たす転写因子はペルオキシソーム誘導剤活性化受容体α（PPARα）である．セサミンは恐らく，PPARαを介する機構により脂肪酸酸化系酵素遺伝子発現を上昇させると思われる．

魚油もPPARαを介した機構により肝臓の脂肪酸酸化を上昇させる機能をもつ．この作用は魚油に含まれるn-3系多価不飽和脂肪酸であるイコサペンタエン酸（EPA）やドコサヘキサエン酸（DHA）によると考えられているが，その生理活性はセサミンと比較するとはるかに弱い．しかし，魚油とセサミンの同時摂取がラット肝臓の脂肪酸酸化活性を相乗的に上昇させることが明らかにされている[2]．この実験では，食餌脂肪としてパーム油（飽和脂肪），サフラワー油（リノール酸が主成分）あるいは魚油（EPAを約10％，DHAを約30％含む）を8％レベルで含むセサミン無添加あるいは添加（0.2％）飼料をラットに与えた．セサミン無添加食群で魚油はパーム油およびサフラワー油と比較し，脂肪酸酸化系酵素の活性を増加させ，またセサミンは添加した脂肪の種類にかかわらずその活性を大きく上昇させた．しかし，セサミンによる脂肪酸酸化系酵素活性上昇は魚油を食餌脂肪とした場合，他の食餌脂肪群と比較し明らかに大きいことが観察された（図I.1.1.3, A）．各脂肪群におけるセサミン添加群の活性値からセサミン無添加群の活性値を差し引き，パーム油群での値を100として，セサミン依存性の上昇率を比較すると，その値は魚油群で高くこの活性上昇が相乗的であることがわかる（図I.1.1.3, B）．また，脂肪酸酸化に関与する種々の遺伝子の発現量を計測したところ，ペルオキシソームの脂肪酸酸化系酵素のmRNA量が相乗的に上昇することが観察された．しかし，ミトコンドリアの脂肪酸酸化系酵素の遺伝子発現量に相乗的な上昇は観察されなかった．したがって，この作用は特異的にペルオキシソーム脂肪酸酸化系酵素を標的とし，発現するものと思われる．魚油がセサミンの脂肪酸酸化活性を増強する作用は，魚油に替えて高度に精製したEPA・DHAを用いても再現できる[3]．また，魚油添加量を1.5～8％の範囲で変化させた場合，日本人の魚油摂取量にほぼ相当し，単独では脂肪酸酸化上昇をひき起こさない1.5％の添加でも明確な脂肪酸酸化活性とペルオキシソーム遺伝子の相乗的上昇をひき起こす．

b. 多価不飽和脂肪によるフィトールの脂肪酸酸化上昇作用の抑制

フィトールはクロロフィルに含まれる分岐高級アルコールで体内においてフィタン酸やプリスタン酸に代謝される．これらフィトール代謝産物は脂肪酸酸化を制御する転写因子であるPPARαやレチノイドX受容体（RXR）のリガンド・活性化剤であり，事実フィトール摂取は動物実験で脂肪酸酸化酵素の発現を上昇させることが報告されている．セサミンと魚油との組合わせとは対照的にフィトールと魚油の組合わせは肝臓の脂肪酸酸化系に対し，相殺的に働く．この実験ではフィトールの添加量を

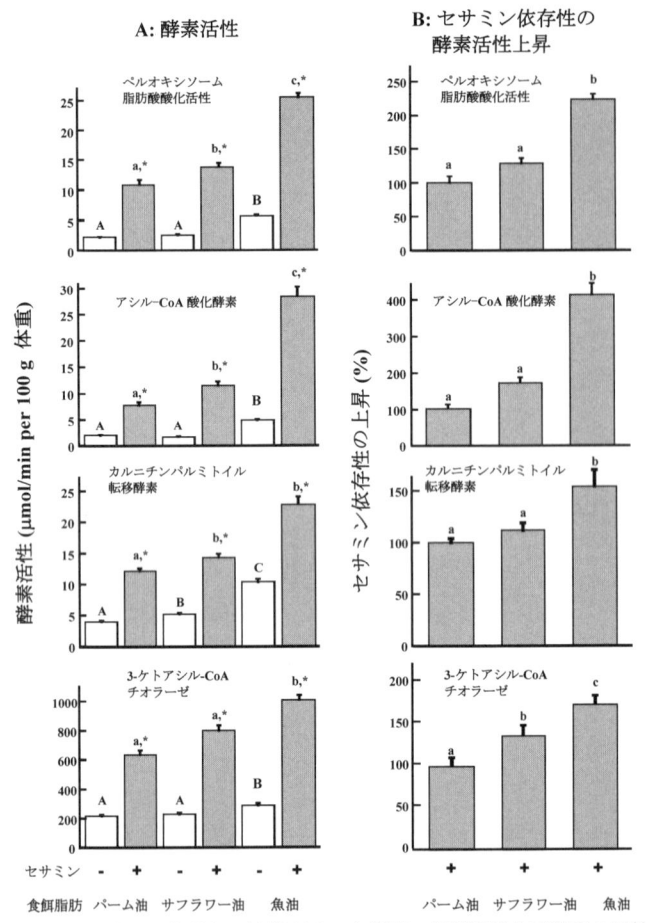

図 I.1.1.3 セサミンと種々の油脂がラット肝臓の脂肪酸酸化系酵素の活性に与える相互作用

ABC セサミン無添加群間での有意差を示している．共通の英文字を共有していない数値間には有意差がある（$p<0.05$）．
abc セサミン添加群間での有意差を示している．共通の英文字を共有していない数値間には有意差がある（$p<0.05$）．
＊対応するセサミン無添加群との有意差があることを示している（$p<0.05$）．

0.5％とし，組合わせる油脂として，パーム油，サフラワー油および魚油を用い，10％のレベルで飼料に添加し，マウスを飼育した[4]．フィトール無添加群において，前項でも観察されたように，魚油はパーム油およびサフラワー油と比較し，脂肪酸酸化系酵素の活性を増加させた．フィトールはパーム油食に添加した場合，種々の脂肪酸酸化系酵素の活性と遺伝子発現を大きく増加させた（図I.1.1.4,A）．しかし，フィトールの脂肪酸酸化上昇作用はサフラワー油および魚油を脂肪源とした場合，大きく低下した．酵素活性およびフィトール依存性の酵素活性上昇率の変化（図I.1.1.4,B）からこの抑制作用は魚油でより大きいと判断された．また，パーム油を食

餌脂肪として用いた場合，フィトールは数多くのペルオキシソームとミトコンドリアの脂肪酸酸化系酵素の mRNA 量を大きく増加させたが，増加はやはりサフラワー油や魚油の添加により抑制された．このように，生理活性として脂肪酸酸化を誘導するという機能はセサミンとフィトールで同じであるが，魚油との組合わせでは，全く異なった応答をひき起こす．このような，応答がひき起こされる原因として，フィトールの代謝産物であり，PPAR 活性化能をもつフィタン酸の細胞内濃度の変化が関与する可能性が考えられる．肝臓においてフィトール添加食群でのみフィタン酸が検出されたが，その量は予想外にパーム油群で最も低く，サフラワー油群と魚

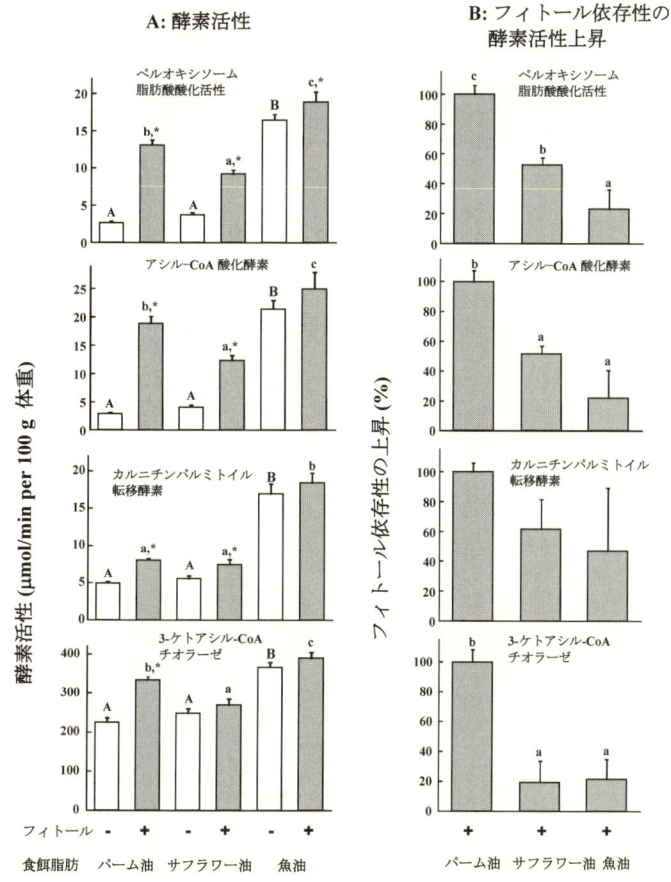

図 I.1.1.4 フィトールと種々の油脂がマウス肝臓の脂肪酸酸化系酵素の活性に与える相互作用
ABC フィトール無添加群間での有意差を示している．共通の英文字を共有していない数値間には有意差がある（$p<0.05$）．
abc フィトール添加群間での有意差を示している．共通の英文字を共有していない数値間には有意差がある（$p<0.05$）．
＊対応するフィトール無添加群との有意差があることを示している（$p<0.05$）．

油群，特に後者で大きな増加が認められた．ここで観察された結果はフィトールと多価不飽和脂肪酸の組合わせによる脂肪酸酸化系への相殺作用は肝臓フィタン酸含量変化に起因するものではないことを示し，さらにフィタン酸が PPAR の活性化因子として作用するとする考えにも相容れないものである．

c. 共役リノール酸と魚油の相互作用による肝臓と脂肪組織の代謝制御

共役リノール酸（conjugated linoleic acid；CLA）は共役した2重結合をもつオクタデカジエン酸の位置および幾何異性体の総称で，天然には乳製品，牛肉などに含まれ，その大部分（75～97%）はc9, t11-CLA である．しかし，牛肉や乳製品の CLA 含有量は総脂質の 0.3～1% 程度であり，食品素材としては主にリノール酸あるいはリノール酸を多く含む油脂のアルカリ異性化によって調製されている．アルカリ異性化によって生成する CLA は大半が c9, t11- と t10, c12-CLA で，組成比はほぼ 1：1 となる[5]．

CLA には抗肥満作用があることが知られているが実験動物の種によってその応答に大きな差がある．マウスは最も鋭敏に反応し，ラットにおける CLA の抗肥満作用ははるかに弱い．マウスで CLA は強力な脂肪減量作用を示す反面，脂肪肝や高インスリン血症などの副作用をひき起こすことが報告さ

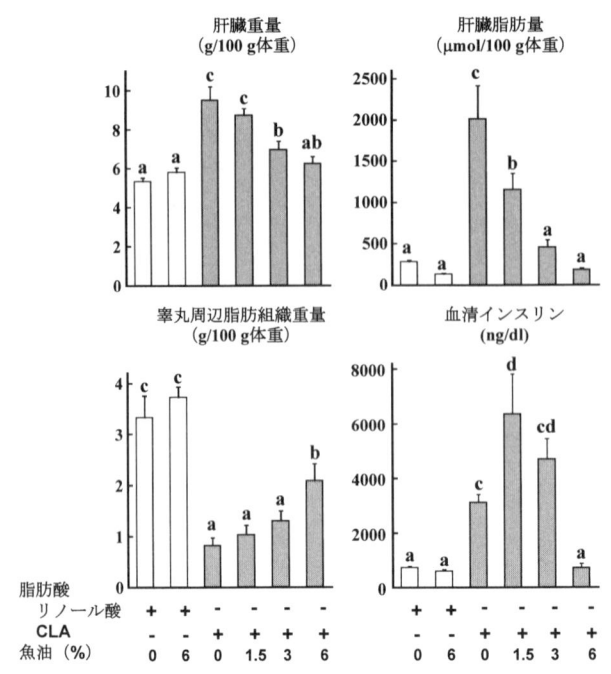

図 I.1.1.5 共役リノール酸（CLA）と魚油がマウスの肝臓と脂肪組織の重量および肝臓脂肪量と血清インスリン濃度に与える相互作用

abc 共通の英文字を共有していない数値間には有意差があることを示している（$p<0.05$）.

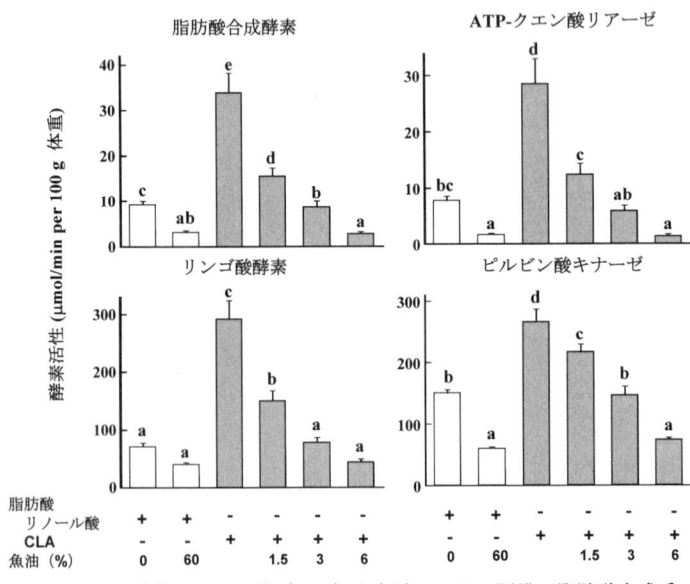

図 I.1.1.6 共役リノール酸（CLA）と魚油がマウス肝臓の脂肪酸合成系酵素の活性に与える相互作用

abcde 共通の英文字を共有していない数値間には有意差があることを示している（$p<0.05$）.

れている．ヒトおよびラットではこのような副作用は報告されていない．

CLAはマウス肝臓の脂肪酸合成系酵素の活性と遺伝子発現を大きく増加させるので[6]，脂肪酸合成増加が肝臓脂肪蓄積の主要因と考えられる．したがって，脂肪酸合成抑制作用を有する食品成分の同時摂取はCLAによる脂肪肝の防止に有効と思われる．魚油は肝臓の脂肪酸酸化を誘導するとともに脂肪酸合成を強く抑制する生理作用をもつ．このようなことから，CLAと魚油の同時摂取が肝臓と脂肪組織の脂質代謝に与える影響が調べられた[7]．CLAを1%含む飼料のマウスへの投与は肝臓肥大と肝臓への脂肪蓄積をひき起こす（図I.1.1.5）．CLA食に魚油を添加すると添加量に依存して肝臓脂肪量は減少した．この変化は肝臓での脂肪酸合成系酵素の活性（図I.1.1.6）やその遺伝子発現変化と平行し，脂肪酸合成変化に起因するものであることを示している．一方，脂肪組織重量はCLAによって対照群の30%程度にまで大きく低下した．この低下は脂肪組織の機能発現に重要な役割を果たす種々のタンパク質の発現低下を伴っていた．さらに，このような遺伝子発現量変化を反映して，脂肪組織で合成され分泌されるレプチンとアディポネクチンの血清中濃度も大きく低下した．反対にインスリン濃度は約4倍に上昇した．しかし，興味深いことに，CLA食に魚油を添加すると種々の脂肪組織遺伝子発現増加を伴って脂肪組織重量の上昇が起こり魚油6%添加では対照の約60%にまで回復した．さらに，血清レプチンとアディポネクチン濃度も上昇した．また，魚油の添加量が少ない場合には血清インスリン値はさらに上昇するが，6%添加では正常値にまで低下した．この現象は次のように説明できる．CLAは何らかの原因で脂肪組織重量とその機能を大きく低下させる．脂肪組織は体内の糖代謝に重要な役割を果たす組織であり，この機能低下により体内のグルコース代謝は遅延する．そのため，糖処理のためにインスリンが過剰に分泌され，また補償的に肝臓の脂肪酸合成系が体内のグルコース処理に動員され，結果として脂肪肝がひき起こされる．魚油は脂肪酸合成抑制により脂肪肝を防止するとともに脂肪組織の機能を正常化し，よって高インスリン血症も緩和する．

多くの場合，脂質代謝調節作用をもつ機能性成分の組合わせ効果は相加的である．しかし，以上の例から個々の成分の機能から予測されるとは異なった，相乗的・相殺的生理機能を発揮する成分の組合わせがあることは明白である．脂質代謝を調節する機構について分子生物学的知見は近年飛躍的に増大したものの，このような作用を従来の知見のみで説明することは難しい．膨大にある成分の組合わせをすべて検証することは困難であり，このような組合わせ効果を予想するなんらかの基本原理を明らかにする必要がある．

〔井手　隆〕

文　献

1) 井手　隆：日本食品科学工学会誌, **48**, 555-563, 2001.
2) T. Ide, et al.: *Biochim. Biophys. Acta*, **1682**, 80-91, 2004.
3) P. G. Arachchige, et al.: *Metabolism*, **55**, 381-390, 2006.
4) T. Hashimoto, et al.: *J. Nutr.*, **136**, 882-886, 2006.
5) 井手　隆：日本食品科学工学会誌, **53**, 447, 2006.
6) Y. Takahashi, et al.: *Biochim. Biophys. Acta*, **1631**, 265-273, 2003.
7) T. Ide: *Diabetes*, **54**, 412-423, 2005.

1.1.4 循環器系疾患のリスク低減作用

「人は血管から老いる」といわれるほど，血管の果たす役割は過酷である．血管は酸化作用をもつ酸素を体組織に運搬し，体組織から二酸化炭素と老廃物を受けとり排泄系へと渡す血液の通り道である．血液が血管を通過するスピードは，大動脈で最大120 cm/秒であり，平均すると20～50 cm/秒，毛細血管ではかなり遅くなるが，平均循環時間は1分であるといわれている．約5 l の血液が1分で身体中を駆けめぐり心臓に戻るわけで，我々が眠っている間も休むことなくその活動は続き，このシステムに障害が発生すると，我々は生死の境をさまようことになる．

休むことなく続く循環器系の活動は，人間の生死の要であり，この破綻が3大死因である心疾患や脳血管疾患へとつながる．これらの疾患は，高齢化が進展し健康寿命の延伸が望まれる中で，要介護生活を余儀なくされる事態の発生へとつながるため，現在の社会では最も重要な克服すべき課題となっている．この心疾患や脳血管疾患の大きな要因が動脈硬化や高血圧であるが，こうした疾病のリスクを運動や休養，食生活などの生活環境を改善することによって，低減させるための研究や社会活動が近年活発に行われるようになった．ここでは，これら循環器系疾患に対して食品や食品成分がどのような影響を与えるのかについて，主に動脈硬化に焦点をあてて記述する．

a. コレステロールの低下作用

低比重リポタンパク（LDL）の上昇が冠状動脈硬化性心疾患の発症および進展の最も重要な危険因子であることから，コレステロールの上昇を抑制する食品や食品成分の探索とその利用に関する研究が活発に行われてきた．その結果，わが国ではすでにコレステロール低減作用をもつ食品を「特定保健用食品」として認可するまでになっている．一方，米国では食品表示に関する仕組みが異なり，「包括的健康表示（significant scientific agreement；SSA）」および「限定的健康表示（qalified health claim）」がある．このうちSSAとして許可された心疾患リスク低減作用に関する健康表示を表 I.1.1.1 に示した．一般的に，食物繊維や難消化性タンパク質などは食事の際に摂取したコレステロールや，体内でコレステロールから合成され消化管に分泌される胆汁酸を消化管内で吸着して排泄させる作用をもち，この作用がコレステロール低下の原因になっている．

このようなコレステロール低減に対する取組みは各国で実施されているが，高コレステロールが原因になって発症する動脈硬化症は全体の3割程度であるといわれており，コレステロールが必ずしも高くなくても動脈硬化になる場合がある．また，高密度リポタンパク（HDL）はむしろ血管壁からコレステロールを回収する役割を担っているため，HDL含量の高い方が動脈硬化リスクが低いと判断される．このため血中のHDLを増加させる食品成分に関する研究が活発に行われ，赤ワイン[1]やクランベ

表 I.1.1.1 日本と米国の循環器系疾患リスク低減関連の食品表示の比較

国名	
日本	特定保健用食品の関与成分：コレステロール低減作用 ①大豆タンパク質，②キトサン，③低分子アルギン酸ナトリウム，④サイリウム種皮由来の食物繊維，⑤リン脂質結合大豆ペプチド（CSPHP），⑥植物ステロールエステル，⑦植物スタノールエステル，⑧植物ステロール
米国	SSA（significant scientific agreement）：心疾患リスク低減作用 ①飽和脂肪酸およびコレステロール，総脂肪の低い食事，②飽和脂肪酸とコレステロールが低く，果物，野菜，食物繊維を含む穀類の多い食事，③飽和脂肪酸とコレステロールが低く，可溶性食物繊維を含むオート麦等の食品，④飽和脂肪酸とコレステロールが低く，1日に25gの大豆タンパク質を摂取する食事，⑤飽和脂肪酸とコレステロールが低く，1日2回の食事中に1.3gの野菜由来ステロールエステルを摂取する食事，⑥飽和脂肪酸とコレステロールが低く，1日2回の食事中に3.4gのスタノールエステルを摂取する食事

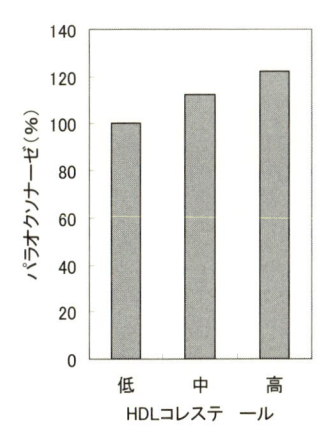

図 I.1.1.7 血中の HDL コレステロール濃度とパラオクソナーゼ活性[5]

リージュース[2]，オリーブオイルポリフェノール[3]，リンゴポリフェノール[4]など数種のポリフェノール成分にヒト試験による有効性が認められている。一方，わが国で注目されている緑茶については，長野県での約14,000人に対する聞き取り調査による解析ではHDLへの影響は認められていないが，ポルトガルで行われた1 lの緑茶を4週間摂取させる介入試験で，HDLの増加が認められている。動物実験レベルでは，かんきつ果実に含有されているヘスペリジン，ナスの赤紫色素ナスニン，ショウガ抽出物，ココア抽出物などにHDLの増加作用が報告されている。

さらに，HDLには動脈硬化の原因となる酸化LDLを修復する機能をもつパラオクソナーゼ1（paraoxonase 1; PON 1）が物理的に結合していることがわかっている[5]。したがって，血中のHDLが増加するとPON 1の量も増加するという関係にある（図I.1.1.7）。このPON 1は肝臓から分泌されHDLと会合する分子量44,000のエステラーゼ（糖タンパク質）であり，酸化によって生じたラクトンを加水分解するラクトナーゼ（lactonase）活性をもち，HDLによるマクロファージからのコレステロールの流出を促進する作用を示すことが知られている。マクロファージへのコレステロールの集積が動脈硬化の原因になることから，このPON 1は逆の作用を助ける酵素として注目されているわけである。このことから，PON 1の活性を助ける働きをもつ食品成分に関する研究が行われ，ヒト由来の肝臓細胞を用いた実験では，ケルセチンやナリンゲニン，フラボン，カテキン，レスベラトロールなどのポリフェノールによって発現が誘導されることが明らかになっている[6]。

PON 1については，すでに遺伝子多型に関する研究も行われ，55番目のアミノ酸（55(L/M)）と192番目のアミノ酸（192(Q/R)）の変異が明らかになっている。その後，寿命とこの遺伝子多型の関係が注目され，イタリアの長寿者に関する解析では192 Rタイプが長寿命に関係するとの結果が得られている[7]。

b. コレステロールの酸化抑制作用

図I.1.1.8に示したとおり，動脈硬化は血管壁におけるLDLの酸化とマクロファージによるその酸化物の貪食が引き金となり発症し，マクロファージ

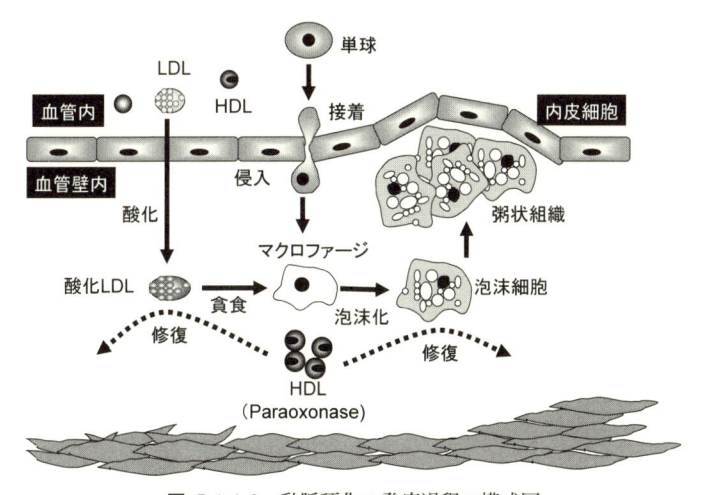

図 I.1.1.8 動脈硬化の発症過程の模式図

の泡沫細胞化, 粥状組織の形成へと進展すると考えられているが, この考え方は1989年にSteinbergによる"Beyond Cholesterol"と題した総説によって提唱されたものである[8]. この考え方に従って, 抗酸化ビタミンや抗酸化物質の動脈硬化リスク低減作用に関する検討が行われた. その結果, LDLを分離して試験管でその酸化抑制作用を評価する試験では, ほとんどの抗酸化物質が有効であり, また動物実験においても, フラボノイドなどのポリフェノールやカロテノイドなど抗酸化物質ならびにn-3系の高度不飽和脂肪酸による血中の抗酸化能の増加が確認されていた. ヒト試験では, フラボノイドの多い野菜や果実を摂取すると血中の抗酸化能が上昇することがよく知られているが, これにはフラボノイドよりむしろ尿酸の増加が影響を与えているとする報告もあり[9], 決定的な実証はまだ行われていない. 一方, 魚油のEPAやDHAなどn-3高度不飽和脂肪酸については, 動脈硬化リスク低減に関する多くの研究が実施され, 心血管系死亡では30%, 冠状動脈性心臓病死亡では35%, 突然死では45%の有意な減少が報告されており, 英国では「週に3gあるいは1日に0.45gの長鎖ω-3高度不飽和脂肪酸を摂取する健康的な食生活は心臓の健康維持を助ける.: Eating 3 g weekly, or 0.45 g daily, long chain omega-3 polyunsaturated fatty acids, as part of a healthy lifestyle, helps maintain heart health.」との健康機能強調表示を行うことが可能になっており, スエーデンでも同様な健康機能強調表示が認められている.

c. 血管内皮細胞への単球の接着抑制作用

血管壁中で酸化LDLを貪食するマクロファージは, 血中に存在する単球が血管内皮細胞を通過して血管壁中で分化したものである. 単球の血管内皮への接着は, 内皮細胞が活性化することによって細胞表面に発現されるICAM (intercellar adheshion molecule)とVCAM (vascular cell adheshin molecule)およびE-セレクチン等の接着因子の過剰発現によって生じる. このことから, これらの接着因子の発現を抑制する食品成分に関する研究が行われ, これまでに, 培養した血管内皮細胞をTNFαで活性化し接着因子を誘導する条件での実験により, リンゴのフロレチンやパセリのアピゲニンやルテオリン, 緑茶のEGCG, ブドウ種子のプロアントシアニジン, カンゾウのイソリクイリチゲニン, ウコンのクルクミンなど多くのポリフェノールや, β-カロテン, ルテイン, リコペンなどカロテノイドが抑制作用をもつことがわかっている.

d. 血中のホモシステイン低下作用

血中ホモシステイン濃度の高いことが動脈硬化の原因になるとする説は, 1969年ハーバード大学医学部のMcCullyによって提唱された. 彼はホモシステイン尿症の患者の多くが10歳前後にアテローム性動脈硬化や脳卒中によって死亡することから, 血中にホモシステインが高濃度に存在することこそが動脈硬化の原因であると考えた. しかし, この理論は動脈硬化症はコレステロールが原因であるとする説が主流になったことから, 長い間日の目をみることはなかったが, Stampferの男性約15,000人を対象とした5年間の追跡試験[10]により, ホモシステインが心疾患発症リスクを高めるとの報告が1992年に出されたことにより再び注目されることになった. その後, イギリスにおいて21,500人を対象とした調査が行われ, 心疾患による死亡者のホモシステイン濃度が高いこと, 血中のホモシステイン濃度が5 mM/l 上昇すると41% 危険率が増すことなどが明らかになっている.

血中のホモシステイン濃度が高くなる原因の一つとしてホモシステインの代謝に関与するメチレンテトラヒドロ葉酸還元酵素 (MTHFR) 遺伝子多型があげられており, 欧米では約30%程度が該当するといわれている. この変異がある場合は, メチオニン含量の高い食品を食べると容易にホモシステインレベルが上昇することになる. 日本でも, 血中のホモシステインに関する研究や調査は行われており, 高知県衛生研究所の調査によると, 住民の半数がMTHFR遺伝子変異を有し, 男女でその変異率は変わらないものの, 男性では遺伝子多型においてホモシステインが高値を示している[11]. 具体的にはホモシステインが11 μmol/l 以上の割合が女性の6倍で36%に達している. 一般的には, ホモシステイン代謝に関与する酵素が必要とする葉酸やビタミンB_6, B_{12}の不足によって血中ホモシステイン濃度が高くなる場合が多く, 遺伝的な欠陥による場合もそうであるが, これらビタミンの補給により問題を

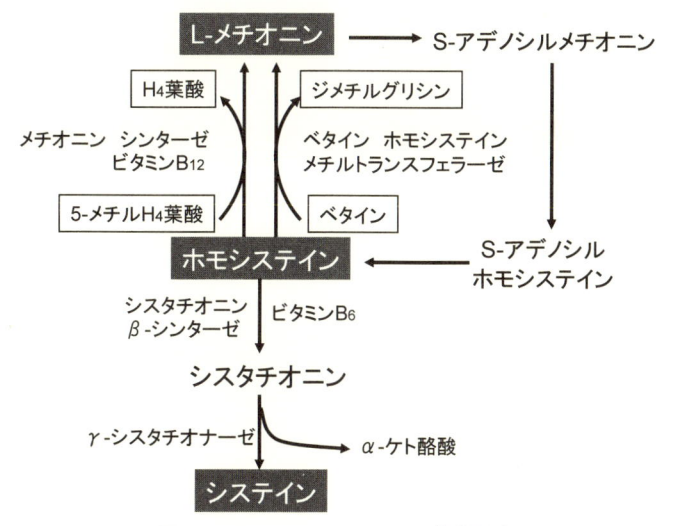

図 I.1.1.9 ホモシステインの代謝経路

解決することができる（図 I.1.1.9）．

食事からの摂取を考慮する場合は，葉酸を含有するモロヘイヤ（250 μg/100 g）やホウレンソウ（140 μg/100 g），ブロッコリー（130 μg/100 g）などの緑黄色野菜，B_6 を含有するギンナン（1.63 mg/100 g），ピスタチオ（1.22 mg/100 g），大豆粉（10.88 mg/100 g）などナッツや豆類，B_{12} を含有する動物性食品をバランスよく食べることが推奨される．また，メチル基の供与体であるベタインも重要であり，小麦胚芽（1,241 mg/100 g），ホウレンソウ（645 mg/100 g），エビ（218 mg/100 g）などの含量が高い．

ホモシステインが動脈硬化をひき起こす機構はまだ確定されていないが，培養した血管内皮細胞にホモシステインを添加すると過酸化水素やスーパーオキシドアニオンの生成が促進されることがわかっている．また，生体ではホモシステインチオラクトンが生じ，これがタンパク質のリジン残基に結合し内皮細胞等を障害するものと推定されている．

e. 血栓形成の抑制作用

血管内での血栓形成は，主に血管内皮細胞の障害が引き金になって生じる場合が多いといわれている．この血栓がはがれ，分解されずに血管内を移動して細動脈をふさぐと，その先の血管に血液が流れなくなり周辺組織が壊死することになる．血管の中で血栓が生じることはまれな現象ではなく，日常の生活の中で血栓はしばしば生じている．長い間同じ姿勢でいると血流が異常になり，血栓の生じる確立が高くなるといわれており，いわゆるエコノミー症候群などはこの例である．一方，動脈硬化が進行すると血管壁の柔軟性が失われるため内皮細胞に物理的な刺激が強く加わるようになり，血管壁に生じたプラークが破綻して，その部位に血栓が生じる．動脈硬化がもたらす最悪のシナリオは，この血栓形成による血管の梗塞であると考えられている．こうした考え方から，血栓を生じにくくする食品やその成分に関する研究が活発に行われている．

血栓抑制については，ポリフェノールのプロアントシアニジンを主成分とする商品ピクノジェノール（pycnogenol）摂取による，長時間飛行における静脈血栓形成の抑制試験が 244 人を被験者として行われている[12]．それによると，血栓形成リスクが中間から高いレベルにあるグループについては，ピクノジェノール 200 mg 摂取が有効であるとの結果であった．また，ケルセチン含量の高いオニオンスープを摂食させた後の血液を用いる ex vivo 試験で，コラーゲンによる血液凝固反応が抑制されたの報告もある[13]．さらに，動脈への血栓形成を指標とするスクリーニング法を用いて選抜された抗血栓作用の強いイチゴ品種は，人に対しても有効であった[14]．動物実験においては，タイムやローズマリーなどのハーブや，トマトやタマネギ，ニンニクなどの野菜，ブドウ種子のプロアントシアニジンなどに抗血栓作

用が確認されている．血栓防止作用をもつ医薬品としては，アスピリン（アセチルサリチル酸）が知られているため，このアスピリンと抗血栓作用の強さを比較する試験も行われ（図 I.1.1.10），ニンニクに存在する含硫化合物のアリシンやタマネギのプロピルプロパンチオスルフィネートやエチルエタンチオスルフィネートは，アスピリンより血液凝固抑制作用が強いとの報告が出されている[15]．一方，このチオスルフィネートは加熱により変化することから，ニンニクやタマネギ，ネギなどを加熱抽出すると血液凝固抑制作用が低下することもわかっている．なお，アスピリンは血液凝固作用や血管収縮作用を示すトロンボキサンチン A_2（TXA_2）の生成を担う血小板由来の酵素であるシクロオキシゲナーゼの活性を抑制することによって血液凝固抑制作用をもたらすことから，この酵素（COX）の阻害成分の検索も行われ，有効成分として見出されたフラボノイドの構造活性相関が検討されている．それによるとフラボングループが最も強く次いでフラバノン，フラボノールの順になっている[16]．

以上が血小板機能を抑制するタイプの抗血栓作用であるが，この他に医薬品のワーファリンのように血液凝固自体を阻害するタイプの食品成分も多く存在する．一般的に食品中にはワーファリンのようにビタミンKと化学構造が類似したクマリン類が多種類存在しており，たとえばウンベリフェロンやスコポレチン，エスクレチン（サツマイモ），オーラプテン（ミカン）などが知られている．また，生じた血栓を溶解する酵素と類似の作用を示すものとして，ナットーキナーゼがとりあげられている．しかし，これは分子量が 27,700 の酵素であることから，腸管からの吸収性が疑問視され，経口投与による動物実験でその効果が確認[17]されているものの，その作用が血液中にまで及ぶことについては，まだ確定的とはいえない状況である．

f．今後の進展方向

Steinberg が提唱した酸化 LDL のマクロファージによる取込みが動脈硬化の原因になるとする説は，食品の抗酸化成分が動脈硬化のリスク低減作用をもつ可能性を示唆するものであった．そのため，食品機能の研究に携わる多くの研究者が抗酸化成分の探索とそれらの LDL 酸化抑制機能について検討を重ね，分子生物学的なメカニズムの解明が進展するとともに，ヒト試験でもその有効性を確認できるまでになった．しかし，疫学調査研究での証明はまだできていない．その原因として，食品成分の作用は医薬品に比較してかなり弱いものであること，類似の作用をもつ食品成分の摂食を制限できないこと，人間の個人差が大きいことなどがあげられる．また，動脈硬化に特異的なバイオマーカーが見出されていないことも，実証を遅らせている大きな原因であると考えられている．

最近の研究では，動脈硬化の発症に係わる LDL の質の問題が重要視されはじめ，粒子サイズが小さく比重の重い small-dense LDL（SLDL）が，① 酸化されやすい，② 肝臓の LDL レセプターに取り込まれにくい，③ 血管壁との結合親和性が高いなどの理由から心疾患の最も危険なマーカーの一つと考えられるようになってきた．これまでの試験結果によると，SLDL 値の高いグループは冠動脈硬化性心疾患の発症率が3倍高いことが明らかにされている[18]．さらに，これら LDL をサブフラクションに分画すると，心筋梗塞患者では明らかに SLDL フラクションが増加しており（図 I.1.1.11）[19]，それらの酸化状態を評価するため，ヒドロキシオクタデカディエノイックアシド（hydroxyoctadecadienoic acid）などの脂質酸化物を測定すると，その濃度は LDL-1＞LDL-2≫LDL-3（SLDL）の順番であることが明らかになった[20]．すなわち，血漿 LDL の

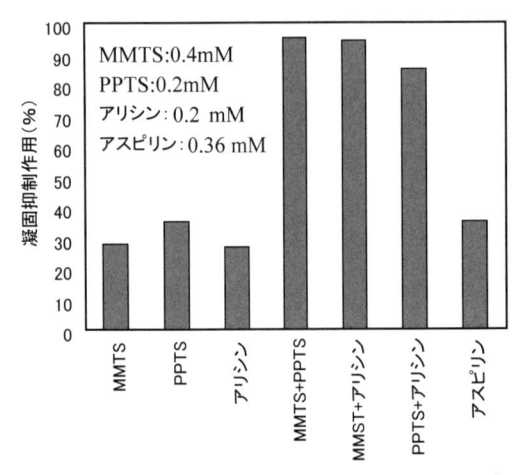

図 I.1.1.10 ネギ属含硫化合物の血液凝固抑制作用[15]
MMTS：メチルメタンチオスルフィネート，PPTS：プロピルプロパンチオスルフィネート．

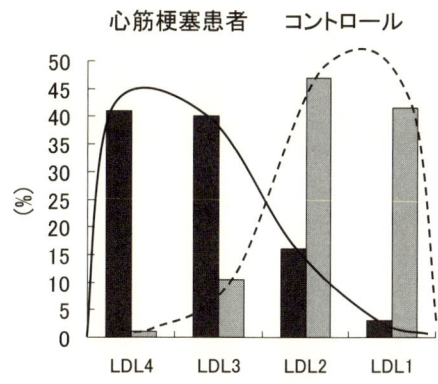

図 I.1.1.11 健常者と心筋梗塞患者 LDL の
サブクラス分布[20]

酸化状態を把握するためには，SLDL の酸化状態を評価することが最も確実な方法であることが示された．

さらに，これまでは動脈硬化の診断には，総コレステロールや LDL，トリグリセリドなどの危険因子およびリスクの低減に関与する HDL の含量と炎症の際に肝臓で産生されて血中に分泌される C 反応性タンパク質（CRP：C reactive protein）を高感度で分析する方法が用いられてきたが，最近，血管内皮細胞が炎症に伴って産生する長鎖ペンタキシン（PTX 3：long-pentaxin）の計測が容易になったことから，これを用いた動脈硬化リスクの早期判定が可能になるものと期待されるようになった．PTX 3 は CRP（short-pentaxin）とファミリーを形成する炎症マーカであり，血管内皮細胞から産生されることから，動脈硬化の特異的なバイオマーカーとして活用できる可能性もある．これまでの試験によると，不安定狭心症の患者の長鎖 PTX 3 は，コントロールの 3 倍程度であることがわかっており，また心筋梗塞患者ではさらに高い値を示すことなどが報告[21]されている．

このように，動脈硬化のバイオマーカとして，SLDL や PTX 3 が提案されてきており，今後はこれらが食品成分による動脈硬化リスク低減作用を評価する際にも有用なマーカーになりうるものとして期待される．

〔津志田藤二郎〕

文　献

1) C. Tsang, et al.: *Br. J. Nutr.*, **93**(2), 233, 2005.
2) G. Ruel, et al.: *Br. J. Nutr.*, **96**(2), 357, 2006.
3) M. I. Covas, et al.: *Ann. Intern. Med.*, **145**(5), 333, 2006.
4) A. Y. Nagasako, et al.: *J. Oleo. Sci.*, **54**(3), 143, 2005.
5) M. Roest, et al.: *Eur. J. Clin. Invest.*, **37**(3), 187, 2007.
6) C. Gouedard, et al.: *Mol. Cell Biol.*, **24**(12), 5209, 2004.
7) F. Marchegiani, et al.: *J. Gerontol. A. Biol. Sci. Med Sci.*, **61**(6), 541, 2006.
8) D. Steinberg, et al.: *N. Engl. J. Med.*, **320**, 915, 1989.
9) S. B. Lotito, et al.: *Free Radic Biol. Med.*, **41**(12), 1727, 2006.
10) M. Stampfer, et al.: *JAMA.*, **268**, 877, 1992.
11) 森村ゆりほか：高知衛生研報, **49**, 31, 2003.
12) G. Belcaro, et al.: *Clin. Appl. Thromb. Hemost.*, **10**(4), 373, 2004.
13) A. Naemura, et al.: *Pathophysiol. Haemost. Thromb.*, **35**(5), 398, 2006.
14) G. P. Hubbard, et al.: *Br. J. Nutr.*, **96**(3), 482, 2006.
15) W. H. Briggs, et al.: *J. Agric. Food Chem.*, **48**(11), 5731, 2000.
16) Y. Takano-Ishikawa, et al.: *Phytomedicine.*, **13**(5), 310, 2005.
17) Y. Peng, et al.: *Appl. Microbiol. Biotechnol.*, **69**(2), 126, 2005.
18) S. Koba, et al.: *J. Cardiol.*, **36**(6), 371, 2000.
19) S. Kitano, et al.: *Anal. Chim. Acta.*, **585**(1), 86, 2007.
20) B. Sonja, et al.: *Croatian Medical J.*, **43**(3), 290, 2002.
21) k. Inoue, et al.: 第 71 回日本循環器学会総会・学術集会シンポジウム SY-1, 2007.

1.2
有効成分の体内吸収と機能性発現

1.2.1 ケルセチン

a. ケルセチンとは

ケルセチンとは野菜果実などの植物性食品に広く含まれるフラボノイドの一種である.フラボノイドは C_6-C_3-C_6 炭素骨格から成るポリフェノールであり,C_3 部分の構造により,フラボン,フラボノール,フラバノン,フラバノール,アントシアニジン,カルコン,イソフラボンなどに分類される.ケルセチンはフラボノール型フラボノイドである.自然界ではグルコースやラムノースなどの糖が β-グリコシド結合した配糖体(グリコシド)として存在することが多い.野菜からのケルセチンの主な供給源はタマネギであるが,レタスやブロッコリーなどもケルセチン含有量が比較的高い(表 I.1.2.1).図 I.1.2.1 に代表的なフラボノイド配糖体の名称と構造を示した.タマネギにはスピレオシド(ケルセチン-4′-グルコシド;Q 4′G)とケルセチン-3,4′-ジグルコシド(Q 3,4′diG)が特徴的に存在する[1].その他の野菜に広く存在するケルセチン配糖体はイソケルシトリン(ケルセチン-3-グルコシド,Q 3 G)やルチン(ケルセチン-3-ルチノシド)である.ルチンはソバの機能成分としても知られている.ケルセチン-3-(6-マロニルグルコシド)やヒペロシド(ケルセチン-3-ガラクトシド)などの配糖体も存在

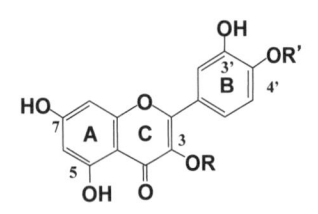

イソケルシトリン (3-グルコシド)　R = グルコース, R′= H
ヒペロシド　　　(3-ガラクトシド)　R = ガラクトース, R′= H
ケルシトリン　　(3-ラムノシド)　　R = ラムノース, R′= H
ルチン　　　　　(3-ルチノシド)　　R = ルチノース, R′= H

スピレオシド　　　　　(4′-グルコシド)　R = H, R′= グルコース
ケルセチン-3,4′-ジグルコシド　　　　R = R′= グルコース

図 I.1.2.1　ケルセチン配糖体の構造

表 I.1.2.1　主な植物性食品のケルセチン含量
(USDA database of the flavonoids より)

食品	平均値 mg/100 g 可食部
セロリ	3.5
タマネギ	15.4
ブロッコリー	3.2
ホウレンソウ	4.9
クランベリー	14.0
ソバ	23.1

アグリコン量に換算

する.いずれの場合も,糖はC環3位あるいはB環4′位に結合することが多い.

b. ケルセチン配糖体の吸収・代謝

食事成分として摂取されたケルセチン配糖体の吸収代謝機構はいくつかの総説[2,3]にまとめられている.ケルセチン配糖体のうち糖が2つ以上結合した配糖体(たとえばルチン)やガラクトースが1つ結合したヒペロシドでは,主に腸内細菌に由来する加水分解により糖部分が脱離して生じたアグリコンが受動輸送で消化管下部(主に大腸)から吸収される[4].アグリコンの一部では腸内細菌による環構造の開裂も起こり,3,4-ジヒドロキシフェニル酢酸,m-ヒドロキシフェニル酢酸,ホモバニリン酸などが生成する.これらの分解産物は,モノカルボン酸トランスポーター(MCT)を介して,あるいは細胞間隙輸送により吸収されることが示唆されている[5].

一方,グルコースが1つ結合した配糖体(モノグルコシド)では,その吸収部位は主に小腸である.たとえばイソケルシトリンは小腸上皮細胞で加水分解されてアグリコンに変換された後に吸収される.加水分解反応には,腸管細胞の細胞質に存在する β-グルコシダーゼ[6,7]と,細胞表面に局在するラクトース加水分解酵素であるラクトースフロリジンヒドロラーゼ(LPH)が関与する[8].イソケルシトリンの一部は腸管細胞膜に存在するナトリウム依存型グルコーストランスポーター(SGLT-1)によっても吸収される.一方,β-グルコシダーゼやLPHの活性は3位よりも4′位のグルコースに作用しやすい[9].したがって,イソケルシトリンよりもスピレオシドの方がアグリコンに変換されやすく,SGLT-1を介しない経路では腸管からより吸収されやす

いと考えられる．いずれの場合もこれらケルセチン配糖体は加水分解と同時に腸管細胞に存在する第2相解毒酵素群によりグルクロン酸抱合体化（UDP-glucuronyl transferase）あるいは硫酸抱合体化（phenol sulfotransferase）やO-メチル化（O-methyl transferase）される[10]．代謝産物の一部は門脈あるいはリンパから体内へ移行するが，それ以外は多剤耐性関連タンパク-2（MRP-2）によりそのまま管腔側に放出される（＝腸腸循環）．

門脈から肝臓に移行したケルセチン代謝物はさらに肝臓で2次代謝を受けて血中に移行する．また，一部は胆汁を経由して消化管腔に再移行することも知られている（＝腸肝循環）（図I.1.2.2）．肝臓の薬物代謝第2相酵素系はケルセチン抱合体を脱抱合化後あるいはそのままでさらに硫酸抱合化あるいはグルクロン酸抱合化，O-メチル化して多様な代謝物群に変換する[11,12]．リンパに移行したケルセチン代謝物の血中移行の詳細は不明であるが，いずれにせよケルセチンはヒト血中ではほとんどが代謝物に変換されており，アグリコンは存在しない．ヒト血漿にはケルセチン-3-グルクロニド（Q 3 GA）とケルセチン-4'-グルクロニド（Q 4'GA）を含む20種

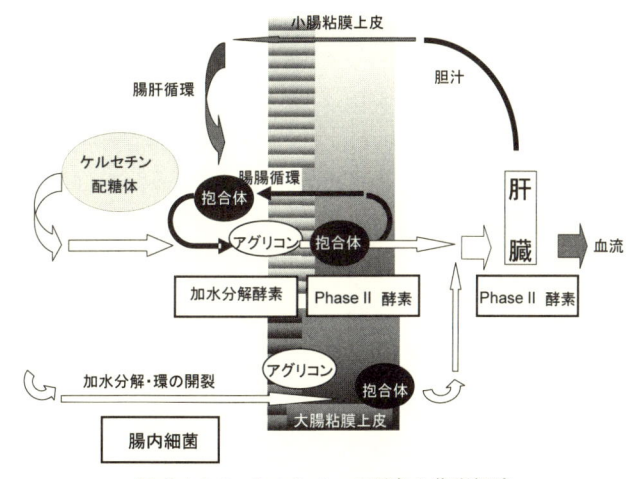

図 I.1.2.2 ケルセチンの吸収と代謝経路

図 I.1.2.3 ヒト血漿に検出されるケルセチン代謝物

類以上のケルセチン代謝物が存在する（図 I.1.2.3）[13]．

ケルセチンに富む野菜を摂取すると血中のケルセチン代謝物濃度は一過性に上昇して数時間で代謝物総量として数 μmol 濃度に上昇する[14]．イソケルシトリンやスピレオシドの場合は1時間程度，ルチンの場合は大腸粘膜から吸収されるため，数時間後にピークに達する．その後はどちらの場合も速やかに減少して消失する[15]．

c. ケルセチン代謝物の抗酸化活性と生理作用

ケルセチンの抗酸化活性はフェノール性水酸基に由来する．特に，B環3′位，4′位の o-ジヒドロキシ構造（カテコール構造）がラジカル捕捉に直接係わる部分構造である．さらに，4-オキソ基と共役した2,3-2重結合は，B環からの不対電子の非局在化に働き，3位と5位のフェノール性水酸基はラジカル捕捉活性を高める[16]．ヒト血中に検出されるケルセチン抱合体代謝物としてQ3GAはカテコール構造をもつため，ラジカル捕捉活性が期待できる化合物である．Q3GAはヒトLDLの銅イオン誘導酸化反応に対する抑制効果[17]や，マウス繊維芽細胞の過酸化水素誘導酸化ストレス抑制効果[18]を有することを筆者らは確認した．特にアグリコンは細胞系では不安定であるのに対して，Q3GAの場合は安定に存在するために活性が持続すると考えられた．

表 I.1.2.2 ケルセチン抱合体代謝物の生物活性
（文献19の表を改変）

代謝物	活性
ケルセチン-3-グルクロニド (Q3GA)	アンジオテンシンIIによるラット平滑筋細胞の肥厚化抑制 ヒトリンパ球におけるCOX-2発現抑制
ケルセチン3′-グルクロニド (Q3′GA)	キサンチンオキシダーゼの阻害 リポキシゲナーゼの阻害
ケルセチン4′-グルクロニド (Q3′GA)	キサンチンオキシダーゼの阻害 リポキシゲナーゼの阻害
ケルセチン3′-スルフェート (Q3′S)	Caco-2細胞におけるCOX-2 mRNA阻害
ケルセチン3-スルフェート (Q3S)	ヒト大動脈内皮細胞におけるICAM-1発現の阻害

現在までに報告されているケルセチンの抱合体代謝物の生理活性を表 I.1.2.2 に示した[19]．これらの活性がどこまで生体内で発現するかは不明である．しかし，薬物の解毒プロセスである抱合体化代謝反応がケルセチンの生理活性制御反応になりうることは興味深い．

d. ケルセチン代謝物の標的部位

ケルセチンが抗酸化活性を発揮する標的臓器として最も重要であるのは消化管粘膜である[20]．経口摂取したケルセチン配糖体の多くは，消化管を通過してふん中に排泄される．また，腸腸循環や腸肝循環によりケルセチン代謝物は消化管腔を循環する．したがって，消化管粘膜は食物中のケルセチン配糖体やその代謝産物に長時間暴露される臓器である．消化管粘膜は食物由来の酸化促進物質や脂質過酸化物にもさらされるため，強い酸化ストレスを受ける．これらの酸化ストレスは粘膜の炎症を惹起し，潰瘍を発生させる可能性がある．筆者らは，$in\ vitro$ 系においてラット小腸粘膜の鉄イオン誘導脂質過酸化反応をケルセチン配糖体が効果的に抑制することを認めた[21]．このことは，食物から摂取したケルセチン配糖体が消化管腔において消化管粘膜を酸化ストレスから保護することを示唆するものである[22]．

ケルセチンのもう1つの標的部位は，抗動脈硬化作用と関係の深い血漿および血管壁であろう．ケルセチンアグリコンは血漿アルブミンと強く結合するが，筆者らはケルセチンを摂取したヒト血漿ではケルセチン代謝物の大部分がアルブミン画分に局在することを明らかにした[23]．したがって，ケルセチン代謝物はアルブミンを輸送体として全身に運搬されるかもしれない．筆者らはコレステロールを負荷したウサギにイソケルシトリンを同時摂取させると大動脈にケルセチン代謝物が蓄積することを見出した[24]．さらにイソケルシトリン摂取により，脂質過酸化マーカーとしての大動脈コレステロールエステル酸化物の生成も抑えられた．したがって，経口摂取したイソケルシトリンは代謝物として運搬され，血漿アルブミンから血管壁に移行して抗酸化活性を発揮したと考えられる．高コレステロール負荷では，血管内皮細胞のキサンチンオキシダーゼやNAPHオキシダーゼ依存性の O_2^- 産生が高まり，血管内皮は酸化ストレス状態になることが知られて

いる[25]. このような酸化ストレス状態に陥ると，フラボノイドは標的部位である血管壁に集積して機能を発揮するかもしれない．

中枢神経系もケルセチンの抗酸化作用が期待される重要な標的部位である．アルツハイマー病やパーキンソン病，筋萎縮性側索硬化症（ALS）などの神経変性疾患に酸化ストレスが関与することが示唆されている．したがって，食事由来のケルセチンが神経保護作用を発揮してこれら神経系疾患の予防に働くことが期待される．しかし，ケルセチンの中枢神経系への作用については，ケルセチン代謝物の血液脳関門（blood-brain barrier；BBB）における通過性が重要な問題となる．血液脳関門は log P が2程度の疎水性をもった化合物を取込みやすいが，血中のケルセチンは高水溶性の抱合体代謝物として存在するため，BBB を越えて脳内には輸送されない．しかし，ケルセチン食を与えたラットとブタの脳へケルセチン代謝物が移行すること[26]やケルセチン配糖体に富むハーブであるイチョウ葉抽出物を摂取したラットの脳にケルセチン代謝物が蓄積することも示されている[27] ゆえに，ケルセチン代謝物のごく一部は何らかの輸送システムを用いて血液脳関門を通過する可能性がある． 〔寺尾純二〕

文　　　献

1) 津志田藤二郎ほか：日本食品科学工学会誌, **43**, 642-649, 1996.
2) 寺尾純二：ビタミン, **79**, 3-11, 2005.
3) K. Murota, J. Terao：*Arch Biochem. Biophys.*, **417**, 12-17, 2003.
4) C. Manach, et al.：*FEBS Lett.*, **409**, 12-16, 1997.
5) Y. Konishi：*J. Agr. Food Chem.*, **53**, 601-607, 2005.
6) A. J. Day, et al.：*FEBS Lett.*, **436**, 71-75, 1998.
7) K. Ioku, et al.：*Biosci. Biotechnol. Biochem.*, **63**, 1428-1431, 1998.
8) A. J. Day, et al.：*Biochem. Pharmacol.*, **65**, 1199-1206, 2003.
9) T. Walle, et al.：*J. Nutr.*, **130**, 2658-2661, 2000.
10) T. Walle：*Free Radical Biol. Med.*, **36**, 829, 2004.
11) A. J. Day, et al.：*FEBS Lett.*, **436**, 71-75, 2000.
12) H. van de Woude, et al.：*Chem. Res. Toxicol.*, **17**, 1520-1530, 2004.
13) A. J. Day, et al.：*Free Radic. Res.*, **35**, 941-952, 2001
14) A. J. Day, et al.：*FEBS Lett.*, **436**, 71-75, 1998.
15) C. Manach, et al.：*FEBS Lett.*, **409**, 12-16, 1997.
16) W. Bors, et al.：*Methods Enzymol.*, **186**, 343-355, 1990.
17) J-H. Moon, et al.：*Free Rad. Biol. Med.*, **30**, 1274-1285, 2001.
18) M. Shirai, et al.：*Biosci. Biotechnol. Biochem.*, **66**, 1015-1021, 2002.
19) 東　敬子ほか：ビタミン, **80**, 403-410, 2006.
20) A. Scalbert, et al.：*Biomed. Pharmacother.*, **56**, 276-282, 2002.
21) K. Murota, et al.：*J. Agric. Food Chem.*, **52**, 1907-1912, 2004.
22) B. Halliwell, et al.：*Am. J. Clin. Nutr.*, **81**, 268 S-276 S., 2005.
23) K. Murota, et al.：*J. Medical Invest.*, in press.
24) C. Kamada, et al.：*Free Radical. Res.*, **39**, 185-194, 2005.
25) Y. Ohara, et al.：*J. Clin. Invest.*, **91**, 2546-2551, 1993.
26) VC.de Boer, et al.：*J. Nutr.*, **135**, 1718-1725, 2005.
27) A. Paulke, et al.：*J. Chromatogr. B.*, **832**, 109-113, 2006.

1.2.2 アントシアニン

a. アントシアニンの構造

アントシアニンは，一般に植物中では配糖体として存在し，この配糖体をアントシアニン，糖のない遊離のアグリコンをアントシアニジンと呼ぶ．広義には，2個のベンゼン環を3つの炭素鎖で結びつけたジフェニルプロパノイド（C6-C3-C6）骨格をもち，フラボン，フラボノール，フラバノン，フラバノール，イソフラボン，カテキンなどが含まれるフラボノイドに属する．そのフラボノイドのC環の1位の酸素原子がオキソニウム構造（$-O^+=$）を形成したのがアントシアニジンである．アントシアニジンは天然から18種類見出されているが，植物中ではペラルゴニジン，シアニジン，デルフィニジンおよびそれらがメチル化されたペオニジン，ペチュニジン，マルビジンの6種が主に存在する（図I.1.2.4）．結合糖は単糖類から3糖類まであり，さらに糖の6位の水酸基に有機酸がエステル結合したアシル化アントシアニンも存在する．結合している有機酸は芳香族有機酸と脂肪族有機酸に大別される．芳香族有機酸には桂皮酸類（カフェ酸，フェルラ酸など）と安息香酸類（p-ヒドロキシ安息香酸，没食子酸など）がある．脂肪族有機酸にはマロン酸や酢酸の他にシュウ酸，コハク酸，リンゴ酸がある．アントシアニンは他のフラボノイドと比較するとアグリコンや結合糖，有機酸などの種類が限られているが，多様な組合わせにより現在までに約400種類が報告されている．これまでの総説[1,2,3]，報文，筆者らのデータをもとにして農作物に含まれているアントシアニン類を表I.1.2.3に示した．

b. アントシアニンの色調と安定性

アントシアニンは，pHにより色調や安定性が大きく変化することに特徴がある．酸性溶液中では安定な赤色のフラビリウムカチオンとして存在しているが，弱酸性から中性付近の溶液中では淡紫色の不安定なキノイド塩基，アルカリ性の溶液中では青色を呈し，さらには分解が起こり退色する．またアントシアニンの色調は，一般的にはB環に結合した水酸基の数によって色調が異なり，少ないものが赤色に富み，多いものが青色を増す傾向にある．たとえば，ペラルゴニジンは橙赤色，シアニジンは紅赤色，デルフィニジンは紫赤色を呈する．さらに芳香族有機酸を2つ以上結合したポリアシル化アントシアニンは，非アシル化アントシアニンや脂肪族有機酸によるアシル化アントシアニンに比べて水溶液中での安定性が高く，色調が青色側にシフトするなどの特徴がある．

c. アントシアニン色素の市場性

天然色素であるアントシアニンは，消費者の天然物志向の高まりとともに，またアントシアニンの機能性が解明されるに従い，合成着色料（タール色素）に置き換わり，近年多くの食品に使用されている．その色調は，自然界では赤，紫，青の色調を呈しているが，食品中では実用的な安定性を考慮して一般的にpH 4.0以下，色調的には橙赤色〜赤紫色を呈する着色料として利用されている．食品用着色

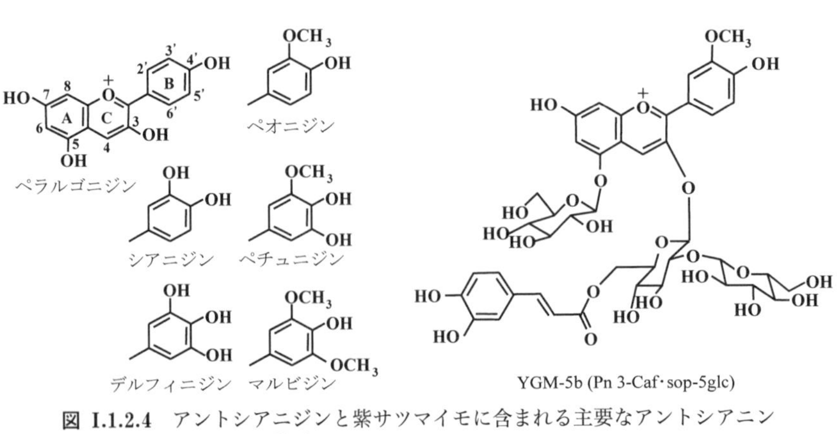

図 I.1.2.4 アントシアニジンと紫サツマイモに含まれる主要なアントシアニン YGM-5bの構造

表 I.1.2.3 農作物に含まれるアントシアニン類

農作物名	部 位	アントシアニン
〔穀類〕		
紫黒米	種皮	Cy 3-glc, 3-rha; Pn 3-glc; Mv 3-gal
紫トウモロコシ	種子	Pg 3-glc, 3-(6-Ma・glc); Cy 3-glc, 3-(6-Ma・glc); Pn 3-glc, 3-(6-Ma・glc)
〔いも類〕		
紫サツマイモ	塊根	Cy 3-sop-5-glc・Ca, Fe, pHB エステル；Pn 3-sop-5-glc・Ca, Fe, pHB エステル
ジャガイモ（赤・紫）	塊根	Pg 3-rut, 3-(pC・rut)-5-glc; Cy 3-(pC・rut)-5-glc; Dp 3-rut, 3-(pC・rut)-5-glc; Pn 3-(pC・rut)-5-glc; Pt 3-rut, 3-(pC・rut)-5-glc; Mv 3-(pC・rut)-5-glc
ダイジョ（ヤム）	塊根	Cy 3-glc, 3,5-diglc, 3-gen・Fe エステル；A l atanin A～C
〔豆類〕		
黒大豆	種皮	Cy 3-glc; Dp 3-glc
アズキ	種皮	Dp 3-glc
インゲンマメ	種子	Pg 3-glc, 3,5-diglc; Cy 3-glc, 3,5-diglc; Dp 3-glc, 3,5-diglc; Pn 3-glc; Pt 3-glc; Mv 3-glc, 3,5-diglc
〔野菜類〕		
赤キャベツ	葉	Cy 3.5-diglc, 3-Fe・sop-5-glc, 3-pC・sop-5-glc, 3-diFe・sop-5-glc, 3-sop-5-glc とその mono, diSi エステル
赤タマネギ	球根	Cy 3-glc, 3-diglc, 3-lam; Pn 3-glc, 3-ara
ダイコン	赤色根	Pg 3-pC・sop-5-glc, 3-Fe・sop-5-glc, 3-Ca・sop-5-glc, 3-sop-5-glc, 3-Ac・glc, 3-diglc-5-glc の pC, Fe エステル, 3-diglc-5-glc の pC, Fe, Ca エステル
ダイコン	紫色根	Cy 3,5-diglc; 3-pC・sop-5-glc, 3-Fe・sop-5-glc, 3-Ca・sop-5-glc, 3-pC・Fe・sop-5-glc, 3-pC・Fe・sop-5-Ca・glc
ナス	果皮	Dp 3-pC・rut-5-glc（Nasunin）, Dp 3-glc, 3-rut, 3,5-diglc, 3-rut-5-glc, 3-Pc・glc-5-glc, 3-Ca・diglc-5-glc, 3-Ac・diglc, 3-rut-5-glc の pC エステル
アーティチョーク	苞	Cy 3-glc, 3-sop, 3-Ca・glc, 3-Ca・sop, 3-diCa・sop
シソ	葉	Cy 3-(pC・glc)-5-glc とその Ma エステル
水前寺菜	葉	Cy 3-(Ma・glc)-7-(Ca・glc・Ca・glc)-3'-(Ca・glc)
ベニタデ	芽，葉	Cy 3-gal
〔果実類〕		
ブドウ	果実	Cy 3-glc; Pn 3-glc, 3-pC・glc; Pt 3-glc; Mv 3-glc, 3-pC・glc
ブルーベリー	果実	Cy 3-gal, 3-ara, 3-glc; Dp 3-gal, 3-ara, 3-glc; Pn 3-ara, 3-glc; Pt 3-gal, 3-ara, 3-glc; Dp 3-gal, 3-ara, 3-glc
クランベリー	果実	Cy 3-gal, 3-ara; Pn 3-gal, 3-ara
赤ラズベリー	果実	Pg 3-glc, 3-rut, 3-sop, 3-(2G-glc・rut)；Cy 3-glc, 3-rut, 3-sop, 3,5-diglc, 3-sam, 3-(2G-glc・rut), 3-xyl・rut, 3-rha・glc-5-glc
カシス	果実	Dp 3-rut, 3-glc; Cy 3-rut, 3-glc
ハスカップ	果実	Cy 3-glc, 3,5-glc
リンゴ	果実	Cy 3-glc, 3-gal, 3-ara, 3-xyl とそれらのエステル, 7-ara
モモ	果実	Cy 3-glc, 3-rut
イチゴ	果実	Pg 3-glc; Cy 3-glc
キイチゴ	果実	Cy 3-glc, 3-rut, 3,5-diglc, 3-diglc, 3-rut-5-glc
イチジク	果実	Pg 3-rut; Cy 3-glc, 3-rut, 3.5-diglc
ザクロ	果実	Pg 3-glc, 3,5-diglc; Cy 3-glc, 3,5-diglc; Dp 3-glc, 3,5-diglc
クワ	果実	Cy 3-glc, 3-rut
レイシ	果皮	Pg 3-rut, 3-rha, 3,5-diglc; Cy 3-glc, 3-gal

アントシアニンの部分構造の略号
　＜アグリコン＞Pg：ペラルゴニジン，Cy：シアニジン，Dp：デルフィニジン，Pn：ペオニジン，Pt：ペチュニジン，Mv：マルビジン，Ap：アピゲニニジン，Lt：ルテオリニジン，Tr：トリセチニジン．
　＜単糖類＞ara：アラビノース，gal：ガラクトース，glc：グルコース，rha：ラムノース，xyl：キシロース．
　＜二糖類＞gen：ゲンチオビオース，lam：ラミナリビオース，rut：ルチノース，sam：ザンブビオース，sop：ソホロース．
　＜脂肪族有機酸＞Ac：酢酸，Ma：マロン酸．
　＜芳香族有機酸＞Ca：カフェ酸，Fe：フェルラ酸，pHB：p-ヒドロキシ安息香酸，pC：p-クマル酸，Si：シナピン酸，Va：バニリン酸．

料として食品衛生法のポジティブリストに収載されているアントシアニン色素は約30種類であるが（それらアントシアニンを含む果汁も約30種類ある），それらの中で，今日多く使用されているアントシアニン色素は，多い順に，赤キャベツ色素，紫イモ色素（紫色のサツマイモ塊根由来），ブドウ果皮色素，紫トウモロコシ色素，赤ダイコン色素，エルダーベリー色素，シソ色素，ブドウ果汁色素である[3]．特に，高度にアシル化されている赤キャベツ色素，紫イモ色素は，他のアントシアニン色素に比べて安定性に優れており，高い需要がある．

d. アントシアニンの機能性

アントシアニンの生体生理機能性については，近年急速に研究が進み，現代人が悩んでいる種々の生活習慣病に対して予防・改善できる機能をもつことが明らかになってきた[3,4]．機能性は表 I.1.2.4 に示すように多岐にわたるが，発現される機能性はアントシアニンの種類により異なる．抗酸化作用についてはほとんどのアントシアニンに共通して確認されている機能性である．特に近年，アンチエージング（抗加齢）の研究が進み，抗酸化性物質摂取の重要性がうたわれている中，アントシアニンの体内吸収・体内動態は興味深い．アントシアニンの体内吸収に関しては，これまでにシアニジン-3-グルコシド（cyanidin-3-glucoside），シアニジン-3,5-ジグルコシド（cyanidin-3,5-diglucoside），デルフィニジン-3-グルコシド（delphynidin-3-rutinoside），シアニジン-3-ルチノシド（cyanidin-3-rutino-side），また紫サツマイモに特異的に含まれるアシル化アントシアニン YGM-5b などが報告されている[3,5,6]．ここで興味あることは，投与液に含まれていたアントシアニンが実験動物，ヒトの血中・尿にそのまま（無傷のまま）の形で2時間程度は検出される（一部のアントシアニンは肝臓でメチル化され，メチル化体として血中に検出される）ことである．吸収されたアントシアニンは循環器系を通じて目標臓器に到達し，in vitro（試験管内）と同様に in vivo（生体内）でもその機能を発現するであろうと推測できる．

ヒトレベルまで機能性が実証されているアントシアニン含有食品の代表例は紫サツマイモである[3,4,7]．紫サツマイモから作ったジュースを毎日飲み続けていると軽度肝機能障害者の肝機能は正常レベルまで回復する（図 I.1.2.5）．また血圧の高い者がそのジュースを飲み続けているとその収縮期血圧が次第に下がってくる．さらに血液流動性の悪い（血液ドロドロ）中年男性が紫サツマイモから作ったジュースを飲むとその2時間後には血液がサラサラになる．これらの効果は，実験動物レベルでも発現され，効果を発現する主要成分がアントシアニンであるとするデータが蓄積されつつある．なお表 I.1.2.4 に示したアントシアニンの機能性の4/5の項目については紫サツマイモアントシアニンで確認されている．

フレンチパラドックスで有名になった赤ワインには，アントシアニンをはじめとしたポリフェノールが含まれている．ヒトレベルでは，赤ワイン摂取者の血中 LDL（低密度リポタンパク質）の酸化抑制，血小板凝集の阻害，血液流動性の改善などが明らか

表 I.1.2.4 アントシアニンの機能性

試験管内レベル	抗酸化作用，抗変異原作用，アンギオテンシン I 変換酵素阻害作用，α-グルコシダーゼ阻害作用，抗インフルエンザウイルス作用，ピロリ菌増殖阻害作用，アポトーシス誘導作用
実験動物レベル	血中抗酸化能上昇，酸化ストレス回避作用，肝障害軽減作用，血糖値上昇抑制作用，血中中性脂肪上昇抑制作用，血中コレステロール上昇抑制作用，肥満抑制作用，毛細血管保護作用，血管弛緩作用，脳血流量増加作用，血液流動性改善作用，血圧上昇抑制作用，抗炎症作用，大腸がん抑制作用
ヒトレベル	肝機能改善効果，血圧上昇抑制効果，血液流動性改善効果，血中 LDL 酸化抑制作用，血小板凝集抑制作用，精神機能向上効果，視力改善効果

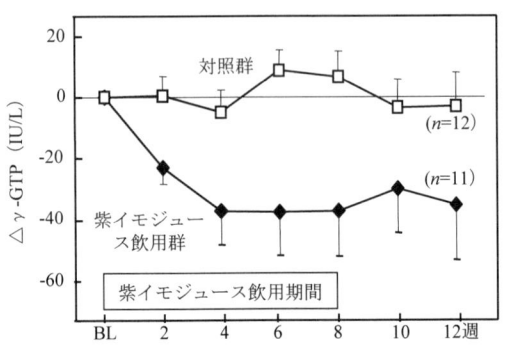

図 I.1.2.5 軽度肝機能障害者の γ-GTP 値に及ぼす紫サツマイモジュースの飲用効果

にされている[3]．その他，胃潰瘍や胃炎の原因の一つであるヘリコバクター・ピロリ菌に対する増殖阻害，疫学的には虚血性心疾患，痴呆症，アルツハイマー症の発症リスク低下が報告されている．

近年，ブルーベリーは健康食品として注目され，サプリメント以外にも，ジャムやヨーグルト，飲料として利用されている．これは「ブルーベリーが眼によい」ことが消費者に広く知られてきたことによる．ブルーベリーアントシアニンの機能性としては，抗酸化作用，視力改善作用（イタリアでは医薬品），毛細血管保護作用，抗炎症作用，抗腫瘍作用などがあげられる[3]．また最近では，カシスアントシアンによる視覚改善効果が健常人を用いたヒト介入試験にて明らかにされている．

このように食品添加物としても認められているアントシアニン色素は，色調がよく安定な天然色素であることとその高機能性から，需要は伸び，多種多様な製品に使用されている．毎日の食事の中で，アントシアニンの色を目で楽しみ，適切なアントシアニン量を摂ることによって，生活習慣病に悩む私たち日本人を救う機能性色素となることを期待する．

〔須田郁夫〕

文 献

1) 大庭理一郎ほか：アントシアニン―食品の色と健康―，建帛社，2000．
2) 木村 進ほか：食品の変色の化学，光琳，1995．
3) 高宮和彦ほか：色からみた食品のサイエンス，サイエンスフォーラム，2004．
4) 農林水産省農林水産技術会議事務局：農林水産研究文献解題，No.30 食品の生体調節機能に関する研究，pp. 322-323，2004．
5) I. Suda, et al.: *J. Agric. Food Chem.*, **50**, 1672-1676, 2002.
6) T. Oki, et al.: *Biosci. Biotech. Biochem.*, **70**(10), 2540-2543, 2006.
7) I. Suda, et al.: *Eur. J. Clin. Nutr.*, **62**(1), 60-67, 2008.

1.2.3 クロロゲン酸

a. クロロゲン酸とは

植物界にはカフェ酸，フェルラ酸，p-クマル酸などのヒドロキシケイヒ酸（フェニルプロパノイド：C_6-C_3）のエステル類が広く存在する．ヒドロキシケイヒ酸とエステル結合している一般的な物質はキナ酸とグルコースである．クロロゲン酸（chlorogenic acid，図 I.1.2.6）は 5-カフェオイルキナ酸（5-caffeoylquinic acid）とも呼ばれ，キナ酸の5位の水酸基とカフェ酸のカルボキシル基がエステル結合したものである．キナ酸は水酸基を4個有するため，クロロゲン酸のほかにいくつかの異性体が存在し，3位の水酸基にカフェ酸が結合したものはネオクロロゲン酸，4位に結合したものはクリプトクロロゲン酸と呼ばれている．また，カフェ酸が2個結合したジカフェオイルキナ酸（イソクロロゲン酸類）の分布範囲も広い．その一つである 3,5-ジカフェオイルキナ酸の構造を図 I.1.2.7 に示す．カフェ酸が3個結合したものやキナ酸にスクシニル基が結合した構造をもつものも見出されている．これらのクロロゲン酸関連化合物はクロロゲン酸類と総称される．クロロゲン酸類はコーヒーマメから初めて単離された．そのほかにも双子葉植物の果実や葉などに広く分布し，中でもナス科，キク科，セリ

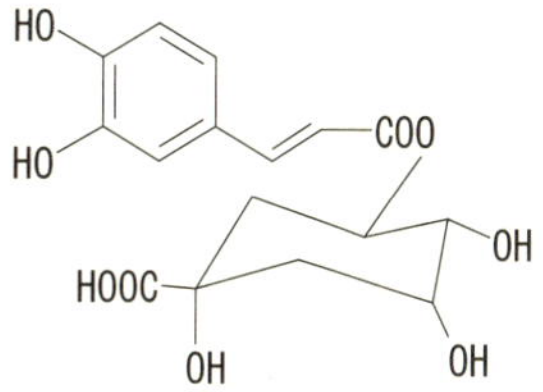

図 I.1.2.6 クロロゲン酸の構造

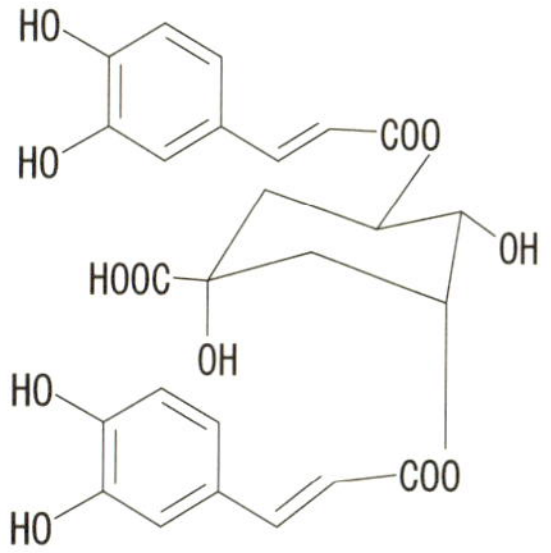

図 I.1.2.7 3,5-ジカフェオイルキナ酸の構造

表 I.1.2.5　各種農産物のクロロゲン酸類の含量[1]

農作物名	クロロゲン酸 (5-カフェオイルキナ酸)	クリプトクロロゲン酸 (4-カフェオイルキナ酸)	ネオクロロゲン酸 (3-カフェオイルキナ酸)
アーティチョーク	433	11	12
キャベツ	10	8	6〜81
ブロッコリー	+	3	58
レタス（外葉）	22, 39	—	—
エンダイブ	36, 124	—	—
ナス	575, 632	8, 11	+
トマト	12〜71	+〜11	—/+
ニンジン	23〜121	+	—
ジャガイモ	22〜71	4〜20	3〜9
プラム	73	9	541
チェリー	23	+/—	263
モモ	186	—	86
リンゴ	139	2	—
ナシ	134	—	—
アプリコット	79	—	77

mg/kg 生鮮重，—：検出されず，+：2 ppm 未満検出

科の植物にクロロゲン酸類を含むものが多い．クロロゲン酸類はフラボノイドと同様に抗酸化作用の強いフェノール性化合物であり，その生体調節機能が注目されている．

b. 食品に含まれるクロロゲン酸類

クロロゲン酸をはじめとするフェニルプロパノイド類の食品中の所在や含量については Herrmann[1] や Clifford[2] によってまとめられている．それによると，クロロゲン酸類の含量の高い食品としてコーヒーマメのほかにナス，アーティチョーク，プラムなどがあり，チェリーやモモにも比較的多い（表 I.1.2.5）．コーヒーマメは乾燥重量当り 6.6〜9.0 % のクロロゲン酸類を含み，主要成分であるクロロゲン酸のほかにその異性体やイソクロロゲン酸類を幅広く含有する．ナス，アーティチョーク，リンゴ，ナシなどではほとんどがクロロゲン酸である．ナスについては品種間差も調べられ[3,4]，米ナスや緑ナスはクロロゲン酸含量が高いことが見出されている．一方，プラムやチェリーではネオクロロゲン酸が圧倒的に多いという特徴がある．

シュンギク，ゴボウ，モロヘイヤ，サツマイモもクロロゲン酸類を多く含むことが知られている．シュンギクには主要なものとして 3,5-ジカフェオイルキナ酸と 3,5-ジカフェオイル-4-スクシニルキナ酸（新奇成分）が存在し，そのほかにクロロゲン酸も含まれる[5]．ゴボウからは 1,5-ジカフェオイルキナ酸，1,5-ジカフェオイル-3-スクシニルキナ酸，1,3,5-トリカフェオイル-4-スクシニルキナ酸など 5 種類のクロロゲン酸類が単離された[6]．筆者らは，モロヘイヤの葉から主要なフェノール性抗酸化成分としてクロロゲン酸と 3,5-ジカフェオイルキナ酸を単離・同定し，特にクロロゲン酸が多く含まれることを明らかにした（表 I.1.2.6）[7]．サツマイモにはクロロゲン酸，クリプトクロロゲン酸，およびイソクロロゲン酸類，ジャガイモにはクロロゲン酸やクリプトクロロゲン酸が存在する．

これらの農産物は切り口が褐変しやすく，その現象にはクロロゲン酸類のようなフェノール性成分のポリフェノールオキシダーゼによる酸化が係わっている．ジャガイモの褐変過程に関する研究によると，クロロゲン酸類がこの酵素によって酸化され，さらにタンパク質結合物が生成するとされている．また，サツマイモやゴボウなどが加工調理中に緑色

表 I.1.2.6　モロヘイヤの葉に含まれるフェノール性抗酸化成分[7]

化合物名	含量 (mg/100 g 生鮮重)
クロロゲン酸（5-カフェオイルキナ酸）	384±20
3,5-ジカフェオイルキナ酸	102±8
ケルセチン-3-グルコシド	38±3
ケルセチン-3-ガラクトシド	53±5
ケルセチン-3-(6-マロニルグルコシド)	126±10
ケルセチン-3-(6-マロニルガラクトシド)	17±1

データは平均値±標準偏差

を呈することがある．その緑色色素はクロロゲン酸類と第1アミノ化合物がポリフェノールオキシダーゼの作用を受けて生成する物質であることが報告されている[8]．

c. 生体調節機能
1) 抗酸化作用

フェノール性化合物であるクロロゲン酸類は強い抗酸化能をもつ．カフェ酸，フェルラ酸，p-クマル酸のエステル類のDPPHラジカル消去活性は遊離の状態のものと同程度であり，ベンゼン環の水酸基に糖が結合した配糖体ではその活性が大きく低下するとされている[9]．ヒト低密度リポタンパク(LDL)の酸化を用いた果物のフェニルプロパノイド類の抗酸化活性評価において，カフェ酸，クロロゲン酸，ネオクロロゲン酸のようなo-ジヒドロキシ構造をもつ化合物が最も高いLDL酸化阻害活性を示すことがわかり（表 I.1.2.7），この構造が抗酸化活性に重要であることが示された[10]．コーヒーから単離された各種クロロゲン酸類のDPPHラジカルおよびスーパーオキシドラジカル捕捉活性の評価では，イソクロロゲン酸類は$α$-トコフェロールやアスコルビン酸のような一般的な抗酸化剤よりも強い活性を示すことが明らかになった[11]．スーパーオキシドラジカル捕捉活性はイソクロロゲン酸類＞カフェ酸，クロロゲン酸とその異性体＞5-フェルロイルキナ酸の順に強く，イソクロロゲン酸類の活性はクロロゲン酸とその異性体の約2倍，5-フェルロイルキナ酸の約4倍であった．クロロゲン酸類の抗酸化作用としては活性酸素ラジカルの捕捉・消去のほか，過酸化反応の開始剤となる金属イオンのキレート作用も知られている．

クロロゲン酸は生体内においても抗酸化機能を発現することを示唆する研究報告がある．パラコートで酸化ストレスを誘導したラットでは肝臓のグルタチオンペルオキシダーゼ，カタラーゼなどの抗酸化酵素の活性が高まるが，クロロゲン酸を摂取するとそれらの活性が低下したことから，クロロゲン酸はこの系での酸化ストレスを防御できると考えられた[12]．また，筆者らはラットの小腸粘膜における銅イオン誘導過酸化反応がクロロゲン酸の存在下で抑制されることを認めている．

2) 発がん抑制に係わる作用

抗酸化成分であるクロロゲン酸類には抗変異原性やがん細胞の増殖を阻害する作用[11,13]もある．がん細胞増殖阻害活性は抗酸化活性と同様に，クロロゲン酸とその異性体や5-フェルロイルキナ酸よりもイソクロロゲン酸類の方が高く，カフェオイル基の数がこの活性を決める主要なファクターであることが示唆された[11]．また，ラットなどの実験動物を用いた多くの研究で，クロロゲン酸が活性化タンパク-1やNF-$κ$Bに対する阻害作用や第2相解毒酵素の誘導作用をもつことや，肝臓，大腸，舌などでの発がんを抑制する効果を示すことなどが明らかになっている[14~16]．クロロゲン酸を含む種々の植物由来フェノール性成分について発がん抑制に係わる作

表 I.1.2.7 果物の主要フェニルプロパノイドのヒトLDL酸化阻害活性[10]

化合物名	5 $μ$M	10 $μ$M	20 $μ$M
p-クマル酸	24.5±0.0^e	40.7±0.7^d	66.9±0.8^c
フェルラ酸	24.3±2.2^e	55.7±5.9^{bc}	92.6±1.0^a
カフェ酸	96.7±1.4^a	97.9±0.2^a	99.1±0.5^a
p-クマロイル酒石酸	ND	50.3±0.1^{cd}	83.2±1.8^b
p-フェルロイル酒石酸	39.4±0.0^d	66.3±3.0^b	84.1±1.3^b
p-カフェオイル酒石酸	97.6±0.1^a	99.0±0.5^a	99.3±0.1^a
クロロゲン酸	90.7±6.2^{ab}	99.1±0.4^a	99.0±0.5^a
ネオクロロゲン酸	86.5±2.4^b	98.9±0.7^a	99.0±0.5^a
酒石酸[*1]	9.7±3.2^f	12.7±7.1^e	11.2±0.0^d
キナ酸[*1]	4.4±0.0^f	11.5±3.6^e	13.2±5.3^d
カテキン[*2]	67.5±4.1^c	97.8±0.1^a	98.7±0.0^a

値は平均阻害率(%)±標準偏差，同じ肩つき文字のついた同一列の結果は有意差なし（$p<0.05$）．
[*1] フェニルプロパノイドの構成成分として供試，[*2] コントロールとして供試，ND：決定されず．

用が多数報告されており，それらの摂取によるがん予防効果が期待されている．

3) メラニン産生阻害作用

皮膚の色素生産細胞に存在するメラノソームで合成されるメラニンは，動物が生産する唯一の紫外線防護物質である．抗酸化性に優れるクロロゲン酸類のようなフェノール性成分は一般にメラニン産生阻害作用を示すことが知られている．クロロゲン酸類にはメラニン生合成経路の鍵酵素であるチロシナーゼを阻害する作用があり，特にイソクロロゲン酸類が高い活性を示す[11]．既存のメラニン産生阻害成分であるアルブチンと比較しても活性が高いことから，化粧品の美白剤として利用できる可能性がある．

4) その他の機能

クロロゲン酸類は紫外線 B を吸収するとともに紫外線によって発生する活性酸素を消去することから，紫外線防護作用が期待される．また，肝毒性阻害作用が抗酸化活性と相関して認められている[13]ほか，ヒト免疫不全ウィルス（HIV）インテグラーゼ阻害作用なども報告されている．

d. 吸収・代謝

クロロゲン酸類が生体内で抗酸化性などの機能を発現するには，その吸収・代謝がポイントになる．クロロゲン酸やその誘導体をラットに経口投与後，血漿中にはそれらの存在は認められず，吸収されることが明らかになっているカフェ酸のみが検出された[17]．Plumbら[18]は，クロロゲン酸は消化管でそのままの形で吸収されるのではなく，腸粘膜あるいは腸内細菌に存在するエステラーゼの作用を受けてカフェ酸とキナ酸に加水分解され，それらが吸収されることを示した．カフェ酸はクロロゲン酸と同程度の強い抗酸化性を有しており，ラットを用いた実験でカフェ酸の摂取が抗酸化的防御システムを高めるとともに α-トコフェロールの消費を減らすことにより生体内抗酸化作用を示すと報告されている[19]．そのため，クロロゲン酸を摂取した場合も吸収されたカフェ酸による酸化ストレス防御効果やそれに関連する生体調節機能を期待できるものと考えられる．

〔東　敬子〕

文　献

1) K. Herrmann : *Crit. Rev. Food Sci. Nutr.*, **28**, 315-347, 1989.
2) M. N. Clifford : *J. Sci. Food Agric.*, **80**, 1033-1043, 2000.
3) B. D. Whitaker J. R. Stommel : *J. Agric. Food Sci.*, **51**, 3448-3454, 2003.
4) 立山千草，五十嵐喜治：日本食品科学工学会誌，**53**, 218-224, 2006.
5) Y. Chuda, et al. : *J. Agric. Food Chem.*, **46**, 1437-1439, 1998.
6) Y. Maruta, et al. : *J. Agric. Food Chem.*, **43**, 2592-2595, 1995.
7) K. Azuma, et al. : *J. Agric. Food Chem.*, **47**, 3963-3966, 1999.
8) G. Yabuta, et al. : *Biosci. Biotech. Biochem.*, **65**, 2121-2130, 2001.
9) 津志田藤二郎：食品工業，**41**(14), 33-41, 1998.
10) A. S. Meyer, et al. : *J. Agric. Food Chem.*, **46**, 1783-1787, 1998.
11) K. Iwai, et al. : *J. Agric. Food Chem.*, **52**, 4893-4898, 2004.
12) T. Tsuchiya, et al. : *Biosci. Biotech. Biochem.*, **60**, 765-768, 1996.
13) T. Nagaoka, et al. : *J. Trad. Med.*, **18**, 183-190, 2001.
14) T. Tanaka, et al. : *Carcinogenesis*, **14**, 1321-1325, 1993.
15) K. Matsunaga, et al. : *Asian Pac. J. Cancer Prev.*, **3**, 163-166, 2002.
16) R. Feng : *J. Biol. Chem.*, **280**, 27888-27895, 2005.
17) M. Takenaka, et al. : *Biosci. Biotech. Biochem.*, **64**, 2689-2691, 2000.
18) G. W. Plumb, et al. : *J. Sci. Food Agric.*, **79**, 390-392, 1999.
19) M. Nardini, et al. : *Arch. Biochem. Biophys.*, **342**, 157-160, 1997.

1.2.4 カロテノイド

食品に含まれる脂溶性微量成分であるカロテノイドは，食品に黄色から赤色の彩りを与える重要な色素成分であり，また，その分解物は食品のフレーバーにも関与している．一般的な化学構造は，炭素数5のイソプレンが8個結合した長鎖イソプレノイドを基本骨格とし，共役した多数の炭素-炭素2重結合をもったものである（図 I.1.2.8）．紫外・可視光領域の光を吸収するため特徴的な色を呈し，活性酸素との反応性が高くラジカル捕捉や1重項酸素消去などの抗酸化活性を示す．また，β-イオノン環をもつカロテノイドは体内でビタミンAに変換され生命維持に必須な機能を担っている．さらに，個々のカロテノイドはプロビタミンA活性や抗酸化性に加えて様々な機能性をもつため，ヒトの健康の維持・増進に寄与していると考えられている．

a. カロテノイドの体内吸収と代謝

食品からのカロテノイドの生体利用性は他の脂質成分に比べ低いことが知られている．食品として摂取後，消化管内でカロテノイドが遊離されるが，この段階が生体利用性に大きく影響することが知られている．調理・加工によって組織が破壊されると吸収性が改善され[1]，特に，固い細胞壁をもつ野菜類ではそのままではカロテノイドは遊離されにくいため，調理・加工の効果が著しい．カロテノイドは疎水性が高く消化管内で分散しにくいが，油脂が共存すると油脂へ溶解し消化管中での分散が促進される．しかし，油脂へのβ-カロテンの溶解度は0.1％程度であるので，この低い溶解性が生体利用性の低い要因の一つと考えられる．さらに，胆汁として十二指腸へ分泌される胆汁酸やホスファチジルコリンは，油脂の分散を促進し小腸管腔でのカロテノイドの分散性を高める．また，胆汁の分泌は油脂の摂取によって促進される．さらに，膵液中に分泌されるリパーゼなどの脂質加水分解酵素が油/水エマルションに作用し，小さな粒径（6～50 nm）の混合ミセルが生成し，カロテノイドはミセルに可溶化された状態となる．このミセルは，脂肪酸，モノアシルグリセロール，リン脂質，コレステロールおよび胆汁酸から構成される．混合ミセルに可溶化されたカロテノイドのみが小腸上皮細胞へ取込まれる[2]．このように，消化管内での可溶化において，油脂が重要な働きをしており，脂質を含む食品の摂取や油脂を用いた調理がカロテノイドの生体利用性を高めることが示されている[3]．

カロテノイドの小腸上皮細胞への取込みは，単純拡散に従うものと考えられてきた[4]．混合ミセルに可溶化されたカロテノイドは，疎水性が高いものほど細胞へ取込まれやすいことが見出され[5]，単純拡散の特徴とよく一致する結果が示されている．しかし，最近，スカベンジャーレセプタークラスBタイプI（SR-BI）などのレセプターがカロテノイドの腸管吸収に関与することが報告されている[6]．生

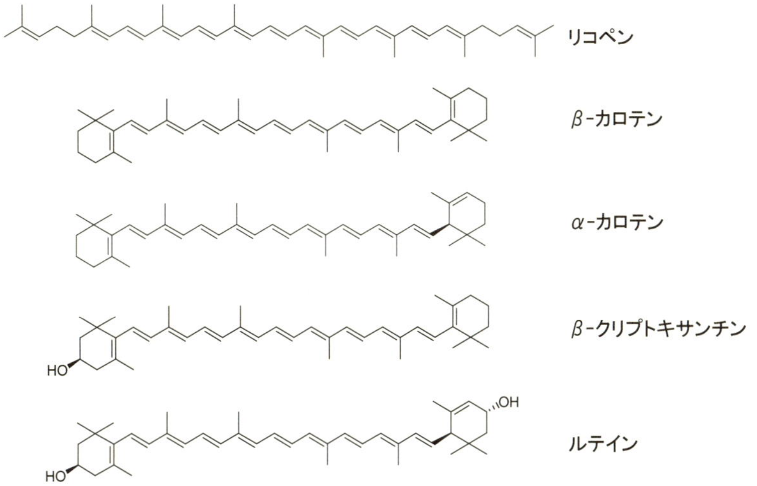

図 I.1.2.8　食品およびヒト血漿に見出される主要なカロテノイド

理的条件下において，このようなレセプターによる取込みが実際どの程度寄与しているかはまだわかっていない．小腸上皮細胞に取込まれたカロテノイドは，再合成されたトリアシルグリセロールとともにカイロミクロンに組込まれてリンパ液中に放出され血流に入る．カイロミクロン中のトリアシルグリセロールは各組織へ取込まれ，カロテノイドは残ったカイロミクロンレムナントとともに一度肝臓に取込まれる．その後，一部がVLDLに組込まれ肝臓から分泌され，最終的にLDLとともにカロテノイドが各組織に取込まれ蓄積されるものと考えられている．

ヒト血漿中の主要なカロテノイドは，α-カロテン，β-カロテン，リコペン，β-クリプトキサンチン，ルテインおよびゼアキサンチンである．日本人男性（平均年齢64歳）の血清カロテノイド濃度調査結果では，β-カロテン；0.32 μM，リコペン；0.11 μM，β-クリプトキサンチン；0.17 μM，ルテイン＋ゼアキサンチン；0.91 μM，総カロテノイド；1.78 μMであることが示されている[7]．カロテノイドのほとんどは血漿中のリポタンパク質に存在し，LDLにはβ-カロテン，リコペン，β-クリプトキサンチンなどの非極性のカロテノイドが蓄積し，ルテインやゼアキサンチンなどの極性の高いキサントフィルはLDLとHDLの両方に蓄積している．肝臓，副腎，精巣等の臓器には血漿より高い濃度で蓄積され，網膜の黄斑にはルテインとゼアキサンチンが蓄積されている．母乳にもカロテノイドが含まれ，特に，初乳で濃度が高いことが報告されている．一方，サプリメントとしてカロテノイドを長期間，多量に摂取すると著しく血漿カロテノイド濃度が増加するが，フィンランドで行われたβ-カロテンの介入試験（20 mg β-カロテン/日，6.7年間）では，血漿β-カロテン濃度が0.37 μMから5.81 μMへと約15倍増加している．摂取する食品に加えて種々の因子が血漿カロテノイド濃度に影響する．男性は女性より，喫煙者は非喫煙者より濃度が低く，また，飲酒量やボディ・マス・インデックス（BMI）と逆相関することが知られている．

小腸上皮細胞では，取込まれたβ-カロテンやα-カロテン等のプロビタミンAの一部が，β-カロテン-15,15′-オキシゲナーゼによって分子中央の2重結合で酸化開裂されレチナールへ変換[8]される．レチナールはレチノール脂肪酸エステルへ変換されリンパ液中へ分泌される．最終的には肝臓に蓄積され血中ビタミンA濃度の恒常性が保たれる．本酵素は肝臓などの他の臓器にも発現しており，各組織中でのプロビタミンAからのビタミンA供給に関与しているものと考えられている．哺乳動物ではこのビタミンAへの開裂反応以外には明確なカロテノイド代謝反応は明らかになっていないが，フコキサンチンのマウスでの代謝の研究から2級水酸基の酸化反応を肝臓ミクロソームの脱水素酵素が触媒することが示されており[9]，キサントフィルの酸化的代謝が起きている可能性が考えられる．また，ヒト血清に含まれるカロテノイドの詳細な分析から代謝産物と推定される9種類のカロテノイドが検出されている．リコペン酸化に由来する代謝産物やルテインの脱水産物や酸化・還元反応産物が検出されている．

カロテノイドは，活性酸素と反応することによって抗酸化作用を示すが，その反応に伴い様々な酸化産物が生成することが in vitro で示されている．エポキシドやエンドペルオキシドなどの炭素骨格を保持した酸化産物や共役2重結合の酸化開裂により生成する低分子のカルボニル化合物等[10]が生じる．in vivo においても酸化開裂産物と推定されるものが検出されているが，その生成経路は確かめられていない．体内に蓄積されたカロテノイドは，未変化のまま，あるいは上記したような代謝や酸化反応を経て尿や便へ排泄されているものと考えられる．血液中のカロテノイドの半減期は，ルテインで10日，β-カロテンで6〜11日，リコペンで5日あるいは9日と報告されている．ルテインより極性の高いキサントフィルの半減期は短い．

b. 機能発現

カロテノイドの明確な代表的機能は，プロビタミンA活性と抗酸化性である．β-イオノン環をもつカロテノイドはプロビタミンAと呼ばれ，ヒト体内でビタミンAに変換される．ビタミンAは，視覚，細胞分化，形態形成に係わる重要な機能を担っている．また，成長，生殖，免疫応答などの複雑な生理現象にも関与している．ビタミンA不足は今なお開発途上国において大きな社会問題となっており，多くの乳幼児が感染症に罹患したり失明したり

1.2 有効成分の体内吸収と機能性発現

している現状がある．一方，カロテノイドの抗酸化性は多数の2重結合が共役した構造によってもたらされ，すべてのカロテノイドに共通した機能である．ビタミンEやフラボノイドなどの抗酸化性物質は，フェノール性の水酸基から酸素ラジカルに水素を供与することによってラジカル捕捉活性を示す．カロテノイドの場合は，ペルオキシラジカルとの反応で付加物を生成し，不対電子を共役2重結合上に非局在化させ付加物を安定化させることによってラジカル捕捉活性を示す[11]．しかし，酸素濃度が高い条件ではこの付加物がさらに酸素分子と反応しペルオキシラジカルを生成する．したがって，カロテノイドは低酸素濃度下で効果的にラジカル捕捉活性を示す抗酸化性物質と考えられている（図I.1.2.9）．一方，カロテノイドは1重項酸素との反応性が非常に高い抗酸化性物質でもある．1重項酸素からエネルギーを受け取り基底状態の酸素にもどし，カロテノイド自身は熱エネルギーとして解放することによって，1重項酸素を物理的に消去するという優れた特徴をもつ[12]（図I.1.2.10）．このような抗酸化性の発現は，ヒトでは光過敏症患者での皮膚障害に対する予防効果に明確に認められる．さらに，網膜黄斑に蓄積するルテインやゼアキサンチンは光による酸化障害を緩和するものと考えられ，加齢性黄斑変性症の予防に寄与すると考えられている．また，その他の抗酸化性物質と同様に酸化ストレスを軽減することによって心血管系疾患や発がんの危険率を低下させることが期待されている．

事実，多くの疫学研究によって，カロテノイドの摂取量あるいは血漿カロテノイド濃度とがんの危険率の間に負の相関があることが知られていた．1981年には，Peto等によってβ-カロテンの摂取によるがん予防の可能性が指摘され，いくつかの長期にわたる大規模なβ-カロテンの介入試験が実施された．1990年代半ばには，相次いで試験結果が報告された[13~17]．肺がんの危険率の高い集団ではβ-カロテンの投与によって逆に危険率が上昇すること[14,15]が見出された．この結果は機能成分の初めての大規模な介入試験結果として大きな波紋をひき起こし，原因についていろいろと研究されてきたが未だ明確な結論は得られていない．機能成分の単独大量投与の危険性，複数の成分の相互作用の有効性，被検者の病態や生活習慣に依存する可能性，カロテノイドは他の有効成分の単なるマーカーであった可能性等々が考えられた．しかし，最近の研究ではヒトでの有効性を示唆する結果が得られてきている．抗酸化性物質混合物（β-カロテンを含む）の大規模介入試験結果では，男性においてがんの危険率が有意に低下したことが報告されている[18]．この介入試験は，投与量が食事から摂取することができるレベルを超えないように留意されていた．したがって，摂取量によってカロテノイドの作用が異なること，また，食事から摂取するカロテノイドレベルが有益な効果を示すことが考えられる．さらに，前立腺がん患者へのリコペンやトマトソースの投与試験が行われ，病態の改善やPSA値の減少などが報告されるなど，ヒトでの効果を支持する結果が得られてきている．また，1990年代の大規模介入試験以後も，ヒ

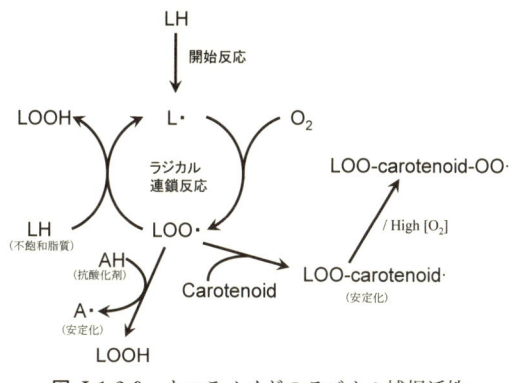

図 I.1.2.9 カロテノイドのラジカル捕捉活性

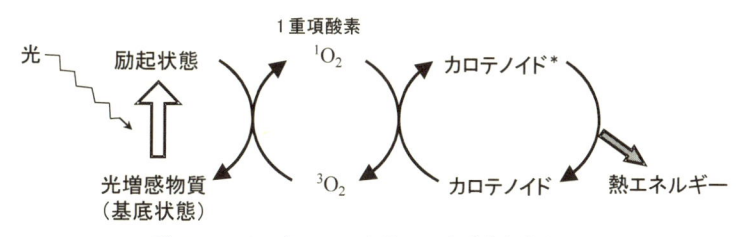

図 I.1.2.10 カロテノイドの1重項酸素消去活性

トの健康に関与するカロテノイドの生物活性に関して詳細に研究が行われてきている．以下では，個々のカロテノイドの特異な生物活性について紹介する．

発がん動物モデルにおいて種々のカロテノイドの発がん抑制作用が示されている．β-カロテン，α-カロテン，リコペン，β-クリプトキサンチン，ルテインおよびゼアキサンチン等が肝臓がん，大腸がん，皮膚がん，肺がん等の化学発がん動物モデルにおいて発がん抑制効果を示すことが報告されている[19]．たとえば，高脂肪食で飼育したラットにおいて，アゾキシメタンで誘発される変異陰窩（aberrant crypt foci）数と大腸がんの発生率が飼料中のβ-カロテン量（～20 mg/kg 飼料）に依存して減少することが示されている[20]．リコペンは疫学研究によって前立腺がんの危険率と負の相関性を示すカロテノイドとして注目されているが，ラット前立腺がん細胞移植モデルにおいて，リコペンの投与はがん組織において壊死領域を増加させることが示されている．

抗腫瘍に係わる生物活性としては，がん細胞増殖抑制作用やアポトーシス誘導作用が報告されている．クロセチン，クロシン，ルテイン，β-カロテン，リコペン等はHL-60ヒト前骨髄性白血病細胞に分化を誘導し増殖を阻害することが示されている．リコペンについては，アンドロゲン非依存性ヒト前立腺がん細胞に対して細胞周期をG0/G1期で停止させアポトーシスを誘導すること，また，LNCaPヒト前立腺がん細胞に対し細胞周期をG2/M期で停止させ増殖を阻害し高濃度ではアポトーシスを誘導することが報告されている[21]．正常前立腺上皮細胞に対してサイクリンD（cyclin D）の発現を抑制し増殖を阻害する[22]ことも報告されている．実際に，トマト製品としてリコペンを摂取した前立腺肥大患者や前立腺がん患者において前立腺でのアポトーシス細胞の割合が増加することが示されている[23]．一方，食品由来の15種類のカロテノイドの中で，特に緑葉野菜に含まれるネオキサンチンや褐藻類に含まれるフコキサンチンがヒト前立腺がん細胞に強いアポトーシス誘導活性をもつことが見出されている[24]．

カロテノイドによる細胞間ギャップ結合の増強も抗腫瘍に係わっていると考えられている．隣接する細胞との接着部位に形成される細胞間ギャップ結合を通して低分子物質が透過することによって，細胞間の相互作用が起きて組織の恒常性が維持される．がん組織ではこのギャップ結合の減少のため相互作用が低下し細胞増殖の制御ができなくなっていると考えられている．マウス繊維芽細胞C3H/10T1/2において，β-カロテン，カンタキサンチン，ルテイン，リコペンおよびレチノイン酸が，ギャップ結合を増強することが示されている[25]．カロテノイドを投与したラットの肝臓においてもギャップ結合の増強が観察されている[26]．また，β-カロテンを摂取したヒトの大腸粘膜において，ギャップ結合のタンパク質をコードする遺伝子 *connexin* 43 の mRNA の発現が増加することも報告されている．

カロテノイドの免疫賦活作用は，がん予防に係わる重要な生物活性の一つとして注目されてきた．特に高齢者においては，がんの危険率が増大し免疫機能が低下するが，高齢者へβ-カロテンを含むビタミン混合物を投与すると免疫機能が亢進し感染症の罹患率が低下することが報告されている．また，高齢者へのβ-カロテンの長期投与によって，細胞性免疫を担うナチュラルキラー細胞（NK細胞）活性が高くなることが見出されている[27]．その他のカロテノイドの生物活性として，血小板凝集阻害[28]，ヒト大動脈平滑筋細胞の増殖阻害[29]，ヒト大動脈内皮細胞の接着分子の発現抑制[30]などが示され，抗酸化性とともに，動脈硬化予防の観点から注目されている．

〔長尾昭彦〕

文献

1) K. H. van Het Hof, et al. : *J. Nutr.*, **130**(3), 503-506, 2000.
2) L. Yonekura, A. Nagao : *Molecular nutrition & food research*, **51**(1), 107-115, 2007.
3) N. Z. Unlu, et al. : *J. Nutr.*, **135**(3), 431-436, 2005.
4) G. Scita, et al. : *J. Nutr. Biochem.*, **3**(3), 118-123, 1992.
5) T. Sugawara, et al. : *J. Nutr.*, **131**(11), 2921-2927, 2001.
6) A. van Bennekum, et al. : *Biochemistry*, **44**(11), 4517-4525, 2005.
7) K. Ozasa, et al. : *J. Epidemiol.*, **15**, S 220-S 227, 2005.
8) D. S. Goodman, et al. : *Methods Enzymol.*, **15**, 462, 1969.

9) A. Asai, et al.: *Drug Metab. Dispos.*, **32**(2), 205-211, 2004.
10) S. J. Kim, et al.: *Lipids*, **36**(2), 191-199, 2001.
11) G. W. Burton, K. U. Ingold: *Science*, **224**(4649), 569-573, 1984.
12) C. S. Foote, et al.: *J. Am. Chem. Soc.*, **92**(17), 5216-5218, 1970.
13) W. J. Blot, et al.: *J. Natl. Cancer Inst.*, **85**(18), 1483-1492, 1993.
14) The Alpha-tocopherol Beta Carotene Cancer Prevention Study Group: *N. Engl. J. Med.*, **330**(15), 1029-1035, 1994.
15) G. S. Omenn, et al.: *J. Natl. Cancer Inst.*, **88**(21), 1550-1559, 1996.
16) C. H. Hennekens, et al.: *N. Engl. J. Med.*, **334**(18), 1145-1149, 1996.
17) I. M. Lee, et al.: *J. Natl. Cancer Inst.*, **91**(24), 2102-2106, 1999.
18) S. Hercberg, et al.: *Arch. Intern. Med.*, **164**(21), 2335-2342, 2004.
19) H. Nishino, et al.: *Biofactors*, **13**(1-4), 89-94, 2000.
20) O. Alabaster, et al.: *Carcinogenesis*, **16**(1), 127-132, 1995.
21) H. L. Hantz, et al.: *Exp. Biol. Med.*, **230**(3), 171-179, 2005.
22) U. C. Obermuller-Jevic, et al.: *J. Nutr.*, **133**(11), 3356-3360, 2003.
23) H. S. Kim, et al.: *Nutr. Cancer*, **47**(1), 40-47, 2003.
24) E. Kotake-Nara, et al.: *Cancer Lett.*, **220**(1), 75-84, 2005.
25) L. X. Zhang, et al.: *Carcinogenesis*, **12**(11), 2109-2114, 1991.
26) V. Krutovskikh, et al.: *Jpn. J. Cancer Res.*, **88**(12), 1121-1124, 1997.
27) M. S. Santos, et al.: *Am. J. Clin. Nutr.*, **64**(5), 772-777, 1996.
28) G. Hsiao, et al.: *J. Lab. Clin. Med.*, **146**(4), 216-226, 2005.
29) K. L. Carpenter, et al.: *FEBS Lett.*, **447**(1), 17-20, 1999.
30) K. R. Martin, et al.: *Atherosclerosis*, **150**(2), 265-274, 2000.

1.2.5 イソチオシアネート

a. イソチオシアネートの化学的性質および生成

イソチオシアネート（isothiocyanate）は，一般式R－N＝C＝Sで表される化合物の総称で，共通の化学構造としてイソチオシアネート基（－N＝C＝S）を有し，別名でカラシ油とも呼ばれ，水に難溶で無色の液体のものが多く，キャベツ，ブロッコリー，ダイコン，ワサビなどのアブラナ科野菜に特徴的な辛味および刺激臭を与える[1]（図I.1.2.11）．アブラナ科野菜が食物由来のイソチオシアネートの主な供給源となっている[2]．酵素ミロシナーゼ（myrosinase）が植物体に含まれているグルコシノレート（glucosinolate）に作用しイソチオシアネートを生成する．グルコシノレートは，オキシム基とエステル結合した硫酸残基を有する一種の塩でS-配糖体であり，側鎖Rの異なるものが120種類以上報告されている．植物体ではミロシナーゼと隔離されており，植物体が傷害を受けるまではミロシナーゼと接触しないと考えられている．ミロシナーゼの酵素反応により加水分解されたグルコシノレートからD－グルコースとアグリコン（aglycone）が生成し，さらにアグリコンからイソチオシアネートが生成する．また，グルコシノレートの種類および反応条件（pH，Fe^{2+}の存在など）の違いにより，イソチオシアネートのほかに，アグリコンからニトリル（nitrile）およびチオシアネート（thiocyanate）などが生成する場合がある（図I.1.2.11）．アブラナ科野菜の代表的なイソチオシアネート（図I.1.2.12）は，側鎖の違いにより，アリルイソチオシアネート（allyl isothiocyanate）のような脂肪族タイプ，パラヒドロキシベンジルイソチオシアネート（p-hydroxybenzyl isothiocyanate）のような芳香環をもつ芳香族タイプおよび4-(メチルチオ)-3-ブテニルイソチオシアネート（4-(methylthio)-3-butenyl isothiocyanate）のような硫黄原子を側鎖に含む含硫タイプなどに大別される[3]．ブロッコリーやブロッコリースプラウトの機能性成分として有名なスルフォラファン（sulforaphane）は含硫タイプのイソチオシアネートである．

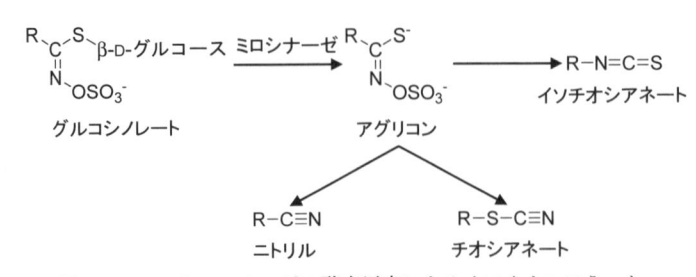

図 I.1.2.11 ミロシナーゼの酵素反応によるイソチオシアネート，ニトリルおよびチオシアネートの生成

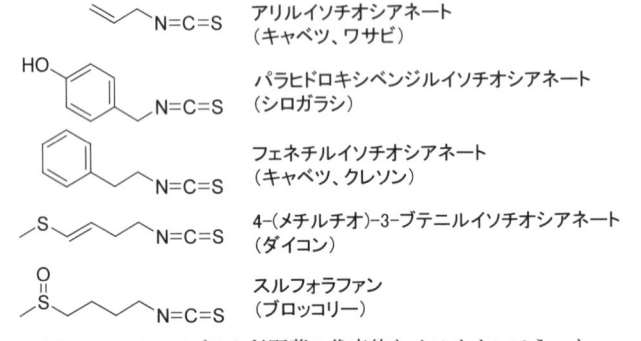

図 I.1.2.12 アブラナ科野菜の代表的なイソチオシアネート

アリルイソチオシアネート（キャベツ，ワサビ）
パラヒドロキシベンジルイソチオシアネート（シロガラシ）
フェネチルイソチオシアネート（キャベツ，クレソン）
4-（メチルチオ）-3-ブテニルイソチオシアネート（ダイコン）
スルフォラファン（ブロッコリー）

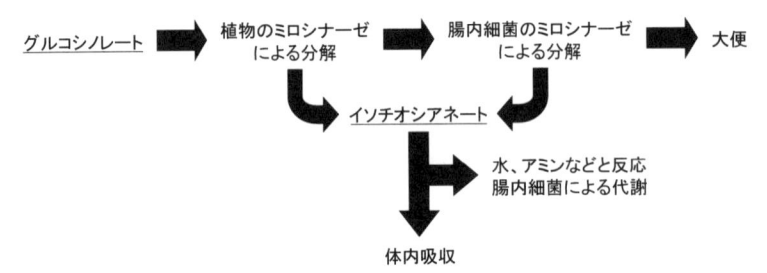

図 I.1.2.13 調理および摂取する際のイソチオシアネートの生成および消失過程

アブラナ科野菜などを調理および摂取する際のイソチオシアネートの生成および消失過程を図 I.1.2.13 に示す．調理またはそしゃく時，植物体が物理的傷害を受けることによりグルコシノレートがミロシナーゼと接触し，イソチオシアネートが生成する．また，調理過程で加熱処理されミロシナーゼが失活した場合など，植物のミロシナーゼの酵素反応を受けずに摂取されたグルコシノレートは，腸内細菌のミロシナーゼ活性によりイソチオシアネートへ変化する．腸内細菌によるイソチオシアネートの生成を明らかにした研究例として，人糞から分離されたグルコシノレート分解能を有する *Bacter-oides thetaiotaomicron* を接種した無菌ラットでグルコシノレートのシニグリン（sinigrin）からアリルイソチオシアネートの生成量が，接種していない無菌ラットと比較してきわめて高いことを報告したRabotらの研究がある[2]．イソチオシアネートの消失過程については，化学構造から容易に想像されるように，イソチオシアネート基の炭素原子が電子不足状態にあることから，イソチオシアネートは，水，アミンおよびチオールなどの求核性物質と付加反応しやすく，アミン，チオウレア（thiourea）誘導体およびジチオカルバモイル（dithiocar-bamoyl）誘導体などへ変化する[4]．調理後，アブラ

ナ科野菜のジュースやダイコンおろしなどを長い時間放置すると，付加反応によりイソチオシアネートが失われてしまう．また，摂取後，一部のイソチオシアネートは腸内細菌により代謝されると考えられている．このような生成および消失過程を経て，グルコシノレートから生成するイソチオシアネートの一部が体内へ吸収される．以上の生成・消失過程から明らかなように，ミロシナーゼを変性させる加熱などの調理をせず生野菜やジュースの状態で，調理後すぐに食べたり飲んだりするのが，イソチオシアネートの体内吸収量を高める食し方と考えられる．しかし，アリルイソチオシアネートの過剰摂取が消化器官のびらん形成や炎症に関与する可能性が示唆されており[5]，また，イソチオシアネートの過剰摂取の影響について解明されていないことが多いことから，非常識な摂取は避けるべきであると思われる．

b. イソチオシアネートの機能性と代謝

多くの疫学調査が「アブラナ科野菜の消費量と発がんリスクとの間には負の相関がある」という結果を報告している[6]．このようにアブラナ科野菜ががん予防効果を示す理由として，イソチオシアネートの発がん抑制作用があげられている．NNK(4-(N-nitrosomethylamino)-1-(3-pyridyl)-1-butanone)やDMBA (7,12-dimethylbenz[a]anthracene) などの発がん物質を用いた動物の化学発がん実験で，イソチオシアネートが腫瘍の発症を抑制することが多数報告されている[7]．イソチオシアネートが発がん抑制作用を示す理由として，イソチオシアネートの①発がん物質解毒酵素（グルタチオン-S-トランスフェラーゼ (glutathione-S-transferase)，UDP-glucuronosyltransferase など）の誘導作用，②抗酸化酵素（quinone reductase-1, hemeoxygenase-1 など）の誘導作用，③発がん物質を活性化させるシトクロムP 450 (CYP 2 A 6 など）に対する阻害作用，④アポトーシス誘導作用および⑤活性酸素（スーパーオキシドアニオンなど）産生抑制作用などがあげられている[8~10]．このような多様な機能性を発現する分子機構として以下のような機構が提案されている．先ほども述べたがイソチオシアネート基の炭素原子は電子不足状態にあり，イソチオシアネートは細胞内のチオール基を有する物質，主にグルタチオン (glutathione) と付加反応しやすく，その結果，グルタチオンの欠乏，活性酸素レベルの上昇，タンパク質のチオカルバモイル化 (thiocarbamoylation) などがひき起こされ，発がん物質解毒酵素・抗酸化酵素を誘導するNrf 2-ARE経路の活性化，活性酸素応答遺伝子の活性化およびアポトーシスの誘導などが起こると考えられている[11,12]．

体内に吸収されたイソチオシアネートは，自然にまたはグルタチオン-S-トランスフェラーゼの作用によりグルタチオン抱合化され，γ-グルタミルトランスペプチダーゼ (γ-glutamyl transpeptidase)，システイニルグリシナーゼ (cysteinyl glycinase) およびN-アセチルトランスフェラーゼ (N-acetyltransferase) の作用により，N-アセチルシステイン抱合体(N-acetylcysteine-conjugate)へと代謝され尿へ排泄される[8]（図I.1.2.14）．N-アセチルシステイン抱合体は，イソチオシアネートの主要な尿中代謝物であり，イソチオシアネートの体内吸収量およびその機能性評価にあたり重要な測定項目である．尿中のN-アセチルシステイン抱合体と1,2-ベンゼンジチオール (1,2-benzenedithiol) との反応から生成する1,3-ベンゾジチオール-2-チオン (1,3-benzodithiole-2-thione) を高速液体クロマトグラフィーで定量することにより，イソチオシアネートの種類に関係なく，尿中のトータルのN-アセチルシステイン抱合体量を測定できる方法（縮合環化法，cyclocondensation assay）が開発されている[13]．

c. イソチオシアネート代謝物の機能性

近年，N-アセチルシステイン抱合体の抗がん作用が in vitro および in vivo で明らかにされつつある．Tangらは，ベンジルイソチオシアネート (benzyl isothiocyanate) などのN-アセチルシステイン抱合体が，in vitro でヒト膀胱がん細胞RT 4 に対して，親イソチオシアネートと同程度の増殖阻害作用を示すことを報告した[14]．ベンジルイソチオシアネート-N-アセチルシステイン抱合体は，ベンジルイソチオシアネートと同様に，RT 4 細胞に対してアポトーシスおよび細胞周期停止を誘導する．また，Conawayらは，フェネチルイソチオシアネート (phenethyl isothiocyanate) または

```
イソチオシアネート
   R-N=C=S
                              R-NH-C=S                    R-NH-C=S
                    GST          |         γ-GT              |
                             S                            S
       SH                        |                            |
  γ-Glu-Cys-Gly              γ-Glu-Cys-Gly                Cys-Gly
  グルタチオン

                                     CG

                              R-NH-C=S                    R-NH-C=S
                                 |         AT                |
                             S                            S
                                 |                            |
                              Cys                        N-Acetyl-Cys
```

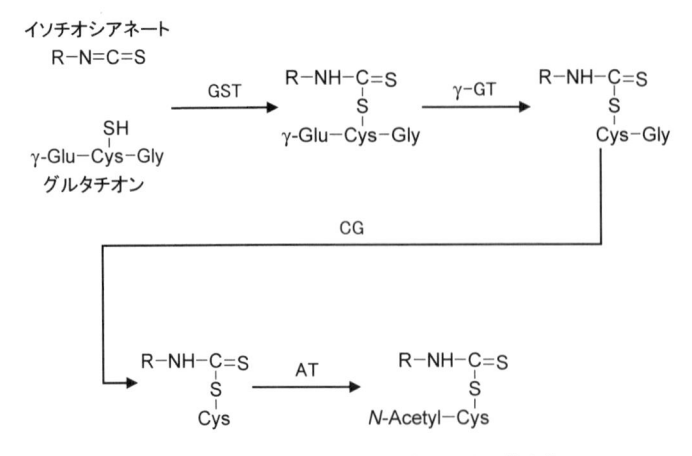

N-アセチルシステイン-抱合体

GST: グルタチオン S-トランスフェラーゼ, γ-GT: γ-グルタミルトランスペプチダーゼ,
CG: システイニルグリシナーゼ, AT: N-アセチルトランスフェラーゼ

図 I.1.2.14 イソチオシアネートの主要な代謝機構

スルフォラファンの N-アセチルシステイン抱合体を混ぜた飼料を給餌したマウスで，タバコ由来の発がん物質により誘導される肺腺腫の悪性化が抑制されることを報告している[15]．pH 6 を超える条件下で，N-アセチルシステイン抱合体は徐々に解離し親イソチオシアネートを生成する．したがって，N-アセチルシステイン抱合体はイソチオシアネートのプロドラッグと呼ぶことができ，この解離反応により親イソチオシアネートと同様な抗がん作用を示すと考えられる．食品由来の機能性成分は抱合化などの代謝を受けることにより生理活性が低下するものが多いが，イソチオシアネートは，N-アセチルシステイン抱合化されても，解離反応により機能性を発現できる特異な機能性成分であるといえる．最後に，今後のイソチオシアネートの研究展開として，動物実験レベルで明らかにされた機能性を疫学調査などによりヒトレベルで実証することが期待される．その際，前述したイソチオシアネート摂取バイオマーカーとして簡便に利用できる縮合環化法がきわめて有用な道具になると思われる．

〔一法師克成〕

文　献

1) J. W. Fahey, et al.: *Phytochemistry*, **56**(1), 5-51, 2001.
2) I. T. Johnson: *Int. J. Vitam. Nutr. Res.*, **72**(1), 26-31, 2002.
3) 中村宜督: 岡山大学農学部学術報告, **95**, 87-91, 2006.
4) P. J. Thornalley: *Anti-Cancer Drugs*, **13**, 331-338, 2002.
5) 森光康次郎: がん予防食品開発の新展開（食品シリーズ，大澤俊彦監修），pp. 175-182, シーエムシー出版, 2005.
6) D. T. H. Verhoeven, et al.: *Cancer Epidemiol. Biomarkers Prev.*, **5**(9), 733-748, 1996.
7) D. T. H. Verhoeven, et al.: *Chem. Biol. Interact.*, **103**(2), 79-129, 1997.
8) Y. Zhang: *Mutat. Res.*, **555**(1-2), 173-190, 2004.
9) C. C. Conaway, et al.: *Curr. Drug Metab.*, **3**(3), 233-255, 2002.
10) N. Miyoshi, et al.: *Carcinogenesis*, **25**(4), 567-575, 2004.
11) Y. Zhang, et al.: *Free Radic. Biol. Med.*, **38**(1), 70-77, 2005.
12) Y. J. Surh, et al.: *J. Nutr.*, **135**(12 Suppl), 2993 S-3001 S, 2005.
13) Y. Zhang, et al.: *Anal. Biochem.*, **239**(2), 160-167, 1996.
14) L. Tang, et al.: *Anti-Cancer Drugs*, **17**, 297-305, 2006.
15) C. C. Conaway, et al.: *Cancer Res.*, **65**(18), 8548-8557, 2005.

1.3
農畜水産食材の生体調節機能

1.3.1 大豆の生体調節機能

A. タンパク質

良質のタンパク質を含む大豆は，アジアを中心に重要な食糧資源となっている．大豆は，豆腐，豆乳，煮豆などの非発酵食品や，納豆，醤油，味噌などの発酵食品に加工され，我々の日々の食生活を支えている．わが国で消費される食品用大豆の約半分が豆腐加工に使用される．豆腐に加工することにより，大豆の有害成分が除去され，消化性が改善されるとともに，凍り豆腐や油揚げ等の2次的な調理加工が容易となる．伝統的な大豆食品に加え，分離タンパク質やペプチド製品も広く食品加工に使用されている．

大豆には約35%のタンパク質が含まれる．「畑の牛肉」ともいわれるように，そのタンパク質の栄養価は，植物タンパク質の中でも優れている．大豆は生食されることはなく，いろいろな加工・調理を施されるが，きな粉以外の大豆食品群のタンパク質は，いずれも高い消化吸収率を示す．アミノ酸組成では，他の豆類と同様に，含硫アミノ酸が少なく制限アミノ酸とみなされてきたが，最近の基準では不足することはないといわれている．米や麦などの穀実中にはリジンが少なく，メチオニンが多く含有されるので，大豆と穀類を混食することにより，両者が補完し栄養価が向上する．大豆タンパク質を消化酵素で処理して得られる低分子ペプチドは腸管吸収性に優れ，経腸栄養剤や，スポーツ飲料などに用いられる．

社会の高齢化に伴って，脳卒中や心疾患などの生活習慣病や，中高年のメタボリックシンドローム，子供の肥満の増加等が重大な問題となっている．大豆は高タンパク質でコレステロールを含有しておらず，それ自体が健康的な食生活に適した食品といえるが，様々な生理機能も確認されている．大豆タン

表 I.1.3.1 大豆のアミノ酸含量（改訂日本食品アミノ酸組成表より）

（国産－乾 100 g当り）

	タンパク質 (g)	35.3
	N量 (g)	6.182
脂肪族アミノ酸	グリシン (mg)	1,607
	アラニン (mg)	1,607
分岐鎖アミノ酸	●バリン (mg)	1,854
	●イソロイシン (mg)	1,792
	●ロイシン (mg)	2,905
ヒドロキシアミノ酸	セリン (mg)	1,792
	●スレオニン (mg)	1,421
塩基性アミノ酸	●リジン (mg)	2,411
	アルギニン (mg)	2,843
含硫アミノ酸	含硫アミノ酸合計 (mg)	1,174
	シスチン (mg)	612
	●メチオニン (mg)	556
芳香族アミノ酸	芳香族アミノ酸 (mg)	3,338
	●フェニルアラニン (mg)	2,040
	チロシン (mg)	1,298
複素環式アミノ酸	●トリプトファン (mg)	488
	●ヒスチジン (mg)	1,050
酸性アミノ酸	アスパラギン酸 (mg)	4,389
	グルタミン酸 (mg)	6,800
イミノ酸	プロリン (mg)	2,040

● 必須脂肪酸（ヒスチジンは幼児）

パク質のもつ生理機能の中で，降コレステロール作用は最もよく知られており，抗肥満機能，抗酸化機能，血圧上昇抑制機能，プロテアーゼインヒビターによる癌抑制作用などについても報告されている．

1) 大豆タンパク質

種子に含まれるタンパク質は，酵素などの生理的に活性なタンパク質と，幼植物の生育に必要な窒素供給源としての貯蔵タンパク質に大別できる．貯蔵タンパク質は，その溶解性から，アルブミン（水可溶），グロブリン（塩溶液可溶），プロラミン（60%アルコール可溶），グルテリン（アルカリ可溶）に分類される．大豆タンパク質の大部分は貯蔵タンパク質で，グロブリン含量が高い．大豆グロブリンは，超遠心分析での沈降係数から，2S，7S，11S，15Sグロブリンに分けられる．2S，7S，11Sグロブリンの主成分タンパク質はそれぞれ，α-コングリシニン，β-コングリシニン，グリシニンで，15S成分にはグリシニンの2量体が含まれる．大豆全タンパク質中でβ-コングリシニンとグリシニンの占める割合は，ゲル電気泳動パターンから，それぞれ

表 I.1.3.2 大豆の機能性成分と主な効果（農林水産省「大豆のホームページ」より）

成 分 等	提唱されている効果
タンパク質（ペプチド）	血中コレステロール低下作用 血圧上昇抑制 抗酸化作用 肥満防止
脂 質	善玉コレステロールの増加 脂質代謝の改善，記憶力・集中力の増加
糖 質	ビフィズス菌増殖作用 胃の粘膜保護
イソフラボン	細胞のガン化を抑制 ガン細胞の増殖を抑制 骨粗鬆症の緩和 更年期障害の緩和
食物繊維	整腸作用，大腸ガンの抑制
ビタミン	成長促進作用 抗酸化作用
カルシウム	骨粗鬆症の緩和
サポニン	抗酸化作用，ガン増殖抑制
トリプシンインヒビター	糖尿病の予防
フィチン酸	ガン抑制効果
アントシアニン	抗酸化作用
大豆アレルゲンタンパク質の除去	アレルゲンフリー食品の製造

28% および 37% とされていたが，免疫学的定量法の結果では，それぞれ 23% および 32% となる．分離大豆タンパク質では，β-コングリシニン，グリシニン，脂質親和性タンパク質画分の組成比が，23%，46%，31% と報告されている．

β-コングリシニン分子は，主要なサブユニット α, α', β から構成される 3 量体のオリゴマー構造をもつ．遺伝子 DNA から転写された前駆体 mRNA がスプライシングを受け翻訳された後，シグナルペプチドが切断され，糖鎖が付加されて成熟タンパク質となる．グリシニンは，糖を含まない単純タンパク質で，一対の酸性ポリペプチドと塩基性ポリペプチドで構成されるサブユニットの 6 量体である．グリシニンの生合成においては，サブユニット内で SS 架橋結合が形成された後，特異的プロテアーゼによって酸性ポリペプチドと塩基性ポリペプチドが開裂し，これが再配列し 6 量体分子となる．種子登熟期に，β-コングリシニンがグリシニンに先立って生合成され，液胞由来のプロテインボディに集積貯蔵される．微少成分として，塩基性 7S グロブリン，高含硫タンパク質，プロテオリピド（プロラミン），グリシンに富むタンパク質，プロリンに富むタンパク質，疎水性タンパク質，デハイドリン，オイルボディ膜タンパク質，等が含まれる．また，生理活性タンパク質としては，ヘムアグルチニン（レクチン），Kunitz トリプシンインヒビター，

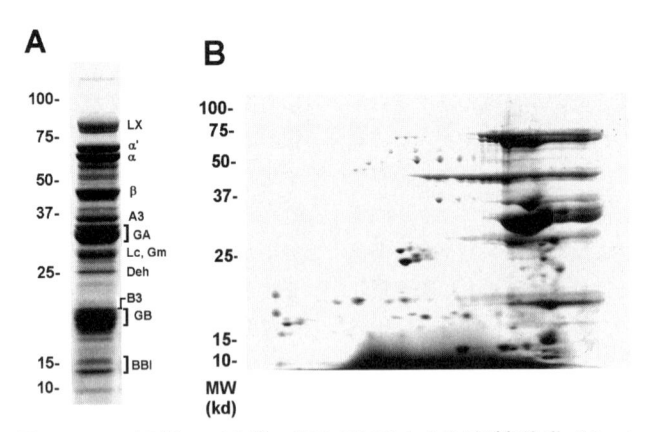

図 I.1.3.1 大豆タンパク質の SDS-PAGE と 2 次元電気泳動パターン
A：SDS-PAGE
LX：リポキシゲナーゼ，α, α'：7S グロブリンの α, α'-サブユニット，A3，GA：11S グロブリンの酸性サブユニット，Lc：レクチン，Gm：大豆の主要アレルゲンタンパク質 *Gly m*Bd 30K，Deh：デハイドリン，B3，GB：11S グロブリンの塩基性サブユニット，BBI：Bowman-Birk 型プロテアーゼインヒビター．
B：2 次元電気泳動

Bowman-Birk プロテアーゼインヒビター，β-アミラーゼ，リポキシゲナーゼ，ウレアーゼやプロテアーゼ等がある．食物アレルギーをひき起こすアレルゲン蛋白質が同定され，その除去方法が開発されている．

2) 血清コレステロール低下作用

食餌タンパク質が血清コレステロール濃度に影響することは，1940 年頃には知られており，1975 年にカナダの Carroll らによってウサギを使った系統的な実験結果が報告された．一般に，植物タンパク質は動物タンパク質より，血清コレステロール濃度上昇抑制，あるいは低下効果が強い．Anderson らは，大豆タンパク質の血清脂質への影響に関する，ヒトでの研究について総合的評価を行った．大豆タンパク質の降コレステロール作用は，他の食品成分の効果におけると同様に，血清コレステロールの初期値が高いほど顕著である．大豆タンパク質による降コレステロール作用を持つ有効成分に関しては，大豆タンパク質を各種プロテアーゼで消化したときに残る不消化画分にステロール排泄促進作用があることや，グリシニン酸性サブユニットを由来のペプチドが胆汁酸結合能をもつことが報告されている．グリシニン，β- および γ-コングリシニンを主成分とする大豆グロブリンが関与していると推定され，ヒトの血清総コレステロールの低下には，大豆グロブリンで 6～30 g/日の摂取が必要とされる．肥満や心疾患の多発に悩む欧米では，大豆食品への関心が高まっている．米国食品医薬品局（FDA）では，大豆タンパク質のもつコレステロール低下作用に着目し，大豆タンパク質を 1 日当り 25 g 含む食品について「心臓病のリスクを低減する食品」という趣旨の表示を認めている．コレステロールを低下させる特定保健用食品として，2004 年現在，表 I.1.3.3 に示す 18 品目の大豆タンパク製品が認可されている．

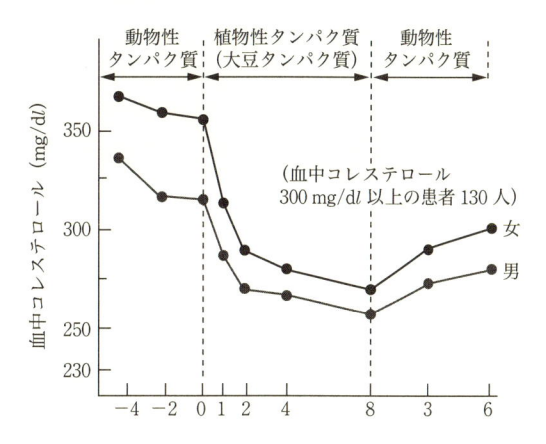

図 I.1.3.2 大豆タンパク質のコレステロール改善（調節）機能[8]

表 I.1.3.3 大豆タンパク質を機能成分とした「コレステロールが高めの方のための食品」
（大豆たん白健康情報センター調べ（2004 年 3 月 31 日現在））

	申請者	食品の種類
豆乳で作った飲むヨーグルト	不二製油（株）	発酵乳
ハイ！調製豆乳	不二製油（株）	調製豆乳
大豆からあげ	不二製油（株）	からあげ
ワンデイバランス ポークウィンナー	日本ハム（株）	ウインナーソーセージ
ワンデイバランス ポークフランク	日本ハム（株）	フランクフルトソーセージ
バランスミートボール	日本ハム（株）	チルドミートボール
ワンデイバランスハンバーグ	日本ハム（株）	チルドハンバーグ
G-9 100（ジーナインヒャク）	かねさ（株）	清涼飲料水
健康宣言 ヘルシーバーグ	丸大食品（株）	ハンバーグ
健康宣言 ヘルシーボール	丸大食品（株）	ミートボール
豆乳で作ったヨーグルト	トーラク（株）	発酵豆乳食品（生菓子）
豆乳で作ったヨーグルト フルーツ味	トーラク（株）	発酵豆乳食品（生菓子）
調製豆乳	トーラク（株）	調製豆乳
大豆農場の調製豆乳 プレーン	トーラク（株）	調製豆乳
大豆から作ったスープ（スパイシー味）	明治製菓（株）	乾燥スープ
大豆から作ったスープ（コーンポタージュ味）	明治製菓（株）	乾燥スープ
カラダ支援飲料大豆プロテイン飲料	ネスレ日本（株）	大豆タンパク質飲料
健清大豆	ネスレ日本（株）	大豆タンパク質飲料

3) 抗肥満作用

大豆タンパク質の摂取が，血清だけでなく肝臓の中性脂質濃度を低下させることが，動物実験で確かめられている．Moriyamaらは，大豆の主要タンパク質のうち一つであるβ-コングリシニンの摂取により，中性脂肪のふん便への排出や肝臓での脂肪酸のβ酸化が促進されるとともに，脂肪酸合成酵素の働きが抑制され，その効果，肝臓からVLDLの形で送り出される中性脂肪の量が低減すると報告している．近年，中高年男性に多くみられる内臓脂肪型肥満が問題となっていることから，大豆タンパク質の内臓脂肪低減作用についても研究が進められている．

4) 血圧上昇抑制作用

高血圧の発症には，さまざまな因子が関与しているが，その一つとして，腎臓に由来する昇圧物質の増加や降圧物質の減少による，腎臓因子の関与がある．この系において重要な働きをするアンジオテンシン変換酵素（ACE）の活性を抑制することにより，血圧の上昇が抑えられる．食品成分に含まれるACE阻害物質が，摂食後血中に移行することによって血圧を調節する機能が期待される．各種食品のACE阻害能について調べられ，94品目中，46品目に程度は異なるがACE阻害活性が見出されている．分離大豆タンパク質をペプシン消化して得られたペプチドからは，グリシニンに由来する1種，β-コングリシニンのα，α'-サブユニットに由来する3種のペプチドにACE阻害活性が見出された．大豆加工食品を含む，11種類，29品目の発酵食品についてACE阻害活性の測定を行った結果では，醬油，魚醬，納豆などのACE阻害活性の強いことが明らかになっている．大豆の抽出物はそれ自体かなりのACE阻害能をもつが，発酵過程を経て生成した物質が，さらに新たな阻害能を示すと推測される．

5) 抗酸化性

水溶液や大豆タンパク質を種々のプロテアーゼで分解したときに生じるペプチドは不飽和脂肪酸の酸化に対して抗酸化性を示す．大豆タンパク質の酸加水分解物のうち，分子量700以下の画分が他の画分より強い抗酸化性をもつ．また，分解率6～9％の酵素分解物に強い抗酸化性が見出されている．村本らは，β-コングリシニンのプロテアーゼ分解物を詳細に解析し，6種類の抗酸化性ペプチドを単離・同定している．

6) プロテアーゼインヒビターによるがん抑制作用

豆類，果物類および野菜類を日常多く摂取している人々では，ある種のがんの罹患率が低く，大豆の摂取はがんのリスクを低くすることが示唆されている．大豆に含まれる抗がん作用のあるフィトケミカル（生物活性をもった非栄養的な植物成分）として，イソフラボン，プロテアーゼインヒビター，フィチン酸，フェノール類，植物ステロール，繊維，およびサポニンがある．大豆のプロテアーゼインヒビターのうち，Bowman-Birkインヒビター（BBI，キモトリプシンインヒビター）の摂食により，マウスでの化学誘発結腸癌が抑えられ，抑制機構が研究されている．

7) 大豆ペプチド

ヒトにおけるアミノ酸の吸収速度は，遊離アミノ酸（グリシン）よりも，ジペプチド，トリペプチドの方が速いことが示されている．近年では，腸管上皮のペプチド特異的輸送担体DNAがクローニングされ，ペプチドの吸収機構が分子生物学的に解明されつつある．大豆タンパク質は，植物タンパク質の中で優れたアミノ酸組成をもっており，大豆ペプチドも，同様に良好なアミノ酸パターンを維持している．スポーツトレーニングにおいて運動負荷をかけた場合の，大豆ペプチドによる，筋肉疲労回復効果が検討されている．また，動物実験や，肥満小児を対象とした試験で，大豆ペプチド摂取による，脂質代謝向上効果が報告されている．分離大豆タンパク質のペプシン分解産物高分子画分の血清コレステロール低下作用が，タンパク質そのものよりも強いことが示されている．大豆タンパク質をペプチドにすることで，機能特性の改善，あるいは新規に付与される好ましい機能特性がある一方，低分子化に伴って発生する呈味性ペプチドの問題がある．特に末端部分が疎水性アミノ酸からなるペプチドは強い苦味があり，風味の問題で利用が限定される場合がある．

〔門間美千子〕

文　献

1) 森田雄平：大豆蛋白質, pp.13-61, 光琳, 2000.

2) 菅野道廣ほか：大豆のヘルシーテクノロジー（河村幸雄, 大久保一良編), 光琳, 1998.
3) 菅野道廣ほか：大豆タンパク質の加工特性と生理機能（日本栄養食糧学会監修), pp. 1-16, 133-154, 189-194, 建白社, 1999.
4) M. Samoto, et al.: *Food Chemistry*, **102**, 317-322, 2007.
5) Y. W.Chen, et al.: *Carcinogenesis*, **26**(7), 1296-1306, 2005.
6) T. Moriyama, et al.: *Biosci. Biotech. Biochem.*, **68**, 352-359, 2004.
7) 廣塚元彦：フードジャーナル増刊号, 大豆と技術, 1月号, 12-17, 2007.
8) G. C. Descorich, et al.: *Lancet*, 1980；(株) 不二製油ホームページ.

B. イソフラボン等その他の成分

メタボリックシンドローム, 糖尿病や高脂血症など糖・脂質代謝関連疾患の大きな原因になっているのが脂肪細胞機能の破綻である. そのため, 農作物・食品やそれらの成分が脂肪細胞機能に与える影響に関する研究が活発に行われ, 活性成分としてイソフラボン等が見出されているので紹介する.

1) 脂肪細胞の役割

脂肪細胞は糖・脂質代謝を活発に行い, 生体内のエネルギーの恒常性の維持に重要な役割を果たしている. 図I.1.3.3は脂肪組織から脂肪細胞を一つ一つバラバラにした写真である. 細胞内は90数％がトリグリセリドで占められている. 小さい細胞から大きな細胞までいろいろなサイズのものがあり, 小さいものは直径約20 μm, 大きなものは100 μmにもなる. このように大きさが激しく変化する脂肪細胞は, 小さい脂肪細胞と大きい脂肪細胞では機能が全く違うことが最近わかってきた. 大きく肥大した脂肪細胞は肥満の原因であるが, それ以上に困ったことにこの脂肪細胞はインスリン抵抗性となり, インスリンの効きが悪い状態になる. また, PAI-1, TNFα, 脂肪酸などの分泌量が増大することからメタボリックシンドロームや糖尿病, 高血圧, 高脂血症, 動脈硬化などの生活習慣病をひき起こすことが指摘されている. 反対に, 小さい脂肪細胞はメタボリックシンドロームや生活習慣病を予防改善する作用をもつアディポネクチンを多く分泌する細胞であることが明らかにされている（図I.1.3.4)[1]. このようなことから小型で良質な脂肪細胞をもつことが我々の健康維持に欠かせない.

そこで, 小型の脂肪細胞を作り出すには図I.1.3.5に示すような2つの過程を活性化することが重要である. 矢印の左からは前駆脂肪細胞が脂肪細胞へと分化して小型の脂肪細胞を作る道筋である. 一方, 右からは拡大した脂肪細胞に蓄えられている脂肪を分解してより小型にする道筋である. このような2方向の過程を活性化すれば小さい脂肪細胞がたくさん増えて病気になりにくいのではないかと考えられる. これらの過程を活性化する食品成分が見出されているので以下に述べる.

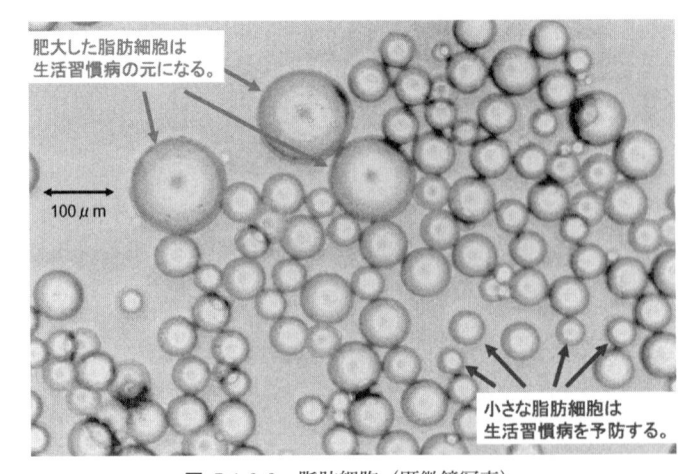

図 I.1.3.3 脂肪細胞（顕微鏡写真）
酵素処理により単離した脂肪細胞．細胞中は脂肪で充満しており，核やミトコンドリアなどは周辺におしやられてほとんどみえない．

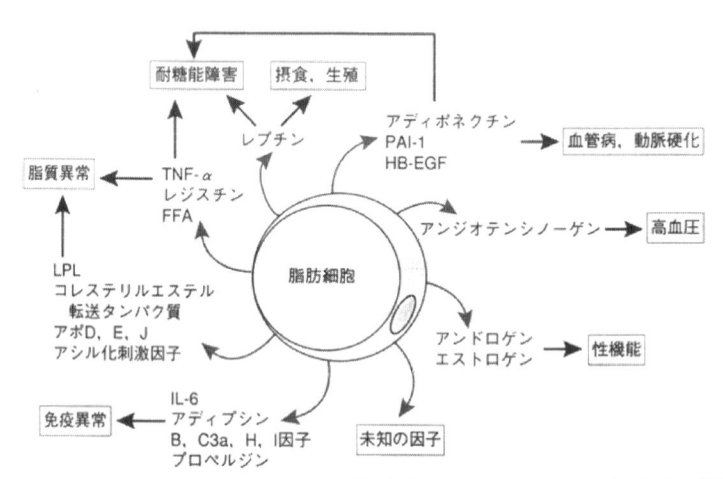

図 I.1.3.4 種々の脂肪組織由来生理活性物質（アディポサイトカイン）とその作用 [1]

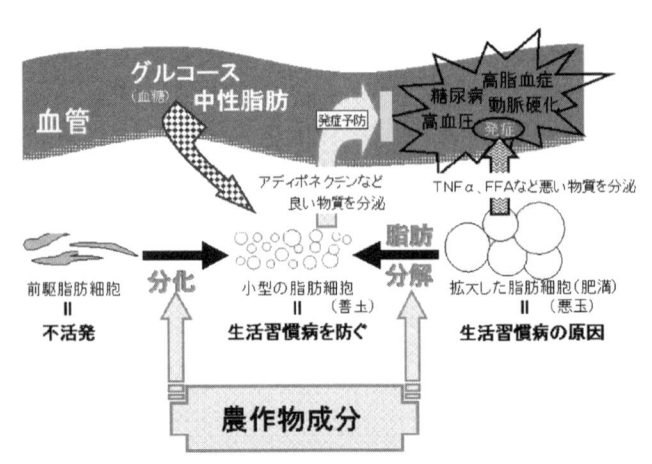

図 I.1.3.5 脂肪細胞機能を改善する農作物成分による生活習慣病予防

2) 脂肪細胞と農作物成分 (in vitro)

食品としても摂取されている生薬の薬用ニンジンに含まれるサポニンが前駆脂肪細胞の分化を促進し脂肪細胞のインスリン感受性を向上させること，そしてこの作用が薬用ニンジンの健康増進作用に係わっていることを示唆した成績が報告されている[2]．また最近，糖尿病薬のチアゾリジン誘導体や高脂血症治療薬のフィブラート化合物が前駆脂肪細胞の脂肪細胞への分化を促進することが示され，生体のインスリン感受性を向上させる今までにない新しい作用をもつ糖尿病薬として注目されている[3,4]．

実験方法としては前駆脂肪細胞である3T3-L1細胞が多用され，食品成分の作用が評価されている．この前駆脂肪細胞を10％牛胎児血清を含むダルベッコ変法イーグル培地用い5％CO_2下で培養し，細胞が密集した後の培地交換時に農作物抽出サンプルが添加されている．約10日後分化の指標として，脂肪細胞に分化すると活性の著しい上昇が認められるグリセロール-3-リン酸脱水素酵素（GPDH）活性等が測定されている[5,6]．いくつかの農作物抽出物の中でもニンジン，パセリなどは疎水性の強い抽出画分に脂肪細胞への分化促進作用が認められ，一方，大豆，コンニャクなどは疎水性の比較的弱い画分に作用が認められたことから，活性を示す物質は農作物により性質が異なる可能性が示されている．

分化促進活性の強かった野菜のニンジンからは，活性成分としてβ-カロテンが精製単離されている．また，トマトやスイカの赤い色素であるリコペン，ミカンの黄色い色素であるβ-クリプトキサンチンについても同様な作用が見出されている（図I.1.3.6）．β-カロテンは体内でビタミンAとなり重要な役割を果たしていることはもちろんであるが，カロテノイドには抗酸化，発がん抑制などの機能性もあることが報告されている．このような既知の作用に加え，細胞の分化を促進し糖・脂質代謝に影響を与える新しい機能性がβ-カロテンなどカロテノイドにあることが見出された．次に，かんきつ成分について調べた成績を紹介する．カロテノイドより疎水性の比較的弱い画分に脂肪細胞分化促進活性が認められ，ヘスペリジンが有効成分として見出されている．かんきつ類にはヘスペリジンとナリンジンの大きく2つに分けられる特有のフラボノイドが多く含まれていることから，ナリンジンやそれらのアグリコンなども含めて活性の評価が行われた．ヘスペリジンやナリンジンなどの配糖体やヘスペレチン，ナリンゲニンなどのアグリコンにも活性が認められている．これらのフラボノイドはすでに血管を丈夫にするなどの機能性が知られているが，脂肪細胞への分化を促進し糖脂質代謝を改善する作用のあることが新たに追加されたことになる．さらに，ナリンゲニンで処理した細胞を用いインスリン感受性を調べるために，インスリン添加の有無でグルコースの取込みが調べられている．ナリンゲニンの濃度に依存してインスリン感受性のグルコース取込みが著しく上昇し，細胞のインスリン感受性が高くなっていることが示された．また，糖尿病モデルマウスにナリンゲニンを投与すると飲水量や血糖値の低下など症状の改善がみられている．

3) 脂肪細胞と大豆イソフラボン (in vitro)

大豆は栄養的に優れた価値をもつだけでなく，最近では多くの機能性のあることが明らかにされ健康を維持する上でも重要な食品として注目されている．大豆成分の中でもタンパク質（ペプチド），オリゴ糖，イソフラボン，植物ステロール，納豆のビタミンKの5成分が，厚生労働省の許可を受けた特定保健用食品の有効成分として用いられている．このことは大豆の機能性が際だって高いことを証明するものである．

前駆脂肪細胞に大豆抽出物を添加して培養したところ10 $\mu g/ml$の濃度からGPDH活性の上昇と細胞内TGの増加が認められている．このことは生化学的にも形態的にも，脂肪細胞への分化を大豆抽出物は促進させる作用のあることを示している．さらに，大豆抽出物で処理した細胞はインスリン感受性グルコースの取込みが増加しており，インスリンに対する感受性が上昇していた．このことは大豆抽出物で処理した細胞では糖・脂質の代謝が活発にな

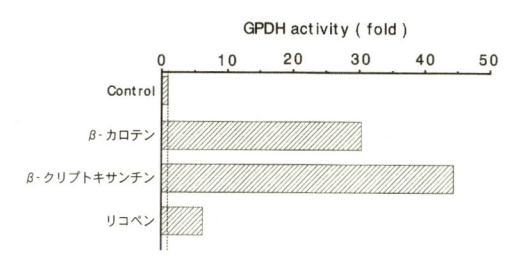

図 I.1.3.6 各種カロテノイドの脂肪細胞分化促進作用

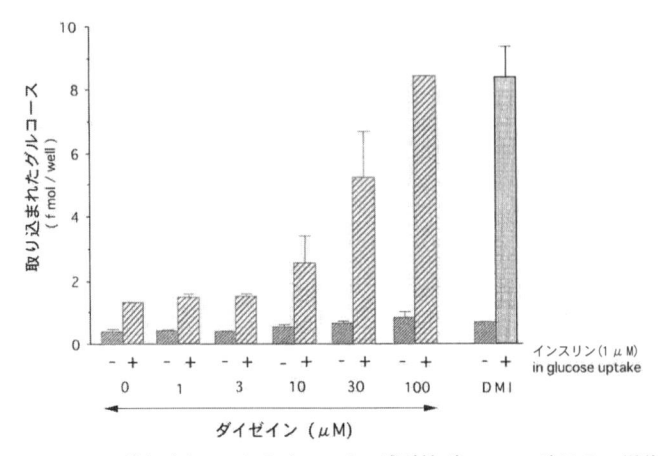

図 I.1.3.7　ダイゼインによるインスリン感受性グルコース取込みの増強

っていることを示している．大豆抽出物中の分化促進作用を示す活性成分については数種のイソフラボンであることが示され，各イソフラボンには抽出物と同じように分化促進作用が認められている．

大豆の有効成分であるイソフラボンのダイゼインを用いて，インスリン感受性グルコース取込みが検討されている（図 I.1.3.7）．ダイゼインの濃度が 3 μM まではグルコースの取込みに影響はなかったが，10 μM ではインスリンを添加した細胞でのグルコースの取込みがダイゼインを加えなかった細胞より約 2 倍増加している．それ以上の濃度においても 100 μM まで濃度依存的にインスリン感受性グルコース取込みが増加している．さらに，イソフラボンは脂肪細胞分化のマスターレギュレーターとして働き，多くの糖脂質代謝に関与する遺伝子の発現を調節している核内受容体のペルオキシソーム増殖剤応答性受容体（PPAR）γ に結合し活性化することも見出されている．また，PPARα や δ に対しても作用することが示され，PPARs の活性化作用はイソフラボンの多くの生理作用を説明することができる根元的なものであると考えられる（図 I.1.3.8）．これらの結果は，イソフラボンは PPARs のアゴニストとして働き細胞分化を促進し，インスリンに感受性の高い新しい脂肪細胞を作り出す作用のあることを示唆する．大人になってからの糖尿病はインスリンに対する感受性の低下（インスリン抵抗性）が大きな原因であることから，大豆による脂肪細胞におけるインスリン感受性向上を通した体質の改善が期待される．

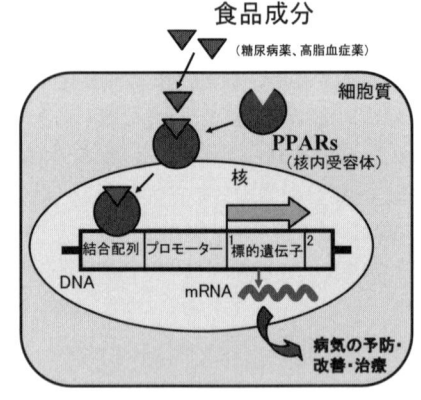

図 I.1.3.8　食品成分の核内受容体（PPARS）への結合とその作用

一方，前述したように肥大した脂肪細胞（肥満）はメタボリックシンドロームや糖尿病などの生活習慣病の根本原因であることから，脂肪細胞中の中性脂肪を分解しより小さな脂肪細胞にすることは，これらの疾病の予防にもつながる（図 I.1.3.5）．脂肪細胞にイソフラボンを作用させた実験からは，脂肪細胞中の脂肪の分解がひき起こされることが示されている．この脂肪分解促進作用は作用発現までに長時間要することから，アドレナリンなどとは作用機序が異なることが示されている．

以上のように，イソフラボンは PPARs のリガンドとなり，脂肪細胞分化を促進し，脂肪細胞中の中性脂肪の分解を促進して小型の脂肪細胞を作り出すことで，メタボリックシンドロームや生活習慣病になりにくい体質を作るものと考えられる．

4) イソフラボンの動物試験

卵巣摘出ラットを用いてイソフラボンのアグリコン型と配糖体型の機能性が比較検討された成績を紹介する[7]。イソフラボンアグリコンの50および200 mg/kg群は投与第8日に体重減少を示し，以降投与期間を通して溶媒対照群と比べて有意な増加抑制が用量に応じて認められた．イソフラボン配糖体群は投与第8日以降溶媒対照群との間に有意な増加抑制を示したが，その程度はイソフラボンアグリコンの50 mg/kg群よりも軽度であった．イソフラボンアグリコンの200 mg/kg群では，T. Cho.およびTGともに溶媒対照群と比べて有意に低値を示した．イソフラボンアグリコンの50 mg/kg群ではT. Cho.では有意な低値を示したが，TGでは低値であったが有意差は認められなかった．イソフラボン配糖体群ではT. Cho.で有意に低値を示しTGでは効果がなかった．傍子宮脂肪組織重量に関しては溶媒対照群で偽手術群に比べ有意な高値を示した．イソフラボンアグリコンの50および200 mg/kg群では有意な低値を示し，用量に関連した変化であり，さらに両群とも偽手術群より低値であった．イソフラボン配糖体群も有意な低値を示したが軽度であった．子宮は卵巣摘出により著しい萎縮が認められ，溶媒対照群では偽手術群に比べ有意に低値を示した．また，イソフラボンアグリコン投与により萎縮の抑制が有意に認められ用量に関連していた．イソフラボン配糖体群は萎縮の抑制傾向を示したが有意ではなかった．また，糖鎖のないアグリコンが配糖体のイソフラボンと比べて効果の強いことが認められている．

大豆イソフラボンの中にはいくつかの種類があり効果に違いのあることが推定されるため，イソフラボンアグリコンの中でも代表的なダイゼインとゲニステインについて，上記実験と同様に卵巣摘除ラットに投与して比較検討された．それによると，体重は卵巣摘除群において偽手術群より有意に上昇し，卵巣摘除ラットにダイゼインを投与した群では体重の上昇が有意に抑制された．ゲニステイン投与群においても有意ではないが体重低下がみられた．血中LDL-コレステロールは卵巣摘除群で有意に上昇したが，ダイゼインおよびゲニステイン投与により有意に低下した．この低下はダイゼインでより強く認められている．血中中性脂肪も卵巣摘除群で有意に上昇したが，ダイゼイン投与により偽手術群以下にまで有意に低下した．ゲニステイン投与群においても低下作用が認められたが有意ではなかった．一方，子宮重量は卵巣摘除群で顕著に低下したが，ダイゼイン投与群ではその低下が有意に抑制された．しかし，ゲニステイン投与群では抑制作用が認められなかった．このように卵巣摘除ラットに大豆イソフラボンのダイゼイン，ゲニステインを投与すると体重，血中脂質の上昇が抑えられたが，この作用はゲニステインよりダイゼインで強く認められ，イソフラボンの種類により効果の異なることが示されている．

最近，メタボリックシンドローム，生活習慣病などと脂肪細胞の関連が指摘され，食品機能研究においても脂肪細胞を用いた研究が多く行われはじめている．また，活性成分の分子レベルでの作用機序の解明においてはPPARs等の役割が注目されている．脂肪細胞やPPARsの生体での役割はエネルギー代謝にとどまらず，炎症，免疫，がんなどにも関与していることが明らかにされつつある．このようなことから脂肪細胞機能調節成分は，メタボリックシンドロームや生活習慣病の予防改善にとどまらず，その応用は多方面に大きく展開するものと期待される．

〔関谷敬三〕

文　　献

1) 下村伊一郎ほか：実験医学, **20**(12), 1762-1767, 2002.
2) K. Sekiya, et al.: *Phytotherapy Res.*, **1**(2), 58-60, 1987.
3) T. Sandouk. et al.: *Am. J. Physiol.*, **264**(6 Pt 1), C 1600-C 1608, 1993.
4) P. Verrando.: *Biochim. Biophys. Acta*, **663**(1), 255-265, 1981.
5) 関谷敬三, 奥田拓道：実験医学, **4**(6), 482-488, 1986.
6) 関谷敬三, 奥田拓道：代謝, **29**(5), 459-469, 1992.
7) 関谷敬三, 武部　実：肥満研究, **7**(3), 287-290, 2001.

1.3.2 かんきつ果実の生体調節機能

果物にはエネルギー源となる糖質以外にも，ビタミン，ミネラル，食物繊維が豊富に含まれ，さらには，近年その生理機能が明らかになってきているカロテノイドやフラボノイド類等の植物性2次代謝産物も豊富に含まれている．このような果物の摂取は，野菜と同じくらいにがんや心臓病などの生活習慣病の予防に有効であることが，近年の欧米を中心とした栄養疫学研究により明らかにされてきた．

a. かんきつ類に含まれる機能性成分

かんきつ類は漢方薬や生薬の原料として用いられていることからわかるように，機能性や薬効を有する成分を著しく富む果実といえる．多くの植物有機化学者がこの点に着目し，様々な物質が単離同定され（図 I.1.3.9），種々の機能性評価が行われてきた．かんきつ類に由来する化合物類には，① 事実上，かんきつ類にしか見出されない化合物群がある

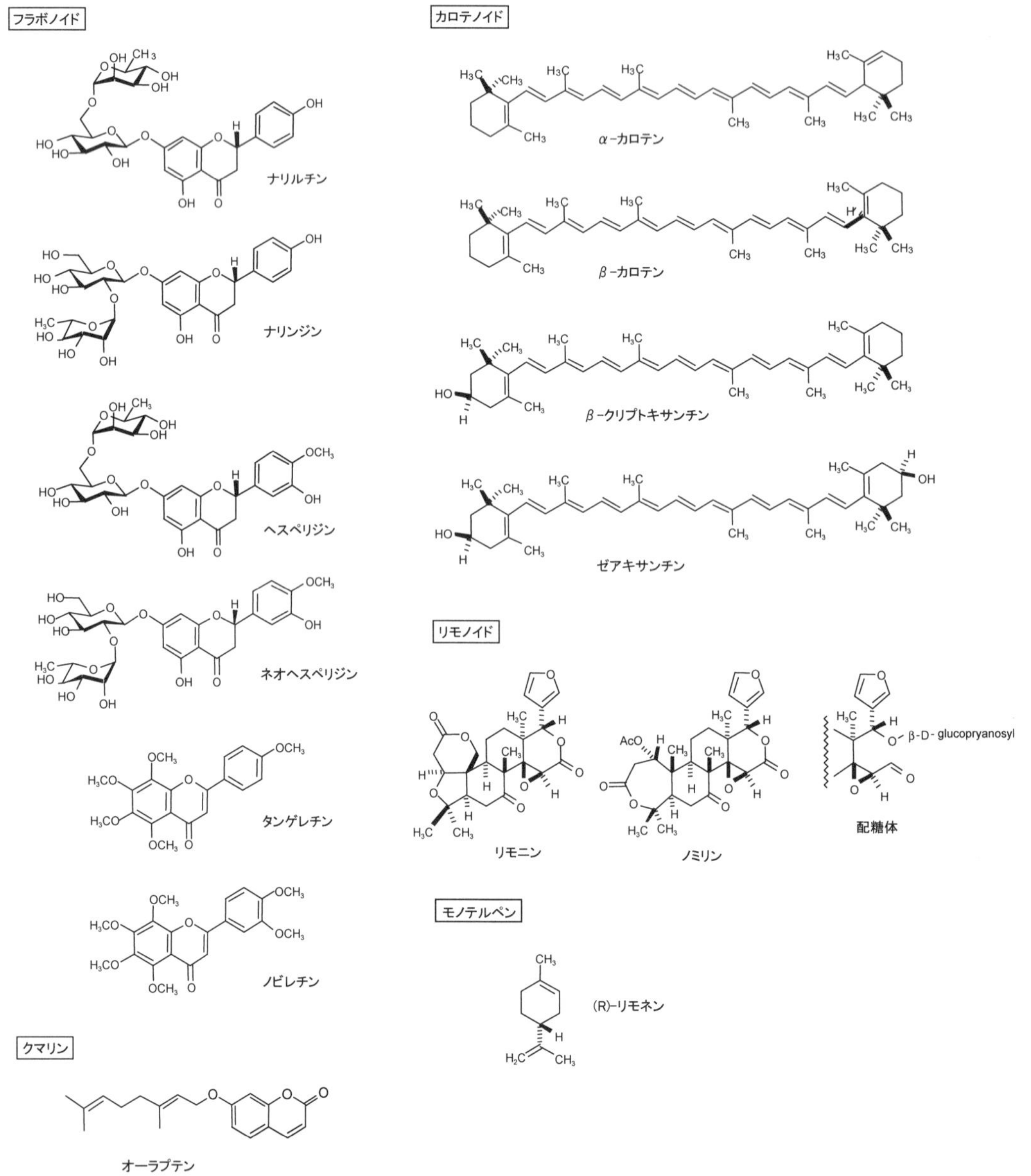

フラボノイド: ナリルチン，ナリンジン，ヘスペリジン，ネオヘスペリジン，タンゲレチン，ノビレチン

カロテノイド: α-カロテン，β-カロテン，β-クリプトキサンチン，ゼアキサンチン

リモノイド: リモニン，ノミリン，配糖体

モノテルペン: (R)-リモネン

クマリン: オーラプテン

図 I.1.3.9　かんきつ類に含まれる主な機能性成分

こと，②その化合物群自体はかんきつ類に特有ではないが，かんきつ類に特有で特殊な構造を有していること，③かんきつ類を特徴づける化合物群があること，の特徴がある．

1) フラボノイド

かんきつ類には，他の果物や野菜に一般的にみられるフラボノイドや，かんきつ特有のフラバノン，他の果物や野菜にはみられないポリメトキシフラボノイドがある．フラバノンに分類されるヘスペリジンの毛細血管強化作用（ビタミンP作用）は古くから知られ，その他，抗酸化作用，がん細胞の増殖阻害作用，循環器系疾患予防作用，抗炎症・抗アレルギー作用が報告されている[1]．また近年の研究から，ポリメトキシフラボノイドにはがん細胞の浸潤・転移を抑制する作用，がん細胞のアポトーシスを誘導する作用が明らかとなっている[2-4]．

2) カロテノイド

かんきつ類は，β-カロテン，β-クリプトキサンチン，ゼアキサンチン，ビオラキサンチンをはじめ多種類のカロテノイドを含んでいる．特にβ-クリプトキサンチンは温州ミカンに圧倒的に多く含まれ，最近ではEBV活性化抑制試験による発がんプロモーションの抑制効果がカロテノイドの中ではトップクラスで，β-カロテンよりも強い活性が認められている．さらに動物実験では，皮膚・大腸・肺などでの発がん抑制作用が認められている[5]．

3) クマリン

かんきつクマリン類は野菜・果実類に多く含まれ，これまで解毒酵素の誘導作用と原発がん物質との拮抗作用による代謝活性化抑制作用により発がんのイニシエーション段階を抑制することが明らかとなっている．一方，かんきつ特有のクマリン類はこれまでに検討されてきたクマリン類に比べて多様な構造を有しており，特に近年ではオーラプテンが解毒酵素の誘導作用と活性酸素産生系の抑制作用の複合的な作用により発がんを抑制することが明らかになっている[6]．

4) テルペン

かんきつ類にはリモネンをはじめとする多くのモノテルペンを含み，かんきつ特有の芳香はこれらのテルペン類によるものである．リモネンなどによるかんきつ系の香りはアロマテラピーの面から注目され，鎮静化作用やストレスの軽減効果などが明らかにされている．リモネンの発がん抑制効果についても多くの検討が行われ，がん遺伝子（v-Ha-ras）の作用を阻害することが明らかにされている[7]．

5) リモノイド

かんきつ中にリモノイドは配糖体として存在しており，果汁飲料の苦味成分としてのみ認識されてきたが，近年では発がん抑制効果が明らかになり注目を集めている．DMBA/TPAによる発がん誘発系を用いた検討から，肺・胃・口腔内での腫瘍形成を顕著に抑制し，その作用機序として解毒酵素の誘導促進作用が明らかになっている[8]．

b. 果物（かんきつ類）とがん予防

1) がん予防の15か条

1997年，世界がん研究基金と米国がん研究所は共同で，国際的な見地からがん予防の提言を行う目的で，約4,500報にも及ぶ研究論文を整理した報告書「食物・栄養とがんの予防—国際的視点から—」(Food, Nutrition and the Prevention of Cancer : a Global Perspective) を刊行した[9]．この発表ではがんを予防するための15か条を提言し，この中で，「果物・野菜を毎日400〜800グラム食べる」ことがあげられている．これはそれまでに発表されてきた果物・野菜の摂取とがんについての疫学研究論文をシステマティックに再検討した結果，果物・野菜を毎日必要量摂取することの重要性が提言されたのである．報告書ではそれまでに発表された多くの疫学研究論文について，関連の一致性・強固性・研究の質などを考慮して，「確実」，「おそらく」，「可能性がある」，「不十分」あるいは「判定不能」の5段階で評価している．果物についてみると，がんと果物との関係を調査した研究論文56編，がんとかんきつ類との関係を調べた研究が41編紹介されている．56編の研究報告のうち果物の摂取ががんの予防に有効と結論している論文が36編，関連なしと結論しているものが15編，逆に正相関と結論しているものは5編であった．臓器別にみると，胃がんに関する報告が最も多く，その他では食道がん，大腸がん，口腔・咽頭がん，肺がん，膵臓がん，喉頭がん，乳がん，直腸がん，膀胱がん，子宮頚部がん，子宮粘膜がんなどで果物摂取と逆相関が成り立つと判定している．これらの結果から，研究事例が不足している臓器を除き，多くの臓器において果物（か

んきつ類）の摂取ががんの予防に役立っていると結論づけている．野菜とともに果物（かんきつ類）ががん予防に貢献していることについて，諸外国，特に欧米ではすでに常識で，国家的な「対がん戦略」の重要な柱となっている．なお，同様の取組みがSteinmetzとPotterやBlocksらによって行われているが，依拠する研究事例がほぼ同じなので，結論は同じである[10,11]．

日本や欧米における栄養疫学研究での食行動調査では，果物や野菜，あるいは緑黄色野菜というように比較的大きな範疇での食品群での解析がなされており，それぞれの果物・野菜の種類について解析した例は比較的少ない．人が日常的に摂取する果物にはかんきつ類をはじめ，リンゴ，バナナ，ブドウなど様々な種類があるが，日本や北米・欧州ではかんきつ類の摂取が最も多く（3～5割），ついでリンゴ，バナナ，ブドウで，これら4品目で果物の7～8割程度を占める．このことから栄養疫学研究の結果における果物の摂取量にはかんきつ類の寄与が大きいと考えられる．

2) 果物（かんきつ類）とがん予防に関する最近の知見

これまで果物が様々な臓器におけるがんに対して予防効果を有すると考えられてきており，前述の「食物・栄養とがんの予防」においても，果物の摂取は口腔がん・食道がん・肺がん・胃がんに対して「確実に」リスクを低下させ，また乳がんに対しては「おそらく」リスクを低下させると考えられてきた．ところが，近年報告されているコホート研究では必ずしも肯定的な結果にはなっていない．

これまでがんに有効と考えられてきた研究の多くが症例・対照研究であったのに対し，近年，関連が認められなかったとする研究は，調査手法・規模ともにそれまでの研究と比較してより精度の高いコホート研究の結果である．では果物はがん予防に効果が期待出来ないのであろうか．2003年に世界保健機構と食糧農業機関は合同で，予防効果があるとすればそれはわずかなものであるとしながらも，おそらく予防的と述べている．また，国際がん研究所の報告では，これまでの疫学研究・実験研究をまとめ，果物摂取はがんに対して予防効果の可能性はあると評価している．国内の大規模コホート研究では胃がんに対して予防効果は認められており，また多くの循環器疾患の予防に有効であることが判明しているため，果物の摂取は奨励すべき生活習慣であることに変わりはない．

果物とがんについて否定的な結果が報告される一方で興味深い結果も報告されている．RiboliとNoratはこれまでに報告された症例・対照研究とコホート研究の研究例をメタアナリシスの手法によって総括し，野菜・果物の効果を考察している[12]．果物についてみると，症例・対照研究とコホート研究でいずれも肺がんと膀胱がんに対して発がん予防効果を認めている．またヨーロッパ10か国で実施されたコホート研究の結果である合計478,021人を10年間追跡調査した結果では，果物の最も摂取量が多いグループでの肺がんの発症リスクは，少ないグループに対して0.60と報告している[13]．この結果は果物のみに認められ，野菜にはまったく認められなかった．また北米とヨーロッパで行われた7か所のコホート研究のメタナリシスで肺がんのリスクを低減する成分を検討したところ，β-クリプトキサンチンのみに効果を認めている[14]．同様に肺がん発症リスクをβ-クリプトキサンチンのみが低減するとの報告が他にも3件報告されている[15~17]．β-クリプトキサンチンの主たる供給源がオレンジ等のかんきつ類であること，また特に日本のミカンに特徴的に含まれることを考えると，ミカンをはじめとするかんきつ類の摂取は肺がんの予防に有効と考えられる．

c．果物（かんきつ類）と心臓病・脳卒中予防

近年，果物の摂取により心臓病など循環器系の病気を予防できることが大規模な疫学調査から明らかとなってきた．Liuらは医療専門職に従事している女性39,876名を対象にコホート研究を行い，心筋梗塞，脳卒中，心血管疾患発症と果物・野菜の摂取との関連について5年間の追跡調査を行った[18]．その結果，果物と野菜の摂取が増えると心血管疾患・心筋梗塞のリスクは減少し，糖尿病や高血圧，高コレステロールの人を除いた場合に顕著であった．特に毎日平均10サービングという最も摂取頻度の高いグループでの心血管疾患発症のリスクは，最も摂取頻度が低いグループ（毎日平均2.2サービング）のリスクを1にした場合，0.45まで下がることを報告している．

またBazzanoらは，米国の成人9,608人を19年間追跡調査し，果物・野菜の摂取と心臓病・脳卒中リスクとの関連について報告している[19]．この調査では，果物・野菜の摂取頻度を生鮮物，加工品，調理品を含めて，すべての種類の果物と野菜という，わずか1項目の質問のみで調べた．その結果，毎日3回以上食べるグループでは，1日1回未満のグループと比べて，脳卒中による死亡のリスクが0.58まで下がり，心臓病による死亡のリスクも0.76まで下がっていた．これらの効果は，研究開始時に測定した血清コレステロールや肥満度の影響を統計的に取り除いても変わらなかったことから，果物・野菜を多く食べるグループの死亡率が低いのは，単にこのグループの血清コレステロール値や肥満度が低かったためによるものではないことを示している．一方，血圧値の影響を統計的に取り除いた場合には，死亡リスクの差が小さくなり，特に脳卒中についてほとんど低摂取群と変わらなくなったと報告している．これは野菜や果物を多く食べるグループでは，血圧が低くなることにより心臓病・脳卒中の死亡率が低くなることを示している．

Joshipuraらは，かんきつ果実が心疾患に対して予防効果のあることを14年間に渡るコホート研究から明らかにしている[20]．この報告の中で，果物・野菜類の中でも特にオレンジやグレープフルーツ等のかんきつ類を多く摂取しているグループでは虚血性脳卒中（脳梗塞）のリスクが0.59まで下がり，この効果はこれらかんきつ類ジュースでもみられ，かんきつ類ジュースの摂取量が多いグループでは脳梗塞のリスクが0.61だったと報告している．ヒト介入試験を行った例では，Cerdaらは高コレステロール血症患者にグレープフルーツを投与し，LDLコレステロールが低下することを見出している[21]．かんきつ類の血清脂質に及ぼす介入試験は多くの研究者により試みられており，いずれも血清脂質を改善する作用，あるいは血栓予防作用により循環器系疾患を予防するものと考えられる．かんきつ類にはビタミン類やカロテノイド・フラボノイド類等の強力な抗酸化作用を有する成分が豊富に含まれているため，がんだけでなく血管内皮障害など，その発症に活性酸素が関与する様々な疾患に対して予防効果が期待される．またその他にも食物繊維やカリウム・マグネシウム等のミネラル成分が高血圧や心臓病の予防に関与していることが考えられる．

d. かんきつフラボノイドに着目した疫学研究結果

かんきつ類に含まれる主要なフラボノイドにはおよそ24種類ある[22]．これらを分類すると，ヘスペリジンやナリンジン等のフラバノン類，ケンフェロールやルテオリン等のフラボン類，さらにフェノール性水酸基の多くがメトキシル基に置換されたノビレチンやタンゲレチン等のポリメトキシフラボノイド類がある．欧米における疫学調査から，これらフラボノイドの摂取量が多いグループでは，がんや心筋梗塞，脳梗塞による死亡率が低下すること，またリウマチや気管支ぜん息等の免疫性疾患への罹患率が有意に低いことが報告されている[23~27]．

フラボノイドに着目した観察研究としての疫学研究では代表的な報告として1993年に報告されたオランダのHertogらの研究がある[23]．Hertogらは805名の男性を15年間追跡調査した結果から，毎日29.9mg以上のフラボノイドを摂取している群では低摂取群（19.0mg/日以下）に比べて冠動脈心疾患による死亡のリスクが0.32，総死亡比も0.72であったと報告している．またさらに日本を含む7か国における疫学調査の結果から，フラボノイドの摂取量が多いグループほど冠動脈心疾患による死亡率が低いことが報告された[24]．その後，同グループはフラボノイドの摂取量が1日当り28.6mg以上のグループでは1日当り18.3mg未満のグループに比べて脳卒中に罹るリスクが0.27であることも報告している[25]．一方，フィンランドで行われたコホート研究においても同様の結果が見出されている．Knektらは5,113名の男女を20~25年間追跡し，フラボノイドの摂取量が多いグループでは冠状動脈心疾患による死亡のリスクが女性で0.54，男性で0.78であったと報告している[26]．その後，Knektらはかんきつフラボノイドとしてヘスペレチンとナリンゲニンの高摂取群において脳血管性疾患のリスクが約20％低下したと報告している[27]．

〔杉浦　実〕

文　献

1) E. Jr. Middleton, et al.: *Pharmacol. Rev.*, **52**(4),

2) L. Lin, et al.: *Biochem. Pharmacol.*, **65**(12), 2065-2071, 2003.
3) T. Sato, et al.: *Cancer Res.*, **62**(4), 1025-1029, 2002.
4) T. Hirano, et al.: *Br. J. Cancer*, **72**(6), 1380-1388, 1995.
5) M. Tsushima, et al.: *Biol. Pharm. Bull.*, **18**(2), 227-233, 1995.
6) Murakami, A. et al.: *Jpn. J. Cancer Res.*, **88**(5), 443-452, 1997.
7) M. N. Gould, et al.: *Cancer Res.*, **54**(13), 3540-3543, 1994.
8) W. N. Setzer, M. C. Setzer: *Mini Rev. Med. Chem.*, **3**(6), 540-556, 2003.
9) WCRF & AICR: Food, nutrition and the prevention of cancer: a global perspective, AICR, 1997.
10) K. A. Steinmetz, J. D. Potter: *Cancer causes Cont.*, **2**(5), 325-357, 1991.
11) G. Block, et al.: *Nutr. Cancer*, **18**(1), 1-29, 1992.
12) E. Riboli, T. Norat: *Am. J. Clin. Nutr.*, **78**(3 Suppl), 559 S-569 S, 2003.
13) A. B. Miller, et al.: *Int. J. Cancer*, **108**(2), 269-276, 2004.
14) S. Mannisto, et al.: *Cancer Epidemiol. Biomarkers Prev.*, **13**(1), 40-48, 2004.
15) L. E. Voorrips, et al.: *Cancer Epidemiol. Biomarkers Prev.*, **9**(4), 357-365, 2000.
16) J. M. Yuan, et al.: *Cancer Epidemiol. Biomarkers Prev.*, **10**(7), 767-773, 2001.
17) J. M. Yuan, et al.: *Cancer Epidemiol. Biomarkers Prev.*, **12**(9), 890-898, 2003.
18) S. Liu, et al.: *Am. J. Clin. Nutr.*, **72**(4), 922-928, 2000.
19) L. A. Bazzano, et al.: *Am. J. Clin. Nutr.*, **76**(1), 93-99, 2002.
20) K. J. Joshipura, et al.: *JAMA*, **282**(13), 1233-1239, 1999.
21) J. J. Ceda, et al.: *Clin. Cardiol.*, **11**(9), 589-594, 1988.
22) S. Kwaii, et al.: *J. Agric. Food Chem.*, **47**(9), 3565-3571, 1999.
23) M. G. Hertog, et al.: *Lancet*, **342**(8878), 1007-1011, 1993.
24) M. G. Hertog, et al.: *Arch. Intern. Med.*, **155**(4), 381-386, 1995.
25) S. O. Keli, et al.: *Arch. Intern. Med.*, **156**(6), 637-642, 1996.
26) P. Knekt, et al.: *BMJ*, **312**(7029), 478-481, 1996.
27) P. Knekt, et al.: *Am. J. Clin. Nutr.*, **76**(3), 560-568, 2002.

1.3.3 リンゴの生体調節機能

リンゴ摂取は，がん，高血圧，心臓病，脳卒中，糖尿病など生活習慣病予防に有効であると考えられている．リンゴには，ペクチンなど水溶性食物繊維，不溶性食物繊維，カリウムなどが多く，ナトリウムはほとんど含まれていない．また，ポリフェノールでは，フラボノイド類（ケルセチン配糖体），カテキン類，プロシアニジン，アントシアニン，クマリン，フロリジン，クロロゲン酸，没食子酸などが含まれている．ここではヒトを対象とした研究を中心にリンゴの生体調節機能について述べる．

a. がん予防

がんとは，細胞が正常なコントロールを失って増え続ける細胞のかたまりのことで，がん細胞は全身のあらゆる臓器や組織から生じる．

肺がんは，45～70歳で発症が最も多くみられる疾病で，男女ともに死亡率の高いがんである．肺がんの主因は喫煙で，喫煙の量や期間に比例して，肺がん発症のリスクが高くなる．

フィンランドで25年間，疫学調査（コホート研究）が行われた結果，リンゴ摂取は肺がんに対する予防効果が高いことがわかった[1]（表I.1.3.4）．リンゴを多く摂取しているグループは，食べていないグループに比べ発症リスクが58%減少することがわかった．また，リンゴの摂取は，肺がんを含むすべてのがんに対しても17%リスクの減少がみられ

表 I.1.3.4 肺がんおよび肺がんを含むすべてのがんに対するリンゴ等食品の相対危険度と95%信頼区間

食 品	相対危険度	95%信頼区間
肺がん		
リンゴ	0.42	0.23～0.76
リンゴ以外の果実類	0.66	0.35～1.26
ジュースとジャム	0.79	0.47～1.33
タマネギ	0.75	0.45～1.25
タマネギ以外の野菜	0.75	0.41～1.37
すべてのがん		
リンゴ	0.87	0.72～1.04
リンゴ以外の果実類	0.9	0.71～1.14
ジュースとジャム	1.13	0.93～1.38
タマネギ	1.02	0.784～1.25
タマネギ以外の野菜	0.93	0.74～1.17

た.

米国で行われた7万7千人以上の女性と4万7千人以上の男性の疫学調査（コホート研究）で，リンゴを1日当り1サービング摂取していた女性は，肺がんのリスクが38％低かった[2]．肺がん患者582人と健康な582人を対象としたハワイで行われた疫学調査（症例対照研究）では，リンゴを多く摂取しているグループは，最も少ないグループと比較して肺がんのリスクが40％低かった[3]．オランダで728人を対象とした疫学調査（コホート研究）でもリンゴの摂取量が多いと肺がんのリスクが統計的に有意に低いと報告されている[4]．以上の結果から，リンゴの摂取は肺がん予防に有効であると考えられている．

大腸がんのほとんどは，結腸と直腸の粘膜の分泌腺組織にできる腺がんである．大腸がんの発症は40歳以降から多くなり，60〜75歳で最も多くなる．わが国でも食生活の西洋化に伴い，直腸・結腸がんが増加している．

大腸がんの発症が多いウルグアイで行われた疫学調査（症例対照研究）から，リンゴの摂取量が多いグループは，少ないグループと比較して結腸・直腸がんの発症リスクが60％減少することがわかった[5]（表I.1.3.5）．韓国で行われた疫学調査（症例対照研究）でもリンゴの摂取量の多い男性で結腸・直腸がんのリスク減少していた[6]．

リンゴ摂取が直腸・結腸がんに対する有効性についてラットを用いた実験によると，リンゴのメトキシペクチンを20％含有した餌を摂取したラットは，結腸がんの発生が抑制された[7]．こうしたことから，リンゴが直腸・結腸がんに有効なのはリンゴ由来のペクチンであると示唆されている．

スウェーデンで行われた腎臓がんについての疫学調査（症例対照研究）では，リンゴの摂取量が多いと腎臓がんの発症リスクが統計的に有意に減少した[8]．また，イタリアで行われた疫学調査（症例対照研究）では，1日当り1個以上リンゴを摂取している群は，1個以下の群と比較して，口腔・咽頭がんで21％，食道がんで25％，直腸・結腸がんで20％，喉頭がんで42％，胸がんで18％，卵巣がんで15％，前立腺がんで9％発症リスクが低かった[9]．以上の結果から，リンゴの摂取は様々ながんに対してリスクを下げると示唆される．

b. 高血圧・動脈硬化予防

高血圧とは，動脈内の圧力が異常に高い状態のことである．高血圧になると，脳卒中，心臓病などのリスクが高まる．45歳以降になると高血圧による通院患者数が急増し，65歳を過ぎるとおおよそ4人に1人が高血圧で通院している．最高血圧（収縮期血圧）が10 mmHg 上昇すると，脳卒中の発症リスク，死亡リスクが男性では20％，女性では約15％増加し，冠動脈性心臓病の発症リスク，死亡リスクでは男性で約15％増加すると考えられている．

東北地方は高血圧患者が多く，脳卒中の死亡率が高いが，リンゴ地帯である青森県津軽地方では血圧が低く，脳卒中での死亡率も低いことに着目した佐々木らのヒト介入研究が行われた[10]．秋田県の水田単作地帯の農家でリンゴ摂取群と非摂取群に分け血圧の変化について調査を行った結果，リンゴ摂取で血圧が下がることがわかった．また，高血圧と食生活との関係について約1万8千人を対象に調査を行いリンゴの摂取量に従って血圧が低くなることが明らかとなった[10]（図I.1.3.10）．

リンゴにはナトリウムがほとんど含まれておらず，カリウムが多いことが高血圧予防に効果的な理由の一つと考えられている．アメリカ男性584人と女性718人を対象にカリウムの摂取量と血圧との関係を調査した結果，カリウムの摂取量が少ないグループは，多いグループに比べて高血圧のリスクが男性では2.6倍，女性では4.8倍高かった[11]．このことから，カリウムの摂取量が380 mg（10 mmol）上昇するごとに，脳卒中の死亡率は40％低下すると

表 I.1.3.5 ウルグアイにおける果実・野菜の摂取と結腸・直腸がんの相対危険度

食品名	相対危険度	95％信頼区間
ジャガイモ	0.74	0.48〜1.17
サツマイモ	0.73	0.41〜1.30
カボチャ	0.66	0.39〜1.10
レンズマメ	0.88	0.54〜1.45
ニンジン	0.97	0.57〜1.67
タマネギ	0.81	0.48〜1.37
トマト	0.74	0.46〜1.21
レタス	0.5	0.31〜0.82
ホウレンソウ	0.73	0.46〜1.17
オレンジ	0.76	0.47〜1.19
リンゴ	0.4	0.25〜0.66

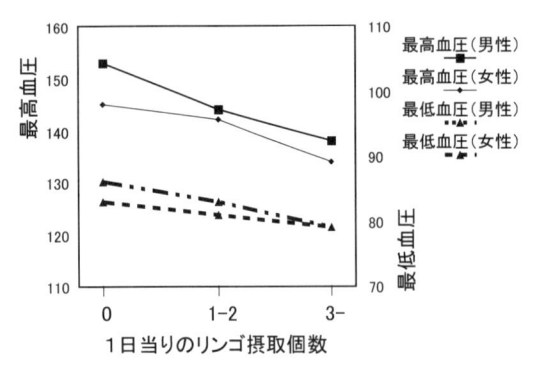

図 I.1.3.10 リンゴの摂取量と血圧（男性，女性：40〜59歳）

推定された．リンゴ1個（300 g）は，ほぼこの量（330 mg）を満たせる．

　一般に最も早く老化が始まるのが血管である．加齢に伴って血管が老化してくると伸縮性がなくなり，内部にコレステロールなどが沈着すると血管が詰まり，血流が悪くなる．これがアテローム硬化，つまり動脈硬化で，動脈硬化と高血圧とは一体の関係にある．

　動脈硬化の原因は，コレステロールなど血液中の脂質が動脈にたまりプラークを形成するためである．中年の高脂血症の患者を対象に，リンゴペクチンを1日15 g摂取したグループと摂取しないグループとを比較したところ，前者では有意に総コレステロールと中性脂肪の値が低下し，HDL-コレステロールが増加した[12]．

　ペクチンは，腸内では粘性の高い状態になっており，小腸を通過するときコレステロールやコレステロールの吸収を促進する胆汁酸を吸着したり結合して，胆汁酸の活動を抑え，コレステロールが体内に吸収されるのを阻害し，体の外に排泄する．糖尿病患者に対するリンゴ食物繊維の摂取の研究[13]，健常者に対するリンゴペクチンの摂取の研究[14]においてもHDL-コレステロールの増加，総コレステロール，LDL-コレステロール，動脈硬化指数の低下が認められた．

　また，リンゴに含まれているポリフェノールには，動脈硬化の原因となる活性酸素を除去する作用がある．血管の内壁にLDL-コレステロールが入り，LDL-コレステロールが活性酸素によって酸化型LDL-コレステロールに変化すると，これをマクロファージが取込み泡沫細胞に変わる．さらにかゆ状の塊になるとアテロームとなり血管を狭くするが，リンゴに含まれているポリフェノールは，LDL-コレステロールから酸化型LDL-コレステロールへの変化を抑制し，脂質代謝を改善する働きがある[15,16]．

　以上のようにリンゴには，ペクチンやポリフェノールを多く含むため，動脈硬化の予防に効果的であると考えられている．

c. 心血管疾患・脳卒中予防

　心臓または血管に生じる病気を，心血管疾患という．心血管疾患は，心疾患と末梢血管疾患に分けられる．心疾患は，心臓と心筋に血液を供給する血管に起こる．心血管疾患の中で最も多くみられるのが冠動脈性心臓病である．冠動脈性心臓病とは，心臓への血液供給が部分的にまたは完全に遮断される病気である．冠動脈性心臓病の原因は，心臓を取り囲んで血液を供給している冠動脈とその分枝に発達するアテローム硬化（動脈硬化）である．

　フィンランドで5,133人（30〜69歳）を対象に疫学調査（コホート研究）が行われた結果，リンゴの摂取量が最も多い群は，最も少ない群と比較して，冠動脈性心臓病の死亡率が女性で43％，男性で19％減少することがわかった[17]．米国で38,445人の閉経後の女性に対する疫学調査（コホート研究）の結果，リンゴの摂取量が多いと冠動脈心臓病による死亡率が統計的に有意に低かった[18]．オランダの疫学調査（コホート研究）でもリンゴは冠動脈性心臓病の発症リスクを下げる因子であると報告している[19]．

　また，心血管疾患についてアメリカで行われた約4万人の女性を調べた疫学調査（コホート研究）では，リンゴを多く摂取しているグループは，少ないグループに比較して心血管疾患の発症リスクが13〜22％低かった[20]．

　脳卒中は，脳の動脈が詰まったり破裂したりして，脳組織が壊死する疾病で，虚血性と出血性の2つのタイプがある．これら2つのタイプの脳卒中の危険因子は，動脈の壁に脂肪物質が沈着して動脈を狭め塞ぐアテローム硬化と高血圧，糖尿病，喫煙である．

　フィンランドで1967年から28年間，約1万人の男女を調べた疫学調査（コホート研究）から，リン

ゴの摂取は，脳卒中になるリスクを，男性で41%，女性で39%下げると報告された[21]．このリンゴのリスク低減効果は，ワインやお茶，タマネギよりも高いとしている．

d. 糖尿病予防

糖尿病には1型と2型があるが，日本では2型糖尿病の占める割合が9割以上と圧倒的に多いことが知られている．2型糖尿病の発症には食生活が深く関与しており，高脂肪食を続けていると発症すると考えられている．

人の血液中のブドウ糖濃度（血糖値）は，正常であれば常に一定範囲内に調節されているが，この血糖値が病的に高まった状態を糖尿病という．インスリンは血糖値を下げる働きがあるがインスリンが不足すると糖尿病になる．したがって，糖尿病は，糖分のとりすぎが原因と誤解されているが，インスリンを作る膵臓の機能の低下が原因である．

米国で45歳以上の女性38,018人を対象に2型糖尿病について8.8年間追跡調査（コホート研究）が行われた結果，1日に1個以上のリンゴを摂取していた群では摂取していなかった群と比較して発症のリスクが28%低いことがわかった[22]．

食物繊維は食後の血糖値を抑制する働きが知られている．カロリー単位で比較するとリンゴには食物繊維がサツマイモ，ジネンジョ，ジャガイモなどより多く含まれており（表I.1.3.6），このことが糖尿病に対して予防的に働く理由と推測されている．

e. 適正体重の維持

肥満になると血液の循環量が増大し，交感神経が緊張状態になり，インスリンなどのホルモンの効きが悪くなるなど多くの生活習慣病の原因となる．米国USDA[23]や，南カリフォルニア大学の調査[24]によると，肥満のヒトは標準体重のヒトと比べて果物の摂取量は少なかったが，野菜の摂取量はほぼ同じであった．こうした研究から果物とダイエットとの関係が注目されている．

カロリーが少なくて，重さに比べてボリュームが大きく，水分や食物繊維を多く含む果物は満腹感を満たすのに優れている．たとえば，リンゴの食物繊維は，水を吸収すると体積が12〜38倍にも大きくなる．食物繊維は，ボリュームを大きくする力が強いため満腹感が得られ，結果として摂取する食事の量が減り，体重を減らす効果がある．

異なる炭水化物源（グルコース，ジャガイモ，パン，米，オート麦，チャパティ，バナナ，リンゴ）と血糖値，満腹感について行われたヒト介入研究の結果，リンゴを摂取後の血糖値は，試験した他の食品と比較して最も低く，満腹感は最も高かった[25]．また，リンゴでは2時間後も満腹感が持続していた．また，リンゴを丸ごと食べたときの満腹感は，食物繊維の3次元構造が崩れたピューレやジュースよりも高いこともわかった[26]．

ブラジルで肥満の女性（BMI>25，30〜50歳）を対象としたヒト介入研究が行われた[27]．1日3個のリンゴかナシを4か月摂取してもらったところ体重が平均で1.22 kg減少しており，カロリーを同じにしたオート麦のクッキーを食べた群より統計的に有意に減少していた．

以上のように，リンゴの摂取量を多くして満腹感を得ながら食事バランスを保つとダイエット効果が高いことがわかる．メイヨ・クリニック（Mayo Clinic）は100年以上の歴史がありUS NEWSの病院のランキングで総合第2位に格づけされている医療機関である．そのメイヨ・クリニックでは，研究と臨床経験に基づいて健康的に体重を減らすための健康ダイエットピラミッドを公表しているが，肥満予防のための推奨食品のトップ10の第1位にリンゴをあげている[28]．

フィンランドの疫学調査（コホート研究）において，リンゴの摂取量が多いと全体の死亡率が統計的に有意に低くなると報告されている[29]．リンゴには様々な栄養・機能性成分が適量含まれていて，それぞれの成分が相乗的に働くことにより，成分値から予測される以上に生活習慣病に対する予防効果が高くなると考えられている．

〔田中敬一〕

表 I.1.3.6 カロリー単位で食品中の食物繊維量の比較

食品	食物繊維 (g/100 kcal)		
	水溶性	不溶性	総量
リンゴ	0.6	2.2	2.8
サツマイモ	0.4	1.4	1.8
ジネンジョ	0.5	1.2	1.7
ジャガイモ	0.8	0.9	1.7

文献

1) P. Knekt, et al.: *Am. J. Epidemiol.*, **146**, 223-230, 1997.
2) D. Feskanich, et al.: *J. Natl. Cancer Inst.*, **92**, 1812-1823, 2000.
3) L. Le Marchand, et al.: *J. Natl. Canc. Inst.*, **92**, 154-160, 2000.
4) L. Arts, et al.: *Int. J. Cancer*, **92**, 298-302, 2001.
5) H. Deneo-Pellegrini, et al.: *Nutr. Cancer*, **25**, 297-304, 1996.
6) S. Y. Lee, et al.: *Korean J Gastr.*, **45**, 23-33, 2005.
7) K. Tazawa, et al.: *J. Exp. Clin. Cancer Res.*, **16**, 33-38, 1997.
8) P. Lindblad, et al.: *Cancer Epid. Bio. Prev.*, **6**, 215-223, 1997.
9) S. Gallus, et al.: *Ann. Oncol.*, **16**, 1841-1844, 2005.
10) 佐々木直亮: りんごと健康, pp. 58-87, 第一出版, 1990.
11) K. T. Khaw, E. Barrett-Connor: *Circulation*, **77**, 53-61, 1988.
12) J. Groudeva, et al.: *Z. Lebensm. Unters Forsch. A.*, **204**, 374-378, 1997.
13) 武部和夫ほか: りんご繊維の動脈硬化予防作用 (リンゴのすべてI), pp. 207-218, SKK出版, 1994.
14) 間苧谷徹, 田中敬一: くだもののはたらき, pp. 40-118, 全国かんきつ消費拡大対策協議会, 2003.
15) O. Aprikian, et al.: *Food Chem.*, **75**, 445-452, 2001.
16) H. Leontowicz, et al.: *J. Nutr. Biochem.*, **13**, 603-610, 2002.
17) P. Knekt, et al.: *BMJ.*, **312**, 478-481, 1996.
18) I. D. J. Arts, et al.: *Epidemiology*, **12**, 668-675, 2001.
19) M. Hertog, et al.: *Lancet*, **342**, 1007-1111, 1993.
20) H. Sesso, et al.: *Am. J. Clin. Nutr.*, **77**, 1400-1408, 2003.
21) P. Knekt, et al.: *Eur. J. Clin. Nutr.*, **54**, 415-417, 2000.
22) Y. Song, et al.: *J. Am. Coll. Nutr.*, **24**, :376-384, 2005.
23) B. H. Lin, R. M. Morrison: *Food Rev.*, **25**, 28-32, 2002.
24) J. N. Davis, et al.: *J. Am. Diet Assoc.*, **106**, 833-840, 2006.
25) S. Krishnamachar, O. Mickelsen: *Hum. Nutr. Food Sci. Nutr.*, **41F**, 29-40, 1987.
26) G. B. Haber, et al.: *Lancet*, **2**, 679-682, 1977.
27) M. de Oliviera, et al.: *Nutr.*, **19**, 253-256, 2003.
28) Mayo Clinic: *HealthSource*, **10**, 9, 2006.
29) P. Knekt, et al.: *Am. J. Clin. Nutr.*, **76**, 560-568, 2002.

1.3.4 畜産物の生体調節機能

ウシ, ブタ, ニワトリなどの家畜から生産される畜産物 (乳・肉・卵) は, 栄養価値が高く, おいしいばかりでなく, 健康維持・増進に働く成分をたくさん含んでいる. それは, 乳が哺乳類の子の健やかな初期成長のための完全食品であり, 卵は個体になるためのすべての成分を含み, 筋肉はからだの重要な構成組織であることからも至極当然なことである. 報告されている畜産物由来成分の機能性としては, 抗菌性, 鉄吸収促進, 免疫系強化, がん予防, 疲労回復効果, 脂肪燃焼作用など様々なものがある. また, もともと畜産物中に含まれている成分だけでなく, 消化分解されてできる成分にも機能性は存在する. 特に, タンパク質の分解産物であるペプチドに種々の機能性があることが報告されている. このことは, 畜産物の加工処理あるいは食べたときに消化管で分解されることにより機能性を発揮する場合があることを示している. ここでは, 畜産物に由来するタンパク質およびその分解物であるペプチドの機能性を中心に述べる.

a. 牛乳タンパク質・ペプチド
1) 乳清タンパク質・ペプチド

乳清タンパク質は, 牛乳タンパク質の約20%を占め, β-ラクトグロブリン, α-ラクトグロブリン, 血清アルブミン, ラクトフェリン, 免疫グロブリン, 酵素類などが含まれる.

ラクトフェリンは初乳中に多く含まれるが, 涙, 鼻汁, 唾液, 汗などの分泌液や好中球にも存在する. ウシラクトフェリンはアミノ酸689残基からなる糖タンパク質で, 1分子当り2個の鉄イオンを結合できる. その機能性は, 鉄吸収調節作用, 抗菌作用のほか, 抗炎症作用, 免疫機能調節作用, 線維芽細胞の運動性亢進作用, がんやC型肝炎など特定疾患の予防・治療効果など多岐にわたる[1~3]. また, ペプシン分解で得られるウシラクトフェリン17~41残基目に相当するペプチド (ラクトフェリシンB) に, 強力な抗菌作用, 抗ウイルス作用, 抗がん作用, 免疫調節作用があり[4], 17~31残基目にはアンギオテンシンI変換酵素 (ACE) 阻害活性があることも報告されている[5]. ラクトフェリンは, 育

表 I.1.3.7　牛乳タンパク質に由来する主な機能性ペプチド

由　来	アミノ酸配列	機　能
α_{s1}-カゼイン		
(f23-34)	FFVAPFPEVFGK	ACE阻害，降圧
(f43-79)	DIGSESTEDQAMEDIKEMEAESISSSEE IVPNSVEEK	カルシウム吸収促進
(f90-96)	RYLGYLE	オピオイド
(f194-199)	TTMPLW	ACE阻害，降圧 ファゴサイトーシス促進
β-カゼイン		
(f1-25)	RELEELNVPGEIVESLSSSEESITR	カルシウム吸収促進
(f1-28)	RELEELNVPGEIVESLSSSEESITRINK	カルシウム吸収促進
(f60-66)	YPFPGPI	オピオイド
(f74-76)	IPP	ACE阻害，降圧
(f84-86)	VPP	ACE阻害，降圧
(f114-119)	YPVEPF	オピオイド
(f177-183)	AVPYPQR	ACE阻害，降圧，細胞増殖活性
(f191-193)	LLY	ファゴサイトーシス促進
κ-カゼイン		
(f25-34)	YIPIQYVLSR	オピオイドアンタゴニスト ACE阻害
(f35-42)	YPSYGLNY	オピオイドアンタゴニスト
(f58-61)	YPYY	オピオイドアンタゴニスト
(f106-116)	MAIPPKKNQDK	血小板凝集阻害
ウシ血清アルブミン		
(f208-216)	ALKAWSVAR	平滑筋作動性，ACE阻害
(f399-404)	YGFQNA	オピオイド
β-ラクトグロブリン		
(f142-148)	ALPMHIR	ACE阻害
(f146-149)	HIRL	平滑筋作動性
ラクトフェリン		
(f17-41)	FKCRRWQQRMKKLGAPSITCVRRAF	抗菌活性

児用調製粉乳，スキムミルク，乳飲料に添加された製品をはじめ，錠剤，粉末製品が各種市販されている．牛乳中に存在する天然物質であり，副作用の少ない安全な食品として，医学，臨床面からも研究が展開していくことと思われる．

β-ラクトグロブリンは，牛乳乳清タンパク質の主要な成分であり，リポカリンファミリーに属し，レチノールなどの物質輸送に関係していると考えられている[6]．一方，牛乳アレルギーの代表的なアレルゲンとしても知られ[7]，人乳中には存在せずヒトに対する異種性が大きいことがアレルギーをひき起こしやすいことと関係していると考えられている．酵素分解などによる低アレルゲン化のほか，最近では，プロバイオティクスや食べたものに対して免疫応答が抑制される機構（経口免疫寛容誘導機構）を利用したアレルギー制御に関する知見も集積されつつある[8]．

免疫グロブリン（抗体）は，外部から侵入してくる細菌やウイルスに対する武器として免疫反応の主役を担うタンパク質分子である．本来はウシ自身に対する生体防御のために存在するが，ヒトに対して病原性を有する病原体をウシに免疫して特異抗体を乳中に分泌させた免疫ミルクが開発され，疾病予防，免疫力強化を期待した製品が市販されている．

このほか，ラクトペルオキシダーゼには過酸化水素を分解することによって生成される活性酸素により抗菌作用[2]があることが，またミルク塩基性タンパク質（MBP）には破骨細胞の働きを抑え，骨芽細胞の増殖を促すことにより骨密度を上昇させる効果があることが，知られる[9]．

2) カゼイン由来ペプチド

全牛乳タンパク質の約80％を占め，α_s-，β-，

χ-カゼインに大別される．カゼインについては，特に酵素分解等で生成されるペプチドに種々の機能性があることが知られている[10,11]．

カゼインホスホペプチド（CPP；caseinphosphopeptides）は，トリプシン分解によって生じ，リン酸化されたセリン残基を集中的に含む部分ペプチドで，$α_{s1}$-カゼインの43～79残基目，β-カゼインの1～25および1～28残基目に相当する[10,11]．CPPは，消化管内でカルシウムと複合体を形成することにより，カルシウムの溶解性を高め，小腸でのカルシウム吸収を促進するといわれている．牛乳はカルシウム含量も高いことから，カルシウムの給源として優れているといえる．また，CPPは大量調製が可能であり，菓子等に添加したカルシウム強化食品が市販されている．

カゼイン分解物からはモルヒネ様の鎮痛作用を有するオピオイドペプチドも見出されている[11,12]．主なものは，β-カゾモルフィン（β-カゼインの60～66残基目），β-ネオカゾモルフィン（β-カゼインの114～119残基目），α-カゼインエキソルフィン（$α_{s1}$-カゼインの90～96残基目）である．また，オピオイドと受容体の結合阻害により抗オピオイド活性をもつペプチド（オピオイドアンタゴニスト）の存在も知られている．χ-カゼインの部分ペプチドのカゾキシンA（35～42残基目）およびカゾキシンB（58～61残基目）が典型的なペプチドである．さらに，回腸や動脈平滑筋の収縮弛緩活性をもつペプチドも知られており，χ-カゼインのトリプシン分解によって生じるカゾキシンC（25～34残基目）がある．このような活性は，ウシ血清アルブミンやβ-ラクトグロブリンの酵素分解によって得られるペプチドにも存在する．

アンジオテンシンI変換酵素（ACE）阻害活性をもつペプチドが$α_{s1}$-，β-カゼイン分解物より得られている[11~13]．ACEはアンジオテンシンIを血管収縮活性をもつアンジオテンシンIIに変換する酵素であり，降圧作用をもつブラジキニンの分解にも関与するため，ACE阻害物質は血圧降下作用が期待できる．しかし，これらのACE阻害活性を有するペプチドが経口投与により血圧降下作用を発揮するかについては，活性を保持した状態で吸収され，ターゲット部位に到達する必要があるため，慎重に検討する必要がある．

表 I.1.3.8 卵・食肉成分に由来する主な機能性成分と作用

由来	名称	作用
卵白	オボトランスフェリン	抗菌作用
	リゾチーム	抗菌作用，抗炎症作用
	オボムチン	赤血球凝集阻止作用
	シスタチン	抗ウイルス作用
	卵白アルブミン由来ペプチド	血圧降下作用，モルヒネ様鎮痛作用，免疫賦活作用
卵黄	免疫グロブリン（IgY抗体）	生体防御作用
	卵黄リポタンパク質	免疫賦活作用
	ホスファチジルコリン	学習機能改善効果
	卵黄パウダー	細菌の定着阻止作用
食肉	カルニチン	抗疲労効果，脂肪燃焼作用
	豚肉ペプチド	血清コレステロール上昇抑制効果
	豚肉分解物	ACE阻害活性，血圧降下作用
	臓器抽出物	マクロファージ活性化作用

以上のほか，マクロファージ貪食能の増強，細胞増殖促進あるいは抑制活性などの免疫調節作用，血小板凝集阻害活性なども知られる[11]．

b. 卵タンパク質・ペプチド
1) 卵白タンパク質

卵白は約90％が水分であり，固形物のほとんどはタンパク質である．主要タンパク質はオボアルブミンで半分以上を占める．このほか，オボトランスフェリン，オボムコイド，オボムチン，リゾチーム，オボインヒビターなど20種類以上のタンパク質が知られている．抗菌活性，免疫調節機能，抗がん作用，降圧作用，抗酸化作用，プロテアーゼ阻害活性などが知られるが，特に抗菌性などの生体防御に関係する機能を有するものが多く，孵化過程において卵黄を保護する機能として働いていると考えられる．

抗菌作用を示す代表的な卵白タンパク質としてはリゾチームがある．リゾチームは細菌細胞壁のペプチドグリカンのN-アセチルグルコサミンとN-アセチルムラミン酸のβ-1,4結合を切断し，溶菌する．グラム陽性菌に対して効果的だが，グラム陰性菌に対しても抗菌作用を示す．このほか，免疫賦活作用，抗炎症効果なども見出されており[14]，風邪薬などの医薬品に利用されている．

オボトランスフェリン（コンアルブミンともいう）は金属イオンと結合する性質を有し，特に鉄との結合が強く，鉄を必要とする有害微生物の成育を抑制する[14]．

巨大糖タンパク質であるオボムチンはウイルスによる赤血球凝集反応を阻止する作用を有し[14]，また，細菌リポポリサッカライドで刺激したリンパ球の増殖促進効果があることも示されている[15]．

オボムコイドやオボインヒビターはタンパク質分解阻害活性を有し，オボムコイドの阻害活性は鳥種によって異なっていることも明らかとなっている．また，オボムコイドは卵アレルギーの主要なアレルゲンとしても知られる[7]．

2）卵白タンパク質由来ペプチド

卵白タンパク質の酵素分解により生じるペプチドにも抗菌活性や抗ウイルス活性があることが知られている[16]．リゾチームの酵素分解物（98～112，98～108，15～21残基目）やオボトランスフェリン由来ペプチド（109～200残基目），トリプシン，キモトリプシン分解によって得られるオボアルブミン由来ペプチドも抗菌活性を示す．オボムチンの酵素分解によって得られるグリコペプチドには粘膜面での細菌（*Escherichia coli* O 157：H 7）の付着阻止作用があることが報告されている．

卵白の主要なタンパク質であるオボアルブミンの酵素分解によって生じるペプチドに血圧降下作用などの生体調節機能が多数見出されている[17]．キモトリプシン分解により生じるオボキニンIII（オボアルブミンの359～364残基目）には血管拡張作用があることやペプシン消化により生じるオボキニン（オボアルブミンの358～365残基目）には動脈弛緩活性，ラットへの経口投与により血圧降下作用があることが報告されている．その他，ACE阻害活性を示すジペプチド（オボアルブミンの183～184残基目）やマクロファージや好中球による異物の食食能（ファゴサイトーシス）を促進するペプチド（オボアルブミンの77～84残基目，126～134残基目）がペプシン，キモトリプシンにより生じる．

モルヒネ様鎮痛作用を示すオピオイドペプチドとしては，キモトリプシン消化によって生じるペプチド（オボアルブミンの111～117残基目）が知られている[17]．また，回腸収縮活性のほか免疫促進や炎症作用を有する補体C3aのレセプターを介して作用するペプチドとして，トリプシンの消化物から（オボアルブミンの200～218残基目）が得られている[17]．しかし，その活性は牛乳α-カゼイン由来のカソキシンCと比較してかなり弱い．

オボアルブミン以外では，腫瘍細胞の増殖抑制活性を有するオボムチン由来の糖ペプチド[14]，卵白中にマウス線維芽細胞の増殖を促進するペプチドの存在も知られている．

3）卵黄タンパク質

卵黄タンパク質には主成分であるリポタンパク質のほかに，ホスビチンや抗体（IgY）などが含まれる．ホスビチンは多数のリン酸基の存在により金属，特に鉄との結合性が高い．しかし，不溶性になりやすい3価鉄に酸化されて結合するため，食事中の鉄の利用性が低下する可能性が指摘されている[18]．ただし，鉄の触媒による酸化を阻止し卵黄リン脂質の酸化防止には有効であると考えられている．卵黄中のIgY抗体は，哺乳類のIgG抗体に相当する．ヒトの疾病に関係する細菌やウイルスなどをニワトリに免疫することにより，特定抗原に対するIgY抗体を含む鶏卵を得ることができる[16,19]．*Streptococcus mutans*（虫歯菌）に対するIgYは菌の付着を阻止する．また，*Helicobactor pylori*（ピロリ菌）に対するIgYは *H. pylori* の感染を抑制する．哺乳動物の抗体と異なり，産卵鶏では継続的に大量の特異抗体を得られる利点があり，これを臨床検査や疾病予防などに役立てる試みがなされている．

このほか，卵黄パウダーに *Salmonella typhimurium*，*Campylobacter jejuni*，*E. coli* O 157：H 7 の定着阻止効果あることや卵黄高密度リポタンパク質（HDL），その部分ペプチドに抗付着活性があることも報告されている[16,20]．

c．食肉成分

食肉の生体調節機能性に関する知見は牛乳や卵に比較すると少ない．また，食生活の欧米化の代表的な食品であり，食肉に含まれる脂肪（特に飽和脂肪酸）との関連から，ともすれば健康に対しては負のイメージが取りあげられることも多い．しかし，タンパク質レベルでは栄養学的価値が高く，筋肉はからだを構成する組織であることからも種々の機能性成分が存在することは容易に予想される．最近，食

肉タンパク質の酵素分解物に血圧降下作用，抗疲労効果などがあることが明らかとなり，熟成や消化によって生じるペプチドの機能性に関する研究が急速に展開している．

食肉中にも ACE 阻害活性を有するペプチドが存在することが知られる．豚肉タンパク質あるいはミオシンのサーモライシン分解物やニワトリ胸肉のプロテアーゼ分解物に，ACE 阻害活性や高血圧自然発症ラット（SHR）に対して血圧降下作用があることが報告されている[21～23]．また，体脂肪を分解するのに必要なリシンとメチオニンから生合成されるL-カルニチン（β-ヒドロキシ-γ-トリメチルアミノ酪酸）が食肉中に多く含まれており，食肉摂取による脂肪燃焼効果や抗疲労効果が注目されている[24]．L-カルニチン含有量は動物種，品種，飼養条件などによって異なり，特にウシやヒツジに多い．このほか，食肉中にはヒスチジン含有ジペプチドであるカルノシン（β-アラニルヒスチジン）やアンセリン（β-アラニル-1-メチルヒスチジン）が含まれる．それらの存在比や量は動物種や筋肉部位によって異なるが，これらの摂取により運動能力向上作用や抗疲労効果が期待されている[25]．一方，食肉中に血清コレステロールの低下作用を有する成分が存在する可能性を示唆する知見も得られている[26]．

食肉のほか，骨や皮膚組織を材料として調製されるコラーゲンやコラーゲンペプチドは，美容効果のほか，骨粗鬆症改善作用，血圧上昇抑制作用など様々な機能性があることが報告されている．

〔水町功子〕

文　　献

1) P. P. Ward, et al.: *Cell. Mol. Life Sci.*, **62**(22), 2540-2548, 2005.
2) 川上　浩：乳の科学（シリーズ〈食品の科学〉），pp. 104-111，朝倉書店，1996.
3) Y. Takayama, et al.: *J. Biol. Chem.*, **278**(24), 22112-22118, 2003.
4) J. L. Gifford, et al.: *Cell. Mol. Life Sci.*, **62**(22), 2580-2598, 2005.
5) J. M. Centeno: *J. Agric. Food Chem.*, **54**, 5323-5329, 2006.
6) G. Kontopidis, et al.: *J. Dairy Sci.*, **87**, 785-796, 2004.
7) B. Bohle, et al.: Food Allergy 3 rd.-Food antigens-(D. D. Metcalfe, et al. ed.), pp. 38-50, Blackwell, 2003.
8) K. Mizumachi, J. Kurisaki: *Biosci. Biotechnol. Biochem.*, **66**(6), 1287-1294, 2002
9) K. Uenishi, et al.: *Osteoporos. Int.*, **18**(3), 385-390, 2007.
10) W. R. Aimutis: *J. Nutr.*, **134**(4)：989 S-995 S, 2004.
11) 栗﨑純一：乳の科学（シリーズ〈食品の科学〉），pp. 111-117，朝倉書店，1996.
12) 吉川正明：ミルクの先端機能（吉川正明ほか編），pp. 188-196，弘学出版，1998.
13) R. J. FitzGerald, et al.: *J. Nutr.*, **134**, 980 S-988 S, 2004.
14) 渡邊乾二：卵の科学（シリーズ〈食品の科学〉），pp. 54-58，朝倉書店，1998.
15) 大谷　元：酪農科学・食品の研究，**44**, A 43-51, 1995.
16) J. Kovacs-Nolan, et al.: *J. Agric. Food Chem.*, **53**(22), 8421-8431, 2005.
17) 吉川正明：卵の科学（シリーズ〈食品の科学〉），pp. 60-63，朝倉書店，1998.
18) 中村　良：卵の科学（シリーズ〈食品の科学〉），pp. 19-24，朝倉書店，1998.
19) 八田　一，清水　誠：卵の科学（シリーズ〈食品の科学〉），pp. 146-152，朝倉書店，1998.
20) Z. G. Kassaify, et al.: *J. Agric. Food Chem.*, **53**(11), 4607-4614, 2005.
21) K. Arihara, et al.: *Meat Sci.*, **57**, 319-324, 2001.
22) Y. Nakashima, et al.: *J. Food Science*, **67**(1), 434-437, 2002.
23) A. Saiga, et al.: *J. Agric. Food Chem.*, **51**, 1741-1745, 2003.
24) 若松純一ほか：日畜会報，**68**, 579-586, 1997.
25) 佐藤三佳子ほか：食肉の科学，**38**, 109-112, 2002.
26) F. Morimatsu, et al.: *J. Nutr. Sci. Vitaminol.* (Tokyo), **42**(2), 145-153, 1996.

1.3.5 魚介類の生体調節機能

わが国は世界一の長寿国であるが、それは今後ますます高齢者人口の増加を意味している。一方、がん、高血圧、糖尿病、循環器系疾患、心臓疾患等のいわゆる生活習慣病の罹患率が年々増加し、健康に老いることが非常に難しい時代となっている。これらの原因には日常の食生活の変化が密接に関与していることが種々の研究によって明らかになってきた。

最近の食生活の変化の特徴は農林水産物やその製品の保存技術や流通システムおよび食品加工技術の発展等により、食べたい食品がいつでもどこでも手に入る時代になってきたことである。このような変化は食生活に豊かさを与えた反面、穀類、豆類、野菜類、魚介藻類等の多種多様な食品素材を用いることを特徴とする日本型食事体系を変化させてきた。近年、この食生活の変化が日本人の動脈硬化症、がん、冠動脈性心臓疾患、糖尿病、アレルギー等の生活習慣病の発症増加に結びついている可能性が指摘されている。

近年、食品素材に体調を整える作用を有する成分が含まれることが明らかになっており、生体調節成分を含む食品を積極的にとることも生活習慣病の予防や治療に重要であると考えられる。

食品の中の生体調節機能が初めて明らかにされたのは魚介類であった。さらに日本人は多くの魚介類を食しており、日本人が現在何種類の水産生物を食品素材としているかを調査した結果、魚類100種、その他、エビ、カニ、タコ、イカ、貝類を合わせると約500種近くに及ぶと推定されている。したがって、日本人の健康に魚介類由来食品素材が大きく寄与している可能性は想像に難くない。

a. 脂溶性成分

グリーンランドに住むイヌイットは魚はもとより、クジラ、アザラシ等の脂質が多い食品を食べていることは知られていた。ところが、彼らは虚血性心疾患の罹患率が世界のどの国に比較してもきわめて低いことが疫学調査から報告された[1]。その後、いろいろな疫学調査で魚を毎日、一定量摂取することは心疾患の死亡率を顕著に低下させることが報告された[2]。また、魚油の主要脂肪酸である n-3 系高度不飽和脂肪酸であるイコサペンタエン酸（EPA（IPA））やドコサヘキサエン酸（DHA）に炎症抑制作用[3]、血液コレステロール濃度低下作用、血清中性脂質濃度低下作用がある等、きわめて興味深い研究結果が得られている[4]。

このように水産生物に含まれる EPA や DHA は高脂血症、動脈硬化症、アレルギー等の生活習慣病の予防・治療成分の一つであることが明らかとなり、このうち、EPA は医薬品としても応用されている。

他の脂質成分では、パルミトオレイン酸が脳卒中での死亡率を低下させることが動物実験で確認されている[5]。このほか、水産生物には EPA や DHA 以外にも陸上生物とは構造が異なる特異的な脂質成分が含まれており、これら脂質成分にも生理作用の存在が期待される。

カロテノイドは動植物、菌類に広く分布する生体色素であり、魚類でも例外ではない。魚類の代表的カロテノイドはハマチやアジなどの表皮にあるツナキサンチンやニシキゴイ、マダイなどの赤い体色素本体のアスタキサンチンである[6]。これらのカロテノイドはプロビタミン A に変換されるが、近年、サケに含まれるキサントフィルもプロビタミン A に変換されることが明らかとなった[7]。

このように水産生物には生理機能を有する様々な脂質成分が含まれているが、高度不飽和脂肪酸は魚類自身では生合成されず、海洋微生物や植物プランクトン由来であるとされ、動物プランクトンから高次の魚介類に移行するとされている。したがって、魚介類が漁獲あるいは採集された海域、季節等でこれらの機能性成分の含量が変動する可能性は十分考えられ、これら成分の機能性の研究のみならず、海域や季節での成分含量の変動の調査研究もあわせて必要であると考える。

b. タンパク質・ペプチド

魚類を原料とした加工品として日本の伝統的食品である練り製品があげられる。その加工過程では、魚の脂質やエキス成分が取り除かれ、成分のほとんどがタンパク質となっている。しかし、魚のタンパク質の機能性についての研究は最近になるまで詳細には行われていなかった。マグロおよびイワシの筋

肉部のタンパク質をラットに与え，血液中の脂質濃度を測定した実験結果から，カゼインをタンパク質として与えたラットに比較して，血中のコレステロールおよびリン脂質濃度を低下させることが明らかにされた[8]．このことは魚のタンパク質がEPAやDHAと同様に高脂血症の予防食事成分となりうることを示していた．

血圧は生体の様々な因子により調節されているが，魚のタンパク質も調節因子となりうることが確認されている．キハダマグロの筋肉中に含まれるオクタペプチドやイワシ筋肉を由来とする3つのペプチドがその例である[9]．これら4つのペプチドはアンジオテンシン変換酵素を強く阻害すること[10]から，薬剤と同等あるいはそれ以上の効力を有する可能性も示されている．近年，能登の名産魚醤油（いしる）[11]やシロサケ頭部プロテアーゼ分解物[12]から降圧作用を有するペプチドが確認されている．その他，水産加工過程で発生する多量の魚皮，骨，頭，内臓などの水産廃棄物からコラーゲンが抽出され，その機能性や高度利用法が検討されている．

食事の脂質やコレステロールが急激に腸管から吸収されると肥満や動脈硬化症を誘発する原因となる．したがって，これら栄養素は時間をかけてゆっくりと吸収されることがヒトの代謝機能にとって好ましい．ニシンの白子には，脂質消化酵素である膵臓リパーゼやコレステロールエステラーゼの作用速度を遅延させる塩基性タンパク質，プロタミンが含まれている[13]．また，このプロタミンは薬理的にヘパリン拮抗薬としての報告もあり，薬剤としての応用も考えられている．

c. 多糖類

水産食品の中で糖質を含むものは主として海藻であるが，甲殻類であるカニ，エビの殻に特異的に含まれるアセチルグルコサミンの難消化性多糖類であるキチンの各種応用・開発研究が行われている．特に，キチンの誘導体であるキトサンは血液中のコレステロール濃度を低下させる作用，食塩のとり過ぎが原因と考えられる種類の高血圧（高血圧発症の原因は多く，食塩のとり過ぎにより発症するタイプの高血圧症）を治療する効果が確認されている．さらにキトサンにはニシンの白子のプロタミンと同様，脂質の消化に関与する酵素である膵臓リパーゼの作用を抑制する作用も確認されている[5]．

クジラの軟骨から調製したコンドロイチン硫酸を含む多糖体とその分解産物，また，ホヤ，イカ，タコ等に含まれるベタイン化合物にグルコースの腸管吸収を抑制する作用が報告されている[14]．

d. エキス成分

生体は細部の細胞に至るまで血管が張り巡らされ，この血管によって細胞に酸素と栄養素が送り続けられている．したがって，血管は細胞の命の道の役割を果たしている．この血管が何らかの原因で細くなり，さらに閉塞してしまうと細胞への酸素と栄養素の道が遮断されたこととなり，最後には細胞が死に至る．また，この現象が脳内で起こってしまうと脳血管障害や脳内出血をひき起こし，死に至ることもある．これらの原因は大きく2つが考えられている．一つは血管に血栓ができ，血液の流れが障害を受けるためであり，もう一つは血管壁自体がなんらかの原因で収縮し，血液が流れる道が狭くなってしまうためである．前者の原因に対しては前述のEPAが有効であることが明らかにされている[15]．近年，後者の原因に対する水産生物中の機能性成分が研究されはじめている．芝エビ，イカ，ハマグリ，アサリ，アワビのエキス成分に血管を拡張させる成分が見出され，その後，この成分が旨味成分と類似構造をもつアデノシン-1-リン酸であることが確認された[16]．東洋医学では血液循環は高脂血症，心臓疾患，糖尿病，血栓症，肝硬変，腎臓疾患等の主要な疾患のみならず，冷え性，めまい，肩こり等の身近な症状にも密接に関与していると考えており，血液循環を改善することは健康の基本になることが示されている．

魚類の中には海藻を餌とする種も数多くあり[17]，海藻でみられる機能性成分が食物連鎖によって魚介類でも確認されるであろう．したがって，高率のよい機能性成分の摂取のためにはどのような魚種にどの程度の量の機能性成分が移行しているか等の基礎的知見の蓄積が必要となるであろう．

e. 魚タンパク質の血液線溶系亢進作用

このように魚介藻類には多くの機能性成分が含まれていることが明らかにされつつある．しかし，近年の日本では日本型食事構成の主要食材である米，

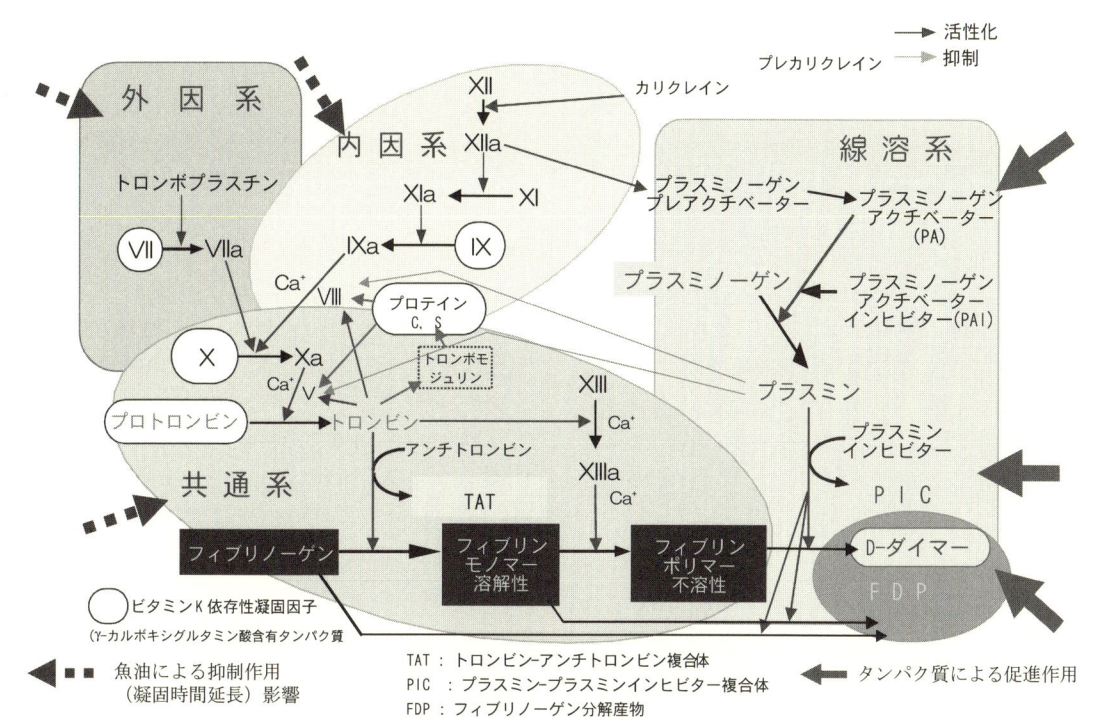

図 I.1.3.11 血液凝固・線溶系への魚食（魚タンパク質と魚油）の影響
魚油は血が固まることを抑え，魚のタンパク質はできた血栓を溶かす働きがある．魚を丸ごと食べることは両者の効果を一度に発揮できる．

豆類，野菜類，魚介藻類の摂取量の減少や摂取バランスの乱れが各種生活習慣病の罹患率増加の原因の一つになっている．日本型食生活と欧米型食生活の違いはそれを構成する食品素材の種類の違いだけではなく，日本型食生活は多種多様な食素材を組合わせ，さらに味，色，香りを楽しむ文化であり，そのために蒸す，焼く，揚げる等の各種調理を行うことが特徴の一つとなっている．しかし，この特徴は食品素材内，あるいは組合わされる食品素材間で各種機能性成分もまた組合わされ複雑な組成になっている．また，調理により機能性成分の化学構造が変化を受けることを示し，これらが原因で機能作用が強まったり，弱まったり，あるいは完全に消失する可能性をも示している．したがって，機能性成分の真の効果を確認するために，また，効率よい作用の発揮のためには食品素材丸ごと，あるいは各種食品素材の組合わせ，あるいは加熱，粉砕等の調理を加味した，すなわち実際の食生活に即した科学的検討が必要と考える．

近年，動脈硬化が致死的疾患へ進展するかは血管内の血栓形成がその危険因子の一つと認識されている．さらに高齢者の健康な生活には脳梗塞，脳卒中，心筋梗塞等の循環器系疾患の予防や治療が必要であり，この予防には血栓の形成を抑制すること（血液凝固抑制）や血栓を溶解させること（血液線溶系亢進）が重要である．しかし，これらに有効な食事成分の研究はほとんど行われていない．これまで魚食はEPA等の高度不飽和脂肪酸が血小板凝集能を抑制することで血栓形成を抑制させると報告されている[18]が，血液凝固・線溶系への詳細な検討は少ない．そこで魚油の血液凝固・線溶系への影響に関する詳細な解析と魚油以外の魚成分の関与の可能性を検討した．

イワシよりエキス成分や脂溶性成分を除去したタンパク質を調製し，これをタンパク質源として各種含量で含む飼料でラットを飼育後，血液凝固時間，血液凝固因子活性および血液線溶系因子の活性と量を測定した．また，魚油（28% EPA，15% DHA 含有）を7%レベルで含む飼料を作成し，同様の実験を行った．その結果，魚油はこれまで報告されていた血小板凝集能の抑制のみならず，内因性および外因系血液凝固時間を延長させること，さらにこの作

用が内因性血液凝固因子の活性の顕著な低下が一因となっていることが明らかとなった[19]．一方，イワシタンパク質は血液凝固系には大きな影響を与えなかったが，線溶系の因子および線溶系亢進の指標物質の産生を，コントロールや魚油飼料摂取ラットに比較して増加させることが明らかとなり，イワシタンパク質が線溶系を亢進させる可能性が示された．この結果は，魚食による血栓形成抑制作用が，魚油による血小板凝集抑制と血液凝固抑制作用およびタンパク質による線溶系亢進作用の複合的作用に起因する可能性を示し[20]，魚食が血栓形成を原因とする各種疾患の予防・治療食事成分として有効であることが明らかになったと考える．　　　〔村田昌一〕

文　　献

1) I. Ehrström : *Acta Med. Scand*., **40**, 416-422, 1951.
2) 平山愛山ほか：治療学，**25**(1)，28-34，1991．
3) 長澤宏昭ほか：炎症，**11**，447-453，1991．
4) 秦葭哉ほか：*Geriatroc Medicine*, **30**, 819-852, 1992．
5) 奥田拓道：食品工業，**36**，18-26，1993．
6) 松野隆男：栄養学雑誌，**47**，219-232，1989．
7) 松野隆男：現代の水産学，pp. 292-306, 恒星社厚生閣，1994．
8) 芦田勝朗：食品工業，**36**, pp. 27-32, 1993．
9) 杉山圭吉：日本栄養・食糧学会誌，**44**，13-18，1991．
10) 松井利郎，川崎晃一：日本栄養・食糧学会誌，**53**，77-85，2000．
11) 榎本俊樹：日本食品科学工学会誌，**50**，379-385，2003．
12) 太田智樹：日本農芸科学会誌，**72**，840-842，1998．
13) 平岡芳信：愛知県工業技術センター業務年報，**32**，115-120，1993．
14) 武田忠明ほか：日本栄養・食糧学会誌，**52**，381-386，1999．
15) 五島雄一郎：治療学，**25**，10-13，1991．
16) 奥田拓道：平成6〜10年度水産物機能マニュアル化基礎調査事業総括報告書，pp. 31-35，水産庁資源生産推進部研究指導課，2000．
17) K. Osako, et al. : *Lipids*, **41**(5), 473-489, 2006.
18) T. A.B. Sanders, A. Hinds : *Br. J.Nutr*., **68**, 163-173, 1992.
19) Y. Sano, et al. : *Biosci. Biotech. Biochem*., **67**, 2100-2105, 2003.
20) M. Murata, et al. : *Ann. Nutr. Metab*., **48**, 348-356, 2004.

1.3.6　藻類の生体調節機能

海藻（藻類）は，コンブやワカメといった食用となる大型藻類（肉眼でみえる藻類）のほか，クロレラやスピルリナ，ケイ藻などの微細藻類（単細胞性で肉眼でみえない）なども含まれる巨大な分類群であるが，食用となる海藻類は緑藻綱（Chlorophyta）・褐藻綱（Pheophyta）・紅藻綱（Rodophyta）の3種類に大別され，それぞれ特徴的な成分組成を示している．日本沿岸には緑藻約250種，褐藻約380種，紅藻約900種であわせておよそ1,500種の海藻が生育しているとされている[1]．海藻には，食用としての役割のほかに，魚の生育場所（藻場）として重要な役割を担っているため，国内で大量に消費され，普及している海藻は養殖技術の確立したコンブ，ワカメ，ノリ，ヒジキ，オキナワモズクなど数種にすぎない（ヒジキは国内産は天然物）．しかし小規模ながら，日本海側など地域レベルでは数十種に及ぶ多様な海藻類が採取され，小規模に消費されている．表 I.1.3.9 に地域レベルで消費されている海藻の例を示す．また，以下に主な海藻類および海藻成分の体調調節成分について述べる．

a.　主な藻類の機能
1) コンブ

コンブは，褐藻類コンブ目に属している一種の総称で，マコンブ，リシリコンブ，オニコンブ，ホソメコンブ，ミツイシコンブ，ナガコンブ，ガゴメコンブなどが含まれる．褐藻類であるため，褐藻類に特徴的な成分としてアルギン酸，フコイダンなどの粘質多糖類を含み，光合成色素としてフコキサンチンというカロテノイドを含有している．これら成分は近年機能性成分として着目され研究が進んでいる（後述）．また，コンブは貯蔵多糖としてラミナランを含んでいるが，ラミナランはグルコースを主成分としたβ-1,3-グルカンであるので，その機能性の解明が期待される．

コンブは，長寿食として知られる沖縄の伝統食に多用されるが，沖縄で多く消費されるナガコンブにはラットにおける骨粗鬆症予防作用も報告されている[2]．また，コンブにはラットの体内に蓄積したダ

1.3 農畜水産食材の生体調節機能

表 I.1.3.9 日本で食用に消費される海藻

和 名	分 類	地域名	用 途
アナアオサ	緑藻	アオサ, アオノリ	味噌汁, ふりかけ
ヒトエグサ	緑藻	アオノリ	
クビレヅタ	緑藻	ウミブドウ	酢の物
ミル	緑藻	ミル	酢の物, 和え物, 汁の実
フサイワヅタ	緑藻	ウミブドウ	酢の物
モズク	褐藻	ホンモズク	酢の物, 味噌汁
イシモズク	褐藻	イシモズク, イワモズク, アカモ, モズク	酢の物, 味噌汁
ハバノリ	褐藻	ハバ	佃煮, 味噌汁, 酢の物
ホンダワラ類	褐藻	ギバサ, ギンバソウ, ギバソ, ジンバ, モク, モ	酢の物, 味噌汁, サラダ
アカモク	褐藻	ナガモ, ギバサ, モ	酢の物, 味噌汁
クロメ	褐藻	アラメ	佃煮, ゆで, 煮物
アラメ	褐藻	アラメ	佃煮, ゆで, 煮物
ツルアラメ	褐藻	アラメ, カジメ, ツルアラメ, ガガメ	煮物, 炒め物, 佃煮
ツルモ	褐藻	ツルモ	煮物, 炒め物
カヤモノリ	褐藻	カヤモノリ, スガモ	味噌汁, 干物
オニアマノリ	紅藻	イワノリ	味噌汁, 佃煮, 板ノリ
マルバアマノリ	紅藻	イワノリ	味噌汁, 佃煮, 板ノリ
ウップルイノリ	紅藻	イワノリ	味噌汁, 佃煮, 板ノリ
アマノリ	紅藻	イワノリ	味噌汁, 佃煮, 板ノリ
エゴノリ	紅藻	エゴ, イゴ	エゴ練り, おきゅうと
イギス	紅藻	イギス	寒天原藻, イギス豆腐
キリンサイ	紅藻		サラダ
マクサ	紅藻	テングサ	寒天原藻, サラダ
ウミゾウメン	紅藻	ウミゾーメン	酢の物
フクロフノリ	紅藻		味噌汁
ツノマタ	紅藻	カタノリ	味噌汁
スギノリ	紅藻		サラダ
ムカデノリ	紅藻		佃煮, サラダ
ユナ	紅藻	ソゾ, ユナ	味噌汁
オゴノリ	紅藻		刺身のつま, サラダ

イオキシンの排泄を促進する効果も見出されている[3]. また, マコンブ熱水抽出エキスには, ストレプトゾトシン誘導糖尿病ラットに対する血糖値低下作用, 抗酸化作用が報告されている[4].

2) ワカメ

ワカメは, コンブと同様褐藻類コンブ目に属している. ワカメはコンブと違い総称ではなくワカメ1種 (*Undaria pinnatifida*) よりなっている. 褐藻類に属するため, フコイダン, アルギン酸, フコキサンチンを含有している. メカブ (胞子葉) と呼ばれる部分は従来廃棄の対象であったが, フコイダンを多く含有しているとされ, 健康食品素材やフコイダン原料として利用されている.

ワカメそのものの作用としては, コンブと同様にダイオキシン排泄促進作用のほかに, Murata らによりラットにおいて肝臓における脂肪酸合成を抑制し, 脂肪酸化を促進することで中性脂質レベルを低下させることが報告されている[5]. Murata らはさらに, ワカメの中性脂質低下作用は魚油とともに摂取することで相乗的に増強されることを見出している[6]. また, Ikeda らはワカメが脳卒中易発性高血圧ラットの脳卒中を予防し寿命を延長させることを見出し, これがフコキサンチンによる神経細胞保護作用による可能性があることを示した[7].

3) ノリ

ノリは紅藻類アマノリ属に属している. 現在一般に食用とされているのはスサビノリ (*Porphyra yezoensis*) だが, 一部ではアサクサノリ (*Porphyra tenera*) も消費されている. また, 岩ノリとして他のアマノリ属の藻類も消費されている (表 I.1.3.9). ノリは海藻類には珍しく, タンパク質を主成分とし, 多い物では 40% 以上含んでいる. 粘質多糖としてはポルフィランという, ガラクトースとアンヒドロガラクトースを主成分とする硫酸化多

糖を含んでいる．ノリは日本で年間約100億枚（乾重で4万トン弱）生産・消費されており，日本型食生活を形成する重要な海藻であるが，体調調節機能に関する研究は多くない．Kudaらはヒジキ，アオノリ，ノリがラットの血清脂質レベルを下げ，腸内細菌フローラを改善することを見出している[8]ほか，ポルフィランの抗腫瘍作用，マクロファージ活性化能，抗アレルギー作用などが報告されている[9~11]．また，最近ノリに含まれるグリセロールガラクトシドがプレバイオティクスとして有望である可能性が示された（後述）．

4) ヒジキ

ヒジキは褐藻類に属している海藻で，食用としているのはほぼ日本に限られる．ヒジキの体調調節機能としては，ダイオキシン排泄促進作用[3]，血清脂質低下作用[8]，マクロファージ活性化作用[12]の報告がある．

5) モズク

モズクは，オキナワモズク，フトモズク，イシモズクなどの総称であるが，現在盛んに食されているのは，養殖技術が確立したオキナワモズク（*Cladosiphon okamuranus*）である．オキナワモズクは褐藻類に属し，そのぬるぬるした物性から想定されるように粘質多糖のフコイダンを多く含むため，オキナワモズク由来フコイダンの体調調節作用に関する研究が多く行われている（後述）．

b. 藻類の主な機能性成分

1) フコイダン

フコイダン（fucoidan）は褐藻に含まれる粘質多糖であり，単糖フコースからなる硫酸化された多糖（硫酸化フカン）というのが定義であるが，フコースのほかにグルクロン酸やガラクトース，マンノースキシロースなどを含んでいるものもフコイダンと呼ぶ．フコイダンは分子量や硫酸化度，フコイダン以外の糖含量などが異なる多様な分子からなり，また褐藻の種によっても組成や性質が多様である．

フコイダンの機能性は数多く報告されているが，最も多く研究されているのはヘパリン様作用（抗凝血活性）および抗腫瘍活性であろうと思われる．フコイダンは，生体内凝血素であるヘパリンと同様硫酸基をもち，ヒトやヒツジの血漿，ウサギなどに対しヘパリンより強い抗凝血活性をもつことが報告されている[13]．フコイダンの抗腫瘍活性は，マウスの実験的腫瘍モデル（Sarcoma-180，Ehrlich腹水がん，L1210など）を用いて検討され，アカモク，ホンダワラ，ナガコンブや，ワカメのメカブ，オオバモク，ウミトラノオなどのフコイダンにおいて報告されている．フコイダンの抗腫瘍活性のメカニズムとしては，宿主の免疫能に対する増強効果によるものという説が支配的であったが，近年，がん細胞に対しフコイダンが *in vitro* でアポトーシスを誘導することが見出され[14]，フコイダンの抗腫瘍メカニズムとの関連で注目されている．朴らはオキナワモズクおよびヒバマタ由来フコイダンを用い，ヒトとマウスの免疫細胞機能およびがん細胞の増殖能に対する作用を詳細に検討し，フコイダンの免疫賦活作用は低濃度のフコイダンでもひき起こされるが，がん細胞のアポトーシス誘導は高濃度でのみ誘導される事を見出した[15]．彼らは，食品として摂取されたフコイダンががん細胞の存在する局所に高濃度で到達することは考えにくいため，フコイダンを食品として摂取した場合にはアポトーシス誘導よりも免疫賦活作用の方が起こりうると考察している．最近Maruyamaら[16]によってワカメメカブ由来フコイダンがTh2型免疫反応を抑制することで抗アレルギー作用を示すことが報告されている．また，これらの活性はいずれも *in vitro* または静脈注射によって発現するもので，経口投与による効果ではない．

経口投与によるフコイダンの機能性として，オキナワモズク由来のフコイダンには，胃粘膜保護作用[17]，抗ヘリコバクター，ピロリ活性[18]なども報告されている．さらに最近，トランスジェニックマウスを用いた特殊な系であるが，ワカメメカブ由来フコイダンを経口投与することによりナチュラルキラー細胞が活性化され，抗腫瘍活性を発現することが報告された[19]．

フコイダンは褐藻類に広く分布しており，様々な褐藻類から分離されているが，食品等への応用という面では，供給量の面から考えると，コンブ類，ワカメ（メカブ），オキナワモズク等が大きな供給源になると思われる．今後はこれら褐藻類由来のフコイダンを食品として摂取した場合のヒトにおける機能性を評価していくことが必要である．

2) アルギン酸

アルギン酸は褐藻類に含まれる酸性多糖であり，

マンヌロン酸とグルロン酸の2種類のウロン酸（カルボン酸を有する糖）からなる．マンヌロン酸とグルロン酸の比率や配列は褐藻の種などにより多様である．アルギン酸は増粘剤や乳化剤，ゲル化剤等として食品工業だけでなく，医薬品，化粧品などに広く利用されている．アルギン酸は藻体内ではカルシウム塩やカリウム塩，ナトリウム塩等として存在すると考えられるが，食用として供給されるのは遊離体，ナトリウム塩，エステル体である．

アルギン酸の体調調節機能はいくつか検討されている．高コレステロールモデルラットに対するアルギン酸ナトリウムの改善作用や，腸内細菌叢改善作用，アルギン酸カリウムの投与による血圧降下作用などが知られている[20]．アルギン酸の分子量は数十万から数百万とされるが，最近，生体内への吸収などを考慮し，アルギン酸を酵素などで低分子化したアルギン酸オリゴ糖が開発されている．アルギン酸オリゴ糖はアルギン酸と同等の機能性のほか，免疫系に対する作用が検討され，腹腔への投与による抗アレルギー作用[21]や各種サイトカイン産生誘導能[22]などが報告されているほか，経口投与による抗アレルギー作用についても最近発表された[23]．

3) フコキサンチン

フコキサンチンは，カロテノイドの中でも分子内に酸素原子を含むキサントフィル類に属する．褐藻類に特徴的に含まれるカロテノイドである．フコキサンチンには強い抗酸化能が知られているほか，Nishinoらによって発がん抑制活性の研究が進められ，強い発がん抑制活性を有することが明らかになっている[24]．近年，フコキサンチンに関する研究が進んでいる．フコキサンチンは摂取すると消化管リパーゼの作用でフコキサンチノールに変換され，吸収された後，さらにアマロウシアキサンチンなどに代謝されることが明らかにされている[25]．さらに機能性としては，抗肥満効果[26]や，抗炎症作用[27]などが報告されている．

4) ポリフェノール

海藻類，特に褐藻類にはフロログルシノールを基本骨格とするフロロタンニン類（phlorotannin）を含んでいる．褐藻の内でもクロメ（*Ecklonia kurome*），アラメ（*Eisenia bicyclis*），サガラメ（*Eisenia arborea*）などから抽出されている．クロメからはアンチプラスミン阻害活性[28]，抗菌活性[29]，アラメからはアミラーゼ阻害活性[30]，サガラメからは抗アレルギー活性[31]を有するフロロタンニン類が単離されている．

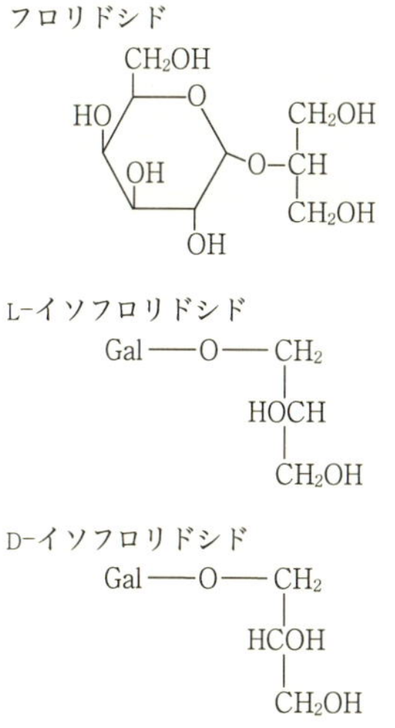

5) グリセロールガラクトシド

ノリなどの紅藻類には，グリセロールにガラクトースがα結合したグリセロールガラクトシド（ガラクトースが結合するグリセロールの位置によりフロリドシド，L-，およびD-イソフロリドシドの異性体がある）を含んでいる（図I.1.3.12）．通常のノリのグリセロールガラクトシド含有量は，2～3％程度にすぎず，その機能性については検討されていなかった．ところが，ノリの中でも「色落ち」と呼ばれる現象を起こした低品質のノリにはグリセロールガラクトシドが著量（～15％）含有されることが明らかになった．このグリセロールガラクトシドはビフィズス菌によって資化されやすいことが明らかになり，消化酵素による消化性や腸管による吸収などを検討した結果，プレバイオティクスとして有効である可能性が示されている[32]．　〔石原賢司〕

図 I.1.3.12　グリセロールガラクトシド

文　献

1) 山田信夫：海藻利用の科学，成山堂書店，p. 2, 2000.
2) 上原めぐみほか：日本栄養・食糧学会誌, **49**(1), 52-56, 1996.
3) K. Morita, T. Nakano：*J. Agr. Food Chem.*, **50**(4), 910-917, 2002.
4) D. Q. Jin, et al.：*Biol. Pharm. Bull.*, **27**, 1037-1040, 2004.

5) M. Murata, et al.: *J. Nutr.*, **129**(1), 146-151, 1999.
6) M. Murata, et al.: *J. Nutr.*, **132**(4), 742-747, 2002.
7) K. Ikeda, et al.: *Clin. Exp. Pharmacol. Physiol.*, **30**(1-2), 44-48, 2003.
8) T. Kuda, et al.: *Fish. Sci.*, **63**(3), 428-432, 1997.
9) H. Noda, et al.: *Nippon Suisan Gakkaishi*, **55**, 1265-1271, 1989.
10) Y. Yoshizawa, et al.: *Biosci. Biotechnol. Biochem.*, **57**, 1862-1866, 1993.
11) K. Ishihara, et al.: *Biosci. Biotechnol. Biochem.*, **69**(10), 1824-1830, 2005.
12) Y. Okai, et al.: *Nutr. Cancer*, **27**(1), 74-79, 1997.
13) 森　宏枝：海藻の生化学と利用（水産学シリーズ45），恒星社厚生閣，pp. 33-45, 1983.
14) H. Ishiwatari-Hayasaka, et al.: *Int. Immunol.*, **9-4**, 627-635, 1997.
15) 朴今花ほか：日本栄養・食糧学会誌, **58**, 273-280, 2005.
16) H. Maruyama, et al.: *Int. Arch. Allergy Immunol.*, **137**, 289-294, 2005.
17) H. Shibata, et al.: *Biofactors*, **11**, 235-245, 2000.
18) H. Shibata, et al.: *Helicobacter*. **8**, 59-65, 2003.
19) H. Maruyama, et al.: *Planta Med.*, **72**, 1415-1417, 2006.
20) 山田信夫：海藻利用の科学, pp. 97-103, 成山堂書店, 2000.
21) T. Yoshida, et al.: *Int. Arch. Allergy Immunol.*, **133**, 239-247, 2004.
22) Y. Yamamoto: *Carbohydr. Res.*, **342**, 1133-1137, 2007.
23) T. Uno: *Biosci. Biotechnol. Biochem.*, **70**, 3054-3057, 2006.
24) H. Nishino, et al.: *Cancer Metastasis Rev.*, **21**, 257-264, 2002.
25) A. Asai, et al.: *Drug Metab. Dispos.*, **32**, 205-211, 2004.
26) H. Maeda, et al.: *Biochem. Biophys. Res. Commun.*, **332**, 392-397, 2005.
27) K. Shiratori, et al.: *Exp. Eye Res.*, **81**, 422-428, 2005.
28) Y. Fukuyama, et al.: *Chem. Pharm. Bull.*, **37**, 349-353, 1989.
29) K. Nagayama, et al.: *J. Antimicrob. Chemother.*, **50**, 889-893, 2002.
30) Y. Okada, et al.: *J. Nat. Prod.*, **67**, 103-105, 2004.
31) Y. Sugiura, et al.: *Biosci. Biotechnol. Biochem.*, **70**, 2807-2811, 2006.
32) 村岡俊彦ほか：公開特許公報, 特開 2006-136240.

1.3.7　その他の食材

A. クワ葉

　クワはクワ科（Moraceae）クワ属（*Morus*）に属する落葉性の樹木であり，北半球の温帯から暖帯に10種あまり分布し，日本には6種存在する．クワは養蚕の飼料として利用され，中山間地域を中心に広く植栽されている．食用としてのクワ葉は，古くから中国の本草（生薬）関係の書物にクワ葉茶の作成法，効能，飲用経験が述べられており，わが国でも鎌倉時代に栄西禅師が『喫茶養生記』の中でクワ茶について著しており，緑茶の代わりとして飲用されてきたようである．これらの古書はクワ茶の生体調節機能について「クワ葉を茶に代えて飲めば，消渇（糖尿病）を止める」（『本草綱目』）等，糖尿病に対する効能を謳っている．『喫茶養生記』にも「クワがゆ，クワ湯を服用すれば飲水病（糖尿病）に効果がある」と記されている．

　糖尿病は，その素因を有するものが過食や運動不足に陥ることで，食後過血糖にさらされ，糖毒性が誘導される．これにより，インスリン分泌能の低下やインスリン抵抗性が誘導され，最終的に糖尿病の発症に至る．このため，糖尿病の発症と進展の予防には，食後の過血糖を抑制・制御することが肝要である．近年，糖尿病予防に関する大規模臨床試験"STOP-NIDDM"が行われ，α-グルコシダーゼ阻害成分（α-GI）が食後の高血糖を抑制し，糖尿病の予防に有効であることが示された[1]．こうした観点から，食後血糖値の上昇を緩和する食品の研究が精力的に行われ，これまでに難消化性デキストリン，グァバ茶ポリフェノール，豆鼓エキスなどを有効成分とする食品が特定保健用食品として開発されている．

　クワの糖尿病に対する効能の有効成分としては，1-デオキシノジリマイシン（DNJ）が考えられている．DNJは1976年に八木らによってクワ根から単離されたアザ糖と呼ばれる物質の一種で，グルコースのピラノース環の酸素原子がアミノ基に置換されたグルコースのアナログである（図I.1.3.13）[2]．α-グルコシダーゼの活性中心にDNJのアミノ基が

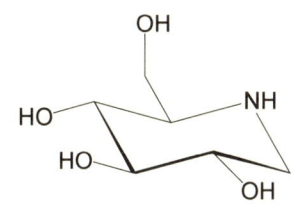

図 I.1.3.13 1-デオキシノジリマイシンの化学構造

電気的に結合することで強力な α-GI 活性を発揮する．DNJ はクワの葉，実（椹）にも存在することが明らかとなり，伝承されてきたクワ葉の糖尿病治癒効果はクワ DNJ が消化管の糖分解酵素群を阻害することにより，食後血糖値上昇が抑制されるためと考えられた．これまでに，クワ葉の糖尿病予防に関する研究が盛んに行われ，動物へのクワ葉の投与試験では，食後血糖値の急峻な上昇が抑制され，以下にあげるような糖尿病の発症遅延を支持する科学的知見が得られつつある．

① ラットに DNJ を投与したショ糖負荷試験：DNJ は投与濃度に依存し，有意に血糖値の上昇が遅延し，60 mg/kg 体重の投与で完全に血糖値上昇を抑制した[3]．

② 自然発症糖尿病モデルラットにクワ葉混合飼料で長期飼育した試験：クワ葉投与群はインスリン産生細胞である膵臓ランゲルハンス島 β 細胞の破壊が軽減され，糖尿病態への移行が抑制された[4]．

③ インスリン抵抗性のⅡ型糖尿病モデルである GK ラットにクワ葉熱水抽出物を強制的に経口投与した試験：無投与群では空腹時の高血糖値および高血中インスリン値を呈したのに対し，クワ葉エキス投与群は両値ともに有意に低下した．その後のブドウ糖負荷試験では，クワ葉エキス投与群の血糖値と血中インスリン値は共に正常に近いプロファイルを描き，クワ葉エキスがインスリン抵抗性におけるインスリン分泌異常を改善した[5]．

このような実験の結果から，クワ葉は食後の急峻な血糖値の上昇を抑制することで糖ストレスを軽減し，膵臓などの機能を維持し，糖尿病を予防することが期待されている．

以上のような機能性研究を背景に現在ではクワ茶，サプリメントなど 200 種以上のクワ葉食品が流通し，年間で 160 トンあまりのクワ葉が食用として消費されるようになっている．

一方，ヒトでの効能や安全性についての科学的検証はこれまでのところ十分とは言い難いが，安全性については，既報において有害事象はない．長いクワ葉の食経験の歴史において健康被害の事例がないこと，近年，かなりの量のクワ葉製品が流通し，消費されているが有害事象の報告がないことから，クワ葉はこれまでのところは安全であるという結果が示されている．

近年，DNJ の簡易な測定法が開発されたことから，DNJ を活かしたクワ葉食材が開発されるようになった[6]．これにより，ヒトでのクワ葉と DNJ との関係が明らかになりつつある．健常者を対象としたショ糖負荷試験において，クワ葉 DNJ エキスの添加の影響を調べたところ，DNJ 含量として 12 mg で有意に血糖値と血中インスリン濃度を抑制した（図 I.1.3.14）[7]．現行製品に使用される一般的なクワ葉の DNJ 含量は約 0.1%（w/w）であるた

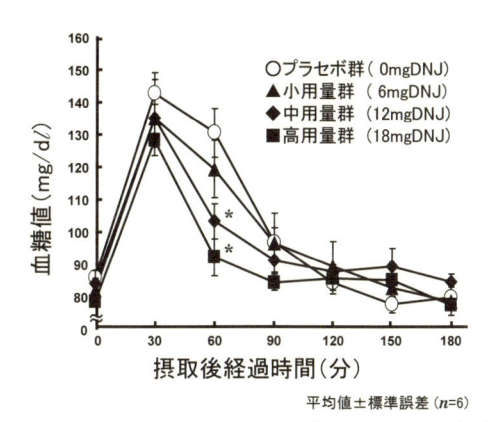

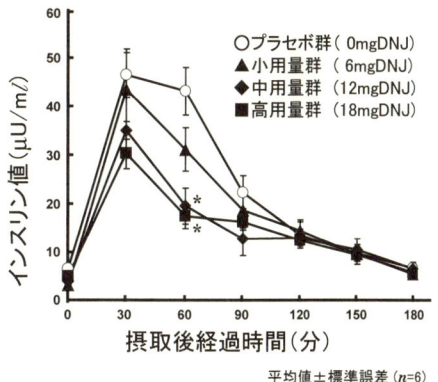

図 I.1.3.14 クワ葉 DNJ エキスの血糖値上昇抑制とインスリン分泌抑制効果（ヒトショ糖負荷試験）[7]

め，食後の血糖値抑制効果を期待するには，かなりの量のクワ葉の摂取が必要とされるため，DNJ含量を高めたクワ葉食品開発が必要である．

クワ葉は糖尿病を予防効果が期待される機能性食材であるが，食材として確立するために，クワ葉DNJ食品のヒトでの糖尿病予防効果と，さらなる安全性の確証が求められる． 〔木村俊之〕

文献

1) J. L. Chiasson, et al. : *Lancet*, **359**, 2072-2077, 2002.
2) 八木政広ほか：農化, **50**, 571-572, 1976.
3) Y. Yoshikuni, et al. : *Agric. Biol. Chem.*, **52**, 121-128 1988.
4) 宮原智江子ほか：機能性食品に関する共同研究事業報告（第2号）, 52-59, 1996.
5) 飯塚幸澄ほか：薬学雑誌, **121**, 365-369, 2001.
6) T. Kimura, et al. : *J. Agric. Food Chem.*, **52**, 1415-1418, 2004.
7) T. Kimura, et al. : *J. Agric. Food Chem.*, **55**, 5869-5874, 2007.

B. ソ バ

主要穀類がいずれもイネ科に属しているのと異なり，ソバはタデ科に属している．種子は，イネ，小麦等の胚芽に相当する子葉部分が折りたたまれる形で存在しており，その割合が大きく製粉で除かれにくいという特性を有していることもあり，様々に特徴的な成分組成となっている．近年はスプラウトとして，あるいはルチン量の多いダッタンソバ若葉が健康食品として利用されるなど，植物体の利用も拡大している．種子のタンパク質は，小麦で不足しているリジンや植物性食品で不足しがちなトリプトファンが多く含まれていることから，アミノ酸スコアも92と小麦（41）や白米（65）と比較して優れている．水溶性タンパク質が40％含まれているのも特徴的である．微量成分としては，鉄，カリウム，マグネシウム，亜鉛，およびビタミンB_1，B_2，ナイアシンなどを多く含む．食物繊維は他の穀類同様，セルロース，ヘミセルロースを主体とした不溶性が大部分を占め，含量（4.4％）は白米（0.5％）と比較して多い．

1) タンパク質の機能性

ソバ種子から調製したタンパク質抽出物（buckwheat protein extract ; BWPE）（タンパク質：52.5％，脂質：11.0％，食物繊維：7.0％）について，種々の機能性確認が行われている[1]．すなわち，BWPEはラットの食餌摂食試験において大豆タンパク質よりも強力な血漿コレステロール上昇抑制作用を示し，コレステロールの肝臓内蓄積の抑制作用も確認された．この作用はBWPEの中性ステロールとの高親和性および低い消化性に由来するふん中への中性ステロール排泄作用，すなわち食物繊維様作用によるものとして"レジスタントプロテイン"という概念が提唱されている．これを裏づけるものとして，BWPEは食物繊維と同様の体脂肪蓄積抑制作用を有することが確認されている．

2) ポリフェノールの機能性

ソバに含まれる機能性成分として最もよく知られているのが，フラボノイドのルチンである．穀類ではソバにのみ含まれていることもあり，ソバを特徴づける成分となっている．ソバにはこのほかにも抗酸化性を有するカテキン等のポリフェノール化合物

やプロアントシアニジンが含まれていることが明らかにされている[2]. ソバ種子から調製したポリフェノール混合物 (polyphenolic mixture of plant; PMP)(カテキンとエピカテキンのオリゴマーを80%含有)について, 種々の機能性確認が行われている[3]. すなわち, 脳の過酸化脂質の減少と活性酸素 (スーパーオキシド) の消去酵素であるスーパーオキシドディスムターゼ (以下 SOD) 活性の上昇, ストレプトゾトシン (以下 STZ) 誘発糖尿病モデルラットの血糖値抑制, 高コレステロール食投与マウスに対する総コレステロール値抑制, 老化促進モデルマウス (SAM) の学習能の向上作用等である. ヒト試験も実施されており, PMP 1～2か月の投与で血中の総コレステロール, 中性脂肪の低下が確認されている. さらに, 生体にとって致命的となりうる虚血—再灌流傷害時に大量発生するスーパーオキシドの消去酵素 SOD やカタラーゼといった抗酸化酵素の活性上昇作用とともに生体内過酸化脂質の上昇抑制作用を示すなど, PMP は生体内抗酸化作用を有することが明らかにされている. また, 抗酸化機能に由来する腎不全進展抑制作用も確認されている.

3) 抗糖尿病成分

生活習慣病である糖尿病, 高脂血症, 高血圧はそれぞれ独立して発症するものではなく, 合併しての発症が多いため, メタボリックシンドロームと呼ばれる病態としてとらえる概念が一般的になった. この病態は日本を含めて世界で今後蔓延することが予想されており, その対策が重要視されている. 糖尿病の中でも生活習慣の関係する2型糖尿病は, 患者数が確実に増加傾向を示しており, 一旦発症すると完治は困難であることから予防がきわめて重要である. 近年, ソバに比較的高い含量で含まれる環状多価アルコールの D-カイロイノシトール (以下 D-CI) およびそのガラクトシル誘導体であるファゴピリトール[4]が注目されている. D-CI は, 血糖値低下作用を有するホルモンであるインスリンの受容体結合後に生じる2つのメディエーター (イノシトールホスホグリカンメディエーター) のうち, D-CI とガラクトサミンを含むメディエーターの構成成分である[5]. 2型糖尿病患者では D-CI の合成が十分行われないことから, インスリンが分泌されてもメディエーターの不足によりインスリン由来のシグナル伝達に支障を来すことになり, 糖代謝が促進されない状態, すなわちインスリン抵抗性 (糖代謝におけるインスリンの作用不全) が発現するとされている[6]. 実際に, D-CI を投与することにより糖代謝が促進し, インスリン抵抗性が改善する可能性が示されている[7]. ソバ種子に含まれる D-CI については, 種子から調製した濃縮物を, STZ 誘発糖尿病モデルラットに投与 (D-CI として 10, 20 mg/kg 体重) したところ, 投与後90分で12%, 120分で19%の血糖値の低下が確認されている[8].

4) 若芽 (スプラウト) のポリフェノール

双子葉植物であるソバは, イネや小麦などの単子葉植物では困難な若芽 (スプラウト) を野菜として利用することが可能であり, 一部地域では食習慣があった. 近年, 若芽の注目度が高まっていることもあり, ソバ若芽も一般的な食材となってきた. ソバ若芽のフラボノイド組成が確認され, ルチンに加え, C-グリコシルフラボン (オリエンチン, イソオリエンチン, ビテキシン, イソビテキシン)(図 I.1.3.15) が豊富であることが明らかになった[9,10]. これらフラボノイドは子葉 (双葉) に局在しており, 子葉が脱落すると葉を含む植物体の主要フラボノイドはルチンとなる. ソバ若芽の茎 (胚軸) にはアントシアニンが蓄積することから彩りが優れているが, その主要アントシアニンはシアニジン-3-ルチノシド (C 3 R)(図 I.1.3.16) であることが明らかにされている. C 3 R および他のフラボノイド

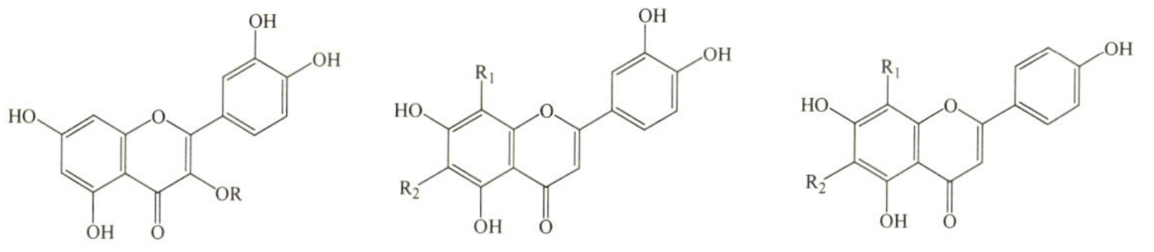

R=ルチノース：ルチン

R1=グルコース, R2=H：オリエンチン
R1=H, R2=グルコース：イソオリエンチン

R1=グルコース, R2=H：ビテキシン
R1=H, R2=グルコース：イソビテキシン

図 I.1.3.15 ソバスプラウトに含まれるフラボノイドの構造

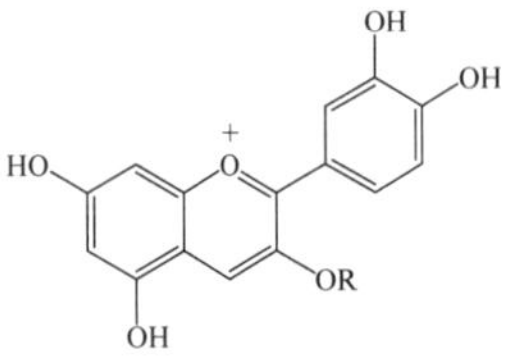

図 I.1.3.16 ソバスプラウトに含まれるアントシアニン(シアニジン-3-ルチノシド，C3R)の構造

化合物のSOD様活性（抗酸化性）およびスーパーオキシドの産生系であるキサンチンオキシダーゼ(XOD)阻害活性が測定され，C3R，オリエンチン，イソオリエンチン，ルチンのSOD様活性は同程度であり，オリエンチン，イソオリエンチン，ルチンにはXOD阻害活性も認められることが明らかになった．各化合物の子葉および茎の含量から，若芽抽出物の抗酸化性には，オリエンチン，イソオリエンチン，ルチンの寄与が大きいことが報告されている[11]．今後，これらフラボノイドの生体内作用解明が期待される． 〔渡辺 満〕

文 献

1) 島岡 巌ほか：そばの栄養（日本蕎麦協会編），pp. 28-33,（社）日本蕎麦協会，2000.
2) 渡辺 満：*FOOD Style 21*, **6**(10), 59-62, 2002.
3) 横澤隆子ほか：*New Food Industry*, **44**(11), 49-56, 2002.
4) K. J. Steadman, et al.：*J. Agric. Food Chem.*, **48**, 2843-2847, 2000.
5) P. N. Shashkin, et al.：*Diabetologia*, **40**, 557-563, 1997.
6) I. Asplin, et al.：*Proc. Natl. Acad. Sci.*, **90**, 5924-5928, 1993.
7) H. K. Ortmeyer, et al.：*Obesity Res.*, **3**(Suppl. 4), 605 S-608 S, 1995.
8) J. M. Kawa, et al.：*J. Agric. Food Chem.*, **51**, 7287-7291, 2003.
9) 渡辺 満ほか：日食科工誌，**49**(2), 119-125, 2002.
10) 渡辺 満ほか：日食科工誌，**50**(1), 32-34, 2003.
11) M. Watanabe：*Biosci. Biotechnol. Biochem.*, **71**(2), 579-582, 2007.

1.4 高齢社会に向けた食材の評価と設計

1.4.1 食物テクスチャーに対する高齢者の嗜好性

加齢に伴う身体的変化により，高齢者の口腔内状態は若年者とは異なり，歯の喪失[1]，唾液分泌機能[2,3]，嚥下機能[4]，顎関節運動機能[5]の低下などが起こる．一方，口腔内での触覚は80歳以上になると少し鈍くなるものの，80歳までには大きな年齢差がないことが報告されている[6]．高齢者は同じ食物のテクスチャーに対する口腔内での認知能力はあまり変わらないかもしれないが，食べやすいと感じるテクスチャーが若年者とは異なると思われる．しかし，食べにくい食物を高齢者が避けてしまうと，ビタミンCや食物繊維などの栄養素の不足を招き，健康状態に悪影響を及ぼす[7]．逆に高齢者が無理なく食べられる食物は，生活の楽しみを与えることができる．特に，身体的な制約の多い高齢者にとって，好きなものが食べられることは生活の質（quality of life；QOL）向上に大いに役立つ．口腔内の状態変化に由来する高齢者のテクスチャーに対する嗜好性の変化は，好き嫌いというよりは生理的な必然としてとらえるべきであろう．ここでは高齢者にはどのような食物が食べにくいのかを知り，その食べにくい食物を，自分の歯によるそしゃくができるように食べやすくするための調理加工法を提案した，畑江の研究[8]を紹介する．

a. 白飯のテクスチャーに対する高齢者と若年者の好みの比較

日本人にとって最も重要な食品は，主食である白飯であることには異論がないであろう．そこでまず，高齢者と若年者の白飯の嗜好性について調査した[8]．

65歳以上の高齢者ボランティア（新潟県の典型的農村の住民）と，対照として若年者（大学生）をパネルとした．口腔内状態を，上下の残存歯数，義歯装着の有無，小白歯と大白歯の噛み合わせ数，上下歯の噛み合わせの状態，および咬合時の面積と圧力

の測定により評価した．

加水量を米の重量の1.1, 1.4, 1.7, 2.0, 2.3, 2.6倍に変えて6種類の白飯を調製し試料とした．飯の物性をテクスチュロメーターで測定したところ，加水量が多いほど，白飯のかたさは減少し，付着性が増加した．

官能評価のパネルは高齢者67名と若年者81名で構成した．高齢者パネルは男8名，女59名で年齢分布は65～69歳：13名，70～79歳：43名，80～89歳：9名，90歳以上：2名であった．若年者パネルは男40名，女40名で年齢の平均は男25.4歳，女21.8歳であった．口腔内状態はいずれの項目も高齢者と若年者の間に有意（$p<0.001$）の差があった．高齢者を口腔内状態で分類すると4つのグループに分かれた．

高齢者には1.4～2.6倍加水で調製した白飯6gを，1つずつ順にスプーンに入れて手渡し，「かたすぎて好ましくない，ちょうどよい，やわらかすぎて好ましくない」のいずれに相当するかを口頭で答えさせた．同時にパネルにわからないようにそしゃく時間とそしゃく回数を数えた．若年者は1.1～2.3倍加水の白飯を6gずつ渡し，好ましさを自身で記録させた．高齢者と同様にそしゃく時間とそしゃく回数を測定した．

官能評価の結果，高齢者が好ましいと選んだ白飯の加水量は平均1.84倍であり，若年者が好ましいと選んだ白飯の加水量は平均1.50倍であった．この結果は，高齢者10名，若年者10名による前報で，高齢者の好む白飯は加水量1.8倍，若年者の好む白飯は1.5倍であった[9]ことと一致した．高齢者のなかで，口腔内状態の比較的よいグループは平均1.77倍の飯を，状態のよくないグループは平均2.11倍の飯を好み，両者の間には有意（$p<0.05$）差があった．白飯は義歯装着者にとって食べやすい食品[10]と知られているが，加水量を増やすことで，より高齢者にとって食べやすくできた．

そしゃく時間およびそしゃく回数は高齢者も若年者も加水量の多い飯ほど短く，少なくなっていたが，高齢者と若年者の間にはどの加水量においても有意（$p<0.001$）の差があり，高齢者の方が時間も長く，回数も多かった．

b. 加熱時間の異なる煮込み牛肉の食べやすさに対する高齢者と若年者の応答[8]

牛すね肉より$3×3×3\,cm^3$の試料を切り出し，沸騰後5, 30, 60, 180, および300分後に取り出してテクスチャーの異なる加熱牛肉を調製した．取り出した肉を$2×2×2\,cm^3$に成形して官能評価の試料とした．試料の最大荷重と凝集性を測定したところ，加熱時間が長いほど，牛肉の最大荷重と凝集性は有意（$p<0.05$）に減少した．さらに，牛もも肉から$3×3×3\,cm^3$の試料を切り出し，沸騰後5分間及び25分間加熱し，$2×2×2\,cm^3$に成形した後それぞれ下面に十字状の隠し包丁を入れた牛肉も調製した．この牛もも肉の硬さと凝集性は，15分加熱した場合すね肉の30分加熱肉に相当し，15分加熱に隠し包丁を入れた場合すね肉の180分加熱肉とほぼ同じであった．

官能評価のパネルは高齢者53名と若年者38名で構成した．高齢者パネルは男6名，女47名で，年齢分布は65～69歳：8名，70～74歳：19名，75～79歳：12名，80歳以上：14名であった．若年者パネルは女38名で平均年齢は21.8歳であった．高齢者は白飯の場合と同様に，口腔内状態で4つのグループに分けることができた．

5種類の加熱牛すね肉を加熱時間の長い試料から順に手渡しし，「かたすぎて好ましくない，ちょうどよい，やわらかすぎて好ましくない」のいずれに相当するか答えさせた．そしゃく時間とそしゃく回数をパネルにわからないように数えた．

官能評価の結果，高齢者も若年者も60～180分間加熱した牛肉を好んだが，高齢者はややかたい方を，若年者はややわらかい方を好んでいた（図I.1.4.1）[8]．すなわち，高齢者の好んだ肉のかたさは$2.22±1.04\,kg$重で，若年者の好んだかたさ

ちょうどよい牛肉のかたさのための加熱時間

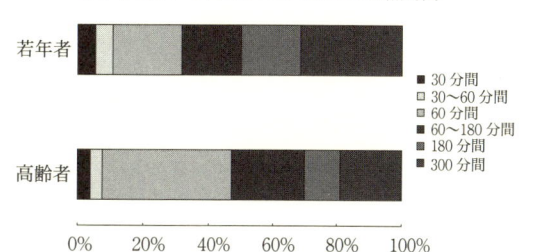

図 I.1.4.1 加熱時間の異なる牛肉に対する高齢者と若年者の好みの比較（文献8を改変）

1.84±1.14 kg 重に対して 1.2 倍であった．また，凝集性は高齢者の好んだ値が 0.45±0.10 で，若年者の値 0.36±0.15 の 1.25 倍であった．高齢者がややかための牛肉を好んだ理由として，高齢者にとって，やわらかくほぐれやすくなりすぎるとぱさぱさして食べにくいこと，歯に挟まりやすいことが考えられる．実際に 180 分，300 分間加熱した牛肉の官能評価に際して，高齢者はしばしば水を要求した．高齢者の中で口腔内状態の悪いグループは，特に凝集性の小さい弾力のない加熱牛肉を好んだ．

加熱時間の異なる牛肉に対するそしゃく時間とそしゃく回数は高齢者と若年者の間に有意（$p<0.05$）な差があった．

高齢者にとって加熱時間が長い牛肉は必ずしも食べやすいとは限らないことがわかった．そこで，昔から行われてきた隠し包丁，すなわち加熱時間を短縮して切れ目を入れることにより，かたさと凝集性を小さくできるのではないかと予測した．官能評価では，高齢者パネルも若年者パネルも 15 分加熱に隠し包丁を入れた肉を最も食べやすいと答えた．加熱時間を長くしてやわらかくするよりも，短時間加熱して隠し包丁を入れた方が食べやすくなることが示された．

c. 生および加熱野菜の食べやすさ[8]

生野菜 5 種類および加熱野菜 12 種類を下記のように成形した．加熱野菜の加熱時間については教科書・調理書に記載されている時間の中から選び，若年者による予備試験により適度と考えるかたさになる時間とした．

生野菜：キャベツ 1 mm 幅千切り 5 g，レタス 3 cm 角 3 枚，キュウリ 1.5 cm 輪切り，キュウリ 1 mm 厚さ薄切り，ミニトマト 1 個

加熱野菜：ゴボウ（径 2 cm 長さ 2 cm，茹でる），ホウレンソウ（5 g，茹でる），コマツナ（5 g，茹でる），ピーマン（2 cm 角，炒める），キャベツ（3 cm 角，炒める），インゲン（3 cm，3 本，茹でる），ブロッコリー（7 g，茹でる），シイタケ（半径 3 cm の扇型，茹でる），ニンジン（2 cm 角，茹でる），カボチャ（2 cm 角，茹でる）サトイモ（2 cm 角，茹でる），サツマイモ（2 cm 角，茹でる）

これら試料の最大荷重と凝集性を測定したところ，最大荷重は炒めたピーマンが最も高く，生レタス，炒めたキャベツ，茹でたインゲン，生キュウリ輪切り，茹でたゴボウの順であった．凝集性については，生レタスが最も高く，シイタケ，生キャベツ千切り，茹でたインゲン，茹でたホウレンソウがこれに続いた．

官能評価のパネルは高齢者延べ 192 名，若年者 73 名で構成した．それぞれの試料について，「食べやすい，やや食べやすい，やや食べにくい，食べにくい」のいずれに相当するか答えさせた．また，食べにくい理由を尋ねた．飲み込むまでのそしゃく時間とそしゃく回数を測定した．

食べにくさについて高齢者の平均値は，生キュウリ輪切り，茹でたコマツナ，茹でたサツマイモの 3 種を除き，やや食べやすい，あるいは食べやすいと答えた．若年者は 6 種（生キュウリ輪切り，茹でタケノコ，生キャベツ線切り，茹でたコマツナ，茹でたサツマイモ，茹でたホウレンソウ）がそれよりも高い点の食べにくいという回答であった．茹でタケノコ，生キャベツ線切り，茹でニンジン，茹でホウレンソウ，茹でサトイモ，茹でカボチャの食べにくさに，高齢者と若年者の間に有意（$p<0.05$）な差があった．生キュウリの輪切りを除いて，すべて若年者の方が点数が高い，つまり食べにくい試料を選んでいた．試料は若年者にとって食べやすい状態に加熱してあるので，若年者は野菜間の食べにくさを評価しており，高齢者は自分にとって食べにくいかを評価しており，高齢者と若年者の評価の基準は必ずしも同じとはいえなかった．

各野菜のそしゃく時間は高齢者と若年者の間に有意（$p<0.01$ または 0.05）な差があり，いずれの野菜も高齢者の方が若年者より時間が長かった．

高齢者が回答した野菜の食べにくい理由は，かたい，大きくて口に入れにくい，皮が気になる，水分が必要などであった．高齢者に食べにくいカボチャやサツマイモは水分のある煮物や汁物にしたり，水分と一緒にとるようにするとよいであろう．また，ミニトマトは皮に切り目を入れれば食べやすくなる．柳沢[11]はナスの漬け物の切り方によるそしゃく筋活動量の変化を調べているが，皮を除くことで，刻みと同じ活動量に低下していた．キャベツ，コマツナやキュウリの輪切りでは，切り方を短くあるいは薄くするとよい．高齢者にとって食べやすい野菜は茹で（煮た）カボチャ，茹でたインゲン，茹

でた（煮た）ニンジン，茹でた（煮た）シイタケ，茹でた（煮た）サトイモ，茹でたブロッコリーであった．

高齢者の口腔内状態をニューラルネットワークを用いて分類すると，5つに分かれた．高齢者のグループの中で，レベル1は口腔内状態がよく若年者に最も近いグループであり，レベル4および5は口腔内状態があまりよくないグループである．レベル1から3までは，食べにくい野菜としてサツマイモ，タケノコがあげられるが，これらは若年者でも比較的食べにくいものである．レベル4と5のグループは，ホウレンソウ，コマツナやキャベツ等の生野菜が食べにくいと答えており，野菜の加熱時間を長くし，小さめに切るなどの対応が必要である．また，高齢者に対しては汁気の多い煮物が向いていると考えられる．

高齢者の食事というと，そしゃく・嚥下困難者や介護の必要な人の食事を考えがちである．しかし，大多数の高齢者は自立しており，その状態を1日でも長く維持するためにも食生活を充実させる必要がある．また，一口に高齢者といっても，口腔内状態は非常に個人差が大きい．とはいっても若年者とは異なるので，食べ物のテクスチャーも若年者と同じでは食べにくい場合が多いことがわかった．高齢者の口腔内状態に合わせて調理方法を変え，できるだけ多種の食物を食べられるようにすることで高齢者の生活の楽しみや健康の維持に役立てることができるであろう．高齢者のこれまでの食生活は，米を中心とし，汁，魚（肉）に煮物野菜を配した，いわゆる日本型食生活[8]であり，それを尊重した食事が健康維持に重要である．白飯の加水量を多くすること，肉の加熱時間は必要最低の短時間として隠し包丁を入れること，野菜は必要以上に細かく刻むのでなくコマツナ，ホウレンソウ，ゴボウなどの筋の多い物は短く切り，皮のあるトマトは切り目を入れ，サツマイモ，カボチャなどは汁気のある煮物にするなどの方法で，食べやすくできるであろう．

〔神山かおる〕

文 献

1) 安藤彰悟ほか：口腔衛生会誌, **5**, 12-22, 2000.
2) L. M. Sreebny, S. S. Schwartz : *Gerodontology*, **5**, 75-99, 1986.
3) 重富俊雄ほか：老年歯学, **9**, 159-163, 1995.
4) 古川浩三：日耳鼻, **87**, 169-181, 1984.
5) 西克師：補綴誌, **33**, 225-236, 1999.
6) K. H. Calhoun, et al. : *Laryngoscope*, **102**, 109-116, 1992.
7) A. Sheiham, J. Steele : *Public Health Nutrition*, **4**, 797-803, 2001.
8) 畑江敬子：研究成果第446号食品の安全性及び機能性に関する総合研究―機能性―, pp. 338-344, 農林水産省農林水産技術会議事務局, 2008.
9) A. Onitsuka, et al. : *J. Home Econ. Jpn.*, **54**, 987-992, 2003.
10) 佐藤祐二ほか：補綴誌, **32**, 774-779, 1998.
11) 柳沢幸江：老化抑制と食品（食品総合研究所編）, pp. 401-414, アイピーシー, 2002.

1.4.2 高齢者食の設計

日本型食生活は，低脂肪・高繊維質で多種の食素材を利用するため，栄養バランスがよいだけでなく，生体調節機能面でも期待されている．また，長い食経験があることから，高齢者の嗜好性が高い．しかし，そしゃく機能が低下した高齢者にとっては，繊維質の食品は必ずしも食べやすくない．実際，人生80年と長寿で知られる日本人の歯の寿命はいわゆる寿命に対してかなり短く，65歳で喪失歯のない人は少数で80歳での残存歯数は10本に満たない[1]．そのため，物性を調整し食べやすくした高齢者用食品の市場は急成長している．1994（平成6）年に厚生労働省が高齢者用食品の物性基準を定めた[2]のに続き，2002（平成14）年に食品メーカー等が日本介護食品協議会を設立し，ユニバーサルデザインフードを販売している[3]．そこで，そしゃく筋の筋電位を計測することにより，摂食中の食品の物性変化を考慮した日本型食素材を各種組合わせた食事の特徴を示す．

まず一口から1食分の食品のそしゃく量を定量できる方法を開発した．続いて，高齢者に噛みにくいとされる日本型食素材について，実際に高齢者向けに利用されている調理法によって，そしゃく量がどう変化するのかを調べた．高齢者用食には，水分を加えて長時間の加熱調理によりやわらかくする，細かく切って食べやすくする，等の工夫がされることが多い．しかし，これらの操作はいずれも，栄養成分の損失や食品の容量増加を伴うことが多いため，一口量のそしゃく量は減少させても，一定の栄養成分を摂取するためには大量に食べなくてはならないという逆効果をもたらしている可能性がある．

a. 1食分のそしゃく量の定量化[4]

多く噛むあるいはあまり噛まないと予想される和食・洋食のメニュー（表 I.1.4.1）の，1/4食量を自由に被験者に摂食させ，ビデオ観察と筋電図を用いて1食分のそしゃく量を数値化した．筋電位は，噛みしめるときに働く左右の側頭筋および咬筋から表面電極により導出し，嚥下するまでに要したそしゃく回数，そしゃく時間および筋活動量（筋電位の時間積分値），また1噛み当りの平均筋活動時間，筋活動量，そしゃく周期および筋電位振幅の4筋の平均値を求めた[5]．食品総合研究所の倫理委員会の許可を得て実験を計画し，同意を得た健康な若年成

表 I.1.4.1 用いた4種類のメニューと機器測定による食品のかたさ

メニュー名	分類	食品名	1食分の重量 (g)	1食分の熱量 (kcal)	かたさ (N/m²)
A 噛む 和食	主食	白飯	165.0	277.2	4.87×10^4
	主菜	目刺	84.0	162.1	5.49×10^4
	副菜	きんぴらごぼう	90.0	100.0	5.61×10^4
	汁物	ワカメの味噌汁	175.0	57.0	3.76×10^2
		計	514.0	596.3	
B 噛む 洋食	主食	フランスパン	80.0	223.2	3.28×10^4
	主菜	ビーフステーキ	104.0	209.8	5.48×10^4
	副菜	ゴボウサラダ	88.0	129.7	5.57×10^4
	汁物	シメジのスープ	223.0	48.4	3.21×10^3
		計	495.0	611.1	
C 噛まない 和食	主食	全粥	300.0	213.0	4.77×10^2
	主菜	サバの味噌煮	70.0	144.9	4.59×10^4
	副菜	肉じゃが	194.0	225.6	1.34×10^4
	汁物	卵の澄まし汁	167.1	28.0	8.71×10^{-1}
		計	731.1	611.5	
D 噛まない 洋食	主食	ロールパン	80.0	252.8	2.31×10^4
	主菜	プレーンオムレツ	70.5	120.0	4.96×10^4
	副菜	ポテトサラダ	170.0	162.8	3.32×10^4
	汁物	カボチャのポタージュ	203.7	77.0	2.46×10^2
		計	524.2	612.6	

1.4 高齢社会に向けた食材の評価と設計

人10名程度ずつを被験者として行った．試料食の提示はランダム順に行った．厚生労働省の高齢者用食品の基準[2]に従い測定した各料理のかたさを表I.1.4.1に示す．

筋電図によって，食べはじめから嚥下までのそしゃく筋の活動量を定量化すると，被験者が自由に食事するときの1食分までのそしゃく量が見積もれた．1食分当りを比較すると，和洋食ともに嚙む食品の多いメニューにおいて，1食分当りのそしゃく回数，食事時間，筋活動量の総和が高値であった．そしゃく1回当りの筋活動量は，汁物と全かゆで低く，嚙むメニュー（AおよびB）で高い食品が多いが，機器測定によるかたさとは大小関係の順番は一致しなかった．1食分を何口で食べるかを調べたところ，特にCメニューにおいて，水分量の多いかゆが顕著に多かった．

主食のそしゃく1回当りの筋活動時間および筋電位振幅と筋活動量は，全かゆ＜白飯・ロールパン＜フランスパン，平均そしゃく周期は，ロールパン・白飯＜フランスパン＜全かゆであった．そしゃく量はそしゃく周期よりも，筋電位が大きく筋活動時間が長い場合に高値を示した．

機器測定でやわらかいとされたパン類は，そしゃく量が白飯よりも高値であった．洋食メニューでは，副食に対して主食であるパンのそしゃく量が高く，和食では洋食とは異なり，主食と副食のそしゃく量バランスが良好であることが認められた．

主食4種類を比較すると，1食分を食べるのに全かゆの口数が多く，他の3種の主食間には有意な差が観察されなかった．1食分では，フランスパンがそしゃく回数が顕著に多いため，筋活動量総和や筋活動時間総和，そしゃく時間も有意に高値を示した．洋食ではメニューを構成する各料理の中で，パンにそしゃく量が片寄る傾向にあった．主食の米飯とパンとを比較すると，一般に米飯の方がそしゃく量が少なく，高齢者には和食の方が食べやすいことが示唆された．

食品の素材や物性によるそしゃく量の違いをみるには，口の中でいろいろな食品が混ざってしまう食事を自由にそしゃくするときの計測は適当ではない．以後は高齢者向けに多用されている食品について，一口分のそしゃく量，すなわち食べはじめから嚥下までの閉口筋の活動量総和の数値化を進めた．

b. 加水量の異なる米飯のそしゃく量[6,7]

米飯は加水率を変えることによりかたさを調節できる．また，精米と水だけから構成される食品のため，固形分の成分が同じでかたさの異なる米飯を調製することができる．同一重量，同一容量とエネルギーと比例する同一固形量でのそしゃく量変化について筋電図を用いて定量した．加水率の高い米飯は付着性が高いことが報告されているので，上記の閉口筋（咬筋および側頭筋）に加えて，開口筋（顎二腹筋）の筋電図も測定し，顎を開くときの筋活動を見積もった．

通常白飯よりもかたい玄米飯，やわらかい軟飯，五分かゆの比較を行った．試料米飯は加水量の多いほど，一口当りの熱量，かたさが低く，密度は高かった．

ある被験者の左側咬筋からの筋電図の例を図I.1.4.2に示す．全被験者において，水分量の少ない，かたい飯ほどそしゃく時間およびそしゃく回数が増加した．したがって嚥下までに必要な総筋活動量もかたい飯ほど高くなった．そしゃく1回当りでは，振幅がかたい飯ほど高くなったが，筋活動時間，周期，筋活動量は有意な差が認められなかった．

やわらかい飯ほど自然な摂食時に一口に入れる重量が多くなる傾向があるため，五分かゆについて，5gと10gの摂食量で比較した（図I.1.4.3）．そしゃく1回当りのパラメーターはいずれも量による影響は認められなかった．一方，量を2倍にするとそしゃく回数，そしゃく時間，総筋活動量というそしゃく時間に関するパラメーターが有意に増加した．しかし，いずれも量が2倍に増加しているのに筋電図パラメーターは約1.4倍に増加するに留まった．

無洗米に対し，加水率を重量比で1.5, 2.0, 3.0,

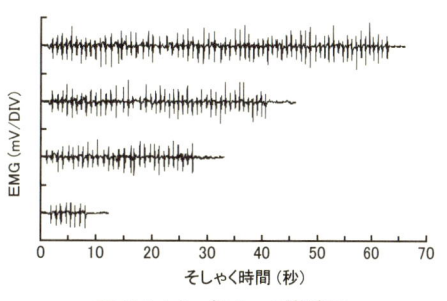

図 I.1.4.2 飯5gの筋電図
上から玄米飯，白飯，軟飯，五分かゆの筋電位．

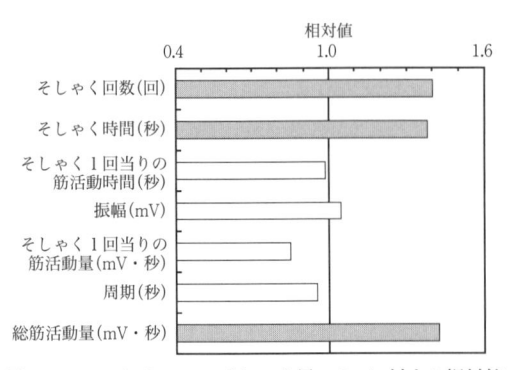

図 I.1.4.3 かゆ10gのそしゃく量の5gに対する相対値
灰色の棒は危険率5％で有意差ありを示す．

4.0倍と変えて飯を調製し，一口量を健常者に試食させ，そしゃく筋筋電図を得た．筋電図から見積もったそしゃく回数，そしゃく時間，またそしゃく1回当りの閉口筋活動量は，機器測定でかたさ値が高かった加水率の少ない飯で高くなった．

　全かゆは白飯よりもやわらかく，1回噛むのに筋電位振幅や筋活動量も低い．同一エネルギーを摂取するのに必要なそしゃく筋活動量はわずかに白飯の方が高いが，そしゃく回数は全かゆの方が多くなる傾向にあった．かゆ（全かゆや五分かゆ）でエネルギーを摂取するためには，水分が多くかさが増えるために，大量摂取が必要になる．そしゃく1回当りや一口量を嚥下するまでのそしゃく量は低値であるが，食べ終わるまでの口数が多く，より長い時間や多数回のそしゃくが必要となることから，やわらかく調理した食品が必ずしも食べやすいとは限らないことを示唆した．やわらかい飯は，そしゃく時間が短いため，嚥下までのそしゃく量を減少させた．軟飯は普通白飯よりも密度が高いので，一口重量を多くすることは難しくはなく，ある容量，エネルギー量当りのそしゃく量も減少した．このことから普通飯から軟飯の範囲では，加水量を多くするほど飯は食べやすくなることが示唆された．加水量が1.5倍から4倍の範囲で変えて調製した米飯は，加水量を多くするほど，かたさが減少するのに伴い閉口筋の筋活動が減少したが，付着性が増加しても開口筋の筋活動は増加しなかった．したがって，同一重量，容量，エネルギー量当りのそしゃく量が減少し，高齢者に食べやすい米飯調製法であることが示された．

c. 食品の切り方がそしゃく量に及ぼす影響[8]

　切り方については，破壊応力の高い食品（かたい生ニンジン，少し硬度の低いキュウリ）および破壊ひずみの大きい食品（噛み切りにくい焼き豚，かまぼこ）を用いて，大きさがそしゃく量に及ぼす影響を，閉口筋筋電図から定量的に解析した．一口大7gの同一重量（図I.1.4.4）のかたまりと刻んだ形態のそしゃく量を比較した．生ニンジンとキュウリでは，刻んだ方が増加し，焼き豚とかまぼこでは，一口大と刻み試料間には有意差が認められなかった（表I.1.4.2）．すなわち，どちらの場合でも，食品を刻んでもそしゃく量が減らなかった．一方，かたまりと同一容量の刻んだ試料の比較では，いずれの食品も刻み試料の方が小さいそしゃく量を示した（表I.1.4.2の同一容量データ参照）．そしゃく力の落ちた高齢者に最も多く供されている食形態は刻みである．噛みにくい食品には，かたいものと，やわらかいがなかなか噛み切れないものがあるが，前者は刻むとかえってそしゃく量が増大し，後者はそしゃく量が有意に変化しないことが明らかになった．

　さらに，心理学的方法を用いて，生ニンジンとかまぼこをブロック状のかたまり，さいの目切りと千切りにしたものの量が，ブロック状＜さいの目状＜千切りの順で，実際よりも多くみえることを明らかにした[9]．このことは，刻んだ食品は少量でも沢山食べていると錯覚することを示唆している．

　破壊応力の高い食品はかたくて食べにくいと考え

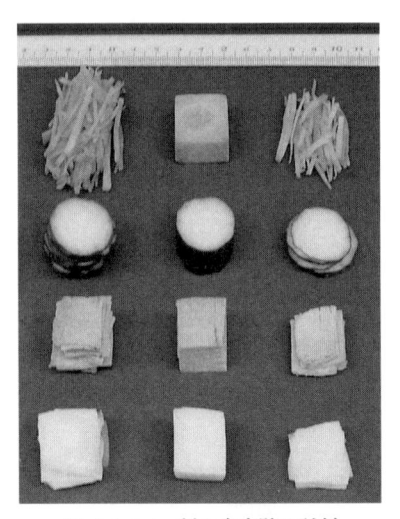

図 I.1.4.4 刻み食実験の試料
中央が7gのかたまり，左が同一重量7g，右がかたまりと同一容量の刻み試料．

1.4 高齢社会に向けた食材の評価と設計

表 I.1.4.2 一口大かたまり（7 g）と同一重量および同一容量の刻み試料の筋電図結果

分 類	生ニンジン			焼き豚		
	千切り 7 g （重量合わせ）	かたまり 7 g	千切り 2.4 g （容量合わせ）	薄切り 7 g （重量合わせ）	かたまり 7 g	薄切り 3.3 g （容量合わせ）
そしゃく回数（回）	71.3*	59.4	33.2*	45.8	49.4	31.2*
そしゃく時間（秒）	42.0*	33.9	19.4*	27.8	31.2	18.2*
そしゃく1回当りの筋活動時間（秒）	0.260	0.260	0.248	0.269	0.277	0.250*
振幅（mV）	2.01*	1.82	1.84	1.75	1.75	1.65
そしゃく1回当りの筋活動量（mV・秒）	0.045*	0.041	0.039	0.043	0.044	0.038*
そしゃく周期（秒）	0.609	0.583	0.594	0.639	0.661	0.610*
総筋活動量（mV・秒）	2.98*	2.38	1.26*	1.86	2.03	1.16*

10名の健常女性の平均値．* は $p<0.05$ でかたまりと有意差があることを示す．

られ，破壊ひずみの高い食品は，たとえやわらかいとしても噛み切りにくいから食べにくいと考えられる．前者は刻むと同一重量当りのそしゃく量は増加し，後者は刻んでもそしゃく量は有意に異ならなかった．すなわち，いずれのタイプの食品においても，同一量を食べるのであれば，刻んでそしゃく量を減らす効果はなかった．それでも刻むと食べやすく感じることがあるのは，密度減少の影響で，一口に入れる量が少なくなるから，と推察された．高齢者や患者向けに刻み食品を取り入れると，摂食量を減らしてしまう可能性があり，栄養量を確保したい場合には十分に考慮する必要がある．

d. リンゴの調理法とそしゃく量

介護食に多く用いられるリンゴは，生では前項で述べた破壊応力の高いかたい食品だが，加熱調理すると破壊応力は低下し破壊ひずみは増加する[10]．そこで両方の効果を比較するため，リンゴ10 gを用いて，1）生一口大，2）生皮つき，3）1 mm 厚薄切り，4）すりおろし，5）半生（真空調理90℃ 25分），6）調理（真空調理90℃ 50分），および7）調理皮つきの7通りに調製した[11]．切り方（1-3-4），加熱調理（1-5-6），皮の有無（1-2 および 6-7）の効果を定量化した．生リンゴと調理リンゴとについては，シートセンサーを用いて前歯で噛み切るときのそしゃく力も測定した[10]．

前歯で噛み切るときのそしゃく力を多点圧力センサーで測定した．調理リンゴを噛むとき，生リンゴのように高いそしゃく力は必要ない（図 I.1.4.5）が，破壊するまでに時間がかかるようになるため，曲線の下の面積で表される一噛みのそしゃく仕事量は両者で有意差が認められなかった．

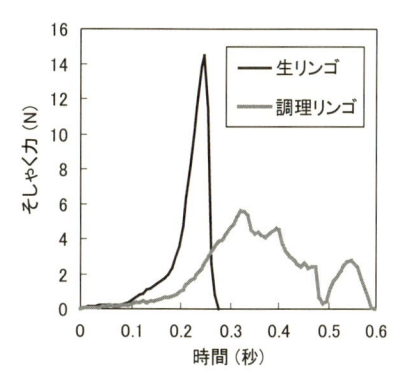

図 I.1.4.5 生と調理リンゴのそしゃく曲線（前歯によるもの）

表 I.1.4.3 リンゴの筋電図パラメータ

筋電図パラメーター		生一口大	生皮つき	薄切り	すりおろし	半生	調理	調理皮つき
そしゃく回数（回）	***	28.1	29.6	29.2	8.1	26.3	26.5	27.6
そしゃく時間（秒）	***	18.2	20.2	18.9	6.0	16.7	16.8	17.9
総筋活動量（mV・秒）	**	0.622	0.806	0.611	0.129	0.497	0.486	0.575
筋電位振幅（mV）	**	0.890	1.045	0.917	0.707	0.800	0.774	0.897
筋活動時間（秒）	NS	0.313	0.321	0.291	0.285	0.290	0.295	0.297
筋活動量（mV・秒）	***	0.0225	0.0267	0.0211	0.0163	0.0190	0.0189	0.0213
そしゃく周期（秒）	**	0.671	0.682	0.656	0.851	0.646	0.651	0.670

11名の被験者の平均値．NS：有意差なし，**：$p<0.01$，***：$p<0.001$．

生，調理，刻み，すりおろし，皮の有無等の調理法によるそしゃく量の変化を定量した．生と調理，かたまり状一口大と刻んだリンゴのそしゃく量は，有意には異ならなかった（表I.1.4.3）．細かく刻んでも，歯で嚙んで食べる場合には嚥下するまでのそしゃく量は変わらないので，そしゃくが難しい対象者にはすりおろしリンゴのように嚙まずに食べられる形態が必要と考えられた．

皮つきリンゴは，生でも調理品でも顕著にそしゃく量を増やし，すりおろしは著しくそしゃく量を減少させた．若年者に対してそしゃく量を増やしたい場合には，リンゴの皮のように少量でもそしゃく量を大きくさせる成分を含ませることは効果的と思われる．

前項目も合わせてまとめると，同一エネルギーを摂取するという観点からは，かゆや刻んだ食品等，高齢者向けに調理された食品のそしゃく量が増加する場合が少なくないことを実証した．高齢者においては，一口に入る量を食べやすくするだけではなく，摂食可能量を考慮した調理法が望まれる．

〔神山かおる〕

文　献

1) 厚生労働省：平成17年度歯科疾患実態報告，2007．
2) 大越ひろ：食感創造ハンドブック（西成勝好ほか編），pp.143-149，サイエンスフォーラム，2005．
3) 日本介護食品協議会：ユニバーサルデザインフード自主規格第1版，2003．
4) 神山かおるほか：日咀嚼誌，**12**，75-81，2003．
5) 神山かおる：調理科学，**36**，329-333，2003．
6) 中山裕子，神山かおる：日咀嚼誌，**14**，43-49，2004．
7) K. Kohyama, et al.: *Biosci. Biotechnol. Biochem.*, **69**, 1669-1676, 2005.
8) K. Kohyama, et al.: *Food Qual. Prefer.*, **18**, 313-320, 2007.
9) Y. Wada, et al.: *Appetite*, **49**, 183-190, 2007.
10) H. Dan, et al.: *J. Texture Studies*, **34**, 499-514, 2004.
11) K. Kohyama, et al.: *J. Food Sci.*, **70**, S257-261, 2005.

1.4.3 食品成分による高齢者の脳機能調節

a. 栄養素と脳機能調節

ヒトは成長や生体維持のために栄養を必要とする．この栄養がもたらすからだへの寄与については多くの研究報告があり，高齢期栄養についても，加齢に伴う諸課題への予防的対応に関連した実証的研究が展開されている．しかし，ヒトの精神活動に及ぼす栄養素の影響については，指標となるべきヒトの脳機能計測データを入手する手法に限界があったことから動物実験に頼ることが多かった．ヒトを対象とした研究であっても栄養障害によると考えられる精神科領域の症状の改善と食事療法の効果についての研究が多い傾向にあった．1920年代から栄養状態と精神状態の関連についての研究がはじまり，ペラグラに対するナイアシンの早期大量投与の治療例がその一例である[1]．一連の微量栄養素の精神状態に及ぼす影響に関する研究例のほか，炭水化物食摂取に伴うセロトニン量の増加と眠気に関する研究例[2]や高カロリー，高炭水化物のスナック食による算数問題を解く力，読解力，注意力への影響を調べた実験例[3]もあるが，血中グルコース濃度やトリプトファン濃度の定量値からこれらへの影響が考察されており，脳内応答の直接的計測は行われていない．食品摂取と中枢神経系における内因性オピオイドについての研究例としては，β-エンドルフィンの摂食増加という生理作用[4]や痛みへの耐性[5]についての研究，食品タンパク質から派生する外因性オピオイドペプチドの研究例としては，小麦グルテンの酵素加水分解物のマウスへの経口投与による学習能や抗不安作用についての報告[6]がある．

脳内応答に着眼した食品成分の脳機能調節能を調べる際には，着目する脳機能の内容によって適切な手法を選択する必要がある．ヒトを対象にしてデータを得る場合には諸々の制約もあり，非侵襲的方法が求められるばかりか倫理上の十分な配慮が必要である．

b. 食品成分の脳機能調節能を調べる研究の手法

1) 手法の選択[7～9]

生体内情報の統合と多くの機能調整の中心的役割

を担っている中枢神経系の活動状況を把握する方法のうち，非侵襲的であり，かつ設備規模の面からみて食品機能研究に適しているものとして，神経活動に着眼した電気的変化の計測手法である脳波計測や脳活動に伴う脳内酸素動態を定量的に計測する近赤外分光法（NIRS）があげられる．NIRS は時間分解能に優れ，頭部の多少の動きにも支障を来たさないことと，比較的安価であることが特長である．NIRS と同様に脳内酸素代謝を計測するものに機能的磁気共鳴画像（fMRI）があるが，NIRS の空間分解能に対する弱点を補えるものの機器ならびに維持経費が高額であることが課題となる．直接的に脳内応答を計測する手法に加え，心拍数，心拍変動性，血圧，瞳孔反射，唾液中アミラーゼ活性など自律神経系の指標の計測値，唾液中コルチゾールなどをストレス指標とする内分泌系の定量値，各種課題遂行成績や主観評価などのデータを用いて多元的に考察することもある．

2) 被験者対応

ヒトを対象にした計測実験においては倫理的配慮が必須であり，わが国においては厚生労働省などが指針を定めている．「倫理審査委員会等」，「インフォームドコンセント等」，「個人情報の保護等」という項目別の指針に従う必要がある．事前に大学，研究機関または学会などが設置主体になる倫理委員会に対し，研究目的，計画，安全性の確保や倫理上の配慮に対する留意事項などを記載した文書を提出し，研究の許可を得る．疫学研究の実施には研究機関の長の許可も必要となる．被験者に実験内容を十分に説明し，インフォームドコンセントを得，協力同意書に署名，捺印してもらうことが一般的である．当然ながら個人情報保護の見地から，計測データの管理には十分な配慮が必要となる．通常は個人が特定されないように被験者名は記号等を用いてデータ管理を行う．

食品成分の摂取による脳機能調節能を調べるためには，実験当日までの被験者のコンディションを整えることも重要になる．一般的には実験数日前から，睡眠時間の確保，食事管理，実験対象になる成分を含む食品の非摂取，アルコールやカフェインの非摂取，禁煙などの条件を提示し，コンディションの統一を図る．さらに，計測の一定時間前に食事を済ませるようにする．

ヒトの脳機能計測によって一般的検証を行う場合には，被験者として健康な 20 代男性から協力をもらうことが多い．女性の場合には，生理周期を十分に考慮して条件を整える必要がある．また，未成年者の場合は，本人のみならず保護者からの研究協力同意を得る必要がある．高齢者の場合は，脳機能計測時のタスクに対する応答に個人差が大きく，被験者条件を整えることが難しい一面を有する．被験者数は解析時の統計処理上，2 桁は必要である．計測内容によっては数を増やすことが可能であるが，一連の実験が終了するまで，日内，月内，季節変動の影響を受けないように配慮しなければならない．

3) 脳機能計測の環境

ヒトは微妙な環境の違いによって脳内応答に変化を来たすものである．ゆえに環境設定は大切な要素となる．可能ならば人工気候室内で計測実験を行うことが望ましい．騒音レベルや臭気を可能な限り抑え，温度，湿度，照度，風向などを一連の実験過程で一定に保つことが重要である．座位で計測する場合には椅子の条件や被服条件も整える必要もある．計測時の教示者，刺激やタスクの提示法も一定にするように配慮しなければならない．

4) 食品成分の脳機能調節能を調べる方法の実際例[10～13]

日本型食品素材成分の効用を明らかにするために学習・記憶などの脳高次機能への影響などについて，ヒトを対象にして実験を行った．タンパク質にかかわるものとして，玉露中のテアニンならびに大豆タンパク質の酵素加水分解物である大豆ペプチドを，脂質にかかわるものとして，大豆中のレシチンならびに魚油中の高度不飽和脂肪酸である DHA（ドコサヘキサエン酸）を摂取試料とした．安全上の配慮から試料は市販品を用いた．テアニンの実験では，L-γ-グルタミルエチルアミド 200 mg を摂取，40 分後に計測を開始した．大豆ペプチドの場合は分子量 500 程度の加水分解物 4 g を摂取，20 分後に計測を開始した．DHA は，1 日当り 345 mg を継続的に摂取してもらい，同一被験者の非摂取時，継続摂取 2 週後，4 週後，12 週後のデータを対比した．大豆レシチンは腸管吸収の速さを考慮し，リゾ化によって低分子化したもの（以降リゾレシチンと表記）を試料とし，1.2 g を摂取，60 分後に計測を開始した．すべての実験は摂取試料が被験者に

も教示者にも知らされないダブルブラインド法で実施した．

計測実験時の遂行課題として暗算，短期記憶，文字消去の3課題を用いた．

20代の健康な男性を被験者とし椅子座位で課題提示順が被験者ごとにランダマイズされた3種類の課題を遂行する過程のNIRSによる左右前頭部2chの脳酸素代謝モニタリングを実施した．NIRSによって毎秒計測した酸素化ヘモグロビン濃度変化を課題遂行開始前10秒間の毎秒計測平均値との差として解析し，毎秒計測データにつき前値10秒間の平均値に対するt検定を実施した．この脳内ヘモグロビン動態の計測に加え，大豆ペプチドもしくはリゾレシチン摂取時のfMRI計測実験を実施した．計測は，同一被験者に対し，非摂取（対照）と大豆ペプチド摂取30分後もしくはリゾレシチン摂取60分後の各2回ずつ実施した．ヘッドホンをつけ仰向位で安静状態を保ち，音声指示による暗算課題を遂行している過程を計測した．暗算は2桁数字を加算するもので，加算と安静を30秒ずつ6回繰返した．実験プログラムの随所で必要に応じ，ストレス指標としての唾液中コルチゾール濃度の定量を行うとともにPOMS（気分状態プロフィルテスト）も実施した．

c. 食品成分による脳機能調節能—研究結果の実際例

テアニンの学習への影響について調べた結果，対照実験においては，暗算課題遂行に伴って前頭部酸素化ヘモグロビン濃度の有意な上昇が認められたが，テアニン摂取時はこの上昇程度が小さく，リラックスした状態で課題が遂行されていることが確認された．短期記憶課題や文字消去課題遂行時も同様であった（図I.1.4.6）．気分状態への影響については，テアニンは気分の変容に影響を及ぼし，緊張や不安を和らげ，抑うつ感や落ち込み感を抑え，怒りや敵意を鎮めることが明らかになった．課題成績には摂取時と対照の間に有意の差異は認められなかった[14,15]．

大豆ペプチドは短時間で吸収されると考えられ，脳機能調節作用が認められた．対照実験の場合には，暗算課題もしくは短期記憶課題の遂行過程で脳活動時の酸素供給を担う前頭部酸素化ヘモグロビン濃度の有意の上昇がみられたが，大豆ペプチド摂取の場合には上昇程度が低いことがわかった．この傾向は文字消去課題遂行過程においても同様であった

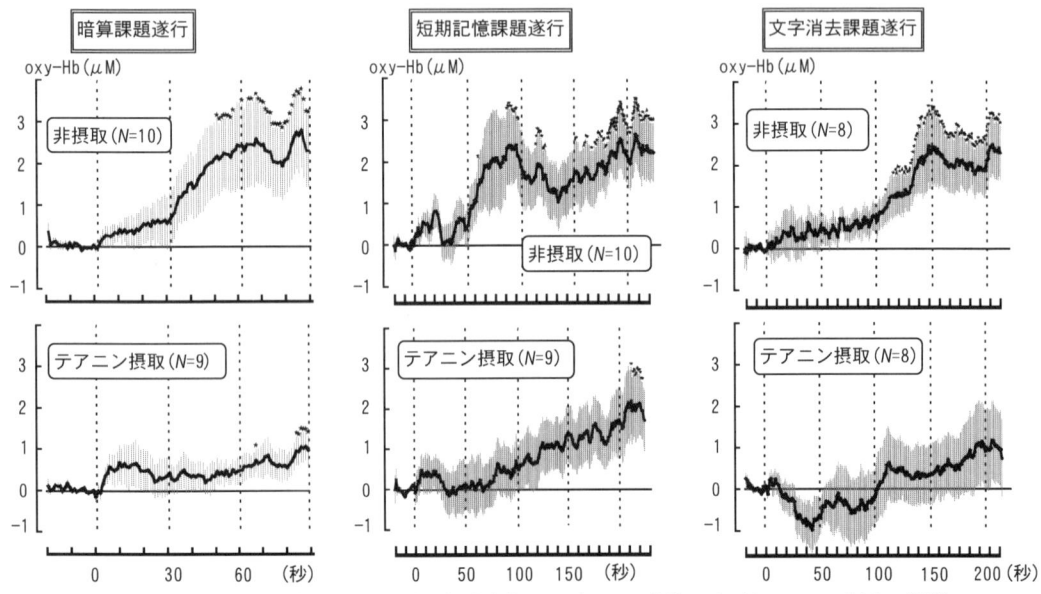

図 I.1.4.6 各種課題遂行に伴う左前頭部酸素化ヘモグロビン動態に及ぼすテアニン摂取の影響
平均値±標準誤差（$N=8～10$）
※前値（10秒間）に対する毎秒計測平均値±標準誤差の相対濃度変化を示した．
※★★：開始前値に比べて$p<0.01$で，★：$p<0.05$で有意差あり．

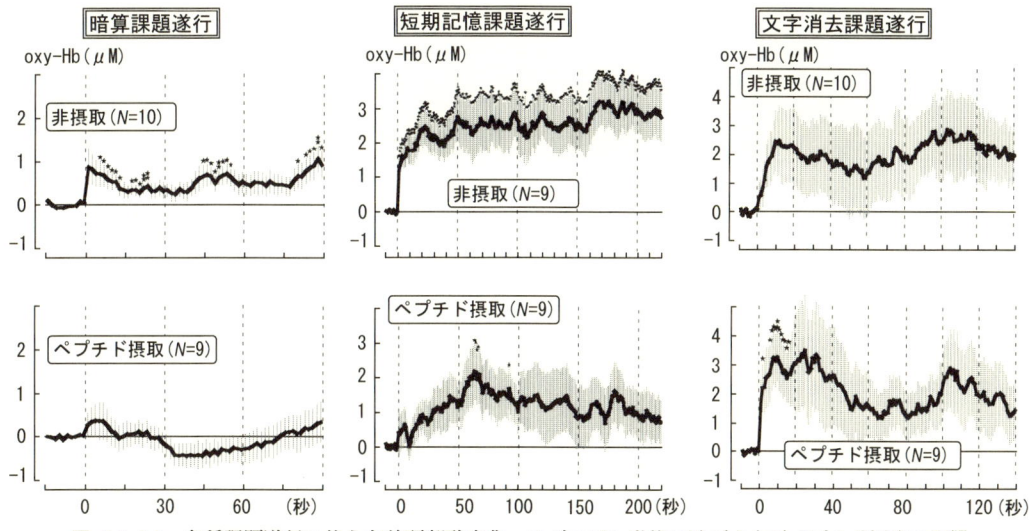

1.4 高齢社会に向けた食材の評価と設計

図 I.1.4.7 各種課題遂行に伴う左前頭部酸素化ヘモグロビン動態に及ぼす大豆ペプチド摂取の影響
（ペプチド4g摂取時）
平均値±標準誤差（$N=9\sim10$）
※前値（10秒間）に対する毎秒計測平均値±標準誤差の相対濃度変化を示した.
※★★：開始前値に比べて$p<0.01$で，★：$p<0.05$で有意差あり.

（図 I.1.4.7）．課題成績は対照に比べ，大豆ペプチド摂取時に回答の正誤，課題遂行の所要時間という点で優位であった．ストレス指標として唾液中コルチゾール値の定量分析を試みたところ，大豆ペプチド摂取時には対照に比べて低値となり，ストレス緩和機能を有することが認められた．

図 I.1.4.8 に暗算課題遂行時に大豆ペプチド摂取によって賦活される脳内局所を示した．図 I.1.4.9 には同様に大豆ペプチド摂取がもたらす脳鎮静化部位を示した．ここで確認された鎮静化部位は NIRS

図 I.1.4.8 暗算遂行時に大豆ペプチド摂取で賦活される部位
大豆ペプチド摂取4g.
$N=11$, $p<0.005$で有意差あり．
※上左図は横からの，上右図は正面からの，下図は上からの透視図を示した．（R：右側　L：左側）
磁気共鳴断層撮影装置は SIEMENS Magnetom Vision Plus 1.5 Tasla を用いた．位置決め用に T1 強調画像（3 方向）を撮像し，計測時撮影法には GE-EPI（強調高速撮像法）を用いた．pixel size 4.0×4.0 mm, slice thickness 4.0 mm, field of view 256.0 mm, repetition time 5000 ms, echo time 60 ms, matrix size 64×64, flip angle 90.0 deg, slice No. 32 に設定した．画像解析は SPM2 を用いて行った．

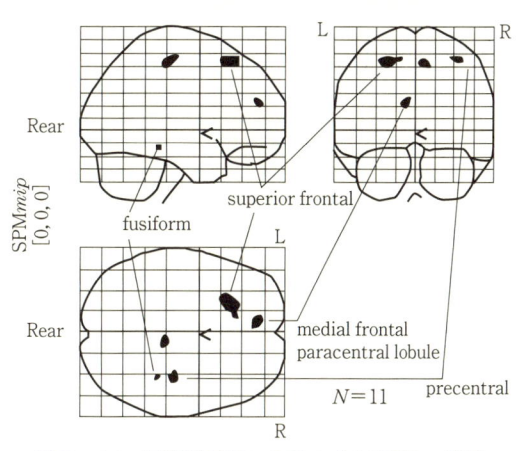

図 I.1.4.9 暗算遂行時に大豆ペプチド摂取で鎮静化される部位
大豆ペプチド摂取4g.
$N=11$, $p<0.005$で有意差あり．
※上左図は横からの，上右図は正面からの，下図は上からの透視図を示した．（R：右側　L：左側）
計測ならびに解析条件は図 I.1.4.8 と同様

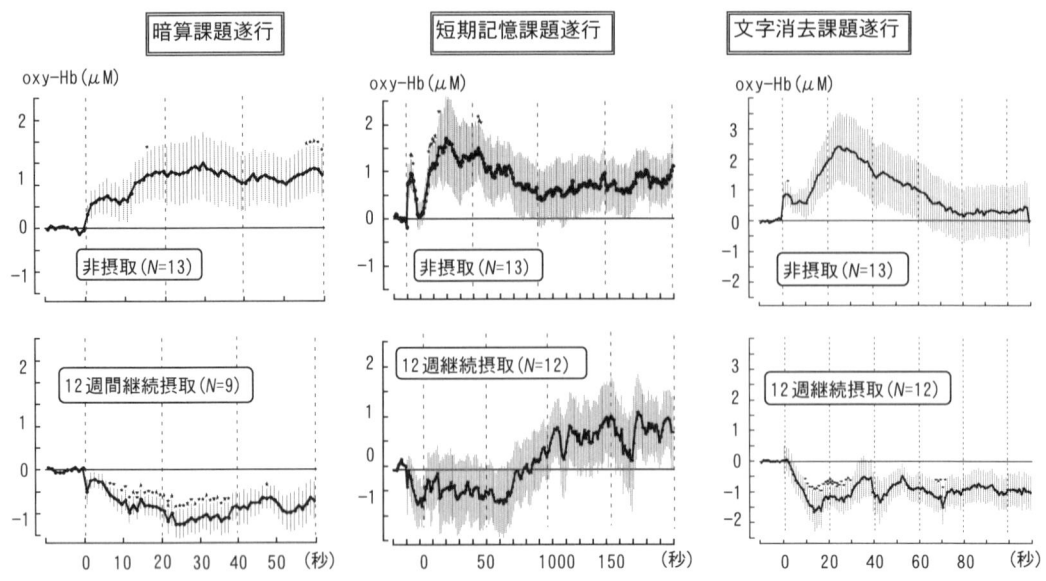

92   1. 食品による健康の維持・増進

図 I.1.4.10 各種課題遂行に伴う左前頭部酸素化ヘモグロビン動態に及ぼす魚油脂肪酸であるドコサヘキサエン酸摂取の影響
平均値±標準誤差（$N=9\sim13$）
※前値（10秒間）に対する毎秒計測平均値±標準誤差の相対濃度変化を示した.
※★★：開始前値に比べて $p<0.01$ で，★：$p<0.05$ で有意差あり.

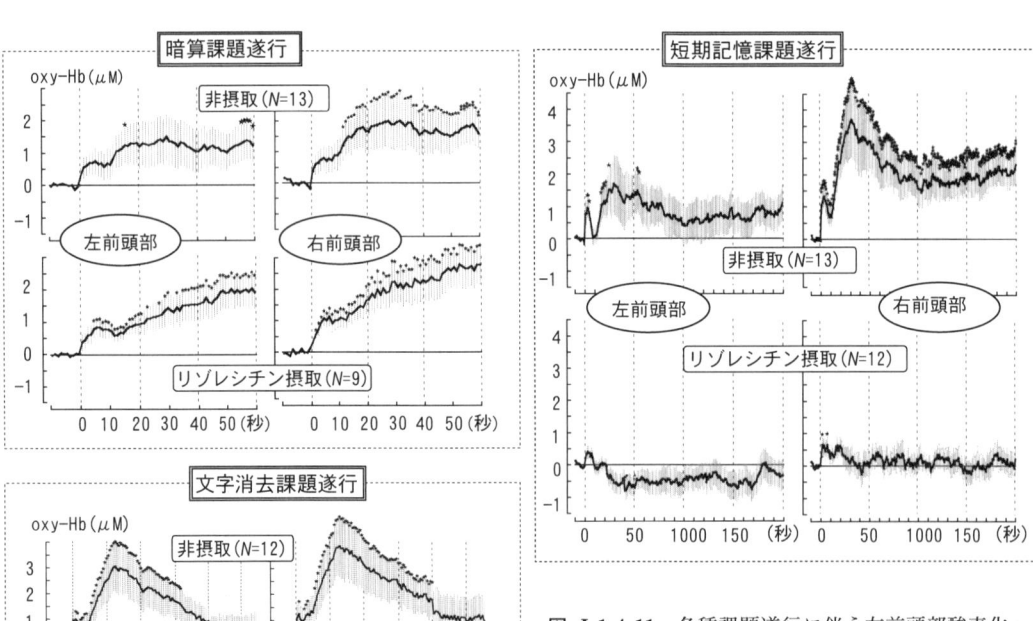

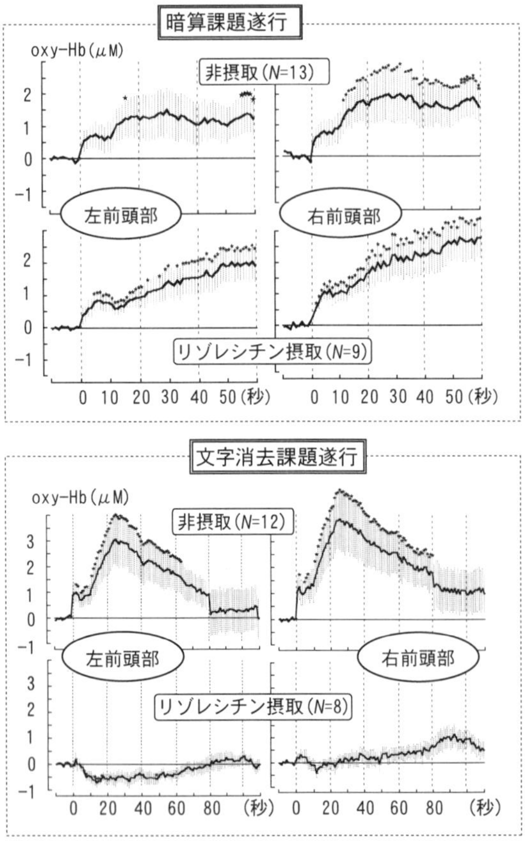

図 I.1.4.11 各種課題遂行に伴う左前頭部酸素化ヘモグロビン動態に及ぼす大豆リゾレシチン摂取の影響 平均値±標準誤差（$N=9\sim13$）
※前値（10秒間）に対する毎秒計測平均値±標準誤差の相対濃度変化を示した.
※★★：開始前値に比べて $p<0.01$ で，★：$p<0.05$ で有意差あり.
※★★：$p<0.01$，★：$p<0.05$ は前値に対する有意差を示した.

で得られた前頭部における鎮静化のデータとの連関を示した[16~19].

DHA は継続摂取による課題遂行時の成績の向上がみられ，4 週で加算回数の有意な増加，12 週で文字消去課題の誤答数の有意な減少が認められた．脳酸素代謝モニタリングにおいて，脳高次機能にかかわる課題遂行過程の計測結果には継続摂取過程での変化が認められ，課題遂行に伴う左右前頭部酸素化ヘモグロビン濃度の上昇は 12 週で抑制されることがわかった（図 I.1.4.10）．短期記憶課題遂行時の 4 週のデータに酸素化ヘモグロビン濃度の顕著な上昇と脱酸素化ヘモグロビン濃度の顕著な低下がみられ，他の課題と異なるパターンを示したことから，記憶に係わる脳内環境の変化が推察された．総じて，DHA の継続摂取は課題遂行時における前頭部の鎮静化をもたらすことがわかった[19~21].

リゾレシチン摂取時には対照に比べ，各種課題の回答の正誤において課題遂行成績が優位であった．リゾレシチンの課題遂行後の気分状態への影響について調べた結果，抑うつ感や落ち込み感を抑えることがわかった．リゾレシチンの学習への影響について調べた NIRS の結果，対照実験では課題遂行によって上昇する前頭部酸素化ヘモグロビン濃度の上昇は 20 秒後に安定するが，摂取後は課題遂行終了まで漸増した．記憶への影響については，対照実験では課題遂行により生じる前頭部酸素化ヘモグロビン濃度変化に明瞭な左右差が認められ，右前頭部の方が大きい数値となった．一方，リゾレシチン摂取後は，左右差は小さく，対照と比較し，酸素化ヘモグロビン濃度の上昇を抑えた状態で課題遂行を可能にすることがわかった．作業遂行への影響については，課題遂行に伴う前頭部酸素化ヘモグロビン濃度の上昇を抑制しながら作業遂行を可能にすることが明らかになった（図 I.1.4.11）．

また，fMRI によってリゾレシチン摂取時の暗算遂行に伴う脳内局所の応答について調べた結果（図 I.1.4.12），前頭部の鎮静化を示す結果は得られず，NIRS のデータとの関連が見出された．摂取前後の暗算遂行時の前頭部での活性化の差異は認められなかった[20~22].

緑茶，大豆，魚などの日本型食素材の成分が，気分状態の好転，ストレスの低減，学習，記憶，作業課題の冷静な遂行と課題成績の向上などを可能にするという結果が得られ，これらの食材の精神活動への寄与という視点から再評価できるものと考えられた．複数のパラメーターによるデータを総合的に解釈すると，日本型食品素材は精神活動の基盤になっているものと考えられ，日本型食品摂取により長寿社会の健全な精神活動の維持が期待されよう．総じて，わが国のおける精神活動上の諸問題は日本型食品素材離れに一因があることが推察され，脳機能調節効果を有する日本型食品素材成分の積極的摂取が健全な精神活動や脳高次機能の維持・向上を支えるものあると考えられる．

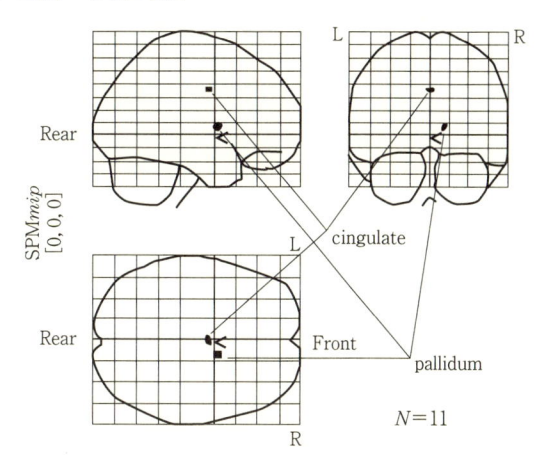

〔畠山英子〕

図 I.1.4.12 暗算遂行時に大豆リゾレシチン摂取で賦活される部位

$N=11$，$p<0.005$ で有意差あり．
※上左図は横からの，上右図は正面からの，下図は上からの透視図を示した．（R：右側　L：左側）
計測ならびに解析条件は図 I.1.4.8 と同様

文　献

1) F. Bellisle, et al.: *British Journal of Nutrition*, **80**, S 173-S 193, 1998.
2) J. D. Fernstrom, R. J. Wurtman: *Science*, **173**, 149-151, 1972.
3) R. B. Kanarek, D. Swinney: *Appetite*, **14**, 15-27, 1990.
4) M. Matsumoto, et al.: *Regulatory Peptide*, **4** 173-181, 1982.
5) W. H. Kaye, et al.: *Psychiatry*, **139**, 643-645, 1982.
6) 吉川正明：科学と工業，**71**, 310-316, 1997.
7) 日本生理人類学会計測研究部会（編）：人間科学計測ハンドブック，技報堂，1996.
8) 甘利俊一，外山敬介（編）：脳科学大事典，朝倉書店，2000.

9) 恒次祐子,宮崎良文:森林医学(森本兼曩ほか編),朝倉書店,pp.280-297,2006.
10) 畠山英子ほか:東北福祉大学感性福祉研究所年報,2,127-133,2001.
11) 畠山英子:第6回日本補完代替医療学会大会要旨集,p.35,2003.
12) 宮崎良文,畠山英子:茶の機能 生体機能の新たな可能性,pp.389-394,学会出版センター,2003.
13) 畠山英子:日本栄養・食糧学会誌,58,107-111,2005.
14) 畠山英子:健全な食生活構築のための食品の機能性及び安全性に関する総合研究,pp.160-163,2003.
15) 畠山英子:臨床栄養,107,249-256,2005.
16) 畠山英子ほか:日本感性福祉学会第3回大会要旨集,p.6,2003.
17) 畠山英子:健全な食生活構築のための食品の機能性及び安全性に関する総合研究,pp.182-185,2004.
18) 畠山英子:臨床栄養,107,129-136,2005.
19) 畠山英子:食品の安全性及び機能性に関する総合研究,pp.204-207,2005.
20) 畠山英子ほか:日本感性福祉学会第5回大会要旨集,p.30,2005.
21) 畠山英子,石川宣子:臨床栄養,107,249-256,2005.
22) 畠山英子:食品の安全性及び機能性に関する総合研究,pp.275-281,2006.

1.4.4 食品成分による高齢者の免疫機能調節

a. 高齢者の免疫機能の低下

加齢に従って免疫機能が低下することは広く知られているが,高齢者では自然免疫系に属するマクロファージや好中球の機能は低下せず,リンパ球からなる獲得免疫系の機能が大きく低下する.この免疫の中枢である胸腺重量は思春期～成長期で最大となり,その後,加齢とともに萎縮し,その萎縮が免疫能の低下につながると考えられている[1,2].この萎縮がはじまる時期には性差があり,雄の方が早いことが動物実験にて明らかにされ[3~5],このことはヒトにおいても男性は女性に比べて早く免疫老化による免疫能低下がはじまることを示唆している.萎縮のメカニズムについては未だに不明であるが,加齢に伴って抗酸化酵素であるグルタチオンペルオキシダーゼ(glutathione peroxidase;GPx)活性が胸腺細胞内で減少し,その減少は雌よりも雄の方が著しいことがマウスを用いた実験で明らかとなり[3],胸腺萎縮の一つの原因として酸化ストレスに対する抗酸化能力の低下が考えられる.そして,この酸化ストレスに最も感受性の高い細胞が胸腺の未成熟リンパ球であり,これらのリンパ球の傷害によって成熟リンパ球の減少による免疫能の低下が起こるものと推測される.また,タンパク質-エネルギー低栄養状態(protein-energy-malnutrition;PEM)による免疫能の低下も広く知られている.高齢者の死因の第1位は他の年代と同じくがんであるが,第4位は肺炎であり,免疫能と関係が深い疾患での死亡率が高いことが知られている.高齢者の免疫能の低下の原因としては加齢に伴う酸化ストレスと栄養状態の低下などが相乗的に作用して起こることが考えられていることから,高齢者の免疫能を強化・調節し,健康寿命の延伸ならびにQOL向上を図るにはタンパク質と抗酸化成分を多く含む食品群の摂取が重要である.

b. 高齢者の免疫機能に影響を及ぼす食生活の解析

これまで,高齢者の栄養状態と免疫能の関係については多くの研究があり,その原因の一つにタンパク質摂取量の低下が考えられている.タンパク質の

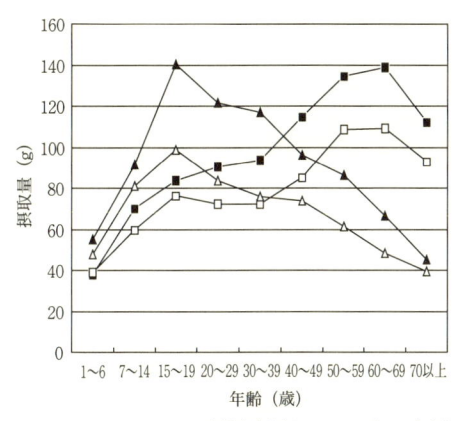

図 I.1.4.13 タンパク質摂取源としての魚・肉類摂取量の年齢階層別比較[1]

タンパク質摂取源としての魚介類および肉類の摂取量を年齢階層別に示した．■男性の魚介類摂取量，□女性の魚介類摂取量，▲男性の肉類摂取量，△女性の肉類摂取量．

表 I.1.4.4 自覚症状と血液中の元素濃度との関係

	男 性	女 性
頭痛がする	Cu, Se	Zn, Cu, Mn
めまいがする	Cu, Se, Ni	Zn, Mn, Se
手足がしびれる	Cu, Se	Zn, Cu, Mn, Se
舌がもつれる	Cu, Se	Zn, Cu, Mn, Se
胸がしめつけられる	Cu, Se	Zn, Cu, Mn, Se
動悸がする	Cu, Se	Zn, Cu, Mn, Se
眠れない	Se, Cu, Ni	Cu, Mn, Se, Zn

血液中の元素と各自覚症状において負の相関関係がみられたもの．$p<0.05$

摂取は免疫能の維持には不可欠であり，摂取不良に陥ると，PEMによるリンパ節や胸腺の萎縮，$CD4^+$，$CD8^+$T細胞数や各種サイトカインの減少など，免疫応答系全体の機能低下が起こることが報告されている．一方，筆者ら[3]は2001（平成13）年国民栄養調査の結果から日本人食生活の動向を解析した結果，加齢に伴い豆類・果実，海藻類，キノコ類などの摂取量の増加していることを見出したが，総タンパク質摂取量は男・女ともに加齢に対する大きな変化が認められなかった．さらに，その摂取源について，食品群別摂取比率を算出し，年齢別に検討した結果，肉類と魚類の摂取量が加齢に伴って逆転するという特徴的なパターンを見出した（図I.1.4.13）．この摂取パターンの変化は日本人の健康長寿の一つの大きな要因として考えられる．

c. 微量元素と高齢者の免疫機能

近年，微量元素は免疫機能の維持に重要な役割を果たしていることが明らかにされつつある．免疫および抗酸化の各機能に影響を及ぼす微量元素量については，健常者170例（年齢20〜70歳代，男性62例，女性108例）の血液中の微量元素量（Zn, Se, Cr, Mn, Ni, Cu, Co）の測定結果，男性ではクロム（Cr），マンガン（Mn），セレン（Se），女性では亜鉛（Zn），銅（Cu），Cr, Mn, ニッケル（Ni）等の微量元素量が加齢とともに減少することが確認されている[6]．Seは抗酸化酵素 GPx，Cu, Mn, Znはスーパーオキシドジスムターゼ（superoxide dismutase；SOD）の各々構成元素であり，各々の生理活性発現上必須の成分であることから，これら微量元素濃度の低値は高齢者の免疫能および抗酸化能低下の一因となると考えられる．さらに，表I.1.4.4に示すように，これら微量元素の血中濃度の不足と各種自覚症状の発現に有意な相関関係が認められた[6]．したがって，からだの調子が悪い人の中にはこれらのミネラルが潜在的あるいは顕在的に不足している可能性が高いものと推測される．すなわち，高齢者ではこれら微量元素を多く含む食品を摂取することによって抗酸化および免疫能促進による自覚症状の改善が期待される．

d. 免疫強化食材の選別

体内での抗酸化能を担っているのは抗酸化酵素と抗酸化成分だが，抗酸化酵素はその活性発現にSeやZn, Mn, Cu，鉄などのミネラルが必須であり，また細胞内外の抗酸化に関与する微量栄養素（たとえば，ビタミンC，ビタミンE，β-カロテンおよびフラボノイドのような抗酸化成分）の摂取も抗酸化能保持に重要である．

表I.1.4.5は，32種の抗酸化成分を，①試験管内での活性酸素消去能（O_2^-，$\cdot OH$）と②細胞内でのミトコンドリアで発生する酸化傷害の元凶であり，膜脂質やタンパク質，核酸を傷害することが老化現象をひき起こすと考えられている活性酸素種（reactive oxygen species；ROS）の消去能について示したが，試験管内における抗酸化能はいずれのフラボノイドにおいてもその効果が認められ，すでに報告[7]されているように，その構造上のOH基の位置に関連があることが確認された．しかしROSの消去能を有していたのは15種類であり，細胞内での抗酸化活性は，必ずしも試験管内での活性酸素

表 I.1.4.5 抗酸化成分の細胞内外での活性酸素消去能

分類	成分名	O_2^-消去能の有無	細胞内 ROS 消去能
カテキン (flavan-3-ols)	エピガロカテキンガレート	++[a]	+[b]
	緑茶ポリフェノール	++	+/−[c]
フラボン	アピゲニン	++	−
	ルテオリン	++	++
	3',4'-デヒドロフラボン	++	++
	7,3',4'-トリヒドロキシフラボン	++	++
	3',4',7,8-テトラヒドロキシフラボン	++	++
フラボノイド	ケルセチン	++	++
	ケンフェロール	++	+
	ミリセチン	++	−[d]
	イソラムネチン	++	+
フラバノン	フィセチン	+	++
	ヘスペレチン	+/−	−
	ナリンゲニン	+/−	+/−
イソフラボン	ゲニスチン	+/−	−
	ダイゼイン	−	−
アントシアニジン	ペラルゴニン	+	−
	シアニジン	++	−
	ペオニジン	++	−
	デルフィニジン	++	−
	マルビジン	+/−	+/−
	クロマニン	+	+
カルコン	ブテイン	++	++
	イソリキリチゲニン	+	−
スチルベン	ピーセタノール	++	++
	レスベラトール	+/−	+
フェノール酸	クロロゲン酸	+	+
	カフェ酸	+	+
	トランスケイ皮酸	−	−
カロテン	アスタキサンチン	−	−
	β-カロテン	−	−
	ルテイン	−	−

a：O_2^-あるいは ROS50%消去における濃度（IC50）が 10 μM 未満,
b：O_2^-あるいは ROS50%消去における濃度（IC50）が 10 μM 以上,
c：O_2^-あるいは ROS50%消去における濃度（IC50）が 100 μM 以上,
d：O_2^-あるいは ROS 消去能が認められない.

消去能と一致していないことがわかった（表 I.1.4.5）．したがって，抗酸化成分の効果的な摂取法として，細胞外で作用する抗酸化成分のみを摂取するのではなく，細胞内でもその作用を発現する抗酸化成分をあわせて摂取することが，細胞を活性酸素から防御するにはより有効であり，それらを多く含む食品群，主にその摂取源としてなりうる野菜類や果物類を積極的に摂取することが必要であろうと考えられる．表 I.1.4.5 より，酸化ストレス（X 線照射）を胸腺細胞に与えた場合，濃度依存性に細胞内外の活性酸素からの防御ならびに細胞死抑制効果を強く有しているのはルテオリン（図 I.1.4.14）であった（ルテオリンの分析について，筆者らは UV 検出器を用いた高速液体クロマトグラフィーによってルテオリンを含む約 40 種類のフラボノイドの自動分析法を開発した）．ルテオリンはモクセイソウから単離された黄色色素フラボノイドの1種で，ピーマン，セロリ，シソ，ブロッコリーなどに含まれ，その生理作用は肝の解毒作用の促進，炎症性サイトカイン（TNF）生産抑制，α-グルコシダ

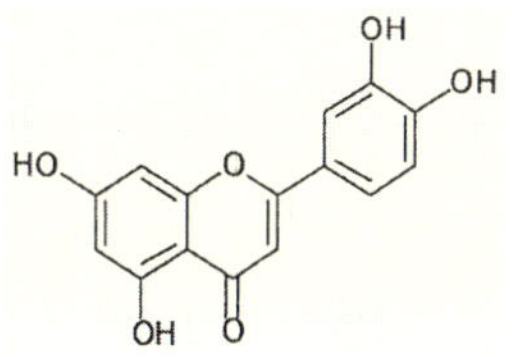

図 I.1.4.14　ルテオリンの構造

ーゼ活性の阻害，α-リポキシゲナーゼ活性の阻害，コレステロールの酸化抑制，抗がん，抗アレルギー，抗酸化，免疫力の増加などの各種作用が報告され注目されている[8〜12]．このうち，抗がん作用についてはルテオリンがデスレセプター関連因子の1種であるDR5（death receptor 5）を介したアポトーシスをひき起こすという詳細なメカニズムが示されている[8]．近年，これらフラボノイドについての研究が多く[13]，今後の研究が期待される．また，2003年に米国よりフラボノイド（ルテオリン，アピゲニン，テルセチン，ケンフェロール，ミリセチン，イソラムネチン，ヘスペレチン，ナリンゲニン）の主要食品における含有量のデータベースが開示されている[14]．

e.　食生活と高齢者の免疫強化—ピーマン介入試験からの科学的根拠

筆者らはルテオリンを多く含むピーマンの介入試験を行った[10]．すなわち，17例の高齢者（男性9名，女性8名，平均68.9±4.65歳）に日々調理を変えたピーマン（4個）を含む食事（弁当）を2週間昼食時に配食（日曜日の中間日は自由摂取）させたところ，酸化ストレスの指標である尿中8-ヒドロキシ-2′-デオキシグアノシン（8-hydroxy-2′-deoxyguanosine；8 OHdG）およびポルフィリン酸化物類の減少傾向を認め，さらに，血球内チオバルビタール酸反応物（thiobarbituric acid reacting substances；TBARS），GPx活性，SODの減少と，リンパ球サブセットおよびリンパ球幼若化能が増加することを各々証明した（表I.1.4.6）．これらの結果は，ピーマンの継続摂取によって，生体内の抗酸化能および免疫能の強化が示唆された．抗酸化については，ピーマン食事によるルテオリン摂取は，特に細胞内の酸化を抑制していることが推察される．また，ルテオリンの活性酸素消去能によって抗酸化酵素の節約がひき起こされ，その結果として

表 I.1.4.6　ピーマン食摂取による生体内酸化，抗酸化指標および免疫能の変化

	各種マーカー	介入後
尿	尿中 8OHdG	95.7±35.2
	尿中ポルフィリン	92.7±32.1
血清	TBARS	110.4±30.1
	GPx	80.7±0.23*
血球	TBARS	88.9±13.7*
	GPx	76.6±30.2**
	SOD	93.8±17.1
	Catalase	104.3±11.1
CD4 サブセット	Th1:IFNγ+/IL4−	110.2±25.5*
	Th2:IFNγ−/IL4+	116.1±49.2*
	Th0:IFNγ−/IL4−	95.7±59.8*
リンパ球幼若化能	Con-A	140.1±24.8**

介入後の数値は介入前の各数値を100%として平均値±標準偏差で示した．
介入前後における対応のあるt-検定：*$p<0.05$, **$p<0.01$

酵素活性の低下が起こったものと推察される．したがって，ルテオリンの様な抗酸化成分を多く含む食品を摂取することは酸化ストレスによるDNAの損傷等を含む細胞内傷害が抑制できることを示唆している．また，筆者らはピーマン食摂取前後での，被験者の自覚症状を調査した結果，便通や胃腸症状の改善，血中の中性脂肪や総コレステロール量の減少，血中抗酸化微量元素の増量を認めた（未発表）．さらに，1日の栄養素摂取充足確率が上昇し，特に免疫増強に関与するビタミンAやビタミンCの充足確率の著しい改善，充足していなかった食物繊維，ビタミンB$_1$，B$_2$等の充足が認められ，全体としてバランスのとれた栄養摂取状況が確認された[10]．

f.　免疫機能調節およびその強化に対する高齢者の食生活のあり方

食品は免疫系の機能に大きな影響を与えることから，これまでの米を中心とした日本型食生活に加えて，細胞内外で抗酸化能力を発現できうる抗酸化微量元素，ビタミンやフラボノイドなどの微量栄養成分を多く含む野菜や果物などの食品群を日常習慣的にバランスよく摂取することによって，高齢者の抗酸化能力および免疫機能が強化され，高齢者における主要な死因の一つとなっている肺炎，インフルエンザ，結核などの感染症，がん，心・脳血管疾患などの生活習慣病，さらにアルツハイマー病などの発

表 I.1.4.7 野菜や果物などに多く含まれ，免疫機能調節およびその強化に関与する主な栄養素

栄養素		主な免疫増強作用
ビタミン	A	免疫細胞の増殖，分化促進（食細胞，NK細胞，T細胞），TNF増強
	E	免疫力増強（食細胞，NK細胞，T，B細胞），抗酸化
	C	食細胞，T細胞，IFN-γの増加，抗酸化
	B_6	リンパ球の分化
ミネラル	鉄	ラクトフェリン（NK細胞やT細胞の活性化）の構成成分，抗酸化（カタラーゼ，ペルオキシダーゼの構成成分）
	亜鉛	食細胞，リンパ球の活性化（T，B細胞，NK細胞），細胞死抑制，抗酸化（SODの構成成分）
	銅	食細胞，T細胞，抗酸化（SODの構成成分）
	マンガン	抗酸化（SODの構成成分）
	セレン	食細胞，T細胞，NK細胞活性化，抗酸化（GPx，TR1の構成成分）
フラボノイド類		免疫細胞増加（NK細胞），液性免疫能の亢進，食細胞，抗酸化など（フラボノイドの種類によって効果は異なる）

SOD; superoxide dismutase, GPx; glutathione peroxidase, TRI; thioredoxin reductase I，抗酸化；自己酸化防御

表 I.1.4.8 免疫機能調節・強化に関与する主な食品成分（文献 15 より改変）

機能	成分	推定作用機構	分布
免疫能活性化	キチン（キトサン）	NK細胞増強	甲殻類
	カゼインペプチド	マクロファージ活性化	牛乳
	グルシルリチン	INF増強	甘草
抗ウイルス 抗エイズ	レンチナン	INF増強（風邪防止）	シイタケ子実体
	チキンシスタチン	ウイルス増強抑制	卵
	オリザシスタチン	ウイルス増強抑制	米
	カラギーナン	HIV感染防止	海藻
	アルギン酸	HIV感染防止	海藻
細菌感染防止	ラクトフェリン	殺菌	牛乳
抗細菌毒素	ガングリオシド	殺菌	牛乳
抗アレルギー	α-リノレン酸	PAF，ロイコトリエン生成阻害	シソ油
	ギンコライド（テルペン類）	PAF生成阻害	イチョウ葉
	メチルカテキン	肥満細胞の活性化を阻害	茶（べにふうき）
	リンゴペクチン	ヒスタミン減少	リンゴ

その他，免疫強化に関与する食品成分としてアガリクス，エキナセア，エゾウコギ，キャッツクロー，シソ，フランス海岸松樹皮エキス，マカ，メシマコブ，乳酸菌，ビフィズス菌，クロレラ，ドコサヘキサ塩酸，エイコサペンタエン酸，プロポリスなどが報告されている[16]．

症予防が図られるとともに健康寿命の延伸ならびにQOL向上が図られることが期待される．また，表 I.1.4.7[15,16] に免疫機能調節に影響すると思われる主な食品成分をあげたが，このほかにも多数存在することが推測される．しかし，高齢者への介入試験による科学的根拠についての研究はあまりなく，今後ニュートリゲノミクス研究と同時にテーラーメード栄養での個人を志向した研究が活発に成されるものと期待される．

一方，寿命と食事との関連ではカロリー制限法（食物摂取量を標準の30～40％減らす）が寿命を延ばす最も有名な方法として知られているが，現在，そのメカニズムや寿命に影響を与える各種遺伝子[17]の分子機序の研究が進んでおり，その解明が期待される．

〔近藤雅雄〕

文　献

1) 上野川修一：食と免疫, pp. 37-80, 学会センター関西, 2000.
2) 渡辺明治編：栄養免疫学, 医歯薬出版, 1998.

3) 饗場直美, 近藤雅雄：日本栄養・食糧学会誌, **58**(2), 99-102, 2005.
4) J. Singh, A. K. Singh：*Clin. Exp. Immunol.*, **37**, 507-511, 1979.
5) R. Aspinall, D. Andrew：*Develop. Immunol.*, **8**, 95-106, 2001.
6) M. Kondo, et al.：*Biomed. Res. Trace. Elements*, **15**, 342-344, 2004.
7) C. G. M. Heijnen, et al.：*Toxicology in Vitro*, **15**, 3-6, 2001.
8) M. Horinaka, et al.：*Oncogene*, **24**, 7180-7189, 2005.
9) 下井香代子：機能性食品ガイド, pp. 352-357, 講談社, 2004.
10) 近藤雅雄ほか：*ANTI-AGING MEDICINE*, **2**(3), 337-342, 2006.
11) 田中敏郎ほか：*FFI JOURNAL*, **211**(7), 568-575, 2006.
12) 東 敬子ほか：ビタミン, **80**(8), 403-410, 2006.
13) 田中卓二, 鈴木里加子：*FFI JOURNAL*, **209**(6), 472-480, 2004.
14) US Department of Agriculture, USDA Database for the flavonoid content of selected foods, pp. 1-77, 2003. (Available from：http://www.nal.usda.gov/fnic/foodcomp)
15) 五明紀春ほか：新訂食品機能論, 同文書院, 2006.
16) 吉川敏一ほか：機能性食品ガイド, 講談社, 2006.
17) L. Guarente, D.A. Sinclair：日経サイエンス, **36**(5), 30-38, 2006.

2. 食品の機能性の評価手法

2.1 ヒト試験による機能性評価

2.1.1 粘性食品の糖尿病リスク低減機能評価

食後高血糖は，インスリン抵抗性，肥満，2型糖尿病への進展や心血管系疾患の合併をひき起こすので，糖尿病の予防および治療には食後高血糖の是正が重要と考えられる[1,2]．Jenkinsらによって提唱されたグリセミックインデックス（GI）が低い低GI食は食後高血糖を抑制する[3]．米飯は白パンやパスタに比べてGI値が高いが[4]，日本ではこの概念による食事療法が普及していない．その理由として，主食である米飯をパスタに置き換えることが困難であること，多くの食品を組合わせて摂取する日本食には食品ごとに評価するGIの概念は適用しにくいことなどがあげられる．GIを実際の食生活に適用させるためには，主食である米飯と副食を組合わせた食事全体の評価が重要と考えられるが，日本では欧米に比べてその評価は十分ではない．

そこで，食後高血糖を抑制する食事パターンをスクリーニングしたところ，粘性食品のもつ血糖値上昇抑制効果を見出した．納豆やヤマイモなどの粘性食品は古くから健康食とされてきたが，食後高血糖に対する効果については知られていない．そこで，健常人とインスリン抵抗性患者を対象として，米飯と粘性食品を組合わせて摂取した後の血糖およびインスリン反応，またインスリン抵抗性患者が長期間粘性食を摂取したときの糖質・脂質代謝に及ぼす効果について評価した．

a. 粘性食品の機能性評価の実例
1) 評価方法

徳島大学病院臨床試験倫理審査委員会の承認を得て実施した．被験者には，試験の目的，方法などについて紙面で説明を行い被験者の同意を得たうえで単回摂取試験および長期摂取試験で評価した．

i) 単回摂取試験 健常な成人11名（男性4名，女性7名，年齢26.5±1.0歳，BMIは20.6±0.8 kg/m^2；健常群）とインスリン抵抗性患者11名（男性7名，女性4名，年齢45.2±2.9歳，BMIは27.6±0.7 kg/m^2；インスリン抵抗性群）を対象とした．インスリン抵抗性群の耐糖能は75 g経口糖負荷試験（75 gOGTT）を用いて評価した．試験食は (1) 米飯＋水（エネルギーは302 kcal，タンパク質は4.2 g，脂質は0.8 g，炭水化物は69.4 g），(2) 米飯＋ネバネバ（粘性）食〔納豆，ナガイモ，オクラ，醬油〕＋水（エネルギーは457 kcal，タンパク質は15.1 g，脂質は6.1 g，炭水化物は87.0 g），(3) 米飯＋通常食〔ゆで大豆，ジャガイモ，ブロッコリー，醬油〕＋水（エネルギーは506 kcal，タンパク質は15.4 g，脂質は5.6 g，炭水化物は87.5 g），の3種類とした．1晩絶食後の空腹状態で採血し，試験食摂取を開始した．試験開始後それぞれ30, 45, 60, 90, 120, 180分に採血した．試験は，同一人物で3回行ったが，試験食負荷は1週間間隔をあけての無作為クロスオーバー方式とした．

ii) 長期摂取試験 単回摂取試験のインスリン抵抗性群と同一の被験者を対象とした．被験者を無作為に2週間の粘性食摂取と2週間の通常食摂取に振り分けて，クロスオーバー方式で試験食摂取を行った．観察期間の前と粘性食摂取と通常食摂取の終了後に，75 g経口糖負荷試験（75 gOGTT）を行い，糖質・脂質代謝，インスリン抵抗性の指標を測定した．

2) 評価結果
ｉ) 単回摂取試験
① 血糖値： 健常者群では，粘性食摂取後30分の血糖値は通常食より有意に低値を示した（図I.2.1.1）．食後0～60分の上昇曲線下面積（AUC）は，粘性食は通常食に比較して，また米飯食に比較して有意に低値を示した．インスリン抵抗性群では，粘性食摂取後30分，45分の血糖値は通常食より有意に低値であった（図I.2.1.2）．食後0～60分の血糖AUCは，粘性食は通常食に比較して，また米飯食に比較しても有意に低値を示した．

② 血清インスリン濃度： 健常群では，粘性食摂取後30分，45分の血清インスリン濃度は通常食より有意に低値であった（図I.2.1.3）．インスリンAUCは，粘性食は通常食に比較して有意に低値を示した．インスリン抵抗性群では，粘性食摂取後30分，45分，60分の血清インスリン濃度は通常食より有意に低値であった（図I.2.1.4）．食後0～60分のインスリンAUCは，粘性食では通常食に比較して，また米飯食に比較しても有意に低値を示した．

ⅱ) 長期摂取試験
試験期間中に脱落するインスリン抵抗性群患者はなく，全員が試験を完了した．

① 糖代謝指標： 空腹時血糖値，血清インスリ

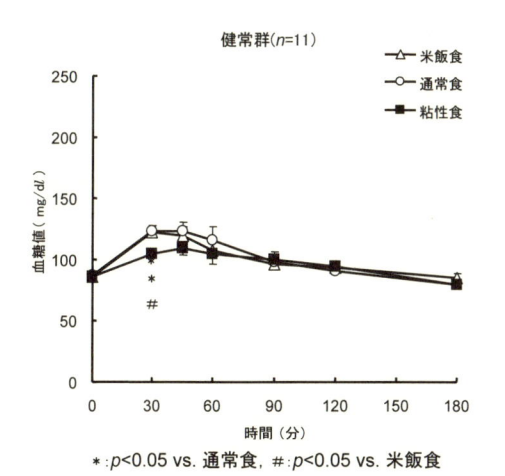

図 I.2.1.1 健常者に対する米飯食，通常食および粘性食摂取後の血糖値の変動

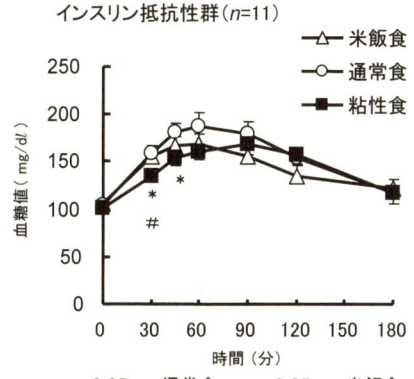

図 I.2.1.2 インスリン抵抗性患者に対する米飯食，通常食および粘性食摂取後の血糖値の変動

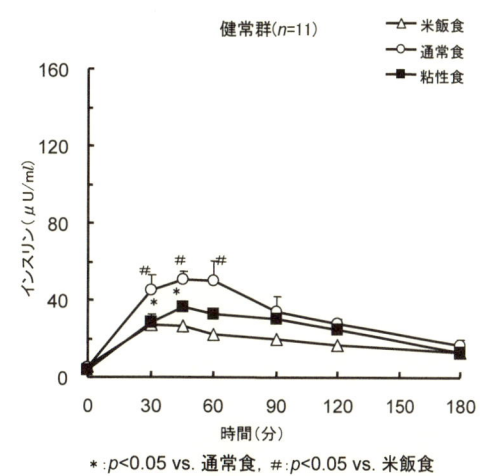

図 I.2.1.3 健常者に対する米飯食，通常食および粘性食摂取後の血中インスリン濃度の変動

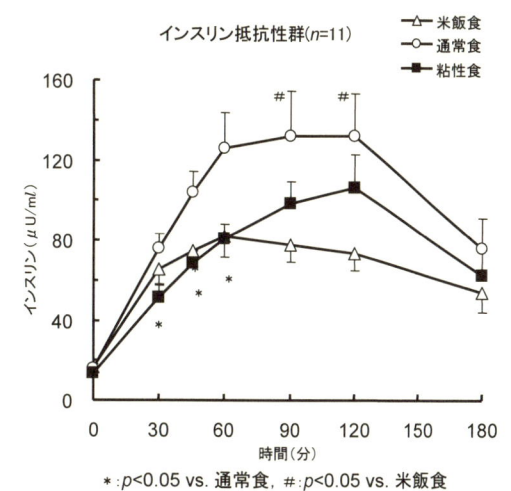

図 I.2.1.4 インスリン抵抗性患者に対する米飯食，通常食および粘性食摂取後の血中インスリン濃度の変動

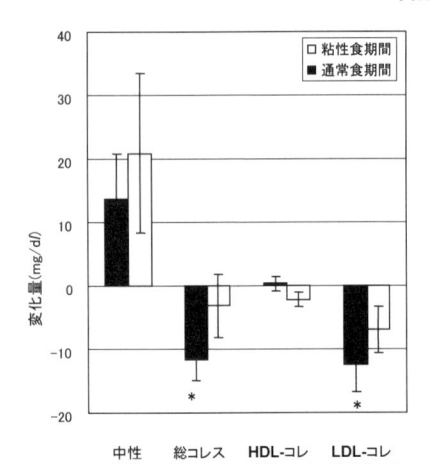

図 I.2.1.5 粘性食品長期摂取後の血中脂質改善

*: $p<0.05$ vs. 試験食摂取期間前（対応のある t 検定）

ン濃度は各試験食摂取の前後で変化はみられなかった．ヘモグロビンA1c，フルクトサミン，1,5-アンヒドログルシトール（1,5-AG）も各試験食摂取の前後で変化はみられなかった．

② 血中脂質指標：血清総コレステロールは粘性食摂取後に摂取前と比べて有意に低下した．HDLコレステロール値には変化がなかったが，LDLコレステロールは粘性食摂取後に摂取前と比べて有意に低下した．これらの結果は，通常食摂取前後では有意な変化はみられなかった（図I.2.1.5）．

③ インスリン感受性指標：試験開始時，各試験食摂取期間終了後いずれの時点においても，75 gOGTTの血糖値に変化はみられなかった．糖負荷後180分のインスリン濃度とインスリンAUCは，試験開始時に比べて粘性食摂取後と通常食摂取後に低値を示した．遊離脂肪酸濃度には各食品摂取前後で変化はみられなかった．HOMA-IRは粘性食摂取後および通常食摂取後に試験開始時に比べて低値を示す傾向がみられたが，有意差はなかった．一方，全身のインスリン感受性を反映するcomposite insulin sensitivity index（CISI）は粘性食摂取後に試験開始時に比べて有意に高値を示し，粘性食品長期摂取によりインスリン抵抗性が改善した．

3) 意 義

近年，低GI食は血中ヘモグロビンA1c，フルクトサミン，総コレステロール濃度が有意に低下することが欧米データのメタ分析により明らかにされた[5]．さらに日本人でも同様の結果が報告された[6]．

粘性食は高炭水化物低脂質含有の伝統的日本食である．納豆の粘性成分はフルクタンとポリグルタミン酸からなる糖タンパク質であり，ナガイモ，オクラにはマンナン，ペクチンなどの増粘多糖類が含まれる．消化管壁に存在する糖タンパク質であるムチンは消化管が消化酵素により自己消化されないよう保護している．難消化性デキストリンは小腸刷子縁膜上にある糖輸送担体に作用することにより糖質の吸収を遅延させるといわれている[7]．したがって，食品中の粘性成分が糖質と共存した場合，糖質が消化吸収されるのを遅延あるいは阻害する可能性が考えられる．

摂取した食品が胃から十二指腸へ排出される速度は胃内容物の硬軟度，浸透圧，化学的性質などに影響される．粘性をもつ食品を糖質性食品と摂取すると胃内容物全体が粘度をもち，胃内滞留時間が延長することにより消化吸収が遅れて血糖上昇を抑制することも考えられる．Sanggaardらは粘性をもつ発酵乳を摂取すると胃排出の速度を低下させること[8]，Wolfらは酵素的に生成した粘性食物繊維が血糖上昇反応を低下させることを報告している[9]．

すなわち，健常人およびインスリン抵抗性患者が米飯と粘性食品を組合わせて摂取すると通常食を摂取したときと比較して，食後血糖値および血清インスリン濃度の上昇を抑制する．さらに，粘性食を朝食として2週間摂取すると，インスリン感受性指標の改善，血中総コレステロール，LDLコレステロールの低下がみられた．以上の研究成果から，粘性食は糖尿病の予防および治療を目指した食事療法に活用できる日本食であることが明らかになった．

〔武田英二・奥村仙示〕

文 献

1) E. Takeda, et al.: *J. Med. Invest.*, **52** Supple, 259-265, 2005.
2) Q. Qiao, et al.: *Diabetes Care*, **26**, 1770-1780, 2003.
3) G, R. Collier, et al.: *Am. J. Clin. Nutr.*, **44**, 349-52, 1986.
4) M. Sugiyama, et al.: *Eur. J. Clin. Nutr.*, **57**, 743-752, 2003.
5) A. M. Opperman, et al.; *Br. J. Nutr.*, **92**, 367-381, 2004.
6) K. Murakami, et al.: *Am. J. Clin. Nutr.*, **83**,

7) 若林　茂ほか：日本食物繊維研究会誌, **3**, 13-19, 1999.
8) K. M. Sanggaard, et al.：*Br. J. Nutr.*, **92**, 447-59, 2004.
9) B. W. Wolf, et al.：*Eur. J. Clin. Nutr.*, **57**, 1120-1127, 2003.

2.1.2 ミカンの糖尿病リスク低減機能評価

ウンシュウミカン（以下ミカン）は国内産果実の中では最も生産量が多く，国内を代表する主要果実の一つである．しかしながら，国民1人当りの年間摂取量はわずか5 kgしかなく，最盛期である1970年頃に比べて4分の1にまで減少している．果物には果糖が比較的多く含まれ，その甘みゆえに肥満や高脂血症・糖尿病にはよくないととらえられることが多いが，通常の食生活において摂取するレベルでは問題のないことが明らかにされている[1,2]．また，糖尿病患者の食事指導においても毎日80 kcalの果物（ミカンで約2個程度）をとるように勧められている．一方，近年の疫学研究では，果物も野菜と同じように糖尿病の予防に有効かもしれないとする研究結果が相次いで報告されるようになってきた[3~7]．本項では国内産主要果実であるミカンの糖尿病リスク低減機能評価について述べる．

a. ミカンの摂取量と糖尿病有病率に関するアンケート調査

静岡県は国内有数のミカン生産地であり，またミカンの購入量は全国第7位となっている（総務省「家計調査」平成16~18年平均）．静岡をはじめとするミカン主要生産地では全国レベルからみて，著しくミカンを食べる人たちがいる．このようにミカンを非常に多く食べる人たちがあまり食べない人たちと比べてどのような違いがみられるのか，一般消費者を対象にした，「ミカンの摂取量と健康に関するアンケート調査」を行った．

1) 調査の対象と方法

調査は果樹研究所の一般公開やJAで開催される農協祭等の会場に出向き，来場者を対象にアンケート形式で行った．調査項目は，①性別，②年齢，③身長，④体重，⑤ミカンシーズンである10~2月に毎日どれくらいのミカンを食べているか，⑥現在患っている病気，その他，喫煙や飲酒，運動などの生活習慣について調査を行った．ミカン摂取量については，a. ほとんど食べない，b. ときどき食べる（1週間に2~3個），c. よく食べる（毎日1~3個），d. もっと食べている（毎日4個以上）の4段階とし，選択回答してもらえるようにした．また

健康状態の質問では，主な生活習慣病をいくつか例にあげ，実際に治療を受けている場合だけでなく健康診断などで医師から危険性が指摘されたことのある疾患名も選択回答してもらった．

2) 回答者の年齢分布とミカン摂取量

有効回答者6,049名のうち，男性が2,118名，女性が3,931名で，女性の方が多く，また年代別にみると特に50, 60歳台が多く，全体の6割を占めた．年代別にミカンの摂取量をみると，男性の20代～40代では半数以上の人が1週間に2～3個以下しか食べておらず，若年層の果物離れが明らかであった．一方，50歳以上では半数以上が毎日食べていた．また女性の摂取量は男性よりも多く，50才未満でも約半数の人が毎日食べていた．全体としてみると，ミカンの摂取量は男性よりも女性の方が多く，また高齢者ほどよく食べていた．

3) ミカンの摂取量別にみた糖尿病有病率

ミカンの摂取量別に性別，年齢，BMI {body mass index：体重 (kg)÷身長 (m)÷身長 (m)} などの諸変数を調整した糖尿病有病のオッズ比（リスク比の推定値）を調べた．結果を集計するに当り，「ほとんど食べない」と回答した人の割合が少ないため，「週に2, 3個以下」のグループと合わせて低摂取群とした．また「毎日1～3個食べる」グループを中摂取群，「毎日4個以上食べる」グループを高摂取群とした．その結果，ミカンをたくさん食べるグループほど糖尿病の有病率が高いことはなく，逆に有病率は顕著に低かった[8]（図I.1.2.6）．またミカンをたくさん食べるグループでの高血圧，心臓病，痛風の有病オッズ比が有意に低いものであった[9]．一方，BMI 26.4以上の肥満や高脂血症はミカン摂取量と関連はみられなかった．

b. ミカン摂取量を反映するバイオマーカー

6千人のアンケート調査から，ミカンが糖尿病をはじめとする生活習慣病の予防に有効である可能性が示唆されたため，より詳細な栄養疫学研究を行うことでミカンの有用性を明らかにすることが期待できる．

大規模な栄養疫学研究においては食品摂取頻度調査法が広く用いられ，食行動と健康指標との関連についてこれまでに様々な知見が発表されている．食品摂取頻度調査は数十から百数十ほどの食物の習慣的な摂取頻度を，調査票を用いて質問し，摂取頻度に関する回答から食品群や栄養素の摂取量を半定量的に評価する．この調査は簡便に行え，また個人の習慣的な摂取量を把握できるという利点がある．しかしながらその反面，被験者の過去の記憶に頼るという問題点がある．そこで著者らはミカンの摂取量を客観的に評価できるバイオマーカーについて種々検討した結果，血清中β-クリプトキサンチン濃度がきわめてミカンの摂取量を反映することを見出した（図I.2.1.7）[10]．β-クリプトキサンチンはカキやモモ，ウメなどに広く存在するが，特にミカンに多く存在し，1個当り1～2mg程含まれており，日本人にとってβ-クリプトキサンチンの最大の供給源はミカンといっても過言ではない．ミカンの摂取量と血清中β-クリプトキサンチン濃度の年内季節変化について詳細に検討した結果，血液中β-クリプトキサンチン濃度に影響する食品はミカンのみであり，優れたバイオマーカーとなることが示唆された[11]．

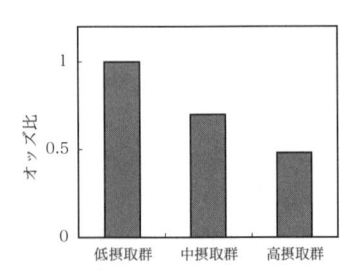

図 I.2.1.6 みかんの摂取頻度と糖尿病有病のオッズ比

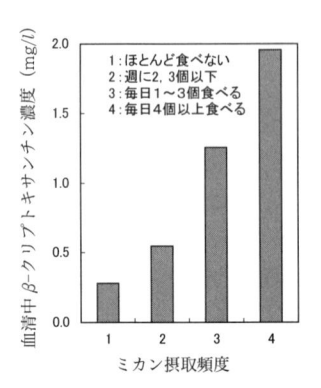

図 I.2.1.7 ミカン摂取頻度と血清中β-クリプトキサンチンレベル

c. ミカンの摂取と健康に関する栄養疫学調査

血清中のβ-クリプトキサンチン濃度を測定することでミカンの摂取量を客観的に評価できることを確認した筆者らは，ミカンの健康機能性をより詳細に解析するために，2003（平成15）年度よりミカン主要産地の住民約1,000人を対象とした栄養疫学研究を開始した．2003年度をベースライン調査とし，10年間の追跡調査を予定している．本稿ではベースライン調査から，糖尿病指標との関連で見出された興味深い知見についていくつか紹介する．

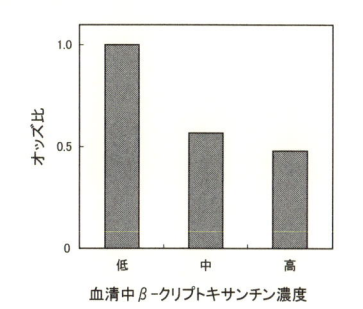

図 I.2.1.8 血清中β-クリプトキサンチン濃度別にみた OMA-IR 高値出現のオッズ比

1) インスリン抵抗性のリスク低減効果

インスリン抵抗性とは簡単にいうと，「インスリンの効き具合」を意味する．すなわち同じだけ血糖を下げるのに必要なインスリン量が多い場合があり，このとき，インスリン抵抗性が高い（インスリン感受性が悪い）と表現する．このインスリン抵抗性はインスリン分泌低下とともに，糖尿病の発症や状態に大きく係わっており，特にインスリン非依存型糖尿病（2型糖尿病）の患者で重要な病態である．糖尿病でなくてもインスリン抵抗性が高い人ではそうでない人に比べて糖尿病に罹る率が著しく高くなることが近年の疫学研究から明らかとなっており，またインスリンの過剰な分泌は血圧の上昇や脂質代謝の異常もひき起こし，動脈硬化の原因にもなる．

今回，筆者らはインスリン抵抗性を空腹時血糖値とインスリン値から次式で算出した．

$$\text{HOMA 指数} = \text{空腹時血糖値}(\text{mg}/dl) \times \text{インスリン値}(\text{mU}/l) \div 405$$

血中のインスリン値そのものでもインスリン抵抗性を判断する一つの目安となるが，インスリン抵抗性から糖尿病に進行した人では，むしろインスリン値が低くなる．そのため筆者らは調査した時点で糖尿病と考えられる人（空腹時血糖値が 126 mg/dl 以上）あるいは糖尿病歴を有する人は解析から除外した．その結果，血清中β-クリプトキサンチン濃度が高い人達の中で，インスリン抵抗性が高いと考えられる高 HOMA（3以上）のリスクは，血清中β-クリプトキサンチン濃度が低い人達に比べて約1/2程度であることが明かとなった[12]（図 I.2.1.8）．β-クリプトキサンチンを豊富含むミカンは糖尿病の発症予防に有効かも知れないことが示唆された．

2) 肝疾患のリスク低減効果

基本健診などの血液検査で肝機能の指標値として，ALT（アラニンアミノ基転移酵素），AST（アスパラギン酸アミノ基転移酵素），γ-GTP（ガンマグルタミン酸アミノ基転移酵素）の3種類がよく測定される．いずれもアミノ酸代謝に働く重要な酵素で，ALT は肝臓に最も多く，AST は心筋，肝臓，骨格筋，腎臓等に多く存在する酵素で，これらの組織が障害を受けると酵素が逸脱し血中に漏出してくるために検査値が高くなる．また γ-GTP は肝臓—胆道系に分布し，アルコール摂取などで敏感に高くなることが多いため，アルコール性肝障害の指標として用いられている．糖尿病のような高血糖状態では通常よりも酸化ストレスが増大していることが近年の研究から明らかになっており，この酸化ストレスは肝細胞にも障害を与えることが考えられる．実際に糖尿病群，糖尿病予備群，正常群でALT と AST 値を比較すると高血糖群ほどこれらの数値が高く，肝機能が低下していることが確認できた（図 I.2.1.9）．ところが高血糖であっても血清中のβ-クリプトキサンチン濃度が高いグループではこれらの数値が正常群とほぼ変わらないレベルであることが明らかとなった[13]．また近年，血中γ-GTP 値が初期の酸化ストレスを反映し，循環器系疾患や糖尿病の予測因子であることが明らかになりつつあるが，筆者らの疫学研究においても血清中β-クリプトキサンチンと γ-GTP 値に有意な負の関連が見出されている[14]．

今回の調査は，肝炎ウィルスや肝疾患を有する人はデータから除外しているため，β-クリプトキサンチン高血糖者における初期段階での肝臓機能低下

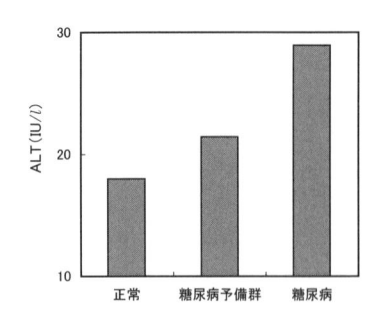

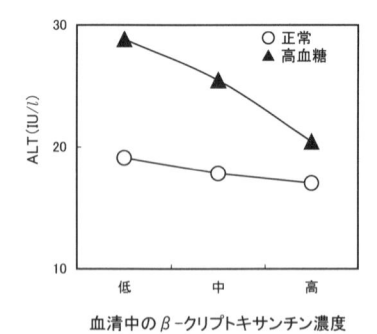

図 I.2.1.9 空腹時の血糖値レベル別にみた血中 ALT 値と β-ククリプトキサンチン濃度との関係

に対して有効である可能性が考えられる．β-クリプトキサンチンが豊富に含まれるミカンは肝臓を健康に保つために重要な食品かもしれない．

d. 糖尿病モデル動物を用いた研究結果
1) 糖尿病モデルラットの耐糖能異常軽減効果

ミカン産地における栄養疫学研究から，ミカンが糖尿病の発症予防に有効である可能性が示唆されたため，次にインスリン抵抗性を示す2型糖尿病モデルであるGKラットにミカンエキスを長期間与え，ミカンの糖尿病発症予防効果を実験的に検討した．糖尿病にはインスリン依存型である1型とインスリン非依存型である2型があり，GKラットは日本人に多いタイプである2型の糖尿病に似た症状を示す．実験ではこのGKラットにミカンエキスを10週間摂取させ（3%と1%添加飼料），耐糖能を評価した．耐糖能はブドウ糖液をラットの腹腔内に投与し，ブドウ糖投与後にみられる血糖値の上昇がどれくらい抑制されるかを30分おきに採血して調べた．インスリン抵抗性が高いほど，ブドウ糖投与後の血糖値の上昇は著しく，またその後の血糖値の下がり方も正常なラットに比べて緩やかになる．その結果，正常ラットに比べてGKラットでは，ブドウ糖投与後の血糖値が著しく高くなることが確認できた（図I.2.1.10）．ところがミカンエキスを10週間投与したGKラットでは，投与していないGKラットに比べて血糖値の上昇度が小さいことが判明した[15]．

2) 糖尿病性合併症である動脈硬化のリスク低減効果

これまでに筆者らの研究から，血清中 β-クリプ

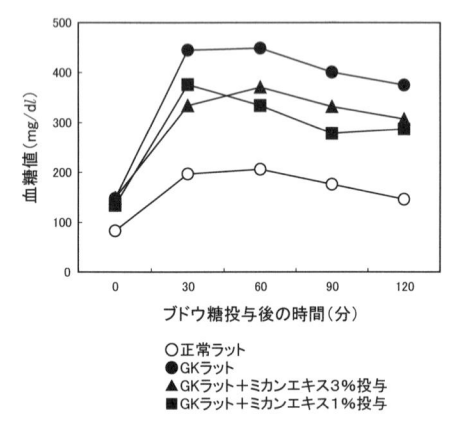

図 I.2.1.10 GK糖尿病ラットの耐糖能に対するミカンエキス長期投与の効果

トキサンチン濃度が高い人では，動脈硬化（上腕-足首間脈波伝播速度で評価）のリスクがおよそ半分であることが明らかになっているが[16]，次に糖尿病性合併症で問題となる動脈血管内皮障害に対するミカンの予防効果について検討を行った．実験はストレプトゾトシン（STZ）で糖尿病を発症させたラットに，ミカンエキスを1, 3, 10%混入した飼料を摂取させて行った．10週間の飼育後，ラットの大動脈を摘出し，摘出した大動脈の収縮弛緩反応を人工的な栄養液と酸素を満たした試験管の中で観察した．摘出した大動脈をノルエピネフリン（NE）で十分に収縮させた後にアセチルコリン（Ach）を与えると，加えたAchの濃度が高くなるに従って血管は弛緩する．健康なラットの大動脈では正常な弛緩反応が観察されるが，糖尿病になったラットの大動脈ではアセチルコリンによる弛緩反応が顕著に低下する．

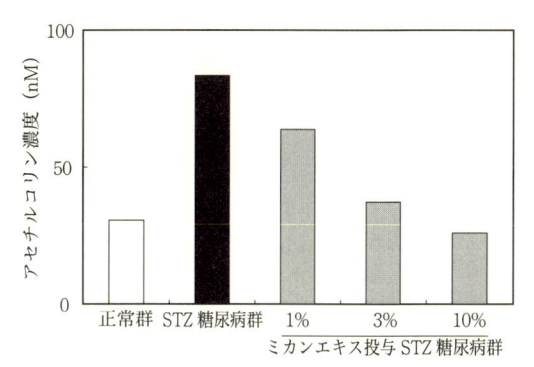

図 I.2.1.11 STZ誘発性糖尿病ラットの大動脈における血管内皮障害に対するミカン長期投与の効果

これまでの研究から，糖尿病ラットの動脈内壁には酸化型LDLコレステロールが沈着し，血管内皮細胞が障害を受け，内皮細胞から血管の筋肉組織（平滑筋）への情報伝達が上手く機能しないために動脈の柔軟性が損なわれることがわかっている．このような動脈の緊張状態の持続が動脈硬化や高血圧，脳梗塞などの血管系疾患の原因となる．糖尿病で問題となる合併症（腎障害，神経障害，網膜症，動脈硬化等）は血管内皮細胞の障害が原因で起こるといっても過言ではない．一方，このような糖尿病ラットにみられる血管内皮障害は，ミカンエキスを投与することでほぼ正常と変わらないレベルまで改善されることが判明した（図I.2.1.11）．NEで十分に収縮させた血管を50%弛緩させるのに必要なAchは，正常ラットでは30.5 nM，糖尿病ラットでは83.3 nMで，糖尿病ラットでは弛緩反応が顕著に低下していた．しかし，糖尿病ラットでも，10%のミカンエキスを投与した群では25.9 nMで，より少ないAch量で血管が弛緩することがわかった[17]．ミカンエキスの効果は投与量が多いほど大きかったが，3%でも十分な効果が認められた．このことから，糖尿病が原因となる動脈硬化の予防にミカンが有効である可能性が示唆された．

3) 糖尿病性肝機能障害のリスク低減効果

血清中β-クリプトキサンチン濃度が高い人では，高血糖が原因による肝機能障害のリスクが低いことがわかったことから，次に糖尿病を誘発させたラットにミカンエキスを与え，ミカンの高血糖誘発性肝機能障害に対する予防効果について検討した．

実験はストレプトゾトシン（STZ）で糖尿病を発症させたラットにミカンエキスを1および3%混

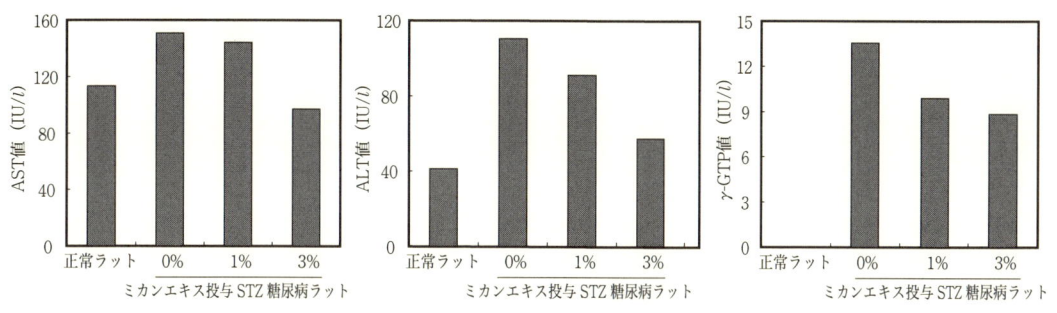

図 I.2.1.12 STZ誘発性糖尿病ラットの血中肝機能指標値に対するミカン長期投与の効果

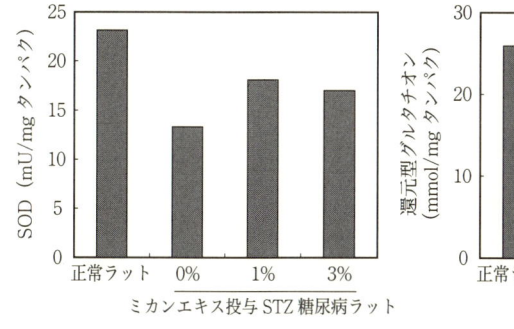

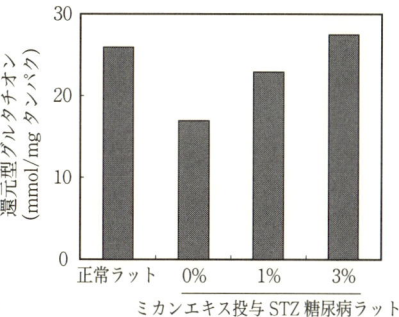

図 I.2.1.13 STZ誘発性糖尿病ラットの肝臓中抗酸化システム系に対するミカン長期投与の効果

入した飼料を長期間摂取させて行った．10週間の飼育後，ラットの肝臓を摘出した．血清中の肝機能指標値であるトランスアミナーゼ活性および肝臓中の抗酸化システム系［① スーパーオキシドジスムターゼ (superoxide dismutase；SOD)，② カタラーゼ (catalase)，③ グルタチオンペルオキシダーゼ (glutathione peroxidase；GPx)，④ グルタチオンリダクターゼ (glutathione reductase；GR)，⑤ 酸化型グルタチオン (GSH)，還元型グルタチオン (GSSG)］を定法に従い測定した．

STZ糖尿病ラットにミカンエキスを10週間慢性投与しても，体重や血糖値，血清脂質に有意な影響は認められなかったが，肝疾患のマーカーである血清中のトランスアミナーゼ活性は用量依存的に低下する傾向が認められた (図 I.2.1.12)．またミカンエキスの慢性投与により，STZ糖尿病ラットの肝臓におけるSOD活性，およびGSH，GSSG量の低下は有意に改善され，さらにGR活性も用量依存的に上昇させることが明らかとなった[18] (図 I.2.1.13)．グラフではSODと還元型グルタチオンの結果について示す．以上の結果から，ミカンには高血糖誘発性酸化ストレスによる肝臓での抗酸化システム系の障害を改善することが明らかになった．

〔杉浦　実〕

文　献

1) W. H. Glinsmann, et al.: *J. Nutr.*, **116**(11 Suppl), S 1-216, 1986.
2) M. E. Daly, et al.: *Am. J. Clin. Nutr.*, **66**(5), 1072-1085, 1997.
3) E. S. Ford, A. H. Mokdad, *Prev. Med.*, **32**(1), 33-39, 2001.
4) J. Montonen, et al.: *Eur. J. Clin. Nutr.*, **59**(3), 441-448, 2005.
5) J. T. Salonen, et al.: *BMJ*, **311**(7013), 1124-1127, 1995.
6) E. S. Ford, et al.: *Am. J. Epidemiol.*, **149**(2), 168-176, 1999.
7) J. Montonen, et al.: *Diabetes Care*, **27**(2), 362-366, 2004.
8) M. Sugiura, et al.: *J. Health Sci.*, **48**(4), 366-369, 2002.
9) 杉浦　実：治療，**84**(4), 142-144, 2002.
10) M. Sugiura, et al.: *J. Health Sci.*, **48**(4), 350-353, 2002.
11) M. Sugiura, et al.: *J. Nutr. Sci. Vitaminol.*, **50**(3), 196-202, 2004.
12) M. Sugiura, et al.: *J. Epidemiol.*, **16**(2), 71-78, 2006.
13) M. Sugiura, et al.: *Diabetes Res and Clin Practice*, **71**(1), 82-91, 2006.
14) M. Sugiura, et al.: *J. Epidemiol.*, **15**(5), 180-186, 2005.
15) M. Sugiura, et al.: *Biosci. Biotech. Biochem.*, **70**(1), 293-295, 2006.
16) M. Nakamura, et al.: *Atherosclerosis*, **184**(2), 363-369, 2006.
17) K. Kamata, et al.: *Biol. Pharm. Bull.*, **28**(2), 267-270, 2005.
18) M. Sugiura, et al.: *Biol. Pham. Bull.*, **29**(3), 588-591, 2006.

2.1.3 リンゴのぜん息発症リスク低減機能評価

近年，ぜん息，アレルギー性鼻炎，アトピー性皮膚炎などアレルギー性疾患が増加している．現在では，日本人の約3割の人が何らかのアレルギーに関係があるといわれている．

アレルギー性疾患とは，身体を守るための免疫機能に異常が生じて起こる疾患である．近年の食習慣の変化，すなわち，食生活の乱れや栄養バランスの偏りが，アレルギー性疾患の原因と考えられている．食事内容が，低脂肪食型から欧米型の高脂肪食型に変化しつつあるわが国では，過剰な脂肪の摂取によりアレルギー性疾患が増加したのではないかと推測されている．ここではアレルギー性疾患の一つであるぜん息に対するリンゴの発症リスク低減機能についてのヒト介入試験による評価法とその効果について述べる．

a. リンゴとぜん息予防

わが国では現在，400万人の子供がぜん息といわれており，その数は年々増加，低年齢化の傾向にある．ぜん息とはある種の刺激に誘発されて気道が一時的に狭くなり，呼吸困難に陥る再発性の病気である．ぜん息はどの年代にも発症するが，子供のときにはじまるのが最も一般的である．

英国でも子供にぜん息の患者が増加している．そこで，男性5,582人，女性5,770人を対象に，ぜん息と食品との関係について疫学調査が行われた[1]．その結果，生鮮果実を多く摂取しているとぜん息の症状が軽減されることがわかった．

また，クレタ島に住む7歳から18歳の子供たち690人を対象に調査したところ，果物や野菜，ナッツを豊富に摂取している子供は，ぜん息や呼吸器系アレルギーの発症が少ないことがわかった[2]．果物（リンゴ，オレンジ，ブドウなど）や野菜などの摂取量が多いと喘鳴とアレルギー性鼻炎に対する保護作用があること，また，果物や野菜の摂取量が多く，脂肪の摂取量の少ない食事はアレルギー性鼻炎に有効であることがわかった．

フィンランドで約1万人の男女についてぜん息とフラボノイドの摂取量との関係を調査した結果，フラボノイドの摂取量とぜん息との間には強い因果関係は認められなかった．しかし，リンゴの摂取量が多いとぜん息発症のリスクが45％減少し，統計的に有意に低かった（$p=0.001$）[3]．

さらに，リンゴの摂取量の多い妊婦の子供は小児ぜん息になりにくいことが明かとなった[4]．研究は，1,924人の妊婦に食物頻度アンケートを行い，5年後にその子供1,253人の気道を調べたところ，妊娠中にリンゴの摂取量が多い女性から生まれた子供の小児ぜん息のリスクは統計的に有意に低かった．このリンゴ摂取の効果は特異的で，喘鳴のリスクが37％，ぜん息のリスクが46％，医者による治療が必要なぜん息のリスクが53％低かった．

リンゴ，赤ワイン，紅茶，タマネギの摂取とぜん息との関係について，ぜん息患者1,471人と健康な2,000人を対象に調査が行われた[5]．その結果，リンゴの摂取量が多いと，ぜん息になるリスクが減ると報告された．特に，1週間に5回以上リンゴを摂取していると，ぜん息に罹患するリスクが32％減少した．しかし，赤ワイン，紅茶，タマネギではその効果ははっきりしなかった．

疫学研究の結果からリンゴの摂取は，ぜん息の予防に有効と考えられた．また，リンゴの摂取はぜん息予防に効果があるのに対してフラボノイドやポリフェノールとの因果関係は弱いことから，リンゴに含まれている特徴的な成分であるペクチンにアレルギー予防効果があると示唆された．

b. ヒト介入試験を行う前に[6]

食品の健康機能の正確な評価を行うためには，動物試験や疫学調査の結果だけでは決定できない．動物とヒトとの間には種差が存在し，また，β-カロテンの例にもみられるように疫学調査の結果だけでは十分ではない．したがって，食品の健康機能はヒト介入試験で確認する必要がある．

日常的に摂取している食品であっても，ヒト介入試験は日常とは異なる環境で行われることからそのままで安全とはいえないので，ヒト介入試験を行う前に，摂取食品や成分が十分に安全であることを確認する必要がある．特に，食品成分の摂取を行う場合は安全性の科学的根拠について確認が必要である．もしも確認できないのであればヒトを対象とした試験を行うべきではない．

ヒト介入試験の責任者は，医師等の専門家の意見

を聴取してプロトコルを作成し，事前に担当医師から試験内容について同意を得る必要がある．その上で，治験実施機関の長に実験計画を提出し，治験審査委員会の意見に基づき実施機関長の承認を得て行う必要がある．また，ヒト介入試験の責任者は，実施計画の進行，被験者の健康状況などを確認する義務がある．

インフォームドコンセントとは，被験者や患者が，治療やヒト介入試験の内容についてよく説明を受け理解した上で，試験方針に合意することである．対象となる試験の名称・内容・期待されている結果のみではなく，副作用などの正確な情報を提示する必要がある．ヘルシンキ宣言において「被験者の利益への配慮は，科学と社会の利益に常に優先されなければならない」と記載されている[6]．

ヒト介入試験を行うににあたっては，先行する試験結果が的確に反映されなければならない．また，ヒト介入試験のプロトコルは実施可能なものでなければならない．プロトコルで綿密さを追求するあまり，現実からかけ離れてしまっていては，逸脱者の増加や被験者の確保が難しくなるなど問題が生じる．

ヒト介入試験の実施計画書には以下の点が記載されている必要がある．1) ヒト介入試験の責任者の氏名・住所，2) 委託の場合は開発業務受託機関の氏名と住所，および委託業務の範囲，3) 実施医療機関の名称，所在地，4) 治験責任医師の氏名と職名，5) 治験目的，6) 試験食品あるいは成分の概要，7) 治験の方法，8) 被験者の選定に関する事項，9) 原資料の閲覧に関する事項，10) 記録の保存に関する事項などである．

c. 有事事象と副作用

有事事象とは　食品や成分を摂取した被験者に生じたあらゆる好ましくない医療上の出来事のことで，摂取した食品または成分との因果関係が明らかなもののみを示すものではない．意図したしないにかかわらず起きた症状，病気のことであり当該食品または成分との因果関係は問わない．

副作用とは，投与された食品や成分に対するあらゆる有害で意図しない反応，すなわち有事事象のうち当該食品または成分との因果関係が否定できないものをいう．

ヒト介入試験にあたって，責任者は，副作用はもちろんのこと有事事象に対しても責任がある．

d. 無作為化とヒト介入試験のデザイン

無作為とはヒト介入試験に参加する被験者を試験群のいずれかに無作為に割り当てることをいう．これにより，被験者を恣意的に特定の治療群に割り付けることによるバイアスを減らすことができる．無作為化には，1) 単純無作為化（コード番号を利用し，登録時にすべての被験者をいずれかの群に割り当てる方法），2) ブロック無作為化（各ブロックの中で無作為に割り付け，そのブロックを各試験群に割り当てる方法），3) 層別無作為化（年齢，体重，性別，人種，疾患の重症度などのような要因を考慮した上で被験者を無作為に割り付ける方法）がある．

ヒト介入試験のデザインには以下のような方法がある（図I.2.1.14）．

① 並行群間比較試験：　選定された被験者を摂取群または対照群に無作為に割り付け，どちらか一方の割り付けられた食品または成分を指定された期間投与した結果を評価する方法で，制約が比較的少ない．

② クロスオーバー比較試験：　各被験者に食品または成分を時期を違えて摂取してもらい，それぞれの結果を集計し，評価する方法である．この方法は，並行群間比較法に比べてデータのばらつきが少なく，被験者数が少なくてすむという利点がある．一方，結果の解析，解釈を行う場合，順序効果，時期効果等について十分に注意する必要がある．

③ 漸増試験：　目的とする結果が得られるまで，食品や成分の摂取量を順次あげていきながら結果を評価する方法で，途中経過にかかわらず強制的に増量する方法（強制漸増法）とプロトコルの規定に従って特定の反応が出現するまで増量する方法（任意漸増法）がある．

④ 要因試験：　2つ以上の食品や成分を組合わせて行う試験．プラセボ，成分Aの低容量・高用量，成分Bの低容量・高用量を用いると全部で9群の比較となる．

⑤ 用量反応試験：　複数の用量の成分（通常は3用量以上）を用い，成分の用量相関性をみる試験である．

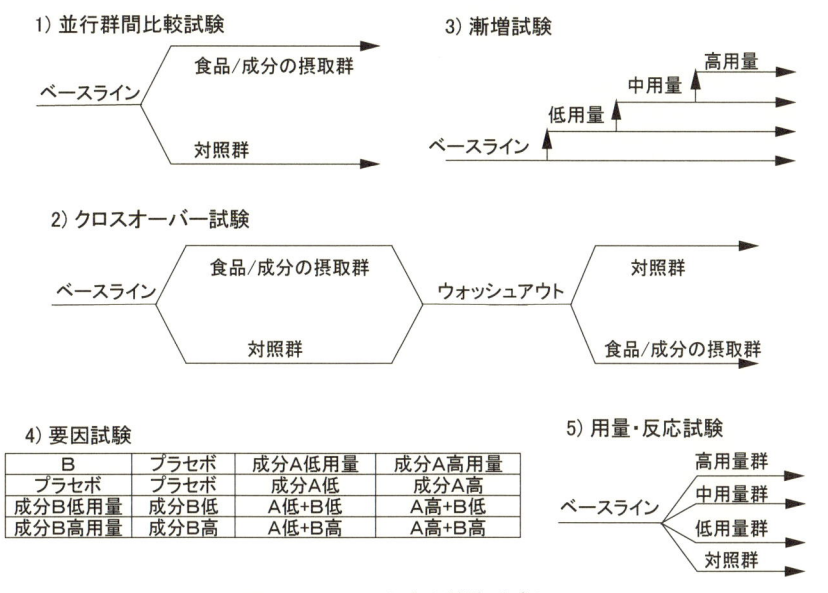

図 I.2.1.14 ヒト介入試験デザイン

1) 並行群間比較試験
ベースライン → 食品/成分の摂取群 / 対照群

2) クロスオーバー試験
ベースライン → 食品/成分の摂取群 / 対照群 → ウォッシュアウト → 対照群 / 食品/成分の摂取群

3) 漸増試験
ベースライン → 低用量 → 中用量 → 高用量

4) 要因試験

B	プラセボ	成分A低用量	成分A高用量
プラセボ	プラセボ	成分A低	成分A高
成分B低用量	成分B低	A低+B低	A高+B低
成分B高用量	成分B高	A低+B高	A高+B高

5) 用量・反応試験
ベースライン → 高用量群 / 中用量群 / 低用量群 / 対照群

ヒト介入試験のデザインでは，試験開始前に摂取した食品の影響を除く目的からウォッシュアウト（試験前に行われる非摂取期間）期間が用いられることが多いが，これは正確な評価を行う上で重要である．ウォッシュアウトをしない場合は食品の「持ち越し効果」があるとして評価するか，あるいは，前に摂取した食品に上乗せして試験食品を摂取してもらうなどの試験デザインを考慮する必要がある．

e. リンゴペクチンとヒト介入試験

ヒスタミンは，アレルギー性疾患の発症において重要な役割を果たしている．血液中に遊離されたヒスタミンは各器官のヒスタミン受容体と結合し，ぜん息，アレルギー性鼻炎，アトピー性皮膚炎などの疾患がひき起こされることが知られている（図 I.2.1.15）．体の中には，肥満細胞といわれる細胞があり，この細胞は，ヒスタミンを細胞内にもっている．この肥満細胞に IgE（免疫グロブリン）が連結し，なんらかの物質（抗原）がさらに連結すると肥満細胞の中にあったヒスタミンなどが，細胞の外に放出され，アレルギーが発症する．また，ぜん息やアレルギー性鼻炎の患者に対して気管支肺胞洗浄を行った研究で，洗浄液中のヒスタミン濃度が健常人に比べ有意に高いことが報告されている．

そこで，ヒスタミンとリンゴペクチンとの関係解明のためヒト介入研究（クロスオーバー試験）が行

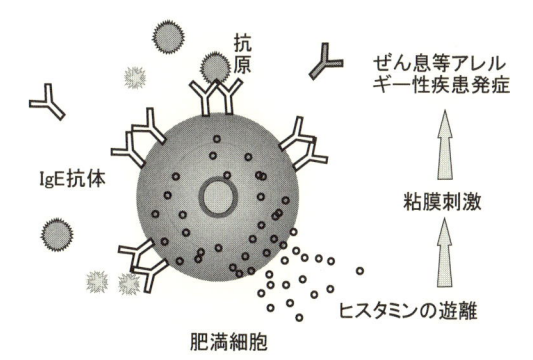

図 I.2.1.15 ぜん息等アレルギー性疾患の発症メカニズム

われた[7]．健康な被験者14名（平均47歳，25～68歳，男性11名，女性3名）に，リンゴペクチン顆粒（1人当りのリンゴペクチン摂取量は，平均8.4 g/日）を摂取してもらい，ヒスタミンや生化学成分，血球成分，血清中の免疫グロブリン（IgE など）を調べた．試験は，連続した8週間で行われた（図 I.2.1.16）．非食事制限期間を1週間，リンゴペクチン顆粒摂取期間を3週間とし，その前後に非摂取期間を各2週間設けた（ウォッシュアウト期間）．試験期間中は，果物のほか，ヨーグルトなどの食品の摂取を制限した．

その結果，リンゴペクチン摂取前と比較し，摂取後には14人中13名の被験者で血液中のヒスタミン濃度が低下した．リンゴペクチン摂取前のヒスタミ

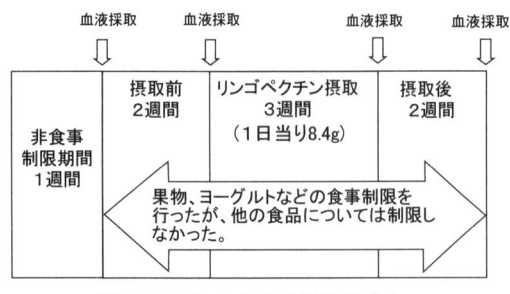

図 I.2.1.16 ヒト介入試験デザイン

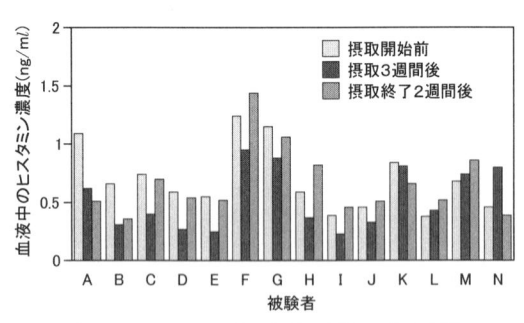

図 I.2.1.17 リンゴペクチン摂取による血液中のヒスタミン濃度の変化

ン濃度は $0.70\ \mathrm{ng/m}l$ であったが、摂取後 $0.53\ \mathrm{ng/m}l$ へと有意に24％減少し（$p<0.01$），摂取を止めると $0.67\ \mathrm{ng/m}l$ と元に戻った（$p<0.05$）（図 I.2.1.17）．

ぜん息やアレルギー性鼻炎の患者のヒスタミン濃度は健常人に比べ有意に高いと報告されていること，およびリンゴペクチン摂取によりヒスタミン濃度が低下することから，リンゴペクチンにはぜん息等のアレルギー性疾患に対する予防効果が期待できると考えられる．

f. ビタミンCとぜん息予防

子供18,737人（6～7歳）を調査したイタリアの研究では，新鮮果物を多く摂取していた子供は，ぜん息症状（喘鳴）の発症が少ないことがわかった[8]．果物を1週間当り1～2サービング摂取していた子供は，1サービング未満の子供に比べて喘鳴の発生率がおおよそ半分であった．この結果は，果物に含まれているビタミンCの効果であると示唆された．

英国で行われたぜん息に対する調査から，健常人に比べてぜん息患者は，果物とビタミンCの摂取量が少ないことが明らかとなった[9]．ぜん息と診断された515人と健常人515人の成人を対象に調査を行った結果，健常人は果物を毎日149.1g摂取していたが，ぜん息患者の果物摂取量は132.1gであった．

ぜん息患者の血液中のビタミンCの濃度は $54.3\ \mu\mathrm{mol}/l$ で健常人の $58.2\ \mu\mathrm{mol}/l$ に比較して統計的に有意に低いことがわかった（$p=0.003$）．

これら疫学調査結果は，食事内容を改善し，ビタミンCを含む果物など食品を摂取するとぜん息を予防できることを示している．

一方，モルモットなどにリンゴを与えると，血液中のビタミンC含量が2倍となり，肝臓や副腎でもビタミンCが増加すると報告されている[10]．そこで，リンゴとビタミンCとの関係についてヒト介入試験（クロスオーバー試験）が行われた[7]．リンゴにはビタミンCが100g当り3mg含まれているが，さほど多くはない．ところが，ヒト介入試験の結果，血液中に含まれているビタミンC含量は，リンゴ摂取前と比較して34％，有意に増加した．動物実験の結果，ヒト介入試験の結果とを総合すると，リンゴのビタミンC含量は比較的少ないが，ビタミンCを効率よく体内に取込むのを助ける成分が含まれているため，含有量から予測される以上に血液中のビタミンC濃度が増えると考えられた．このことから，リンゴはビタミンCの効率的な吸収を通じてぜん息予防に有効であると考えられた．

ヒト介入研究の結果，リンゴには，ぜん息などアレルギー性疾患と関係するヒスタミンの遊離を抑制するペクチンやぜん息に有効なビタミンCの吸収を助ける成分が含まれており，リンゴ摂取でぜん息が予防できるとした疫学研究の結果を裏づけている．

また，リンゴに含まれている果糖により中性脂肪が増えるとされていたが，ヒト介入研究（クロスオーバー試験）の結果，リンゴ摂取（1.5～2個/日）で中性脂肪が平均で21％減少した[7]．また，米国FDA（米国食品医薬品局）は，食品から供給される糖類（ショ糖，果糖，ブドウ糖など）に関する1,000以上の文献を精査し，一般にいわれている疾病（肥満，糖尿病，冠動脈心臓病，高血圧など）について糖が直接的な原因であるという明確な証拠はないと結論づけた[11]．

さらに，FAO（国連食糧農業機関）とWHO（世界保健機関）の両機関は，FDAの結論について再検討を行い，「糖類の摂取は肥満を促進する」という考えは誤りであり，果糖やショ糖などの糖類が生活習慣病に直接結びつくことはないとし，FDAの結論を支持した[12]．

以上の結果から，リンゴの摂取は，ヒトに悪影響を及ぼすことなくぜん息等アレルギー性疾患のリスク低減に有効であると評価できる．　〔田中敬一〕

文　　献

1) B. K. Butland, et al. : *Eur. Respir. J.*, **13**, 744-750, 1999.
2) L. Chatzi, et al. : *Thorax*, Online 5 Apr. 2007 〔doi : 10.1136/thx. 2006. 069419〕
3) P. Knekt, et al. : *Am. J. Clin. Nutr.*, **76**, 560-568. 2002.
4) S. Willers, et al. : *Thorax*, Online 27 Mar. 2007 〔doi : 10.1136/thx. 2006. 074187〕
5) S. Shaheen, et al. : *Crit. Care Med.*, **164**, 1823-1828, 2001.
6) 薬事審査研究会：医師のための治験ハンドブック（改訂第6版），エルゼビア・ジャパン，2005
7) 間苧谷徹，田中敬一：くだもののはたらき，pp. 40-118, 全国柑橘消費拡大対策協議会，2003.
8) F. Forastiere, et al. : *Thorax*, **55**, 283-288, 2000.
9) B. D. Patel, et al. : *Thorax*, **61**, 388-393, 2006
10) R. Sable-Amplis, R. Sicart : *Med. Sci. Res.*, **19**, 107-108, 1991
11) W. H. Glinsmann, et al. : *J. Nutr.*, **116**, S 1-S 216, 1986.
12) FAO and WHO : *FAO Food and Nutrition Paper*, No 66, 1998.

2.1.4　茶のアレルギーリスク低減機能評価

茶は様々な機能性成分を有している．特に茶は，不発酵茶（緑茶；蒸したり炒ったりして酸化酵素を失活させてから揉む茶），発酵茶（紅茶；熱をかけずに十分酸化させた茶，ウーロン茶や包種茶；少し酸化萎凋（しおれさせること）させてから熱をかけて酸化を止める半発酵，黒茶や阿波番茶；熱処理した茶葉を微生物で発酵させた後発酵茶）に分けられ，その工程で成分が変化していく．

a. 茶の成分含量と機能性

茶は20～30％の水溶性成分と70～80％の不溶性成分を含んでいる．含まれる成分は，カテキン類（渋味），カフェイン（苦味），各種ビタミン（C, B, A, E），テアニン等のアミノ酸（旨味），フラボノイド，微量金属類，食物繊維，サポニンなどがある．

植物ポリフェノールの代表的なものはフラボノイド（図I.2.1.18）で，ベンゼン環2個（A環とB環）を3個の炭素原子でつないだジフェニルプロパン構造をもつフェニル化合物の総称であり，フラボン類，フラボノール類，イソフラボン類，フラバン類，フラバノール（カテキン）類，フラバノン類，フラバノノール類，カルコン類，アントシアニジン類に分類され，光合成によって作られる植物色素や苦味成分である．植物細胞の生成，活性化などを助ける働きをもち，人体では抗酸化物質として生成する活性酸素を除去する働きをもつ．代表的な植物ポリフェノールとしては，ソバ（特にダッタンソバ）に多いルチン，緑茶，レンコン，リンゴに含まれるカテキン，タマネギ，ホウレンソウ，シュンギクに含まれるケルセチン，ブルーベリー，イチゴ，ナスに含まれるアントシアニン，大豆，ソラマメなどの豆類に含まれるイソフラボンがある．フラボノイド以外のポリフェノールとして，コーヒーに含まれるクロロゲン酸，シソ，レモンバーム，ローズマリーに含まれるロズマリン酸，ゴマに含まれるリグナン，ターメリックに含まれるクルクミン，カキ，バナナ，緑茶，赤ワインに含まれるタンニンがある．そのポリフェノールの一種であるカテキン類は，緑茶に乾物重で10～20％含まれており，その主要な

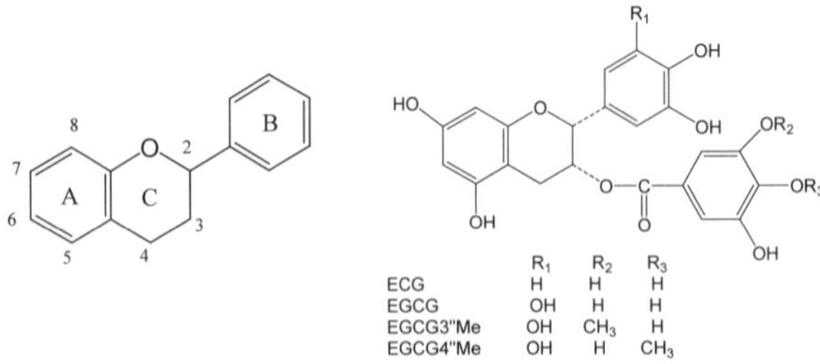

図 I.2.1.18 フラボノイド骨格（左）と緑茶エステル型カテキン類の化学構造

ものは，カテキン類の約半量を占めるエピガロカテキンガレート（EGCG），その他エピガロカテキン（EGC），エピカテキンガレート（ECG），エピカテキン（EC）である．紅茶にはそれらの重合したテアフラビン（TF 1），テアフラビン-3-ガレート（TF 2 A），テアフラビン-3'-ガレート（TF 2 B），テアフラビン-3-3'-ジガレート（TF 3），テアシネンシン類が含まれている．特にEGCGは，茶に特殊な成分といわれている．また，エピガロカテキン-3-O-(3-O-メチル)-ガレート（EGCG 3″Me）やエピガロカテキン-3-O-(4-O-メチル)ガレート（EGCG 4″Me）といったメチル化カテキンの機能性も近年，見出されている．生理機能性[1]としては，抗酸化（ラジカル消去，脂質過酸化防止，LDL酸化防止），抗突然変異，抗腫瘍（消化器系・肺・脾・腎・乳腺・皮膚がん等），抗がん転移，血中コレステロール上昇抑制，血圧上昇抑制，血糖低下，血小板凝集抑制，抗菌（食中毒菌，コレラ菌，O-157菌，白癬菌など），虫歯予防，抗ウイルス（インフルエンザウイルス，エイズウイルスなど），腸内菌叢改善，抗アレルギー，抗う蝕性，消臭作用，脂質代謝改善作用等などが報告されている．

b. 茶の抗アレルギー物質

1) カテキン類

花粉症，アトピー性皮膚炎，ぜん息，鼻アレルギー，蕁麻疹などのアレルギー疾患は過度の免疫反応の一つであり，アレルギーを発症させる原因物質をアレルゲンという．植物，動物，微生物，食物，薬物，化学物質などのアレルゲンが体内に侵入すると，免疫を担当している細胞である体内のマスト細胞，好塩基球，好酸球，Tリンパ球，Bリンパ球などが活性化されて産生・放出する生理活性物質によって体内のいろいろな組織が傷害される現象がアレルギーである．近年，国民の1/3がアレルギーをもっている，また1,300万人の花粉症患者が存在する，などという報告もあり，アレルギー疾患が増加して大きな社会問題になっている．そこでアレルギーを軽減化するため，食品から抗アレルギー成分やアレルギー予防因子をみつけようと試みられ，茶についても同様の検討がなされてきた．

抗アレルギー作用の試験には，ラットやマウスのマスト細胞（肥満細胞）と呼ばれる免疫に係わる細胞がよく用いられる．マスト細胞は，その表面にアレルギー発症に強く関与するといわれる免疫グロブリン E（IgE）と特異的に結合するレセプター（FcεRI）をもっている．そこへIgE抗体やアレルゲンが結合すると，マスト細胞は活性化されて中から顆粒が放出され，化学伝達物質（ヒスタミン，ロイコトリエン等のケミカルメディエーター類）が遊離され，またサイトカインなども産生される．これらの生理活性物質が体内の組織を傷害したり，他の免疫を担う細胞を遊走させたり，また活性化してアレルギーを進行させる．そのため，このケミカルメディエーター，特に細胞内に蓄えられているヒスタミンの遊離量を測定することで，抗アレルギー性の評価を行うことが多い．

緑茶のカテキン類（EGCG，EGC，ECG，EC，C，GCG）およびカフェインをラット腹腔内のマスト細胞に添加して抗アレルギー性の試験を行ったところ，EC，Cを除くカテキン類とカフェインにヒスタミン遊離抑制効果が認められた．煎茶の熱水抽出液を凍結乾燥し，カテキン類を粗精製し，そのカテキン類の抗アレルギー性を，ラットマスト細胞を使ったヒスタミン遊離試験で調べた結果，茶の主要なカテキンであるEGCGはヒスタミン遊離を強く抑制した．EGCGは緑茶のカテキン類の半分を占める最も主要なカテキンであり，EGCGのガロイル

基がその活性に大切な部位であると同時に，それを介して細胞膜の安定化等に関与しているものと考えられている[2,3]．

2) メチル化カテキン

マウスのマスト細胞株を用いて，様々な品種の熱水抽出液を用いてヒスタミン遊離抑制試験を行い，「べにほまれ」および台湾系統に強い抗アレルギー作用が見出された[4]．そして，特定の品種（「べにほまれ」，「べにふうき」，台湾系統等）の茶葉から抽出した成分に，ヒスタミン遊離を抑制する作用やマウスを使ったアレルギー反応実験（PCA 反応[5]，耳介浮腫法[6]）で抗アレルギー作用を示す物質のあることがわかり，分離・精製・同定したところ，EGCG 3″Me や EGCG 4″Me といったメチル化カテキンであることが明らかにされた[5]．

EGCG 3″Me および EGCG 4″Me は，多様な機能性が報告されている EGCG のガレート基がメチル化された物質である．これらのカテキン類は，マスト細胞内の情報伝達系を阻害することでマスト細胞の活性化を抑え，ヒスタミンの遊離を抑制した．さらに，EGCG 3″Me はヒト好塩基球株 KU 812 のカルシウムイオノフォア刺激時のヒスタミン遊離も抑制した[7]．

マウスを使ったI型アレルギー反応実験（ovalbumin (OVA) と不完全アジュバントで感作したマウスにサンプルを経口投与後，OVA により惹起される血管透過性の亢進をマウスの腹壁を用いて測定する方法で，アナフィラキシー反応に対する in vivo での効果を反映した系（AW法））においても EGCG に比べ強い抗アレルギー作用を示した[5]．さらに，IV型アレルギー反応実験であるオキサゾロン誘発皮膚炎検定法により，メチルカテキン類を含む各カテキンの効果を検討した．I型アレルギーに対して抑制効果を示した EGCG 3″Me と EGCG 4″Me は 0.13 mg の耳介への塗布において，耳介浮腫に対する効果（厚さ，重量でそれぞれ評価）は，ステロイド系抗炎症剤のヒドロコルチゾンよりやや弱い程度の効果が認められる．また，4種の主要カテキン（EC, ECG, EGC, EGCG）が効果を示さない 0.05 mg の塗布において，有意な抑制効果を示した[6]．

これらメチル化カテキン類は，薬物動態解析の結果から，茶の主要なカテキンである EGCG に比べ，マウス血漿中での安定性が高く，吸収後の血中からの消失が EGCG に比較して緩やかであり，経口投与による吸収率も有意に高値を示す（60分での血中濃度は EGCG 3″Me 遊離体で EGCG の 9 倍と高い）[8]．ヒトでも血中濃度は，EGCG の 6 倍程度になり，代謝もゆるやかであった．このような安定性の高さと吸収率のよさも in vivo での強い抗アレルギー作用に係わっていると考えている．

メチル化カテキン（EGCG 3″Me）の品種間差を調べると，「べにほまれ」とその後代（「べにふじ（茶農林 22 号）」，「べにふうき（茶農林 44 号）」）に多く含まれることがわかった（図 I.2.1.19）[9,10]．「べにふうき」中メチル化カテキンは，茶期によって含量が変動し（沖縄では 1 番茶に，鹿児島では 2 番茶，3 番茶に，静岡では秋冬番茶に多く含まれる），紅茶にすると消失するので，緑茶や包種茶に製造しないと利用できないこと，1 番茶葉位では，成熟葉に多く含まれ茎にはほとんど含有されていないこと，がわかった[10]．

これら，メチル化カテキンの作用としては，マスト細胞内チロシンキナーゼ阻害[11]，高親和性 IgE レセプタ発現抑制[12]，ミオシン軽鎖リン酸化阻害[13]が認められており，それらの作用により，脱顆粒が抑制されると考察されている．

「べにふうき」は，インドで紅茶用に栽培されているアッサム種に近い品種で，「べにほまれ」と

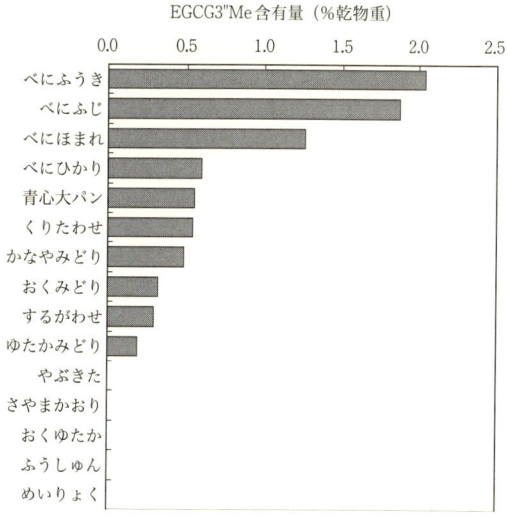

図 I.2.1.19 メチル化カテキン含量の品種間差（2003 年金谷 2 番茶）

「枕Cd 86」の後代である．「べにふうき」は香りがとてもよく，もともと紅茶，半発酵茶用品種として開発された．含有されるメチル化カテキンが，マスト細胞活性化阻害作用をもち脱顆粒を抑制することは前述の通りだが，さらに，「べにふうき」緑茶には，好酸球の遊走，炎症性タンパク質やサイトカイン産生を抑制する作用（in vitro）も見出されている．

3） ストリクチニン

初期アレルギー反応において，マスト細胞にアレルゲン特異的IgE抗体が結合することが引き金になることは前述の通りである．そこで，ヒトB細胞株DND 39を用いてIgE産生を抑制する物質の検索を行い，緑茶中のストリクチニンという加水分解型タンニンがB細胞のIgEクラススイッチ（IgE重鎖胚型転写物）を抑制することが明らかになった[14]．ストリクチニンの作用はSTAT 6のチロシンリン酸化を抑制することによるIL-4誘導クラススイッチ阻害と考えられている．ストリクチニンは，品種を選ばないが，一番茶新芽に多く含有されている．

c．アレルギーリスク低減作用（臨床検討）

ヒト試験では，スギ花粉症状を示すボランティア30人にメチル化カテキンを含有する「べにふうき」緑茶や「べにふじ」緑茶とプラセボ緑茶を飲用させた．「べにふうき」や「べにふじ」緑茶を飲用させている群は，プラセボである「やぶきた」（メチル化カテキンを含まない）緑茶を飲用させている群に比べ，有意に症状スコアの改善が認められた（図I.2.1.20）[15,16]．特に，くしゃみ，鼻汁，眼のかゆみで顕著であった．マスト細胞が脱顆粒するとヒスタミンが放出されるが，そのヒスタミンに依存するといわれるくしゃみ，鼻汁，眼のかゆみであり，この結果はそれをよく説明するものと考えられた．

また，「べにふうき」緑茶の抗アレルギー作用がショウガエキス添加により増強されることがわかった．特に，ショウガを添加すると，対照の「やぶきた」緑茶飲用群に比べて有意に鼻症状（図I.2.1.20），鼻シンプトンメディケーションスコア（symptom medication score：鼻症状重症度点数に薬剤点数を加味したスコア）が低下し，抗アレルギー薬の節薬効果が認められる[16]のが興味深い．食品成分の相乗的な効果と考えられる．

また，アトピー性皮膚炎中等症の患者7人に「べにふうき」緑茶エキスを含む軟膏を8週間塗布してもらったところ，エキスの入っていない基剤に比べ，有意にステロイド剤とタクロリムス剤の使用量が減少した[17]．

「べにふうき」緑茶の臨床試験はこのほかにも行われている[18]．被験飲料として「べにふうき」緑茶PET飲料350 ml，比較対照飲料として「やぶきた」緑茶を用いたPET飲料350 mlが用いられた．試験期間中は被験者に1日2本の「べにふうき」緑

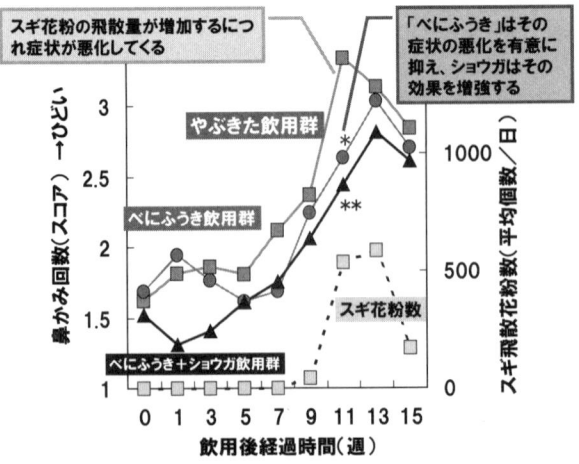

図 I.2.1.20 スギ花粉症状をもつボランティアへの「べにふうき」緑茶の軽減効果[16]
（2005年，静岡県島田市，対照は「やぶきた」緑茶で二重盲験試験として実施，スコアが高い方が，症状がひどい，＊：$p<0.05$））

茶もしくは「やぶきた」緑茶を摂取させ，これにより「べにふうき」緑茶摂取群におけるメチル化カテキンの摂取量は 34 mg/日とした．被験飲料の摂取期間は 12 週間とし，その前後に観察期間を 4 週間ずつ設定し，摂取期間中 3 週間ごとに 4 期間に分けた．被験者はダニを主抗原とする通年性アレルギー性鼻炎の症状を有しているものの日常は健康な生活を営んでいる 20 歳以上の男女 92 名であった．日誌によるアレルギー自覚症状（くしゃみ，鼻汁，鼻閉，眼のかゆみ，流涙）の調査を 5 段階で評価し，スコア化した．また，耳鼻咽喉科診療医による問診，鼻腔検査，血液検査，尿検査，血圧などの理学検査を実施した．その結果，自覚症状におけるくしゃみ発作，鼻汁，眼のかゆみ，流涙スコアにおいて，「やぶきた」緑茶摂取群に比べ「べにふうき」緑茶摂取群が有意に軽症で推移した．その他医師による問診，血液検査，理学検査，尿検査の結果から，両被験飲料の摂取に起因すると思われる有害事象は観察されなかった．以上より，「べにふうき」緑茶は通年性アレルギー鼻炎有症者の症状軽減に有効であり，なおかつ安全な飲料であることが確認された．

〔山本（前田）万里〕

文　献

1) 山本(前田)万里ほか編：茶の機能，pp. 24-408, 学会出版センター，2002.
2) 大須博文ほか：*Fragrance J.*, **11**, 50-53, 1990.
3) N. Matsuo, et al.: *Allergy*, **52**, 58-64, 1997.
4) M. Maeda-Yamamoto, et al.: *Biosci. Biotech. Biochem.*, **62**, 2277-2279 ,1998.
5) M. Sano, et al.: *J. Agric. Food Chem.*, **47**, 1906-1910, 1999.
6) M. Suzuki, et al.: *J Agric Food Chem.*, **48**, 5649-5653, 2000.
7) H. Tachibana, et al.: *Biosci. Biotech. Biochem.*, **64**, 452-454, 2000.
8) 佐野満昭ほか：*Fragrance J.*, **28**, 46-52, 2000.
9) 山本(前田)万里ほか：日本食品科学工学会誌, **48**, 64-68, 2001.
10) M. Maeda-Yamamoto., et al.: *Food Science and Technology Research*, **10**(2), 186-190, 2004.
11) M. Maeda-Yamamoto., et al.: *J. Immunology.*, **172**, 4486-4492, 2004.
12) Y. Fujimura, et al.: *J. Agric. Food Chem.*, **50**, 5729-5734, 2002.
13) D. Umeda, et al.: *Biofactors*, **21**, 387-389, 2004.
14) H. Tachibana, et al.: *Biochem. Biophys. Res. Commun.*, **280**, 53-60, 2001.
15) 山本(前田)万里ほか：健康・栄養食品研究, **7**(2)：55-70, 2004.
16) 山本(前田)万里ほか：日本食品科学工学会誌, **52**(12), 584-593, 2005.
17) 藤澤隆夫ほか：アレルギー, **54**(8/9 号), 1022, 2005.
18) 安江正明ほか：日本食品新素材研究会誌, **8**(2)：65-80, 2005.

2.1.5 魚油の認知症リスク低減機能評価

魚油を用いた動物実験では，その脳機能維持向上効果が示されている[1]．しかし，ヒト試験による魚油の認知症改善効果やリスク低減機能については，十分な検討が行われていない．そこで，筆者らは数年前より，特別養護老人ホームでの魚油摂取試験を行ってきた．ここでは，その経験を踏まえ，魚油の認知症リスク低減機能評価について述べるが，本稿は認知症リスク低減機能評価法の一例として御覧いただきたい．なお，ここでは魚油，脳内脂質と認知症，魚油摂取と高齢動物の脳機能改善といったヒト試験以前の基本的なことについて述べた後，魚油の認知症リスク低減機能評価について述べる．

a. 魚 油

魚介類の脂質の多くは，トリアシルグリセロールを主成分として，その他，リン脂質，コレステロール，脂溶性ビタミン等を含んでいる．特に，魚介類の脂質は，他の食品にほとんど含まれていない脂肪酸であるドコサヘキサエン酸（DHA, docosahexaenoic acid, C 22:6 n-3）やエイコサペンタエン酸（EPA, eicosapentaenoic acid, C 20:5 n-3）のよい給源となっている．従来から，飼料用のフィッシュミールを生産する際，脂肪の多い魚類の場合，煮熟・加熱し，圧搾して油を除いている．この副産物として分離されてきた油を原油と呼び，それをさらに精製したものを一般に魚油と呼んでいる．特に，DHAを豊富に含む魚油は，マグロやカツオの頭部から得られた原油を高度に精製したものである．この精製魚油を添加した加工食品も開発されている．1990年代に入って間もなく，魚油添加食品が数多く開発され市場に流れたが，魚臭の抑制技術の欠如やコスト高のため，ほとんどが消えていった．現在では，精製魚油と果汁をブレンドすることにより魚臭を除き，パン，プリン，ウエハース，ドラ焼き，ロールカステラ，チーズケーキ，チョコレート等にも魚介類の摂取に相当する量を添加することができるようになっている[2]．

b. 脳内脂質と認知症

魚油に含まれているDHAは，ヒトや動物の脳にも比較的多く含まれている．その局在は脳神経細胞全般にわたっているが，特にシナプスと呼ばれる情報伝達部位の膜に組込まれている[1]．一方，現在，日本は高齢社会であり，今後ますます超高齢化することが予測されている．この超高齢化に伴い増加することが懸念されている疾患の一つに老人性認知症がある．老人性認知症には，脳梗塞や脳出血により，その発症部位から先の認知機能と関連した細胞に酸素や糖等の栄養分が行かないために，脳神経細胞が死滅することにより生ずる脳血管型のもの，作用機構はいまだ十分明らかにされていないが，β-アミロイドが増えると同時に神経細胞数が減少することによると考えられているアルツハイマー型のもの，さらにその両タイプが混在しているものがある．脳血管型のものは，血栓や動脈硬化を予防すれば発症しにくくなるので，魚油の心血管系疾患予防作用が有効となる．また，アルツハイマー型の場合，脳内リン脂質のDHAの割合が半分程度に減少していることが報告されており，魚油を摂取することで，DHAを強化することがアルツハイマー型認知症の症状改善や予防に有効ではないかと考えられている．しかし，まだまだ研究データが不足しているのが現状である．

c. 魚油摂取と高齢動物の脳機能改善

高齢動物の脳機能については，神経細胞数の減少により低下することが知られている．また，脳脂質においても変化がみられ，特に脳脂質に豊富な高度不飽和脂肪酸であるアラキドン酸とDHAの割合に減少傾向が認められる．そこで，筆者らはDHAが豊富な魚油を摂取することでラット脳内のDHAの割合が増加するか否か検討した結果，若齢なものでも高齢なものでもDHAの割合は増加し，高齢なものでは若齢なものと同じレベルまで上昇することを明らかにしている．さらに，その上昇の程度はDHA含量の多い魚油ほど高く，主としてシナプス膜で上昇し，その流動性を高めることを報告している[3]．

脳脂質中のDHAの割合が低下すると，記憶学習能が低下することが多くの動物実験で明らかにされている．また，通常よりも脳のDHAの割合が増加する飼料を摂取したラットでは，記憶学習能が向上するという報告もみられ，高齢動物の場合も魚油の

摂取による記憶学習能等の脳機能の改善が認められている[4]．そこで，最近ではこのような動物実験で確かめられた魚油の脳機能改善効果は，高齢者においても同様であるか否かという視点から研究が行われている．

d. 魚油および魚油強化食品の摂取による認知症リスクの低減

魚油および魚油強化食品を一定期間摂取したヒト試験は少なく，大規模なものはない．一方，日本人約27万人を対象にした17年間にわたる疫学研究では，魚介類の摂取頻度とアルツハイマー型認知症との関係が調べられている．その結果，魚介類を毎日食べる人の方が，まったく食べないという人よりもアルツハイマー型認知症になってから死亡する人が少ないことが報告されている．

そこで，筆者らは食生活がしっかりと押さえられ，試験食の摂取も確認でき，被験者の健康もチェックできることを前提にして，魚油および魚油強化食品のヒト摂取試験をいかに行うかを検討した．その結果，病院と連携し，管理栄養士が常駐する特別養護老人ホームが最適であるという結論に達した．もちろん，魚油の摂取に理解のある主治医がいることが重要である．なお，特別養護老人ホームの規模は，一般には50名前後であり，100名を越えるところはまれである．

数年前に，筆者らは上記の条件に合う特別養護老人ホームをみつけ，高齢者ボランティア43名に無臭化した魚油を毎日約3g，6か月間摂取するヒト試験を行った[5]．このとき，3食の食事（魚介類）由来のDHAは，脂肪酸成分表から計算したところ，1日当り0.7g程度であり，魚油由来のDHAは1日当り平均0.7gで，魚油摂取試験中は1人1日当り合計約1.4gのDHAを摂取した．また，魚油は毎日味噌汁の中に添加して摂取した．しかし，この摂取試験を最後まで行うことができたのは30名で，13名は途中でドロップアウト（脱落）した．最後まで魚油を摂取した30名のボランティアの年齢は平均78歳であった．この試験では，魚油の摂取前と摂取6か月後に，ボランティアの方々の認知度を改訂長谷川式簡易知能評価スケール法により測定した．なお，この評価法では，30点満点で20点以下が認知症と判定される．

魚油の摂取試験前にボランティアの認知度を測定したところ，30名中22名が20点以下で認知症と判定された．6か月の魚油摂取試験後には，30名中18名（60%）の点数が上昇し，3名（10%）で不変，9名（30%）で低下した．この点数が低下した高齢者には，重度の認知症の者が多かった．また，摂取前に認知症と判定された人では22名中12名の点数が上昇し，摂取前が21点以上の人では8名中6名の点数が上昇した．さらに，顕著な上昇例として，7点以上上昇した人が3名，5～6点上昇した人が5名認められた[5]．これらの結果から，軽度または中等度の認知症の人では，魚油の長期摂取により症状が改善する可能性が高いが，重度の認知症の方では魚油摂取による症状の改善は難しいと考えられる．また，認知症と判定されなかった方々でも点数が上昇する人が多いことから，魚油の摂取は認知症のリスクを低減する可能性があると思われる．

最近，筆者らは1個（100g）にDHAとして0.6gのDHAを含有する美味なヨーグルトを開発した株式会社ノーベルと共同で，このDHA含有ヨーグルト摂取による認知症リスクの低減効果について検討した．このヒト試験も上記と同様に，特別養護老人ホームにて実施した．試験を行った老人ホームでは，毎日ヨーグルトを便秘予防のため摂取しているとのことから，DHAヨーグルトを6か月間毎日食べる試験が可能と思われた．本研究を行うにあたり，まずはじめに，筆者の所属する女子栄養大学の「医学倫理審査委員会」の承認を得，ボランティアの方々に研究内容を説明し，研究に参加する方々からの同意書を得た．

この試験では，DHAヨーグルト群24名（DHAは1人1日当り食生活由来が0.8g程度，ヨーグルト由来が0.6g），魚油の替わりにサフラワー油を使用したプラセボ群23名（DHAは1人1日当り食生活由来が0.8g，ヨーグルト由来が0g）でスタートし，2重盲検法にて6か月間の摂取試験を実施した．試験終了までのドロップアウトはDHAヨーグルト群が6名，プラセボ群が5名あり，両群とも18名が最後まで摂取を行った．それぞれの群の被験者の年齢，性別，脳機能関係の既往症については，大きな差がなく，また摂取試験開始直前の認知度測定では，20点以下の人がともに15名であった．摂取試験開始後，3か月目および6か月目に認

知度テストを行った結果，3か月目までは両群に大きな違いはみられなかったが，6か月目にはプラセボ群で点数が低下する者が多くなり，上昇するものが少ない傾向にあった．また，DHAヨーグルト群では点数が低下するものよりも上昇するものの方が多い傾向にあった（表 I.2.1.1）．そこで，被験者それぞれの点数の変動を比較したところ，3か月目においては，両群に有意差は認められなかったが，6か月目ではプラセボ群は点数が減少し，DHAヨーグルト群は若干上昇する傾向にあり，両群の間に有意差が認められた（図 I.2.1.21）．また，プラセボ群に比べDHAヨーグルト群では単語の遅延再生，単語の復唱，見当識という項目での点数高かった[6]．これらの結果から，このDHAヨーグルトには認知症の進行を抑制する効果が期待でき，また認知症のリスク低減にも役立つと思われる．

e. 魚油と緑茶抽出物の組合わせによる認知症リスクの低減

魚とお茶は，日本人の食生活の特徴の一つである．筆者らは，魚油に多いDHAと緑茶に多いカテキンを同時に摂取したときの脳機能維持向上効果を動物実験により検討したところ，若齢マウスに比べ高齢マウスの方が同時摂取による効果が強いことを報告している[7]．そこで，ヒトにおいても，魚油と緑茶の同時摂取が脳機能を改善し，認知症のリスクを低減することが可能かどうかを検討した．

本試験も前述のように，認知症の高齢者が多く，食生活（毎日のメニュー）を明らかにすることができる特別養護老人ホームにて摂取試験を実施した．ここでも，独立行政法人食品総合研究所の「人間を対象とする生物医学的研究に関する倫理委員会」で承認を得，被験者に試験内容を説明し，同意を得た．この試験でも，魚油に関しては無臭のものを用い，1人1日当り3g（DHAを0.7g含有）とし，プラセボ群はサフラワー油を1日当り3g摂取することとした．緑茶抽出物については，1日の通常摂取量の約2倍程度カテキンを摂取できるものとして，カテキンを80%含有するものを1人1日当り0.5g摂取することとし，緑茶抽出物のプラセボとしては，小麦デンプンを用いた．このとき，魚油およびサフラワー油は，味噌汁に添加して摂取し，緑茶抽出物および小麦デンプンは，オブラートにくるみ，水を用いて飲み込むことで，設定した摂取量をクリアした．被験者は，魚油＋緑茶抽出物群（終了時は15名）でもプラセボ群（終了時は15名）でも女性の方が多く，平均年齢は両群ともに約85歳で，脳機能関係の既往症も類似していた．摂取直前の検査では，認知症と判断されたものは両群とも15名中13名であった．

摂取試験6か月目に，改訂長谷川式簡易知能評価スケールを用いた認知度テストを行ったところ，変動点数の平均値は魚油＋緑茶抽出物群で2.50，プラセボ群で0.20であり，この両者には有意差が認められた．また，魚油＋緑茶抽出物群ではプラセボ群に比べ，特に記憶の想起や言語の流暢性の改善がみられた[8]．このことから，魚油＋緑茶抽出物群で

表 I.2.1.1 改訂長谷川式簡易知能評価スケール検査結果（例数）

判定	DHAヨーグルト群		プラセボ群	
	3か月目	6か月目	3か月目	6か月目
改　善 (1点以上増加)	8	9	6	4
不　変 （同点）	4	4	6	3
悪　化 (1点以上低下)	6	5	6	11

判定	DHAヨーグルト群		プラセボ群	
	3か月目	6か月目	3か月目	6か月目
改　善 (2点以上増加)	7	6	6	2
不　変 (±1点以内)	6	9	8	7
悪　化 (2点以上低下)	5	3	4	9

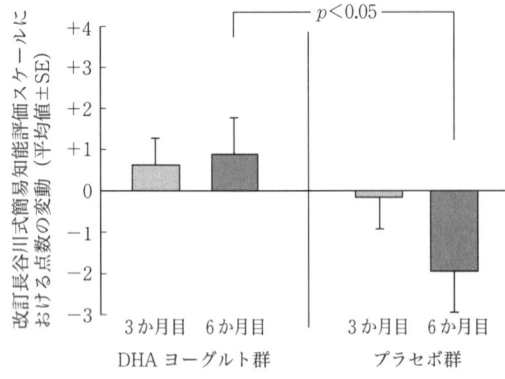

図 I.2.1.21 DHAヨーグルト摂取による知能評価点数の変動

はプラセボ群に比べ，6か月目においては明らかな認知度改善効果が認められ，認知症リスク低減効果があるものと考えられた．

次に筆者らは，1または2食分で魚油および緑茶抽出物をそれぞれ1人1日当り3g（DHAを0.7g含有）および0.5g含む試験加工食品を試作した．また，プラセボ食品としては，魚油の代わりにサフラワー油を，緑茶抽出物の代わりに小麦デンプンをそれぞれ3gおよび0.5g含むものを試作した（表I.2.1.2）．試作食品の主なものはデザートであり，午後3時のおやつとして摂取することが多かった．被験者は，魚油＋緑茶抽出物食品群（終了時は18名）でもプラセボ食品群（終了時は18名）でも女性の方が多く（終了時には両群とも13名），平均年齢はそれぞれ85歳および88歳であった．また，摂取試験直前の検査で認知症と判断されたものは両群とも18名中16名であった．

認知度検査を行ったところ，3か月目の変動点数の平均値は魚油＋緑茶抽出物食品群で1.39，プラセボ食品群で−0.89であり，この両者には有意差が認められた．また，6か月目では魚油＋緑茶抽出物食品群で0.72，プラセボ食品群で−0.89であり，この両者にも有意差が認められた．魚油＋緑茶抽出物食品群ではプラセボ食品群に比べ，特に単語の復唱や遅延再生機能における改善がみられた[9]．これらの結果から，魚油＋緑茶抽出物食品の摂取はプラセボ食品に比べ，3か月目から明らかな認知度改善効果が認められ，認知症リスク低減効果があるものと考えられた．

〔鈴木平光〕

表 I.2.1.2 試験に使用した魚油および緑茶抽出物含有食品とその使用回数（6か月間）

食品名	メーカー名	使用回数
総菜（6）		72
鮭のり佃煮	桃屋	16
鮭フレーク	桃屋	15
蒲鉾（かに棒他）	藤光	29
肉丼	江崎グリコ	5
カレー	江崎グリコ	4
鶏肉クリーム煮	和光堂	3
デザート（17）		177
水ようかん	桃屋	20
ココアゼリー	桃屋	14
どら焼き	最上屋	15
黒ようかん	最上屋	12
きみしぐれ	最上屋	12
チーズケーキ	最上屋	12
クラシックショコラ	最上屋	10
ロールカステラ	最上屋	11
ココアプリン	和光堂	8
あずきプリン	和光堂	12
ウエハース	和光堂	9
ミルクティムース	和光堂	11
ココアムース	和光堂	10
おかき	ブルボン	3
ゴーフレット	ブルボン	5
生チョコレート	ブルボン	10
生チョコレートきなこ	ブルボン	3
飲料等（6）		32
カフェカプチーノ	和光堂	4
カプチーノ抹茶	和光堂	3
玉子スープ	和光堂	13
和風ドレッシング	キッコーマン	3
ごまだれ	キッコーマン	5
ミルクココア	ブルボン	4

文　献

1) 鈴木平光：水産食品栄養学—基礎からヒトへ—（鈴木平光ほか編著），pp. 117-187，技報堂出版，2004.
2) 鈴木平光：ソフト・ドリンク技術資料，(2)，145-160，2005.
3) H. Suzuki, et al.: *Mech. Age. Develop.*, **101**, 119-128, 1998.
4) S. Y. Lim, H. Suzuki: *Food Sci. Biotechnol.*, **14** (6), 788-792, 2005.
5) H. Suzuki, et al.: *World Rev. Nutr. Diet.*, **88**, 68-71, 2001.
6) 鈴木平光ほか：脂質栄養学，**16**，156，2007.
7) N. Shirai, H. Suzuki: *Ann. Nutr. Metab.*, **48**, 51-58, 2004.
8) 鈴木平光，森川洋一：脂質栄養学，**14**，155，2005.
9) 鈴木平光ほか：脂質栄養学，**15**，160，2006.

2.2 動物や培養細胞による機能性評価

2.2.1 動物を用いた機能性評価系の進展

動物による機能性評価は，人間に近い状態で研究を行うため，効果の確認だけでなく，食品機能成分の安全性確認のためにも，避けては通れない段階である．

実験に用いられる動物はサル，イヌ，ブタ，ウサギなど様々ある．サルなどは遺伝子的にヒトに近いことから，ヒトに近い研究を行うのに適しているだろう．しかしサルの寿命は長く，また飼育施設も大きくなるため，実験者の負担が大きい．イヌやブタなども同様である．一方，ウサギなどは草食動物であり，ヒトと食性が全く異なるので，食品の研究には用いられにくい．そのため食品の機能性研究は，ラットやマウスが主に用いられている．

動物を用いた食品の機能性評価系（in vivo）は，試験管内の評価系（in vitro）と異なり，消化吸収など様々な要素が煩雑に入る．そのため，in vitroの試験でよい結果が出ても，in vivoの研究で出ないことが多くある．また，個体差などもあり，結果が大きくばらつくこともあるので，微妙な変化であると再現性が乏しくなることもある．そのため，個体数を多くとる必要がある．しかし，個体数を多くするため，安易に動物を多く実験に供することは勧められない．動物実験の運行は「動物の愛護及び管理に関する法律」（平成12年12月1日施行，昭和48年10月1日法律第105号の改正）等の動物愛護に関連する法律に基づいて，適正な管理の下，計画的に研究を進めていく必要がある．

a. 実験動物

ラットとマウスとでは，よく似ているものの，解剖学的にいくつかの違いがある．そのため，食品成分の効果にも，ラットで効果があっても，マウスで効果がないことがある．このような種間の違いは研究の方向性に影響するので，考察に十分注意しなければならない．ラットは，個体が大きく，飼料摂取量も多いため，長期的な飼育実験を行うのに，マウスに比べて多大な労働力と経費が必要となる．一方，マウスは個体が小さく，摂取量も少ない．その上，複数個体で同時飼育が可能で，ラットに比べて実験者の負担は少ない．しかし，マウスの場合，実験サンプル量を多くとれないこと，集団飼育した場合，形成される集団の社会性により，結果が影響される可能性がある．また，動物の系統によっては攻撃性の高いものもあり，闘争（ファイティング）により損傷や死亡が発生する．これらのことを考え，動物による食品機能性の実験系を慎重に検討しなければならない．また，4～8週齢までの個体は，容易に業者より入手可能であるが，それを越える年齢の個体は通常販売されていない．そのため，年齢が高い個体で研究を行う場合は，ある程度の死亡数を見越して購入し，目的の週齢まで飼育しなければならない．実験動物の年齢にも十分な検討が必要である．若齢の動物は発達が活発であり，食品成分の効果が出やすい傾向にあるが，それが成長の阻害によるものであったりする．また，成長に伴い体成分も変動するので，前後の研究を念頭に置き，実験に供する動物の年齢は慎重に選択する．生活習慣病の研究であるならば，できる限り状態の安定した16週以上のものを使う方がよい．また，実験期間が長期に及ぶ場合は，飼育期間終了時点で老衰により生存数が半分以下になっていることもある．そのため，使用する実験動物の年齢ごとの死亡率を，メーカーに確認するなどして計画的に購入する必要がある．

近年実験の多様化に伴い，様々な病態モデルマウスが作成されている．実験の目的に応じて，それらを使用することも選択の一つである．特にメタボリックシンドロームの予防の期待から，糖尿病や肥満に関するモデル動物が考案されている．表I.2.2.1にいくつかの病態モデル動物をあげてみた．しかし，モデル動物と人間の病気の発症機構が必ずしも同一であるとは限らない．また病態モデル動物の病気の発症機構も必ずしも明らかにされているわけではない．研究する上でそのことを十分に考慮に入れるべきである．

b. 飼料および飼育

動物飼育用の飼料には，由来のわかる純化された材料を用いる必要がある．実験試料は固形化（ペレ

表 I.2.2.1 日本で販売されている主な病態モデル動物

糖尿病モデル		
マウス	KK/TaJcl	CLEA Japan
マウス	KK-A^y/TaJcl	CLEA Japan
マウス	BKS.Cg-m+/+Lepr^{db}/J	日本チャールス・リバー
マウス	C57BL/J Ham Slc-ob/ob（SPF Mouse）	日本SLC
マウス	C57BLKS/J lar-+Lepr^{db}/+Lepr^{db}（SPF Mouse）	日本SLC
ラット	GK-Jcl	CLEA Japan
高血圧モデル（SPF）		
ラット	SHR/Izm（SPF Rat）	日本SLC
ラット	WKY/Izm（SPF Rat）	日本SLC
ラット	SHRSP/Izm（SPF Rat）	日本SLC
肥満モデル（SPF）		
ラット	Slc:Zucker-fa/fa（SPF Rat）	日本SLC
ラット	Slc:Zucker-+/+（SPF Rat）	日本SLC

表 I.2.2.2 標準的な餌の組成

AIN-76 組成 (g/kg)		AIN-93G 組成 (g/kg)		AIN-93M 組成 (g/kg)	
コーンスターチ	150	コーンスターチ	397.486	コーンスターチ	465.692
カゼイン	200	カゼイン	200.000	カゼイン	140.000
		デキストリン化コーンスターチ	132.000	デキストリン化コーンスターチ	155.000
ショ糖	500	ショ糖	100.000	ショ糖	100.000
トウモロコシ油	50	大豆油	70.000	大豆油	40.000
セルロース	50	セルロース	50.000	セルロース	50.000
AIN-76 ミネラル混合物	35	AIN-93G ミネラル混合物	35.000	AIN-93M ミネラル混合物	35.000
AIN-76 ビタミン混合物	10	AIN-93G ビタミン混合物	10.000	AIN-93M ビタミン混合物	10.000
DL-メチオニン	3	L-システイン	3.000	L-システイン	1.800
重酒石酸コリン	2	重酒石酸コリン	2.500	重酒石酸コリン	2.500
		BHT	0.014	BHT	0.008

ット）することも可能であるが，粉末で与えた方が管理をしやすい．広く使われる標準的な実験飼料の組成は米国国立栄養研究所（American Institute of Nutrition, AIN）が発表する AIN-76, AIN-93G および AIN-93M の組成がある．AIN-76 は 1977 年に AIN から発表されたもので[1]，AIN-93G および AIN-93M は AIN-76 を改良したものである[2]．最近では AIN-93G および AIN-93M の組成の飼料が使われはじめている．これらの飼料組成については表 I.2.2.2 にまとめた．なお，デキストリン化コーンスターチは現在の所国内で手に入れにくいので，多くの研究では α-コーンスターチで代替している．

食品機能性成分の飼料への添加量は十分な検討の上，決定する必要がある．効果を出すことを主眼にするあまり，現実ではありえない摂取量を添加し，過剰摂取による傷害で効果が出たとみる研究もあ

る．食の安全性の立場からもそのような研究は危険である．ヒトは1日当り乾物で450〜500gの食事を摂取している．これを基準に実験飼料添加量を決めるとよい．実験目的の食品成分を飼料に混合する場合は，1％以下ならコーンスターチなど炭水化物と置き換える場合が多い．添加量が多くなる場合は，事前にその実験目的の食品成分の一般成分を分析して，その成分組成に応じて飼料調製を行う．

購入した動物は，飼育環境に慣らすために，実験と同じ環境下で，市販固形飼料にて2週間以上飼育する．試験動物は各試験群で同じ体重になるように分ける必要がある．実験飼料投与開始時点で，これまでの固形飼料との違いから，試験動物はあまり実験飼料を摂取しない傾向にある．開始2〜3日前から粉末の市販飼料に切り替えると，ある程度の減少を防ぐことが可能である．研究目的にもよるが，各試験群の餌の総摂取量は，各試験群でカロリー摂取

量を等しくするため,各実験群で同じ量になるように投与する.しかし,酵素活性など絶食が入ることにより変化する測定項目については,餌の投与をこまめにするなどして,絶食期間が生じないように気を配る必要がある.

c. 血漿または血清中の脂質および血糖値の測定

食品成分の機能性評価で主に用いられる測定項目は,血漿または血清中のコレステロール,中性脂肪およびグルコース濃度であろう.これらの測定は,飼育終了後,1晩の絶食を行って,麻酔下で解剖を行い,後大静脈より採血した血液で行う.なお,血液中のグルコース含量は,氷冷下でも赤血球の解糖作用により急速に減少していくので,速やかな血漿または血清の分離が行われるのが望ましい.気になる場合は採血管にEDTAやヘパリンだけでなく,解糖系酵素阻害剤(NaF)も入れると血糖値の低下を防ぐことが可能である.

血漿または血清中のコレステロール,中性脂肪およびグルコース濃度の測定方法は様々あるが,市販の臨床キットを使用すれば方法も簡単で試薬調製の手間も省ける.また,近年は血漿または血清中のインスリンをはじめとする様々な生理活性物質の測定も行われる.これらも高価であるが酵素免疫測定法(enzyme linked immunosorbent assy;ELISA)を中心とした市販キットが販売されているので,これらを利用すると簡単に測ることが可能である.しかし,メーカーによっては抗体の精度が悪く,また何に反応しているのかわからない抗体を使用しているキットもあるので,安易に市販キットを信用せず,その使用に関して十分な検討をすることも大切である.また,販売メーカーも高価なキットを販売しているのであるから,信頼の置ける製品の提供をすべきである.

d. 血圧の測定

日本人の高血圧割合が高いことから,血圧の測定は食品の機能性研究の上で注目の高い評価項目である.また,動物の健康や食品の機能をみるのにも重要なバイタルサインの一つである.しかし,血圧は動物の種類や系統や環境などに大きく変動し,基本的に非麻酔下で測定を行うため,実験動物の心理状態にも大きく左右される.特に,マウスの場合,小型であり,扱いが難しく,血圧は安定しにくい.また,実験動物にとっては,人の手で触られるだけで,かなりのストレスである.そのため,事前にハンドリングなどをして,人との接触を慣らしておくことも大切である.

血圧の測定方法には血管内にセンサーなどを挿入する観血式とカフ帯などをつけて皮膚の上から測定する非観血式の測定方法がある.一般的に販売される血圧計は非観血式の血圧計が主である.計測時は,実験動物に心理的影響を与えないような測定環境の整備と,ストレスを与えない実験動物の移動に注意が必要である.また,血圧は日周変化(サーカディアンリズム)があるので測定時間を一定にする.

e. 動物行動による評価系

動物の行動を利用した実験系は主に医薬品の分野で用いられ,様々な手法がある.これらの実験技法は,近年,食品の研究にも用いられている.特に,うつ病の患者の増加や,社会の少子高齢化に伴う認知症患者の増加の危惧から,情動や記憶学習能に関する評価系の関心は高い.

情動などの研究に代表的に用いられているのは,オープンフィールドテストである.これは実験動物が新奇環境にさらされたときの不安や恐怖を,実験動物のオープンフィールドテストに入れたときの行動により計測するものである.実験動物を高さ40~50 cmの壁で周囲をみえないようにした40~90 cmの正方形,または円形のフィールドに入れ,これに上部から影ができないように蛍光灯などで光をあてる.実験動物を入れてからの立ち上がり,毛繕いなどの行動を,CCDカメラにより3~10分間撮影し,評価を行う.

記憶学習能の研究には様々な方法が用いられている.主なもので迷路法,明度識別法,電気ショック法などがある.しかし,近年の動物愛護の観点から実験動物に対してネガティブな刺激を与えるのは,避ける傾向にある.そのため,電気ショック法はあまり行われない.ここでは簡単に行える迷路法について述べる.

迷路法には水迷路,放射状迷路など様々ある.いずれの方法もマウス・ラットの空間認識を測定するための方法としてはじまったが,記憶学習の研究に

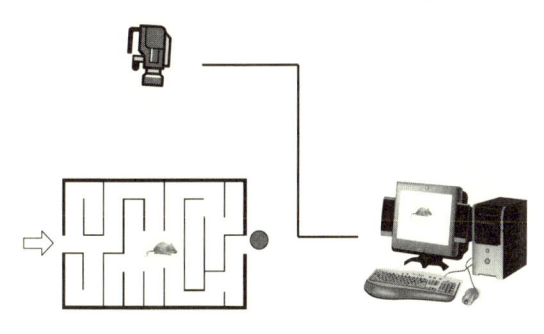

*迷路はイメージ

図 I.2.2.1 迷路を用いたマウスの記憶学習能実験

も用いられるようになった．一般的に用いられる水迷路は，モリスの水迷路である[3]．実験動物の足が立たない程度に墨汁または乳により懸濁させた水を張った直径1m前後のタンクに，実験動物が休める足場（プラットホーム）を水面下に設置し，プラットホームの位置を学習能力を計測する方法である．放射状迷路は，床から30～60cm高くしたプラットホームから放射状に4～12本のアームをのばしたものである．アームの先端に餌（学習に対する報酬）を置き，すべての餌を獲得するまでの時間等を計測し，評価する．一般的にアームは8本が用いられる[4]．

筆者の研究室では，40cm×55cmのサイズに6～9個の袋小路のある迷路を用いた評価方法を使っている[5]．マウスを1晩絶水させ，迷路の出口に水を置き，出口の水に辿り着く時間，移動距離および袋小路に迷い込んだ回数をCCDカメラで取込み計測する（図I.2.2.1）．試行は2～4日おきに繰返し，試行ごとの各パラメータの変化で評価する．この迷路実験の場合，迷路の組み方で差が出にくくなることもあるので，マウスの状態をみて，組み方を検討する必要がある． 〔白井展也〕

文　献

1) American Institute of Nutrition : *J. Nutr.*, **107** (7), 1340-1348, 1977.
2) P. G. Reeves, et al. : *J. Nutr.*, **123**(11), 1939-1951, 1993.
3) K. Tsutsui, et al. : *Biomed Res.*, **28**(1), 1-7, 2007.
4) M. Hashimoto et al. : *J. Nutr.*, **135**(3), 549-55, 2005.
5) N. Shirai, et al. : *Fisheries Sci.*, **70**, 314-318, 2004.

2.2.2 動物細胞培養技術を用いた機能性評価系の進展

動物細胞培養技術は，生命現象の解明や生理活性物質の生産のための手段として用いられている．クリーンベンチ，炭酸ガスインキュベーター，低速遠心機，倒立顕微鏡，超低温冷凍庫などがあれば，比較的簡単に動物細胞培養が可能である[1]．旧来は自分で調製した培地類も，できあいの滅菌済み液体培地を購入できる．動物細胞培養は職人芸的な技能を要求される時代から，誰にでも利用できる技術の一つになりつつある（図I.2.2.2）．

種々の物質の機能性あるいは安全性の評価には，歴史的にマウスやラット等の実験動物が用いられてきた．現在も動物実験は安全性，機能性を評価するための重要な実験方法である．しかし実験動物を用いる評価法は，動物に投与するための大量の試料を必要とすること，多大の時間，経費，労力を要すること，結果に個体差による変動があること，再現性や定量性に乏しい場合があること，個々の物質の詳細な細胞レベルでの作用機構の解明が困難であるなどの問題があった．また欧米諸国を中心に実験動物愛護の考え方が定着し，動物実験に替わる試験手法の開発が望まれてきた．

動物培養細胞を用いた機能性評価系では，実験動物を用いた評価系よりも労力や経費を節減でき，実験期間を短縮できる．さらに，必要とされる被検試料は多くの場合少量でよく，実験の再現性もよい．したがって動物培養細胞を用いた系は種々の物質の機能性評価，あるいは安全性の評価手段として，ま

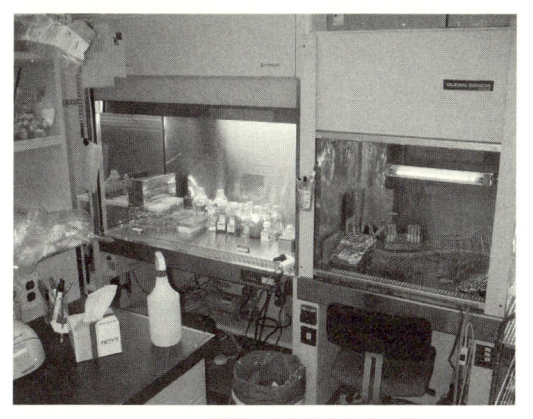

図 I.2.2.2 動物細胞培養実験室の様子

た動物実験代替法として有用である．このように動物細胞培養は医学生物学研究になくてはならない技術である．これに加え，現在では食品，農産物中の生理活性物質の探索，機能性評価，作用機序の解明にも用いられている．

食品，農産物の機能性評価を完成させるためには，ヒトを対象とした投与試験を行うことが求められることを忘れてはならないが，動物細胞培養技術によって動物実験やヒト試験に至る労力を最小限にとどめることが可能である．

以下，動物細胞培養技術を用いた具体的な食品の機能性評価系について列記する．

a. 培養ヒト線維芽細胞を用いたインターフェロン分泌評価系

インターフェロン（IFN）はウィルス感染および種々の化学誘起剤によって細胞から分泌されるタンパク質であり，多様な生物活性を有する．IFN類は刺激の種類に応じて多種類の動物細胞から分泌される．白血球からは主としてIFN-αが，線維芽細胞からはIFN-βが，またT細胞からはIFN-γが分泌される．

培養ヒト線維芽細胞あるいはヒトオステオサルコーマMG 63株をポリI：ポリCと被検物質で処理してIFN-βを誘導した実験により，発酵乳中のリゾホスファチジルコリンやリゾホスファチジルイノシトールなどのリゾリン脂質，牛乳中のカゼイン，キトサン誘導体などの食品成分がIFN-βの分泌を増強することが示されている[2]．

b. 単球/マクロファージ系細胞を用いた分化評価系

単球およびマクロファージは，病原体や抗原等の体外から侵入してきた異物の侵入部位に遊走し，それらを取込み，殺菌，消化する．また，抗原をリンパ球に提示し，インターロイキン1(IL-1) 等の生理活性物質を分泌してリンパ球の異物に対する反応性を高めるほか，腫瘍壊死因子（TNF-α）や活性酸素等を分泌し，癌細胞等の異質細胞を破壊，壊死させる重要な機能を有している．これらの細胞の作用はリンパ球のように抗原特異的ではなく，非特異的免疫機能で生体防御に係わっている．このような単球マクロファージ細胞の機能は，ニトロブルーテトラゾリウム（NBT）還元能，Fcレセプター，C3レセプターの存在，食作用，活性酸素の放出，IL-1およびTNF-α産生等，これら細胞がもつ特徴的な生物活性を測定することによって検出できる．

HL-60やU-937などのヒト白血病細胞株は，単球やマクロファージ様細胞へ分化させることができ，このような細胞株を用いて種々の物質の分化誘導能が評価できる．ビタミンAあるいはビタミンD誘導体，発がんプロモーターであるTPA (12-o-tetradecanoyl-phorbol-13-acetate)，ジメチルスルホキシド等はこのような細胞分化を誘導する物質として知られている．種々の野菜抽出物についても分化誘導能が調べられている[3,4]．

c. T細胞およびB細胞機能調節評価系

T細胞は，免疫応答に関与するリンパ球の中で，胸腺に由来するリンパ球である．T細胞を用いたT細胞刺激物質の機能性評価は，リンパ球幼若化反応等の増殖刺激試験によって行う．刺激物質とともに培養されたT細胞はDNAの合成が亢進し，著しい[^{3}H]-チミジン取込みが観察される．この反応を促進する物質（マイトゲン）として，インゲンマメから分離されたヘマグルチニン，タチナタマメから分離されたコンカナバリンA等が知られている．

一方，B細胞は抗原や分化誘導物質等に反応して特異的抗体分泌細胞に分化するリンパ球である．抗体分泌能測定のモデル系として，ヒト-ヒトハイブリドーマが用いられることがある．ヒト肺腺がん細胞に特異的なモノクローナル抗体（IgM）を分泌するヒト-ヒトハイブリドーマ（HB 4 C 5）を用いたアッセイ系を使って，卵黄リポタンパク質，牛乳カゼイン，大豆ヘミセルロースなどの食品成分が免疫グロブリン生産刺激因子として機能することが明らかにされている[5,6]．

d. 免疫マウス脾臓細胞を用いたアレルギー抑制評価系

ヘルパーT細胞にはTh 1細胞およびTh 2細胞と呼ばれる2つの細胞群が存在する．このうちTh 2細胞はB細胞によるIgE分泌を促進してアレルギーを促進すると考えられている．したがってTh 2細胞を抑え，Th 1細胞を優位にすることは，

アレルギー症状の抑制につながる．近年，種々の乳酸菌がTh2細胞を抑制し，Th1細胞を活性化することが報告されている[7]．

あらかじめマウスに水酸化アルミニウムゲル（アラム）とともに卵白アルブミンを免疫しておき，脾臓細胞を取り出して卵白アルブミンで刺激する．このとき，被検物質を共存させ，分泌されるTh1サイトカイン（IL-12など）とTh2サイトカイン（IL-4など）を測定する．いずれのサイトカインも酵素免疫測定法による測定キットが市販されており，簡単に測定することができる．Th2サイトカイン分泌を抑制し，Th1サイトカイン分泌を促進する食品は，アレルギー症状を改善する候補となる．

e. ラット好塩基球株を用いた脱顆粒抑制評価系

マスト細胞（肥満細胞）はヒスタミンなどを含む様々な化学伝達物質を含む顆粒を細胞内にもっており，顆粒の放出（脱顆粒）はI型アレルギーにおける重要なイベントである．マスト細胞を分離培養するのは困難であるため，マスト細胞同様に，アレルゲン刺激によって脱顆粒をひき起こすラット好塩基球細胞株RBL-2H3が脱顆粒抑制試験に好んで用いられる．

RBLにジニトロフェニル（DNP）基に対するIgE抗体を結合させ，ここにアレルゲンの代わりにDNP修飾した血清アルブミンを加える．アルブミン上には複数のDNP基が結合しており，RBL細胞上のIgEはDNP-アルブミンによって架橋される．脱顆粒の度合いは培地中に放出されたヒスタミンを測定することで判定できるが，より簡便にはヒスタミンと同時に放出されるβ-ヘキソサミニダーゼ活性を測定することによってより簡便に測定できる．

様々な食品成分の脱顆粒抑制活性が検討されており，タイム由来のポリメトキシフラボンのメトキシ基の結合位置と脱顆粒抑制活性の相関が報告されている[8]．

また，抗DNP抗体による脱顆粒誘導のほか，カルシウムイオノフォア（A23187）を用いて脱顆粒を誘導し，トリプターゼ活性を測定する方法もある．

f. 病原性微生物付着阻止評価系

微生物感染の最も初期の段階では，微生物そのものが生体の粘膜や消化管細胞に付着し，あるいは細菌毒素のような分泌物が細胞膜に結合する．感染の初期段階を再現する方法には，マイクロチャンバー上に培養したヒト腸管由来細菌への病原性大腸菌の付着を観察する方法，あるいはコレラ毒素や大腸菌エンテロトキシンによるチャイニーズハムスター卵巣（CHO）細胞の形態変化を観察する方法等がある．このような実験系を用いることによって，牛乳ラクトフェリンおよびκ-カゼイン由来のマクロペプチドに感染阻止作用があることが見出されている[9]．

また，ヒト肺線維芽細胞を用いたサイトメガロウィルス感染実験およびT細胞株を用いたヒト免疫不全ウィルス（HIV）感染実験において，牛乳に含まれるタンパク質のラクトフェリンにウィルス感染阻止作用があることが示されている．

g. メラニン生産細胞を用いた美白成分評価系

メラニンは皮膚や頭髪の色を決定する色素で，細胞内でチロシンから酸化的な反応経路を経て合成される．マウスメラノーマやヒトメラノサイトは構成的にメラニンを合成しており，このような細胞を用いてメラニン合成を調節する物質を検索することができる．

様々な食品抽出物がメラニン合成を抑制することが報告されている．なかでも，遊離リノール酸のメラニン合成抑制作用は強く，美白化粧品に含まれる有効成分と同等の美白作用を有することが明らかになった[10]．遊離リノール酸はリノール酸を含むトリグリセリドがリパーゼによって酵素分解されることによって生成する．味噌のなかに含まれるメラニン合成抑制成分の本体が，遊離リノール酸であることが明らかにされている[11]．

h. 脂肪細胞分化評価系

前駆脂肪細胞を分化誘導させ，細胞内に蓄積する脂肪（トリグリセリド）を測定することができる．マウス3T3-L1細胞をコンフレントになるまで培養後，デキサメタゾン等で刺激し，インスリン存在下で培養すると細胞内に脂肪が蓄積し，顕微鏡下で

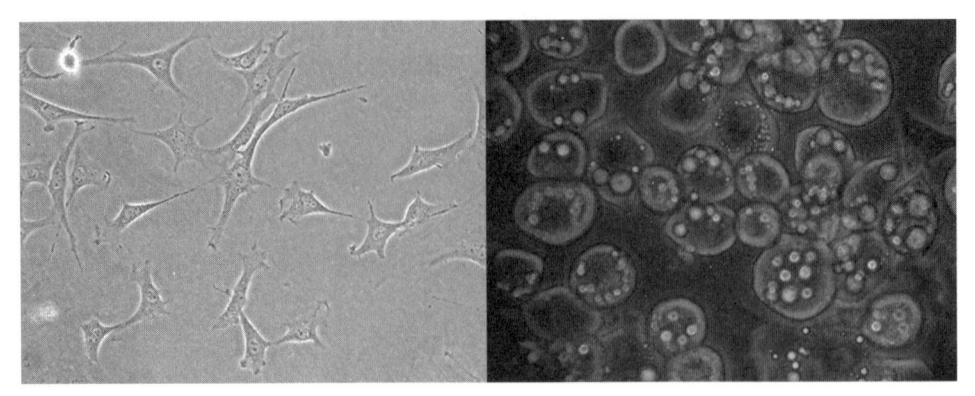

図 I.2.2.3　分化前の3T3-L1細胞（左）と分化して脂肪滴を細胞質に蓄えた3T3-L1細胞（右）

細胞質内に脂肪滴が観察されるようになる．被検物質とともに培養することによって，脂肪滴蓄積を抑制，あるいは促進する成分を見出すことができる（図 I.2.2.3）．

細胞内に蓄積した脂肪はオイルレッドで染色する方法，細胞を剥離して超音波処理後，トリグリセリド量を測定する方法，脂肪合成に係わる酵素グリセロフォスフェートデヒドロゲナーゼ活性を測定する方法などがある．

i.　骨形成評価系

マウス骨芽細胞株MC3T3-E1細胞を用いて骨形成を促進する食品成分を検索することができる．細胞増殖アッセイはトリチウムチミジン取込みを測定する場合には，ラジオアイソトープ実験施設で行う必要がある．骨形成促進作用の指標とされるアルカリフォスファターゼ活性を上昇される食品成分には，骨形成促進作用が期待される．

牛乳由来の塩基性タンパク質画分に強い骨芽細胞増殖促進活性が報告されており[12]，この画分はラットあるいはヒトにおいても骨形成に有効である．

種々の細胞株や動物組織から調製した細胞を用い，細胞増殖促進，分化誘導，サイトカイン分泌，生体防御賦活性等の生体機能に対する食品の作用を調べることができる．これらを駆使することにより，食品成分の新しい生理機能性を評価することができる．また，化粧品や洗剤の安全性検定にはこれまでウサギの目を使うドレイズ法が行われてきたが，この代替法として，培養ヒト細胞を用いた試験法が開発されている．動物培養細胞系を用いた機能・安全性検定・評価は動物実験代替法としてもますます重要性が高まっている．

動物細胞培養はクリーンベンチとインキュベーターなどの設備を整えれば，簡単に実施できる．今後，動物培養細胞を用いた食品機能検定法を標準化する必要があると考えられる．このなかで重要な点は，生体内での機能を維持した細胞をうまく選択して，試験結果が生体機能を反映するような実験系を組み立てることである． 〔新本洋士〕

文　献

1) 新本洋士：動物細胞工学ハンドブック（日本動物細胞工学会編），pp. 15-16，朝倉書店，2000．
2) T. Tahara, et al.: *Biosci. Biotech. Biochem.*, **56**, 1465-1466, 1992.
3) Z-L. Kong, et al.: *Cytotechnology*, **7**, 113-119, 1991.
4) M. Kobori, et al.: Food Factors for Cancer Prevention (H. Ohigashi, et al. eds.), pp. 174-177, Springer-Verlag, 1997.
5) K. Yamada, et al.: *Agric. Biol. Chem.*, **54**, 1087-1089, 1990.
6) M. Maeda, et al,: *J. Agric. Food Chem.*, **39**, 820-823, 1991.
7) 藤原大介：抗アレルギー食品開発ハンドブック（小川　正ほか編），pp. 111-118, サイエンスフォーラム，2005．
8) J. Watanabe, et al.: *Biosci. Biotechnol. Biochem.*, **69**, 1-6, 2005.
9) Y. Kawasaki, et al, *Biosci. Biotech. Biochem.*, **56**, 195-198, 1992.
10) 新本洋士：*FRAGRANCE J.*, **26**(9), 63-68, 1997．
11) 新本洋士ほか：日本食品科学工学会誌，**52**, 535-537, 2005.
12) J. Yamamura, et al: *J. Biochem.*, **140**, 825-830, 2006.

2.2.3 酵素による機能性の評価

摂取された食品は物理的破砕を経て消化酵素にさらされる．多くの場合，食品の栄養素として，また生体調節物質としての機能は，消化・吸収されて発揮されるが，一部には消化酵素の作用を免れたゆえに機能を発揮する場合もある．消化酵素を利用した機能性の評価について紹介する．

消化酵素を用いた in vitro の系で評価できる機能には限りがある．in vitro の評価系で見出された機能性は，改めて動物やヒトの試験によって確認する必要がある．しかし，in vitro での評価法は簡便，迅速，低コストであるため，その限界を理解しつつ利用する分には非常に有効である．また，すでに機能の明らかにされている成分について，その成分の含量を測定することによってその食品の機能性について評価することができる．

a. 炭水化物の評価

炭水化物は構成する糖の重合度によって分類されることが多いが，食品中の主な炭水化物には，糖類としてグルコース，フルクトース，スクロース，ラクトース，ソルビトールなど，オリゴ糖類としてマルトデキストリンなど，多糖類としてデンプン，セルロース，ペクチンなどがある．これらの炭水化物は，消化管内で唾液アミラーゼ，膵アミラーゼ，刷子縁膜2糖分解酵素（マルターゼ-グルコアミラーゼ，スクラーゼ-イソマルターゼ，ラクターゼ-フロリジンヒドララーゼ，トレハラーゼ）によって単糖まで分解された後に小腸で吸収されるが，食物繊維や難消化性デンプンなどの炭水化物は，これら酵素による消化を免れて大腸に達し，機能を発揮する．

食後血糖値をコントロールすることは，糖尿病患者のみならず，肥満や生活習慣病を抱える人，メタボリックシンドローム予備軍にとっても QOL を保ちつつ健全な食生活を送るために重要なことである[1,2]．糖質は消化吸収されると速やかに血糖値へ反映されるため，その消化速度が注目される．食品中の糖質の消化・吸収速度を評価するために，血糖上昇反応指数（glycemic index；GI）が使われてきた[3]．GI は，健常なヒトが糖質を含む食品を摂取した後の血糖値の上昇と，標準食品（グルコース，白パン）を摂取したときの血糖上昇との比で表される．この方法は，ヒトを用いた試験で評価する必要があるため，侵襲的で，時間，コストがかかる，といった問題のほか，その人の体調，体内グリコーゲン蓄積状況，年齢，などによって血糖上昇反応が異なってくるという問題がある．そこで，in vitro で食品中の糖質の消化性を評価する方法が望まれる．

これまでにも，デンプンの消化速度を hydrolysis index（HI）として算出する方法[4]や，血糖値に速やかに反映されるグルコースの量（rapidly available glucose；RAG）を算出する方法[5]が開発されている．いずれも，ペプシンや膵アミラーゼ等消化管由来酵素を用いた方法であるが，HI 法では最終産物をマルトースとして換算していること，RAG 法では微生物由来のアミログルコシダーゼを用いて最終的にグルコースまで分解してその濃度を測定していることなど，ヒトにおける消化との相同性が十分でない部分があるほか，デンプンを主体とする食品の分類に主眼があり，複雑な食事に対応させるのは困難である．

筆者らの研究室では，ILSI との共同研究により，食品あるいは食事から遊離する血糖上昇に係わるブドウ糖の遊離速度（glucose releasing rate；GR）から血糖応答反応を予測する方法を開発しているところである．GR 法では，ヒトにおける消化の各段階をより反映したものを目指している．特に，そしゃく機能を模した前処理，また，消化を模した酵素処理として新たに小腸の2糖分解酵素を導入したことが大きな特徴となっている．2糖分解酵素は，入手が容易で安価であることから市販のラット小腸から抽出して用いている．抽出条件の設定，酵素特性の解明を行い，GR 法への適応を進めつつあるところである．反応条件を適切に設定することにより，食品に含まれる利用可能なグルコースを定量的に測定できることがわかった．しかし，2糖分解酵素に含まれるスクラーゼ活性およびラクターゼ活性はマルターゼ活性に比べて十分でなく，スクロース，ラクトース由来のグルコースを勘案するためには注意が必要である．スクロースについては微生物由来のインベルターゼを併用することにより解決した．

食物繊維には，血漿コレステロール濃度の低下，耐糖能の改善，大腸機能の改善といった機能性があるといわれている．食物繊維を定量することで，そ

のような機能を推定することができる．食物繊維の定義自体が研究の進展やその他の要因により変遷しているが，ヒトの消化酵素によって分解されないものであることを基準として，その定量には消化酵素による消化残渣の測定が用いられることが多い．現時点ではAOACの公定法であるProskyの酵素－重量法（AOAC 985.29または991.43）が広く受け入れられている．

近年注目されている炭水化物として，難消化性デンプンがある．これは小腸内で消化されないデンプンの画分で，大腸に達してから腸内細菌による発酵をうけて代謝され，その産物が機能性を発揮するものであり，一部食物繊維様の作用を示す．そこで難消化性デンプンの測定法が検討されてきた．消化酵素により消化されないデンプン画分を測定する方法である．現時点ではAOAC公定法McClearyの方法（AOAC 2002.02）が一般的に受け入れられている．難消化性デンプンはProsky法では食物繊維として測定されるが，難消化性デンプンを食物繊維とみなすかどうかについてはまだ議論が残されている．

b. タンパク質の評価

タンパク質は，胃または膵由来の分解酵素であるペプシン，トリプシン，キモトリプシンによりペプチドに分解され，さらに種々の刷子縁膜のペプチダーゼによりアミノ酸，ジ－トリペプチドに分解されて輸送体により細胞内に取込まれる．タンパク質の消化率は，タンパク質の種類，調理法などの影響を受けるが，一般的に，植物性タンパク質は動物性タンパク質よりも消化率は低く，また，過加熱処理により消化・吸収されにくいペプチドや，糖質，脂質などの他の成分との複合体が形成されるといわれている．

タンパク質の消化抵抗性が，高コレステロール血症の改善，便秘や肥満の緩解，大腸がんや肝臓がんの発生抑制，腸内有機酸発酵の調節などの機能をもつことが明らかにされ，レジスタントプロテインという概念が導入されてきた[6,7]．レジスタントプロテインとして，絹タンパク質のセリシン，ソバタンパク質，大豆タンパク質などが知られている．ヒトの消化酵素によって分解されないものであるので，消化酵素を用いた *in vitro* 評価法が使用されているが，確立された評価法は未だなく，食物繊維の測定法であるProsky法の応用から消化残渣のタンパク含量を測定することで評価しているのが現状である．

食物アレルゲンは機能性物質ではないが，ヒトの健康に重大な影響を及ぼす物質であること，また多くのアレルゲンは，消化に対して安定であるという特徴をもつことから，消化酵素を用いての評価が行われている[8]．また，遺伝子組換えなどによって導入された新規タンパク質の安全性評価のために，人工胃液を用いた評価系が用いられる[9]．詳細はⅡ.2.6アレルゲンの項を参照されたい．

c. 脂質および脂溶性成分の評価

食品中の主な脂質には，トリアシルグリセロール，リン脂質，ステロールがある．消化管内では，トリアシルグリセロールは，舌リパーゼ，胃リパーゼ，膵リパーゼおよびコリパーゼの作用によりモノアシルグリセロールと遊離脂肪酸へ分解される．リン脂質はホスホリパーゼA_2によりリゾホスホグリセリドと遊離脂肪酸に，コレステロールエステルはコレステロールエステラーゼにより遊離型のコレステロールと遊離脂肪酸に分解される．いずれも加水分解物は胆汁酸と混合ミセルを形成して可溶化し，吸収される．

脂質の消化は糖質に比べてゆっくりであり，食後の血中脂肪酸濃度やコレステロール濃度の変動，また天然の脂質の消化率，が問題となることは少ない．脂質は重量当りのエネルギー量が高い濃縮されたエネルギー源であることや，過剰エネルギー摂取の抑制という観点から，消化率の低い合成油脂の開発[10]や，リパーゼ阻害剤の開発が行われている．消化率の評価には消化酵素による系が用いられる．消化されない脂質は，糖質やタンパク質と異なり，腸内細菌が利用することにより機能性を発揮するということもなくそのままふん便中へと排出され，エネルギー源とならないことから，ノンカロリー脂質として利用されることがある．しかし，このようなものは特に脂溶性のビタミン類を巻き込んで排出するため，欠乏症に陥ることがあるので，注意が必要である．

脂質はそれ自体のもつエネルギーと必須脂肪酸の供給源であるほかに，脂溶性ビタミンなどの栄養素

の輸送担体という機能をもっている．脂溶性ビタミンが吸収されるためには，胆汁酸や脂肪成分と複合ミセルを形成することが不可欠である．脂溶性ビタミンの利用率は食品からどれだけ遊離できるかによる．消化酵素を用いて未消化画分を集め，その中に含まれるカロテノイドの量を食品全体に含まれる量から差し引くことで，カロテノイド利用率を推定する，といった評価方法がある[11]．

すでに述べたように，*in vitro* の評価系にはすべての生体反応を反映することはできない．また，長期的な影響などについても予測することができない．たとえば，糖の消化速度が血糖応答反応の重要な決定要因であることは間違いないが，胃腸の運動，腸での吸収，ホルモンの影響なども GI に影響を及ぼす要因であっても，GR 法にこれらを反映させることはできない．また，低 GI あるいは高 GI 食品を長期摂取したときの健康への影響は不明であるし，GR の測定からこれを予測することはできない．このことをふまえた上で食品への表示や生活習慣病の予防に活用できる食品群の開発促進などへの展開を図る必要がある． 〔松木順子〕

文　献

1) J. Salmeron, et al.: *Diabetes Care*, **20**(4), 545-550, 1997.
2) J. Salmeron, et al.: *JAMA*, **277**(6), 472-477, 1997.
3) D. J. A. Jenkins, et al.: *Am. J. Clin. Nutr.*, **34**(3), 362-366, 1981.
4) Y. Granfeldt, et al.: *Eur. J. Clin. Nutr.*, **46**(9), 649-660, 1992.
5) K. N. Englyst, et al.: *Am. J. Clin. Nutr.*, **69**(3), 448-454, 1999.
6) N. Kato, et al.: *J. Nutr. Sci. Vitaminol.* (*Tokyo*), **48**(1), 1-5, 2002.
7) T. Morita, et al.: *J. Nutr.*, **128**(7), 1156-1164, 1998.
8) J. Astwood, et al.: *Nature Biotechnology*, **14**(10), 1269-1273, 1996.
9) K. Thomas, et al.: *Regul. Toxicol. Pharmacol.*, **39**(2), 87-98, 2004.
10) F. H. Mattson, et al.: *J. Lipid Res.*, **13**(3), 325-328, 1972.
11) J. Serrano, et al.: *J. Agric. Food Chem.*, **53**(8), 2936-2940, 2005.

2.3
最新の機能性評価の動向

2.3.1 ニュートリゲノミクスによる評価

a. ニュートリゲノミクスとは

ニュートリゲノミクス（nutrigenomics）はゲノム情報を利用した栄養学であり，主に食品成分がヒトや動物の組織や細胞における遺伝子発現に及ぼす影響を明らかにする遺伝子発現解析（トランスクリプトミクス）とヒトの遺伝子多型と生活習慣病や食品成分との関係を明らかにするゲノム解析が含まれる[1,2]．

これらの網羅解析は，共に DNA マイクロアレイを用いて行うことができる．DNA マイクロアレイはガラス等の基板に DNA 断片を高密度で固定したもので，サンプルの RNA を標識してハイブリダイズ（相補的塩基対を形成）させることによって，遺伝子多型の有無や各遺伝子の発現量を測定する．DNA マイクロアレイを用いることにより，一度に数万の遺伝子発現を解析することができる．マイクロアレイは網羅解析に有用なツールであり，遺伝子解析のほかに，抗体を固定してタンパク質の解析に用いる場合もある．また最近では，メッセンジャー RNA（mRNA）に作用して遺伝子発現を抑制するマイクロ RNA（miRNA）の解析等にもマイクロアレイが用いられている．

遺伝子，すなわち DNA および RNA の網羅解析に加えて，RNA から生産されるタンパク質の網羅解析である「プロテオミクス」，および生体の最終生産物である代謝産物の網羅解析である「メタボロ（ノ）ミクス」をニュートリゲノミクスに含める場合もある[1,2]．これらは生命現象をシステムとしてとらえるシステムバイオロジーの考え方を取入れており，さらに表現系の網羅解析であるフェノミクスを含めることができる．

b. トランスクリプトミクスによる評価

トランスクリプトミクスは転写物の網羅解析である．動物や細胞に食品成分を投与した後，組織また

は細胞のRNAを抽出し，DNAマイクロアレイを用いて網羅解析することによって，食品成分が遺伝子発現に及ぼす影響を明らかにすることができる．図I.2.3.1のグラフはDNAマイクロアレイによる解析結果の例であるが，縦軸は食品成分投与後の組織または細胞における各遺伝子のmRNAの発現量を示しており，横軸は食品成分を投与していないコントロールのmRNAの発現量を示している．対角線より上の点が食品成分投与により発現誘導された遺伝子であり，対角線より下の点が発現抑制された遺伝子である．データベース等を活用することにより，これらの遺伝子発現変化から食品成分の作用および作用機構を推定することができる．

似た構造をもつ食品成分であっても，その作用は同じではない．DNAマイクロアレイを用いて，類似した構造をもつ食品成分の作用の相違点を明らかにすることができる．大豆に含まれるゲニステイン等のイソフラボンは女性ホルモンであるエストロゲン様の作用を示し，乳がんや前立腺がんの予防に有効であると期待されている．Iseらはゲニステイン，ダイゼイン等のイソフラボンおよびその他のフラボノイドが乳がん細胞に及ぼす影響を，エストロゲン応答性の遺伝子を搭載したDNAマイクロアレイを用いて測定し，エストロゲンである17βエストラジオールと比較した[3]．その結果，ゲニステイン等のイソフラボンおよびその他のフラボノイドがエストロゲン応答性遺伝子の発現量に及ぼす影響は，その構造の違いによってそれぞれ異なり，またエストロゲンの作用とも異なることが明らかになっている．また，イソフラボンとイソフラボンを含む大豆の作用の違いも報告された．一方，Shiodaらは遺伝子発現プロファイルを比較するにあたって，用量の標準化（dosage standardization）が重要であるとしている[4]．エストロゲンに依存する乳がん細胞の増殖率が等しくなる濃度で比較する方法はゲニステインと17β-エストラジオールの作用機構の違いを明らかにするのに適しており，またエストロゲンで誘導されるマーカー遺伝子の発現量が等しくなる濃度で比較する方法は，これらの遺伝子発現プロファイルの類似性を明らかにするのに適すると報告している[4]．

食品成分の機能性評価では生体への効果を明らかにすることが重要である．ブロッコリーに含まれるスルフォラファンは，転写因子のNrf2（nuclear factor E2 p45-related factor 2）を活性化することによって肝臓の第2相解毒酵素を誘導し，活性化することが明らかになっており，発がん物質を解毒化して，がんの抑制に働くことが期待されている．ThimmulappaらはNrf2をノックアウトしたマウスとNrf2が正常に働くコントロールのマウスにスルフォラファンを1週間経口投与して，それぞれの小腸で発現する遺伝子をDNAマイクロアレイで解析し，スルフォラファンを投与していないコントロールマウスの小腸の遺伝子発現と比較した．そしてその結果，スルフォラファンの作用が主に転写因子のNrf2を介した作用であることを明らかにするとともに，Nrf2を介さない作用もあることを明らかにしている[5]．Nrf2を介さない遺伝子発現変化等から，その後，スルフォラファンががんの抑制機構の一つであるヒストンデアセチラーゼ（histone deacetylase；HDAC）阻害作用を示すことが明らかになった．

Baureらは，ワイン等に含まれるポリフェノールのレスベラトロールが，寿命に係わるSIRT1の

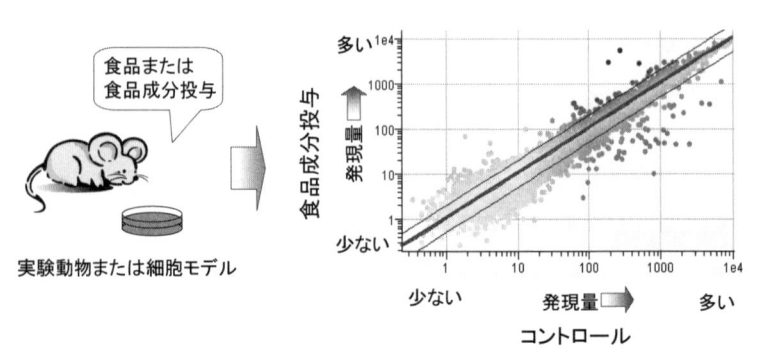

図 I.2.3.1　DNA細胞マイクロアレイを用いた遺伝子発現解析

活性を促進することに着目し，高カロリー食を摂取させたマウスにおいて，レスベラトロールが延命効果を示すことを明らかにした[6]．さらに，レスベラトロールの生理機能を明らかにするため，標準食，高カロリー食およびレスベラトロールを添加した高カロリー食で飼育した18月齢のマウスの肝臓における遺伝子発現をDNAマイクロアレイを用いて解析した結果，高カロリー食摂取により変動した153のパスウェイのうち，144のパスウェイの変動がレスベラトロールにより抑制されることが明らかになった[6]．遺伝子発現解析の結果は，レスベラトロール添加高カロリー食で飼育したマウスの肝臓における遺伝子発現が，高カロリー食摂取群よりも標準食摂取群の肝臓の遺伝子発現に近いことを示していた．

このようにトランスクリプトミクスは様々な食品成分の機能性評価に用いることができるが，また，生活習慣病予防に主要な役割を果たす遺伝子を見出すことによって，食品成分の機能性やヒトでの有効性を評価する指標（バイオマーカー）の探索に用いることができる．

食品成分であっても，高濃度，あるいは継続的な摂取により副作用が現れる場合がある．エストロゲン様作用を示すゲニステインは，乳がん等の予防に有効であることが期待されているが，高濃度摂取による影響も懸念されている．Adachiらは毒性学（トキシコゲノミクス）の観点から，出生直後のオスのマウスに高濃度のゲニステインを投与し，長期間飼育後の睾丸における遺伝子発現を，DNAマイクロアレイを用いて測定した[7]．その結果，睾丸重量および精子の減少等の形態学的な異常が現れる前にエストロゲンレセプターの減少等の遺伝子発現変化が起こることを明らかにしている．このように，トランスクリプトミクスは副作用や毒性の予測や解明にも用いることができる．

c. プロテオミクスによる評価

タンパク質の生成，分解，修飾は，生体の機能に大きく係わっている．遺伝子発現解析だけでなく，タンパク質の網羅解析も食品の機能性の解明に重要である．しかしタンパク質の網羅解析において，すべてのタンパク質を同定することは困難である．食品成分の機能性評価においては，食品成分を投与した動物組織や細胞と投与していない組織や細胞のタンパク質を比較して，食品成分により変動するタンパク質を明らかにするディファレンシャルディスプレイ法が有効である．タンパク質のディファレンシャルディスプレイ法には，2種類の蛍光色素でそれぞれのタンパク質を標識した後，2次元電気泳動で分離して比較し，異なるタンパク質のスポットを質量分析（MS；mass spectrometry）により同定する方法[8]や，一方を安定同位体で標識した後，タンパク質を混合，分解して，質量分析で違いを検出する方法[9]等がある．これらの技術により，タンパク質レベルでの食品成分の機能性の解明・評価が期待できる．またリン酸化等のタンパク質の修飾はリン酸化部位特異的抗体等を用いることによって，測定することができ，遺伝子発現を介さない機能性発現機構を明らかにすることができる．

また，マーカータンパク質を標的として，抗体を搭載したマイクロアレイ（プロテインチップ）等，機能性評価に有用な新たな網羅解析技術の開発も進んでいる．

d. メタボロミクスによる評価

メタボロミクスは代謝産物の網羅解析である．代謝産物は様々な構造の低分子化合物であり，その解析はゲノミクスやプロテオミクスと比べてさらに複雑である．尿や血液および細胞中の代謝産物の解析は高分解能の核磁気共鳴装置（NMR）やキャピラリー電気泳動-質量分析（CE-MS）等により行われている[10]．メタボロミクスは食品成分の機能性を代謝産物のレベルで明らかにするほか，食品成分の代謝を明らかにすること，および生活習慣病予防のバイオマーカーを見出すことに利用することができる．

トランスクリプトミクス，プロテオミクスおよびメタボロミクス等の網羅解析技術を用いることにより，食品成分の機能性について，多様性や安全性を含めた総合的な評価が可能になると期待できる．さらに，遺伝子の1塩基多型（SNPs；single nucleotide polymorphism）は，生活習慣病の発症のしやすさ等，個人の体質を示している．SNPsを含めた解析が進むことにより，個人の体質に基づいた食品成分の有効性の解明が期待できる．〔小堀真珠子〕

文　献

1) 荒井綜一：*TechnoInnovation*, **16**(2), 23-27, 2006.
2) ジョン・ミルナー：ヘルスプロモーションの科学 (日本国際生命科学協会編), pp.71-80, 健帛社, 2005.
3) R. Ise, et al.：*FEBS Lett*., **579**(7), 1732-1740, 2005.
4) T. Shioda, et al.：*Proc. Natl. Acad. Sci. USA*, **103**(32), 12033-12038, 2006.
5) R. K. Thimmulappa, et al.：*Cancer Res*., **62**(18), 5196-5230, 2002.
6) J. A. Baur, et al.：*Nature*, **444**(16), 337-342, 2006.
7) T. Adachi, et al.：*Food Chem. Toxicol*., **42**(3), 445-452, 2004.
8) Kernec F. et al.：*Physiol. Genomics*, **6**(2), 117-128, 2005.
9) L. V. Schneider, et al.：*Drug Discov. Today*, **10**(5), 353-363, 2005.
10) 大岸治行ほか：実験医学増刊 ここまで進んだゲノム医科学と疾患研究 (菅野純夫編), pp.141-148, 羊土社, 2005.

2.3.2　味覚の脳機能イメージング

a.　脳機能イメージング法

脳機能イメージングとは，文字通り，脳の機能を可視化する方法である．代表的な方法として，fMRI（機能的核磁気共鳴画像法），PET（陽電子放出断層撮像法），MEG（脳磁図），EEG（脳電図），fNIRS（機能的近赤外分光分析法）などがある．いずれも脳の働きを計測するという点では同様であるが，計測対象となる生理現象や計測される物理的シグナル，時間分解能，空間分解能，侵襲性，簡便性などの点で長所，短所があるため，それぞれの特性を把握した上での手法選択，結果解釈が必要である（表I.2.3.1）．そこで，味覚研究への応用を解説する前に，それぞれの脳機能イメージング法の計測原理と特徴を概説する．

b.　神経活動の計測—EEG と MEG[1]

脳は機能分化しており，ある特定の作業を行う際には，脳の特定の領域で局所的に神経活動が盛んになる．たとえば，目を開けて物を見れば，後頭部にある視覚野という領域の神経が活発に活動する．個々の神経細胞が活動すると，電流が流れる（発火）．脳活動部位では，神経細胞が同期して発火を起こしており，これによって集合電流が起こる．これを頭皮上に置いた電極から計測する方法がEEGである．計測機は数百〜数千万円と比較的安価であり，計測時にあまり身体を拘束しないため，課題の自由度が高い．EEGを使った計測にはいくつかの種類があるが，連続的な計測が一般的である．α波（8〜13 Hz），β波（14〜30 Hz）など特定の波長成分を抽出し，その強度を2次元，3次元空間に再構成したマッピング表示もしばしば用いられる．ただし，計測結果の生理的解釈は困難であり，一義的な解釈は回避すべきである．たとえば，「α波＝リラクゼーションの指標」という説が流布しているが，これは俗説の域を出ていない．

連続的な計測に対し，事象関連電位計測（ERP）という手法もよく用いられる．ERPでは，「ある音を聞く」，「ある映像を見る」といった「事象」がひき起こす局所的な集合電流を計測する．数十〜数百ミリ秒単位で起こる集合的な神経活動の計測が可能

表 I.2.3.1 脳機能イメージング法の特徴

手法	生理的測定対象	物理的測定対象	時間分解能	空間分解能	長所	短所
EEG/ERP	同期的,集合的な神経活動	電流	1 ms	5 mm, 3次元	低コスト,計測の柔軟性	低空間分解能
MEG	同期的,集合的な神経活動	磁場	1 ms	10〜15 mm, 3次元	高時間分解能・高空間分解能	高コスト,計測柔軟性の欠如
fMRI	脳血流反応	ラジオ波	0.5〜5 s	1〜5 mm, 3次元	構造データの取得	高コスト,計測柔軟性の欠如
fNIRS	脳血流反応	近赤外光	0.1〜1 s	10〜30 mm, 2次元	低コスト,計測の柔軟性	低空間分解能,脳の外側面に限定された計測
PET	脳血流反応,脳代謝反応	ガンマ線	10〜45 s	4 mm, 3次元	定量性	高コスト,侵襲性

であり,時間分解能の最も高い計測である.しかし,生体内では電流は直進しないため,信号源推定は困難であり,空間解像度は数cmのオーダーとなっている.

この問題を解決したのが,MEGである.MEGは局所的な神経活動由来の集合電流がひき起こす磁場の変化を計測する.EEG同様に高い時間分解能をもちながら,磁気は生体内を直進するため,信号源推定が容易であり,数ミリ程度の高い空間分解能を有する.ただし,一つの事象が起こす磁場は地磁気の約1億分の1ときわめて微弱であるため,計測には高性能の磁気シールドルームが必要となる.計測機は数億円のオーダーと高価である.

ERP,MEGとも神経活動自体に由来するシグナルを非侵襲かつ高速に計測できるという点では,きわめて有用である.空間分解能を優先する場合はMEG,計測の自由度を優先する場合はERPが最適な選択となる.しかし,両者とも1回の事象に対して観察できるシグナルは微弱であるため,数十回,数百回の積算が必要となる.また,高時間分解能ゆえに,連続的な動作に対する計測には向かないなど,適用できる課題は限られている.

c. 脳血流動態,代謝の計測—fMRI, fNIRS, PET[2〜4]

局所的に神経活動が盛んな領域では,血流量が増加する.脳神経活動に伴う脳血流変化の,細胞,分子レベルのメカニズムについては,今世紀になって,研究が大幅に進んできた[5].詳細についてはまだ不明な点が多いものの,いまのところ,神経活動の興奮を,グリア細胞の一種であるアストロサイト(星状細胞)が感知し,毛細血管を拡張するという説が有力である.アストロサイトは,その名のごとく星のような形に突起を伸ばしており,一方の突起を神経同士のつなぎ目である多数のシナプスに接しつつ,他方の突起は血管の周りを取り巻いている.神経が興奮すると,アストロサイトのCa^{2+}濃度変化が引き金となって,アラキドン酸の代謝産物が放出され,血管が拡張されるというのが大筋である.

神経活動に伴う血流動態変化を時間軸的に追っていくと,まず,局所的な神経活動の増加(数ミリ〜数百ミリ秒)に起因して,局所的な酸素消費量が増える.これは数百ミリ秒〜1秒程度の比較的速い反応である.これは,酸素化ヘモグロビン(oxyHb)濃度の減少,脱酸素化ヘモグロビン(deoxyHb)濃度の増加に寄与する.このままでは酸素供給量が減ってしまうが,続いて血管の拡張が起こり,血流速度が増加する.この結果,局所的血流量は増加し,新鮮な動脈血が流れることとなり,全体的にはoxyHb濃度が大幅に上がり,deoxyHb濃度は減る.これは,数秒単位の反応である.この血流動態変化を計測するのが,fMRIとfNIRSである.

fMRIについては,まず核磁気共鳴画像法(MRI)の原理から説明する.MRIでは,1.5 T(地球の磁場の3万倍)以上という,強い静磁場を脳にかける.脳の組織は,水素原子を様々な状態で含んでいる.水素原子の原子核は,「コマ」のように回転している.通常の状態では,水素原子のコマの回転軸の方向はばらばらである.ところが,生体組織に静磁場を掛けると,回転軸の方向がそろうようになる.

さらに，x, y, z 軸方向に傾斜磁場を掛けると，水素原子の回転周波数に空間的な勾配ができる．このとき，水素原子の回転周波数と共鳴するような周波数のラジオ波を照射すると，コマは横に傾きだす．ここで，照射を急に止める．すると，核磁気共鳴（MR）信号を発しながら，コマはまた元の向きに戻っていく．この戻り時間を緩和時間という．組織中の水素原子の状態によって緩和時間は異なる．また，傾斜磁場が掛かっているため，ラジオ波の周波数を変化させれば，特定の位置からのみのMR信号が得られる．これを利用すれば，計測場所の位置情報が得られる．そこで，MR信号の緩和時間の差でコントラストをつけ，脳の構造画像を得るというのがMRIの原理である．

MR信号は磁気の影響を受けやすい．deoxyHbは磁性体であるため，脳が賦活してdeoxyHb濃度が低くなると，賦活した部分の磁化率は低くなり，MR信号が変化する．この現象をBOLD効果と呼び，わが国の小川誠二（当時，米国ベル研所属）が発見した．このBOLD効果を利用して，経時的に撮像したMRI画像から，脳の賦活状態の変化を検出するのがfMRIである．fMRIの最大のメリットは，その計測原理からも明らかなように，「脳の活動」と，その活動の場である「脳の構造」の両方が計れることである．ただし，ラジオ波照射の周波数を変えながら脳全体をスキャニングするには数百ミリ〜数秒程度の時間が掛かるため，時間分解能はMEG，EEGほど高くはない．とはいえ，血流動態変化が数秒オーダーの現象であることを考えると，現象に適した時間分解能という解釈が妥当であろう．fMRIの導入費用は数億円と高価である．また，非侵襲な計測ではあるが，轟音の鳴り響く狭いスキャナーの中に横たわるという計測環境のため，適用可能な課題の自由度は低い．しかし，脳科学者は様々な工夫によってfMRI計測の困難を克服しつつ計測に挑んでおり，fMRIは脳機能イメージングにおける実質的なゴールデンスタンダードとなっている．

一方，血流動態変化を光で計るのが，fNIRSである．脳の活動に伴ってdeoxyHbとoxyHb濃度は変化する．両者の吸光特性は異なるので，2波長以上の光を使えば，それぞれの濃度変化が計測できる．基本的には，分光光度計の原理と同じであるが，生体内では，濃度測定の際に必要な参照試料が得られないので，相対的な濃度変化量を計測することになる．また，分光光度計では透過光を計測するが，fNIRSでは散乱，反射光を計測する．この計測原理を以下に解説する．まず，1対の送光器-受光器ペアからなる1チャンネル計測の場合を考える．光源の半導体レーザーから発せられた光は，光ファイバー，頭表上に置かれた送光器を経て頭部に照射される．光子は四方八方に散乱しながら進むが，その中には，皮膚，頭蓋骨，そして脳を通って，3cmほど離れた頭表上の検出器で検出されるものがある．これを，光電子倍増管やアバランシェホトダイオードで電気信号に変換する．もし，組織中に光を吸収する分子，すなわちヘモグロビンの濃度が高まると，通常の場合よりも，光の減衰が激しくなり，検出器に届く光の量が減少する．したがって，連続的な計測を行えば，ヘモグロビン濃度の変化をとらえることができる．

脳の広い領域を計測するためには，単純にチャンネル数を増やせばよいというものではない．送光器-受光器ペアを増やせば，測定点は多くなるが，隣同士のチャネルで光が干渉し合うという問題が生じてしまう．この光干渉の問題を解決するため，日立グループは，半導体レーザー光に変調（0.6〜1kHz）を掛けて，ロックインアンプで特定の変調光のみを検出するという方法を開発した．送光器ごとに変調周波数を微妙に変えることによって，チャンネル間の干渉はなくなる．また，島津製作所は，半導体レーザーのパルス点灯時間を数ミリ秒単位で微妙にずらすという方法を開発した．

fNIRSの装置は，表に示すように，きわめてコンパクトであり，日常に近い環境での脳機能計測が可能である．非侵襲計測法の中でも最も拘束性が低く，計測の自由度は最も高い．さらに，fNIRSの導入費用は数十万円〜数千万円程度と安い．その上，時間分解能は数十ミリ秒を実現可能である．しかし，計測対象が血流変化という数秒オーダーの現象であるため，この時間分解能が必ずしも生かされるわけではない．また，計測の空間分解能は1〜3cm程度である．

fNIRSの最大の問題は，単独では構造画像の取得ができないという点であった．しかし，筆者らは，fNIRS計測点の位置情報を，コンピュータシ

ミュレーションによって算出するバーチャルレジストレーション法を開発した．これによって，頭皮上で計測されるfNIRSデータを脳の上に対応づけることが可能となった．

最後に，PETは放射性同位元素でラベルされた分子の脳内における分布を検出することにより，神経活動に伴って起こる血流変化や，糖代謝変化を計測する．使用される放射性マーカーは半減期が短く，生体への影響が少ないが，非侵襲ではない．また，時間分解能が数十秒と非常に低い．空間分解能もfMRIには劣るが，シグナルのひずみがないので，アーチファクトの危険性は低い．PETの最大の利点は定量性である．脳機能イメージング法の中で，血液量の絶対量を計測できるのは，PETのみである．さらに，血流の経時的な変化しか計測できないfMRIやfNIRSに対し，PETは安静時の絶対的な血流量を計測することが可能である．

d. 味覚研究への応用—1次味覚野[5~8]

味覚に関する脳機能研究は，他の感覚に関する研究よりは遅れ気味である．この最大の原因は，刺激提示の困難にある．しかし，脳科学者は，それぞれの脳機能イメージング法の短所を補い，長所を生かしつつ，ヒトが味を感じるメカニズムを解明しつつある．

まず，味覚脳研究における第1の関心は，1次味覚野の同定である．1次味覚野とは，最初に味覚信号が投射される大脳皮質である．視覚，聴覚，触覚，嗅覚など，他の感覚では1次感覚野の同定はすでになされている．ところが，1次味覚野の場所については未だに，世界の研究者の間で明確なコンセンサスが得られていない．

脳機能イメージング法が発達する以前は，損傷研究の結果から，中心溝の付け根にある，ブロードマンの第43野という領域が1次味覚野の有力候補とされていた（図I.2.3.2）．その後，Penfieldらによる電気刺激実験によって，その奥にある島という領域の刺激で味を感じるという被験者の申告から，島が味覚野であるという可能性が浮上してきた．さらに，サルを用いた電気生理実験から，前頭弁蓋部と島の移行部の領域にある神経細胞が味覚刺激に特異的に反応する，すなわち，この領域が1次味覚野であることが解明されてきた．

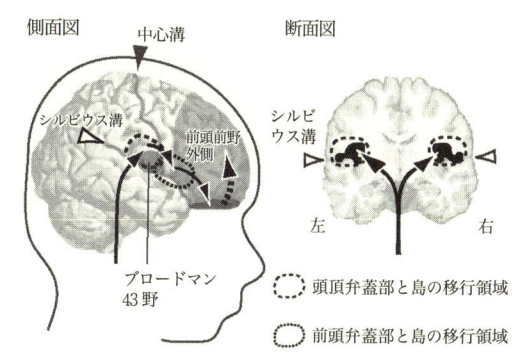

図 I.2.3.2 味覚情報処理に関与するヒト大脳領域（文献8より複製）

続いて，この知見をヒトの脳機能イメージングで確認するという作業が盛んになってきた．まずPETで，次にfMRIで，1次味覚野はサルと同様，前頭弁蓋部と島の移行部付近（図I.2.3.2）という報告がなされた．

しかし，ここで注意すべきは，計測の時間分解能である．PETの時間分解能は数十秒，fMRIも数秒であり，刺激後数十ミリ秒に起こると予想される1次味覚野の反応が計測可能な精度ではない．上述の研究は，1次味覚野の反応に誘起された，2次，さらに高次の脳反応をとらえている可能性がある．原理的に，1次味覚野の同定に対して最もポテンシャルの高い手法は，高い時間・空間分解能を有するMEGである．そこで，1996年，まず，村山らが，さらに小早川らが相次いで，MEGによる1次味覚野の計測結果を発表した．これらの研究は，信号源が弁蓋部と島の移行部であることを示したものの，前頭部か頭頂部であるかという詳細な検討は不十分であった．その後，1999年，小早川らが頭頂弁蓋部と島の移行部（図I.2.3.2）で，最も速い味覚由来のシグナルが発生することを証明し，さらに，fMRIでもその傍証を得た．ここが現在，1次味覚野の最有力候補となっている．

ただし，1次味覚野の存在自体が疑問視されている面もある．サルの研究では，1次味覚野には，嗅覚や他の感覚からの入力に反応する神経も存在していることがわかっている．しかも，味覚信号の一部は大脳1次味覚野に達する前にすでに口腔感覚情報と統合されている場合もあるという報告もある．味覚信号に対して最初に興奮する大脳領域という意味では，頭頂弁蓋部と島の移行部を1次味覚野と考え

るのが妥当である．しかし，他の感覚系においては，1次感覚野は，該当する感覚入力のほとんどを，その感覚系のみから得る脳領域である．入力特異性が低いという点で，頭頂弁蓋部と島の移行部を1次味覚野と定義してよいかどうかは，未だコンセンサスが得られていない．

e. 2次味覚野[5〜8]

今世紀に入ると，1次味覚野の探求に続いて，2次味覚野の研究が盛んになってきた．2次味覚野は1次味覚野から次に情報が送られる部位である．通常，眼球のすぐ上に存在する大脳皮質，前頭眼窩野（図I.2.3.2）を指す．ただし，頭頂弁蓋部と島の移行部を1次味覚野とした場合，前頭弁蓋部と島を含む領域を含む場合もあり，定義は確定的なものではない．

サルを使った研究によると，前頭眼窩野には，味覚，嗅覚，口腔感覚に共通に反応する神経細胞が存在している．このような神経配線の特徴から，前頭眼窩野は，これらの感覚情報が統合されて，味，匂い，食感の複合体であるフレーバーが生み出される場と考えられている．さらに，前頭眼窩野は情動系との神経配線が多い場所でもあり，食品のフレーバー情報と情動が統合される場であるという可能性が強い．言い換えると，おいしさが生まれる場の最有力候補である．おいしさは食品自体に備わっている性質ではない．ヒトの感覚が食物と相互作用して，脳内に生まれる表象がおいしさの本質である．したがって，同じ食物を食べたとしても，おいしさは変化していく．たとえば，好きな食物を最初に口にすると非常においしい．これを食べ続けていくと，そのうちまずくなっていく．まず，サルでこの過程に伴って活動が変わる神経細胞がみつかった．この実験のヒト版は，Smallらがチョコレートを刺激として，PETを使用して行った．チョコレートを食べ続け，満腹感が増すに連れ，被験者の感じるおいしさは減ってきた．これに従って脳活動も前頭眼窩野の内側から外側へと変化していった．

このような研究によって，前頭眼窩野は食物に関する感覚統合の中心という概念が確立しつつある．ただし，前頭眼窩野付近の頭蓋骨には前頭洞という空洞が存在し，これがfMRIのシグナルを乱すため，fMRIを用いた前頭眼窩野活動の結果の解釈には注意が必要である．とはいえ，前頭眼窩野が食品のフレーバー処理に重要な働きをしていることにはまず間違いはないだろう．

f. 味覚情報の高次脳処理[7,8]

2000年代半ばに入り，より高次な味覚情報の脳処理に関するfMRI研究が盛んになってきた．小林らは，味（フレーバー）を想像するときに，味覚関連領域の島の活動が高まることを明らかにした．また，味覚研究の牽引的存在である，英国のRollsらのグループは単に味刺激を与えるだけでも，前頭前野の活動を伴うという観察から，受動的に味を感知する際にも，何らかの認知機能が誘発されているという可能性を示唆した．さらに，イタリアのCastriota-Scanderbegらは，fMRIを用いて，ソムリエと一般人がワインを味わっているときの脳活動を比較した．両者とも1次，2次味覚野の活動が高まっていたが，これに加えてソムリエでは，左右の前頭前野の活動が，一般人では扁桃体などの情動系の活動が高まっていた．この結果はソムリエの特殊なワイン判別能力が，高度な認知処理に基づくことが示唆するものである．さらには食品のブランド価値に関する研究も進みつつある．米国のMcLureらはペプシとコカコーラという，成分的によく似た飲料のおいしさは，ブランド情報の影響を受けること，そして，そのブランド情報の処理には前頭前野や海馬を中心とするネットワークが関与していることを見出した．これは，高次味覚処理の研究としてのみならず，ニューロマーケティングという新分野開拓のフラッグシップとしても有意義な研究である．

このように，近年，fMRIによる味覚の高次脳処理研究が進展しつつあるが，fMRI計測環境下では実施が難しい実験もある．味覚の高次脳機能研究では，実験課題が複雑になってくるため，単純に味を味わって，その脳反応をみるというわけにはいかない場合が多い．fMRIの測定環境では，横臥位で味刺激を提示する．誤飲の危険性や満腹感による影響を避けるため，1ml程度の少量の溶液を味わった後，飲み込むという方法が一般的である．このような条件では，味覚の感覚強度が落ちることが報告されており，薄い味や複雑な味などは味わうことが困難である．

一方，fNIRSの計測では，日常の飲食環境に近

い条件で，座位のまま，食品刺激を味わう際の脳活動測定が可能である．そこで，筆者らは，fNIRSを高次の味覚処理研究に応用し，味覚情報の記憶研究を行った．

脳が様々な感覚からの情報入力を受けてから，その情報を記憶として貯蔵するまでの認知処理過程，すなわち，「覚える」過程を「記銘」という．特に，「覚えようとして覚えること」を「意図的記銘」という．これまで，視覚，聴覚，触覚といった感覚情報を，意図的に記銘する際には，脳の前頭前野という領域が関与していることが知られていたが，味覚ではその関与は不明であった．そこで，筆者らは，味の意図的記銘にも前頭前野が働くのかを検証した．この結果，意図的記銘には，左右両側の前頭前野に有意な脳活動が認められ，視覚，聴覚，触覚の意図的記銘と同様に，味覚の意図的記銘にも前頭前野領域が関与することが明らかになった．また，味を記銘する際の脳活動パターンは，非言語情報の意図的記銘として典型的なものであり，味覚の高次脳処理システムには大脳の非言語情報処理系が用いられていることが示唆された．

このように近年，味覚の高次脳機能研究は急進展を遂げており，今後のさらなる研究展開が期待されている．

g. 脳機能イメージング法の食品開発への応用[7,8]

最後に，fNIRSを中心とした脳機能イメージングが，どのように食品開発に貢献しうるかを展望する．まず，食品業界にとって希求の課題である「おいしさの定量化」を脳機能イメージングによって実現するという可能性が浮上してくるが，残念ながら，この可能性は低いだろう．このようなアプローチは，脳科学分野では，「リバースインファレンス」と呼ばれている[9]．脳機能イメージングは通常，ある機能に係わる脳領域の同定に利用されるが，リバースインファレンスは，逆に，どの脳領域が活動しているかという情報から，関与する機能を推定しようという，逆方向の試みである．

ところが，論理的には，リバースインファレンスは必ずしも正しいとは限らない．一般的に，「甲という課題を行っているならば，乙という領域が働く」という命題に対して，その逆命題である「乙という領域が働いているならば，甲という課題を行っている」の成立は保証されない．これが成立するのは，脳の機能と領域に1対1対応が成り立つ場合のみである．脳機能の特異性の高い低次の領域であれば，リバースインファレンスは実用上有効な場合もあるが，高次の脳領域ではその信頼性は低い．

信頼できるリバースインファレンスを行うためには，行動データの裏づけが必要になってくる．たとえば，ある課題に言語機能が関与したかどうかを推論するためには，言語野の活動のみでは証拠として不十分である．しかし，傍証として実験参加者の内省報告を利用すれば，より信頼性の高いデータとなる．ところが，これは，実験参加者に言語を使ったかどうか聞くのに等しい．つまり，実験参加者の報告は信頼できないので，脳活動によって判断するが，そのためには実験参加者の報告が必要という矛盾が生じてしまう．したがって，現状では，食品を食べている際の実験参加者の脳活動から，食品の印象を調べるという利用法はまだ見込み薄である．

このように，脳機能イメージング法を食品開発にダイレクトに利用できるというナイーブな幻想は成り立たない．しかし，食品特性の情報処理メカニズムを解明することによって，食品開発の方向性に重要な示唆が得られる．たとえば，上述のMcLureらの研究は，食品のブランドイメージがいかに強固に脳に固定されているかを示す研究であり，これを踏まえれば，消費期限切れ原料の混入発覚などの不祥事が，企業イメージの低下にいかに致命的な影響を及ぼすかが容易に想像できるであろう．また，筆者らが発見した，味の高次脳処理が感覚非特異的なシステムに拠っているという現象は，味覚情報の記憶が他の感覚情報と本質的に結びつきやすいという可能性を示唆している．このような研究が進展すれば，食品開発において，味と他の感覚情報をいかに統合すれば効果的な食品の印象づけが可能かといった知見も明らかになっていくだろう．したがって，脳機能イメージングを直接食品開発に利用するというよりは，脳機能イメージングによって得られた知見をいかに解釈し，そして，それを開発やマーケティングに取入れていくか，「脳研究リテラシー」を高めることが，今後の食品開発に有用となっていくだろう．

〔檀　一平太〕

文　献

1) 柴崎　浩, 佐々木和夫：脳科学大事典（甘利俊一, 外山敬介編）, pp. 45-51. 朝倉書店, 2000.
2) 米倉義晴：脳科学大事典（甘利俊一, 外山敬介編）, pp. 51-55. 朝倉書店, 2000.
3) 成瀬昭二ほか：脳科学大事典（甘利俊一, 外山敬介編）, pp. 55-61. 朝倉書店, 2000.
4) 檀　一平太：ぶんせき, **6**, 276-283, 2007.
5) E. T. Rolls：*Physiol. Behav.*, **85**, 45-56, 2005.
6) B. G. Green：*Food Qual. Prefer.*, **14**, 99-109, 2002.
7) M. Okamoto, I. Dan：*J. Biosci. Bioengineer.*, **103**, 207-215, 2007.
8) 檀一平太, 岡本雅子：月刊フードケミカル, **12**, 38-45, 2006.
9) R. A. Poldrack,：*Trends Cogn. Sci.*, **10**, 59-63, 2006.

2.3.3　味覚応答に関する最新研究動向と味覚評価技術の開発

「味覚」は，摂取するものが生体に益になるか害になるかを判断する感覚であり，動物全般が保有している重要な機能の一つである．その一方で，「味わう」という人間の行為は上記の判断に留まらず，生活に豊かさを付与するといった人間ならではの価値がある．そのため我々人間は，農作物をそのまま食するのではなく様々に味つけをすることにより素材の美味しさを引き出し，食による喜びを見出しつつ摂取してきた．より美味しいものを求める行為は様々な歴史に刻まれ，現在も脈々と続いている．

新しい食品素材を発見・開発した際の味の評価方法として行われてきたのは，人による「味見」すなわち官能評価である．官能評価法は長年の間に様々な手法が開発され，現在でも食品評価系の中軸である．また，1990年代から脂質膜を用いた味覚センサーが開発され汎用されるに至っている．これらの評価法については他に優れた総説もあるが，いずれも経験則に基づいた評価法であり，呈味物質の生体への作用機序については未解決のまま残されていた．

ポストゲノム時代を迎えるにあたって，生体のもつ様々な機構が解明・利用されつつある．たとえば食品の機能性成分や薬品などの評価は，経験則に基づいた評価法ももちろん存在しているが，生体の機能を利用した評価法があわせて用いられているのが一般的だと思われる．よって，これからの味覚評価系のあり方としても，既存の評価方法を補完するために我々の生体が備えている味覚応答の機序を解明して利用するのが妥当であろう．そこで，本稿では新しい味覚評価系の礎となるべき味覚研究の動向と研究成果に基づく応用への世界的な取組みについて記す．

a.　味覚受容器

味覚は五感の一つであり外界からの情報を受け入れる重要な感覚であるが，その分子機構に関する研究は他の感覚研究と比較して遅れていた．この原因の一つとして，味覚受容器である味蕾の特徴があげられるため，まず味蕾の構造について簡単に紹介する．

2.3 最新の機能性評価の動向

味蕾は舌に存在する乳頭と呼ばれる構造や軟口蓋などの口腔内上皮中の限定された場所に存在し味覚を受容する器官である．味蕾は基本味（甘・苦・酸・塩・旨味）に対する感受性の異なる味細胞が数十個集合した蕾状の構造をもつ．また，味蕾中の細胞は10日という短い周期で置き換わっていることも知られており，1つの味蕾は分化段階の異なる細胞で構成されていることも明らかになっている．このように味蕾を構成する味細胞はそれぞれ性質の異なる細胞でありながら，外見上は判別が難しい．また，10日で置き換わるという性質から，初代培養にも適さない細胞である．これらのことに加えて，生体当りの細胞数が数十万個，すなわち生体全体の数億分の1を占めるにすぎないことが味覚研究を遅らせる原因となっていた．

b. 味覚受容体の同定

味覚受容体は，生理学的・生化学的知見より，甘味・苦味・旨味受容体はGタンパク質共役型受容体（GPCR）であり，酸味・塩味受容体はイオンチャンネル型であることが予想されていたが，前項であげた味蕾の構造などの理由から分子生物学的研究が進捗せず，実体が明らかにされてこなかった．ところが，2000年の苦味受容体の発見を皮切りに[1]甘味，旨味，酸味受容体が次々と明らかにされつつある（図I.2.3.3）．以下に詳細を記す．

1) 苦味受容体

苦味受容体はヒトゲノム計画の進捗が鍵となって発見された．苦味物質プロピルチオウラシル（PROP）に対するヒトの感受性は遺伝的背景によって異なることが知られており，その原因遺伝子座がヒト遺伝子の第5染色体に位置することが明らかとなっていた．そこで，2000年にヒトゲノム解析の情報を利用してPROP遺伝子座付近の配列が解析され，複数のGPCRが遺伝子クラスターを形成していることが明らかになった[2]．これらのGPCRは膜外領域が短いという特徴をもち，1999年に味細胞特異的遺伝子として発見された $T1r1$ および $T1r2$ とは明らかに異なるファミリーを形成するため $T2r$ ファミリーと呼ばれている．$T2r$ ファミリーは脊椎動物の種を超えて存在しており，ヒトでは25種類の苦味受容体が明らかになっている．各受容体に対応する苦味物質の応答性が異なることは，マウス系統間の苦味感受性の差に基づく遺伝学的解析より予想されていた．そこで，複数のマウスおよびヒト苦味受容体を培養細胞に発現させた系を用いて様々な苦味物質に対する応答測定が行われ，予想通り各受容体に対応する苦味物質が存在していることが示されている．しかし，苦味を呈する物質の種類は予測不可能なほど多種存在すると考えられ，それらとの対応づけについてはほとんど明らかにされていないのが現状である．

2) 甘味受容体および旨味受容体

マウスでは，苦味と同様に甘味でも人工甘味料サッカリンに対する系統間の感受性の差が知られており，その原因遺伝子座である sac 遺伝子座がマウス第4染色体に存在することが明らかにされていた．その遺伝子座の付近に味細胞特異的に発現するGPCR $T1r1$，$T1r2$（1999年に発表[3]）が位置することが2000年に明らかになったことをきっかけに，2001年には筆者らのグループを含む世界5グループが同時に sac 遺伝子座に位置するGタンパク質共役型受容体 $T1r3$ を発見した[4〜7]．その後，受容体を培養細胞へ強制発現させた系を用いた研究が行われ，まず $T1r2$ と $T1r3$ の複合体（$T1r2/T1r3$）が甘味受容体を形成することが明らかになった[8]．$T1r2/T1r3$ を発現させた細胞はショ糖のような天然甘味物質のみならずサッカリンやアセサ

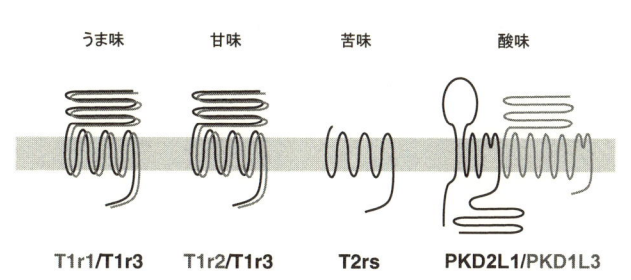

図 I.2.3.3 今までに明らかにされた味覚受容体
いずれも，遺伝子改変マウスを用いた証明が行われている

ルファムKなどの人工甘味料にも応答する．また，アスパルテームは霊長類のみが感じることができることが知られているが，細胞に受容体を発現させた系でも，マウス $T1r2/T1r3$ がアスパルテームを受容できないのに対してヒト $T1r2/T1r3$ は受容することが明らかにされた．2002年には $T1r2/T1r3$ に続いて $T1r1$ と $T1r3$ の複合体（$T1r1/T1r3$）も受容体を形成しアミノ酸を受容することが明らかになった[9,10]．ヒト $T1r1/T1r3$ がグルタミン酸ナトリウムに最も強く応答すること，アミノ酸にイノシン酸を加えると応答の増強効果が確認されることから $T1r1/T1r3$ は旨味受容体である可能性が高いと考えられている．また，$T1r1$，$T1r2$，$T1r3$ の遺伝子改変マウスを用いた解析も複数のグループで行われている[11,12]．それらの解析からも $T1r2/T1r3$ が甘味受容体，$T1r1/T1r3$ が旨味受容体であることが示されているが，$T1r2/T1r3$，$T1r1/T1r3$ 以外の甘味・旨味受容体の存在については意見が分かれている．

3) 酸味受容体

以前より酸味受容体はイオンチャンネル型であることが予想されており，プロトン感受性イオンチャネル（ASIC）や過分極活性化環状ヌクレオチド活性化チャネル（HCN）がその候補としてあげられていた．ところが，2006年に世界3グループが同時に非選択的陽イオンチャンネル transient receptor potential（TRP）スーパーファミリーに属する $PKD1L3$，$PKD2L1$ の複合体が舌の酸味受容体候補であることを報告した[13~15]．$PKD1L3$，$PKD2L1$ は舌の奥部の有郭乳頭の味蕾において甘味や苦味の受容体とは異なる細胞に発現していることや，$PKD2L1$ 発現細胞を消失させたマウスで酸味感受性がなくなること，細胞へ $PKD1L3$，$PKD2L1$ を強制発現した系で酸味応答を再現できていることから，生体の酸味受容を担う主要な分子であると考えられている．

4) 塩味受容体

基本味の中で塩味のみが科学的根拠に裏づけられた受容体が存在していない．塩味は上皮性ナトリウムチャンネルの阻害剤であるアミロライドで阻害されることが知られており，味細胞で発現が確認されている上皮性ナトリウムチャンネル ENaC が受容体の候補としてあげられている．しかし，他の基本味のように遺伝子改変マウスを用いた解析などが行われておらず，確証は未だ得られていない．

5) 基本味以外の味覚受容

基本味すなわち甘・苦・酸・塩・旨味以外の味質は味細胞を介さずに受容・伝達されることから，これらの味は口腔内感覚として痛覚・触覚などの体勢感覚の一部という形で研究が行われている．そのなかで，温度に関与する受容体の一つとして辛味受容体が明らかにされている．温度刺激および侵害刺激受容体遺伝子はいずれもTRPスーパーファミリーに属している．辛味成分であるカプサイシンの受容体は TRPV1 で43度の熱刺激に対しても応答する[16]．また，マスタードオイル，ワサビの辛味成分に対する受容体は $TRPA1$[17]，涼感成分であるメントールに対する受容体は $TRPM8$[18] でこれらは冷刺激に対しても応答することが知られている．また，口腔内の感覚としては渋味やえぐ味なども官能表現としてあげられる味質であるが，これらの実体についてはほとんど明らかにされていない．

c. 味覚受容体を用いた応用研究
—味覚評価系への展開

味覚受容体を発現させた細胞の呈味物質に対する応答は，イオン濃度によって蛍光強度が変化する蛍光指示薬を細胞内に取込ませて応答強度を測定するイメージング法などによって解析されている．イメージング法を用いた解析では応答を可視化できるばかりでなく味覚応答をほぼ定量的に測定できることも示されている．そこで，受容体取得の次の段階として味覚に関する現象を培養細胞上で再現して発現機序を解明することが進められている．その代表的な例として「水の味」すなわち甘味阻害物質がすすぎ落とされたときに口に広がる甘味の培養細胞上で再現があげられる[19]．この研究では，甘味受容体 $T1r2/T1r3$ を発現させた培養細胞に甘味阻害物質を作用させた後バッファーですすぐとバッファー中に甘味物質が含まれないにもかかわらず強い応答が観察され，官能評価と同様の現象を培養細胞で観察することに成功している．また，この研究は甘味受容体の活性化状態を解明する鍵としても着目されている．このようにこれまで知られていた現象を人工的に再現することが可能になったということは，とりもなおさずヒトが味わう作業を細胞が行ったとい

え，新たな味覚評価法としての可能性を示唆するものである．苦味受容体のリガンド探索には，創薬などの物質探索と同様の細胞応答解析装置が使用されているなど，一部では応用的な使用もはじまっており，今後，味覚評価系としての応用への展開が期待される．　　　　　　　　　　　　〔日下部裕子〕

文　献

1) J. Chandrashekar, et al. : *Cell*, **100**(6), 703-711, 2000.
2) E. Adler, et al. : *Cell*, **100**(6), 693-702, 2000.
3) M. A. Hoon, et al. : *Cell*, **96**(4), 541-551, 1999.
4) M. Kitagawa, et al. : *Biochem. Biophys. Res. Commun.*, **283**(1), 236-242, 2001.
5) M. Max, et al. : *Nat. Genet.*, **28**(1), 58-63, 2001.
6) J. P. Montmayeur, et al. : *Nat. Neurosci.*, **4**(5), 492-498, 2001.
7) A. A. Bachmanov, et al. : *Chem. Senses*, **26**(7), 925-933, 2001.
8) G. Nelson, et al. : *Cell*, **106**(3), 381-390, 2001.
9) G. Nelson, et al. : *Nature*, **416**(6877), 199-202, 2002.
10) X. Li, et al. : *Proc. Natl. Acad. Sci. USA*, **99**(7), 4692-4696, 2002.
11) S. Damak, et al. : *Science*, **301**(5634), 850-853, 2003.
12) G. Q. Zhao, et al. : *Cell*, **115**(3), 255-266, 2003.
13) N. D. LopezJimenez, et al. : *J. Neurochem.*, **98**(1), 68-77, 2006.
14) Y. Ishimaru, et al. : *Proc. Natl. Acad. Sci. USA*, **103**(33), 12569-12574, 2006.
15) A. L. Huang, et al. : *Nature*, **442**(7105), 934-938, 2006.
16) M. J. Caterina, et al. : *Nature*, **389**(6653), 816-824, 1997.
17) S. E. Jordt, et al. : *Nature*, **427**(6971), 260-265, 2004.
18) A. M. Peier, et al. : *Cell*, **108**(5), 705-715, 2002.
19) V. Galindo-Cuspinera, et al. : *Nature*, **441**(7091), 354-357, 2006.

2.3.4　嗜好性の評価

a.　官能評価の種類と意義

機能性食品は，「薬」ではなく「食品」であるがゆえに，短期間に著しい効果を期待することはできず，長期間摂取することが必要である．しかし，機能性成分は苦みやえぐみを有することもしばしばあり，受容性（acceptance）が低いために長期間の摂取にいたらないことが多い．真に消費者のニーズに応えるには，安全性および機能性が高いだけでなく，食べ物として受容性の高い食品を提供しなければならない．したがって，機能性成分の品質評価には，ヒトの感覚からみた評価を行う必要がある．

ヒトの感覚による評価法の一つに官能評価（sensory evaluation）がある．官能評価は，目，鼻，舌などのヒトの感覚器官をセンサーとして，対象の性質を分析，評価，解釈することをいう．農産物，食品，料理に関する官能評価の場合，対象試料の外観，におい，味，テクスチャーなどを分析したり，食べる側である消費者の好みを分析したりする．また，食べ物に限らず，たとえば，布の触り心地，イスの座り心地，ディスプレイのみやすさ等，官能評価は様々な分野で用いられている．

ヒトの感覚を用いるので，官能評価には，個人間のばらつきおよび同一個人におけるばらつきが伴う．しかし，心理学，生理学，統計学等の理論に基づいて計画された条件の下では，妥当性，信頼性のある結果を導き出すことが可能である．

官能評価に参加する評価者をパネリスト（panelist），その集団をパネル（panel）という．官能評価には，少人数から成る訓練パネルを用いて試料の属性を評価させる分析型評価と，多人数から成る消費者パネルを用いて試料に対する好みを評価させる嗜好型評価がある．

本項では，消費者パネルを用いた官能評価に焦点をあてて解説するので，訓練パネルを用いた分析型の官能評価の方法については割愛する．分析型の官能評価法の詳細は参考書[1~5]を参照されたい．

b.　嗜好型官能評価

嗜好型官能評価は食品の受容性や人の嗜好（preference）を分析，評価することを目的として行わ

れる．嗜好型官能評価のパネルを選定する際は，対象となる人の母集団を代表するようにパネルを選定することが理想的である．実験室レベルで予備的に食品に対する受容性を調べる場合は，特に選抜や訓練を行わない，実験室で集めた50人程度から成るパネルで行うこともある．市場調査のように大規模に調査を行う場合は100人以上，多い場合は1,000人以上から成るパネルが用いられる．

パネルのサイズはデータの精度や結果の安定性に大きく影響する．最小のパネルサイズはについては，50[6]や200[7]という報告もあるが，必要な最小パネルサイズは目的，試料，方法によって異なり[7]，なお議論の余地があろう．

嗜好型官能評価には，評価者が会場に集まって試料を評価するセントラルロケーションテスト（central location test；CLT）と，評価者が家庭で試料を使用して評価するホームユーステスト（home use test；HUT）がある．評価場所や評価方法によって，同じ試料でも異なる結果が得られることがある．Boutrolleら[7]が発酵乳飲料の受容性の評価を行ったところ，HUTでの評価結果の方がCLTでの評価結果に比べて高かった．また，Kozlowskaら[8]はジュースの受容性について，CLT2か所（官能評価用ブースおよび大学の通常の部屋），HUTの合計3か所で評価させたところ，HUTの評価が有意に高い試料があったとの結果を得ている．

CLTは食べる状況や環境を制御できるが，現実の食の場面とは異なるため，得られた値が真の受容性を表しているかが問題になることがある．前述のKozlowskaら[8]のジュースの嗜好テストでは，HUTにおいて「好きなだけ飲んでよい」という条件下でのジュースの摂取量は，HUTでの好ましさの評価とのみ相関が高く，CLTで評価された好ましさの値とは相関が低いという結果であった．この結果から，彼らは製品の消費量は，CLTでの好ましさだけでは予測できないと述べている．

一方，HUTは，評価者が快適な環境（家庭）で，自由なタイミングで自由な量だけ摂取することができるという点で，より自然の環境に近い．しかし，HUTはデータのばらつきが大きく，HUTの方がCLTよりも結果の安定性が低いという指摘[7]もある．したがって，HUTの場合はサンプルサイズを大きくするべきであろう．

最終的には，評価の目的，試料の性質，費用などの面から総合的に考えて，手法，サンプルサイズを決定するのが現実的である．

c. 消費者テストの尺度

試料の受容性を評価する際には9段階嗜好尺度（9-point hedonic scale）が用いられることが多い[9]．表I.2.3.2に9段階嗜好尺度の例を示す．Yaoら[10]は9段階嗜好尺度を用いて，米国，日本，韓国で国際比較した際に表I.2.3.2の尺度用語を用いている．また，井上[11]は程度を表す日本語表現を定量的に検討し，表I.2.3.2に示した尺度用語を提案している．

9段階嗜好尺度は，両端である「非常に好き」や「非常に嫌い」に応答が出にくく，また，極端な試料間の差が検出されにくいという傾向がある．さらに，尺度の等間隔性が保証されないため，データを統計解析する際に制約がある．この問題を解決するために開発されたのが，LAM尺度（labeled affective magnitude scale）[9]である．これは，マグニチュードエスティメーション法（magnitude estima-

表 I.2.3.2 9段階嗜好尺度の例

	Yao et al.[10]	井上[11]	JIS Z9080[3]
9	非常に好き	非常に好き	最も快い
8	とても好き	とても好き	かなり快い
7	まあまあ好き	やや好き	少し快い
6	どちらかといえば好き	わずかに好き	わずかに快い
5	好きでも嫌いでもない	好きでも嫌いでもない	快いとも快くないともいえない
4	どちらかといえば嫌い	わずかに嫌い	わずかに不愉快である
3	嫌い	やや嫌い	少し不愉快である
2	とても嫌い	とても嫌い	かなり不愉快である
1	非常に嫌い	非常に嫌い	最も不愉快である

9段階嗜好尺度を検討した研究例[10,11]およびJIS Z9080[3]に例示されている尺度．

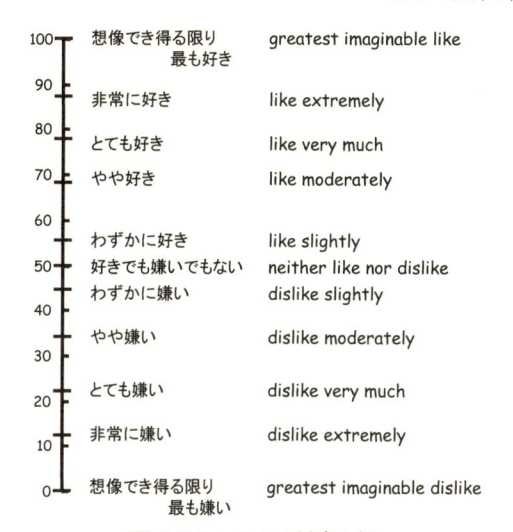

100	想像でき得る限り最も好き	greatest imaginable like
90	非常に好き	like extremely
80	とても好き	like very much
70	やや好き	like moderately
60		
50	わずかに好き / 好きでも嫌いでもない / わずかに嫌い	like slightly / neither like nor dislike / dislike slightly
40	やや嫌い	dislike moderately
30		
20	とても嫌い	dislike very much
10	非常に嫌い	dislike extremely
0	想像でき得る限り最も嫌い	greatest imaginable dislike

図 I.2.3.4 LAM 尺度の例

SchutzとCardello[9]の提案したLAM尺度の例．原著論文[9]に掲載されている英語の尺度の一つに，井上[11]の提案した尺度用語と河合[12]の尺度用語訳を参考に早川が作図した．

tion method）を使って好ましさの程度を表す言葉（たとえば"like extremely"や"like moderately"）に数値を与え，それらの用語でラベルをつけた尺度である．図I.2.3.4にLAM尺度の例を示す．パネリストは，数値と用語を目安に食品の受容性を評価する．なお，LAM尺度を提案したSchutzとCardello[9]は，垂直のラインを用いるか，水平のラインを用いるかによって結果が異なる場合があると指摘し，同一の研究において尺度を縦にしたり横にしたりしないよう注意している．

消費者テストでは，塩味の強さなど識別型の官能評価を行うこともある．識別型評価，嗜好型評価ともに，消費者テストの尺度の選択には十分な検討が必要である．たとえば，Purdyら[13]は，7段階カテゴリー尺度，100 mmの線尺度，マグニチュードエスティメーション法で消費者に塩味の強さを質問し，結果を比較して，7段階カテゴリー尺度がよいと提案している．

また，いずれの尺度を使用する場合も，ラベルに用いる用語には十分に留意する必要がある．たとえば，「やや好き」と「少し好き」のように，どちらが好きなのかわかりにくいような尺度用語は使うべきではないと考えられる．

d. 消費者の官能評価語彙

消費者の官能評価に限ったことではないが，官能評価の設計の際，尺度の選択とともに評価用語（descriptor）の選択も結果に影響する重要な過程である．筆者ら[14]は，官能評価の用語選定および用語の定義づけに使用することを目的として，445語の日本語テクスチャー用語リストを作成した．これは，アンケート，文献調査，ディスカッションおよびインタビューによって得たものである．

消費者パネルを用いる官能評価の設計の際，一般消費者のテクスチャー表現の語彙について情報があればとても便利である．そこで，筆者ら[15]は，消費者のテクスチャーの語彙を明らかにすることを目的として，2004年6月から10月にかけてアンケートを実施した．首都圏および京阪神地区にある大学（食物を専攻しない学生），大学の附属中学校，地方自治体主催の高齢者大学および消費者団体主催の勉強会等に在籍する人合計3,533人に回答を依頼した．回収票数は2,582（回収率73.1％）で，うち有効票数は2,437であった．用語をアンケート用紙に列挙し，各用語について食表現であると思うか否かを質問した．

既往の研究[16]を参考にして，用語の認知度（「食表現だと思う」と回答した割合）が0.75を超える用語を「消費者のテクスチャー語彙」とした．その結果，消費者の語彙とされた用語は135語であった．これらの用語を表I.2.3.3に示した．また，135語の中でも，認知度が0.90を超える用語を「消費者のテクスチャー語彙の中核」としたところ66語が該当した．これらには表I.2.3.3に＊を示した．

Rohm[17]は"crisp"，"crunchy"，"juicy"，"soft"，"creamy"に相当する言葉はいずれの言語でもよく使われると指摘している．日本の消費者のテクスチャー語彙においても，"crisp"あるいは"crunchy"に相当する用語は"カリッ"，"サクサク"および"パリパリ"等があり，"juicy"は"ジューシー"，"みずみずしい"および"汁気が多い"等，"soft"には"やわらかい"，"軟らかい"および"柔らかい"，"creamy"には"クリーミー"および"クリーム状の"等がみられた．したがって，"crisp"，"crunchy"，"juicy"，"soft"，"creamy"およびこれらの類義語は，異種の言語間で共通して消費者パネルによく使用される表現であることが確認された．

表 I.2.3.3　消費者のテクスチャー語彙[15]

＊脂っこい	＊サクッ	とろっ	ひからびた
＊油っこい	さっくり	＊どろっ	＊ふっくら
＊脂っぽい	さらっ	＊とろとろ	ふやけた
＊油っぽい	しけった	どろどろ	ぷりっ
＊糸を引く	しこしこ	＊とろみがある	ぷりぷり
薄い	＊舌ざわりがよい	＊とろり	ぷりんぷりん
＊かたい	＊舌に残る	どろり	ぷるぷる
＊硬い	しっとり	＊なめらか	ぷるん
＊堅い	しなっ	にゅるっ	ぷるんぷるん
＊固い	しなびた	にゅるにゅる	＊ふわっ
かちんかちん	＊渋い	ぬめりがある	ふわふわ
＊かみ切れない	霜降り状の	ぬるっ	＊ふんわり
＊かみごたえがある	＊シャーベット状の	ぬるぬる	べたべた
かゆ状の	＊シャキシャキ	ねちゃっ	べちゃっ
からっ	＊シャキッ	ねちゃねちゃ	べちゃべちゃ
カリカリ	＊シャリシャリ	ねっとり	べちょべちょ
＊カリッ	ジャリジャリ	ねとっ	べとっ
きめ細かい	シャリッ	ねとねと	べとつく
くずれやすい	＊ジューシー	＊ねばっ	べとべと
＊口あたりがよい	ジュワッ	ねばつく	＊ほくほく
口ざわりがよい	＊汁気が多い	ねばっこい	ほぐれやすい
口どけがよい	＊芯がある	＊ねばねば	ポリポリ
ぐちゃぐちゃ	しんなり	＊ねばりがある	＊まろやか
＊クリーミー	すじっぽい	＊濃厚な	水飴状の
＊クリーム状の	＊ゼリー状の	＊のどごしがよい	＊水気が多い
＊こくがある	＊弾力がある	のびた	＊水っぽい
＊こしがある	粒状の	＊歯ごたえがある	＊みずみずしい
＊こってり	つぶつぶ	ぱさっ	＊もちっ
粉状の	つぶれやすい	ぱさつく	＊もちもち
＊粉っぽい	つるっ	＊ぱさぱさ	＊もっちり
粉をふいた	＊つるつる	＊歯ざわりがよい	＊やわらかい
＊コリコリ	つるり	＊パリッ	＊軟らかい
コリッ	つるん	バリバリ	＊柔らかい
＊サクサク	＊とろける	パリパリ	

首都圏と京阪神地区の消費者にテクスチャー用語 445 語について食表現だと思うか否かを質問し，2,437 人から回答を得た．各用語について食表現だと思うと回答した人の割合を認知度とし，認知度の 95％信頼区間の下限が 0.75 を超える 135 語を消費者のテクスチャー語彙とした．表中の＊は認知度の 95％信頼区間の下限が 0.9 を超える用語．

一方，表 I.2.3.3 には，ぬめりを表現する"つるつる"，"ぬるぬる"およびその類語，粘りや付着を表現する"ねばねば"，"べちゃべちゃ"およびその類語，弾力を表現する"ぷりぷり"およびその類語が多くみられた．日本でよく食べられている食材や日本人のテクスチャー嗜好が背景にあるのではないかと推測される．古来，日本人は，もちなどの粘りのある食品を好んで食べてきた．納豆，サトイモ，こんにゃくなど，粘り，ぬめり，弾力が特徴の食品も日本人の食卓には数多い．吉川[18]は，用語をテクスチャー評価に使用する場合には，食品のテクスチャーに対する個人，集団，民族による固有の嗜好に注意しなければならないと指摘している．官能評価の場合には十分な用語の吟味が必要である．

〔早川文代〕

文　献

1) 内藤成弘：正しい食品官能評価法，缶詰技術研究会，1998．
2) 古川秀子：おいしさを測る，幸書房，1994．
3) 日本工業標準調査会：JIS Z 9080 官能評価分析―方法，日本規格協会，2004．
4) 日本工業標準調査会：JIS Z 8144 官能評価分析―用語，日本規格協会，2004．
5) International Organization for Standardization：

ISO 6658 Sensory analysis-Methodology-General guidance, 1985.
6) H. R. Moskowitz : *Food Qual. Prefer.*, **8**, 247-255, 1997.
7) I. Boutrolle, et al.: *Food Qual. Prefer.*, **16**, 704-713, 2005.
8) K. Kozlowska, et al.: *Food Qual. Prefer.*, **14**, 653-661, 2003.
9) H. G. Schutz & A. V. Cardello : *J. Sensory Stud.*, **16**, 117-159, 2001.
10) E. Yao, et al.: *J. Sensory Stud.*, **18**, 115-139, 2003.
11) 井上裕光：日本官能評価学会誌, **6**, 20-27, 2002.
12) 河合美佐子：日本味と匂学会誌, **13**, 189-194, 2006.
13) J. Purdy, et al.: *J. Sensory Stud.*, **17**, 263-274, 2002.
14) 早川文代ほか：食科工, **52**, 337-346, 2005.
15) 早川文代ほか：食科工, **53**, 327-336, 2006.
16) N. Oram : *J. Texture Stud.*, **29**, 185-197, 1998.
17) H. Rohm : *J. Texture Stud.*, **21**, 363-373, 1990.
18) 吉川誠次：食品の物性第2集（山野善正，松本幸雄編），pp.191-200, 食品資材研究会, 1976.

2.4 機能性評価手法の調査と基準化

2.4.1 食品の生体防御機能評価

食品の第3の機能として，わが国で1970年代頃よりはじまった健康に寄与する食品の生理機能研究は，今や全世界で精力的に行われるようになり，科学的知見が大量に集積されつつある．技術の進歩に伴い，測定技術が高度化・多様化した結果，食品機能性の検討に用いられる項目が飛躍的に増加し，機能性そのものの評価基準，方法も極度に多様化するに至っている．本節では食品の生体防御機能として研究されている代表的な分野についてその有効性と手法，課題について調査を行った結果を述べる．

食品の生体防御機能の研究範囲は多様である．研究対象としては，フラボノイドなどの機能性が期待される成分が多く含まれる果実や野菜に関する報告が多く，穀物類などの実施例は比較的少ない傾向がみられた．また，その適用疾患としては，抗酸化作用，がん，循環器系疾患，アレルギー，炎症，糖尿病，感染症などが主であった．うつや認知症などの精神疾患や禿，眼精疲労などへの効果を検討した報告も存在した．

表I.2.4.1に抗酸化作用，がん，循環器系疾患，アレルギー，炎症，糖尿病，感染症研究においてみられた代表的なキーワードをあげた．

技術の進歩とともに，評価方法も高度化し，使わ

表 I.2.4.1 各種疾患研究の代表的キーワード

循環器疾患	inflammatory, antioxidant, antioxidative, low density lipoprotein, cholesterol, cardiovascular, fluid accumulation
糖尿病	diabetic, plasma glucose
抗酸化	antioxidant
がん	cancer, tumor, DNA damage, inflammatory, antioxidant, antioxidative
アレルギー・炎症	asthma, inflammatory, antioxidant, antioxidative, allergen, type I allergic reaction, allergic, cross-reactivity, histamine, PGE
抗感染症	diarrhea, infection, anti-fungai

れる手法も比較的シンプルなものから，遺伝子組換え生物を使う複雑なものまで多岐にわたる．使用する生物種や測定法などに共通性はある程度みられるが，サンプルの調整方法など，研究者ごとに細かい差異が多く，ほとんど1報告につき1実験法に近い状況である．

また，機能性の評価に使用するマーカー類についても，病態メカニズムの解析が進展するに伴い，多様化する傾向があるが，糖尿病や循環器系疾患のような生活習慣病に多様される疾患マーカーは，肥満や高コレステロールなどと共通なものが多い．

病態の診断に適切なマーカーにもコンセンサスがないことも多く，新規マーカーの採用にあたっては慎重であるべきと考えられる．ここでは，ごく代表的なものについて，概説する．

a. 循環器系疾患抑制作用の評価

心臓病，血管疾患などの循環器系疾患は現在のところ，食品を用いた改善研究例では最も多い（全体の約1/4）疾患の一つである．

ヒト対象試験は，介入，疫学調査双方で多く，疫学調査では長期間にわたる前向きコホート研究が行われることが多い．介入試験では健常者を対象とした試験のほかに高コレステロール血漿患者への試験が多く行われている．ヒトを対象にする場合は，できるだけ非侵襲的な方法をとらざるを得ないため，多くの場合，血液検査によるバイオマーカーの評価が行われていた．

試験項目に用いられるバイオマーカーは複数種類あったが，多くの報告で共通する主な項目は，総血漿コレステロール，LDL (low density lipoprotein)コレステロール[1]，HDL (high density lipoprotein)コレステロール[2]，中性脂肪，血圧[3]などであり，肥満などとも強く関連するものであった．

動物試験ではコレステロール過剰食によって誘発される血管疾患動物モデルがよく用いられていた．用いられる動物としてはハムスター，Sprague-Dawleyラット，高血圧自然発症ラットであるSHR-SP (stroke-prone spontaneously hypertensive)ラット[4]などがよく用いられていた．バイオマーカーなどはヒトとほぼ同様のものが測定されているが，動物では採取した臓器などを用いたex vivo試験が可能なため，肝臓や肝ミクロソーム中のコレステロール測定[5]も多く行われている．

カカオ（ポリフェノール類）[3]，オレンジ（ヘスペリジン，ナリンゲニン）[6]，ブドウ（ミリセチン，ケンフェノール）[7]，小豆（レジスタントスターチ，食物繊維）[1]，リンゴ（ペクチン）[8]などの有効性が報告されている．

b. 糖尿病抑制作用の評価

糖尿病は代表的な生活習慣病の一つであるため，食品で予防する機運も高く，研究例が多い．グアバ[9]，レモン（フラボノイド）[10]，アップルファイバー[11]などが有効であるとの報告がある．

ストレプトゾトシン (streptozotocin；STZ)[10]やアロキサンモノハイドレート (alloxan monohydrate)[9]投与によって糖尿病を誘導した動物モデルを対象とすることが多い．病態の誘導方法は導入量や投与時期などに細かい差異があるが，主にddNマウス，Sprague-Dawleyラットなどが用いられていた．最近では自然発症する突然変異動物C57BL/KsJ, ab/abマウス[12]も用いられるようになってきている．糖尿病動物モデルには日本による主導的研究が多く，多くのモデルが作出されている．

評価にはヒトと同様に，体重，尿中もしくは血中のグルコースとインスリンが測定されることが多い．血中のTBARS (thiobarbituric acid-reactive substances)，尿中の8-ヒドロキシデオキシグアノシン (8-hydroxydeoxyguanosine；8-OHdG)を測定した事例[10]もある．膵臓のランゲルハンス島の数を組織検定する例もある[10]．現在では糖尿病の主因として肥満や高コレステロール血症が想定されるため，体重や血清中のコレステロールや中性脂肪の測定を行うことも多い．

ヒトを用いた研究では成人発症型糖尿病患者やインスリン非依存糖尿病患者に被験食品の投与による介入試験を行い，血糖，尿糖，血清中コレステロールを測定する事例が多くみられた．

循環器系疾患と糖尿病の研究手法は，動物試験とヒト試験に集中している．糖尿病・循環器病ともに発症メカニズムの解明が比較的よく進んでおり，特に循環器系疾患は信頼性が高く，実施も比較的容易である動物病態モデルの作成法がすでに確立しているためと考えられる．ヒト試験が比較的多い要因は，循環器系疾患と糖尿病は患者数も多く，慢性疾

患であるため，病状の管理が比較的容易であること，また即危険につながらない症例が多いこと，それによって介入試験を行う条件（入院するなど）や疫学調査のハードルが他の病気よりも低いためと考えられた．

c. 抗酸化作用の評価

抗酸化作用はがんや老化など，様々な病態への効果が期待される機能性として近年研究が進んだ分野であるが，その効果が実際に抗酸化性によるものか，物質そのものの機能性によるのか判然としないケースが多いと考えられ，今後も作用メカニズムの解析が求められる．ブドウ[13]，キュウリエキス[14]，オレンジジュース[15]などに強い抗酸化性が報告されている．

現在，抗酸化作用のみに言及した報告例が多い（全体の約20%）が，がんや糖尿病，循環器系疾患などをターゲットとした報告において，ラジカル病因説に基づくものは，抗酸化性を検討することも多く，そのことを加味すると，抗酸化機能の報告件数の実数はさらに多くなると予想される．

食品の抗酸化メカニズムは大別して，細胞や組織によるラジカル（NOなど）放出を抑制する経路と，すでに発生したラジカルを直接消去する経路の2種類が想定されている．食品の抗酸化能試験の実施件数は多かったが，そのほとんどすべてが後者を評価した化学的な食品成分の in vitro 添加試験であった．主な手法として，AOM (active oxygen method) 試験（試料に98℃温度条件下で空気を吹き込み，生じた過酸化物をWheeler法により測定し，その指数が100に達するまでの酸化速度を測定する試験）[16]，ロダン鉄法，DDPHラジカル消去法があげられる．また，ヒト血液から回収したLDLの酸化阻害活性も用いられる[13]．

組織や細胞からのラジカル放出抑制の試験としては，LPS刺激などによる培養細胞からのラジカル産生が食品成分の添加により阻害される程度を測定するものが多い．培養細胞としては，ヒト前骨髄性がん細胞株であるHL-60細胞株やマウスマクロファージ培養株であるRAW 264.7細胞株などが使用されることが多い[17]．

食品の抗酸化能そのものの測定を目的とした試験においては，ヒト試験や動物試験はあまり行われない．抗酸化機能については組織や細胞レベルの評価法はかなり確立されているものの，他の機能性と異なり，効果が個体の表現型として症状などに直接現れないため，現在のところ，適切な指標が存在しないことがその理由として考えられる．

d. がん抑制作用の評価

がんに対する食品機能性の研究は循環器疾患と並び多く行われている．がんの発生メカニズムが解析されるにつれ，食習慣を含む生活習慣が発症に大きく影響することが明らかになり，食品の摂取や，食生活の改善によって，がんの予防，再発防止などが可能になる期待が大きくなったためと考えられる．

ヒト介入試験の件数が少ない理由は，がんがほとんどのケースで生命の危険に即つながる病気であり，ヒト試験は倫理面の問題から困難であるためと考えられる．そのため，手法は動物実験と培養細胞実験に集中しているが，がん発症動物モデルの作出法は，循環器系疾患と糖尿病の場合と同様にすでにほぼ定法化しており，培養試験に用いるがん細胞の培養も比較的容易である．

動物試験としては，発がん物質を人為的投与によりがんを発症させるモデルがよく用いられる．誘導するがんの種類や部位によって発がん物質の種類や投与法は異なる．たとえば大腸がんの誘導には1,2-ジメチルヒドラジン（1,2-dimethylhydrazine；DMH）[18]やアゾキシメタン（azoxymethane；AOM）[19]，舌がんの誘導には4-ニトロキノリン-1-オキシド（4-nitroquinoline-1-oxide；4-NQO）[20]，皮膚がんには12-O-テトラデカノイルホルボール-13-アセテート（12-O-tetradecanoylphorbol-13-acetate；TPA）[21]，肺がんには4-(メチルニトロサミノ)-1-(3-ピリジル)-1-ブタノン（4-(methylnitrosamino)-1-(3-pyridyl)-1-butanone；NNK）[22]などがそれぞれ用いられることが多い．発がんのメカニズムをより精密に模倣することを目的として，イニシエーターとプロモーターにがん誘導物質を投与し分ける2段階刺激モデルも開発されている．がんのモデルに応じて使用される動物も適宜選択され，主にFisher 344ラット，donryuラット，A/Jマウスなどが使用される．ヒトがん遺伝子 c-Ha-ras を導入した c-Ha-ras トランスジェニックマウスはがんを自然発症するが，これにDMHを投与

することで高率に大腸がんの発生を誘導するモデルも存在する[18]．

抗がん機能の評価には被験食品を経口投与したこれらの動物モデルを屠殺した後，がん組織の標本を作製し，がんの数や大きさ，または前がん状態組織の数を測定するのが一般的である．生化学的指標としては，ふん中のβ-グルクロニダーゼ（β-glucuronidase）の活性[23]やphase II enzymesであるグルタチオン-S-トランスフェラーゼ（gluthathione-S-transferase；GST）とキノンリダクターゼ（quinone reductase；QR）の組織中活性が多く調べられている[20]．

また，がん細胞は培養が比較的容易であるため，in vitroにおける培養細胞試験もよく行われる．ヒト由来，非ヒト動物由来など非常に多くのがん細胞株が存在しており，目的に応じて選択できる．機能性の評価指標としてはがん細胞の増殖抑制，アポトーシス誘導能などの測定が多く用いられている．

ヒトを対象とした試験の場合は，疫学調査または無作為化比較試験により評価を行うことが多い．疫学調査では術後生存率や再発率を評価することが多い．

これらを用いて，かんきつ類[23]，ブドウ[24]，カキ[25]，ブロッコリー[26]などに抗がん機能が報告されている．

e．炎症・アレルギー抑制作用の評価

炎症・アレルギーの研究件数は食品機能研究全体からみると比較的少ない（約10％）が，現在，多くの先進国において花粉症や，ぜん息，食品アレルギーなどのアレルギー疾患患者数が増加しつつあることを背景に，急増しつつある．

実験手法は主に培養炎症系細胞への食品成分の添加によるケミカルメディエーター放出抑制能を測定するものが多く，動物試験の実施数は比較的少ない．しかしながらアレルギー研究が急速に進み，様々な評価指標や研究手法が次々に開発されつつある．

いわゆるアレルギーはアレルゲンとの接触で誘起される炎症応答とみなすことができ，発症は直接的には主にヒスタミンやロイコトリエン，プロスタグランジンなどのケミカルメディエーターによってひき起こされ，一般的な炎症のメカニズムと共通している．よって細胞株を刺激してケミカルメディエーターを放出させる培養系に食品成分を添加することでケミカルメディエーターの放出阻害を測定する系が食品による抗炎症・抗アレルギー機能試験として多く用いられる．よく用いられる細胞株としてはラットの好塩基球由来がん細胞株であるRBL-2H3やラットマクロファージ株であるRAW 264.7があげられ，これらにアレルゲン特異的IgE抗体で処理しておき，アレルゲンで架橋することによる刺激でケミカルメディエーターを放出させる．

抗炎症活性の測定法は，培養上清中に放出されたケミカルメディエーターを直接HPLCなどで測定するほか，ヒスタミンの直接測定の代わりとしてβ-ヘキソサミニダーゼ（β-hexosaminidase）活性を測定することで置き換える比較的簡便な方法も存在する[27]．

また培養細胞株だけではなく，初代培養細胞を用いるex vivo実験も比較的よく行われる．マウスやラットの腹腔内から採取した接着細胞（主にマクロファージ）を用いることが多い．ヒトの場合はアレルギー患者の末梢血から採集した好塩基球を用いる例もある．

それらにおいても，測定項目としてはヒスタミンなどのケミカルメディエーターが多かったが，ほかに炎症性サイトカインであるTNF-αやアレルギーに重要な関係があるTh2型サイトカインであるIL-4，IL-13なども測定対象にする例も増えつつある．またヒアルロニダーゼ（hyaluronidase）を測定した例もあった[27,28]．

代表的な実験モデルとして，受動感作皮膚アナフィラキシー（PCA）がある[29]．PCAとはあらかじめ特定の抗原で感作した動物から血清を採集し，試験する動物に移入して，受動感作を成立させた上で，その背部皮膚内などに抗原を接種し，即時型アレルギー反応を観察するものである．被験食品を投与したラットやマウスにPCAを誘導し，症状を観察する方法がとられる．また慢性アレルギーではSprague-Dawleyラットを強く抗原感作することで鼻炎やぜん息を誘導した実験モデル系も存在する．

しかし，アレルギーは様々な組織や細胞が複雑に関連する病態であり，また実験動物にアレルギーを自然発症させることは現在のところ，非常に困難で

ある.そのため,人工的にアレルギーを誘導する必要があるが,ヒトがアレルギーになる原因や,ヒトと実験動物の間のメカニズムの共通点と差異についても不明な点が多く,病状メカニズムがヒトに近いと考えられる定法的な実験モデルはまだ存在していないと考えられる.また,アレルギーにおいては測定が簡便かつ評価として的確なバイオマーカーが未発見であるため,症状の解析と測定結果の評価が困難である.比較的よく用いられるマーカーである血中の特異 IgE にしても臨床現場では必ずしも症状の重症度とは相関しないことはよく知られている.しかしながら,アレルギー研究の進展とともに報告件数が増加していき,ヒトに類似した動物モデルの作成も試みられていくことは予想される.

ヒトへの介入試験は現在のところまだ少数であるが,疫学調査としては住民を対象としたアンケートによる症例対照研究が行われていた.今後は,抗アレルギー食品への注目とともに,ヒトへの緩やかな介入試験など,能動的な試験も件数が増加していくことが予想される.

抗アレルギー機能が想定される食品としては,タンジェリンなどのかんきつ[30],シソ[31],リンゴ[28],赤ワイン[32]などがあげられる.今後の研究が期待される.

f. 抗感染作用の評価

各種感染症への食品による防御機能としては,直接的な殺菌能,あるいは生体の病原体への抵抗力を強化する機能が想定される.前者としては,食品成分の in vitro における抗菌試験(ディスクアッセイ)が主流である[33].これらはサルモネラや大腸菌を標的とし,一般に簡便であり,手法も定法化しており,細菌培養用の培地は多くが市販されている.これらは in vitro で完結しており実施も容易である.抵抗力の強化の試験には,培養細胞を用いた in vitro 実験と実験動物による in vivo 実験がある.培養細胞の実験では,培養細胞への病原体の接着能測定が用いられることが多い[34].

動物実験においては実験動物に対象となる病原体の感染を成立させた後,乳中の病原体特異的 IgA 抗体や血清中の特異的 IgG を測定する方法などがある.実験動物を用いた試験はまだ例数が多くないが,感染動物の管理など,試験を行うことができる施設が少なく,試験を実施する敷居が比較的高いためと考えられた.

ヒト試験は,尿道炎など危険度が比較的低い疾患を対象として,入院患者を対象にした介入試験が行われることがある.またその測定も非侵襲性で簡便(尿中の菌数計測など)なものが選択されることが多い[35].一方,疫学的な調査は比較的例数が多い.これらにおいてはクランベリージュース[36]の効果が多数報告されている.

食品の生体防御機能の測定の基準化については,化学的な in vitro アッセイや微生物のディスクアッセイなど一部については可能性があると考えられるが,動物実験や培養細胞を用いた実験は,大まかな手法(選択する動物モデルや細胞)は共通化できても,実験者や実験・飼育施設によって,最適な実験条件が異なるため,試薬投与量や時期などプロトコルの細部にいたる基準化は原理的に困難と考えられた.

ヒト試験については,もともと実験条件の完全なコントロールはほぼ不可能であるため,統計学的に信頼性の高い結果を得るための適切なボランティアの集め方(ボランティア数やそれらの性別年齢など)の基準化はある程度可能性があると考えられるが,現実的にはそれらの条件をそろえるのは難しい.

今後の科学の進歩によって,より適切なモデルや試験手法が出現する可能性があり,現在主流に行われている試験方法の把握が機能性研究には非常に重要であると考えられる. 〔後藤真生〕

文　献

1) M. Fukushima : *Lipids*., **36**(2), 129-134, 2001.
2) P. A. Baekey, et al. : *Clin. Cardiol*., **11**(9), 597-600, 1988.
3) 上脇達也ほか:日本農芸化学会誌,**68**(5), 957-965, 1994.
4) 隈元浩康ほか:日本農芸化学会誌,**58**(2), 137-143, 1984.
5) R. Sable-Amplis, et al. : *Ann. Nutr. Metab*., **31**, 61-68, 1987.
6) S. H. Lee, et al. : *Ann. Nutr. Metab*., **43**(3), 173-180, 1999.
7) G. Jon, et al. : *J. Nutr*., **130**, 53-56, 2000.
8) M. Gonzalez, et al. : *J. Physiol. Biochem*., **54**(2), 99-104, 1998.

9) J. T. Cheng, et al.: *Am. J. Chin. Med.*, **11**(1-4), 74-76, 1983.
10) Y. Miyake, et al.: *Lipids*, **33**(7), 689-695, 1988.
11) 中村光男ほか：日消誌，**81**(9), 1955-1961, 1984.
12) 出口ヨリ子ほか：日本農芸化学会誌，**72**(8), 923-931, 1998.
13) S. Anne, et al.: *J. Agric. Food Chem.*, **46**, 1783-1787, 1998.
14) C. Gemma, et al.: *J. Neurosci.*, **22**(14), 6114-6120, 2002.
15) A. Jos'e, et al.: *Food Resarch International*, **29**(8), 757-762, 1996.
16) 津田孝範ほか：日本食品工業学会報，**41**(7), 1994.
17) A. Murakami, et al.: *Cancer Lett.*, **149**(1-2), 115-123, 2000.
18) K. Ohno, et al.: *Exp. Anim.*, **49**(4), 305-307, 2000.
19) H. Ohkami, et al.: *Jpn. J. Cancer Res.*, **86**(6), 523-529, 1995.
20) T. Tanaka, et al.: *Carcinogenesis*, **19**(3), 425-431, 1998.
21) A. Murakami, et al.: *Cancer Research*, **60**, 5059-5066, 2000.
22) L. W. Wattenberg, et al.: *Carcinogenesis*, **12**(1), 115-117, 1991.
23) K. Tazawa, et al.: *J. Exp. Clin. Cancer Res.*, **16**(1), 33-38, 1997.
24) M. Jang, et al.: *Science*, **275**(5297), 218-220, 1997.
25) Y. Achiwa, et al.: *Biosci. Biotechnol. Biochem.*, **61**(7), 1099-1101, 1997.
26) M. L. Slattery, et al.: *Am. J. Clin. Nutr.*, **71**, 575-582, 2000.
27) P. Eun-Kyung, et al.: *Biol. Pharm. Bull.*, **26**(11), 1581-1584, 2003.
28) T. Kanda, et al.: *Biosci. Biotechnol. Biochem.*, **62**(7), 1284-1289, 1998.
29) T. Makino, et al.: *Biol. Pharm. Bull.*, **24**(10), 1206-1209, 2001.
30) J. Ishiwa, et al.: *J. Rheumatol.*, **27**(1), 20-25, 2000.
31) H. Ueda, et al.: *Biol. Pharm. Bull.*, **25**(9), 1197-1202, 2002.
32) S. Shaheen., et al.: *Am. J. Respir. Crit. Care. Med.*, **164**, 1823-1828, 2001.
33) X. Y. Ye, et al.: *Biochem. Biophys. Res. Commun*, **290**, 813-819, 2002.
34) A. E. Sobota, et al.: *J. Urol.*, **131**(5), 1013-1016, 1984.
35) J. Avorn, et al.: *JAMA*, **271**(10), 751-754, 1994.
36) A. B. Kinney, et al.: *Nurs. Res.*, **28**(5), 287-290, 1979.

2.4.2 プロバイオティクスの機能評価

近年の高齢化，生活習慣病の増加を背景に機能性食品への関心が高まる中，ヨーグルト，乳酸菌飲料の保健効果が注目され，プロバイオティクスという言葉の出現とあいまって，機能性食品の大きな分野を占めるまでになっている．プロバイオティクスとは，1989年にFuller[1]により「腸内細菌のバランスを変えることにより宿主に保健効果を示す生きた微生物」と定義されたのを起源とし，現在では「宿主に保健効果をもたらす生きた微生物あるいはそれらを含む食品等」と定義されている．本項では，近年その機能性を背景に急速に普及してきたプロバイオティクスに焦点をあて，特にその主流となるラクトバチルス属乳酸菌，ビフィズス菌の保健効果の可能性を明らかにしていくため，プロバイオティクスの有効性，これまで用いられてきた機能性評価指標，技術手法について，文献をもとに調査研究を実施し，情報の整理を行った結果を述べる．

a. 調査方法

世界最大の文献データベースであるMedlineの検索サイトであるPubMedを用いて，プロバイオティクスに関する文献を収集，整理し，精読した上で日本語データベースを作成した．具体的には，プロバイオティクス (probiotics) を基本的なキーワードとして，乳酸菌 (*Lactobacillus*)，ビフィズス菌 (*Bifidobacterium*) あるいは安全性 (safety) 等で検索した．検索対象文献は英語を基本とし，2004年7月までに報告されたすべての文献を対象とした．検索の結果，2002年から2004年までに約1,230件 (2002年度 460件, 2003年度 570件, 2004年度 200件) がヒットした．このうち，内容等から優先的に322件の文献についてデータベースを作成した．作成したデータベースをもとに，分類した機能性ごとにプロバイオティクスの主な機能性評価指標，主なヒト臨床試験，作用メカニズムについて整理した．

b. プロバイオティクスの機能性評価指標

プロバイオティクスに関する研究は腸内環境改善効果から抗腫瘍効果まで多岐にわたっているが，そ

2.4 機能性評価手法の調査と基準化

表 I.2.4.2 プロバイオティクスの機能性評価指標

① 腸内環境改善効果

	対象	機能性評価指標
in vitro	プロバイオティクス菌 文献2),3)	リゾチーム耐性,過酸化水素耐性,酸耐性,胆汁酸耐性,付着性,大腸菌生育阻害,病原性細菌付着阻害
in vivo (モデル動物)	ラット 文献4),5),6)	盲腸重量,pH,アンモニア量,便中胆汁酸量,短鎖脂肪酸量,盲腸総菌数,菌叢解析
in vivo (ヒト)	健常人,下痢有症者	(便中) グラム陽性/陰性菌数,好気性/嫌気性菌数,クロストリジウム菌数,大腸菌数,β-グルクロニダーゼ活性,β-グルコシダーゼ活性,アンモニア濃度

② 免疫賦活・感染防御効果

	対象	機能性評価指標
in vitro	Caco-2細胞,HT29細胞,T84細胞,RAW264.7細胞,骨髄由来樹状細胞,パイエル板細胞,腸管膜リンパ節細胞 7),8)	病原性大腸菌の接着・感染抑制 (Caco-2, HT29細胞),病原性細菌の感染抑制 (T84),NO産生誘導 (T84, RAW264.7細胞),IL-12, TNF-α 産生促進 (骨髄由来樹状細胞),表面抗原発現促進 (骨髄由来樹状細胞の Class II MHC, B7-2),IgA, IgM抗体産生促進 (パイエル板,腸管膜リンパ節細胞)
in vivo (モデル動物)	マウス 9)	貪食能上昇 (血中単核球,腹腔細胞),NK活性 (脾細胞),抗体産生促進 (腸管洗浄液,脾細胞,腸管膜リンパ節細胞中のIgAまたはIgA分泌細胞の増加),表面抗原 (腹腔漏出細胞のCD18およびCD62Lの発現量増加),サイトカイン産生 (腹腔漏出細胞のTNF-α, IL-6, IL-10産生量の増加)
	病原菌・ウィルス感染モデル (サルモネラ,*E. coli*,ロタウィルス) 10)	脾臓,肝臓,腸管膜リンパ節へのトランスロケーション抑制,致死率低下,臓器内,血中菌数低下,感染率低下,体重減少抑制,下痢減少,血清中毒素量低下,便中病原菌数低下
in vivo (ヒト)	健常人,老人,乳児,その他 (肝移植患者,未熟児)	血中単核球の貪食能,NK活性の増加,便中または血中のIgA抗体産生量または産生細胞の増加,血中単核球のIFN-α 産生促進

③ 腸炎改善効果

	対象	機能性評価指標
in vitro	HT29/19A ヒト上皮細胞,T84細胞,骨髄由来樹上細胞 11),12)	IL-8産生抑制 (HT29/19A, T84),ISCおよびマンニトールの透過性の抑制 (T84),IL-10産生促進 (骨髄由来樹状細胞),表面抗原発現量促進 (CD80, CD86, CD40, Class II MHC, 骨髄由来樹状細胞)
in vivo (モデル動物)	IL-10 KO マウス 13)	組織学的炎症スコア,パイエル板および脾細胞のTNF-α, IFN-α 産生量,潰瘍,腸上皮の肥厚,白血球および好中球の浸潤低減,体重当りの結腸重量および長さ
in vivo (ヒト)	潰瘍性大腸炎患者	症状スコア,腹痛改善
	回腸嚢炎患者	症状スコア,発症率

④ 抗アレルギー効果

	対象	機能性評価指標
in vitro	オボアルブミン腹腔投与マウスの脾細胞 14)	培養上清中IFN-γ とIL-12の増加,IL-4, IL-5, IL-6, IL-10, IgEの減少
in vivo (モデル動物)	オボアルブミン腹腔投与マウス	血清中総IgEの低下,受動的アナフィラキシー反応低下
	泌乳マウス 15)	便,母乳中のIgA量の増加
in vivo (ヒト)	アトピー性皮膚炎有症患者	皮膚炎面積の減少,ECP (eosinophil cationic protein) 値の低下,血清中IL-10低下,発症率低下,血清総IgE低下,症状の改善 (scoring atopic dermatitis: SCORAD)
	ぜん息患者	症状の改善,血清中TNF-α の低下

⑤ 下痢改善効果

	対象	機能性評価指標
in vivo（モデル動物）	大腸菌感染モデルマウス 文献 16)	便の水分含量，大腸菌数
in vivo（ヒト）	慢性下痢患者，抗生物質治療による下痢を有症する患者，乳児	下痢の日数，排便回数，下痢有症者数，下痢の発生数

⑥ 抗腫瘍効果

	対象	機能性評価指標
in vivo（モデル動物）	AOM または DMH 誘発性大腸がんモデルラット 文献 17)	小腸および大腸の異常腺窩巣の発生率，大きさ，数，腺窩の多発性

れらはヒトにおける効果を科学的に明らかにすることを最終目的としている．機能評価は機能性食品，医薬品の研究と同様に通常，培養細胞実験，動物実験で効果が確認されたものについてヒトでの臨床試験が行われる．しかし，プロバイオティクスは発酵食品として長い食経験を有するものが多く，健常人の腸内共生菌を利用する場合が多いことから，安全性の面からヒトへの投与が容易であるため，ヒトでの臨床試験が先行して行われることが多い．さらに，ヒトでの臨床試験で効果が認められたものについて，その作用メカニズムの解明を目的として培養細胞実験や動物実験が用いられている．その評価技術・手法は，ヒトや動物，培養細胞等何を対象とするかにより，実験操作や倫理上の問題から多岐にわたっている．そこで，機能評価手法を *in vitro*，モデル動物を用いた *in vivo*，ヒトを対象とした *in vivo* での臨床試験に分け，それぞれについて報告例が多い機能性の順に，①腸内環境改善効果，②免疫賦活・感染防御効果，③腸炎改善効果，④抗アレルギー効果，⑤下痢改善効果，⑥抗腫瘍効果に分類した．設定したカテゴリーについて主な機能性評価指標を表 I.2.4.2 にまとめた．

c. プロバイオティクスを用いた主なヒト臨床試験

プロバイオティクスとして研究されている乳酸菌やビフィズス菌は古くから発酵乳として食経験が豊富であったり，腸内の共生菌でもあることから，その安全性については，特に問題視されることがなかったため，有効性を見る手法としてヒト臨床試験が先行して行われている場合が多い．したがって，その報告数は動物実験や *in vitro* 試験をはるかに上回っている．プロバイオティクスを用いた主なヒト臨床試験の報告例について，被験対象，菌種，有効性評価指標について表 I.2.4.3 にまとめた．

d. プロバイオティクスのその他の効果

その他の興味深い報告として，プロバイオティクス菌の抗う食効果[30]や喫煙者のアテローム性動脈硬化に対する予防効果[31]，コレステロール代謝改善効果[32]，小児の成長促進効果[33]に関する報告があった．また，プロバイオティクスは感染予防効果や成長促進効果が示されていることから，ヒトだけでなく畜産の効率化やペットの保健効果を目的として，ウシ[34]，ブタ[35]，ニワトリ[36]，養殖魚[37]，イヌ[38]，ウマ[39]を対象とした研究も行われ，実用化されているものもある．

e. プロバイオティクスの作用メカニズム

プロバイオティクスが様々な保健効果を有するのは，その作用メカニズムに幅広い多様性があることにほかならない．主要なメカニズムとして，最初のプロバイオティクスの定義にもあるように，「腸内細菌のバランスを変える」ということがある．ヒトの腸内には多様な細菌が常在し，複雑な腸内細菌叢を形成している．これらが共生関係の中で生体とのバランスをとりながら恒常性を維持していると考えられる．しかし，病原性微生物の侵入，食生活の乱れ，ストレスによる免疫力の低下などが起こると，このバランスが崩れ，腸内環境が悪化し，さまざまな病気をひき起こす．プロバイオティクスは，大腸菌，ウェルシュ菌，サルモネラ菌，ピロリ菌など有害菌に対して，排除あるいは代謝抑制を示すことにより，腸内菌叢を改善し，毒素，腐敗産物，発癌物

2.4 機能性評価手法の調査と基準化

表 I.2.4.3 プロバイオティクスを用いた主なヒト臨床試験報告例

No.	被験対象	菌種	有効性評価指標	文献
1	クローン病（45人）	*L. rhamnosus*	内視鏡炎症スコア・再発率	18)
2	過敏性腸症候群（40人）	*L. plantarum*	腹部痛みスコア・排便状況	19)
3	潰瘍性大腸炎（21人）	*B. breve, B. bifidum*	再発回数・菌叢・便中短鎖脂肪酸量	20)
4	ピロリ菌感染者（31人）	*L. gasseri*	ピロリ菌数・ペプシノーゲンI/II比	21)
5	ピロリ菌感染者（160人）	*Lactobacillus sp.* *Bifidobacterium sp.*	ピロリ菌除菌率・便菌叢	22)
6	乳児（175人）	*Bifidobacterium sp.*	ロタウイルスIgA抗体価・下痢発症回数	23)
7	健常老人（25人）	*B. lactis*	IFN-α産生能・NK活性・貪食能	24)
8	抗生物質投与小児（110人）	*C. butyricum*	便菌叢・下痢発症率・便性	25)
9	手術後抗生物質投与（740人）	*Lactobacilli*	下痢発症率	26)
10	アトピー性皮膚炎（43人）	*L. rhamnosus, L. reuteri*	IgE・SCORAD・サイトカイン	27)
11	アトピーハイリスク妊婦（159人）	*L. rhamnosus*	出産児アトピー性皮膚炎発症率	28)
12	アトピー性皮膚炎（21人）	*B. lactis*	腸内菌叢・IgE相関解析	29)

質等を低減する．また，プロバイオティクスの菌体成分を直接，腸管免疫系が認識することにより，TLR (toll-like receptor) を介した自然免疫系が誘導され，免疫賦活作用や Th1/Th2 バランスの改善による抗アレルギー作用が発揮される．さらに，プロバイオティクスを含む発酵食品には，菌の代謝産物として，有機酸，ペプチド，活性アグリコン，バクテリオシン，ビタミン，多糖体などの生物活性物質が含まれており，これらが栄養改善，高血圧予防，感染防御などに寄与すると考えられる．このように，作用メカニズムが多種多様であることから，必然的にそのメカニズムに適合するプロバイオティクスは多種多様な菌種に及ぶ．今後，こうした作用メカニズムを考慮しながら，最適な有効性評価指標を設定し，安全性を最優先に見極めたうえで，より保健効果の高いプロバイオティクスを選抜していく必要がある．

〔池上秀二〕

文　献

1) R. Fuller : *J. Appl. Bacteriol.*, **66**, 365-378, 1989.
2) A. C. Ouwehaud, et al. : *Int. J. Food Microbiol.*, **64**, 119-126, 2001.
3) Y. Huang, et al. : *Int. J. Food Microbiol.*, **91**, 253-260, 2004.
4) I. R. Rowland, et al. : *Carcinogenesis*, **19**, 281-285, 1998.
5) T. Oda, et al. : *J. Nutr. Sci. Vitaminol.*, **44**, 187-194, 1998.
6) H. Ichikawa, et al. : *Dig. Dis. Sci.*, **44**, 2119-2123, 1999.
7) Y. K. Lee, et al. : *J. Med. Microbiol.*, **52**, 925-930, 2001.
8) S. Resta-Lenert, K. E. Barrett. : *Gut*, **52**, 988-997, 2003.
9) H. S. Gill, K. J. Rutherfuld, : *J. Dairy Res.*, **68**, 611-616, 2001.
10) Q. Shu, H. S. Gill, : *Med. Microbiol. Immunol.*, **189**, 147-152, 2001.
11) K. M. Lammer, et al. : *Am. J. Gastroenterol.*, **97**, 1182-1186, 2002.
12) M. Drakes, et al. : *Infect. Immun.*, **72**, 3299-3309, 2004.
13) J. McCarthy, et al. : *Gut*, **52**, 975-980, 2003.
14) T. Matsuzaki, et al. : *J. Dairy Sci.*, **81**, 48-53, 1998.
15) Y. Fukushima, et al. : *Int. J. Food Microbiol.*, **46**, 193-197, 1999.
16) B. Rani, N. Khetarpaul. : *Nutr. Health.*, **12**, 97-105, 1998.
17) B. S. Reddy. : *Br. J. Nutr.*, **80**, S 219-223, 1998.
18) C. Prantera, et al. : *Gut*, **51**, 405-409, 2002.
19) K. Niedzielin, et al. : *Eur. J. Gastroenterol. Hepatol.*, **13**, 1143-1147, 2001.
20) H. Ishikawa, et al. : *J. Am. Coll. Nutr.*, **22**, 56-63, 2003.
21) I. Sakamoto, et al. : *J. Antimicrob. Chemother.*, **47**, 709-710, 2001.
22) R. G. Crittenden, et al. : *Int. J. Food Microbiol.*, **180**, 217-222, 2003.

23) P. Phuapradidt, et al.: *J. Med. Assoc. Thai.*, **82**, S 43-48, 1999.
24) K. Arunachalam, et al.: *Eur. J. Clin. Nutr.*, **54**, 263-267, 2000.
25) H. Seki, et al.: *Pediatr. Int.*, **45**, 86-90, 2003.
26) M. C. Ahuja, B. Khamar.: *J. Indian Med. Assoc.*, **100**, 334-335, 2002.
27) V. Rosenfeldt, et al.: *J. Allergy Clin. Immunol.*, **111**, 389-395, 2003.
28) M. Kalliomaki, et al.: *Lancet.*, **357**, 1076-1079, 2001.
29) P. V. Kirjavainen, et al.: *Gut.*, **51**, 51-55, 2002.
30) A. J. Ahola, et al.: *Arch. Oral Biol.*, **47**, 799-804, 2002.
31) M. Naruszewicz, et al.: *Am. J. Clin. Nutr.*, **76**, 1249-1255, 2002.
32) G. Kiessling, et al.: *Eur. J. Clin. Nutr.*, **56**, 843-849, 2002.
33) S. Nopchinda, et al.: *J. Med. Assoc. Thai.*, **85**, S 1225-1231, 2002.
34) M. M. Brashears, et al.: *J. Food Prot.*, **66**, 748-754, 2003.
35) S. Lick, et al.: *Appl. Environ. Microbiol.*, **67**, 4137-4143, 2001.
36) R. A. Dalloul, et al.: *Poult. Sci.*, **82**, 62-66, 2003.
37) S. Nikoskelainen, et al.: *Appl. Environ. Microbiol.*, **67**, 2430-2435, 2001.
38) M. L. Baillon, et al.: *Am. J. Vet. Res.*, **65**, 338-343, 2004.
39) J. S. Weese, et al.: *Can. Vet. J.*, **44**, 299-302, 2003.

2.4.3 食品の制がん作用に関する機能評価

わが国は世界でも有数の長寿国であり，高齢者の割合が年々高まっている．日本人の死因をみると，1950年以前は肺炎や結核などの感染症が多かったが，近年では心臓病やがんによる死亡が増加している．現在では，年間27万人ががんで死亡する．

がん発症の約80％は環境中の発がん物質に起因すると推定されている．また，がんと生活習慣は密接な関係にあり，特に食生活はがん発症のリスクを左右する重要な要因である．そこで，日本における発症率増加が著しい大腸がんに着目し，食品の大腸がん抑制作用を評価した文献を調査した．その結果，食物繊維，プロバイオティクス，野菜，果物，ミネラル，ビタミン，脂肪酸などに大腸がん抑制効果が認められることがわかった．本稿では，食品のもつ大腸がん抑制効果を述べ，食品の大腸がん抑制効果を評価する上での課題を考察する．

a. 食品成分の大腸がん抑制作用の評価方法

1) 動物モデルを用いる評価

動物試験では，化学発がん物質を投与して大腸がんを発症させる手法が用いられる．ソテツの実に含まれるサイカシンは配糖体構造の発がん前駆物質であり，腸内細菌のβ-D-グルコシダーゼで加水分解され遊離したアグリコンのメチルアゾキシメタノールから代謝変換されたアゾキシメタノールが発がん性を示す．動物試験ではアゾキシメタノールの前駆体である1,2-ジメチルヒドラジン（1,2-dimethylhydrazine；DMH）やアゾキシメタン（azoxymethane；AOM）を投与する．

アミノ酸を含む食品の加熱成分から発がん性を示す化合物が多数見出されている．たとえば，2-アミノ-3-メチルイミダゾ[4,5-f]キノリン（2-amino-3-methylimidazo[4,5-f]quinoline（IQ））はラットの腸管にがんを誘発する．これらの化合物は，日常的に食事を通じて体内に摂取される可能性が高く，変異原性が確認されており，ヒトのがん発症との関連が予想されている．

そのほかに，がん遺伝子群を導入したトランスジェニックマウスや，がん抑制遺伝子群を欠損したノックアウトマウスが発がんモデルとして使用され

る．C-Ha-*ras* Tg マウスは膵がん，乳がん，唾液腺がんなどを自然発症するが，DMH を投与すると高頻度で大腸がんを発症する．また，*APC* 遺伝子変異をヘテロにもつマウスは加齢に伴って小腸を中心にポリープを多数発症する．

食品成分の大腸がん抑制作用を評価するために，これらの動物モデルに被験物質を摂取させ，大腸に発症するがんの数・程度や前がん状態の指標（aberrant crypt；AC）に及ぼす効果が調べられている．ACは，発がん物質投与後の大腸に観察される，陰窩とその周囲が拡大し上皮層の肥厚を伴う変異陰窩である．AC は，① 発がん物質投与後 2 週間で出現し，不可逆性であること，② 大腸発がん物質により形成され，非大腸発がん物質では発現しないこと，③ ヘキソサミニダーゼ活性が選択的に低下していること，など前がん変化の特徴を備えている．

2） ヒトでの評価

ヒトを対象にした試験では，疫学調査または介入試験により被験物質の評価が行われている．疫学調査では，アンケートにより被験者の食事組成を換算し，大腸がん発症率との関係を調べて評価する．介入試験では，がん術後の生存率や再発率を調べて評価する方法が取られるが，実施例は疫学調査に比べると少ない．また，がんの指標として生検材料を精査する方法や胆汁酸量を測定する方法も報告されているが，一般的な方法とはなっていない．

b. 食品成分の大腸がん抑制作用

1） 食物繊維

食物繊維とは植物の細胞壁などに由来し動物が消化できない多糖のことであり，セルロース，リグニン，ペクチンなどが含まれる．大腸まで達した食物繊維は腸内細菌により資化され有機酸に変換される．また，食物繊維は腸管内容物の容積を増して腸管運動を活発にし，有害物質を吸着して排泄を促進する作用が期待される．

食物繊維は大腸がんあるいはその前がん状態の発症を抑制すると考えられてきた．食物繊維による大腸がんの予防は，① 発がん物質の希釈や不活性化，② 腸内細菌が食物繊維を資化し産生する短鎖脂肪酸（酪酸など）によるがん細胞の増殖抑制，③ 胆汁酸の分泌減少による発がんの抑制，などの作用機序によると推定されている[1]．一方，近年になって大規模なコホート研究により食物繊維の制がん効果が再評価され，食物繊維の摂取量と大腸がんの発症率は関連しないことが報告された[2,3]．これに対し，症例対照研究により，食物繊維の総摂取量と大腸がん発症率は関連しないが，摂取した食物繊維のガラクトース含量と大腸がん発症率は逆相関することが示されている[4]．今後は食物繊維の総摂取量ではなく，どのような食物繊維を摂取するかが大腸がん予防効果を評価する上で重要である．

2） プロバイオティクス

プロバイオティクスは生体に有益な生きた微生物である．ヨーグルトやチーズなどの生産に利用されてきた *Lactobacillus* や *Bifidobacterium* が代表的なプロバイオティクスである．プロバイオティクスには腸内菌叢を制御する作用に加えて，発がん物質を不活性化させる作用や，生体の免疫機能を活性化してがん細胞に対する監視機能を強化させる作用のあることが提示されている[5]．たとえば，プロバイオティクスを摂取することにより，自然免疫の主役である貪食細胞やナチュラルキラー細胞の活性が増強することが知られている[6,7]．

プロバイオティクスの有効性を評価する上で，投与菌の回収を調べることは重要である．これまでは嫌気培養法を用いた検出が行われていたが，近年の分子生物学的手法の進展により培養することなくDNAレベルで菌の同定や定量を行うことが可能になってきた[8]．今後は，これらの方法を駆使して投与したプロバイオティクスの動態と宿主に及ぼす効果の関連がより明確になることが期待される．

がんの発症は数年以上にわたる漸進的な変化であることから，ヒトにおけるプロバイオティクスの大腸がん予防効果を評価するために，過去の食生活を遡った長期間の疫学調査が行われてきた．しかしながら，プロバイオティクスの効果を明確にするためには，大腸がん発症リスクの高いヒトを対象にした介入試験が望ましい．近年になって，プロバイオティクスの摂取が大腸ポリープを切除した患者の大腸がん再発を抑制することを示す結果が報告された[9]．この試験は，プロバイオティクスの有効性をヒトで評価するとともに，がんの予防効果の検証という時間と労力を要する介入試験を実施することが可能であることを示している．

3) 野菜，果物

これまで，野菜，果物の摂取量や摂取する種類が多いほど大腸がん発症リスクの低下することが報告されてきた．しかしながら，コホートにより野菜，果物の効果は異なっており，評価基準を設定するにあたりその原因を分析することが必要である．

野菜の中では，動物でもヒトでもアブラナ科の野菜，ブロッコリー，トマト，ニンニクなどに有意な大腸がんの抑制効果が認められている．

4) ミネラル

動物試験および疫学調査により，カルシウムの大腸がん抑制効果が認められているが，抑制効果を確認できなかったという報告もある．セレンの大腸がん抑制効果は動物試験で確かめられているものの，ヒトでの効果は十分検証されていない．大きな大腸がんをもつ人はそうでない人に比べて血中セレン濃度が低いことや，高齢者の大腸がん患者は健常高齢者より血中セレン濃度が低いことが報告されている．また，カルシウムやセレンは摂取形態により大腸がん抑制作用が異なることに注意を払う必要がある．

5) ビタミン

動物モデルで大腸がん抑制効果が報告されているビタミン類は，カロチノイド色素，ビタミンA，ビタミンD，ビタミンEなどであり，疫学調査で，カロチノイド色素，ビタミンA，ビタミンB，ビタミンC，ビタミンD，ビタミンEの摂取量が多いほど大腸がん発症リスクが低下することが示されている．

6) 脂肪酸

動物モデルで大腸がん抑制効果を示す脂肪酸はDHAなどのω3不飽和脂肪酸，リノール酸などのω6不飽和脂肪酸である．疫学調査ではω3不飽和脂肪酸の摂取量が多いほど大腸がん発症リスクが低下することが報告されている．また，脂肪酸の摂取と大腸発がんの関係においては，特定の脂肪酸の摂取量のみならずω3/ω6脂肪酸比も重要とされている．

c. 食品成分の大腸がん抑制効果の評価における課題

ここまで述べてきたように，多くの食品成分の大腸がん抑制効果が動物やヒトで検討され，有効性が認められてきた．ところで，疫学調査の結果はあくまで有効性を示唆するにとどまり，また疫学調査の結果がかならずしも一致しないことから，対象者の遺伝的背景，調査方法の違いなどの影響を考慮した評価が必要である．これらの問題点を克服し，明確な結論を得るためには，無作為化介入試験が望ましい．ヒトで介入試験を行うためには食品素材の安全性が確認されていなければならず，がん発症に対する予防効果をみるためには充分な被験者数を登録することが求められる．このように，ヒトの介入試験は容易ではないが，食品素材の有効性を訴求するためには被験者の選定を工夫し倫理面での配慮がなされたヒト試験の成績が重要になるであろう．以下に，代表的な食品素材の大腸がん抑制効果について，課題を考察したい．

1) 食物繊維

多くの症例対照研究は食物繊維が大腸がん発症に予防的であることを提示したが，その後に実施されたコホート研究は食物繊維の摂取量と大腸がんの発症率に関連がないことを示している．コホート研究は試験対象や調査方法の違いにより食物繊維の大腸がん抑制効果を明らかにしえなかった可能性も考えられる．

さらに，介入試験の結果はいずれも食物繊維の大腸がん抑制効果を支持しなかった（表I.2.4.4）．介入試験では，比較的短期間で評価を行うために，エンドポイントに大腸がんの前段階と考えられる大腸腺腫の発生率を用いている．一方，疫学調査ではより長い期間における大腸がん発症をエンドポイントとする．したがって，大腸腺腫発生率が大腸がん発症率の指標として妥当かどうかは，今後検討の必要があろう．また，大腸がん発症の代替指標として，簡便で再現的な指標の確立が望まれる．これまでに，短期間の介入試験で大腸粘膜の細胞増殖に対する食品の効果を調べた報告があるが，現在のところ評価指標としては確立されるに至っていない．

一方，食物繊維の組成により有効性が異なる試験例がみられることから，今後は食物繊維を一括して評価するのではなく，特定の成分ごとに評価をすることが重要になると思われる．また，対象者の年齢，性別，遺伝子型により効果の異なる試験例がみられる．近年になって遺伝子多型と生体機能の関連が明らかにされてきた．これらの点を考慮した層別解析を行い，食物繊維の有効性をより明確にすることが期待される．

2.4 機能性評価手法の調査と基準化

表 I.2.4.4 食物繊維の大腸がんに対する有効性を検討した介入試験（文献13より改変）

対象地域	対象者数	介入期間	評価方法	エンドポイント	結果
カナダ	201名（大腸腺腫切除）	2年間	I群：低脂肪高食物繊維食 II群：通常食	大腸腺腫発生率	両群に差はなかった．
オーストラリア	390名（大腸腺腫切除）	4年間	低脂肪，高食物繊維，βカロテン摂取を組み合わせた8群	大腸腺腫発生率	各群間に差はなかった．
米国	1,905名（大腸腺腫切除）	4年間	I群：低脂肪高食物繊維食 II群：通常食	大腸腺腫発生率	両群に差はなかった．
米国	1,303名（大腸腺腫切除）	3年間	I群：高食物繊維食 II群：低食物繊維食	大腸腺腫発生率	両群に差はなかった．
ヨーロッパ10か国	552名（大腸腺腫患者）	3年間	I群：カルシウム摂取 II群：食物繊維摂取 III群：プラセボ摂取	大腸腺腫発生率	プラセボ群が20.2%，食物繊維群が29.3%，カルシウム群が15.9%であった．

2）プロバイオティクス

プロバイオティクスは，多くの動物試験で大腸がん抑制効果が示されているもののヒトでの有効性検討試験はきわめて少ない．これまでに報告された疫学調査で，発酵乳の摂取が大腸がん発症に予防的であることを示唆する結果が得られている．プロバイオティクスの有効性を評価するために，大腸がん発症リスクの高いヒトを対象にした介入試験の実施が望まれる．

近年，大腸ポリープ再発に対する有効性検討試験が実施され，2個以上の大腸ポリープを切除したヒトが *Lactobacillus casei* を摂取すると，2年後，4年後の再発が抑えられ，4年後における異型度の高い大腸がんの発症が有意に抑えられた[9]．また，現在ヨーロッパでプロバイオティクスとプレバイオティクスの摂取が大腸がんに関連するバイオマーカーに及ぼす影響を調べる介入試験（SYNCAN project）が進行中である．このような介入試験が今後も行われることにより，プロバイオティクスの大腸がんに対する有効性が明確になるものと思われる（表I.2.4.5）．

3）野菜・果物

これまでに多くの疫学調査で，野菜や果物の摂取量が多いほど大腸がん発症リスクが低下することが提示されてきた．野菜や果物には食物繊維やビタミンが豊富に含まれており，これらの成分が腸管内容物の移動を促進して発がん物質を排除し，上皮細胞の機能を制御してがん化を抑制すると推察されてき

表 I.2.4.5 発酵乳・プロバイオティクスの大腸がんに対する有効性検討試験

対象地域	対象者数	評価方法	エンドポイント	結果
フランス	症例362名 対照427名	症例対照研究 診断の1年前の食事調査	大腸腺腫発生率	ヨーグルト摂取量が多いほど低かった．
米国	症例1,993名 対照2,410名	症例対照研究 診断の2年前の食事調査	大腸がん発生率	乳製品全般および低脂肪乳製品の摂取量が多いほど低かった．チーズやヨーグルトの摂取量とは関係がなかった．
中国	約13,000人	コホート研究 食事調査	大腸がん発生率	大腸がん発症率の高い地方では牛乳および乳製品の摂取量が少なかった．
オランダ	120,852名	コホート研究 食事調査	大腸がん発生率	発酵乳，非発酵乳の摂取が多いほど低下する傾向がみられた．
日本	398名（大腸腺腫切除後）	介入試験 食物繊維摂取と乳酸菌摂取の組合わせによる4群	大腸腺腫発生率	乳酸菌の摂取は4年後において異型度の高い大腸がんの再発を有意に抑制した．
ヨーロッパ	?（大腸腺腫切除後）	介入試験 乳酸菌＋プレバイオティクスの摂取	バイオマーカー	（試験実施中）

た．ところが，最近になって実施されたコホート研究で，有意な効果がないとする報告と[10,11]，有意に抑制することを示した報告があり[2,12]，未だ明確な結論が出されていない．野菜は黄色野菜，緑色野菜などで成分が異なり，果物も含有する食物繊維やビタミンの種類・量により分類できるので，野菜・果物の総摂取量ではなく，どのような野菜や果物が有効かを調べることが必要である．たとえば，ブロッコリー，トマト，アブラナ科野菜などの特定の野菜には明確な大腸がん抑制作用が認められている．

試験対象の違いにより，有効性が認められる場合と認められない場合があることも指摘されている．対象とする集団は試験により様々であり，人種，性別，年齢により野菜や果物の効果が異なることが考えられる．また，家族性大腸腺腫症に代表される大腸がん発症リスクの高い遺伝的背景をもつ集団を対象とすることや，発がんリスク因子として疑われている肥満の程度やグルタチオントランスフェラーゼ（glutathione transferase）の遺伝子型によって層別化した解析も有効な評価方法であろう．今後は，遺伝子多型なども加えた解析を行うことにより，より詳細に有効性を明らかにすることができるものと考えられる．

大腸がん抑制作用を示す活性成分を特定し，発がん抑制の作用機作を解明することも重要な課題である．ブロッコリーの有効成分であるセレンは，抗酸化作用を高めて細胞性免疫応答を増強する．また，食品成分が大腸粘膜の増殖を抑制し，*p53* や *APC* 等の大腸発がんに関与する遺伝子発現を制御することを示した試験例がある．作用機序の異なる食品成分の組合わせにより，相加的・相乗的に大腸がんを予防することも期待される．

発がん機序の観点から，大腸がん発症の代替指標を検討することも重要である．最終的には大腸がん発症に対する抑制効果を評価しなければならないことは無論であるが，食品の1次スクリーニングの段階では簡便で再現性の高い指標が有用である．たとえば，発がんリスク因子として血漿中のインスリン様成長因子（insulin-like growth factor）に着目した試験例がある．今後は，これらの指標が大腸がん発症に直結するかどうかを検討し，指標としての意義を明確にする必要がある．

食品成分の大腸がん抑制効果に関して1993年～2003年の11年間に発表された文献を調査したところ，数多くの研究で食品成分に大腸がんの発症を抑制する効果が認められた．これらの知見は，食生活の改善が大腸がん発症リスクを低下させることを示している．しかしながら，同一の食品素材（食物繊維，野菜，果物など）が大腸がん抑制作用を示す場合と示さない場合があり，評価方法の標準化や対象者の背景を考慮した層別解析などが必要と考えられた．また，プロバイオティクスは現在のところ動物試験の結果が主体であり，ヒトでの効果検証試験を行う段階にあると考えられる．

食品には大腸がん抑制効果を示す成分が多数存在するものの，ヒトにおける有効性を明確にするには多くの課題が残されていることが明らかになった．ヒト試験は費用と時間がかかり，倫理上の配慮も必要である．今後は動物試験とヒト試験の対応を明確にし，食品成分の大腸がん抑制作用を的確に評価する標準的な方法を提示することが重要である．

〔南野昌信〕

文　　献

1) F. Macrae : *Am. J. Med.*, **106**, 38 S-42 S, 1999.
2) P. Terry, et al. : *J. Natl. Cancer Inst.*, **93**, 525-533, 2001.
3) K. B. Michels, et al. : *Cancer Epidemiol. Biomarkers*, **14**, 842-849, 2005.
4) R. C. Evans, et al. : *Gastroenterology*, **122**, 1784-1792, 2002.
5) B. Dugas, et al. : *Immunol Today*, **20**, 387-390, 1999.
6) Y-H. Sheih, et al. : *J. Am. Coll. Nutr.*, **20**, 149-156, 2001.
7) H. S. Gill, et al. : *Am. J. Clin. Nutr.*, **74**, 833-839, 2001.
8) P. B. Eckburg, et al. : *Science*, **308**, 1635-1638, 2005.
9) H. Ishikawa, et al. : *Int. J. Cancer*, **116**, 762-767, 2005.
10) K. B. Michels, et al. : *J. Natl. Cancer Inst.*, **92**, 1740-1752, 2000.
11) L. E. Voorrips, et al. : *Am. J. Epidemiol.*, **152**, 1081-1092, 2000.
12) K. B. Michels, et al. : *Cancer Res.*, **66**, 3942-3953, 2006.
13) 石川秀樹：医学のあゆみ，**204**, 95-100, 2003.

II

安全な食品を確保するための技術

〈背景と動向〉

科学を重視した食品安全への取組み

1. 安全な食品の安定調達

わが国は世界で最も安全な食品が供給され，消費されている国の一つであるが，不安情報に影響されやすい国でもある．従属栄養生物としての人間や，その食料の起源や移り変わり等について，理解を深める努力が軽視されているようにも感じられる．さらに分業化により，食料調達に関する情報を選択し，理解することが難しくなったと感じられる．

努力しなければ食料の1次生産から消費までの実態が，理解できなくなっている．販売促進のために，食品の長所がテレビ等から繰返し情報提供されている．科学的根拠の乏しい不安情報も大量に流されている[1~3]．

食品取扱いを業とする人は，顧客が長期的に健康を保てるよう配慮することも責任の一つであることを，食品供給のプロとして自覚する必要がある．その自覚の中には食品衛生に関する啓蒙・普及者としての貢献が含まれる．

多くの食品は，放置されると腐敗や変敗を起こし，あるいは食中毒菌等の汚染を受け食用不適となる．よい食品として信頼されるには，これまでの経験を科学的に整理し，応用することが必要である．科学的な根拠を重視した情報収集と整理，客観的な判断が必要である．

「リスク，ゼロ」の食品はありえない．食品のリスクとは，「危害要因（ハザード）がひき起こす有害作用の起きる確率と，有害作用の程度の関数として与えられる概念」である[4]．忘れてはならないことに，十分量の安全な食料が途切れることなく供給され，消費され続けることがある．世界中から食料を調達しているわが国は，地球上の人口増加，環境保全，新興・再興感染症，南北問題等の影響を覚悟する必要がある．食料自給率40%（カロリーベース）のわが国が，貧乏になり海外の食料を輸入できなくなる可能性もある．

世界各国の食品安全対策の経験から，食品の安全に「絶対」はなく，リスクの存在を前提に，科学的な根拠を重視してリスクを制御するという考え方が共通認識となった．1995年の世界貿易機関WTOの「衛生植物検疫措置の適用に関するSPS協定」では，加盟国は科学的なリスク評価に基づいて，科学的かつ透明性が確保された手続きに従ったリスク管理を行うことになった．

国際的な紛争やテロの影響も食品安全分野にも影を落としている．米国は，テロ対策防止法を作り，農業や食品の管理を強化している．研究分野にも多額の投資が行われている．わが国は，危機管理に関する閣議決定を行い，緊急事態対処体制を定めている．食品分野でも，食品安全委員会は厚生労働省，農林水産省と協力して，連絡体制の整備や，政府全体の緊急時対応要綱をとりまとめ，万一の事態に備えている[4]．

2. 食品安全基本法と役割分担

わが国では，1996年の腸管出血性大腸菌157：H7（O157）による大規模食中毒などの健康被害や，法規定に違反する農薬や食品添加物の使用，さらには異物の混入，不正表示な

表 1 「BSE 問題に関する調査検討委員会報告」の問題点指摘事項（2002 年 4 月 2 日）

1) 危機意識の欠如と危機管理体制の欠落
2) 生産者優先・消費者保護軽視の行政
3) 政策決定過程の不透明な行政機構
4) 農林水産省と厚生労働省の連携不足
5) 専門家の意見を適切に反映しない行政
6) 情報公開の不徹底と消費者の理解不足

どにより食品に対する不安感や不信感が増大していった．2001 年に国産牛から牛海綿状脳症（BSE）が発見されるに及び，食品に対する不信感や不安感は日本国中に渦巻き，深刻な社会問題となった．翌年とりまとめられた「BSE 問題に関する調査検討委員会報告」は，表 1 の問題点を指摘し抜本的対策の必要性を示した．この報告書でも，科学を重視した食品安全性確保対策への移行が必要とされた．

2003 年 5 月には，国民の健康の保護が最も重要であるという認識に基づいて，関係者の責務・役割，施策の策定に係わる基本的な方針，食品安全委員会の設置などを定めた食品安全基本法が制定された[4]．本法律では，食品の安全性確保のためには，国民全員の協力と科学的な対策が必要であることが謳(うた)われている．また，食品供給行程の各段階において，国際的動向および国民の意見に十分配慮しつつ科学的知見に基づき，必要な措置を講ずることを規定し，基本的な方針を定め，施策を総合的に推進することを定めている．政府は，食品安全委員会における議論と報告を受けて，食品の安全性確保に必要な措置の実施に関する基本的事項を 2004 年 1 月に閣議決定している[4]．

3. 食品とリスクアナリシス（リスク分析）

食生活でも健康被害等，望まない不都合が生じることがある．食品由来の健康被害を最少化するために，国際食品規格（コーデックス，Codex）委員会でも検討を続けている．リスクアナリシス（分析，図 1）という手続きを用いて科学を重視して合理的にリスクを最少化する手法の有効性が認められ，国際的な合意が得られている[4,5]．リスク分析は単なる分析作業ではなく，「食品の摂取によって有害事象にさらされる可能性がある場合に，その状況をコントロールするプロセスであり，科学的なリスクの評価（アセスメント）をするだけにとどまらず，最終的なリスク管理（マネージメント）と，情報交換やチェックシステムとしてのリスクコミニュケーションが一体として有効に働く枠組みを構築すること」である．この概念は，国際標準化機構(ISO)における，リスクマネージメントに相当するものであろう．ISO とコーデックス，国際獣疫事務局（OIE）あるいは経済協力開発機構（OECD）等にお

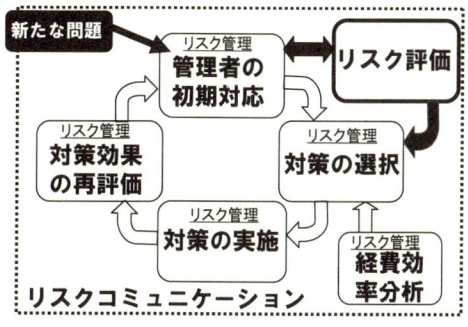

図 1 食品のリスクアナリシス

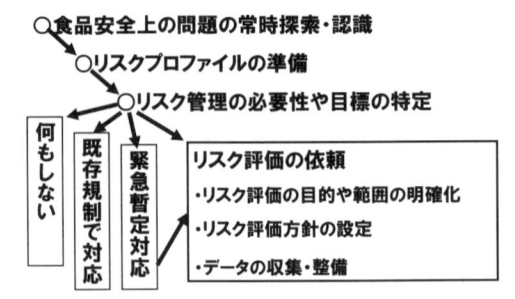

図 2　食品安全問題とリスク管理者の対応

ける，用語の整理・共有化が必要である．

　リスク評価は，「食品由来の危害要因（ハザード）に暴露されることにより起きることが知られているか，または起きる可能性のある健康への有害影響について，科学的に評価することであり，ハザード同定，ハザードの特性評価，暴露評価，リスク特性評価の4つの要素からなる．リスクを定性的および定量的に解析する一方，リスク評価に付随する不確実性をも明示すること」とされている．リスクマネージメント（管理）は，「リスクアセスメントの結果に基づいて，リスクの受容，最小化，削減のために政策の選択肢を検討し，適切な選択肢の実施を実行するプロセス」とされている．ISOは，これをリスクコントロールと称している．リスクコミュニケーションは，「リスク評価者・リスク管理者・消費者・産業界・科学者ならびに関係各位で，リスク評価の知見やリスク管理行動の判断の根拠を含めて，リスク分析の全過程における，リスクに関連する事項・情報・意見・感覚について，双方向で交換すること」とされている．

　科学を拠りどころとしているので，リスク分析は常に科学の進展や新しい事実・情報の収集とその活用が続けられる[4,6]．リスク管理の妥当性も，常に監視され検証されており，国民の健康保護に不十分，あるいは過剰な保護であることが判明すれば是正措置が必要となる（図2）．是正措置の検討にも，科学的なリスク評価が必要である．救急非難的な措置であっても，事後のリスク評価が必要であり，いずれの場合でもリスクコミュニケーションが必要である．科学的な考察に必要な分析データ等についての妥当性も常に確認する必要がある[7]．

4. フードチェーン・アプローチ

　食料の1次生産から消費までのすべての段階で，食品衛生に関する理解と忠実な行動が必要である．1次生産から消費までの実態の理解が，食品の安全性確保と信頼性確保の基礎となる．米国の食品安全に関する大統領への報告書「From Farm To Table」も，本アプローチの重要性について力説している[8]．BSEやダイオンキシン問題に苦しんだ欧州連合（EU）の食品安全白書も，飼料を含むフードチェーン・アプローチを真っ先にとりあげている．コーデックスでは，食品媒介感染症対策や環境汚染からの食品の保護，あるいはマイコトキシンの汚染防止等には，1次生産から食卓までの連続した衛生管理が必要であることが合意されている．適正農業規範（GAP）や適正製造規範（GMP）の考え方の浸透が必要であり，その後にHACCP（危害分析・重要管理点監視）が導入されることが望まれる．いずれも科学的な根拠をもった妥当性が説明できるものでなければならない．食品のリスク分析では，常にフードチェーン・アプローチを意識する必要がある．リスク評価においても，フードチェーンにおけるハザードの消長を科学的に解析すべきであり，特に汚染状況が変動

し，劇的な増殖や死滅を示す有害微生物では，より一層の調査研究が望まれる．リスク管理においても，フードチェーンの各段階での自覚と連帯意識を高めていく必要がある．リスクコミュニケーションにおいても，国民全員のフードチェーン全体を理解しようとする努力がなければ，食品の安全性確保に関する相互理解は困難である．

5. 食品のリスク評価をめぐる動き

　食品は種類も多く，危害要因（ハザード）も種類が多い，さらにはフードチェーンも複雑である．食品は生物由来であり，食べる人間も生物であり，生物は複雑であり，さらに変化する．ハザードや食生活も変化している．リスク評価は，科学的根拠をもって必要とされる質問に答えていく作業であると考えられる．質問の特性，答えを出すまでの時間的余裕や検討すべき範囲，あるいは資金等によって答え方は異なる．リスクを定性的および定量的に解析する一方，リスク評価に付随する不確実性をも明示することも必要である．よい質問が，よい回答の必須条件である[4,5]．

　古来より，食料の量的確保，質的な向上を願って食料資源の開発改良が続けられている．遺伝子組換え食品が特別視されているが，食料資源開発の1分野である．従来から技術と同様，技術は使い方次第であり，安全を向上させた食品も開発することができる．

　食品の安全性評価において留意すべき事項には，次のようなものがある．食品の安全性試験は，ヒトで行うことが最も正確であるが倫理上の問題がある．ボランティアによる試食も提案されているが，どのように試験区を設定し，どのくらいの量をどのくらいの期間食べればよいのか，試行錯誤が続いている．組成が単純な薬品や工業用製品等は，実験動物，動物細胞や微生物が毒性試験に用いられ，その結果からヒトへの作用を推定する方法がとられる．組成が均一であり微量で有害作用が観察されることを前提としてこれらの毒性試験法は，整備されている．しかしながら，純系の実験動物を用いても反応に個体差があり，ヒト集団の個体差は，純系動物に比べて大きい場合もある．

　安全な食品でも薬品用の動物試験法では毒性ありと判定される場合もある．安全係数を100とすると，安全な消費量でも食べ過ぎであると判定される食品もある．安全に食べてきた食品成分も必要量に満たない量でしか食べられないことになり，欠乏症による健康障害を招いてしまう．組成が均一なこれらの食品成分に比べ，ジャガイモや肉に代表される丸ごと食品は成分組成も不均一で変動し，実験動物を用いた毒性試験を実施する意義には疑問がある．餌に丸ごと食品を加えると実験動物の栄養バランスの乱れが生じやすく，毒性学的影響の判定や栄養学的適格性の判断等が困難となる．

　これまで食べてきた食品を比較対照として，相対的に安全性評価を行う組換え種子植物と微生物利用食品の安全性評価ガイドラインがコーデックス総会で採択されている．食品安全委員会でも，これらの遺伝子組換え食品の安全性審査基準等を策定している[4]．

　多くの先進国では，食品としての経験がない食品を Novel Foods と解釈し，製造方法や食べ方でも新規性があれば Novel Foods として安全性を確認しようとしている．いわゆる健康食品と呼ばれる食品による健康被害の報告も続いている．管理の必要性は，まず安全な食用の歴史をもつか否かで判断されることになる．一方，これまで食べてきた食品もリスクをもち，場合によっては毒性を示すことも忘れてはならない．

　Novel Foods は，実用化後の健康被害調査を行い，一定期間後に見直しを行うべきであるという意見もある[9]．概念の具体化や対照群の設定等を含めて議論を重ねる必要がある．いわゆる健康食品や特定保健用食品のあり方について，議論が続いており，食品機能の強調

表示（ヘルスクレーム）については，国際的な議論に発展している．食品安全委員会では，特定保健用食品の安全性評価に関する基本的な考え方をとりまとめ，公表している[4]．

6. 有害微生物対策

わが国では，食中毒菌による健康被害は，ここ数年少ない．2006年の微生物性食中毒による死者は，サルモネラによる1名のみであったが，1996年の堺市を中心としたO157による大型感染症を忘れてはいけない．2002年の病院と付属施設における，老人9名の死亡の原因もO157であった．健康保菌者もいるし，ハイリスクの人々もいることも忘れてはならない．O157以外にも，サルモネラや黄色ブドウ球菌による大規模な食中毒が発生している．欧米先進国では，リステリア・モノサイドゲネスによる食中毒の発生に苦しんでおり，わが国でも本菌に対する警戒を怠ってはならない．

微生物は変異しやすいが，特にウイルスは変異しやすく，突然に人への強い感染力を獲得する可能性もあり，油断はできない．諸外国と同様，わが国でもノロウイルスによる食中毒患者が多数発生し，その一方で食品が媒介しない感染症としての対策も必要である．米国等からは，野菜に由来するA型肝炎ウイルスにより，多数の患者を出した事例が報告されている．わが国では，獣肉の生食によるE型肝炎患者の発生が報告されている．

トリインフルエンザの発生が各国から報告され，東南アジアを中心に人の感染死も報告されている．油断はできないが，鶏肉や卵の食用によって感染した事例はないと報告されている．微生物学的リスク評価や管理は，発展途上の学際的領域である．フロンティア精神に富んだ人材の活躍の場としても挑戦していただきたい．

7. 有害物質対策

わが国では，32頭目のBSE検査陽性牛が確認された．2004年12月の死亡者は，わが国初の変異型クロツヘルト・ヤコブ病（vCJD）と診断された．英国滞在時の感染が，有力視されている．これまでに，約200名のvCJD患者が報告されているが，その多くが英国人か，英国滞在歴のある人である．ヒトへの健康影響とウシの健康影響の関係を冷静にみつめ，定量的なリスク評価を行うことが大事である．わが国では，ウシの脳等の特定危険部位と呼ばれる部位を食べる食習慣はない．ウシの飼育を健全に行い，万一の感染に備えて特定危険部位と呼ばれる異常プリオンの蓄積する可能性のある部位を取り除く処置により，国内生産の牛肉に由来するvCJD患者の発生は1人未満であろうと推定されている．一方，BSEプリオン由来ではない自然発生による孤発型CJDは，100万人に1人の割合で発生しており，わが国でも年間約120人の患者が発生している．BSEとvCJDの関係の冷静な科学的な解釈が国民各位に求められる．

有益な食品の中にも，大豆の甲状腺腫誘発物質や，ワラビの発がん性物質など有害な物質がある．量が少なくまた調理・加工により安全性を確保できるので問題にされていないシアン化合物などを含む食品もある．2002年春に，アクリルアミドが加熱食品から検出されることが報告され，食生活におけるアクリルアミドのリスクが調査されている．また，トランス脂肪酸の心臓・血管系への影響を心配して規制する国も増えている．

エビ・カニや海草類にはヒ素がかなり含まれているが，毒性を示さない形態であることが知られている．物質の量と存在形態あるいは調理や食べ方によって，その毒性にきわめて大きな差が生じる．さらに，日本では安全な食用の歴史をもつヒジキであっても，食経験のな

い英国等では無機ヒ素の含量が多いとして輸入が拒否されている．

カドミウムは多くの食材に広く分布し，その許容摂取量をめぐってコーデックスでも議論が行われてきた．わが国等の科学的なデータの提出により，米（精米）の基準濃度は，議論を経て 0.4 mg/kg とされた．

「ある人の食べ物は，他人の毒」と昔からいわれているように，乳，小麦，ソバ，卵，ラッカセイ等の食品成分によりアレルギー症状をひき起こす人がいる．表示による識別はアレルギー対策として有効な手段である．わが国では 2002 年 4 月より上記の 5 種の食品の表示が義務化され，新しくバナナが追加され計 20 種のアレルゲンとなりうる食品の表示も要請されている．

環境汚染物質の人体への影響を究明する研究も進められている．ダイオキシン類も，脂溶性であるため食品を通じて経口的に摂取される割合が多いことが明らかにされている．人体への影響については不明な点も多いが，この 20 年間の対策により，ダイオキシン類の摂取量は確実に減っている．一方，微量でもあってもホルモン様の作用を示すことが懸念されている．人体への安全性に悪影響が推測される場合には，詳細な調査が行われ製造や使用等が禁止される場合もある．食品中の残留基準等の設定がなされる場合もあり，その基準を超えないように規制して食品としての安全性が確保されている．

残留農薬は食品衛生法に基づいて，これまでに 229 農薬について約 130 種の農産物における基準が設定されている．国際的には，約 700 種類の農薬が使われており，わが国では認可されていないものもある．厚生労働省は，残留農薬をポジティブリスト制より管理することを決め，暫定残留基準の設定を行い，分析法の整備を急いでいる．すべての有害化学物質をゼロにすることはできない．どこまで許容できるかについて，新しい合意形成に向けた国民全員の食品衛生への理解が望まれる．畜水産等で使用される抗生物質や抗菌剤と耐性菌の出現の問題について，国際的な専門家による討論が FAO/OIE/WHO よって開始された．食品安全委員会も，動物用医薬品等の調査を開始している[4]．

農場から食卓までのしっかりとしたわが国のフードシステムが，必要である．すべての国民がフードチェーンの維持・発展に責任を感じ，何らかの役割と貢献をはたすことが必要である．現在，消費者を食品由来の健康被害から，どのように保護すべきかついて国際的にも議論が続いている．保護の適正水準（ALOP；appropriate level of protection）について，国民各位が考えることが必要であり，科学的根拠の説明責任が果たせなければ国際的な信用を失ってしまう．国民一人一人が，子孫のためにも，安全な食品の安定供給・調達ついて科学的に考える時期が来ている．

〔一色賢司〕

文　　献

1) 坪野吉孝：食べ物とがん予防－健康情報をどう読むか，p. 14, 文芸春秋社, 2002.
2) 小島正美：リスク眼力，北斗出版, 2005.
3) 松永和紀：食卓の安全学，家の光協会, 2005.
4) 食品安全委員会ホームページ http://www.fsc.go.jp/
5) FAO/WHO : Food safety risk analysis, A guide for national food safety authorities, 2006.
6) 豊福 肇：食品衛生研究，57(2), 17-30, 2007.
7) 独立行政法人食品総合研究所：食品分析法の妥当性確認, 2006.
8) 一色賢司：食品衛生研究，53(2), 37, 2003.
9) オランダ王国政府：機能性食品のモニタリング方法論に関する調査報告書 http://www.rivm.nl/bibliotheek/rapporten/350030006.html, 2006.

生産・製造現場における安全確保への取組み

1. 安全確保のための技術のねらい

　食品による健康リスクを分析する場合，危害要因を生物的なもの，化学的なもの，物理的なものに分類してリスクを評価する．生物的な危害とは主として細菌やウィルス等で微生物とも呼ばれているものを原因とするものである．化学的な危害とは，化学物質を原因とする原因とするもので農薬，食品添加物，消毒薬等の人工化学物質のほか，キノコやフグの毒素のような天然由来のものも含まれる．物理的な危害とは，ピンなどの金属，石，骨片などを原因とするものである．2006（平成 18）年度の食中毒発生状況（表2）[1]によると，発生件数の9割近くが微生物（ウィルスを含む）を原因とするものである．広い意味で化学物質を原因とする食中毒は 10% であるが，植物や動物由来の自然毒によるものが大半を占めている．この結果は，食品の製造業者，流通業者や消費者が食品を取り扱う場合に，まず微生物汚染に注意しなければならないことを示している．

　食品の生産・製造現場において安全を確保するための管理技術として，HACCP（危害分析・重要管理点；hazard analysis and critical control point）や適正農業規範（GAP；good agricultural practice，農林水産省では「農業生産工程管理」の訳語を用いている）等の導入が進められている．これらの技術は微生物による危害の発生のみを念頭に置いたものではないが，上記の事情から微生物による危害の発生を防止することを最優先の目標として開発されている．

　以下，これらの技術の要点と相互の関係について解説する．

表 2　原因物質別食中毒発生状況（2006 年）

	事件数（件）	発生率（%）	患者数（人）	死者数（人）
細菌	774	51.9	9,666	2
カンピロバクター・ジェジュニ/コリ	416	27.9	2,297	—
サルモネラ属菌	124	8.3	2,053	1
腸炎ビブリオ	71	4.8	1,236	—
ぶどう球菌	61	4.1	1,220	—
ウェルシュ菌	35	2.3	1,545	1
その他	67	4.5	1,315	—
ウイルス※	504	33.8	27,696	
化学物質	15	1.0	172	—
植物性自然毒	103	6.9	446	3
動物性自然毒	35	2.3	65	1
その他	7	0.5	23	—
不明	53	3.6	958	—
総数	1,491	100.0	39,026	6

※ノロウイルスが 499 件（患者 27,611 人）あった．
資料：厚生労働省平成 18 年原因物質別食中毒発生状況

2. 適正農業規範（GAP），適正製造規範（GMP）

　生産・製造現場における安全確保を考える際に最も重視すべきことは，基本的な安全・衛生管理のための手順の励行である．後述するHACCPや食品安全マネジメントシステム（FSMS；food safety management system）についても，基本的な衛生管理のための手順が実施され，衛生的な作業環境が維持されていることを前提としている．その上で特に安全・衛生管理上注意が必要な点について管理方法を定めるとともに，その実施状況について監視を行うなど厳密な管理を行うことにより，安全な食品の生産・製造を担保している．

　このような衛生管理の基礎となる作業環境を確保するための手順は，一般的衛生管理プログラムと呼ばれる．わが国では，食品衛生法第50条第2項に基づき都道府県等が定める施設の内外の清潔保持，ネズミ，昆虫等の駆除その他公衆衛生上講ずべき措置に関する基準（表3）や，同法51条に基づき，都道府県等が公衆衛生の見地から施設について定める基準等が一般的衛生管理プログラムに相当する．一般衛生管理プログラムは，HACCPやFSMS構築の基礎的な条件であるところから，これらのシステムでは前提条件プログラム（PRP；prerequisite program）と呼ばれている．FSMSに対する要求事項を規定した国際規格ISO 22000では，前提条件プログラムを「安全な最終製品及び人の消費にとって安全な食品の生産，取扱い及び提供に適したフードチェーン全体の衛生環境の維持に必要な基本的活動及び活動」と定義[2]し，同義の用語の例として，「適正農業規範（GAP），適正獣医規範（GVP），適正衛生規範（GHP），適正生産規範（GPP），適正流通規範（GDP），及び適正取引規範（GTP）」を示している．またPRP構築の際留意すべき事項として表4の項目をあげている．食品衛生法に基づき定められた公衆衛生上講ずべき措置に関する基準[3]や施設について定める基準は，わが国におけるGMP（good manufacturing practice）といえるものである．また，家畜伝染病予防法に基づく家畜衛生飼養管理基準（表5）は，畜産分野

表3　食品等事業者が実施すべき管理運営基準に関する指針（ガイドライン）（目次）
（平成16年2月27日食安発第0227012号
各都道府県知事・各指定都市長・各中核市長あて
厚生労働省医薬食品局食品安全部長通知）

第1　農林水産物の採取における衛生管理
第2　食品取扱施設等における衛生管理
　1．一般事項
　2．施設の管理
　3．食品取扱設備等の衛生管理
　4．そ族及び昆虫対策
　5．廃棄物及び排水の取扱い
　6．食品等の取扱い
　7．使用水等の管理
　8．食品衛生責任者の設置
　9．記録の作成及び保存
　10．回収・廃棄
　11．管理運営要領の作成
　12．検食の実施
　13．情報の提供
第3　食品取扱施設等における食品取扱者等の衛生管理
第4　食品取扱施設等における食品取扱者等に対する教育訓練
第5　運搬
第6　販売
第7　表示

表 4 PRP 構築の際考慮すべき事項（ISO22000 §7.2.3）

a. 建物及び関連施設の構造並びに配置
b. 作業空間及び従業員施設を含む構内の配置
c. 空気，水，エネルギー及びその他のユーティリティの供給源
d. 廃棄物及び廃水処理を含めた支援業務
e. 設備の適切性，並びに清掃・洗浄，保守及び予防保全のしやすさ
f. 購入した資材（例えば，原料，材料，化学薬品，包装材），供給品（例えば，水，空気，蒸気，氷），廃棄（例えば，廃棄物，排水）及び製品の取扱い（例えば，保管，輸送）の管理
g. 交差汚染の予防手段
h. 清掃・洗浄及び殺菌・消毒
i. 有害生物（鼠族，昆虫等）の防除
j. 要員の衛生
k. 適宜，その他の側面

表 5 家畜衛生飼養管理基準（2004 年 9 月）

1 畜舎及び器具の清掃又は消毒を定期的に行うとともに，家畜及び作業衣，作業靴等を清潔に保つこと．
2 畜舎に出入りする場合には，手指，作業衣，作業靴等について，家畜の伝染性疾病の病原体がひろがるのを防止するために必要な消毒その他の措置をとること．
3 飼料及び水に家畜及びねずみ，野鳥等の野生動物の排せつ物等が混入しないよう努めること．
4 他の農場等から家畜を導入する場合には，当該家畜を導入することにより家畜の伝染性疾病の病原体がひろがるのを防止するため，当該家畜に異常がないことを確認するまでの間他の家畜と接触させないようにすること．
5 他の農場等に立ち入つた者がみだりに畜舎に立ち入らないようにするとともに，他の農場等に立ち入つた車両が農場に出入りする場合には，当該車両の消毒に努めること．
6 畜舎の屋根又は壁面に破損がある場合には，遅滞なく修繕を行うとともに，窓，出入口等の開口部にネットその他の設備を設けることにより，ねずみ，野鳥等の野生動物及びはえ，蚊等の害虫の侵入の防止に努め，必要に応じて駆除すること．
7 家畜を他の農場等に出荷する場合には，当該家畜が移動することにより家畜の伝染性疾病の病原体がひろがるのを防止するため，当該家畜の健康状態を確認すること．
8 家畜の異常をできるだけ早期に発見することができるよう，家畜の健康管理に努め，異常が認められた場合その他必要な場合には，獣医師の診療を受け，又は指導を求めること．
9 家畜の健康に悪影響を及ぼすような過密な状態で家畜を飼養しないこと．
10 家畜の伝染性疾病の発生の予防に関する知識の習得に努めること．

における GAP に位置づけられるものである．

　法律等に基づき定められた GAP，GMP の例を示したが，GAP や GMP は法律に基づくものだけではない．農林水産省では，農産物の安全性や品質を確保するため，農産物の生産段階において，病原微生物や異物混入等の危害対策や栽培工程における生産資材等の使用・管理事項等を定めておく「農作業の工程管理」（GAP）への取組みを推進している．その一環として，2005 年 4 月には各地域や作物の特性等に応じた食品安全 GAP の策定および導入の効率的な推進に資するよう，「『食品安全のための GAP』策定・普及マニュアル（初版）」[4] をとりまとめ，都道府県に対して示した．これを受け，長崎県をはじめいくつかの道県で，独自の GAP が作成され普及が図られている．また，2006 年 10 月末時点で 42 の道府県が何らかの GAP 普及体制を整えている．

　食品安全 GAP は，食品の安全確保を目的としており，農業生産現場において，食品の安全性に悪い影響を与える要因とその影響をできるだけ抑える生産方法をリストアップし（表 6），このリストに従って，確実に実施・記録し，より適切な生産方法に見直すということを繰返す取組みであり，プロセスチェック方式の考え方に基づいている．これは，生産の各工程で必要な対策をあらかじめ定め，その確実な実施によって最終産物の安全性を確保する方

表6 GAPにおける管理ポイント一覧表（チェックリスト）のイメージ

[施設土耕栽培：トマト]

ハウスの所在（ハウスNo.　　　）：○○町○○番地	月日	月日
作付前：土壌の重金属などの検査をしたか／使用水は病原微生物などによる汚染がないか確認したか／堆肥は完熟しているかどうか確認したか（製造温度記録等）		
栽培：ハウス内や周辺は整理整頓し，清潔に保たれているか／かん水は果実に直接かからないようにしたか／農薬は使用基準に従い使用し，作業記録簿に記入したか		
収穫：コンテナやハサミは，使用前及び使用後に洗浄したか／収穫物は丁寧に取扱い，異物が混入していないか確認したか／予冷庫は定期的に清掃し，温度管理記録簿に記入したか		

資料：食品安全のためのGAPパンフレット（2005年，農水省）

法である．この方式では，工程ごとの対策を確実に実施することにより，そこで取扱うすべての最終産物の安全性を確保することや，複数の危害要因に対応できることなどのメリットがある．

策定・普及マニュアルによるGAP導入の手順は以下のとおりである．
手順1：食品安全GAPの導入のためのチームを編成し，役割分担を整理する．
手順2：対象農作物の特徴やその用途を確認する．
手順3：ほ場や生産施設の立地条件等を把握する．
手順4：生産工程図を作成する．
手順5：危害分析を実施する．
手順6：対策の方法を整理する．
手順7：チェックリストを整理する．
手順8：食品安全GAPを実践し，定期的な見直しを行う．
手順9：効果・実効性の検証方法を設定する．
手順10：文書，記録の保管・管理方法を設定する．

食品安全GAP策定の具体的手順にはHACCPの7原則12手順が引用されているが，「モニタリング方法の設定」および「改善措置の設定」は明確には記されていない．

GAPやGMPは，生産現場において，食品の安全性に悪い影響を与える要因とその影響をできるだけ抑える生産方法をリストアップし，このリストに従って，確実に実施・記録し，より適切な生産方法に見直すということを繰返す取組みであり，外部の機関による監査を前提としたものではない．しかし，生産者によるチェックが確実に行われているかといった点について第三者による監査を行うことで，システム運用の信頼性を向上させることも重要である．

EurepGAPは，欧州小売業協会（EUREP；Euro-retailer produce working group）の提案により1997年から取組みが進められている．EurepGAPについては，EUREPに認定された認証機関による第三者認証サービスが行われている．2005年からEU域内の量販店はEurepGAPの認証を取得した生産者の農産物のみを取扱うこととなり，わが国でも認証を取得した例がみられる．また，わが国の生産実態，気象条件等に対応したGAPの確立・普及を目指しているNPO法人日本GAP協会では，会員農場に対しEurepGAPをモデルにしたJGAPについて認証サービスを提供している．

3. HACCP

　食品の衛生管理手法の一つ．危害分析重要管理点方式ともいう．1960 年代にアメリカの宇宙計画の中で宇宙食の安全性を高度に保証するために考案された製造管理のシステムで，hazard analysis and critical control point といい，頭文字の略語として HACCP（ハサップ，ハセップ，ハシップともいう）と呼ばれている[5]．

　HACCP は，製造における重要な工程を連続的に監視することによって，一つ一つの製品の安全性を保証しようとする衛生管理法であり，危害分析，CCP（重要管理点），CL（critical limit，管理基準），モニタリング，改善措置，検証，記録の 7 原則から成り立っている．コーデックス（Codex）は，この 7 原則の前に情報収集等準備のための手順を加え，全体として以下の 12 手順として整理している．

　手順 1：専門家チームの編成
　手順 2：製品の仕様，特性について記述
　手順 3：食べ方，使用法について確認
　手順 4：フローダイアグラムの作成
　手順 5：フローダイアグラムの現場確認
　手順 6：（原則 1）危害分析（HA）
　手順 7：（原則 2）重要管理点（CCP）の特定
　手順 8：（原則 3）管理基準（CL）の設定
　手順 9：（原則 4）モニタリング方法の設定
　手順 10：（原則 5）改善措置の設定
　手順 11：（原則 6）検証法の設定
　手順 12：（原則 7）記録保存および文書作成規定の設定

　わが国では，食品衛生法に基づき，HACCP システムによる衛生管理の方法について厚生労働大臣が基準に適合することを個別に承認する総合衛生管理製造過程承認制度が設けられている．この制度は，営業者による食品の安全確保に向けた自主管理を促す仕組みであり，対象となる食品は，食品衛生法に基づく製造または加工の方法の基準が定められた食品であって厚生省令で定めるもので，乳・乳製品，食肉製品，容器包装詰加圧加熱殺菌食品，魚肉練り製品，清涼飲料水である（2007 年 3 月末）．総合衛生管理製造過程の承認を得た食品の製造または加工は，食品衛生法に基づき定められた基準に適合した方法による食品の製造または加工とみなされる．

　近年，総合衛生管理製造過程の承認を受けた施設で大規模な食中毒事件が起こったことを受け，2003 年に制度改正が行われ，承認取得後の検査において違反が認められれば承認がとり消される更新制となった．

　2007 年 2 月 28 日における承認状況は，乳 239 件，乳製品 259 件，食肉製品 136 件，魚肉練り製品 34 件，容器包装詰加圧加熱殺菌食品 41 件，清涼飲料水 157 件，合計 866 件である．

　HACCP 手法の導入による食品の製造過程の管理の高度化を促進するため，必要となる施設整備に対する金融や税制上の支援を講ずる内容とする「食品の製造過程の管理の高度化に関する法律」が 1998 年に制定された．

　この法律に基づく制度の仕組みは，以下のとおりである．
① 食品ごとに，事業者団体が「指定認定機関」となり，「高度化基準」（農林水産省と厚生労働省の両大臣が認定）を作成．
② 食品事業者は，「高度化計画」を作成し，指定認定機関に認定を申請．指定認定機関は，

「高度化基準」に則っているかを確認して「高度化計画」を認定．
③ 認定を受けた「高度化計画」に従って施設整備を行う食品事業者に，金融や税制の措置．

2007年2月末現在，高度書き順の認定を受けた指定認定機関は21団体，高度化計画の認定は248件となっている．

農林水産省が2006年11月に公表した「HACCP手法による食の安全性確保対策の実態」[6]によると，HACCP手法を導入している企業の割合は2006年6月1日現在で10.6%，2000年調査時に比べ，7.3ポイント上昇している．これを，食品販売金額別にみると，販売金額5,000万円未満の企業では導入済みとする割合は3.4%にすぎないが，販売金額10～50億円では29.3%，50～100億円では44.9%，100億円以上では62.6%と，食品販売金額が高い企業の導入率が高くなっている．製造品目別にみると，牛乳・乳製品が38.3%，ソースが26.4%，その他の畜産食料品（鶏卵の加工製品等）が20.8%と高くなっている．一方，導入の予定はない，とする企業の割合の高い品目では，食酢が85.9%，酒類が73.6%，豆腐・油揚げが72.7%となっている．

4. 食品安全マネジメントシステム（FSMS）

ISO 22000に代表される食品安全マネジメントシステムは，組織におけるHACCP原則の適用を目的としており，管理手法の一部にHACCP原則を採用した上で，内部監査，マネジメントレビュー等の手段を通じ，HACCPプランを含む食品安全マネジメントプランの継続的改善を目指している．

ISO 22000の項目建ては以下のようになっている．
第1章：適用範囲
第2章：引用規格
第3章：用語および定義
第4章：食品安全マネジメント
第5章：経営者の責任
第6章：資源の運用管理
第7章：安全な製品の計画および実現
第8章：食品安全マネジメントシステムの妥当性確認，検証および改善

このうち第7章には，HACCP構築のための12手順が盛り込まれており，基本的にHACCPの考え方に沿った規格であると言える．

ISO 22000は，第三者による認証が可能な規格として開発が行われている．2005年9月の規格発行以来，各国で民間機関による認証が行われている．2006年7月に行われた民間コンサルタントによる調査ではわが国で17の組織がISO 22000の認証を取得していたが，2007年の3月の調査ではわが国で20，世界で359の組織が報告されている．財団法人日本適合性認定協会では2007年5月から，ISO 22000の審査登録を行う認証機関の認定の受付を開始する予定であり，世界の動向に合わせ，今後わが国においても認定を取得する組織が増えることが予想される．

〔湯川剛一郎〕

文　献

1) 厚生労働省「平成18年病因物質別月別食中毒発生状況」
2) ISO/TC 34/WG 8専門分科会監修：対訳ISO 22000：2005, pp. 47, 日本規格協会, 2007.
3) 厚生労働省：食品等事業者が実施すべき管理運営基準に関する指針（ガイドライン）（平成16

年 2 月 27 日食安発第 0227012 号)
4) 農林水産省消費・安全局長(各地方農政局長等宛通知):食品安全のための GAP の普及及び推進について(平成 17 年 4 月 28 日 17 消安第 654 号)
5) 食品安全委員会:食品の安全性に関する用語集(改訂追補版),2006.
6) 農林水産省大臣官房統計部:平成 18 年度食品産業動向調査「HACCP 手法による食の安全確保対策の実態」(平成 18 年 11 月 20 日公表)

1. 有害生物の制御

1.1 食中毒と有害微生物

1.1.1 食中毒の分類と発生状況

食品は,生物に由来する生き物である.人間に不都合な成分を含む場合もあれば,病原体や有害物質を媒介する場合もある.健全な食物も,汚染を受け,放置すれば腐敗や変敗と呼ばれる変化を起こし,食用不適となる.腐敗(microbial spoilage, putrefaction)とは,微生物が食品中で発育し,色調・香り・味などの官能的品質が悪化することである.厳密には,タンパク質を主成分とする食品が細菌により分解され,アンモニアやアミン類等を産生し,強い悪臭を伴う変質をいう.また変敗(spoilage, decomposition)は,食品の品質が劣化し,食用に耐えられないことをいう.したがって変敗には,微生物の発育が原因のもの(腐敗)と,そうでないもの(たとえば,油脂の酸化,カルボニル反応による褐変)がある.当然ながら,腐敗や変敗した食品は,見た目や臭いで容易に判別できるため,ヒトに健康危害を与えることはほとんどない.

一方,食中毒(food poisoning)は,食品を通じて体内に入った病原微生物,有害な化学物質等によって起こる急性胃腸炎を主とする健康危害である.食中毒を起こす食品は,一般的に見た目には健全な食品と見分けがつかない.

a. 食中毒の分類

食中毒は,その原因により細菌性(ウイルス性),動物性や植物性の自然毒,化学物質によるものに大別される.食中毒の原因の70~80%は細菌とウイルスによるものである.

細菌性食中毒は,以前分類上の感染症(infectious disease)とは別の感染であると定義されていた.すなわち感染症は,少量の細菌感染で発症し,感染力もより強い病原菌が原因と定義されていたが,1999年12月からコレラ菌,赤痢菌,チフス菌などの感染症の原因微生物も新たに食中毒原因菌とされた.現在は,旧感染症予防法で感染症に含められていたものでも,"飲食に起因する健康危害は原則的に食中毒"と定義されている.

細菌性食中毒は,感染型と毒素型に大別される.感染型食中毒は,食品とともに摂取した病原菌が体内で増殖あるいはすでに病原菌の増殖した食品を摂取して,その病原菌の腸管粘膜への作用により発症する.感染型食中毒をひき起こす病原菌としては,赤痢菌,コレラ菌,チフス菌,サルモネラ属菌,腸管出血性大腸菌,カンピロバクター,リステリア菌,腸炎ビブリオなどがある.毒素型食中毒は,食品の中で病原菌が増殖する際に産生した毒素が体内に入って発症するものである.毒素型食中毒をひき起こす病原菌は,黄色ブドウ球菌,ボツリヌス菌,セレウス菌などがある.

ウイルス性食中毒をひき起こすウイルスとしては,生カキの食中毒で有名なノロウイルス,乳幼児下痢症の原因であるロタウイルスやアデノウイルス,A型肝炎ウイルスなどがある.

自然毒による食中毒は,発生件数,患者数ともに少ないが,数人の死者が毎年出ている.植物性自然毒としては,毒キノコの毒成分(ムスカリン,アマニチン,ファリンなど)が有名である.その他ジャガイモ芽毒成分(ソラニン),生ギンナンおよび生ウメの有毒成分(シアン)などがある.動物性自毒としては,フグ毒(テトロドトキシン)が有名である.その他に麻痺性貝毒(PSP; paralytic shellfish poison),下痢性貝毒(DSP; diarrheic shellfish poison),神経性貝毒(NSP; neurotoxic shellfish poison)などが知られている.わが国の自然毒

食中毒による死者のほとんどは，フグ毒とキノコ毒によるものである．

化学物質がひき起こす食中毒としては，ヒ素・鉛・カドミウムなどの無機物，有機水銀・ホルマリン・パラチオン等有機リン製剤などによるものがある．

アレルギー様食中毒の原因物質としてはヒスタミンが知られている．この物質は，サバ・サンマ・カツオ・マグロ等，特に赤身の魚に含まれる遊離のヒスチジンが腐敗細菌の増殖により，脱炭酸作用を受けて産生するアミンである．

b. 食中毒発生状況

食中毒の発生状況を正確に把握するのは，非常に困難である．その最大の理由は，軽い下痢や嘔吐などの場合には，医師の治療を受けることなく，家庭の常備薬で治癒してしまう場合が多いからである．毎年厚生労働省から発表される食中毒統計は，食中毒を扱った医師が最寄りの保健所に届け出，届け出のあった事例について保健所で調査・確認を行い，その結果が都道府県知事を通して厚生労働大臣に届けられたものだけである．実数は，統計数の約20～100倍と推定されている．

1) 年次別発生状況

過去10年間の食中毒発生の動向としては，2000年までは，患者数が35,000～45,000人/年であったが最近5年間は30,000人弱/年で推移している（図II.1.1.1）．発生件数は1,500～3,000件/年，死者は数人前後/年である．

1996年と2000年は，1万人強の患者を発生させた大規模集団食中毒事件が起こった年である．1996年は腸管出血性大腸菌O157：H7による集団食中毒が発生し，8名の死者を出した．2002年の食中毒死者数が18名と多いのは，老人養護施設での大腸菌O157：H7集団食中毒発生により，9名の死者が出たためである．1998年に3名また2000年と2003年に1名の大腸菌O157：H7食中毒による死者が出ている．2000年は，黄色ブドウ菌が原因となった大手乳業メーカーの低脂肪乳による大規模な食中毒事件が発生した．

なお，大規模集団食中毒事件を契機に1997年以降は患者数1人の事例と2人以上の事例を分けて報告することとなった．また1998年以降は，ウイルス性食中毒も報告されるようになった．

2) 食中毒原因物質

食中毒の病因物質としては，細菌とウイルスが最も重要な位置を占め，発生件数および患者数で全体のそれぞれ70～80％および90％以上はこれらによるものである．厚生労働省は，病因物質別発生状況の統計に，1998年からウイルスを，2000年からコレラ菌，赤痢菌，チフス菌およびパラチフスA菌を加えた．ここ数年は，発生件数第1位がカンピロバクターで次いでノロウイルスとなっている（図II.1.1.2）．カンピロバクターは，患者数（2,000人以上/年）でも上位を占めている（表II.1.1.1）．ノロウイルスによる食中毒は，2000年以降毎年8,000人以上の患者が出ている．2000年は，低脂肪乳による大規模な食中毒事件発生のため，黄色ブドウ球菌が第1位となったが，それ以降は患者数で第1位を独走している．鮮魚の生食文化を有するわが国では，腸炎ビブリオによる食中毒は以前から大きな問題となっていた．腸炎ビブリオ食中毒対策が2001年7月から改正され，それが効を奏して発生件数および患者数ともに減少傾向にある．サルモネラ属菌による食中毒は，昔から国際的に重要な問題であ

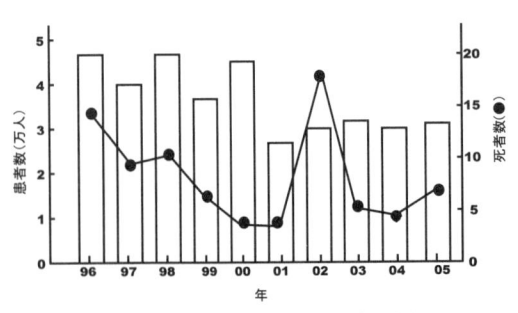

図 II.1.1.1　食中毒の年次別発生状況

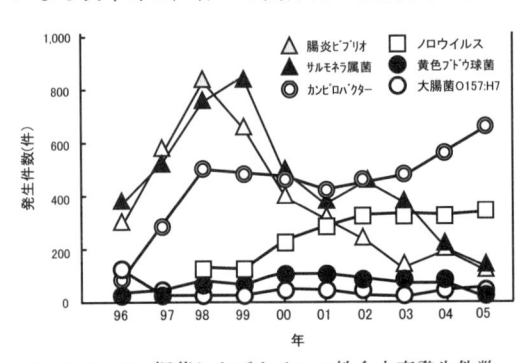

図 II.1.1.2　細菌およびウイルス性食中毒発生件数の推移

1.1 食中毒と有害微生物

表 II.1.1.1 病因物質別食中毒患者数の推移（厚生労働省食中毒統計より改変作成）

年次（西暦）			1996	1998	2000	2002	2004	2005
患者総数			46,327	46,179	43,307	27,679	28,175	27,019
病院物質判明患者数			41,300	43,071	41,149	26,067	26,347	25,802
細菌	総数		41,025	36,337	32,417	17,533	13,078	16,678
	サルモネラ属菌		16,567	11,471	6,940	5,833	3,788	3,700
	黄色ブドウ球菌		698	1,924	14,722	1,221	1,298	1,948
	腸炎ビブリオ		5,241	12,318	3,620	2,714	2,773	2,301
	腸管出血性大腸菌VT生産		14,488	183	113	273	70	105
	その他の病原大腸菌			3,416	3,051	1,368	869	1,734
	カンピロバクター・ジェジュニ/コリ		1,557	2,114	1,784	2,152	2,485	3,439
	ウェルシュ菌		2,144	3,387	1,852	3,847	1,283	2,643
	セレウス菌		274	704	86	30	397	324
	その他		47	820	249	95	115	484
ウィルス	総数		−	5,213	8,117	7,983	12,537	8,728
	ノロウィルス		−	5,213	8,080	7,961	12,537	8,727
化学物質			47	216	167	154	299	111
自然毒			228	524	448	372	433	285

る．サルモネラ食中毒も1999年以降は，発生件数が減少傾向に転じている．患者数も減少傾向にあるが，依然第2位か第3位の位置を占めている．近年でも，患者数1,000人以上を出した大規模サルモネラ食中毒事件が1996年（原因食：ポパイサラダ），1998年（原因食：三色ケーキ）と1999年（原因食：乾燥イカ菓子）に起きている．1996年の堺市を中心とした腸管出血性大腸菌O157：H7による大規模集団食中毒の発生は，世界中を震撼させた．大腸菌O157：H7は，1982年に米国で集団食中毒菌の原因菌として初めて発見された新興病原菌である．1996年の大規模事件発生以前の1990年に，すでに埼玉県の幼稚園で大腸菌O157：H7による集団食中毒事件が発生し，2名の死者を出していた．

表 II.1.1.2 原因食品別の食中毒発生件数推移（厚生労働省食中毒統計より作成）

年次（西暦）	2000		2002		2004		2005	
施設別	事件数	発生率(%)	事件数	発生率(%)	事件数	発生率(%)	事件数	発生率(%)
総数	2,247	100	1,850	100	1,666	100	1,545	100
魚介類	189	8.4	174	9.4	147	8.8	114	7.4
魚介類加工品	15	0.7	10	0.5	9	0.5	15	1.0
肉類およびその加工品	45	2.0	55	3.0	52	3.1	95	6.1
卵類およびその加工品	42	1.9	22	1.2	13	0.8	14	0.9
乳類およびその加工品	4	0.2	0	0.0	1	0.1	1	0.1
穀類およびその加工品	25	1.1	27	1.5	28	1.7	17	1.1
野菜類およびその加工品	90	4.0	87	4.7	100	6.0	63	4.1
菓子類	19	0.8	11	0.6	13	0.8	8	0.5
複合調理食品	86	3.8	85	4.6	90	5.4	83	5.4
その他	464	20.6	388	21.0	422	25.3	464	30.0
不明	1,268	56.4	991	53.6	791	47.5	671	43.4

表 II.1.1.3 原因施設別の食中毒発生件数推移（厚生労働省食中毒統計より作成）

年次（西暦）	2000		2002		2004		2005	
施設別	事件数	発生率(%)	事件数	発生率(%)	事件数	発生率(%)	事件数	発生率(%)
総数	2,247	100	1,850	100	1,666	100	1,545	100
家庭	311	13.8	183	9.9	212	12.7	134	8.7
事業所	62	2.8	54	2.9	64	3.8	50	3.2
学校	30	1.3	27	1.5	19	1.1	32	2.1
病院	17	0.8	17	0.9	11	0.7	11	0.7
旅館	105	4.7	97	5.2	108	6.5	83	5.4
飲食店	497	22.1	468	25.3	462	27.7	534	34.6
販売店	12	0.5	7	0.4	14	0.8	12	0.8
製造所	18	0.8	11	0.6	14	0.8	7	0.5
仕出し屋	57	2.5	50	2.7	48	2.9	56	3.6
採取場所	2	0.1	4	0.2	2	0.1	0	0.0
その他	35	1.6	22	1.2	20	1.2	22	1.4
不明	1,101	49.0	910	49.2	692	41.5	604	39.1

1996年以降，毎年件数は少ないが大腸菌O157：H7による食中毒事件が発生している．2002年の老人養護施設の給食が原因の集団食中毒では，9名の患者が死亡している．

3） 食中毒原因食品

原因食品の特定には，患者からの食事聞き取り調査と摂取食品からの病原菌の分離同定が必要で容易ではなく，毎年発生する食中毒事件の半数以上で原因食品が不明である．最近の食中毒原因食品の上位は，魚介類，肉類およびその加工品，野菜類およびその加工品と複合調理食品である（表II.1.1.2）．

4） 食中毒の原因施設

食中毒発生の原因施設としては，発生件数では，例年，飲食店，家庭，旅館，事業所，仕出屋が多い．患者数では，例年は発生すると集団食中毒になりやすい飲食店と仕出屋が1，2位であるが，2000年は，乳製品による大規模食中毒事件のため製造所が第1位であった．自然毒による死者数は，フグやキノコの素人調理が原因のため，例年，家庭での発生が多い（表II.1.1.3）． 〔川本伸一〕

1.1.2 細菌性食中毒とウイルス性食中毒

a. 細菌性食中毒

細菌性食中毒をひき起こす主要な食品病原微生物について，特徴・症状・原因食品と汚染経路・予防対策について以下に述べる．

1） サルモネラ属菌（*Salmonella*）

サルモネラは，生物学的・免疫学的に類似した菌群の総称である．グラム陰性桿菌で通性嫌気性の周毛性鞭毛をもつ腸内細菌科の細菌である（図II.1.1.3, A）．サルモネラは古くから，血清学的に細かく分けられている．2,000余りの血清型名が知られており，菌種ではなく血清型名で分類されている．食品衛生分野では，ことサルモネラに関しては血清型が重要視され，細菌分類の国際命名規約に従った属種名，亜種名のあとに血清型名（イタリック文字にしない）を並べる記載は少なく，*Salmonella* Enteritidis のように属名のあとに血清型名を並べる慣用名が使われることが多い．ヒトの感染型食中毒に関係ある血清型のサルモネラは，*S.* Enteritidis（ゲルトネル菌），*S.* Typhimurium（ネズミチフス菌），*S.* Newport, *S.* Chester など20種類ほどがある．伝染病菌である*S.* Typhi（腸チフス菌），*S.* Paratyphi A（パラチフスA菌）なども前

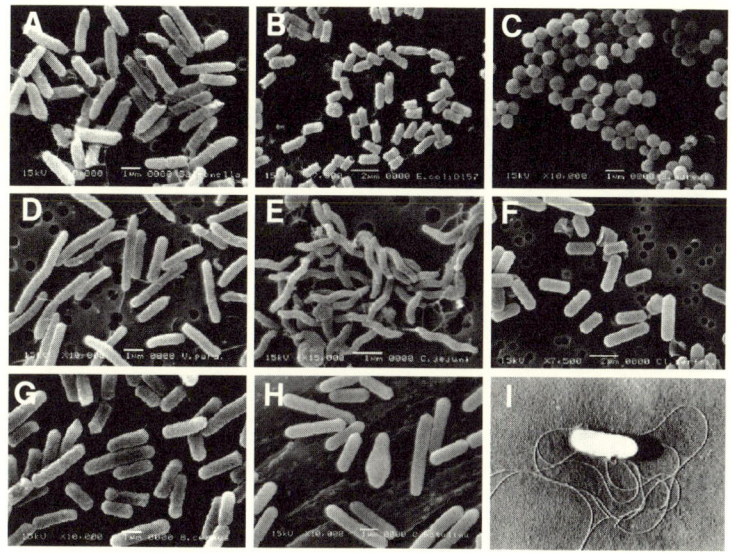

A, *Salmonella* Enteriditis; B, *Escherichia coli* O157:H7 ; C, *Staphylococcus aureus*
D, *Vibrio parahaemolyticus*; E, *Campyrobacter jejuni*; F, *Clostridium perfringens*
G, *Bacillus cereus*; H, *Clostridium botulinum*; I, *Listeria monocytogenes*.
A～Hは、内閣府食品安全委員会提供、Iは東京都健康安全研究センター提供

図 II.1.1.3　食中毒菌の電子顕微鏡写真

述のように食品を原因とした感染では，食中毒菌扱いとなる．

〈症状〉：潜伏期間は摂取菌量により一定ではなく6～72時間の幅があり，通常は12～24時間である．発病は急激な悪寒を伴って発熱と腹痛が先行する場合が多い．症状は，激しい腹痛，下痢，嘔吐，発熱（38℃前後）で，ふつうは2～3日で軽快し，1週間以内に回復する．長期にわたり保菌者となることもある．

〈原因食品と汚染経路〉：サルモネラは，家畜などの哺乳類，鳥類，爬虫類などの陸上動物の腸内を主な住みかとしている．また河川，下水，土壌菜等の生活環境からも見出される．サルモネラ食中毒の原因は，これらから直接的または間接的に汚染された食品で畜産食品が主である．特に食肉（牛レバ刺し，鶏肉など）と鶏卵およびその加工品が原因食品となることが多い．これまでに報告されている原因食品は，各種の畜産食品のほか，チョコレート，魚肉練り製品，魚介類，ココナッツ，果物，飲料水など動物性や植物性食品を問わず多岐にわたる．

〈予防対策〉：食中毒予防の原則である食品への汚染防止，増殖防止，食品中のサルモネラの殺菌は前提である．汚染された飼料による保菌動物や鶏卵の汚染防止，感染源となる昆虫（ゴキブリ，ハエなど）とネズミの駆除を十分行う必要がある．サルモネラ食中毒の発症には，一般に10^5～10^9の菌数が必要なため，増殖防止のための食品の低温貯蔵，食品の再加熱（75℃，1分以上）は予防対策となる．また生肉，取扱者の手指，汚染器材からの調理済み食品への2次汚染の防止も重要である．

2）病原大腸菌

大腸菌（*Escherichia coli*）は，グラム陰性桿菌で通性嫌気性の細菌である．ヒトの腸内常在菌で，大部分は無害だが，特定のO血清型に属する大腸菌がヒトに対して病原性を示す．赤痢様の腸炎を起こす腸管侵入性大腸菌（EIEC: Enteroinvasive *E. coli*，主な血清型はO 28，O 112，O 124，O 136など），乳幼児にサルモネラ様の胃腸炎を起こす腸管病原性大腸菌（EPEC: Enterophathogenic *E. coli*，主な血清型はO 44，O 55，O 86，O 126など），主として熱帯，亜熱帯地域で発生する子供などの下痢の原因菌である腸管付着性大腸菌（Enteroaggregative *E. coli*，主な血清型はO 127，O 128など），易熱性（エンテロトキシンLT，heat-labile enterotoxin）と耐熱性（エンテロトキシンST，heat-stable enterotoxin）の2種の毒素を産生し，

下痢を主徴とする毒素原性大腸菌（Enterotoxigenic *E. coli*，主な血清型は O 8, O 6, O 11, O 15, O 20, O 25, O 148, O 159, O 169 など），赤痢菌の産生する志賀毒素と類似のベロ毒（培養細胞の一種であるアフリカミドリザル腎臓由来のベロ細胞にごく微量で致死的に働くことから名づけられた）を腸管内で産生し，出血性大腸炎を起こす腸管出血性大腸菌（Enterohemorrhagic *E. coli*，主な血清型は O 57, O 26, O 111 など）の 5 種類がある．

特に腸管出血性大腸菌 O 157：H 7 による集団食中毒は，1980 年代から世界各地で発生し，その乳幼児・小児や基礎疾患のある高齢者に対する重篤性から大きな問題となっている．

〈腸管出血性大腸菌 O 157：H 7 による食中毒〉：大腸菌 O 157：H 7 は新興病原菌である（図II.1.1.3, B）．1982 年に米国ミシガン州とオレゴン州のファーストフードチェーンのハンバーガーによる集団食中毒事件で，出血性の下痢を起こした患者から初めてこの菌が分離された．その後，カナダのオタワでカニのサンドイッチで集団食中毒が発生し，19 名が死亡した．同様な食中毒事例が米国各地，カナダ，オーストラリア，イギリスなどの EU 諸国で多く報告されている．米国ではごく最近の 2006 年，袋詰めされた生食用ホウレンソウが原因で全米 23 州にまたがる 3 人の死者を含む 157 人の患者を出した集団食中毒事件が発生している．

わが国では，1990 年，埼玉県浦和市の幼稚園で，汚染井戸水が原因の死者 2 名を含む 268 人に及ぶ集団食中毒が発生した．1996 年 5 月に岡山県に発生した腸管出血性大腸菌 O 157：H 7 の集団感染が最終的に堺市で患者数 12,680 人という大規模な事件に発展し，社会的に大きなインパクトを与えた．1996 年の大規模事件以後は，この食中毒に対する知識と予防の方策も普及し，少なくはなっているが，散発的に集団食中毒が発生している．

〈症状〉：O 157 による食中毒あるいは感染症の潜伏期は 4～8 日とかなり長い．発症量（病気をひき起こす菌数）は，約 100 程度と食中毒菌の中で最少である．症状は，腹痛や水様性の下痢で，下痢は後に出血性となる．成人では，軽い下痢だけで 5～10 日後には治癒する．乳幼児や高齢者の場合には，下痢がはじまってから平均 1 週間後には，溶血性尿毒症症候群（HUS：hemolytic uremic syndrome）を発症することがある．高齢者の場合には，HUS と発熱，神経症状が重なって重篤になることもあり，その場合は致死率が 50％ まで高まる．

〈原因食品と汚染経路〉：O 157 は，ウシ，ヒツジ，ブタなどの家畜を中心とした動物の腸管内に生息し，ふん尿を介して食品，飲料水を汚染する．家畜の解体処理時における腸管内容物の食肉への汚染対策は特に重要である．わが国での腸管出血性大腸菌食中毒の原因食品としては，井戸水，ポテトサラダ，焼肉店の食事，ウシの生レバー，シカ肉，浅漬け，メロンなどがある．これに対して，欧米諸国の集団事例では，牛挽肉（ハンバーガー），ローストビーフ，サラミソーセージ，ミルク，サンドイッチ，アップルサイダー，生野菜などが原因食品となっている．

〈予防対策〉：O 157 は熱に弱いため，食肉は中心部までよく加熱する（75℃，1 分以上）ことが重要である．生食する場合の野菜類はよく洗浄することが大事である．と畜場の衛生管理，食肉店での 2 次汚染対策を十分に行う必要がある．低温管理保存の徹底も重要である．

3） **黄色ブドウ球菌**（*Staphylococcus aureus*）

グラム陽性の球菌で，ブドウの房状に連鎖して分裂増殖する（図II.1.1.3, C）．耐塩性が高く，食塩濃度 7.5％ でも生育可能である．本菌は，化膿巣形成から敗血症まで多彩な臨床症状をひき起こす．特に最近，MRSA（methicillin resistant *Staphylococcus aureus*）と名づけられた多種類の抗生物質が効かない耐性黄色ブドウ球菌は，院内感染や術後 MRSA 腸炎の原因となるので，大きな問題となっている．黄色ブドウ球菌は，食品中で増殖すると耐熱性（100℃，30 分の加熱でも耐性）のエンテロトキシンと呼ばれる毒素（分子量 27,000 前後の単純タンパク質で抗原性の違いにより A～L 型に分類．最も食中毒発生件数の多いのは A 型）する．食品とともに摂取したこの毒素がヒトの腸管で吸収されて発症することから，本菌は毒素型食中毒をひき起こす典型的な病原菌である．2000 年に発生した患者数 14,000 人を超える大規模な乳飲料の食中毒事件は，殺菌工程で黄色ブドウ球菌は死滅していたにもかかわらず，すでに製品に混入していた毒素が残存していたために起こったものであった．黄色

ブドウ球菌は，ヒトをはじめ温血動物の皮膚，鼻に，またそれより少ないが，のど・消化管に棲息している．ヒトの半数は，鼻に本菌をもっているとよく指摘される．

〈症状〉：感染型に比べると潜伏期間は短く，通常1～6時間以内に発症する．症状は，吐き気，嘔吐，下痢，腹痛が主なもので，特に嘔吐が特徴的な症状である．一般に症状は軽く，1～3日で回復し，この食中毒だけが原因で死亡することはほとんどない．

〈原因食品と汚染経路〉：汚染源としては，ヒトの化膿巣が重要である．食品取扱従事者のケガ，ヒトの鼻に棲息する黄色ブドウ球菌がくしゃみや手指を介して食品に汚染する．わが国では，弁当，にぎり飯，魚肉練り製品，加工乳，和洋生菓子などが原因食品として報告されている．外国では，乳製品（牛乳，クリームなど），畜肉（ブタ，ウシ，ニワトリ，シチメンチョウ）およびその加工品（ハム，ソーセージ）が原因となることが多い．

〈予防対策〉：① 調理器具の洗浄殺菌，② 手指の洗浄，③ 手荒れや化膿巣のある人は，食品に直接触れない，④ 食品加工従事者は，マスク・手袋を着用などの調理従事者の衛生管理が最も重要である．食品中での菌の増殖と毒素の産生を防ぐために低温保存（10℃以下）は有効である．

4) 腸炎ビブリオ（*Vibrio parahaemolyticus*）

わが国における細菌性食中毒（感染型）原因菌の代表格である．グラム陰性桿菌で海洋性の細菌である（図II.1.1.3, D）．他の細菌に比べ増殖速度が速く，最適条件では10分で1回分裂する．海洋性細菌のため，食塩濃度0.5%～10%で生育するが，3%前後が最適濃度である．したがって，塩分のない水道水中では死滅する．腸炎ビブリオはわが国で発見された食中毒菌としては，唯一の細菌である．本菌は，ヒトに感染して下痢をひき起こす原因物質である耐熱性溶血毒(TDH: thermostable direct hemolysin)および耐熱性溶血毒類似毒素（TRH: TDH related haemolysin）を産生するか否かにより病原株と非病原株に区別される．食中毒患者から検出される腸炎ビブリオの90%以上が病原株であるが，海水や魚介類などから検出される腸炎ビブリオの99%以上が非病原株といわれている．

〈症状〉：健康なヒトの腸炎ビブリオ食中毒の発症量はかなり高く10^7～10^8と推定されている．通常7～18時間の潜伏期の後，激しい腹痛，下痢，嘔吐などの症状を示し，時に軽度の発熱がある．一般に経過は短く，2～3日で回復することが多い．死亡率は低いがゼロではない．1950年，大阪を中心に起こったシラス干し集団食中毒事件では患者数272中20人が死亡した．

〈原因食品と汚染経路〉：汚染された魚介類が原因食品の大部分を占め，特に刺身，たたき，寿司などの魚介類の生食が原因である．またふきん，まな板や包丁などの調理器具を介した2次汚染により，海産物と無縁の食品（漬け物，卵焼きなど）が原因食品となる場合がある．腸炎ビブリオに汚染された食品は，保存温度の管理に不備があると本菌が急激に増殖して発症菌量に達するため，気温の高い夏期に食中毒の発生が多い．

〈予防対策〉：本菌食中毒の予防には，調理後の食品で腸炎ビブリオを増やさないことが大切である．すなわち，① 魚介類は新鮮なものでも真水でよく洗う，② 刺身などの魚介類は，短時間でも冷蔵庫（4℃以下）に保存し，増殖を抑える，③ 生食用の魚介類を室温に2時間以上放置した場合には，加熱調理して食べる，などの注意が必要である．また，魚介類の調理器具や保管容器からの2次汚染にも十分注意する必要がある．

5) カンピロバクター（*Campyrobacter*）

カンピロバクターは，グラム陰性のらせん型の桿菌で端在性の鞭毛をもって，コルクスクリュー様といわれる特徴的な運動をする（図II.1.1.3, E）．空気中の酸素分圧（約20%）よりも低い酸素の環境を好む微好気性細菌である．多くの菌種で酸素5～10%，二酸化炭素3～5%，つまりわずかの酸素と多くの二酸化炭素という条件で最もよく増殖し，好気および絶対嫌気条件下では増殖しない．ウシやニワトリなどの家畜・家禽の腸内常在菌である．カンピロバクター属の細菌種は現在20種ほど知られており，その中でヒトの食中毒の原因菌の大半を占めるのは，*C. jejuni* と *C. coli* である．開発途上国ではカンピロバクターが乳幼児下痢症の最も重要な原因となっている．

〈症状〉：発症量は，比較的少なく10^3程度と推定されている．潜伏期間は，1～7日と長く，頭痛，倦怠感，発熱，吐き気，腹痛，下痢が主症状であ

る.

〈原因食品と汚染経路〉：本菌は，人畜共通感染症菌で動物の腸内常在菌であり，これらのふん便から食品や水が汚染される．原因食品としては，加熱不十分の食肉（特に鶏肉），飲料水，生野菜，牛乳が報告されている．

〈予防対策〉：本菌の予防対策としては，① 調理器具を熱湯消毒し，よく乾燥させる，② 肉と他の食品との接触を防ぐ．食肉・食鳥肉処理場での衛生管理，2次汚染防止を徹底する，③ 食肉は十分な加熱（65℃以上，数分）を行う，などが大切である．

6） ウェルシュ菌（*Clostridium perfringens*）

グラム陽性の絶対嫌気性（酸素に対する抵抗性は強い），非運動性の大型桿菌で，耐熱性の芽胞（胞子）を形成する（図II.1.1.3, F）．ウェルシュ菌は土壌細菌であり，またヒトや動物の大腸内常在菌である．これらの環境から分離されるウェルシュ菌の大部分は，病原性をもたない．エンテロトキシン産生性ウェルシュ菌が食品を介して腸内に入ると，そこで増殖して胞子形成時にエンテロトキシン（分子量 35,000 の単純タンパク質で，比較的熱に弱い）を産生し，食中毒（感染型）を起こす．ウェルシュ菌は，5つの型に分類されており，ヒトに食中毒を起こすものは主にA型菌である．

〈症状〉：ウェルシュ菌が1g当り10^5以上に増殖した食品を摂取すると食中毒をひき起こすと推定されている．潜伏期は8～24時間（平均12時間）で腹痛，下痢が主な症状である．嘔吐や発熱などの症状はほとんどなく，一般的に症状は軽く1～2日で回復する．

〈原因食品と汚染経路〉：原因食品としては，カレー，スープ，うどんのつけ汁，野菜の煮物，煮魚などの多種多様の煮込み料理が目立つ．これらの食品を大きな鍋などで調理，加熱（煮沸）し，食べるまでそのまま室温に放置したという例が多い．材料が大量のウェルシュ菌に汚染されていた場合，大量加熱調理食品は冷えるのに時間がかかり，加熱により活性化され発芽したウェルシュ菌がその間に増殖し，食中毒をひき起こしたものと考えられる．

〈予防対策〉：食品中での菌の増殖防止が最も重要なポイントである．すなわち，① 清潔な調理を心がけ，調理後速やかに食べる，② 加熱調理食品の冷却は速やかに行う，④ 食品を保存する場合は，10℃以下か 55℃以上を保つ．また，食品を再加熱する場合は，十分に加熱して増殖型菌（栄養細胞）を殺菌し早めに摂食するなどの注意が必要である．

7） セレウス菌（*Bacillus cereus*）

グラム陽性の大型桿菌で耐熱性芽胞を形成する細菌である（図II.1.1.3, G）．増殖は好気性である．土壌，空気，水中など自然界に広く分布しており，大部分の菌株はヒトに病原性をもたない．野菜や穀類などの農産物を汚染している．食中毒の原因になるのは毒素をつくる能力の高い一部の菌株に限られている．

〈症状〉：セレウス菌の食中毒症状は，下痢型と嘔吐型に明瞭に分かれ，それぞれの原因となる菌株の型も，それらが生産する毒素の型も異なる．下痢型食中毒の場合は，欧米でよくみられるもので，菌が小腸で増殖してタンパク質毒素であるエンテロトキシンが産生されることにより発症する．発症菌量は，10^5～10^7と推定されている．潜伏期は，8から16時間である．一方，嘔吐型食中毒の場合は，わが国でよくみられるもので，菌が食品中で増殖することにより産生される耐熱性環状ペプチドの毒素により発症する．潜伏期は，30分～6時間である．

〈原因食品と汚染経路〉：下痢型の原因食品は，肉製品，スープ，プリン，牛乳，乳製品などである．嘔吐型の原因食品は，チャーハン，ピラフ，にぎり飯，パスタなど穀類を原材料としたものである．これらの食品では調理後，保存中に芽胞が発芽・増殖して，毒素を産生する．

〈予防対策〉：予防のためには，① 米飯やめん類を作り置きしない，② 穀類の食品は室内に放置せずに調理後は10℃以下で保存する，などが重要である．

8） ボツリヌス菌（*Clostridium botulinum*）

グラム陽性の絶対嫌気性，運動性の桿菌で非常に耐熱性の強い芽胞を形成する（図II.1.1.3, H）．ボツリヌス食中毒は，菌が食品中で増殖して現存の中で最も強力な毒素（麻痺性神経毒）を産生し，この汚染食品を経口摂取することでひき起こされる毒素型の細菌性食中毒である．本菌は，動物の腸管や自然界に広く棲息する．ボツリヌス菌は，毒素の血清型によりA～Gの型があり，ヒトに食中毒を起こすのは，A，B，E，Fの4型である．E型菌は特に4℃付近の低温でも増殖可能である．

〈症状〉：ボツリヌス菌食中毒の潜伏期は，取込まれた毒素の量により，ふつう 12～24 時間，時には 2～3 日というように，毒素型の食中毒としては長い．症状は，はじめ吐き気，嘔吐，下痢などの胃腸障害がしばしば見られ，次いで脱力感，目まい，さらに視力低下，瞳孔拡大，言語障害などの神経麻痺が起こる．重症になると呼吸筋の麻痺がおこり死に至る．致死率は 20％ と高い．

〈原因食品と汚染経路〉：ボツリヌス菌は，本来土壌細菌で，芽胞の状態で世界中に広く分布しており，食品原料が汚染を受けている．特に北海道周辺は，E 型菌の汚染地帯である．原因食品としては，野菜・果物の自家製缶詰やペースト，キャビア，オリーブなどのびん詰，真空パック食品，レトルト食品である．またわが国では，北海道・東北地方で好まれる"いずし"（E 型菌による）のような自家製なれずしが原因食となることが多い．1984 年に起きた九州，熊本県産の"辛子レンコン"による食中毒は，有名である．これは，ボツリヌス菌が汚染した辛子レンコンを酸素吸収剤使用で保存したことにより，この菌の増殖を促進したと指摘されている．乳児ボツリヌス症では，ボツリヌス菌芽胞が混入した食品（ハチミツ，コーンシロップ）が原因食品となる．

〈予防対策〉：酸性化（pH 4.5 以下）により，毒素の生産を抑制できる．また毒素は，熱に弱いので，摂取前の加熱が効果的である．容器が膨張している缶詰や真空パック食品は食べないよう注意する．離乳前の乳児には芽胞が汚染している恐れのある食品（ハチミツ，コーンシロップ，野菜ジュースなど）は避けることが肝要である．

9）**リステリア菌**（*Listeria monocytogenes*）

リステリア菌は，古くから人畜共通の病原菌として知られている．わが国では，2001 年に北海道で発生した集団食中毒が，その後の調査でナチュラルチーズが原因のリステリア食中毒であったとの報告例が 1 例あるのみであるが，欧米では，多くの被害者を出して大きな問題となっている．米国では，毎年約 2,500 人がリステリア症となり，そのうち約 500 人が死亡していると推定されている．

リステリア菌は，グラム陽性，通性嫌気性の桿菌である（図 II.1.1.3, I）．本菌の発育温度域は 0～45℃ と広く，冷蔵庫中でも増殖，他の細菌に比べて塩に強く，10％ の食塩水の中でも増殖するが，加熱殺菌には弱いという特徴がある．本菌は，動植物をはじめ広く自然界に分布している．

〈症状〉：感染初期は，急性胃腸炎症状よりも，インフルエンザ様症状を示すことが多く，また，潜伏期間は平均して 3 週間と長い．髄膜炎および敗血症をひき起こし，意識障害や痙攣を起こす場合もある．38～39℃ の発熱，頭痛，嘔吐などの症状が出るが，健康な成人では無症状のまま経過することが多い．胎児敗血症では，妊婦から子宮内の胎児に垂直感染し，これが流産や早産の原因となる．妊婦は発熱，悪寒，背部痛を主徴とし，胎児は出生後短時日のうちに死亡することが多い．

〈原因食品と汚染経路〉：リステリア菌は自然界に広く分布しており，食肉，肉製品，チーズなどからもしばしば（2～45％）検出されている．リステリア菌の分布について 1988 年以降，わが国で行われた調査・研究を詳しく総括した報告がなされている．その結果では，検査された食品中リステリア菌の最も高い検出率を示した食品は肉類で，3.0～67％ が汚染されており，魚介類，乳・乳製品，その他の食品でも 0～7％ の汚染がみられた．本菌食中毒の原因食品は多彩で，特に乳製品および食肉加工品，調理済みで低温保存する食品が原因となる．牛乳，ナチュラルチーズ，スモークサーモン，サラダ，食肉などの食品を原因とした集団発生事例がある．

〈予防対策〉：①リステリアは加熱で死滅するので，動物性の生肉（ウシ，ブタ，ニワトリ，シチメンチョウ等）はよく加熱する，②生野菜は食前によく洗う，③生肉は，野菜や調理済みの食物など食べる用意ができている食物と接触させない，④生肉に使用した皿を洗浄，消毒しないまま他の食品に使用しない，⑤加熱していない生の食物を扱った後は，手，包丁，まな板，容器などをよく洗う，⑥生または調理済みで，食前に再加熱をしない食品を冷蔵庫内に長期間保存しない，⑦妊婦等リスクの高い人は，殺菌していない生の牛乳，あるいは生の牛乳で作ったチーズ等を避ける，などがリステリア食中毒予防対策として重要である．

b. ウイルス性食中毒

ヒトに下痢性胃腸炎を起こすウイルスとしては，

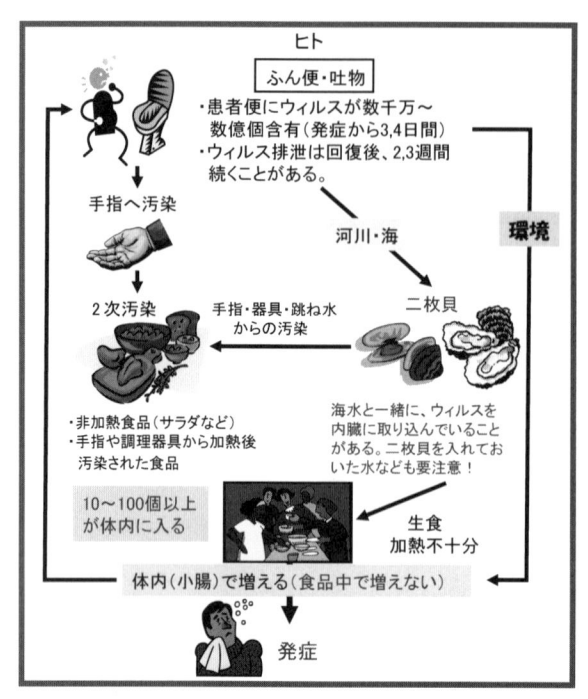

図 II.1.1.4　ノロウイルスの感染サイクル

ノロウイルスとロタウイルスが最も重要な種類である.

1) ノロウイルス（norovirus）

ノロウイルスは径が27～32 nmの球状ウイルスで1本鎖のプラスのRNA, すなわち, 直接にタンパク合成の鋳型になるRNA (7.5 kb) と1種の構造タンパク質（約60 kD）をもっている. ノロウイルスは現在までのところ動物の培養細胞での試験管培養には成功していない. 食中毒は冬場に多く発生し, 二枚貝の生食（カキ, ハマグリなど）や調理従事者からの2次汚染による様々な食品が原因となる（図II.1.1.4）. 人から人への2次感染もある. ノロウイルス食中毒は, 24～48時間の潜伏期を経て発症し, その症状は, 主に激しい下痢と嘔吐, 腹痛である. ふつう2～3日で回復する. 100以下という少量のウイルス粒子で発症すると推定されている. 予想対策としては, ①二枚貝は中心部まで十分に加熱する（85℃, 1分以上）, ②野菜などの生鮮食品は十分に洗浄する, ③手指の洗浄と感染者の便, 嘔吐物に直接接触しない, などがあげられる.

2) ロタウイルス（rotavirus）

ヒトおよび動物から分離され, 世界中に分布している. 乳幼児下痢症の原因ウイルスとして重要で, 開発途上国では乳幼児の死亡の大きな原因となっている. 大きさはノロウイルスに比べ大きく径約70 nmで, 11分節の2本鎖RNAとそれを包む2層のタンパク質層よりなる. A～G群に分類され, そのうちA, B, Cの3つの型がヒトに病気を起こす. 特にA群ロタウイルスは, 乳幼児下痢症の最も重要な原因ウイルスである. 1～3日の潜伏期を経て発症する. 10～100の少量のウイルス粒子で発症すると推定されている.

〔川本伸一〕

1.1.3 食品および穀類加害かび

a. 食品加害かびの種類

食品を加害するかびの種類は多く，酵母を含めると 200 種はあるとされているが，ほ(圃)場で農産物を加害するかびが植物病原菌を中心とするほ場かびであるのに対して，貯蔵食品や加工食品を加害するかびの多くは，これらとは異なる貯蔵かびが主体となっている．

食品加害かびにとって，栄養分の存在を別にすれば，生育に必要な要因の中で重要なものは温度と水分であるから，食品加害かびをこれらの条件に基づいて分類するのが実用的である．生育に必要な温度条件からは，低温菌，中温菌，高温菌に分類され（表 II.1.1.4)，水分条件（相対湿度（RH），水分活性（A_w））からは，好湿菌，中湿菌，好乾菌のように分類される（表 II.1.1.5）．

b. 主要な食品加害かび

貯蔵食品を加害するかびの多くは，上記の分類による中湿性かびであるが，乾燥穀類や乾燥食品，高糖濃度の加工食品等を加害するかびの多くは好乾性かびであり，青果物等の腐敗を起こすかびは主に低湿性かびである．

代表的な食品加害かびの例を以下に示す．

① *Penicillium*： いわゆる青かびと呼ばれるかびで，ミカンの腐敗（*P. italicum* と *P. digitatum*)，リンゴやナシなどの果実の腐敗（*P. expansum*)，ニンニク（*P. hirsutum*）など，特定の農産物を好んで加害する種類と，貯蔵穀類，加工食品等を広く加害する *P. aurantiogriseum*, *P. citrinum*, *P. viridicatum*, *P. islandicum*, *P. verrucosum* などがある．後者のかびの多くはかび毒（マイコトキシン）産生菌でもあることから注意が必要である．

② *Neosartoria*, *Talaromyces* などの子のう菌：それぞれ *Penicillium* 型の分生胞子を形成するかびであり，高温菌が含まれ，びん詰めしたジュース類等での発生がみられることがある．

③ *Aspergillus*： 発酵食品の製造に用いられる麹菌を含む麹かび類であり，*A. candidus*, *A. versicolor*, *A. ochraceus*, *A. restrictus* など貯蔵穀類，菓子類等の乾燥食品を加害する種類が多く，*Penicillium* とともに食品加害菌としては最も重要な菌群である．

A. flavus や *A. parasiticus* は強力な発がん性物質でもあるアフラトキシン類を生産することで知られ，特に熱帯，亜熱帯地域でラッカセイ，トウモロコシ等での汚染が多く問題となる．

④ *Eurotium* 類： 子のう菌であるが，*Aspergillus* 型の分生胞子を形成する種類で，穀類や乾燥食品を好む好乾性かびの代表的なものであり，貯蔵米や菓子類等での加害がよくみられる．

Wallemia sebi は，ようかん，塩蔵ワカメなどから分離され，ようかんかびと呼ばれたりもする好乾性かびとして有名である．

⑤ *Alternaria alternata*, *Aureobasidium pullulans*, *Botrytis cinerea*, *Fusarium graminearum*

表 II.1.1.4 生育温度条件に基づくかびの分類

種 類	生育温度		
	最低	最適	最高
低温菌	$-7\sim0°C$	$10\sim20°C$	$25\sim30°C$
中温菌	$5\sim20°C$	$20\sim40°C$	$45\sim55°C$
高温菌	$20\sim40°C$	$50\sim60°C$	$70\sim80°C$

表 II.1.1.5 生育および胞子発芽に必要な水分条件の違いによるかびの分類

種 類	生育に必要な相対湿度（RH）および水分活性値（A_w）		胞子発芽に必要な最低 RH および A_w 値
	最低	最適	
好湿菌	RH 88% （A_w 0.88)	RH 100% 近く （A_w 1.00 近く)	RH 90% （A_w 0.90)
中湿菌	RH 80% （A_w 0.80)	RH 95〜100% （A_w 0.95〜1.00)	RH 80〜90% （A_w 0.80〜0.90)
好乾菌	RH 65-70〜75% （A_w 0.65-0.70〜0.75)	RH 95% （A_w 0.95)	RH 80% 以下 （A_w 0.80 以下)

をはじめとする数種の *Fusarium* 菌，*Geotrichum candidus*，*Rhizopus stlonifer*，*Trichoderma viride* など生育に最低 0.88 程度以上の水分活性を必要とする好湿菌：店頭の青果物で発生することが多く，市場病害（ポストハーベスト病害）と呼ばれることがあるが，穀類，豆類，果汁，乳製品，冷凍食品など多くの食品を加害する．なかでも，*Fusarium* には，数種のマイコトキシン産生菌があることから汚染防止が重要である．

⑥ 食品加害かび： 多くは中温菌であるが，低温菌あるいは高温菌による食品の変敗もしばしば発生している．

低温性かびについては，0°C 付近で増殖する好冷性のものは必ずしも多くはないが，5°C またはそれ以下で生育できる中温菌を含めて耐冷性かびとすると，*Alternaria*，*Aureobasidium*，*Fusarium*，*Geotrichum*，*Mucor*，*Penicillium* などに多数の耐冷性菌種が認められ，冷蔵庫などの低温環境下において，穀類，野菜，冷凍食品などを加害することがあるので，低温流通あるいは低温貯蔵において注意が必要である．

低温下におかれる食肉類では，−10°C 程度以下で保存すれば，かび発生の心配はないが，0°C 付近以上になると，*Thamanidium elegans*，*Chrisosporium pannorum*，*Cladosporium herbarum*，*Mucor rasemosus*，*Penicillium expansum*，*Rhizopus* spp. などのかびが生育するとされている．食肉類のかびや細菌類の発生を防止するために，包装内の空気組成を変える MA 包装などが適用されることがある．

Aspergillus fumigatus，*Byssochlamys* spp.，*Paecilomyces variotii*，などの高温菌あるいは耐温性かびは，穀類，豆類，果実類など多くの食品から分離されるが，濃縮果汁，ソフトドリンクの変敗にも係わることがある．たとえば，ブドウ原料の 88°C，60 分間の加熱でも *Byssochlamys*，*Thermoascus* は生残するといわれており，有効な殺菌法の開発が求められている．

c. 穀類のかび加害

穀類や豆類などから分離されるかびについてみると，収穫時には *Alternaria*，*Cladosporium*，*Fusarium* などのほ場かびが多いが，これらのかびは貯蔵中には数が減っていき，上述の *Aspergillus*，*Eurotium*，*Penicillium* による加害が中心となる．

これらの *Penicillium* や *Aspergillus* の多くがマイコトキシン産生菌であることから汚染防止がきわめて重要になっている．

これらのかび加害によって穀類にみられる変化は，① 発芽力の減退，② 胚芽ないしは穀粒全体の変色，③ 穀粒の脂肪酸度の増加等の各種の生化学的変化，④ 発熱，⑤ かび臭の発生などがあり，穀類の品質が劣化するばかりでなく，商品価値を失ってしまうことも少なくない．

貯蔵穀類のかび加害防止法としては，穀類加害かびの多くが比較的低い水分条件で生育できるものや，いわゆる好乾性菌が多いことから，収穫後に速やかに十分乾燥させて，貯蔵中には穀粒の吸湿を防ぐことが肝要である．このことは東南アジアなどの穀物で多発するかび汚染の状況をみればよく理解できる．これらの地域では，高温多湿の気象条件に加えて，乾燥機の不足などにより，収穫時に速やかな乾燥ができないことが原因になっている．

好乾性かびも生育できない程度に穀類を乾燥すれば，完全にかびの生育を抑えることができるが，日

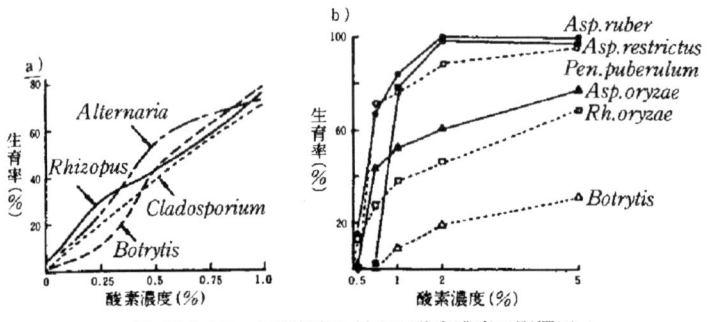

図 II.1.1.5　カビ発育に対する酸素濃度の影響[1,2]
生育率（％）は空気中での生育速度を 100 としたときの比較値

本の米などでは，過乾燥では食味が落ちてしまうなどの理由から，一定の水分含量を維持する必要があるために考え出されたのが，低温貯蔵法である．この方法では，一般的には 13～14℃, RH 73～75% に貯蔵条件を設定した定温倉庫で保管することにより，かびおよび虫害を防止している．

食味の保持を兼ねて，貯蔵あるいは包装環境中の酸素濃度を低くしたり，窒素や二酸化炭素ガスなどで置換する方法が試みられているが，図II.1.1.5 に示したようにかびは比較的低い酸素濃度下でも生育可能な菌種が多いのでこのような方法では注意が必要である．　　　　　　　　　　〔斉藤道彦〕

文　献

1) M. N. Follstad: *Phytopatol.*, **56**(9), 1098-1099, 1966.
2) 芝崎　勲：防菌防黴, **14**(2), 94-103, 1986.

1.2
有害微生物の検出技術

1.2.1 衛生指標菌と公定法による微生物検査

食品衛生とは，世界保健機関 (WHO) によれば，「栽培，生産，製造から最終消費に至るまでの全過程における食品の安全性，完全性，健全性を確保するために必要なすべての手段，方法をいうもの」と定義されている．それゆえ，農場から食卓まで，食に携わるすべての人々が食品衛生の重要性を学び実践することは重要である．中でも「不健全な食物を摂取した結果起こる疾病」を食中毒と呼ぶ．近年，小さな散発事例な食中毒だけでなく，大規模な食中毒事例も珍しいことではなくなっている．食中毒統計によると，件数・患者数ともに細菌性食中毒による事例が大半を占めている．さらに，細菌性食中毒により死亡している例もわずかではあるが存在する．また，食中毒が一度発生すると，その食品製造業界に経済的・社会的に多大な損害を与え，食品会社としての信頼を取り戻すのは難しい．したがって，微生物汚染を常日頃から注意を払い，汚染を減らす努力をすることは重要なことである．ここに微生物汚染モニタリングを日頃から行う意味がある．最も重要なのは，常日頃から汚染実態を把握し，その結果を危機管理対策へフィードバックすることである．

a. 微生物検査の実際

微生物の大きさは大変小さく，肉眼では観察できない．そのため，肉眼でも観察できる大きさの集落（コロニー）を形成させるまで培養を行うことで，微生物を検出する（図II.1.2.1）．ここで肉眼により観察できるコロニーは，最初に培地上で均一にばらまかれた微生物単一個体から分裂して形成した集落であるため，この集落を純粋に単一種として分離することができる．また最初にばらまいた微生物数も，培養により観察できるコロニー数と理論上等しい（実際には培養条件に左右されるため，100% の微生物がコロニーを形成できるとは限らないが）た

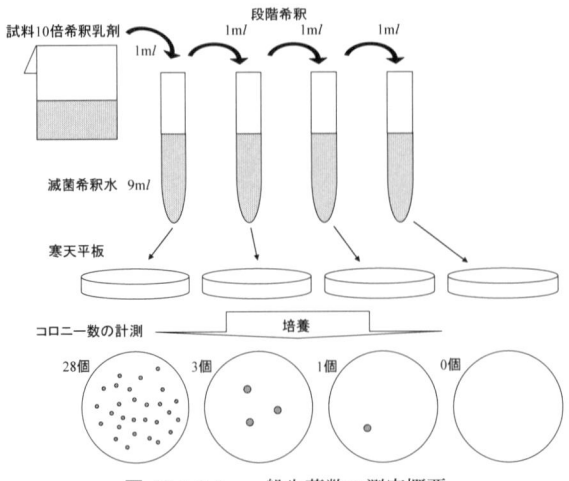

図 II.1.2.1 一般生菌数の測定概要

め，微生物数を計測できる．平板上で計測できるコロニーの数は30～300程度と限られるため，微生物数が多いと考えられる際にはサンプルの希釈を行い，後に求められるコロニー数の計測値に希釈率を乗じて求めることができる．

食品を対象とする場合，固体サンプルをそのまま培地上へ均一にばらまくことができないために，初めにサンプルと10倍量の希釈水を無菌的なポリエチレンバッグに入れ，均一化した後に用いる．サンプルの均一化にはストマッカーと呼ばれる攪拌混合を行う装置が用いられる．これは袋越しにステンレスパドルを前後させ，サンプルに圧搾混合を繰返し自動に行うもので，現在，食品検査において最も主流なサンプル処理法である．この10倍希釈液中の微生物数を適当な濃度になるよう希釈を繰返し，寒天培地に供する．寒天培地へのサンプルの供し方は主に2種類あり，平板塗抹法と混釈法がある．平板塗抹法は，あらかじめ滅菌されたシャーレに寒天培地を固めておき，その寒天上に菌液を塗ることにより行う．一方，混釈法は滅菌シャーレにサンプルを入れ，そのシャーレに50℃以下の融解している寒天培地を20 ml程度注ぎ，シャーレ内で均一に混ぜた後に，自然冷却して固める手法である．このようにサンプルに供された寒天培地は，直ちに孵卵器（インキュベーター）に入れ一定温度下で培養を行う．培養後出現したコロニーの数により，先のように希釈率から微生物数を求める．このような培養法による微生物数の検出および計数は基本的に上記のような流れで行われる．

b. 一般生菌数と大腸菌群数の計測意義と手法

微生物学的汚染指標として，一般生菌数が代表的に用いられる．すなわち，食中毒菌であるか否かを問わず，試料中の微生物数をもって汚染度を求める定量的指標とする．一般的にはシャーレを35℃で48時間程度培養した後に出現したコロニー数から算出される食品1 g当りの数を示す．これは食品衛生検査指針に示している中温増殖菌に至適化された条件であるが，場合によっては培養温度と時間・培養条件に左右される微生物も存在していることも留意しておく必要がある．たとえば，保冷庫の中のように低温下由来の微生物では中温の条件下では温度が高すぎて増殖できないものも存在することが明らかとなっている．また，海洋由来微生物では生存環境が海水であるために塩濃度がある程度なければ増殖できないものも存在する．当然，このような場合，それぞれの微生物に適した条件で検出しなければ正確な数字は得られない．微生物にはそれぞれの至適環境条件が存在するため，上記の可能性を常に考えておくべきである．しかしながら，基本的に食中毒菌は35～37℃で増殖しやすいものが多く，上記の培養条件下で微生物汚染を指標とすることは実用的かつ意味があるものと考えることができる．

同様に，大腸菌群数についても定量的指標，場合によっては定性的指標に用いられる．大腸菌群とは，「グラム陰性の無芽胞桿菌で，48時間以内に乳糖を分解して酸とガスを産生する好気性または通性嫌気性」と定義された細菌群であり，食品衛生法の

衛生規格に時々出現する．大腸菌群の検出は加熱加工食品のように，加熱後の殺菌が行われているかどうかを示す指標として用いられる．すなわち大腸菌群は自然界に多く存在している菌群であるが，それには多くの代表的なふん便性由来微生物が含まれており，ふん便汚染の指標として考えられるためである．しかしながら，この考え方は加熱加工食品のように殺菌後の評価法としては適合するが，生食野菜などにおいて指標とするには，あまりにも多く存在しているために，その指標としてあてはまらない．しかし，乳製品などでの規格では，その指標としての便利さから，規格基準の項目としてあげられている．大腸菌群の菌数測定の場合，その多くはデスオキシコーレート培地を用いた平板法で典型コロニー数を計測するか，BGLB培地によるMPN (most probable number；最確数) 法での測定法となる．MPN法はサンプルの希釈を試験管で3つもしくは5つ平行して行い，菌の希釈により陽性数と陰性数から確率的（最確数表との照合）に生菌数を求める方法である．大腸菌群は，その特性上，乳糖を分解して酸とガスを産生することから，試験管内にダーラム管を入れておくと微生物発酵の際に生じたガスが捕集され，明確にガス産生を区別できる（図 II.1.2.2）．このガス産生陽性数から最確数表により菌数を求めることができる．

大腸菌群の中でもふん便性大腸菌が検出されるということは，哺乳類の腸管由来菌であることから，不衛生な取扱いが行われたことを指す．先に示したBGLB培地にて大腸菌群が検出された場合，ふん便性大腸菌を検出するためにEC培地での培養を同様に行う．EC培地は，ふん便性大腸菌のみを検出できるようにBGLB培地よりも高い選択能を保持させた培地である．ここでもダーラム管を用いることで，ふん便性大腸菌の菌数推定が可能である．

微生物の一般生菌数や大腸菌群数に関する規制値は食品ごとに決められているので，食品衛生法での法令を参考にされたい．

c. 食中毒菌の検出

食品衛生法の「人の健康を損なうおそれがあるもの」は販売してはならない，という法令の下，製造販売された食品から食中毒菌という原因微生物が検出されるということは，あってはならない．したがって，一般生菌数のように数を計測するということではなく，食品中に存在するか否かという定性的な判定が重要となる．また，食中毒菌の場合，一般生菌数や大腸菌群数とは違って，特定の食中毒菌のみを計数することは不可能である．なぜなら，寒天平板上で形成するコロニーだけを観察するだけで特定の食中毒菌を判定することは不可能だからである．食品からの食中毒菌検査の概略を図II.1.2.3に示した．

大抵の食中毒菌の場合，検出には①増菌培養，②選択培養，③分離培養，④同定試験，の4つのステップを伴う．一般的に食品検査では食品25 g中における食中毒菌の有無を調べることになるが，量りとったサンプル25 gに10倍量となるよう増菌培地（225 ml）を加え，ストマッカーでホモジナイ

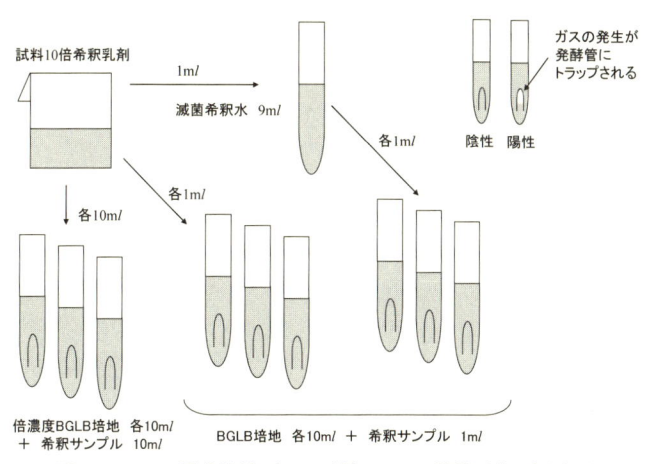

図 II.1.2.2 最確数法（MPN法）による菌数測定の概略図

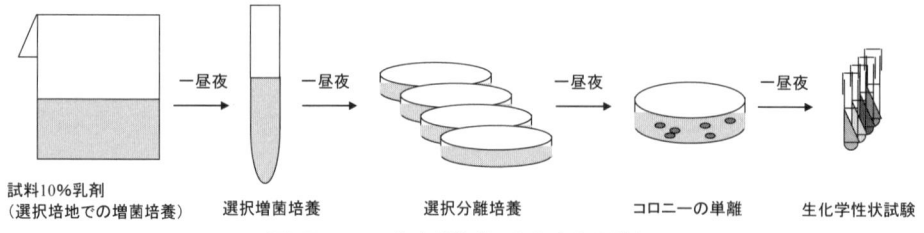

図 II.1.2.3 食中毒検査のおおまかな流れ

ずし，所定の温度と時間で培養を行う．増菌培養の意味は，加熱や凍結などストレスから回復させ，25g中に1細胞の標的食中毒菌を検出可能な細胞数まで増やすことである．増菌培地には，基本的には微生物の増殖を抑制するものは入れていないものとされるが，他の標的菌を抑制して検出率を高めるためにも，微弱の選択剤を加えているものがほとんどである．このため，より検出率を上げるために，選択剤を含まない増菌培地での培養を事前に行うこともある．増菌培養終了後，その菌液を選択培養液に接種する．選択培地とは，様々な選択剤を用いることで標的以外の微生物の増殖を極力抑える工夫を凝らした培地であり，標的の食中毒菌のみが増殖しやすいよう作成された培地である．このステップにて標的微生物をできる限り選択することになる．選択培養が終了した培養液はさらに分離培養を行うために鑑別培地へ画線（菌液を平板に単独のコロニーが得られるように塗ること）される．鑑別培地は，標的菌であるかどうかわかりやすいように代表的な特徴が現れ，鑑別しやすいよう工夫されている．たとえば，先に述べた大腸菌群のように乳糖を分解して酸を生成する菌であれば，寒天培地に乳糖とpH指示薬（ニュートラルレッド）を加えておき，乳糖が分解され酸が生成されたコロニーはpH指示薬により赤く染まるというように，見た目である程度の識別ができるようになっている．こうして標的と推定される菌（標的菌として疑われる菌）が集落を形成し単離までできることになる．最後に，単離された菌が標的の微生物であるのか確定するために，同定試験を行う．ここでは，標的菌と同様の性状が現れるかどうか生化学的に試験を実施する．たとえば，サルモネラならば，硫化水素産生・白糖分解性・リジン脱炭酸能の有無などの試験がなされる．ここで，標的食中毒菌との性状が一致すれば，はじめて食中毒菌が検出されたということになる．

食中毒菌の検出においては多数の培地を必要とし，操作やコロニーの鑑別などに熟練を要する．しかしながら，黄色ブドウ球菌は製造時における手指や器具からの汚染の指標となりうるし，サルモネラについても食肉製品関連での食中毒指標として取扱われているために，その活用性は大きい．各々の食中毒菌の検出・同定については，食品衛生検査指針などに代表される専門書に詳しく示されている．また，米国FDA/CFSANが提供しているBacteriological Analytical Manual (http://www.cfsan.fda.gov/~ebam/bam-toc.html) にも詳細が示されているので，参考にされたい．

d. 培養法（公定法）による汚染細菌・食中毒菌検出の意義，微生物同定への活用

上記のように公定法に示された培養法では，その操作や鑑別に熟練を要する．また，各ステップごとに培養を行うために，検出までに多大な時間を必要としてしまう．それゆえに，培養のステップを極力省いた迅速検査法の開発がなされており，特別な技術を必要としない検査法が現在発展しつつある．しかしながら，公定法による検査結果は，法律上での重要な意味をもつことはいうまでもないが，少なくとも培養法を基軸としているために，原因菌を分離できるという優位点がある．汚染細菌を分離して微生物菌種を調べた結果から，その微生物の特性を知ることができる．その結果，たとえば分離微生物が，低温増殖ができる菌であるとか，至適温度では短時間で増殖できる，といった情報を得ることができる．これは，食品を取扱う加工・保存条件などの設定に大いに参考になりうる．また，製品が微生物で汚染されていた場合に，製造ラインのどの時点で汚染したのか，汚染源の特定にも活用できる可能性をもつ．

また，食中毒菌が分離できれば，血清型識別によ

る疫学情報について議論できる可能性が高まるし，薬剤耐性などの知見，遺伝子学的マーカーなどによる病原因子などの情報も得ることが可能となりうる．いずれにせよ，これらの菌株の蓄積と解析は，感染源の解明や病原微生物の拡散防止に重要な知見を与えることは間違いない．

　上記の情報の詳細を得るための第一歩として，一般微生物であるならば菌種の同定，食中毒菌であるならば血清型の決定があげられる．菌種の同定にはBergey's Manualと呼ばれる微生物分類のマニュアルに準じて行うことになるが，その分類を行うにも煩雑かつ専門的技術と知識・経験を要求されるために，正確な菌種同定を行うのは食品製造現場では不可能に近い．しかし，微生物の性状において，集落の特徴，グラム染色，微生物の形態，芽胞の有無，運動性の有無，などの試験を行い大まかな情報を得るだけでも，製造管理に役立てる可能性が広がる．グラム染色では，細胞壁構造の違いにより微生物学的に2種類に大別できる．この染色による分類は，微生物学譲での分類を行う上で生物学的形態が異なっていることを染色と顕微鏡観察だけで特定できることから，最も重要な分類項目となっている．同時に顕微鏡による形態観察は微生物の分類に有効な情報が得られる．ここでは，芽胞の有無や微生物の形を知ることができる．特に形態観察として，桿菌や球菌，短桿菌，らせん菌などの特徴は同定に重要な情報である．また，連鎖性（双球菌，四連菌・連鎖球菌など）も重要な観察要点としてあげられる．微生物の運動性については，顕微鏡での観察や半流動培地への穿刺接種で確認することができる．半流動培地を用いた場合，運動性をもつ微生物は穿刺部を中心に周辺の混濁が微生物の有走性により観察できる．その他，カタラーゼ，オキシダーゼ試験などの酵素の有無を判定することもある．これらの情報だけでも大まかにどのような菌種であるか見当をつけることができる．

　一方，食中毒原因菌について疫学的観点を考える場合，生化学性状試験以上の細分化が必要とされる．そのような場合に，食中毒菌の細胞表面の抗原を調べる血清学的手法による分類が行われる．微生物の抗原には細胞壁リポ多糖によるO抗原，鞭毛タンパクによるH抗原，夾膜によるK抗原などがあげられる．血清型別決定を行うにはそれぞれの血清を用意する必要がある．血清は，ウサギなどの動物に既知抗原を与え免疫を作らせた後に，その動物から得られる血液から細胞成分やフィブリノーゲンなどを取除いて作られる．この特異的反応性をもつ血清と微生物抗原（もしくは菌体）を混合させ，凝集が認められる場合に，その血清型と判定される．血清凝集の試験法には単純にスライドグラス上で菌体と混合させる凝集法やラテックス凝集，免疫沈降法，ELISAなどがあげられる．現在，血清型の決定には，血清やキットが販売されているが，入手が困難な場合，指定検査機関に依頼するのがよい．しかし，食品を取扱う上で血清型の決定が必要であることはほとんどない．むしろ単離した菌が標的の食中毒菌であるか否かの確認に使用されるケースがほとんどである．

　本項では，一般生菌数や汚染指標菌・食中毒菌の検出，さらには菌株同定の基礎について概説した．近年，より使いやすく検出率の高い改良培地や次項目で述べるような迅速検査技術・同定技術が出現しはじめている．そのような検出技術が数多く開発，今後普及していくであろうが，本項で述べた従来の微生物検査法の必要性を理解しておくことは重要である．

〔川崎　晋〕

文　献

1) 日本食品衛生協会編：食品衛生検査指針－微生物編－，日本食品衛生協会，2004．
2) 森地敏樹：食品微生物検査マニュアル〈新版〉，栄研器材株式会社，2002．
3) J. G. Holt, et al. : Bergey's manual of determinative bacteriology (ninth edition), Lippincott Williams & Wilkins, 2000.

1.2.2 迅速検出技術

前項（1.2.1項）では，衛生指標細菌の役割や微生物学的評価法の概要，さらには公定法による検査手法の意義について述べた．食品の安全性を確認するために，多くの食品企業が前項で述べたような微生物検査を実施している．これらの役割は重要であるが，微生物の検出においては多大な時間と労力を必要とし，熟練の技術や経験的判断を必要とする．特に検査に必要とする時間については，生菌数については2日，食中毒菌については4日以上を必要とするために，食品製造現場においてのニーズには適合しない．検査結果が得られたときにはすでに商品が出荷されており，未然対策の手段として活用することは難しい．また，熟練の技術経験者が食品製造現場において常に品質管理に携わることができるのは，ごく一部の力のある企業だけであり，このような技術的要求の改善がなされなければ，製造現場での食品衛生の発展は難しいと考える．現状では，すべての食品企業が専門的な微生物検査を実施することは難しい，ということである．

このため，多くの研究者により微生物の迅速検査手法開発が行われてきた．中でも生化学的な手法による検出法と遺伝子学的手法は日進月歩で発展しつつある．さらに迅速検査技術の発展は，食品製造現場への導入を促進するだけでなく，食品作業者への啓蒙へとつながり，全体的に食品衛生の向上が期待できる．また，迅速な検査が可能ならば，安全な食材は付加価値が高い生食用などの生鮮食品へ，逆に食中毒菌等が検出された場合は加熱用食材の加工品として用いる，といった，食材の品質に応じた有効利用につながるかもしれない．このように防御的な一面から，新たな商品開発への展開を図るツールとしての利用も考えられる．

本項では，このような微生物検査の必要性を踏まえた上で，現在の簡易迅速微生物検査法をはじめ，今後発展および普及と実用化が考えられる微生物検出技術について述べる．

a. 微生物検査の簡易迅速化

前述のように，培養法による微生物検査法は時間と労力を必要とし，さらに微生物同定や食中毒菌検査の場合では，その作業が多岐に分かれ，作業の増大・専門技術が必要となる．図II.1.2.4, 1.2.5に微生物検査の概要と，作業手順の自動化・簡易化および迅速検査技術の導入が考えられる箇所を示した．すなわち微生物検査の作業を機械化したり，その他の代替法を用いたりすることで，全体の検査作業量を軽減・迅速化していると考えればよい．

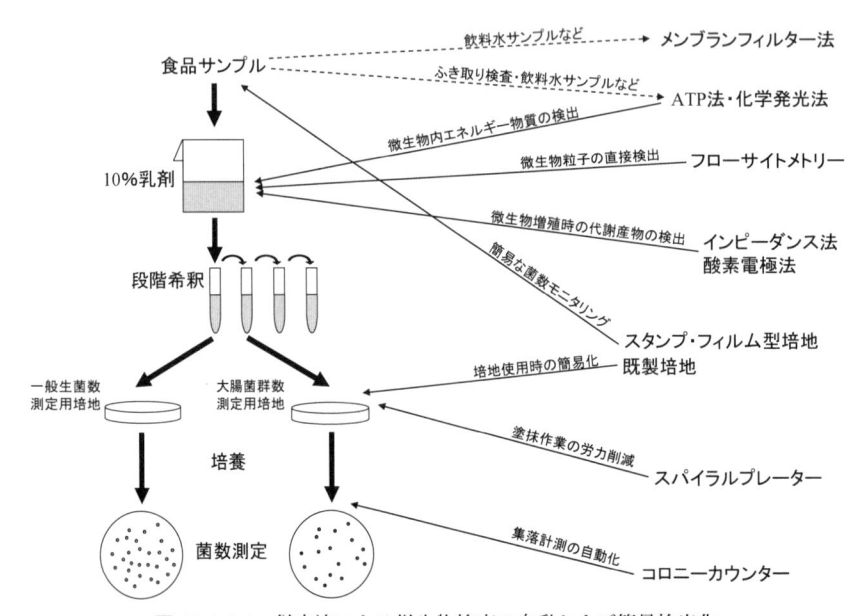

図 II.1.2.4　従来法による微生物検査の自動および簡易検出化

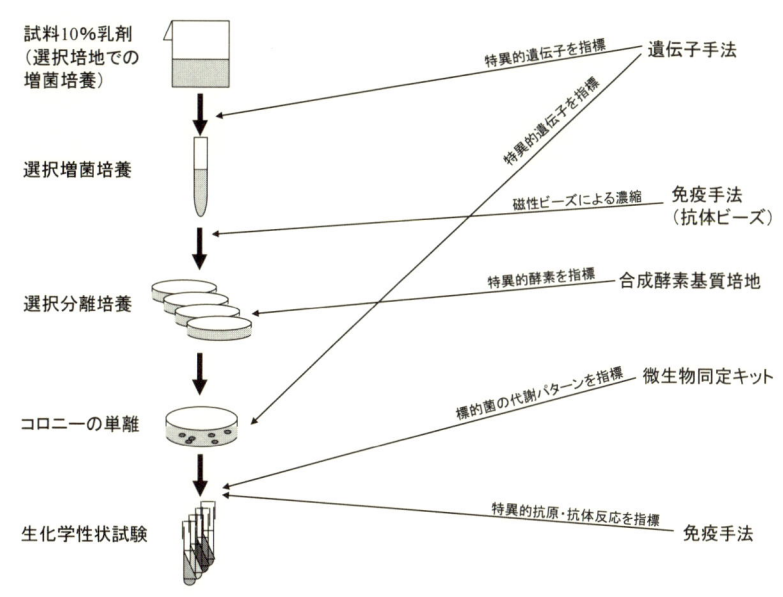

図 II.1.2.5 食中毒検査の簡易化

　食品から生菌数を簡易迅速に測定する手段として，現在主流の簡易迅速測定技術を単純に大別すると，(1)微生物を直接観察できるまで培養して検出するための労力を軽減する方法，(2)微生物の生存に伴う代謝に関連する物質を測定することで生菌数に換算する方法，(3)高感度な測定器を用いて菌数を直接計数する方法，の3つに分けられると考えられる．

　(1)では，スパイラルプレーターという装置を用いた寒天平板塗抹の自動化，既成培地やスタンプ型・フィルム型培地の導入による培地作製の労力およびサンプリングの簡易化，メンブランフィルター法によるマイクロコロニーの検出，コロニーカウンターによる画像処理での自動計数装置の導入，などがあげられる．

　スパイラルプレーティング法とは，従来の公定法に必要な段階希釈法の代わりに，1枚の寒天培地上に面積当りの濃度勾配をつけながららせん状に自動塗抹することで労力を省力化する．自動塗抹はスパイラルプレーターと呼ばれる自動機器で行われ，$10^2 \sim 10^5$ CFU/ml の濃度範囲の生菌数が測定可能である．本法は，AOACにも認められており，希釈と塗抹の省力化と培地作成量の削減が期待できる．

　スタンプ型・フィルム型培地は，シャーレで培地作成を行う代わりに，拡散シートに培地成分とゲル化剤がコーティングした培地を供給することで，培地滅菌とサンプリングの手間を省力化したものである．測定は，検体液1ml をフィルム上に乗せて拡散させる，もしくは，直接培地面を検体表面にスタンプすることで行う．培養後，集落数を数えることで生菌数を得ることができる．スタンプ法での定量性に多少のばらつきはあるものの，簡易に誰にでも取扱うことができることから，製造ラインの衛生管理に活用しやすい手法といえる．

　メンブランフィルター法は，被検液をメンブランフィルターで濾過し，菌をトラップしたフィルターを各種培地に貼付することで培養し，集落数を数える．飲料水中の菌数測定に適する．蛍光色素で染色し直接顕微鏡にて計数する場合もある．飲料等では無菌性を要求される場合もあり，顕微鏡による直接検出は手間ではあるが活用しやすい手法である．また，直接顕微鏡により粒子数を計数する手間を画像解析により自動化できる装置も販売されている．

　従来の平板培養法にて，平板培地上に形成した集落を迅速に計数するために，コロニーカウンターという画像解析処理を用いた手法も考案されている．これも近年，リアルタイムに平板培地を画像処理にて解析することで，微生物検出を迅速に行える装置が出現している．

　(2)では，ATPを指標とした検査法，微生物の増殖の際に培地内で起こる化学的変化を電気抵抗

度・伝導度を測定するインピーダンス・コンダクタンス法，化学発光法，などがあげられる．

ATPを指標とする理由は細胞の代謝に関与し，生物に含まれるエネルギー源として不可欠な物質だからである．したがって，ATPの存在量を指標にすることは微生物の存在量に換算できるというわけである．さらにATPは熱にも比較的安定な物質であり，本法の検出感度も高い．また，培養を行わずに検出が可能である．しかし，微生物濃度とATP濃度は高い相関が得られるが，実際にはATPは微生物以外にも食品や食品残渣にも存在する．このため，食品に付着する微生物測定の用途よりも，トータルな洗浄度検査法として有用視されている．

また，細菌の発育増殖によって起こる化学的変化が培地の電気的抵抗・伝導度の変化として現れることを利用して試料中の菌数レベルを測定する手法も開発されている．たとえば，培地中成分が微生物によって消化され，アミノ酸，乳酸などのイオン化化合物になったときに生じた電気的変化の測定結果を，細菌の量的変化として検出する手法などである．また，微生物の増殖時に消費される溶存酸素を測定するものや，代謝時に酸を生成した際に起こるpH指示薬の色調変化で菌数をモニタリングする手法も開発されている．

化学発光法では，微生物生体内のNADHを触媒メナジオンの過剰投与により強制的に代謝させ，放出される活性酸素を発光試薬にて測定する．本法は微生物の代謝活性が行われたものだけを測定するため，生細胞のみを理論上とらえることとなる．活性酸素を測定するために，抗酸化剤などを含む食品からの検出は難しく，検出感度も10^4程度だが，発光測定時間はわずか2秒で終了するため，測定結果が迅速に得られる．また，酵素反応などを用いず，化学的な試薬のみで反応が行えるため，コストも比較的安価に行うことが可能である．

(3) では，微粒子数測定機器であるフローサイトメーターによる計測，などがあげられる．すなわち微生物自体を粒子ととらえ，フローサイトメーターにてその粒子数を直接測定するため，サンプル処理能力が高いことが期待できる．しかし，実際には菌体を均一に溶液中に存在させなければならないだけでなく，食材粒子などが混合すると測定が困難である問題点も残っている．

一方，食中毒菌の検出の場合では，それぞれの食中毒菌に対して特異的な検出マーカーが必要であり，迅速検出に使われる主なものとして，(4) 標的微生物の特異的酵素を検出する方法，(5) 標的微生物に特異的な抗原を認識する抗体を用いる方法，(6) 標的微生物の特異的な遺伝子を検出する方法，が用いられている．

(4) では，合成酵素基質培地を用いた特異的酵素検出法が開発されている．たとえば大腸菌群では，そのほとんどがβ-ガラクトシダーゼを特異的にもつことが報告されている．このような特異的酵素を指標として，酵素基質に発色または蛍光物質を結合させた合成酵素基質を培地中に混合させると，特異的酵素をもつ微生物コロニーは基質分解により発色もしくは蛍光を発する．従来よりも特異性が高く，通常の選択培地よりもより鮮明に鑑別することができる培地として期待されている．

(5) では，免疫磁気ビーズやELISA，イムノクロマトグラフィー法，などが代表される．抗原・抗体反応を用いた免疫学的手法はその特異性の高さから病原微生物の確認同定試験や毒素の判定に用いられてきた．したがって，食品からの各種食中毒菌の検出法に期待されている．免疫拡散法やラテックス凝集反応のように抗原・抗体反応が起こると凝集により菌体が沈降する，もしくは抗体をあらかじめラテックス粒子に結合させておき，その粒子の凝集を観察することで結果を得る．手順も簡潔で，肉眼で判定可能であるが，上記の手法は選択増菌後のサンプルや分離菌株の確認試験を対象としており，食品そのものからの直接検出には，検出感度の面から実用的ではない．一方，ELISA・イムノクロマトグラフィーは食品からの迅速食中毒検査への応用が進んでいる．標的菌の特異的抗体もしくは毒素抗体を96穴プレートなどの底面に結合させておき，サンプルの抗原を捕捉する．これに酵素標識した抗体を加え，洗浄後，基質を加えると酵素反応により発色する．本法はプレートの洗浄など煩雑な操作が必要である点や検出感度が低いため，増菌培養が必要である点が問題点である．また，上記の反応と濾紙を用いたペーパークロマトグラフィーとを併用したイムノクロマトグラフィーのキットも開発されている．これは抗原抗体複合体が濾紙上を移動していくところを抗抗体により検出するものであり，誰に

でも活用しやすいキットとして販売されている．また，抗体をコーティングした磁性ビーズによる濃縮法は，標的菌の検出感度を向上するのに威力を発揮する．すなわち，特定の菌のみを雑多な菌の中から物理的に選択濃縮できる活用法が抗体を用いることで可能である．

(6) では，DNA プローブ・ハイブリダイゼーション，PCR 法やその他の遺伝子増幅法，などがあげられる．標的菌がその特異的遺伝子をもつことに着目して，その遺伝子の有無により標的菌の存在を確認する．免疫学的手法に比べて特異性は高いが，食品からの微量な食中毒菌の検出となると，やはり前培養の処理が必要不可欠である．したがって，増菌培養後のスクリーニングに役立つと考えられる．

DNA プローブ・ハイブリダイゼーションでは，特異的遺伝子配列と相補的な配列をもつ検出用標識プローブを用いて，食中毒菌の有無を決定する．操作は ELISA とほぼ同様の操作である．この標的とする遺伝子配列は病原性に関与する遺伝子が一般的に用いられる．すなわち，病原性に関与する遺伝子の存在を指標として，危害因子としてとらえることとなる．病原性の因子とは，たとえば，微生物の毒素遺伝子や腸管への付着・侵入性遺伝子などがあげられる．

PCR 法では，特異的遺伝子の一部領域を増幅することにより，増幅産物の有無を確認することで，標的菌の有無を判定する．これも DNA プローブ・ハイブリダイゼーションと同様に，病原性に関与する遺伝子が一般的に増幅標的遺伝子として用いられる．PCR 法はポリメラーゼという酵素を用いた遺伝子増幅法であり，約 2 時間程度の反応時間で標的遺伝子の増幅領域を大量に合成できる．この大量合成した遺伝子増幅産物を電気泳動法で泳動・染色することによりバンドとして検出できる．PCR 法は温度を正確に変化・制御できる特別な装置を用いなければならないものの，現時点ではかなり普及しており，微生物の検出同定に活用されている．しかし，操作面（操作の複雑さ）から食品製造現場での導入は難しい．これは電気泳動での解析においてもいえることで，電気泳動では 1 回に 20 サンプル程度しか解析できず，さらには発がん性物質での染色が必要となる問題点もある．この問題を解決するために，リアルタイム PCR 機を用いて電気泳動を省略した検出システムが出現している．これは PCR 反応中に，遺伝子増幅領域内に蛍光色素標識したプローブを設計しておき，PCR 反応が進行した際に増幅領域の反応が起こると蛍光を発するという原理による．すなわち PCR 反応中に蛍光が出現した場合，PCR 反応陽性と判断できる．利点は電気泳動なしに PCR 反応管を直接 CCD カメラなどで計測することで，閉鎖系での判定が可能である点である．しかし，現在のところ，PCR 反応中の蛍光増加をモニタリングできる検出機器が高価であり，普及が遅れている．上記のようにランニングサンプル数を増加させる試みだけでなく，1 本の PCR 反応管で複数の標的遺伝子を同時に検出する多重検出法も検討されている．特に PCR 反応においてはポリメラーゼの価格が高く，複数同時検出できるならば検出コストを削減できると考えられる．

その他，新規の遺伝子増幅法として LAMP 法などがあげられる．LAMP 法による遺伝子増幅は等温条件下で標的遺伝子を増幅できるよう工夫された手法である．本法での遺伝子増幅の条件設定は PCR 法に比べて難しいが，反応系を構築してしまえば等温下で反応が進行するため，特別な温度制御装置がなくとも増幅反応が可能となる．また，増幅効率が PCR 法に比べて高く最終産物が多く得られるため，増幅反応の副産物の沈殿が観察できる．現場での簡易な遺伝子検査法として期待されており，検出キットも出はじめている．

b. 微生物同定・群分け技術

食品から微生物が検出された際に，その菌の種は何であるのか，汚染由来はどこであるのか問題となるケースも多い．そのような場合，菌種の同定作業が必要となる．しかし，同定作業には，微生物学・生化学的基礎知識と経験が求められる上，その試験数は膨大なものとなるため，多大な困難が伴うことは前項で述べた．また，汚染源を完全に特定するには遺伝子学的手法によるフィンガープリンティング技術が必要となることもある．すなわち種の同定以上の株間の細分化を要求されることもある．これらの手法について簡単に述べる．

微生物の種同定は困難である最大の理由は，微生物を単離した後，その微生物について多大な種類の生化学的性状試験を一定の培地を用いて行い，その

結果を的確に判定しなければならないところにある．これを自動化するために，炭素源の資化パターンや抗原抗体反応，制限酵素断片パターンなどをデータベース化し，微生物同定を行える手法が開発されている．たとえば，炭素源の異なる培地が入った96穴プレートに供試菌液を入れ，炭素源を用いることができるとウェルの色調が変化する仕組みで，そのパターンから菌種を推定できるものが市販されている．その他，微生物の遺伝子を制限酵素で断片化しrRNAを標的として泳動パターンを検出しデータベースと照合できるよう商品化されたものもある．

迅速な種同定には，遺伝子配列を決定することによるにより菌種を同定する手法が現在急速に浸透しつつある．タンパク合成に必要なリボソームの16Sサブユニットをコードする遺伝子16 SrRNAはすべての微生物が共通に保持し，その機能の重要性からその変異は少ない．しかし，種それぞれについて多少の変異がみられるほどの解像度は保持している．この遺伝子配列を決定し，これまでに報告されている過去のデータと相同性を確認することにより，菌種をほぼ同定できる．

菌種を特定するだけでなく場合によっては，さらに株レベルでの区別を行わなければならない場合もある．たとえば，MRSAの汚染ルートを検証するために複数の患者から分離されたMRSAとの同一菌株を調べたい，といったニーズなどである．このような場合，パルスフィールドゲル電気泳動法（PFGE）やRAPD法で微生物群分け（タイピング）も行うことができる．PFGEでは微生物のDNAを特定の制限酵素で電場を2方向から変化してかけられる特別な電気泳動装置に供し，そのフラグメントパターンを比較する．RAPD法はPCRによる増幅プライマーを任意かつ短いものを用い，増幅されたDNAパターンを電気泳動により比較することによるものである．いずれも対象微生物の全ゲノムを標的に行うため，微生物群分けに用いられることが多い．しかし，あらかじめ使用する制限酵素やプライマーについての事前検討が必要で，群分けに適するように条件設定を行っておく必要がある．

以上述べてきたように，多くの手法がニーズに合わせて開発・検討されてきている．また，汚染源の解析についても，自主衛生管理に活用しやすいスタイルで実用化されつつある．これらの多数の簡易迅速検査手法の中から，現場への技術導入を行うにはどれがよいのかを選択することは非常に難しい．また，現実に食品工場では，その選択のポイントとして，検出感度・必要なコスト・必要な労働力と時間，という実質的な優位点のみが問題になりがちである．しかし，食品というのはあまりにも多様であるため，一つの手法ではその多様性に対応できない．むしろ，技術導入の際に最も留意すべき点とは，

- その手法でどのような食品を測定でき，どれくらいの多様性に対応できるのか？
- どのような前処理が必要なのか？
- 何を指標として測定しているのか？
- 生死判定は可能であるのか？
- 偽陰性の有無は？ 擬陽性の確率は？

などをみきわめ，どの方法が妥当で安全性評価の要求も満たしているのか，適合する検査手法を選択することが重要である．また，どの手法においても一長一短があり，各々の検出原理を熟知することが求められる．
〔川崎 晋〕

文　献

1) 日本食品衛生協会編：食品衛生検査指針－微生物編－，日本食品衛生協会，2004．
2) 森地敏樹：食品微生物検査マニュアル〈新版〉，栄研器材株式会社，2002．
3) 藤田 哲ほか：新世紀の食品加工技術，pp. 219-229，CMC出版，2002．
4) C. L. Wilson: Microbial food contamination (second edition), pp. 213-254, CRC press, 2007.

1.3
有害微生物制御技術

1.3.1 殺菌と静菌

　微生物性食中毒防止の3原則は,「食品に病原菌をつけない」,「菌を増やさない」および「菌を殺す」というものである．芝崎の分類によれば,微生物制御技術は「殺菌」,「静菌」,「除菌」および「遮断」に区分され,それぞれが上記の3原則のいずれかを実行するための手段となる（表II.1.3.1）[4]．

　微生物制御に関連して一般に使用される言葉にはこのほかに,「滅菌 (sterilization)」,「消毒 (disinfection)」および「防腐 (antisepsis)」がある．滅菌とは食品等を汚染している細菌,真菌,ウイルス等の微生物を完全に死滅させるか,または除去して無菌状態にすることをいう．消毒とは対象中に存在する病原微生物を対象として,その潜在的感染力を失わせることをいう．腐敗・発酵細菌のように,直接,人体に対して被害を及ぼさない微生物を対象として,その増殖を防止することにより,食品の腐敗あるいは変質を防ぐ操作を「防腐」という．

a. 殺菌と損傷菌

　殺菌処理は一般に「微生物を構成する主要タンパク質や核酸に直接作用して不可逆な変成を生じさせ,結果として細胞内部の物質代謝障害をひき起こす」,あるいは「微生物の細胞膜や細胞壁構造を破壊する」ことにより,目的とする効果を発生させる．一方,静菌処理は生育環境の変化あるいは代謝に関連する酵素活性の阻害により,細胞内の代謝活性を低下させ,結果として微生物の増殖を抑制するものである．これらの処理によって生じた「致死的ではないレベルの傷害を受けた微生物細胞」（損傷菌）は,その後の周囲環境に応じて死滅するか,あるいは増殖能を回復する．損傷菌には一時的に栄養要求性が複雑化した「代謝損傷菌」と,周囲の環境因子に対して感受性が高まった「構造損傷菌」が存在する．食品中に存在する,殺菌後に残存した損傷菌の一部は体内で増殖を再開し,食中毒発症の原因になりえる．また損傷菌の存在は,殺菌試験における残存生菌数の過小評価をもたらす．希釈水や計数培地の組成,あるいは培養温度に注意を払う,あるいは「回復培地重層法」などの手法を利用することにより,損傷菌の検出効率を上昇させることが可能である．食品中における損傷菌の問題に関しては,文献5, 6) を参考にされたい．

表 II.1.3.1　代表的な微生物制御法（文献4より作成）

目的			手法	
殺菌	菌を殺す	加熱殺菌	加熱条件の違いに基づく区分	低温（長時間）殺菌　←→　高温（短時間）殺菌 湿熱殺菌　　　　　←→　乾熱殺菌
			加熱手法の違いに基づく区分	高周波加熱殺菌　・　遠赤外線加熱殺菌 電気抵抗加熱殺菌
		非加熱殺菌（冷殺菌）	物理的手法	放射線殺菌　・　電子線殺菌 紫外線殺菌　・　閃光パルス殺菌 超音波殺菌　・　超高圧殺菌 高電圧パルス殺菌
			化学的手法	合成殺菌料　・　天然殺菌料
静菌	菌を増やさない		物理的手法	低温保持　・　高温保持 ガス置換　・　水分活性低下
			化学的手法	合成保存料　・　天然保存料
除菌	菌をつけない			濾過　・　遠心分離 電気的除菌　・　洗浄
遮断	菌をつけない			包装　・　コーティング クリーンルーム　・　無菌充填

b. 殺菌・静菌手法の選択に関する情報源

殺菌および静菌処理は用いる手段により,「物理的手法」と「化学的手法」に分けることができる.前者の代表は熱や電磁波等を使用するものであり,後者は化学合成あるいは天然から分離された化学物質を微生物制御に応用するものである.それぞれの具体的な解説については,本書の関連箇所や成書を参考にされたい.

食品の微生物学的安全性は,病原菌がその食品に混入する確率の高さとその食品中における微生物の増殖性,感染力の強さおよびひき起こされる結果の重篤度の関数である."Australian Food Safety Centre of Excellence"が作成した"Risk Ranger"というフリーウエアを使用すると,これらの条件が変化した場合にどれくらい危険性が増すか,半定量的に見積もることが可能である.一般的には,食品中における微生物の増殖を抑制することで,その食品の安全性を高めることが可能である.同時にこれは,腐敗細菌の増殖による変質防止にも効果的である.

食品中における微生物の生残や発育は水分活性(A_w), pH, 酸化還元電位 (Eh), 栄養素もしくは発育阻害物質の有無,加熱,冷却およびガス環境(包装条件)等の影響を受ける.この点に関して米国のIFT (institute of food technologists) はFDAの依頼にもとづいて文献のレビューを行い,"Evaluation and Definition of Potentially Hazardous Foods"という報告書を出している.これには食品のpHと水分活性の情報をもとにして「この食品が何らかの温度や保存時間のコントロールを要するかどうか」という判断を行うことができるような一般的な枠組が含まれている.芽胞形成食中毒原因菌はpH 4.6,それ以外の食中毒原因菌はpH 4.2以下であれば,増殖の可能性はそれほど高くない.通常の食品でこれよりも高いpHのものについては水分活性の影響を考慮する必要がある.芽胞形成食中毒原因菌はpH 5.6以上かつ水分活性0.95以上,それ意外の食中毒原因菌ではpH 5.0以上かつ水分活性0.92以上の場合,微生物の増殖の可能性が高いために,温度および保存時間のコントロールを要する.このように,水分活性とpHに基づいて食品および微生物をグルーピングし,それぞれの類別表を重ね合わせることで,食品中で増殖可能な微生物を推定する手法を「重ね合わせ評価法(ファックスアセスメント)」という.これについては,尾上らの研究に関する倉田ほか[1]による解説があるので参考にされたい.

「どのような食中毒原因微生物がどのような食品に含まれる可能性が高く,それをどのような方法で殺菌あるいは静菌することが可能なのか」という点については,IFTの"Bacteria associated with foodborne disease"などに詳細な記載がある.IFTはこのほかにも生食用野菜果実やスモークドサーモンの微生物制御や,新しい物理的殺菌手法,あるいは抗菌剤に対する耐性菌などに関する種々の報告書を発表しており,その多くはweb site上で公開されている.非加熱食品の微生物制御に関しては,Novakら[9]などを参考にされたい.また(財)食品産業センターがweb site上で公開している「HACCP関連情報データベース」を使用すると,食品中の微生物の増殖や殺菌に関する情報を検索することが可能である.

c. ハードルテクノロジー

法的規制や官能上あるいは物理的・化学的理由により,食品の殺菌または静菌に使用できる手法はおのずから限定を受ける.化学的な殺菌・静菌手段と物理的な手段を併用する,あるいは複数の化学的手段・物理的手段を併用することで,各々の処理に伴う不具合を最小限に押さえつつ,相乗的な殺菌・静菌効果を得ることが可能な場合もある.元ドイツ食肉研究所のライスナーはこれを「ハードルテクノロジー」という言葉で表現している.これは特に,強い殺菌手法が使用しにくい非加熱食品の微生物制御において重要な考え方である.ここでいう「ハードル」とは,微生物の増殖や死滅に関与する「温度,pH,水分活性,酸化還元電位,圧力」といった環境要因や,あるいは殺菌・静菌剤である.「強い殺菌処理」は「高いハードル」に相当する.微生物はこれらのハードルのすべてをクリアしない限り増殖できないため,必ずしも一つのハードルを高くしなくとも,低いハードルを複数組合わせることで微生物制御の目的を達成できるわけである.逆に栄養成分やビタミンは「トランポリン」のような効果を有するので,このような物質を豊富に含む食品の微生物制御には,多数もしくは高いハードルの設定を要

する．

　一般によく使用されるハードルの組合わせは，比較的弱い加熱と化学物質の組合わせであり，その典型例がソルビン酸と加熱の組合わせである．たとえばナイシンは細菌芽胞の熱抵抗性を低下させるなどのことが知られており，このほかにガス置換包装・高圧処理あるいは高電圧パルス処理とナイシンの組合わせなどについても研究が行われている．複数の化学物質を組合わせることで，相乗的な効果が得られることも多い．たとえば，グリシンを酢酸と併用すると抗菌効果が高まることはよく知られている．また次亜塩素酸ナトリウム殺菌後の微生物は，有機酸処理に対する感受性が上昇する．ナイシンはフィチン酸やEDTAのようなキレーターと併用すると効果が高まる．ナイシンと乳酸ナトリウムやリゾチームの組合わせは，畜肉製品中の微生物制御に応用可能である．キトサンとアリルイソチオシアネート(AIT)-ホップエキス製剤は相乗的に効果を発揮し，これは浅漬け類の微生物制御に応用できる．カスタードクリームの日もち向上には，リゾチームとポリリジンの組合わせが有効である．理由は明らかではないが，乳酸と酢酸や，フマル酸と他の有機酸のように，複数の有機酸を組合わせると相乗効果が生じることもある．このほかにも種々の化学物質の組合わせが，相加・相乗的に抗菌効果を発揮することが明らかとされている．ただし，すべての組合わせで相乗的に効果が高まるわけでもない点には注意が必要である．たとえば有機酸と焼成貝殻カルシウム製剤の併用は，互いの抗菌効果を阻害し，またフィチン酸とキトサンは錯体を形成して沈殿を生じる．以上のような知見に基づき，種々のメーカーより複数の天然抗菌性物質を組合わせて作られた抗菌剤あるいは日もち向上剤が市販されている．ただし，そのカタログに示されている対象食品や使用濃度は一つの目安に過ぎないため，実際の食品製造にあたっては，試作試験や保存試験を行い，その効果および品質に対する影響を確認しておくことが望ましい．

〔稲津康弘〕

文　献

1) 倉田　浩ほか：改訂 食品衛生における微生物制御の基本的考え方，日本食品衛生協会，1994．
2) 柴崎　勲：改訂新版 新・食品殺菌技術，光琳，1998．
3) 柴崎　勲（監）：有害微生物管理技術，フジテクノシステム，2000．
4) 柴崎　勲：防菌防黴，**34**(7-10)，2006．
5) 新谷英晴ほか：防菌防黴，**34**(6-12)，**35**(1-8)，2006．
6) 伊藤　武，森地敏樹（編）：食品のストレス環境と微生物―その挙動・制御と検出―，サイエンスフォーラム，2004．
7) IFT/FDA：Evaluation and Definition of Potentially Hazardous Foods, 2001. (IFTのサイト http://www.ift.org/からダウンロード可能)
8) IFT：*Food Technol*. **58**(7), 20-21, 2004. (同上)
9) J. S. Novak, et al.：Microbial safety of minimally processed food, CRC PRESS, 2003.

1.3.2 化学的手法による制御技術

a. 食品添加物

食品製造においては，種々の化学物質が使用される．そのうち，「食品の製造の過程において又は食品の加工若しくは保存の目的で，食品に添加，混和，浸潤その他の方法によって使用するもの」はすべて食品添加物として扱われる（食品衛生法4条2項）．日本では食品衛生法10条の規定に基づき，「人の健康を損なうおそれのない場合として厚生労働大臣が薬事・食品衛生審議会の意見を聴いて定める場合」以外は，添加物を含む食品の製造・販売等が禁止される．この規定は「外国では使用が認められている添加物である」あるいは「未認可添加物であるが，使用後に分解・除去しているから，最終製品には残存しない」という場合においても適用されるので注意を要する．米国およびEUの食品添加物規制に関しては『改訂 食品添加物インデックス』[1]や『世界の食品添加物概説』[2]などを参考にされたい．

1995年の食品衛生法改正により，食品添加物指定の範囲が「化学的合成品のみ」から「天然物を含むすべての添加物」に拡大された．当時，国内で広く使用されており，長い食経験がある天然物は，「既存添加物」として法改正以降もその使用・販売等が認められ，例外的に食品衛生法10条の規定が適用されない．指定添加物と既存添加物は「食品衛生法施行規則別表第1」および「既存添加物名簿」に，それぞれ記載されている．販売等の流通実態が確認できない既存添加物は名簿から消除される．名簿から消除された添加物を含む食品の製造販売等は，食品衛生法10条違反として取締の対象となるので注意が必要である．食品添加物や残留農薬等の規格・基準等に関する最新情報は，（財）日本食品科学研究振興財団のweb siteから得ることができる．

いわゆる「天然添加物」というものに関して，法律上の定義は存在しない．日本国内で流通する食品に使用可能な天然由来添加物は既存添加物名簿記載419品目（2007年10月現在）が中心になるが，指定添加物（同，369品目）に含まれるものや，天然香料および一般飲食添加物（いずれも食品衛生法10条の適用除外）もある．天然香料とは「動植物から得られる着香を目的とした添加物で，一般に使用量が微量であり，長年の食経験で健康被害がないとして使用が認められているもの」であって，天然香料基原物質リストに収録された612品目の基原物質をいう．一般飲食物添加物とは「一般に食品として飲食に供されているもので添加物として使用されるもの」と定義され，たとえば「着色目的でオレンジ果汁を使用する」ような場合がこれに該当する．「一般飲食物添加物品目リスト」に72品目が収載されているが，これに限定されるわけではなく，すべての食品が対象となる．以上の各種添加物の分類を図 II.1.3.1 に示した．

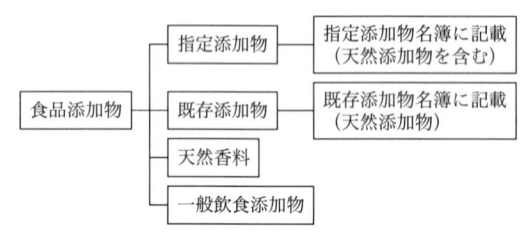

図 II.1.3.1 食品添加物の分類

現在の日本で使用される指定添加物の多くは，効果および安全性に関する科学的知見に基づいて使用基準が設定されている．用量-作用関係に閾値を有する（最大無作用量が存在しうる）ハザードであると考えられた添加物については，最大摂取量が「実験的に得られた最大無作用量を安全係数（通常は100）で割った値」以下になるように使用基準が設定される．用量-作用関係に閾値の存在が確認されない物質は原則的として食品添加物としての使用が認められず，歴史的経緯により使用が認められているものについては「使用後の分解または除去」が使用基準に定められている．このような理由により，法定の使用基準を遵守する限りにおいて，指定添加物に由来する健康危害が生じることは考えにくい．指定添加物以外のものについては，最近まで十分なリスク評価が行われてこなかったが，2003年の食品衛生法改正に伴い，既存添加物の再評価が行われてきた．その作業の過程で，2004年7月に「アカネ色素」が「健康危害発生のおそれ」を理由として名簿から消除された．この事例からも，「天然だから安全」ということが，ただちにはいえないことがわかる．

添加物を含む食品については，食品衛生法19条

の規定に基づき，その旨を表示する義務がある．表示法の詳細は食品衛生法施行規則5条で定められる．特に「食品衛生法施行規則別表第5」で定める8種類の用途の添加物は，消費者の選択に役立つ情報として，「合成保存料（ソルビン酸）」のように用途と物質名を併記する必要がある．内閣府食品安全委員会が実施したアンケート調査等でも確認されているように，多くの消費者は合成保存料に対してよい印象をもたない．そのために多くの食品製造業者は「添加物フリー」，あるいは次善策として「天然由来で安心」と思われている食品添加物を使用した商品の開発・製造に関心をもっているようである．「保存料」については天然物由来であっても表示義務が存在するため，消費者イメージを重視した食品製造業者の間で，「保存料から日もち向上剤へ」のシフトが行われたという事情もある．

b. 食品の表面殺菌に使用される殺菌剤

食品加工において，材料を水洗することにより付着した土やごみの一部は除去できるが，付着している微生物を完全に除去することはできず，同時に他の食材や調理加工環境への交差汚染の可能性も増加する．そのために，殺菌料を含む洗浄液が，食品の表面洗浄に使用されることも多い．日本でこのような目的に使用可能な指定添加物は「高度さらし粉，次亜塩素酸水，次亜塩素酸ナトリウム，亜塩素酸ナトリウムおよび過酸化水素」である．そのいずれについても使用基準が存在するので注意を要する．近年，食塩の電気分解によって製造された「電解水」が，食品やその製造ラインの殺菌に使用される例も増えている．法令上，無隔膜法で製造された弱アルカリ性電解水は「次亜塩素酸ナトリウムを希釈したもの」，隔膜電解法の陽極水である強酸性次亜塩素酸水は「次亜塩素酸水」として扱われ，それぞれの規格基準が適用される．食品表示に関して，一般に食品の加工の際に添加されるもので「食品の完成前に除去されるもの」「最終的に食品に通常含まれる成分と同じになり，なおかつその成分量を増加させるものではないもの」および「最終的に食品中にごくわずかな量しか存在せず，その食品に影響を及ぼさないもの」のいずれかに該当するものは「加工助剤」として表示義務が免除されることになっている．ゆえに食品の表面洗浄後に殺菌剤の除去・分解を行えば，その殺菌剤の表示は必要ない．

次亜塩素酸ナトリウム（NaClO）は1950年4月1日に食品添加物として認可され，その後，食品製造現場全般で広く使用されている．次亜塩素酸はウイルス類，細菌（芽胞），真菌類，藻類および原生菌類に対して殺菌力を示す．in vitro 試験では数十ppm以下の濃度で生菌数 2~3 log CFU/g 減少以上の効果を示すことが多いが，実食品や作業環境に付着した微生物に対する殺菌効果はこれよりも低いことが多い．その原因として，有機物との反応による失活と，バイオフィルム形成に伴う微生物の殺菌剤耐性の上昇があげられる．次亜塩素酸ナトリウム水溶液中では「Cl_2（塩素）$+H_2O$ ← [pKa=4.65] → HClO（次亜塩素酸）$+H^++Cl^-$ ← [pKa=7.53] → OCl^-（次亜塩素酸イオン）$+H^+$」の化学平衡が成立している．次亜塩素酸イオンよりも非解離型の次亜塩素酸の方が分子当りの殺菌力が強いため，pH 6-4の範囲で使用すれば強い効果が得られる．これより低いpHでは塩素の発生が問題になり，特にpH 2以下では大量のガス状の塩素が生成するので危険である．以上は「高度さらし粉，次亜塩素酸水，次亜塩素酸ナトリウム」についても同様である．通常，次亜塩素酸ナトリウムの濃度は，その酸化力に着目した「有効塩素濃度」として表示され，その測定方法としてはDPD（ジエチル-p-フェニレンジアミン）比色法が汎用される（O-トリジン法は，試薬の発がん性が疑われたことから，2002年3月末で水質検査法から消除された）．有効塩素濃度は，次亜塩素酸などが食品に含まれる窒素化合物と反応することで減少し，同時にトリハロメタン等の有機塩素化合物が生成する．食品の汚染状況等によっては，有効塩素濃度 200 ppm の洗浄液が数分以内に 1 ppm 以下の濃度まで下がることもありえる．殺菌工程における洗浄液の失活が関与したものと疑われる集団食中毒事件も存在することから，次亜塩素酸ナトリウムあるいは電解水を食品の表面殺菌目的で使用する場合，殺菌漕の有効塩素濃度をこまめにチェックしておくことが望ましい．

二酸化塩素（ClO_2）は，塩素と同等かそれ以上に効果的な殺菌剤であることが判明している．この化合物は細菌およびその胞子ならびにウイルスを効果的に不活化させる．また，レタス，キャベツ，キュウリおよび緑色コショウの表面に付着した微生物

に対する二酸化塩素水の殺菌効果についても報告がある．二酸化塩素ガスは塩素よりも水溶性が高く，分子当りの酸化力も次亜塩素酸の2.5倍大きいが，食品表面との接触により塩素化合物を生成しない．酸性化亜塩素酸（ASC）水は，一般に安全と認められる有機酸と亜塩素酸ナトリウム（$NaClO_2$）を混合することで作られる殺菌剤である．化学反応によって生じた二酸化塩素が，低pHとともに強い殺菌作用を発揮する．米国では食品医薬品局（FDA）が1999年に21 CFR 173.325を公示しており，これに準拠すればASCを畜肉（製品）および加工野菜，果実の殺菌に使用することができる．日本国内では1995年末より亜塩素酸ナトリウムを生食野菜類および卵殻の殺菌に使用できるようになり，2005年9月16日より「干しかずのこおよび冷凍かずのこを除く，かずのこの調味加工品」の殺菌料としても使用可能となっている．亜塩素酸ナトリウムと食品添加物である塩酸またはクエン酸等を組合わせて使用することについて，2007年5月時点で厚生労働省から通知は出されていないが，次亜塩素酸ナトリウムと酸の併用を認容した通知から類推する限り，食品衛生法に抵触することはないと考えられる．次亜塩素酸ナトリウムと比較した場合，ASCを利用するメリットは，タンパク質やアミノ酸との反応による失活が低いという点にある．実施例もウシ枝肉，ニワトリ解体肉，生サケおよびローストビーフといった畜肉・魚肉類が中心であるが，生食野菜・果物に付着した病原菌を対象とした研究も行われている．

過酸化水素は微弱な発がん性が認められたことから，現在，食品に対して直接使用するのはかずのこの漂白目的がほとんどである（この場合は使用後にカタラーゼ処理を行うことで，残存する過酸化水素を分解除去する）．このほか，包装材の殺菌にも使用されることがあり，その場合は加熱処理や紫外線照射を併用すると効果が上昇する．過酸化水素は「最終製品に残存してはならない」とされるが，「釜揚げしらす」「乾燥ピーナッツ」など，天然の状態で0.1～10 mg/kg程度の過酸化水素が検出される食品が存在する．指定添加物である亜硝酸，亜硫酸，安息香酸，硝酸およびオルトリン酸も，一定量は未添加食品中に存在することから，食品衛生分析を行う際には，バックグラウンド値の存在に注意を払う必要がある（詳細は文献3）を参照）．

c. 合成保存料

食品の保蔵性の向上目的で使用される添加物は，その効果により「保存料」と「日もち向上剤」に大別される．保存料は食品添加物名簿に「保存料」として記載されるもので，「有効成分が明確であり含量が相当高いこと」「その保存性の効果が科学的に立証され，成書に報告されていること」「その製品の最小発育阻止濃度が合成保存料に匹敵するものであること」の3条件を満たしたものをいう．いわゆる「合成保存料」はすべて指定添加物であり，一方，「天然保存料」は既存添加物に含まれる．

2007年5月現在，保存料として使用が認められる指定添加物は「安息香酸（ナトリウム）」「ソルビン酸（カリウム）」などの18品目であり，すべて使用基準と成分規格が存在する．以下，その代表的なものについて概説するが，詳細は松田[6]などを参考にされたい．

ソルビン酸（2,4-ヘキサジエノイン酸，$CH_3-CH=CH-CH=CH-COOH$）は元々は，未熟なナナカマドの実から分離された天然界にも存在する物質である．細菌類，かび，酵母に広い抗菌活性を示すが乳酸菌にはあまり効果はない．通常は硬化油で被覆した形で，魚肉・畜肉練り製品原料などに添加される．より高い水溶性が求められる場合には，そのカリウム塩を使用する．

安息香酸（ベンゼンカルボン酸，C_6H_5-COOH）はかんきつ類，核果類などの果実類やその加工品，あるいはチーズや醤油などの発酵食品中に広く存在する．安息香酸はかび・酵母および芽胞形成菌に対し，pH 5.5以下で発育阻止効果を示すが，ソルビン酸よりも低いpHにしないと効果が現れないことが多い．現在，日本国内では醤油と果汁・清涼飲料水以外では，ほとんど使用されていない．パラオキシ安息香酸エステル類（パラベン）は，安息香酸エステルのパラ位に水酸基が入った化合物であり，安息香酸と比較すると「無色・無臭・低刺激性」「抗菌力がpHに依存しない」という利点がある．グラム陽性菌とかび・酵母に対しては，エステル基の側鎖の疎水性が上がるほど抗菌性が上昇するが，グラム陰性菌に対してはこのような明瞭な傾向はみられない．日本国内では醤油以外，ほとんどパラベンは

デヒドロ酢酸（2-アセチル-5-ヒドロキシ-3-オキソ-d-ラクトン1ナトリウム塩，$C_8H_7NaO_4\cdot H_2O$）は酢酸を熱分解し，生成するケテンを縮合反応させて得られるデヒドロ酢酸を水酸化ナトリウムで中和して製造される，天然界に存在しない化合物である．デヒドロ酢酸のpKaは5.27と高いために，ナトリウム塩の形で中性〜弱酸性の食品に添加しても強い抗菌力を示す．細菌・かび・酵母に対して有効であるが，乳酸菌に対してはあまり効果はない．日本国内では，チーズ・バターおよびマーガリンにしか使用できない．

酢酸やプロピオン酸などの有機酸は水溶液中で解離型と非解離型の分子が化学平衡の状態にあり，pKaと同pHの水溶液中では解離型分子と非解離型分子が同活量（モル濃度）だけ存在する．常温におけるソルビン酸および安息香酸のpKaは4.8および4.19である．他の酸の添加により液層中のpHを下げると，非解離型分子が増加する方向に化学平衡が移動する．液層中の非解離型分子のみが細胞膜を透過して菌体内に進入し，これが菌体内で消費されると菌体外の液層中の化学平衡が移動して，非解離型分子が供給される．菌体内に移行した非解離型分子は解離してプロトンを供給する．その結果，細胞内のpH低下がひき起こされ，細胞内部の代謝を阻害する．以上のメカニズムからわかるように，有機酸はpHが低下するほど殺菌力が増加する．なお，ソルビン酸および安息香酸は，非解離型のみならず解離型分子も抗菌力に対して一定の寄与をしていることが知られている．また，酢酸，プロピオン酸およびソルビン酸は近いpKaをもつにもかかわらず，抗菌作用やそのpH依存性が異なることから，疎水性など有機酸固有の性質が抗菌活性に大きな影響を与えることがわかる．

d. 天然保存料・日もち向上剤

いわゆる「天然保存料」に含まれる既存添加物（主成分）は，「ウド抽出物」（マグノロール），「エゴノキ抽出物」（安息香酸），「カワラヨモギ抽出物」（カピリン等），「酵素分解ハトムギ抽出物」（グルコースを構成糖とするオリゴ糖），「しらこたん白抽出物」（プロタミン），「ツヤプリシン（抽出物）」（β-ツヤプリシン），「ペクチン分解物」（ガラクチュロン酸），および「ε-ポリリジン」（ポリリジン）の8種類である．かつて既存添加物として使用が認められていた「ホオノキ抽出物」および「レンギョウ抽出物」は「販売等の流通実態が確認できない」としてすでに名簿から消除されており，「ウド抽出物」も同様の理由から消除される予定である．以上の物質を添加物として使用した食品は，「保存料」の表示を要する．一方，「日もち向上剤」とは保存性の低い食品に対して，短期間（数日間以内）の腐敗，変敗を抑える目的で使用される添加物である．食品添加物名簿に「日もち向上剤」という用途名は存在せず，その判断は食品添加物業界の自主基準に基づく．日もち向上剤は「保存料」表示の必要はなく，「グリシン」のように物質名のみを単独表示するか，あるいは「酸味料」「pH調整剤」のように一括表示（14種類の用途に限定）を行うことになる．以下に代表的な天然保存料および日もち向上剤につき概説する．これらおよびバクテリオシンの詳細についてはRoller[7]なども参考にされたい．

ε-ポリリジンとは，L-リジンが直鎖状に結合した塩基性のポリペプチドであり，放線菌の一種の*Streptomyces albulus*を好気培養した培養液から分離精製したものである．安全性試験に基づき，2004年1月に米国FDAよりGRAS（generally recognized as safe）認定を受けている．カチオン系の界面活性剤としての性質に基づき，プラスに荷電したε-ポリリジンアミノ基が微生物の細胞壁に吸着することによって増殖を阻害する．グラム陽性・陰性菌，かび，酵母に対して広い抗菌スペクトルを示す．酸性から弱アルカリ性の比較的広いpH領域で抗菌活性が安定なため，漬け物からめん類にまで広く使用できる．熱安定性がよく，120℃，20分の加熱においても抗菌活性は低下しない．食味への影響が少ないため，蒸しパンなど水分が多い菓子類などにも使用できる．

しらこたん白とはサケやニシンなどの白子から抽出・精製して得られる比較的低分子量の強塩基性タンパク質であり，プロタミンやヒストンがこれに含まれる．グラム陰性菌に対する効果は弱いが，耐熱性菌を含む広い範囲のグラム陽性菌に対して増殖抑制効果を示す．グリシンやカプロン酸モノグリセリドとの併用により，グラム陰性菌に対しても抗菌スペクトルを広げることができる．作用メカニズムに

は，微生物表層への吸着が関与するといわれている．中性～アルカリ域で制菌作用を有し，加熱により効力が増大するため，特に中華めんやカスタードクリームでの利用が多い．このほか，酢酸ナトリウムやグリシンと併用することで，魚肉練り製品の「ネト発生防止」や「塩なれ」目的にも使用が可能である．

ペクチン分解物はかんきつ系果皮から抽出・精製したペクチンを酵素分解して得られたもので，主成分はガラクチュロン酸である．グラム陽性・陰性菌に対して抗菌作用を示し，特に大腸菌や乳酸菌に対する抗菌力が強い．塩なれ効果やマスキング効果を有することから，たれ・ソース類や畜産加工品に使用される．

グリシンは耐熱性芽胞菌を含む細菌類に対して抗菌効果が認められており，酢酸ナトリウムとともに日もち向上剤の主剤として広く利用されている．その作用機構には，細胞壁の合成阻害が関与している．抗菌作用のほか，塩なれ効果や整味作用をもち，総菜類のアミノ酸系調味料としても利用される．耐熱性芽胞菌を含むグラム陽性菌の発育を2%濃度で阻止するが，1%以上の添加は食品に対してくどい甘味を与える．このため，通常は0.5～1.0%の濃度範囲で他物質と併用して使用することが多い．

有機酸の微生物に対する作用は主として，非解離酸による細胞内pH低下によって生じる．一方，病原大腸菌O157：H7株に代表される耐酸性をもつ病原菌は，弱酸性（pH3以上）-強酸性（pH2）の条件下でも機能する「アルギニン依存性」「グルタミン依存性」「酸誘導型酸化」の各耐酸性機構を有し，これによって細胞内部のpHの低下を緩和させることができる．一般的な微生物に対し，フマル酸，コハク酸，グルコン酸等も抗菌作用を有するが，特によく使用されるのは酢酸と乳酸である．酢酸を主成分とする食酢は，0.04%（pH5.0前後）で静菌的，0.04～0.09%（pH4.5～4.9前後）で細菌類に対して殺菌的に作用するが，酵母・かび類の制御にはその10倍程度の濃度が要求される．乳酸は酢酸よりも抗菌力は低いが，無臭かつマイルドな味を呈することから，最終製品の風味への影響は少ない．乳酸は酵母・かびに対する抗菌効果をもたないが，細菌に対する効果は酢酸ほどpHの影響を受けない．有機酸とグリシンと併用した製剤は多く，めん類，ご飯類，惣菜，つゆ・たれ類の日もち向上剤やpH調整剤として利用されている．

低級脂肪酸の抗菌作用は，一般に低鎖長のものほど高いとされるが，刺激臭が強いために，そのエステル化合物が利用されている．グリセリン脂肪酸エステルにはモノ，ジ，トリエステル化合物があり，モノエステルが最も抗菌性が強いとされる．脂肪酸の鎖長により抗菌スペクトルが変化することから，C8（酵母，枯草菌），C10（かび，酵母，枯草菌），C12～C16（グラム陽性菌）などの製品が販売されている．この物質は日もち向上剤の原料以外に，乳化剤，起泡剤，豆腐用消泡剤，デンプンの品質改良剤などにも使用される．食品の乳化剤として使用されるショ糖脂肪酸エステルは，缶詰の変敗微生物である耐熱性フラットサワー菌を含むグラム陽性菌やかびに対して抗菌効果を示す．

カニあるいはエビ殻の主成分はキチンである．このような食品廃棄物に含まれるキチンの酸加水分解によって製造されるキトサンは，弱酸性領域で正荷電をもつ多糖であり，食中毒原因微生物に対し殺菌的あるいは静菌的に作用する．キトサンの殺菌効果は分子量が小さいほど高く，また酢酸カリウムとの併用で効果が高まることが知られている．キトサンの作用メカニズムについては完全には明らかにされていないが，プロタミンやポリリジンなどのポリカチオン系殺菌剤と同様に，負電荷をもつ細菌の細胞壁に吸着することで外膜の損傷をひき起こすとともに，細胞膜酵素による正常な代謝を阻害するものと考えられている．キトサンは既存添加物に指定されている．キトサンの発酵食品の微生物制御への応用例や，乳酸酸性キトサン溶液に浸けることで，カットレタスおよびイチゴ果実の日もち向上が可能であることを示した報告があるが，官能上の問題が発生しうる可能性も示唆されているので，実用にあたっては注意を要する．

アリルイソチオシアネート（AIT：$CH_2=CH-CH_2-N=C=S$）はカラシ（*Brassia nigra*）あるいはワサビ（*Eutrema wasabi* Maxim）の主要な刺激臭成分である．種々の微生物，酵母およびかびに対して抗菌効果をもつが，乳酸菌に対する効果は弱い．その殺菌力は分子内のイソチオシアネート基の高い反応性に起因し，細胞膜構造の変化や呼吸系酵

素の失活をひき起こすことで微生物の増殖を阻害するといわれている．AIT は水層中よりもガス状態の方が強い殺菌力を示す．この物質は水溶性が低いため，乳化剤によりエマルション化した製品が販売されており，またマイクロカプセル化後にフィルム練り込み加工を行った徐放剤も開発されている．日本では AIT を含むイソチオシアネート類（一般添加物）に関して「着香の目的以外に使用してはならない」という使用制限があるため，殺菌または静菌を目的として食品に混入する場合は，未精製の「カラシ抽出物」「ワサビ抽出物」（既存添加物）の形で使用する必要がある．

ホップ（Humulus luplus L.）の苦味成分である α 酸 (humulone, cohumulone, adhumulone) および β 酸 (lupulone, colupulone, adluplone) は，グラム陽性微生物に対して抗菌作用をもつ．作動機構は以下のように説明される．すなわち，これらの非解離型分子がイオノフォアとして働くことで細胞膜内外の pH 勾配が弱まり，プロトン駆動力（proton motive force : pmf）が減少する．その結果，pmf 依存性の栄養摂取が阻害されることで細胞死をひき起こす．ホップ抽出物は特に乳酸菌に有効であり，エタノールやグリセリン脂肪酸エステルで溶解したものが，漬け物やめんつゆ，たれ・ソース類や惣菜の日もち向上目的で使用されている．ホップ抽出物は既存添加物として扱われる．

ユッカは北米から中南米にかけて生育するリュウゼツラン科の植物である．その抽出物にはサポニンが多く含まれ，真菌類，特に酵母に対して強い抗菌作用を有する．pH や熱には安定だが，細菌類に対して抗菌作用をもたないため，他の物質と混合して製剤化が行われている．

カンゾウ油性抽出物はカンゾウの根および根茎を水洗浄した残渣をエタノール等の有機溶媒で抽出したものであり，その主要抗菌物質はグラブリジンである．グラム陽性菌に有効であり，茶飲料中の Bacillus 属，果汁飲料中の Alicyclobacillus 属細菌の増殖抑制に利用可能である．

トウガラシ抽出物はトウガラシ果実を含水エタノールで抽出したもので，タンパク質，ペプチド，糖分などを含み，辛味はほとんどない．特に酵母に対して有効に作用し，主成分はギトゲニン配糖体である．有機酸と組合わせた製剤が惣菜，漬け物，佃煮あるいは食肉加工品の日もち向上剤として利用されている．

リゾチームは菌の細胞壁を構成するムコ多糖を加水分解することで，その増殖を抑制する酵素である．耐熱性菌を含むグラム陽性菌に対して強い溶菌作用を示すが，グラム陰性菌やかび，酵母に対しては，単独では効果が弱い．50°C で最大活性を示すため，弱い加熱には耐えるが，高温長時間加熱により失活する．単独ではブドウ球菌やセレウス菌には効果がないが，脂肪酸エステルと併用すると抗菌効果が現れるとともに，耐熱性の上昇がみられる．対象食品は総菜類や和洋菓子，水産練り製品などである．卵白から製造したリゾチームは，失活していても「原材料の一部に卵を含む」というアレルゲン表示が必要である．

e． バイオプリザベーション

人間の長期にわたる食経験により，一定の安全性を確保された食品（原料）や発酵微生物起源の抗菌物質を「バイオプリザバティブ（bio-preservative）」といい，それを利用した食品の保存法を「バイオプリザベーション（bio-preservation）」と呼ぶ．乳酸発酵による pH 低下を利用した「漬け物」「チーズ」「発酵ソーセージ」，あるいは増殖力が旺盛な枯草菌を優先発酵菌相として雑菌の発育を抑制する「無塩大豆発酵食品」の製造など，世界各地でみられる古典的な発酵保存技術はその最たる例である．バイオプリザベーションの詳細に関しては，文献 8) などを参考にされたい．

一部の乳酸菌は乳酸などの有機酸とともに，「バクテリオシン（bacteriocin）」と呼ばれるペプチド性抗菌物質を生産する．漬け物，とりわけ多様な微生物を含む低塩浅漬けは，抗菌性物質生産能をもつ微生物の潜在的な資源である．ナイシン生産性 Lactococcus lactis は糠床や韓国キムチ，タイやベトナムの浅漬け類，あるいはザワークラウトなどの漬け物から分離されており，また漬け物からは Lactobacillus などに属するバクテリオシン生産菌も分離されている．バクテリオシン生産性微生物は漬け物のみならず，乳製品や畜肉加工製品のバイオプリザベーション目的に利用することが可能である．

バクテリオシンは「Class I～IV」の 4 種類に大

別される.このうち,グラム陽性菌が生産する,異常アミノ酸(ランチオニン)を含むClass Iバクテリオシンである「ランチビオティック(lantibiotic)」が,食品保全の観点からは重要である.ランチビオティックは通常のタンパク質と同様,リボソーム上でリーダーペプチドを含むプレペプチドとして合成される.続いて異常アミノ酸形成酵素によりリーダーペプチド以外の部分に存在する特異的なセリン,トレオニン残基がそれぞれデヒドロアラニン,デヒドロブチリニンに変換される.さらにこれらの不飽和アミノ酸が環化反応によりプロペプチド中の特異的なシステイン残基と分子内縮合して,それぞれがモノスルフィド結合を有するランチオニンおよび3-メチルランチオニンになる.以上の反応を触媒する酵素の種類により,ランチビオティックはさらに「Type A (I)」(LanBが脱水,LanCが環化反応に関与)と,「Type A (II)およびType B」(LanMが両反応を触媒)に区分される.このほか,バクテリオシンには「ランチオニンを含まない分子量10 kDa以下の耐熱性ペプチド」であるClass II(ペディオシンPA-1など),「分子量30 kDa以上の熱感受性タンパク質」であるClass III(ヘルベティシンJなど)および「脂質や炭水化物と複合体を作るタンパク質」であるClass IV(ロイコノシンSなど)が存在する.ただし,Class II以下のバクテリオシンは国際的にも食品添加物としての使用は認められていない.

バクテリオシンの中でも特に,*Lactococcus lactis* subsp. *lactis* の一部が生産するナイシンは,高度の耐熱性をもつType A (I)ランチビオティックである.広範囲のグラム陽性菌に対して抗菌性を示し,乳酸菌に対しても効果を発揮することから,発酵食品の微生物制御にナイシンを応用した研究報告もある.その抗菌作用は,細菌細胞膜に侵入し,孔をあけて,ATPやアミノ酸などを細胞外に漏出させ,プロトン駆動力を破壊することによって生じるとされる.グラム陰性菌に対しては効果が低いが,キレート剤と併用することで抗菌効果が上昇する.芽胞にも効果はないが,L-アラニンで発芽を誘発した後にナイシンを添加すると,*Bacillus* を効果的に制御できることが示されている.

ナイシンは,人体実験を含む種々の安全性試験においても,その危険性を示唆する結果が得られておらず,FAO/WHO合同食品添加物専門家会議(JECFA),米国FDAおよび欧州食品科学委員会(SCF)のリスク評価も終了している.

以上の知見をふまえ,米国やEUを含む50か国以上でナイシンは使用が許可されている.一方,日本においては,食品衛生法10条に基づく「食品,添加物等の規格基準の第1食品の部 A食品一般の成分規格 1」において,(1)「当該物質が,食品衛生法により定められている食品添加物と同一である場合」,(2)「当該物質について食品の成分規格が定められている場合」および(3)「当該食品が,食品の成分規格に適合する食品を原材料として製造され,又は加工されたものである場合(食品の成分規格が定められていない抗生物質又は化学的合成品たる抗菌性物質を含有する場合を除く)」のいずれかに該当する場合を除き,「食品は,抗生物質又は化学的合成品たる抗菌性物質を含有してはならない」と規定されている.ナイシンは「抗生物質」という扱いを受けていることから,食品添加物として認可されるまでは使用することができない.2003年10月に厚生労働省から食品安全委員会に対してリスク評価の依頼が行われ,2007年9月末にパブリックコメント募集が終了している.

乳酸菌あるいはその発酵物等は既存添加物名簿には記載されていないが,一般食品添加物および天然香料の基源物質として乳酸菌培養液が記載されている.そのような事情から,「ナイシン生産性乳酸菌培養液の形であれば,ナイシンを食品添加物として利用できないこともないのでは」と考えられていたこともある.ところが2005年に大手コンビニチェーン店販売の弁当等から「ナイシンZ」が検出される事件が発生し,これは乳酸発酵調味料「ラクティスエイド」に由来するものであることが判明した.当該事件の調査を行った福岡市保健福祉局からの照会に対し,厚生労働省がこれを「未承認添加物」と認める回答(食安基発第0603001号 平成17年6月3日)を出した.以上の経緯より,2007年5月現在,抗菌性物質を含む乳酸菌培養液あるいはそれを含む製剤を食品に直接添加して使用することも,食品衛生法10条違反行為に該当するものと考えられるので注意が必要である.

Streptomyces natalensis が生産するポリエンマクロライド系抗生物質であるナタマイシンは,50か

国以上でチーズ等への使用が認められている．厚生労働省は2002年7月の薬事・食品衛生審議会食品衛生分科会での了承事項に従い，「FAO/WHO合同食品添加物専門家会議（JECFA）の安全性審査が終了しており，米国およびEU諸国等で広く使用が認められる添加物46品目については，国際的なハーモニゼーションの見地から，企業からの指定要請を待つことなく，検討を行う」とする方針を打ち出した．ナタマイシンもこの特例措置の対象とされ，2006年11月28日付けで食品添加物として新規指定された．ただし，使用はナチュラルチーズの表面部分に限定され，食品1kg当り0.02g未満の残留しか許されない．

〔稲津康弘〕

文　献

1) （社）日本輸入食品安全推進協会（編）：改訂食品添加物インデックス，中央法規出版，2006．
2) 日本食品添加物協会：世界の食品添加物概説 JECFAと主要国の認可品目リスト，日本食品添加物協会，2004．
3) 柴田　正，辻　澄子：食品衛生研究，47(7)，29-67, 1997．
4) 日本食品添加物協会（編）：新 食品添加物マニュアル，日本食品添加物協会，2004．
5) 一色賢司，松田敏生：食品の非加熱殺菌応用ハンドブック，サイエンスフォーラム，2001．
6) 松田敏生：食品微生物制御の化学，幸書房，1998．
7) S. Roller ed.: Natural antimicrobials for the minimal processing of foods, CRC Press, 2003.
8) 森地敏樹，松田敏生：バイオプリザベーション 乳酸菌による食品微生物制御，幸書房，1999．

1.3.3　物理的手法による制御技術

A．アクアガス

食品加工における加熱媒体として過熱水蒸気が着目されており，加熱調理，乾燥，焼成，殺菌などへの応用が盛んに研究されている．過熱水蒸気には水分凝縮を伴う高い熱伝達性，乾燥速度が高温空気より大きくなる逆転温度の存在，低酸素雰囲気であることなど様々な特徴が存在している．殺菌処理にも利用されているが，通常の過熱水蒸気処理では，加熱対象である食品の乾燥速度は主に食品への熱流入量に支配されるため，乾燥速度の制御ひいては食品の含水率を制御することは困難である．過熱水蒸気を用いた殺菌処理では，条件により食品の過度な乾燥による品質低下を起こし，製品歩留りの低下を招く可能性がある．ここでは，過熱水蒸気（superheated steam），さらに殺菌などの効率利用のために開発した微細水滴を含んだ常圧の過熱水蒸気雰囲気（以後，アクアガス（aqua-gas; superheated steam containing micro droplets of hot water）と呼ぶ）での殺菌処理について紹介する．

1) 過熱水蒸気の殺菌処理

加圧過熱水蒸気による香辛料などの殺菌は，過熱水蒸気の特徴を活かした殺菌方法といえる．香辛料などに多く含有される耐熱性胞子は殺菌に高い温度を必要とし，かつ，乾熱状態ではその耐性は湿熱状態よりも高いため，香辛料のような香りを保持することが不可欠な素材ではなかなか効率的な殺菌ができない．また液中等の加熱処理では，やはりその香り成分が溶出したり，素材そのものの品質が劣化するため，使用できないのが現状である．そこで，高い温度雰囲気を湿熱状態で発現させ，さらに水蒸気の対象物表面での凝縮による湿熱状態での迅速な温度上昇を生じさせるシステムは，短時間に効果的にこれらの耐熱性菌を減少させることに成功している[1]．一例をあげると1.5気圧，140℃，4秒処理でのパプリカ（粒）の耐熱性菌（初発菌数：$7.6×10^3$）を検出限界以下に，また6気圧，184℃，10秒の処理で，黒コショウ（粒）の耐熱性菌（初発$7.6×10^5$）を$4×10^2$まで減少させている．これらの殺菌シス

テムは香辛料をはじめ，穀類や乾燥農産物などの殺菌処理に用いられている．これらのシステムは，水蒸気密度を高くして，高温での短時間殺菌を行うために加圧過熱水蒸気を用いているが，最近では，この過熱水蒸気において，加圧下でなく，常圧下においても冷凍食材の表面殺菌や野菜などの漬け物などの製造前の表面殺菌処理などにおいても検討がされている．今後も過熱水蒸気を用いた殺菌処理は食品の分野で利用が拡大することが予想される．

2) アクアガスでの殺菌処理

ⅰ) アクアガスの発生機構[2]

アクアガスの生成システムの概略を図Ⅱ.1.3.2に示した．このシステムにおいて使用される原水は初めに，加熱時の配管内でのスケールを防止するため軟水化処理される．処理された水は定量ポンプにて，チャンバー内に設置されたヒーターに圧送され，ノズルからチャンバー内に噴霧される．加圧されたヒーター内にて100℃以上に加熱された水は，チャンバー内に噴霧され常圧に戻り，一部は直ちに蒸発して水蒸気となるが，一部は微細水滴となりチャンバー内に液体として一定時間存在する．これらの微細水滴は最終的にはチャンバー内で蒸発し水蒸気となるが，チャンバー内のヒーター出力を調節し供給される水量とチャンバー内温度のバランスをとることにより，チャンバー内に常時，過熱水蒸気と微細水滴が混在した状態を作り出すことが可能である．

ⅱ) アクアガスの基礎特性[2]

アクアガス等の加熱媒体から加熱対象物への熱伝達率を測定するため，加熱チャンバー内に定常熱流を作りその熱流束の測定が可能な熱流計を作製し，アクアガス，過熱水蒸気ならびに高温空気から熱流計への熱伝達係数を測定した．加熱媒体の温度は，アクアガス試作機が最も安定してアクアガスを発生させることが可能な115℃とした．過熱水蒸気ならびに高温空気を用いた実験においては，試験オーブンへ過熱水蒸気あるいは高温空気をそれぞれ導入することにより行い，熱流計付近の加熱媒体流れ等の条件が同一になるよう調整し測定を行った．また加熱媒体の熱伝達率について，加熱対象物の表面温度に対する依存性を調べるため，熱流計表面温度を変化させ測定を行った．

測定された加熱媒体から熱流計への熱伝達率を図Ⅱ.1.3.3に示した．アクアガス，過熱水蒸気ともに，熱流センサー表面温度が70℃以下では熱伝達率はほぼ一定の値を示したが，熱流センサー表面温度が70℃以上になると，熱伝達率が低下する傾向がみられた．またアクアガスと過熱水蒸気を比較すると，熱流センサー表面温度が80℃以下ではアクアガスの熱伝達率が過熱水蒸気のものよりも高い値を示したが，熱流センサー表面温度が80℃以上になると，アクアガスの熱伝達率は過熱水蒸気と比較して低くなった．この熱伝達係数の温度依存性の原因としては，熱流センサー表面に付着した凝縮水等が熱移動抵抗となったためと考えられ，微細水滴によりセンサーへの水の付着が多いアクアガスではこの傾向が強くなったためと考えられた．

次に，モデル食品試料としてデンプンゲルを用い，アクアガス，過熱水蒸気および高温空気にて加熱を行い，試料の質量変化を測定しそれぞれの過熱

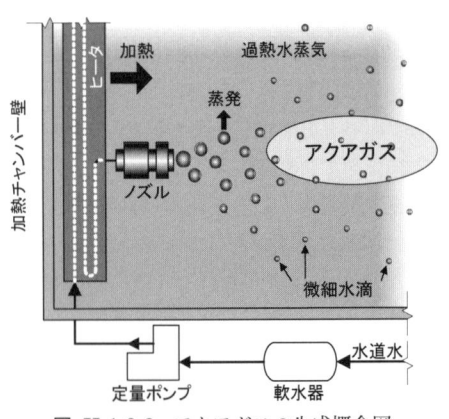

図 Ⅱ.1.3.2　アクアガスの生成概念図

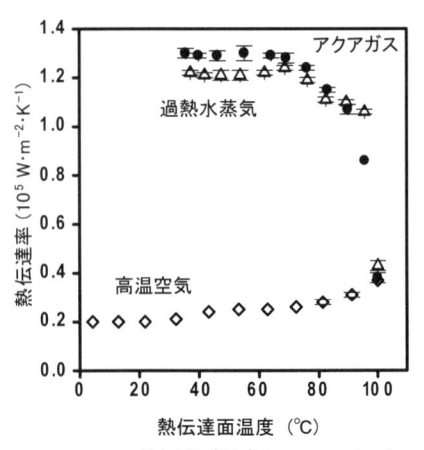

図 Ⅱ.1.3.3　熱伝達面温度とアクアガスなどの加熱媒体の熱伝達率

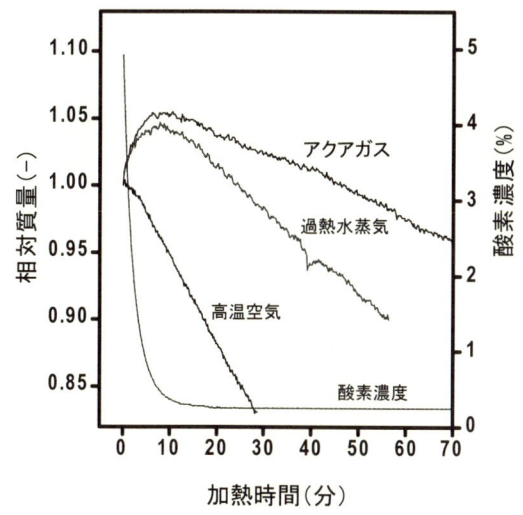

図 II.1.3.4 アクアガスなどの加熱処理でのデンプンモデル試料の質量変化

媒体の乾燥特性を評価した．それぞれの加熱媒体の温度等の条件は熱伝達率測定時と同様とし，3回ずつ測定を行った．

測定されたモデル食品試料の質量変化を図II.1.3.4に示した．高温空気を用いた実験では試料の質量は測定開始後直ちに減少した．これは試料からの水分の蒸発によるものと考えられた．アクアガスならびに過熱水蒸気を用いた実験では，測定開始後，試料表面において水蒸気の膜状凝縮が観察され，凝縮水の付着による試料の質量増加が確認された．アクアガス，過熱水蒸気を用いた実験ともに，試料の質量は約10分間増加した後，減少に転じた．アクアガスにおける試料質量の減少速度は過熱水蒸気と比較して遅かった．これはアクアガス中の微細水滴が試料に付着し，試料の乾燥を抑制したためと考えられた．

iii) **アクアガスの殺菌特性**　アクアガスは微細水滴と過熱水蒸気の組合わせにより，湿熱状態においてさらに高い熱伝達効率が期待され，生野菜の短時間加熱殺菌処理や農産物加工処理時の耐熱性菌の殺菌等に効果的であると考えられる．以下にアクアガスを用いた食品殺菌試験の結果について記す．

(1) 生野菜の殺菌[3]：　生野菜の短時間加熱殺菌法としての有効性をキュウリとニンジンで検証した．試料を12 mmから15 mmの厚さで輪切りにし円柱状に調製し，115℃のアクアガス，115℃の過熱水蒸気および100℃の熱水にて30～120秒間加熱処理を行った．加熱処理後の試料は滅菌された袋に入れ，氷水に浸漬し2分間以上冷却した．また加熱処理前後のキュウリについて，食感の変化を調べるため，破断応力ならびに破断ひずみ率をクリープメーターを用いて測定した．測定は直径2 mmの円柱形プランジャーを0.5 mm/秒の速度で試料に貫入させることにより行った．また試料の色彩について色彩色差計を用いて測定した．

短時間加熱処理によるキュウリおよびニンジンの一般細菌数変化を図II.1.3.5に示す．未処理のキュウリからは10^6～10^7 CFU/gの一般細菌が検出された．アクアガスおよび過熱水蒸気処理においては30秒間の加熱処理により10～100 CFU/gに一般細菌数が減少し，60秒間の加熱処理により一般細菌が検出されなくなった．熱水による処理においては30秒間の処理により一般細菌数は10^2～10^3 CFU/gに減少したが60秒間の加熱処理を行った試料からもおおよそ10^2 CFU/gの一般細菌が検出された．

加熱処理によるキュウリの力学的特性の変化について図II.1.3.6に示す．図には測定された破断応力の破断ひずみ率に対する比を示した．熱水にて処理されたキュウリは30秒にて軟化が進み，また生野菜としての食感も損なわれた．しかしながらアクアガスおよび過熱水蒸気により加熱処理したキュウリは30秒間の処理においては若干もろさが減少したものの，図II.1.3.7に示したとおり破断応力と破断ひずみ率の比の変化はわずかで，また生野菜としての食感も保たれていた．60秒以上の加熱処理により，アクアガスおよび過熱水蒸気処理ともにキュウリの生野菜としての食感は失われた．以上のこ

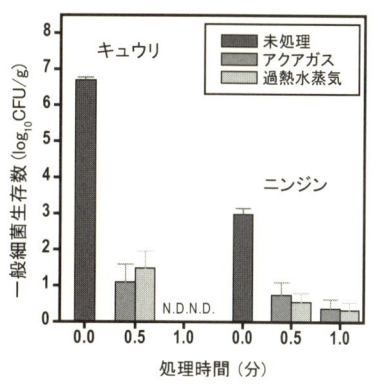

図 II.1.3.5　キュウリおよびニンジンに対する加熱殺菌処理効果

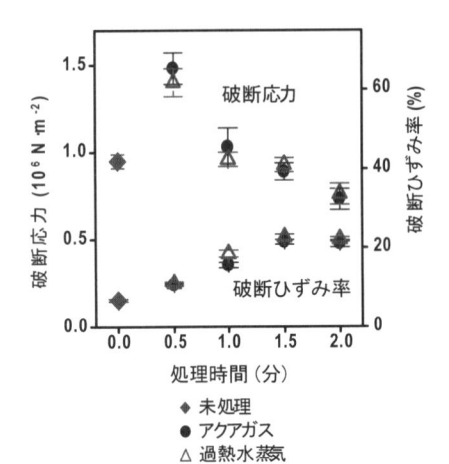

図 II.1.3.6 加熱によるキュウリの力学特性変化

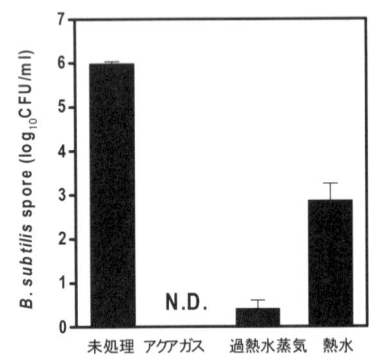

図 II.1.3.7 枯草菌胞子を植菌して実施したジャガイモの30分加熱時の殺菌効果

とより特にアクアガスにて30〜60秒の加熱処理を行うことによりキュウリの食感を大きく損なうことなく十分な殺菌を行うことが可能であると考えられた.

キュウリの加熱処理前後における色彩変化は，いずれの処理においても30秒間の加熱処理により表皮のa^*，b^*の絶対値が増加し表皮の鮮やかさが増した．しかし加熱処理時間が1分間以上となると処理時間とともに表皮のa^*，b^*値は徐々に減少し表皮の鮮やかさが低下した．加熱処理による表皮の明度の変化はみられなかった．キュウリ切断面においてはアクアガス処理では2分で，過熱蒸気処理では1分30秒で明度と彩度が低下した．これは切断面が水浸状となり試料果肉部の光透過性が高くなったためと考えられた．表皮，切断面ともアクアガス処理した試料の鮮やかさが過熱蒸気処理した試料と比較して高くなった．これは試料表面における蒸気の凝縮や乾燥による試料の水分変化が関係していると考えられる．本研究においては蒸気の凝縮による試料質量の増加がアクアガス処理においては1分まで，過熱蒸気処理においては30秒まで確認され，その後は乾燥による質量の減少が確認された．試料の乾燥については過熱蒸気処理がアクアガス処理と比較して速かった．これはアクアガス処理装置においては噴霧された微細水滴が試料の乾燥を抑制したためと考えられた.

(2) ジャガイモ表面における枯草菌（*Bacillus subtilis*）の殺菌[4]： 農産加工品での殺菌処理で重要となる胞子形成菌や耐熱性菌への殺菌効果の検証を枯草菌胞子を用いて行った．*B. subtilis* PCI 219を標準寒天培地上（ϕ 90 mm）において37℃で2週間培養して胞子を形成させた．寒天平板上のコロニーを滅菌コンラージ棒にて掻き取り，5 ml の滅菌生理食塩水中に分散させ，遠心分離（3,000×g, 10分）によって細胞を沈殿・収集した．収集した細胞を生理食塩水中（5 ml）に再度分散し，80℃，20分間の加熱処理によって *B. subtilis* PCI 219胞子液（10^7〜10^8 CFU/ml）を調製した．調製した胞子液0.1 ml をジャガイモ試料に塗布した．加熱処理を行わない試料は直ちにストマッカー袋に入れ，他の試料はアクアガス，過熱水蒸気および熱水により30分間加熱した後，直ちにストマッカー袋に入れ氷水にて30分間冷却した．試料に滅菌生理食塩水を加えストマッカーにて摩砕処理を行った後，試料液1 ml を滅菌シャーレーにとり標準寒天培地で混釈し，37℃にて48時間培養した後，発生したコロニー数を測定した.

ジャガイモ試料から検出された耐熱性菌の生存胞子数を図 II.1.3.7 に示した．胞子液を塗布し，加熱処理を行わなかったジャガイモ試料からはおおよそ10^6 CFU/ml の枯草菌が検出されたが，胞子液を塗布した後，アクアガス処理を施したジャガイモ試料からは菌は検出されず，また過熱水蒸気処理を施した試料からも菌はほぼ検出されなかった．しかし熱水処理を施した試料からは，平均して10^3 CFU/ml の枯草菌が検出された．熱水処理を施した試料については検出された枯草菌数が10^2 CFU/ml 以下のものから10^4 CFU/ml 以上までのものと

ばらつきが非常に大きかった．この原因として，熱水処理においては，表面に付着した胞子が主に熱水によって洗い流されたことにより，耐熱菌数が減少したためと考えられた．ジャガイモ表面の凹凸等の形状により試料ごとに表面洗浄の効果に差が現れ，また熱水処理では加熱殺菌としては不十分であったため，上記の結果となったと考えられた．一方，アクアガスおよび過熱水蒸気処理では，加熱開始時には試料表面に凝縮した水が流れ落ちることにより試料表面が洗浄され，さらに30分間の加熱により試料表面が100℃以上に加熱されたことにより高い殺菌効果が現れたと考えられた．この他の耐熱性菌を用いた試験においてもアクアガス処理が過熱水蒸気処理と比較して高い殺菌効果を示す傾向があり，またアクアガス処理においても噴霧する微細水滴の量および温度等において殺菌効果が特異的に高まる設定があり，高温の微細水滴が耐熱性菌の胞子に対して何らかの影響を及ぼしていることが示唆される．

〔五十部誠一郎〕

文　献

1) 塚田　直：日本食品工学学会誌, **31**, 536-545, 1984.
2) 五十部誠一郎ほか：日本食品工学会誌, **6**, 229-236, 2005.
3) 五十部誠一郎ほか：防菌防黴, **33**, 523-530, 2005.
4) 五十部誠一郎ほか：日本食品科学工学会誌, **53**, 451-458, 2006.

B.　交流高電界技術

1) 通電加熱の殺菌効果

米国で牛乳の殺菌に通電加熱を利用しはじめた1920年当初は，この殺菌が電界の効果をもつものだと思われていた[1]．研究が進み，Palaniappanらは通電加熱による微生物の殺菌で電気の効果と熱効果を分離した実験を行ったところ微生物の致死効果はないと結論づけた[2]．しかし，野菜の通電加熱のように対象とする細胞の大きさが200 μm 程度と比較的大きい場合，通電加熱で印加する電界が高くなると細胞膜の絶縁性の破壊が生じていることがわかった[3]．したがって，通電加熱による殺菌の電界効果は電界強度が十分に高い場合に可能になると考えられた．

高電圧パルスによる飲料の殺菌[4~6]は，非常に短い（10 μ秒以下）パルス状の高電界（10 kV/cm 以上）を材料に印加することによる殺菌法である．この殺菌のメカニズムは瞬間的に細胞に大きな電界を印加した場合，細胞膜の漏洩が高まり，細胞質の電気伝導率が高くなると膜に大きな電界がかかることになり，膜の絶縁破壊が生じる[7]．このことは，細胞膜の局所的に電気機械的な不安定性が生じるために穴が開く電気穿孔（またはエレクトロポーレーション）原理として知られている．細胞膜に電気穿孔が生じはじめる電圧は，細胞の種類や大きさにかかわらず1個当り1V以上であることが知られている[8,9]．

Hulshegerらは各種の微生物の殺菌に高電圧パルスを適用したところ，大腸菌に30 μ秒，12 kV/cm のパルスを10回印加した場合に菌数が 10^2 オーダー低下し，30回パルスを印加した場合には 10^3 オーダー低下することを報告した[10]．Qinらは3 μ秒，40 kV/cm の高電圧パルスを60回繰返し印加することにより，大腸菌を 10^6 オーダー低減することに成功した[6]．Pothakamuryらは牛乳のモデル食品中の Staphylococcus aureus に対して，16 kV/cm の高電圧パルスを50回印加し，菌数を 10^4 オーダー低下させた[11]．

2) 交流高電界による通電加熱

通電殺菌される液状食品は図II.1.3.8の電極ユニットを通過する際，左右の電極を介して印加した

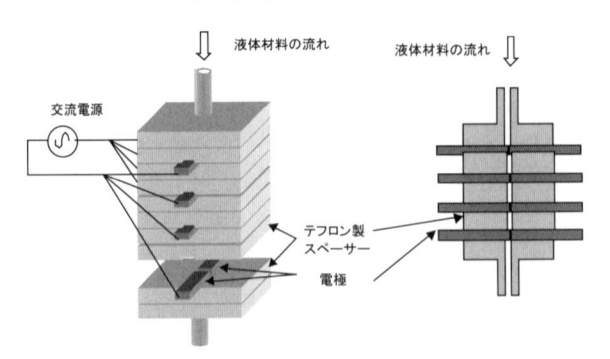

図 II.1.3.8 電極ユニットとその横断面

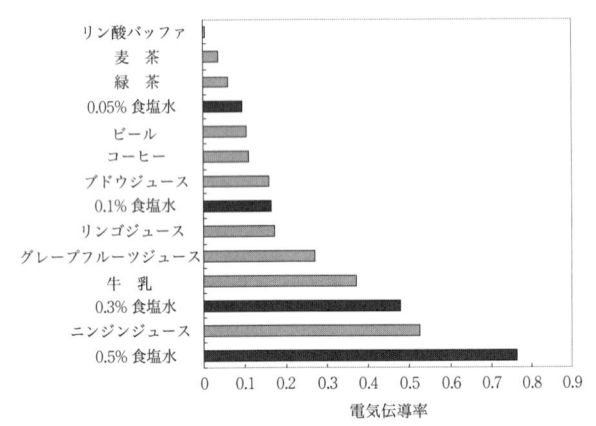

図 II.1.3.9 各種液状食品の電気伝導率

交流電界によって誘導される電流が材料中を流れることにより通電加熱される．具体的には，0.1％濃度の食塩水（オレンジジュースの電気伝導率に相当する）を 6 l/時の一定速度で流したものに 0.2 mm の間隔に配置した 4 対の電極を介して 200 V の交流電圧を印加した場合，材料の温度は電極ユニットを通過する約 0.1 秒間に 20℃から 80℃程度まで上昇する．このときの上昇温度は材料の電気伝導率に比例し，印加電界の 2 乗に比例する．各種液状食品はそれぞれ図 II.1.3.9 に示すような固有の電気伝導率をもつため，同じ強度の電界を印加した処理を行ったとしても各材料で処理温度が異なってしまう．この処理温度は殺菌効果に大きく寄与するため，所定の処理温度になるように，印加電界の他，初期温度，流速を適切に制御することが必要である．

3）電気穿孔

液体中に浮遊する細胞に外部から電界を印加すると，細胞の両側に半径 r に比例したクーロン力が作用する．クーロン力は電界方向における極（$\theta=0$）で最大となる．印加電界が高くなり，細胞膜がその力に抗しきれなくなったときに，細胞膜が損傷を受け，表面に微細な穴が開く現象を電気穿孔と呼んでいる（図 II.1.3.10）．このときの閾値は細胞の種類にかかわらず，細胞 1 個当り約 1 V であることが知られている[8,9]．生じた電気穿孔が小さいときは可逆的に修復されることから，細胞同士を融合させる目的で用いられることがあるが，損傷の程度

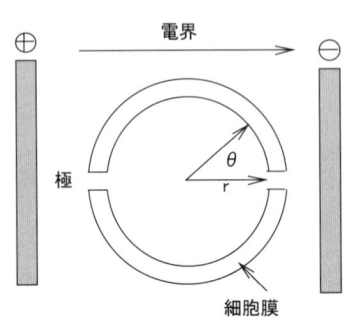

図 II.1.3.10 細胞膜の電気穿孔

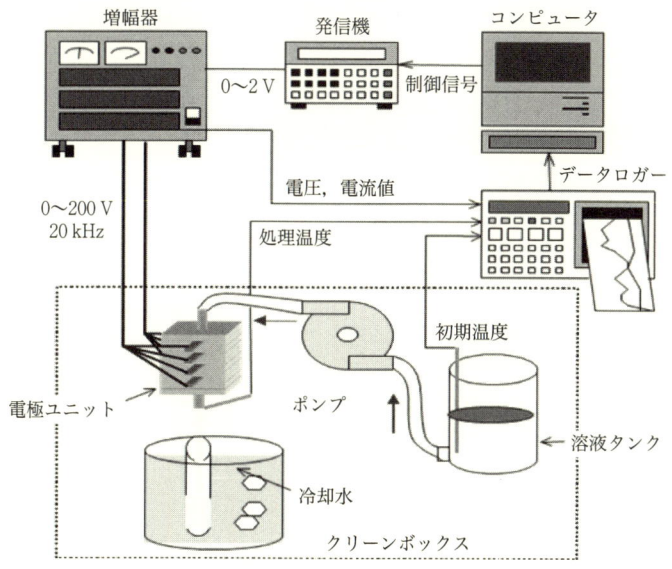

図 II.1.3.11 交流高電界処理装置（6 l/時）

が大きくなると修復できなくなり，最終的にその細胞は死に至る．この不可逆的な電気穿孔を殺菌に利用したものが高電圧パルス殺菌である．高電圧パルス殺菌では，殺菌の対象とする微生物の大きさを 1 μm と仮定した場合，1 cm の電極間隔のとき 10 kV 以上の電圧を印加する必要がある．しかしながら，本研究では 0.2 mm と非常に狭い電極間隔を用いていることから，200 V の電圧を印加することで細胞 1 個当り 1 V の閾値を越えることができる．

4) 交流高電界殺菌装置

交流高電界装置は電源部，電極ユニットから構成され，電源部は図 II.1.3.11 に示す様に発信機（HP，8904 A）で作られた周波数 20 kHz の交流信号を電力増幅器（NF 回路ブロック，4510）で最大 200 V の電圧，最大 5 A の電流に電力増幅した交流を電極ユニットの各電極に給電した．液体材料は溶液タンクから液送ポンプで 100～150 ml/秒の一定流速で電極ユニットの材料供給口に送入した．電極ユニットを通過した液体は 0°C の冷却水で 20°C 以下まで冷却した．

5) 交流高電界技術の殺菌特性

2.1×10^6 CFU/ml の初発菌数の大腸菌を含む 0.05% の食塩水を 6 l/時で流し，電極ユニットに印加する電界強度を変化させて交流高電界処理したとき，電極ユニットを 0.1 秒で通過した食塩水には 1～5 A の電流が流れ，それぞれ図 II.1.3.12 の添

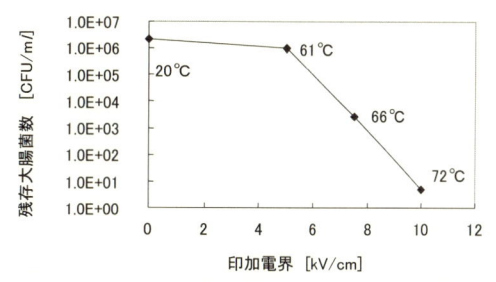

図 II.1.3.12 印加電界に対する大腸菌の殺菌効果

え字の温度となる．印加電界強度と大腸菌の残存菌数の関係を図 II.1.3.12 にプロットした．図より，5 kV/cm 以上の電界を印加した場合に殺菌効果が大きくなり，それ以降は印加電界が高くなればなるほど大腸菌数が減少することがわかった．ただし，印加電界を高くすれば，必然的に通電加熱の効果が高くなるため，材料の温度も上昇する．したがって，この結果だけでは，殺菌に寄与する正味の電界効果とみなすことができない．そこで，同一の温度条件となるように，食塩水濃度を変えた材料を用いた交流高電界処理を行った．つまり，異なる電気伝導率をもつ材料に対して同じ処理温度となるように印加電界を制御することで，処理温度を同一とした．横軸に印加電界，縦軸に大腸菌の菌数の対数値を図 II.1.3.13 にプロットした結果より，同一温度条件では大腸菌の菌数の対数値は印加電界に比例して低下することがわかった．このとき，処理温度が

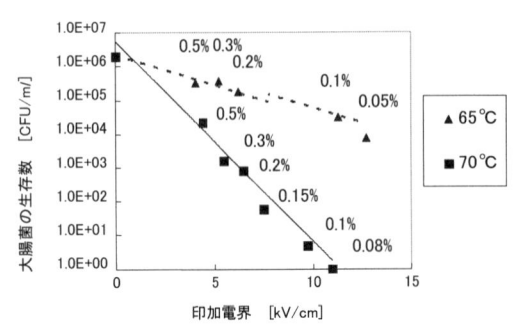

図 II.1.3.13 処理温度が同じ場合の印加電界に対する大腸菌の殺菌効果

70℃の方が65℃のものよりも傾きが大きく、殺菌効果が高くなることがことがわかった。つまり、交流高電界殺菌の電界効果が確認されたのと同時に、処理温度が高いほうが電界による殺菌効果が高くなることがわかった。したがって、本技術は通電加熱による温度上昇と、電界印加による電気穿孔の相乗効果により、殺菌効果が高まり、短時間で十分な殺菌効果が実現されると考えられる[12]。

6）加圧交流高電界殺菌

枯草菌胞子の殺菌目指して100℃以上の処理温度で通電処理可能な加圧交流高電界装置を開発した。圧力の物理エネルギーを利用した殺菌法として、超高圧処理技術が注目されているが、300 MPa以上の超高圧を用いること、胞子を形成する菌には効果が少ないこと、芽胞菌胞子に中途半端な加熱や加圧を行った場合、そのショックで菌が発芽するため菌数が逆に増えてしまう逆効果が現れることも報告されている。ただし、ここで用いた圧力は高々0.5 MPaであり、圧力による直接的な殺菌効果は考慮しなかった。

市販のオレンジジュースおよび温州ミカンのフレッシュジュースを供試材料とし、芽胞菌の殺菌効果のほかに、オレンジ中のアスコルビン酸の変化、および温州ミカンの香気成分の変化について従来の加熱処理と10^4オーダーの枯草菌胞子の殺菌効果をもつ処理条件で比較したところ、交流高電界処理をした製品は、アスコルビン酸が20％以上多いこと、香気成分の変化が少ないことがわかった[13]。

7）スケールアップ

装置のスケールアップは図II.1.3.14に示すように、系内で圧力を保持できるような内圧型の構造とした。60 l/時の流速で送液された原料は幅：6 mm、長さ：16～32 mm、電極間隔：1～4 mmの電極を通過する際、電極間に最大2 kVの電圧を印加した。処理後の溶液は直ちにプレート式熱交換機で室温まで冷却後、出口に設けた圧力調整弁で系内の圧力を調整しながら、処理液を排出した。

市販のオレンジジュースに枯草菌胞子を添加したものを供試試料とし、電極長：32 mm、電極間隔：1 mmの電極を用いて電界を印加しながら60 l/時の流速で処理したとき、処理温度と殺菌効果の結果を図II.1.3.15に示した。図より、処理温度が115℃以上になった場合に、殺菌効果が高くなり、120℃の処理温度のとき、4対数オーダー以上の殺菌効果を示した。

枯草菌のほか、交流高電界処理による各種微生物の殺菌結果を表II.1.3.2にまとめた。表より、酵母や大腸菌は70℃の処理温度で10^4オーダー以上の殺菌が可能であったが、微生物胞子の場合は

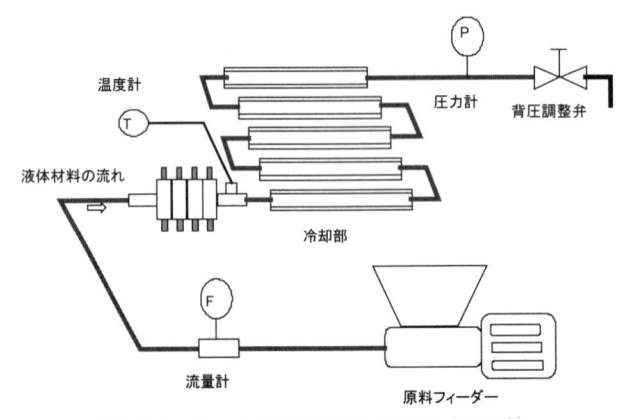

図 II.1.3.14 内圧型交流高電界装置（60 l/時）

表 II.1.3.2 交流高電解処理による各種微生物の殺菌効果

処理温度	酵母 (S.cerevisiae)	大腸菌 (E.coli)	枯草菌 (B.subtilis)	セレウス菌 (B.cereus)	好酸性菌 (A.acidocaldarius)	高耐熱性菌 (Geo.stearothermophilus)
65℃	○	△				
70℃	○	○				
110℃			×	×		
115℃			△	△	×	
120℃			○	○	○	×
130℃			○		○	×
135℃						△
140℃						○

○：4対数オーダー以上，△：2対数オーダー以上，×：1対数オーダー以下

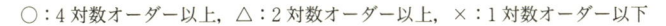

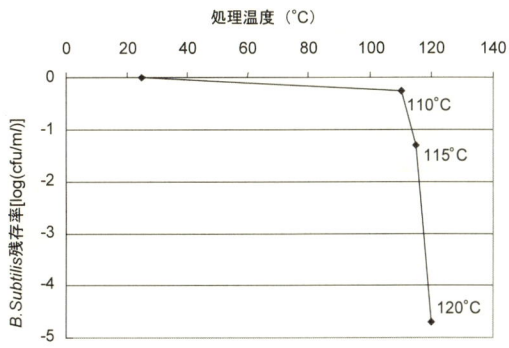

図 II.1.3.15 交流高電界処理によるオレンジジュース中の枯草菌胞子の殺菌効果

120℃以上の処理温度，特に耐熱性の高い高耐熱性菌（*Geobachillus stearothermophilus*）の場合は，140℃の処理温度が必要であることがわかった[14]．ただし，これらはいずれも0.1秒以内の処理で殺菌が実現されていることは，他の殺菌手法では為し得ない特筆すべき特長といえる．　〔植村邦彦〕

文　献

1) A. K. Anderson, R. Finkelstein：*J. Dairy Sci.*, **2**, 374-406, 1919.
2) S. Palaniappan, et al.：*J. Food Proc. Preserve*, **14**, 393-414, 1990.
3) T. Imai, et al.：*J. Food Sci. and Tech.*, **30**, 461-472, 1995.
4) A. H. Bushnell, et al.：US Patent 5048404, 1991.
5) A. J. Castro., et al.：*J. Food Processing and Preservation*, **17**, 47-73, 1993.
6) B. L. Qin, et al.：*Trans. ASAE*, **38**(2), 557-565, 1995.
7) U. Zimmermann, R. Benz：*J. Membrane Biology*, **53**, 33-43, 1980.
8) A. J. H. Sale, W. A. Hamilton：*B. B. A.*, **48**, 781-788, 1967.
9) A. J. H. Sale, W. A. Hamilton：Effect of high electric fields on microorganisms. III. Lysis of erythrocytes and protoplasts, 1968.
10) H. Hulsheger, et al.：*Radiation and Environmental Biophysics*, **22**, 149-162, 1983.
11) U. R. Pothakamury, et al.：*Food Resarch Int.*, **28**(2), 167-171, 1995.
12) K. Uemura, S. Isobe：*J. Food Eng.*, **53**, 203-207, 2002.
13) K. Uemura, S. Isobe：*J. Food Eng.*, **56**, 325-329, 2003.
14) 井上孝司ほか：日本食品工学会誌, 8(3), 123-130, 2007.

C. ソフトエレクトロン[1~4]

1) ソフトエレクトロンの概念

小麦，米，香辛料などの乾燥食品原材料は，表層部のみが微生物汚染しており，内部は汚染されていないことが多い．したがって，これらの乾燥食品原材料を殺菌するのに内部までγ線や電子線を照射したり加熱する必要はなく，表層部のみ殺菌処理すれば殺菌の目的が達せられる．ところで，電子の透過力は電子のエネルギーに依存しており，電子のエネルギーを制御することにより，殺菌に必要とする深さまで電子を透過させることができ，低エネルギーの電子線，すなわちソフトエレクトロンを用いれば，殺菌に必要な部分のみに電子をあてることが可能になる．ソフトエレクトロンは筆者らの創成した用語であり，エネルギーが30万電子ボルト（300 keV）以下の低エネルギーの電子線を「ソフトエレクトロン」と定義している．ソフトエレクトロンの透過力はγ線や電子線よりははるかに小さく，紫外線よりは大きい．すなわち，紫外線は対象物の表面で止まり，γ線と電子線は対象物を突き抜けてしまうのに対して，ソフトエレクトロンは対象物の表層部のみ透過する．エネルギーが数万~30万電子ボルトの電子であるソフトエレクトロンの物体中での透過力は数十~数百 μm である．

2) 穀物の殺菌

ソフトエレクトロンは穀物の表層部にしかあたらず，殻，種皮，ぬかなどで止まるので，内部（可食部）にほとんど変化をひき起こさない．エネルギーの異なるソフトエレクトロンを穀物にあてたときの生菌数は表II.1.3.3のようになり，十分な量（ビーム電流（アンペア）X 処理時間（分））のソフトエレクトロンをあてた場合，殺菌に必要なソフトエレクトロンの最低エネルギーは玄米が60~75 keV，もみが130 keV，小麦が60~75 keV，殻つきソバが130 keV である．一方，ソフトエレクトロンをあてた穀物を粉砕した懸濁液をアルカリ加熱糊化したときの粘度（デンプンの分解の指標）は，殺菌に必要なエネルギーと量のソフトエレクトロンで処理してもほとんど変化しない（表II.1.3.4）．しかし，γ線を10 kGy（キログレイ）照射すると，いずれの穀物も殺菌はできるが，粘度が著しく低下する．すなわち，γ線を用いて穀物を殺菌すると穀物中のデンプン分子が切断されて低分子化することがわかる．しかし，殺菌に必要な最低のエネルギーのソフトエレクトロンで処理した場合，粘度の低下がほとんど起こらないことから，穀物内部には電子がほとんどあたっておらず穀物中のデンプン分子は影響を受けない．

完全に殺菌できる条件でソフトエレクトロン処理した玄米を歩留まりを変えて搗精した白米の脂質酸化度に関する結果を示した表II.1.3.5からも，穀物の内部には電子があたっていないことが確認できる．ソフトエレクトロンはぬか層や胚芽にあたるので，ソフトエレクトロン処理によりぬかや胚芽の脂質の酸化が起こり，玄米のTBA値（脂質酸化の指標）は上昇する．しかもソフトエレクトロンのエネルギーが高くなるほど，玄米の内部まで酸化されるので高いTBA値を示すようになる．しかし処理後に搗精して白米にすると，酸化されたぬかと胚芽の部分が除去されるので，TBA値は低下し，60 keVのソフトエレクトロンで処理した玄米を歩留まり90%（表層部10%除去）あるいは88%（表層部12

表 II.1.3.3 ソフトエレクトロン処理した穀物の微生物数 (CFU/g)[1]

処理の方法	玄米	もみ	小麦	殻つきソバ
無処理	4.6×10^6	4.7×10^7	2.7×10^4	1.4×10^6
75 keV, 8 μA, 10 分	5.1×10^2	—	1.2×10^3	—
75 keV, 8 μA, 40 分	<10	<10	—	—
100 keV, 14 μA, 5 分	1.2×10^3	5.8×10^5	3.1×10^2	1.4×10^3
100 keV, 14 μA, 20 分	<10	6.3×10^3	<10	3.3×10^2
130 keV, 22 μA, 1 分	2.5×10^3	1.6×10^5	2.9×10^3	1.8×10^3
130 keV, 22 μA, 6 分	<10	<10	<10	<10
150 keV, 40 μA, 0.5 分	7.4×10^2	1.3×10^5	2.0×10^3	9.7×10^2
150 keV, 40 μA, 3 分	<10	<10	<10	<10
γ線 10 kGy	<10	6.3×10^2	<10	<10

表 II.1.3.4 ソフトエレクトロン処理した穀物の粘度 (mPa.s)[1]

処理の方法	玄米	もみ	小麦	ソバ
無処理	211.1	149.7	287.4	211.3
75 keV, 8 μA, 40 分	206.0	—	293.6	—
100 keV, 14 μA, 20 分	185.9	147.3	246.6	199.9
130 keV, 22 μA, 6 分	146.7	137.3	206.4	192.5
γ 線 10 kGy	21.1	31.9	34.6	26.8

表 II.1.3.5 ソフトエレクトロン処理した玄米を歩留まりを変えて搗精した白米のTBA値[1]

処理の方法	玄米	92%	90%	88%
無処理	17.69	4.95	4.75	4.23
60 keV, 4 μA, 45 分	26.68	7.98	5.18	4.75
75 keV, 8 μA, 30 分	34.21	9.05	8.37	5.43
90 keV, 10 μA, 25 分	41.45	15.55	9.47	9.43
100 keV, 14 μA, 15 分	57.66	19.74	14.33	13.70
γ 線 7.5 kGy	60.59	46.59	43.83	43.23

％除去）で搗精して得られた白米のTBA値は，無処理の玄米を搗精して得られた白米とほとんど同じ値を示すようになる．ソフトエレクトロンのエネルギーが高いと，玄米の内部まで電子があたって酸化される．そのために，搗精して表面を削り取っても，内部の酸化された部分が完全には除去されないので，搗精後も，TBA値は無処理のものよりも高い値を示す．また，γ線では玄米全体が酸化されているので，搗精してもTBA値はあまり低下しない．ソフトエレクトロン殺菌においても電子のあたった部分は品質変化を起こすが，搗精により電子のあたった部分はぬかや胚芽と一緒に除去されるので，得られる白米の品質は無処理のものとほとんど同じになるのである．これらの結果は，殺菌に必要なエネルギーのソフトエレクトロンで玄米を処理しても，表層部にしか電子があたっておらず内部の品質変化は起こっていないことを証明するものである．

小麦の場合，一般にふすまを除去して60%の歩留まりで小麦粉が得られる．したがって，小麦においても，ソフトエレクトロンがあたった部分はふすまと一緒に除去される．すなわち，ソフトエレクトロンで殺菌処理した小麦から得られた小麦粉には電子があたっていないことになる．このため，ソフトエレクトロンで小麦を殺菌して，無処理のものと同じ品質の無菌の小麦粉を得ることが可能になる．

3) 茶の殺菌

抹茶は菓子やデザートの原料として広く利用されているが，抹茶を汚染している微生物が原因となって菓子やデザート類が腐敗することがあり，抹茶もあらかじめ殺菌することが望ましい．抹茶の原料茶葉は，100 keVのソフトエレクトロンを12 kGy照射することにより微生物を検出限界以下にまで低下させることができる．また，未処理の試料では大腸菌群陽性であるが，ソフトエレクトロン処理すると大腸菌群陰性となる．ソフトエレクトロン処理後の茶葉の視覚による外観は，無処理の茶葉に比べてわずかに明度が落ちるが，明らかに変化がわかるほどではない．さらに，強制褐変試験（70℃，15時間）後の色も，12 kGyのソフトエレクトロン処理を施した茶葉では，食品加工用として適用できるレベルを維持している．さらに，ソフトエレクトロンはフレーバー成分に対してもほとんど影響を及ぼさない．ただし，ソフトエレクトロン処理により茶のフレーバー強度は若干弱くなる．ソフトエレクトロンは緑茶，紅茶，ウーロン茶，プアール茶も著しい品質変化をひき起こすことなく殺菌することができ，ペットボトル飲料や缶飲料の原料茶葉の殺菌にも利用できる．

4) 豆類の殺菌

原料豆の細菌胞子が原因となってあんが腐敗することがあり，小豆などの殺菌技術の開発には高い関心が示されている．日もちのする良食味の豆腐や豆乳および無菌の黄粉を開発するには無菌の大豆が必要である．ソフトエレクトロンは豆類も容易に殺菌することができ，小豆，黒豆，大豆は60〜100 keVのソフトエレクトロンで無菌にできる．ソフトエレクトロンで殺菌しても大豆のタンパク質は影響を受けないので，ソフトエレクトロンで殺菌した大豆で調製した豆乳を原料とした豆腐は無処理の大豆を原料としたものと同じ物性値を示す（表II.1.3.6）．また，ソフトエレクトロン処理した大豆のラジカル消去能やルテイン含量はγ線照射したものと異なり，ほとんど変化しない．

5) 香辛料・乾燥野菜の殺菌

ソフトエレクトロンは香辛料や乾燥野菜の殺菌にも利用でき，白コショウ，コリアンダー，ローレル，バジル，チンピ，青ノリ，シイタケ，ネギ，ゴボウなどはいずれも100 keVのソフトエレクトロ

表 II.1.3.6 ソフトエレクトロン処理した大豆から調製した豆乳[4]

大豆の処理	大豆の菌数 (CFU/g)	加熱条件	全微生物数 (CFU/g) 0 day	5 日 at 35℃	ゲル特性指数
無処理	1.1×10^3	92℃, 5 分	11	1.3×10^8	5.24
60 keV, 5 分	3.0×10	92℃, 5 分	<10	<10	5.18
60 keV, 10 分	<10	92℃, 5 分	<10	<10	5.24
無処理	1.1×10^3	120℃, 5 分	<10	<10	3.52

ンで殺菌可能である．また，黒コショウの殺菌に必要なソフトエレクトロンのエネルギーは 200 keV である．

6) 種子の殺菌

アルファルファやカイワレダイコンのように生食する芽がサルモネラや病原性大腸菌のような病原菌で汚染されて食中毒の原因となることがあり，衛生的な生食用の芽を生産するためには種子を殺菌しておく必要がある．またマングビーンやブラックマッペなどのもやしの原料となる種子が植物病原菌で汚染されているために栽培中にもやしが腐敗することがあり，これらの種子の殺菌も重要である．ソフトエレクトロンを用いると，発芽力や芽の成長力に影響を与えずにこのような種子を殺菌することができる．無処理の種子は大腸菌群陽性であるが，ソフトエレクトロン処理後の種子は大腸菌群陰性となり，種子の大腸菌群はソフトエレクトロンにより容易に殺菌できる．環境汚染の問題から農業用種子を薬剤に頼らずに殺菌しようという動きがあり，種もみや野菜種子などもソフトエレクトロンによりある程度殺菌できる．

7) 穀物や豆の殺虫

穀物や豆を殺虫するために臭化メチル燻蒸が行われていたが，臭化メチルはオゾン層破壊の危険性があるため，その使用が禁止されつつある．世界中でその代替技術の開発のための研究が実施されているが，決定的な技術は未だに開発されていない．コクヌストモドキ，ノシメマダラメイガ等の害虫の卵，幼虫，蛹，成虫は 60 keV のソフトエレクトロンで死滅させることができ，品質劣化を起こすことなく，穀物，豆等の殺虫が可能である．アズキゾウムシに食害された小豆やコクゾウムシに食害された米の場合，穀物や豆の中にいる幼虫の一部を殺虫できないが，ほとんどの卵，幼虫，蛹，成虫を殺虫できる．これらの生き残った幼虫を低濃度のリン化水素で短時間燻蒸するか，しばらく時間をおいて幼虫が蛹などに生長してから再びソフトエレクトロンを照射することにより完全に死滅させることができる

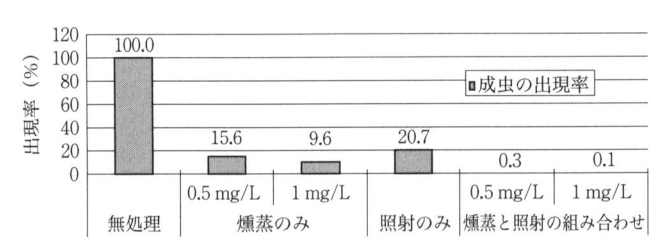

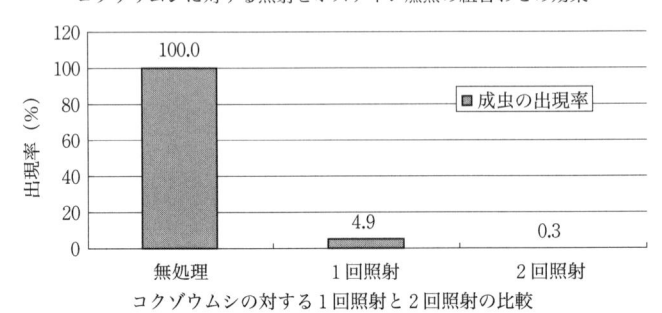

図 II.1.3.16 ソフトエレクトロンを利用した穀物の殺虫

(図 II.1.3.16). すなわち,ソフトエレクトロンは,間隔をおいた2回照射あるいはリン化水素との併用処理により,オゾン層破壊の危険性のある臭化メチル燻蒸の代替となりうる最も有力な技術といえる.

〔林　徹〕

文　献

1) 林　徹：日本食品科学工学会誌, **49**, 559-565, 2002.
2) P. V. R. Reddy, et al.: *J. Appl. Entomol.*, **130**, 393-399, 2006.
3) T. Imamura, et al.: *J. Stor. Product. Res.*, **40**, 169-177, 2004.
4) S. Todoriki, et al.: *Radiat. Phys. Chem.*, **63**, 349-351, 2002.

D. 高圧処理

高静水圧処理（high hydrostatic pressure treatment）または単に高圧処理（high pressure treatment）と呼ばれる処理圧力の範囲についての厳密な定義はない.近年,高圧処理といえば,一般に100 MPa（約1,000気圧）以上での処理を指すことが多いが,数 MPa 程度の二酸化炭素ガスでの処理を高圧二酸化炭素ガス処理と呼ぶ等,高圧の範囲は様々である.100 MPa 以上での処理を超高圧処理（ultra high pressure treatment）と呼ぶこともあるが,装置の制約から,現在の食品高圧加工では,700 MPa が上限圧力であり,地球科学で用いられている 10 GPa や 100 GPa といったさらに高い処理圧力と比較すると,超高圧という表現が必ずしも適しているとはいえない.

1) 高圧処理が微生物に及ぼす影響

高圧加工食品が世界で初めて日本でジャム[1,2]として実用化された1990年以前から研究がなされている.日本で高圧加工食品が実用化して以来,研究開発は世界中でますます加速し,知見の蓄積が続けられている.特に1990年後半からの研究論文数の伸びは著しい[3].高圧加工食品が実用化した1990年代初頭は,加熱せずに,つまり品質低下を最小限に抑えて殺菌ができる最小加工食品技術として一躍注目を集めたが,その後,芽胞菌の殺菌が困難であること,食品衛生法上では殺菌技術としては認められないこと等から,殺菌技術としての高圧加工の研究開発を断念する国内企業が多くなり,その勢いも衰えたかのようにみえた.しかし,海外では,その後も活発に研究開発が続けられ,ハム・ソーセージ[4],アボカド[5]等の棚もち向上技術として実用化に至っている.これら製品には,有害細菌を死滅させるためというよりは,乳酸菌のような品質劣化に繋がる腐敗細菌を不活性化させるために高圧処理が施されている.

2) 食品高圧加工における微生物不活性化

細菌が研究対象として数多く選ばれている.サルモネラ（*Salmonella*）,リステリア（*Listeria monocytogenes*）,大腸菌（*Escherichia coli*）等の病原性細菌のみならず,上述のように乳酸菌等の腐敗細菌を対象とした研究も多い.細菌の耐圧性は, *E. coli*

K12とE. coli O157：H7とで異なるように，属が同じでも種によって異なり，また同じE. coli O157：H7種であっても表現型によって圧力耐性は異なる[6]ので注意が必要である．細菌以外を対象とした研究例は比較的少ないが，酵母，ウイルス，かび，寄生虫への高圧処理の影響が報告されている．

酵母は細菌と比較すると圧力耐性が低い[7]ことが知られており，また，高圧処理による形態学的変化が電子顕微鏡により詳細に検討されている[8]．酵母の圧力耐性機構に関する基礎的研究[9,10]も多い．

ウイルスを対象とした研究では，二枚貝に生息するウイルスとしてA型肝炎ウイルスやカリシウイルス（ノロウイルスの代替）が対象となっている[11]．ウイルスに及ぼす高圧処理の影響については，食品加工を目的とした研究以外にも，ワクチン製造目的を含め，HIV[12]やポリオウイルス[13]を対象としたウイルス不活性化の研究も行われている．

かびについては，麹菌であるAspergillus oryzae[7]，リンゴを汚染してかび毒Patulinを生産するPenicillium expansumの安定形態である分生胞子[14]，食品汚染菌でもあるがカツオ節用麹菌としても用いられるEurotium repensの安定形態である子嚢胞子[14,15]等を対象とした報告があるが，細菌と同様に，栄養状態よりも胞子状態にあるかびの方が高圧処理に耐性である[16]．

寄生虫に関しては，豚肉等に寄生する旋毛虫Trichinella spiralis 8週齢幼虫が200 MPa以上で死滅すること[17~19]，また，アニサキスAnisakis simplexについては，幼虫が200 MPa，0~15℃では10分間で死滅し[20]，キングサーモンおよびカレイ（arrowtooth flounder）に寄生する幼虫は414 MPaでは0.5~1分間，276 MPaでは1.5~3分間，207 MPaでは3分間で完全に死滅すること[21]が示されている．

食品の高圧処理で最も問題となるのは芽胞菌である．芽胞菌の高圧処理による不活性化については，サルモネラ，リステリア，大腸菌などの病原性細菌と並んで数多くの研究報告がある[3]が，120℃，1.4 GPaでも芽胞の死滅は困難であるとの報告[22]もあり，きわめて難しいことが知られている．芽胞状態の細菌に及ぼす高圧処理の影響については，芽胞の圧力誘導発芽が知られている[23,24]．芽胞の発芽は，100~600 MPaで誘導されることが知られている．100~200 MPaでは栄養素であるアラニン，アスパラギンの受容体を介した通常の発芽経路で誘導され[25]，500~600 MPaでは栄養素受容体欠損株で急激に発芽がはじまることから，Ca^{2+}-ジピコリン酸チャンネルが開くことが示唆されている[26]．これら圧力誘導発芽を活用することにより，高圧処理中に発芽しつつ死滅させる方法[23,27]が提示されているが，今後は圧力誘導発芽後に加熱する方法についての研究が期待される．一方，急速減圧する際の衝撃波（shockwave）を利用して芽胞を物理的に破壊する衝撃波殺菌法[28]もある．

3）高圧処理時の微生物不活性化への圧力以外の影響因子

圧力以外の影響因子としては，処理温度，pH，水分活性が重要である．処理温度については，加温により細菌の高圧不活性化が促進されることが知られており[29~32]，特に50~70℃での加熱との併用は，芽胞菌殺菌に有効である[33~37]．また，低温，特に氷温下での高圧不活性化効果が高いことが報告されている[38,39]．細菌の多くはpHが低いほど圧力抵抗性が低下する傾向にあるが[40]，酵母やかびでは，影響が小さい傾向がある．また，水分活性を低下させると細菌の圧力抵抗性が高くなる傾向があり，溶液系においては，溶質の種類と濃度とによって抵抗性が異なる[41]．また，実際の食品においては，タンパク質，脂質，糖質などが混在しており，これらの存在によって細菌の圧力抵抗性がリン酸緩衝生理食塩水などの溶液系と比べて高くなる傾向がある．

4）高圧処理による効果的な微生物不活性化

高圧処理の操作においては，圧力を一定時間保持するのが一般的であるが，一定時間内に加圧・除圧を繰返す反復法が提案されており，反復高圧処理によって細菌不活性化効果が高まることが知られている[42,43]．上述の衝撃波殺菌法[28]も提案されているが，いずれも装置寿命に及ぼす影響が懸念される．

他の手法との組合わせ効果に関しては，高電界パルスでの電気穿孔により細胞に損傷を与えることにより，細菌の高圧不活性化を促進できることが知られている[42,44]．高圧処理と放射線照射とを組合わせることにより，照射量を低減することもできる[45]．また，ナイシン等のバクテリオシンを高圧処理時に添加することで，殺菌効果を向上させる試みがなさ

れている[31,46]. アルゴン等の希ガスを水に溶解して高圧処理することにより，室温での芽胞菌殺菌が可能になるとの報告もある[47].

細菌を高圧処理する際には，処理により損傷した細菌の回復現象に留意する必要がある．高圧処理後に平板培養で細菌検査をして不検出であっても，その平板培地上にその後検出されたり，同じ高圧処理試料を保存後に平板培養するとコロニーが検出されたりすることがある．高圧処理により細菌は物理的もしくは生理学的な損傷を受けた損傷菌となり，増殖能力もしくはコロニー形成能力を失っていても，保存によりそれら能力を回復すると考えられている．損傷からの回復には，温度が重要な役割を果たすとの報告がある[48].

最小加工食品として，高圧加工食品には期待が寄せられていることから，高圧処理による微生物の不活性化挙動をさらに明らかにし，食中毒事故リスクを低減する必要がある．そのためには，熱処理と比べて圧倒的にデータ蓄積が少ない高圧処理において，微生物への影響因子を考慮し，各種微生物を用いて実験データを集積しつつ，予測微生物学によって動力学的，統計学的に細菌の死滅・回復・増殖挙動を予測して，操作条件の最適化を行うことが重要である． 〔山本和貴〕

文　献

1) 堀江　雄ほか，日本農芸化学会誌，**65**(6), 975-980, 1991.
2) K. Kimura, et al.: *Biosci. Biotechnol. Biochem.*, **58**(8), 1386-1391, 1994.
3) 小関成樹，山本和貴：食品と容器，**47**(12), 684-685, 2006.
4) Espuña 社 website: http://www.espuna.es/eng/nos_pro_04.htm
5) Fresherized Foods 社 website: http://www.avoclassic.com/
6) M. Robey, et al.: *Appl. Environ. Microbiol.*, **67**(10), 4901-4907, 2001.
7) P. Butz, H. Ludwig: *Physica*, **139&140B**, 875-877, 1986.
8) 大隅正子：加圧食品（林　力丸編），pp.157-164, さんえい出版，1990.
9) H. Iwahashi, et al.: *FEBS Lett.*, **579**(13), 2847-2852, 2005.
10) F. Abe: *Cell Mol. Biol.*, **50**(4), 437-445, 2004.
11) D. H. Kingsley, et al.: *J. Food Prot.*, **65**(10), 1605-1609, 2002.
12) T. Otake, et al.: *Biocont. Sci.*, **5**(2), 127-129, 2000.
13) N. Wilkinson, et al.: *Innov. Food Sci. Emerg. Technol.*, **2**, 95-98, 2001.
14) R. Eicher, H. Ludwig: *Comp. Biochem. Physiol. Part A*, **131**, 595-604, 2002.
15) N. Merkulow, et al.: *High Pressure Res.*, **19**, 253-262, 2000.
16) R. Eicher, et al.: High Pressure Biology and Medicine (P. B. Bennett, et al. eds.), pp.65-75, University of Rochester Press, 1998.
17) 大西義博ほか：生物と食品の高圧科学（林　力丸編），pp.139-145, さんえい出版，1993.
18) Y. Ohnishi, et al.: *Jpn. J. Parasitol.*, **41**, 373-377, 1992.
19) Y. Ohnishi, et al.: *Int. J. Parasitol.*, **24**(3), 425-427, 1994.
20) A. D. Molina-Garcia, P. D. Sanz: *J. Food Prot.*, **65**(2), 383-388, 2002.
21) F. M. Dong, et al.: *J. Food Prot.*, **66**(10), 1927-1931, 2003.
22) D. Margosch, et al.: *Appl. Environ. Microbiol.*, **72**(1), 3476-3481, 2006.
23) A. J. H. Sale, et al.: *J. Gen. Microbiol.*, **60**, 323-334, 1970.
24) G. W. Gould, A. J. H. Sale: *J. Gen. Microbiol.*, **60**, 335-346, 1970.
25) E. Y. Wuytack, et al.: *Appl. Environ. Microbiol.*, **66**(1), 257-261, 2000.
26) M. Paidhungat, et al.: *Appl. Environ. Microbiol.*, **68**(6), 3172-3175, 2002.
27) Y. Aoyama, et al.: *Food Sci. Technol. Res.*, **11**(3), 324-327, 2005.
28) I. Hayakawa, et al.: *J. Food Sci.*, **63**(3), 371-374, 1998.
29) A. Benito, et al.: *Appl. Environ. Microbiol.*, **65**(4), 1564-1569, 1999.
30) J. Yuste, et al.: *Lett. Appl. Microbiol.*, **29**(4), 233-237, 1999.
31) H. Alpas, F. Bozoglu: *World J. Microbiol. Biotechnol.*, **16**(4), 387-392, 2000.
32) Y. S. Kim, et al.: *J. Food Sci.*, **66**(9), 1355-1360, 2001.
33) C. M. Roberts, D. G. Hoover: *J. Appl. Bacteriol.*, **81**, 363-368, 1996.
34) E. Y. Wuytack, C. W. Michiels: *Int. J. Food Microbiol.*, **64**(3), 333-341, 2001.
35) N. Igura, et al.: *Appl. Environ. Microbiol.*, **69**(10), 6307-6310, 2003.
36) I. Van Opstal, et al.: *Int. J. Food Microbiol.*, **92**(2), 227-234, 2004.
37) A. C. Rodriguez, et al.: *J. Food Sci.*, **69**(8), 367-

38) H. H. Wemekamp-Kamphuis, et al.: *Appl. Environ. Microbiol.*, **68**(2), 456-463, 2002.
39) L. Picart, et al.: *J. Food Eng.*, **68**(1), 43-56, 2005.
40) S. Koseki, K. Yamamoto: *Int. J. Food Microbiol.*, **111**(2), 175-179, 2006.
41) S. Koseki, K. Yamamoto: *Int. J. Food Microbiol.*, **115**(1), 43-47, 2007.
42) G. D. Aleman, et al.: *J. Food Sci.*, **61**(2), 388-390, 1996.
43) S. Furukawa, et al.: *Food Sci. Technol. Res.*, **10**(1), 10-12, 2004.
44) A. Sasagawa, et al.: *Rev. High Pressure Sci. Technol.*, **16**(1), 45-53, 2006.
45) P. Paul, et al.: *J. Food Safety*, **16**(4), 263-271, 1997.
46) N. Kalchayanand, et. al.: *J. Food Safety*, **23**(4), 219-231, 2003.
47) K. Fujii, et. al.: *Int. J. Food Microbiol.*, **72**(1), 239-242, 2002.
48) S. Koseki, K. Yamamoto: *Int. J. Food Microbiol.*, **110**(1), 108-11, 2006.

1.3.4 予測微生物学

a. 予測微生物学

　予測微生物学（predictive microbiology）の食品加工・流通への適用が日本国内において知られるようになってから，すでに10年以上もの歳月が経過しているが，国内での際だった研究の進展や食品産業界への発展的な応用は未だほとんどなされていない．一方，この間に世界各国では精力的に予測モデルの開発，データベースの整備，予測ソフトウェアの開発および食品産業界への普及活動を行い，着実に予測微生物学の有用性を広め，成果をあげつつある．また，国際食品規格（Codex，コーデックス）委員会において，微生物学的リスクアセスメントの暴露評価（exposure assessment）ステップにおける予測微生物学の有用性について言及されるまでに至っている[1]．

　加熱殺菌において，微生物数が片対数グラフ上で直線的に減少することは古くから知られているが，このような関係性を数学モデルで表す試みが予測微生物学のはじまりといえる．予測微生物学が本格的に研究されはじめた初期段階（1980〜1990年代前半）では，主に微生物の増殖の経時変化を表す曲線（いわゆるS字曲線，図II.1.3.17）を数式化することに注力されてきたことから，次のような教科書的な説明がなされてきた．すなわち，予測微生物学とは微生物の増殖，死滅と環境要因との関係を定量化して，それらを数学モデルによって記述して，製品の安全性や品質保持期限を予測することを目的とする研究分野である．この記述は正しいが，1990年代後半以降，特にこの数年において，この記述だけでは予測微生物学の説明は不十分になってきた．

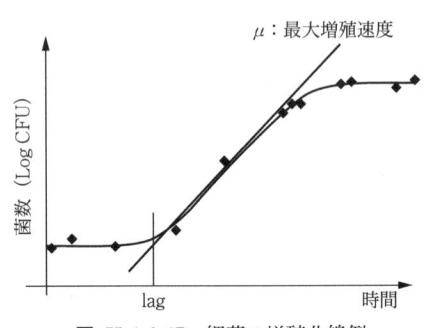

図 II.1.3.17　細菌の増殖曲線例

近年，予測微生物学は単なる数学モデルの記述に留まらず，これまでに蓄積されてきた膨大な増殖/死滅データをもとにした knowledge-based framework，すなわち「知識の凝縮体」としての役割が大きくなってきたからである．従来の微生物の増殖/死滅の曲線を得るだけの研究手法から，より具体的な食品安全性確保に有用な情報を得るための道具へと変貌しつつある．このような変化の背景には，パーソナルコンピュータの普及とその高性能化，そして各種のソフトウェアの発達によって，情報の整理・解析作業が以前と比較して飛躍的に効率化されたことがある．この情報処理技術の発達と予測微生物学の進展は密接に関係している．ここで強調したいのは，予測微生物学は道具として使えるかどうかでその価値が決まるということである．学問的な厳密性を問わないわけではないが，現実として「使える（使いやすい）予測モデル」の価値が高いことはいうまでもない．その意味からも，現在はコンピュータ環境の整備によって，多くの人々が容易に予測モデルを使うことができるような状況に変化しつつあり，予測微生物学の普及には好都合である．実際，予測微生物学は微生物学的リスクアセスメントや HACCP への適用が進められており，図 II.1.3.18 のような相互関係が認識され，予測微生物学の重要性が大きくなっている．つまり，微生物学的リスクアセスメントや HACCP（ISO 22000）の各基準設定に際して，予測モデルによる推定・評価が重要となってきている[2]．

上述したように予測微生物学は予測モデルを作ることだけではない．予測モデルは予測微生物学全体からみれば一部に過ぎない．現在の情報技術の発達を考慮すれば予測微生物学は次の 3 要素から構成されると考えられる．

① 予測モデル
② データベース
③ 予測ソフトウェア

これら 3 要素が連携しあうことで，食品における微生物挙動の的確な予測が可能となり，結果として食品の微生物学的な安全性確保につながる．以下に各要素の概要を述べる．

b. 決定論的予測モデル

時間経過に対する微生物の増殖あるいは死滅を記述する数学モデルは，一般的に経験論的モデルを用いて，できるだけ実測に近い予測を目標として記述されることがほとんどである．本来的にはメカニズムに基づいた機構論的なモデルによる予測が望ましいが，現実には微生物の増殖あるいは死滅に関するすべてのメカニズムを数式で表し，それを数学的に解析することは不可能に近い．したがって，増殖あるいは死滅を支配する（律速する）と考えられる，たとえば温度など，要因について単純化した数学モデルを作ることが一般的となっている．

増殖挙動を記述する代表的な経験論的モデルについて述べる．微生物の増殖がシグモイド曲線として表現されることは広く知られており，このシグモイド曲線を記述するための関数として，代表的なものにロジスティック曲線とゴンペルツ曲線とがある．微生物の増殖に焦点を絞ったことから，これら両モデルは Gibson らによって，対象とする変数を細菌数 N ではなく，細菌数の常用対数値 $\log_{10} N$ へと改変された[3]．改変したロジスティックモデルとゴンペルツモデルは，それぞれ式（1）と（2）で表される[4]．

$$\log N(t) = A + C/\{1 + \exp[-B(t-M)]\} \quad (1)$$
$$\log N(t) = A + C\exp\{-\exp[-B(t-M)]\} \quad (2)$$

ここで，A は初期菌数の対数値，C は定常期における菌数の増加量（対数値），B は時間 M における増殖速度，および M は増殖速度が最大になるまでに要する時間を示す（図 II.1.3.19）．これらのパラメータから増殖率（growth rate），誘導時間（lag time）および世代時間（generation time）が以下の式によって求められる[4]．

$$\text{growth rate }(\log_{10}\text{count/h}) = BC/e \quad (3)$$
$$\text{lag time (h)} = M - 1/B \quad (4)$$

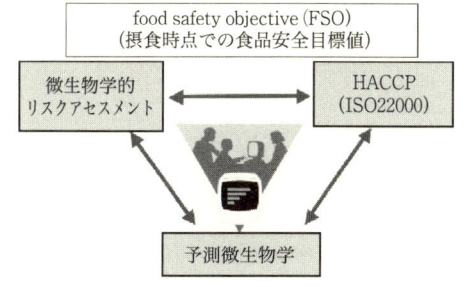

図 II.1.3.18 微生物学的リスクアセスメント－HACCP－予測微生物学の相互作用

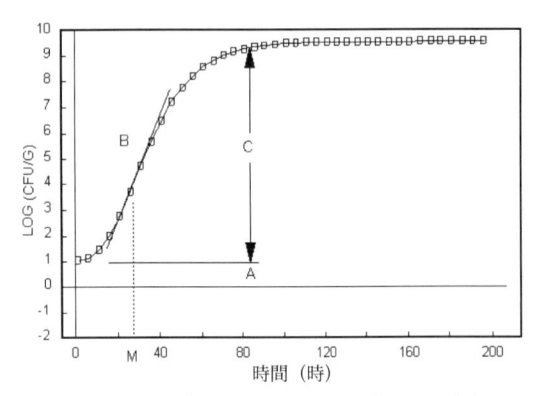

図 II.1.3.19 改変ロジスティックモデルおよびゴンペルツモデルにおける各パラメータの関係

generation time (h) $= \log_{10} 2e/BC$ (5)

ここで，e は自然体数の底である．これらの式を用いて，1980年代後半から1990年代の前半にかけて，多くの研究報告がなされてきた．実験値へのあてはまりはロジスティックモデル，あるいはゴンペルツモデルともにほとんど差はないが，研究報告数はゴンペルツモデルが多い．これらのモデルを用いて様々な条件下における細菌の増殖挙動が解析されてきたが，この段階では関数のあてはめの域を脱しておらず，増殖挙動に及ぼす環境要因を組込んだ解析を行うことは困難であった．

1994年にBaranyiらによって発表された微生物増殖を記述する微分方程式モデルによって，予測微生物学研究は大きな発展を遂げた[5]．Baranyiらが考案したモデル（6）式はロジスティックモデルを基本として，そこに酵素反応で用いられるミカエリス・メンテンの式を導入することでシグモイド曲線を記述した．

$$\frac{dq}{dt} = \mu_{max} q, \quad q(0) = q_0$$
$$\frac{dN}{dt} = \mu_{max} \frac{q}{1+q} \left(1 - \frac{N}{N_{max}}\right) \cdot N, \quad N(0) = N_0$$
(6)

ここで，N は細菌数，N_{max} は最大菌数，N_0 は初期菌数をそれぞれ表す．μ_{max} は最大増殖速度である．関数 q は誘導期（ラグタイム）を記述する関数である．この連立の微分方程式を数値計算によって解くことによって，増殖曲線を得ることができる．また，個々で重要なのは μ_{max}（最大増殖速）を式中に組込んでいる点である．シグモイド形状の増殖曲線を記述する数学モデルの開発よりも以前か

ら，細菌増殖の最大増殖速度と温度や水分活性，pHといった環境要因との関係を数式化する試みがなされてきていた．温度と増殖速度との関係を表すモデルとしてRatkowskyによって示された，最大増殖速度の平方根と温度との関係は平方根モデル（式（7））として，最も知られているモデルの一つである[6]．

$$\sqrt{\mu_{max}} = b(T - T_{min})$$ (7)

ここで，b は定数，T は温度を，T_{min} は増殖の最低温度（理論値）を示す．このような環境要因モデルを式（6）の微分方程式に代入し，数値計算によって解析することで，時間変化に伴って環境要因（たとえば温度）が変化しても，変化に対応した増殖予測を可能とする．

近年，日本でもこのような増殖のシグモイド曲線を微分方程式で記述する試みがなされている．Fujikawaらはロジスティックモデルを基本とした新ロジスティックモデル（式(8)）を発表している[7〜9]．

$$\frac{dN}{dt} = rN\left(1 - \left(\frac{N}{N_{max}}\right)^m\right)\left(1 - \left(\frac{N_{min}}{N}\right)^n\right)$$ (8)

ここで，N は細菌数，N_{max} は最大菌数，N_{min} は初期菌数をそれぞれ表す．r は最大増殖速度である．また，m と n はそれぞれ係数である．この式もBaranyiのモデルと同様に変動する環境条件においても細菌の増殖挙動を予測することが可能である．Baranyiモデルとの最大の違いは方程式が連立でなく，計算が容易であることである．係数 m と n とを細菌ごとに推定する必要があるが，新たな試みとして今後の発展が期待される．

以上のように，今後は時間経過に伴う微生物増殖挙動を記述する予測モデルは微分方程式に，各種の環境要因関数を導入して数値計算によって解析する手法が主流となり，様々な環境変動にも対応可能な予測モデルが開発されていくことが予想される．

c. 確率論的予測モデル

前述のモデルはいずれもが任意の時間における微生物数を一義的に決定する，いわゆる決定論的なモデルであった．しかし，現実には様々な要因によって，挙動に変化が生じることは容易に想像できる．したがって，このような変動を考慮するために確率論的なアプローチが必要となってくる．その一つの

手法として細菌の増殖限界条件を,「増殖する/増殖しない」といった観点から,モデル化する手法が検討されている[10,11].この手法にはロジスティック回帰分析手法が用いられる[12].基本的には実験によって得られた「増殖する/増殖しない」といった結果を,「増殖する (1)/増殖しない (0)」といった2値変数としてとらえる.例として,下記のような温度,時間,pH,水分活性 (a_w) といった,環境要因変動を含むモデル化を考える.

$$\text{logit}(P) = a_0 + a_1 \text{Temp} + a_2 \text{Time} + a_3 \text{pH} + a_4 a_w \tag{9}$$

ここで,Logit(P) は $\ln(P/1-P)$ を表し,オッズ比と呼ばれる.ln は自然対数を示す.P は確率であり,その範囲は 0～1 である.a_i は回帰分析によって推定される係数である.このようにして記述された回帰式から,目的として重要な変数について,任意の確率でその境界条件を見出すことができる.一例として,温度とpHの関係を記述した図を示す(図 II.1.3.20).このようなモデルは Growth/No growth boundary あるいは interface モデルと呼ばれる.このモデルの読み方は,たとえば温度が 10℃ の場合,環境の pH が 4.5 以上であればある細菌は増殖可能であるが,それよりも低い pH では増殖しないという情報を得ることができる.このモデルを活用すれば,食品の加工・保存条件を最適化し,病原性細菌の増殖を阻止することができる.食品加工における材料処方の決定や保存条件の設定において強力な意志決定援助ツールになる.腸管出血性病原性大腸菌 O 157 に代表されるきわめて少ない菌数でも食中毒を発症するような細菌の場合には,増殖過程を記述することはあまり意味をなさない.それよりも増殖可能か否かの境界環境条件を知ることの方が食中毒を防止するためには重要である.今後,このようなモデル化手法が特に,食品製造条件の最適化を目的として有効な手法として期待される.

d. 予測モデルの活用—food safety objectives (FSOs) と予測微生物学との関係

近年,食品の安全性を確保するために,フードチェーン全体を管理する手法が主流になりつつある.このような管理手法において重要な役割を果たすのが food safety objectives (FSOs;「摂食時点での食品安全目標値」) である.具体的には,摂食時点の食品中の危害要因の汚染頻度と濃度で,公衆衛生上の観点から許容可能な最大値のことを意味する.例をあげると,「FSO=調理済み食品摂食時に $L.\ monocytogenes$(リステリア)は 100 CFU/g を超えないこと」,といった具体的な許容限界を数値として示すものである.近年この FSO に基づいた食品の安全性確保のための取組みが本格化してきている.FSO の設定には疫学的なデータ等が複雑に関係するため,本稿では FSO の設定方法については言及しない.本稿では FSO を満たすための食品の加工・流通プロセスにおける予測微生物学の役割についてのみ述べる.

一般的に FSO を満たすための加工・流通プロセスにおける各種の管理目標は以下の式をもとに導かれる[13].

$$H_0 - \Sigma R + \Sigma I \leq \text{FSO} \tag{10}$$

ここで,H_0:危害要因の初期レベル(例:初発菌数),ΣR:危害要因の総減少量(例:加工プロセスにおける殺菌効果),ΣI:危害要因の総増加量(例:消費に至るまでの流通中に増加する菌数).

ある食品の特定の細菌に関する FSO が決定され,それを満たすために加工プロセスでどの程度の殺菌効果が必要なのか,また加工後の流通中にどの程度食品中で細菌数が増加するのかを推定・評価する際に殺菌予測モデルあるいは増殖予測モデルは必要不可欠である(図 II.1.3.21).

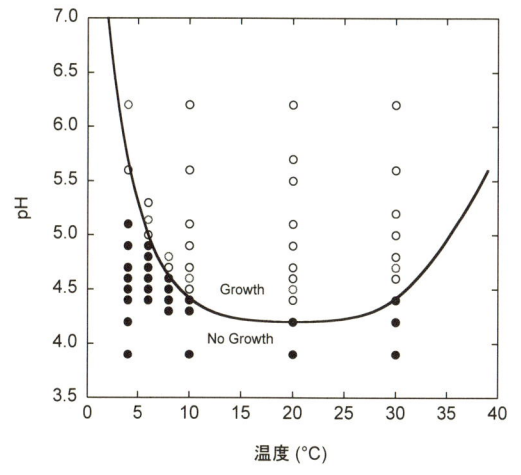

図 II.1.3.20 温度と pH との関係における細菌の増殖/非増殖境界モデルの一例
(○増殖,●非増殖,——境界線)

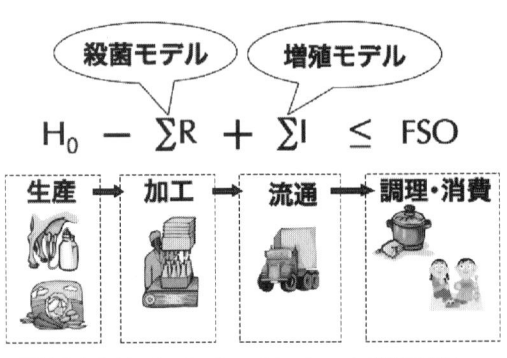

図 II.1.3.21 food safety objectives と予測モデルとの関係

ここでは一例として，殺菌処理条件の設定方法について解説する．
〈問題〉ある加工食品の殺菌処理条件を決定する．
通常，FSO を示す式（10）は，常用対数値（$\log_{10}$ CFU/g）を用いて計算する．
- FSO：ある病原性細菌について FSO＜1 CFU/100 g が疫学的に示されている．
  → FSO＜0.01 CFU/g → FSO＜$-2\log_{10}$ CFU/g
- 原料となる食材の細菌数は過去の統計データから概ね 10 CFU/g → $H_0 = 1\log_{10}$ CFU/g
- 流通中に菌数が出荷時点の 10 倍にまで増加しうる．$\Sigma I = 1\log_{10}$ CFU/g
- 殺菌処理条件は上記の値を式（10）に代入して求める．

$$H_0 - \Sigma R + \Sigma I \leq FSO \rightarrow$$
$$1 - \Sigma R + 1 \leq -2 \rightarrow \Sigma R \geq 4$$

したがって，殺菌処理において $4\log_{10}$ CFU/g 以上の殺菌効果が必要であることが示される．

以上のように，FSO の概念を用いることで，論理的に殺菌条件を設定することが可能となる．次に，殺菌条件の設定では FSO より導かれた ΣR を満たすための条件設定が必要となるが，この条件設定をする際に殺菌予測モデルを活用し，具体的な処理条件の設定に至る．近年，FSO の概念が用いられるようになってから，予測モデルの活用の仕方が明確になってきており，予測モデルの種類と精度に対する要求は高まっていくことが予想される．

e．データベースの活用—国際予測微生物学データベース ComBase[14]

ComBase とは 2003 年に英国食品研究所（UK, Institute of Food Research）と米国農務省東部地域研究センター（USDA, Eastern Regional Research Center）とが開発した食品における微生物挙動に関するデータベースである[15]．ここに，2006 年 2 月より豪州食品安全センターが加入して，データベースの更なる拡充が図られている．2007 年 3 月の集録データ数は 3 万 5 千レコードを超え，さらに拡充が続けられている．ComBase は web 上において無料で閲覧することができる（図 II.1.3.22）だけでなく，Microsoft Excel® 版あるいは Access® 版があり，単純なデータ検索・収集から，新たな予測モデルの開発や微生物学的リスクアセスメントへの適用にまで発展的に用いることが

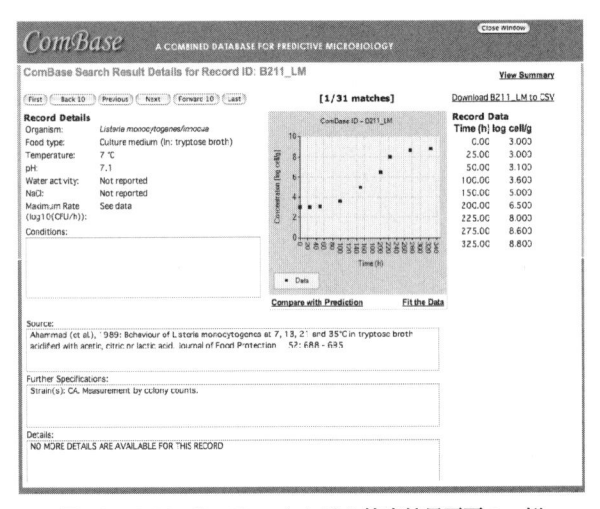

図 II.1.3.22 ComBase における検索結果画面の一例

できる．具体的には細菌の種類，温度，pH，水分活性，食材の種類（培地を含む）などを選択して，検索を行うと，その条件に適合したデータを出力する．出力データは時間変化に伴う菌数の対数値をテキストデータおよびそのプロットとして表示される．このデータはそのままコピーして他のソフト上で使うことができる．最近では，ComBase Predictorというユーザー自身のデータを解析することが可能な機能が追加された．さらに，データベース内から検索したデータに対して，増殖/減少曲線をフィッティングさせることが可能となり，最大増殖/死滅速度やラグタイム（停滞時間）の計算結果を出力することができるようになっている．このように，ComBaseは単なるデータベースの領域を超え，web上における予測微生物学研究の拠点として発達しつつある．現状の集録情報をみると，食品上における病原性細菌をはじめとする各種微生物の増殖に関するデータが最も多く，加熱殺菌における微生物の死滅挙動データがそれに次ぐ．その他の殺菌処理手法，たとえば高圧処理や電界パルス処理等に関するデータも集録されているが，その数，内容ともに実用的に用いるには不十分である．今後の発展が望まれる部分である．

f. 予測ソフトウェアの活用—諸外国の予測微生物学研究成果[16]

世界各国で予測微生物研究の成果が予測ソフトウェアとして公開されている．現在，確認しているものを表 II.1.3.7 に示した．このような形で，専門知識を有さない人でもある程度利用可能なものとして，予測微生物学研究の成果を社会に還元するといった姿勢は日本も大いに学ぶべきところである．このような予測ソフトは，実務上種々の条件を探索する人々だけに有効なものではない．食品製造に係わる従業員の衛生管理の重要性を教育するためのツールとしても有効である．たとえば，実際に食品上で微生物が増加していく様子は目で見ることが難しいが，コンピュータ上で増殖する過程を見ることで，温度管理の重要性を認識させることができる．また，学校教育の現場において，食育の一環として取

表 II.1.3.7 現在公開中の微生物挙動予測ソフトウェア

ソフトウェア名	管理機関	国	特徴	URL
Pathogen Modeling Program (Ver.7.0)	USDA, ARS, Eastern Regional Research Center	米国	病原性細菌の増殖だけでなく，熱死滅や放射線照射死滅などの死滅予測も可能．Ver.7.0 では牛肉を対象とした予測が可能．	http://www.arserrc.gov/mfs/PATHOGEN.HTM
Growth predictor	UK, Institute of Food research	英国	病原性細菌および腐敗細菌の増殖予測のみ．予測基本式には Baranyi モデルを採用．	http://www.ifr.ac.uk/safety/GrowthPredictor/default.html
Sym' Previus	French Department of research and AgricultureA DRIA Development	フランス	実際の食品における微生物挙動データベースと予測モジュールの統合ソフトウェア．培地ではなく食品でのデータ多数．最近英語版が公開された．（有償）	http://www.symprevius.net/
Seafood Spoilage Predictor Software	Danish Institute for Fisheries Research	デンマーク	魚介類の品質劣化をひき起こす腐敗菌の増殖予測ソフト．実測した温度履歴データを用いて増殖予測可能．	http://www.dfu.min.dk/micro/ssp/
Risk Ranger	Australian Food Safety Centre of Excellence	オーストラリア	微生物挙動予測ソフトではなく，リスクアセスメントのためのツール．諸条件を選択あるいは入力することで対象とする食品のリスクをランキング評価する．	http://www.foodsafetycentre.com.au/tools.htm
The Food Safety ToolKit	Australian Food Safety Centre of Excellence	オーストラリア	予測ソフトではないが，食品工場における衛生管理体制を整備するための教育，指導プログラムソフトウェア（有償）．	http://www.foodsafetycentre.com.au/tools.htm

入れることも可能であろう．

各国の事情を反映してか，国によって取組み方が異なり，非常に興味深い．これらの予測ソフトウェア（オーストラリアのものを除く）によって得られる情報は，基本的には微生物の増殖あるいは死滅の温度条件を変化させた定常状態での経時変化である．したがって，今後は変動環境下での経時変化を出力可能にするソフトの開発や，Growth/No growth boundary を出力可能にするソフトの開発が期待されている．

g. 予測微生物学を用いたデータ解析のすすめ

これまでに述べてきたように，予測微生物学の主たる目的は数学モデルを作ることではなく，食品における微生物挙動に関するデータを効率的に整理・解析し，それを利用することが本来の目的である．したがって，一部の研究者だけが関与するようなものではなく，日常的に食品における微生物数の変化を検査している食品企業の品質管理データの整理手法として是非とも活用してもらいたいものである．これまで蓄積されているデータを単なるデータの集積体としてではなく，それらを整理・解析して個々の企業にとって最も使いやすい，つまり知りたい情報を得やすい，形に変換することで，これまでの蓄積が活かされるだけでなく，安定的な品質管理体制の確立へとつながるであろう．この「データ → 有用情報」への変換において，各種の予測モデルが活用される．したがって，予測微生物学と身構えずに，データ整理のための便利な手法の一つとしてとらえて，多くの人々がそれぞれの目的に合わせて利用するべきである． 〔小関成樹〕

文　献

1) Codex - Alimentarius - Commission : *Alinorm 99/13 Appendix IV*, 58-64, 1999.
2) T. A. McMeekin, T. Ross. : *Int. J. Food Microbiol.*, **78**(1-2) : 133-153, 2002.
3) A. M. Gibson, et al. : *J. Appl. Bacteriol.*, **62**(6), 479-490, 1987.
4) T. A. McMeekin, et al. : Theory and Application, pp. 11-86. Research Studies Press, 1993.
5) J. Baranyi, T. A. Roberts : *Int. J. Food Microbiol.*, **23**(3-4), 277-294, 1994.
6) D. A. Ratkowsky, et al. : *J. Bacteriol.*, **149**(1), 1-5, 1982.
7) H. Fujikawa, S. Morozumi : *Food Microbiol.*, **23**(3) 260-267, 2006.
8) H. Fujikawa, S. Morozumi : *Appl. Environ. Microbiol.*, **71**(12), 7920-7926, 2005.
9) H. Fujikawa, et al. : *Food Microbiol.*, **21**(5) : 501-509, 2004.
10) D. A. Ratkowsky, T. Ross : *Lett. Appl. Microbiol.*, **20**(1), 29-33, 1995.
11) R. C. McKellar, L. Xuewen : Modeling Microbial Response in Food, pp. 109-150, CRC Press, 2003.
12) D. W. Hosmer, S. Lemeshow : Applied logistic regression, pp. 25-76, Wiley & Sons, 1989.
13) ICMSF : Microbiological testing in food safety management (Microorganisms in Foods 7), pp. 23-42, Kluwer Academic/Plenum Publishers, 2001.
14) ComBase : http://www.combase.cc/default.html
15) J. Baranyi, M. L. Tamplin : *J. Food Prot.*, **67**(9), 1967-71, 2004.
16) T. A. McMeekin, et al. : *Int. J. Food Microbiol.*, **112**(3), 181-94, 2006.

1.4 害虫対策

1.4.1 貯蔵食品における総合的害虫管理

　農作物を栽培する際には収穫物の増収と品質向上を図るために害虫防除が行われるが，収穫後の穀類・豆類およびそれらを原料とする加工食品では，貯蔵や流通時に再び害虫による被害にさらされる．ここで問題となるのが主に貯蔵食品害虫（貯穀害虫）で，様々な乾燥食品を加害し，ポストハーベストロスの主要因となっている．また日本では清潔意識の高まりによって，それが混入した状態で消費者の手もとに届いた場合，異物混入問題として大きく取り扱われるケースも最近増加している．

　貯蔵食品害虫に対する防除法として，最も効果的であるのは燻蒸剤を用いる方法である．しかし，燻蒸剤はいずれも毒性の強い薬剤であり，環境，人体への影響が懸念される．また最近では抵抗性害虫の出現も起こっており，燻蒸剤に依存した防除システムを再考する必要があるだろう．

　総合的害虫管理（IPM）は施設栽培などではすでに実施されている．穀物・加工品の貯蔵環境はその特異な性質のために，現在のところ完全なシステムは構築されず，IPMにつながる様々な方法が検討されている段階である．本項では貯蔵環境で問題となる虫についての説明をまず行い，その後，IPMの手段となる様々な防除技術を紹介したい．

a. 問題となる虫

　貯蔵環境および食品において問題となる虫は3つのタイプに分けられる（表II.1.4.1）．1つ目は定住害虫といわれるもので，低水分のものを加害するグループと高水分のものを加害するグループを含む．一般に貯蔵食品害虫と呼ばれるのは低水分のものを加害するグループである．これは水分含量が15％以下の低水分の乾燥食品で発育が可能であり，大部分は小さな甲虫類と蛾類である．多くは熱帯が起源であるものの人間の活動とともに世界中に拡散し，その多くのものがコスモポリタン種になっている．高水分のものを加害するグループにはショウジョウバエ類，チーズバエ類などがいる．2つ目は訪問害虫といわれるものでこれは食品にやってきて混入の問題などをひき起こすタイプのものである．3つ目は迷入害虫で食品を食べる性質をもたないものであり，森林害虫，作物害虫，およびその他の大多数の虫を含んでいる．訪問害虫，迷入害虫は貯蔵食品を直接加害することによる害の程度は小さいものの，異物混入の観点からは非常に大きな問題となることもある．

b. 貯蔵食品害虫の防除法

1) 実用化されている防除法

i) 燻蒸剤　ガス状で殺虫効果のある薬剤を燻蒸剤と呼び，穀類，豆類，その他の作物の奥深くまで行き渡って貯蔵食品害虫を殺虫することができる．現在，日本ではリン化水素（PH_3）が利用可能である．リン化水素はリン化アルミニウム（AlP）などの金属塩固形剤と大気中の水分との反応によって発生させる．作業性がよいことと被処理物に残留問題を生じにくいことから世界各地に普及している．しかし，殺虫に必要な処理濃度と時間を正確に制御することが難しく，すでに世界各地で様々な種の抵抗性害虫が報告されている．また，爆発性があるので取扱いには注意が必要である．この処理に関する難点を改善する方法として，大量の金属塩を特殊容器の中で加熱蒸気と反応させ庫外から投薬する方法と，リン化水素を二酸化炭素とともに高圧封入したシリンダーを用いる方法が開発されている[1]．

　燻蒸剤としては，以前は臭化メチル（CH_3Br）が用いられてきた．これは非常に効果の高い燻蒸剤で，必要な処理時間も短く，抵抗性害虫の問題も発生しなかった．しかし，臭化メチルにオゾン層を破壊する恐れがあることが指摘され，2005年以降，先進国では検疫用，不可欠用途などを除き，使用が禁じられた．開発途上国では2015年以降，原則使用禁止となる予定である．

　新規の燻蒸剤の開発も行われている．ヨウ化メチル（CH_3I）は常温で液体（沸点42.8℃）であるために利用の際に気化装置を必要とするが，貯蔵食品害虫に対して高い殺虫効果があることが確認されている[2]．フッ化スルフリル（SO_2F_2）は沸点が高く（−55.2℃），気化装置を必要としないが，卵に対す

表 II.1.4.1 食品の害虫とその性質

害虫の種類		種	性 質
定住害虫	低水分の食品を加害するグループ	コクゾウムシ	穀粒を加害する.
		ココクゾウムシ	穀粒を加害する. 前種より小型で, 日本の系統は飛翔能力がない.
		マメゾウムシ類	豆類を加害する. アズキゾウムシ, インゲンゾウムシのように貯蔵豆で繁殖可能なもの（定住害虫）とソラマメゾウムシやエンドウゾウムシのように貯蔵豆で繁殖できないもの（定住害虫ではない）がいる.
		コナナガシンクイムシ	穀粒を加害する.
		コクヌストモドキ	穀粉およびその加工食品を加害する.
		ヒラタコクヌストモドキ	穀粉およびその加工食品を加害する. 飛翔能力がない.
		ノコギリヒラタムシ	穀粉およびその加工食品, 乾燥果実などを加害する.
		カクムネヒラタムシ類	穀粉を加害する.
		タバコシバンムシ	粉状の有機物のほとんどを加害する. 香辛料, ペットフード, タバコ, 畳なども加害する.
		ジンサンシバンムシ	粉状の有機物のほとんどを加害する. 漢方薬なども加害する.
		カツオブシムシ類	カツオブシ, ペットフードなど動物質を好むが穀粉も加害する.
		バクガ	穀粒を加害する.
		ノシメマダラメイガ	穀粒, 穀粉, 加工食品, 菓子類, 香辛料, 乾燥果実などきわめて広い食性をもつ.
		スジコナマダラメイガ	主に穀粉を加害する.
		スジマダラメイガ	穀粉, 加工食品, 乾燥果実などを加害する.
		チャタテムシ類	高湿度条件で大繁殖する.
		ダニ類	高湿度条件で大繁殖する.
	高水分の食品を加害するグループ	ショウジョウバエ類	漬け物, 味噌などの発酵性食品, 果実などで繁殖する.
		ノミバエ類	漬け物, 味噌などの発酵性食品, 果実などで繁殖する.
		チーズバエ	チーズ, ハム, ベーコンなど高タンパク性のものを加害する.
訪問害虫		ゴキブリ類 チョウバエ類 ハエ類	
迷入害虫		農業害虫, 森林害虫, ユスリカ, その他の虫	

る殺虫効果は低い[3]. どちらも木材害虫の防除にはすでに使用されている.

蒸散性の高い有機リン剤も燻蒸剤として使用され, ジクロルボス (DDVP) を含浸した樹脂板も精米工場などで蛾類の駆除に利用されている.

ii) CA (controlled atmosphere) 貯蔵 昆虫の生育に不適な大気組成を人為的に作ることにより, 貯蔵食品害虫を殺虫する方法である. 窒素 (N_2) または二酸化炭素 (CO_2) が用いられる. 二酸化炭素では60％以上の二酸化炭素を送入することにより行われる. 残留農薬の問題が全く起こりえないことから大きな関心がもたれてきたが, 10日以上の処理時間がかかるので, 普及は進んでいない.

iii) 高圧二酸化炭素殺虫 CA貯蔵の遅効性を解決するために, 高圧力と二酸化炭素を同時に用いる方法が考案された. この方法には高圧の状態から緩やかに減圧する「加圧法」と, 瞬時に減圧する「加圧爆砕法」の2種類がある. 加圧爆砕法の場合, 二酸化炭素自体による効果と瞬時に減圧した際に昆虫体内の二酸化炭素が急激に膨張し昆虫が爆砕することによる効果の両方で殺虫効果が上がると考えられる. クリなどの場合は急減圧を行うと果実が破裂するため加圧法が利用可能であり, 米などでは急減圧しても影響は少ないため加圧爆砕法が利用可能である. 圧力 $30\ kg/cm^2$ 以下, 処理時間2時間以内で通常殺虫処理が可能である. この方法はドイツではハーブ類などにおける殺虫法として実際に用いられており, 圧力 $20\ kg/cm^2$, 加圧時間2時間の処理 (加圧法) が行われている.

iv) 低温貯蔵 昆虫は一般に低温になるとその活動, 繁殖能力が弱まる. 貯蔵食品害虫の多くは

熱帯起源であり，15℃以下で加害や繁殖を行わなくなる．この原理を防除に応用したのが低温貯蔵法で現在400万t以上の収容能力をもつ低温倉庫が米の貯蔵に用いられており，貯蔵食品害虫による食害を抑制している．しかし，15℃程度の低温では昆虫は発育，繁殖ができないだけで，死滅することはなく，貯蔵穀物が常温に戻された際に害虫の繁殖が起こる場合もある．またコナダニ類には10℃でも繁殖できるものもいる．

倉庫内の温度を下げるためには冷房機を用いるが，秋から冬にかけて倉庫外の気温が低下するときはその冷たい空気をファンで倉庫内に取込むことによって倉庫内，貯蔵穀物の温度を下げることもできる．これをエアレーション（aeration）と呼び，日本においてもエアレーションによってコクゾウムシ（Sitophilus zeamais）の発育を理論的には抑制できることが報告されている[4]．

v) 放射線照射　電離放射線を穀物，食品に照射することにより殺虫が可能である．貯蔵食品害虫の防除に利用可能な放射線はγ線，X線，電子線である．γ線とX線は電磁波放射線であり，電子線は高速の電子である．透過力はγ線，X線はきわめて高く，電子線はエネルギーに依存する．γ線はコバルト60などの線源より発生させるため，その管理が難しい．X線，電子線は加速器により機械的に発生させるため，管理の面では大きなメリットがある．一般に昆虫類は10～1,000 Gyで防除が可能であるとされている．昆虫類の中で放射線に対する感受性は異なり，通常，蛾類の方が甲虫類よりも放射線に対する抵抗性が高い．また，発育段階によっても感受性は異なり，蛹から成虫で放射線に対する抵抗性は高くなる．日本では放射線の利用は認められていないが，海外ではすでに利用されている．

2) 実用化・利用の拡大が期待される防除法

i) 天敵の利用　天敵を用いた防除は貯蔵食品害虫防除の分野でも多くの関心を集めており，様々な研究が行われている．利用可能と考えられる天敵には寄生蜂，捕食者，病原体がある．

(1) 寄生蜂：　コクゾウムシ類，マメゾウムシ類などの寄生蜂として有名なのはコガネコバチ科のゾウムシコガネコバチ（Anisopteromalus calandrae），コクゾウコバチ（Lariophagus distinguendus），コクゾウホソバチ（Theocolax elegans）である．ゾウムシコガネコバチは増殖率が高いために最も研究の蓄積があり，そのコクゾウムシ防除効果について，ドラム缶に入れたトウモロコシの貯蔵試験で，最初に1回放飼すれば30週以上の防除効果があることが示されている[5]．コクゾウホソバチでは小麦のコナナガシンクイムシ（Rhyzopertha dominica）を効果的に防除することが示されており，この際，エアレーションによって温度を下げることが有効であると報告されている[6]．コクゾウムシなどは積み上げられたりサイロに充填されたりした穀物の奥深くまで分布するため，寄生蜂には穀粒間隙を移動する能力が求められる．その観点ではゾウムシコガネコバチよりもコクゾウコバチ，コクゾウホソバチの方が優れている[7,8]．ゾウムシコガネコバチは上方に向かって移動するため，穀物の下部に導入することが望ましい[9]．

蛾類の幼虫の寄生蜂としてはシマメイガコマユバチ（Bracon hebetor），卵の寄生蜂としてはタマゴコバチ類（Trichogramma spp.）が効果的である．

(2) 捕食者：　捕食者としては捕食性カメムシ類が防除効果を期待されている．ミナミアシブトハナカメムシ（Xylocoris flavipes）は小型のカメムシで様々な貯蔵食品害虫の卵，幼虫を捕食する．Lyctocoris campestris（ズイムシハナカメムシの1種）は少し大きく，成長した幼虫も捕食可能である．ケブカサシガメ（Peregrinator biannulipes），コメグラサシガメ（Amphibolus venator）は大型の種で，コクヌストモドキ類（Tribolium spp.）の成虫も捕食することができる．最近，タイで採集されたホウネンカメムシ（Joppeicus paradoxus）は小型の種であるが，コクヌストモドキ類の成虫を捕食することができる．

(3) 病原体：　病原体の中で害虫防除への応用が進んでいるのはBacillus thuringensisである．これが生産する結晶性タンパク質BT剤が米国で使用されている．BT剤は蛾類に対して効果がある．

ii) 天然物の利用　世界各地で古くから，ある特定の植物を「虫よけ」として用いる風習があった．有名なのはニーム（neem，インドセンダン）であり，これの精油（essential oil）はマメゾウムシの防除に使用されてきた．現在，様々な植物から得た精油およびその成分を貯蔵食品害虫の防除へ用

いるための研究が盛んに行われている．

iii) 耐虫性品種 穀類，豆類は品種によって加害されやすさが異なる．それには穀類，豆類の粒の堅さなどの物理的性質が大きく影響している．また，ササゲ属の豆でアズキゾウムシ（*Callosobruchus chinensis*），ヨツモンマメゾウムシ（*Callosobruchus maculatus*）などに抵抗性をもつ種，品種が報告されているが，これには消化酵素阻害物質やフラボノイドなどが関係していると思われる．このような害虫に強い形質を品種の育成に利用することが試みられている[10]．遺伝子組換え技術を用いた耐虫性品種の作出も行われるようになってきている．

3) モニタリングのための方法

i) トラップ これは防除技術ではなく，発生の状況をモニタリングし，防除の指針とするための技術である．一般に用いられるのはライトトラップ，粘着トラップ，フェロモントラップである．蛾類やある種の甲虫類は250〜550 nmの短波長の光に誘引される．これを利用したのがライトトラップである．粘着トラップでは昆虫が飛行，歩行などで移動する際にトラップすることができる．ライトトラップ，粘着トラップでは捕獲した昆虫を同定する作業が必要である．フェロモントラップは性フェロモン，集合フェロモンを利用したもので，特定の種をトラップできる点と捕獲効率の面から非常に有用である．密度が低い場合でも捕獲が可能であるため，早期の発見につながる．

c. 総合的害虫管理

総合的害虫管理（IPM）とは，経済的被害許容水準を設定し，害虫の密度がその水準をこえる場合に防除を行うこと，化学農薬による害を最小にし，そのために適切な手段を組合わせて使用すること，と考えられている．しかしながら食品の場合は，消費者の手もとに届く段階を考えれば被害許容水準はゼロである．よって，化学農薬だけでなく，様々な手段を適切に組合わせて使用するという併用防除の考え方に矮小化されることになった[11]．ここであげたような防除手段を防除費用，目的に合わせて，適切に組合わせて用いるのが現状である．

しかし，消費者に届く以前の段階，たとえば貯蔵段階においては経済的被害許容水準の設定は可能であろう．たとえば三井は玄米のコクゾウムシについて農産物検査規格を基にして要防除密度を算出している[12]．また，FlinnとHagstrumはコナナガシンクイムシをコクゾウホソバチで防除する実験において，実験終了時点でコナナガシンクイムシに加害されていた小麦粒（insect damaged kernels）の密度がコクゾウホソバチ処理区ではUS government standard以下であることを示している[13]．このような試みやモデルなどの解析により，害虫密度，貯蔵期間，温度，増殖率の関係が明らかになれば経済的被害許容水準に基づいた総合的害虫管理の実現に近づくと思われる．　　　　〔今村太郎〕

文　献

1) 中北　宏，宮ノ下明大：家屋害虫，**25**(1)，13-26，2003．
2) S. I. Faruki, et al.: *J. Appl. Entomol.*, **129**(1), 12-16, 2005.
3) 内藤浩光ほか：植物防疫所調査研究報告，**42**，1-5，2006．
4) F. H. Arthur, et al.: *J. Stored Prod. Res.*, **39**, 471-787, 2003.
5) B. Wen, J. H. Brower: *J. Kansas Entomol. Soc.*, **67**(4), 331-339, 1994.
6) P. W. Flinn: *J. Econ. Entomol.*, **91**(1), 320-323, 1998.
7) J. W. Press: *J. Entomol. Sci.*, **27**(2), 154-157, 1992.
8) J. L. M. Steidle, M. Scholler: *J. Stored Prod. Res.*, **38**, 43-53, 2002.
9) J. W. Press: *J. Agric. Entomol.*, **5**(3), 205-208, 1988.
10) P. Somta, et al.: *Plant Breeding*, **125**(1), 77-84, 2006.
11) 吉田敏治：家屋害虫，**25**，26，86-93，1985．
12) 三井英三：H 貯穀害虫（農林水産技術会議事務局編），pp. 104-118，農林水産技術会議事務局，1978．
13) P. W. Flinn, D. W. Hagstrum: *J. Stored Prod. Res.*, **37**, 179-186, 2001.

1.4.2 食品に対する昆虫混入と対策

食品への異物混入の約4割は昆虫類であり，昆虫混入対策は食品メーカーにとって大きな課題となっている．日本における消費者の清潔志向は非常に高く，昆虫の破片1個でもクレーム対象になる．昆虫混入に対して企業の衛生管理の責任が問われ，事故拡大の可能性がある場合は，製品回収といった対策が必要となる．また，クレーム対応を誤れば企業イメージの低下につながり，経営にも影響を与えることがある．ここでは，貯蔵食品害虫を主な対象として，前半で食品の製造，流通，消費（家庭）の各過程における昆虫の混入経路を説明し，具体的な対策について紹介する．また，後半では食品の包装形態と昆虫侵入の関係について具体的な例をあげて説明する．最後に，食品に混入した昆虫を誤食した場合の健康被害について述べる．

a. 製造過程での昆虫の混入経路と対策
1) 食品工場での昆虫混入

施設内における昆虫の混入は，大きく分けて「屋外からの昆虫侵入」と「屋内での昆虫発生」に原因がある．

（1）屋外からの昆虫侵入：①食品の原料を施設内にもち込む際に，原料の中に昆虫がすでに混入している場合がある．多くは加工過程で熱処理によって殺虫されるが，処理前に逃亡し，施設内で繁殖し発生源となることがある．②外からもち込まれる資材（ダンボール，パレット）にチャタテムシ，シミ類が付着して侵入する．③工場や倉庫に周囲の緑地などから，地表歩行性の昆虫（バッタ目，ハサミムシ目，甲虫目）が出入り口のドアの下から侵入する．また，昆虫類ではないが，ヤスデ，ワラジムシ，ダンゴムシ，ゲジの侵入もみられる．④屋外から施設の照明（灯火）や臭い（食品・溶媒類）に誘引されて様々な昆虫類が飛来して侵入する．⑤施設内で使用するあらゆる排水路から，チョウバエ，ノミバエ類が侵入する．

（2）屋内での昆虫発生：施設内に昆虫の発生源があると，食品への混入の危険性は高くなる．施設内部で発生する昆虫は，食品を加害して繁殖する定住害虫と呼ばれる貯蔵食品害虫が主なものである．特に，穀類を加工している食品工場では問題となる．主な種類としては，ノシメマダラメイガ（チョウ目），タバコシバンムシ，コクヌストモドキ，コクゾウムシ（甲虫目），チャタテムシ類があげられる．これらの害虫は床面，機械内部，作業台の下，施設内に残る食品粉末で発育し繁殖する．

食品工場での調査によると，侵入経路別での大まかな割合は，飛来侵入昆虫が全体の50～70％，歩行侵入害虫5％以下，排水発生昆虫5～20％，内部発生昆虫5～10％である[1]．

2) 対策

（1）屋外からの侵入：①原料への混入では，原料保管に際して防虫対策が行われている購入先を選択するようにする．②資材に付着して混入する場合では，木製パレットやダンボールは適度に水分を含んでいるためチャタテムシ類が発生しやすいので，外部のパレットから施設専用のパレットに積み換えを行う．③地表歩行性昆虫の混入では，ドアやシャッターなどの下の隙間をなくすためにパッキン等で塞いで昆虫が侵入しないようにする．④屋外から飛来する昆虫の混入では，ドアや窓の隙間をなくすことや，誘引源である照明や臭いを外にもれないようにする．⑤排水路からの昆虫混入では，施設内の排水路，外周の排水溝，し尿浄化槽の汚泥を除去する．また，殺虫剤の投入を行う場合もある．

外部から施設内部へ侵入した昆虫を捕獲するためには，各種トラップが使われている．床面近くを歩行や飛翔する昆虫には粘着トラップ，光に誘引されてきた昆虫にはライトトラップが用いられる．

（2）屋内での昆虫発生：施設内部での昆虫発生を防ぐためには，昆虫の餌となるものを除去するための清掃作業が最も重要である．床面だけではなく特に機械の隙間などに堆積した食品残渣や粉塵について定期的に清掃する．機械の設置は掃除しやすいように工夫することが望ましい．

施設内の貯蔵食品害虫のモニタリング用として広く利用されているのがフェロモントラップである．フェロモントラップは特定の昆虫種に対して誘引効果と捕獲効果をもっている．誘引には，性フェロモン，集合フェロモンおよび食物由来の揮発性成分が，捕獲には粘着紙，オイル，水が用いられる．また，トラップの形状には床置き型，吊り下げ型，壁

表 II.1.4.2 市販されている貯蔵食品害虫のフェロモントラップ

対象害虫	誘引源	捕獲様式	形状
ノシメマダラメイガ	性フェロモン	粘着紙	壁掛け
チャマダラメイガ	性フェロモン	粘着紙	壁掛け
ガイマイツヅリガ	性フェロモン	粘着紙	壁掛け
タバコシバンムシ	性フェロモン・食物誘引剤	粘着紙・オイル	壁掛け
ジンサンシバンムシ	性フェロモン	粘着紙・オイル	壁掛け
コクヌストモドキ	集合フェロモン	粘着紙・オイル	床置き
ヒラタコクヌストモドキ	集合フェロモン	粘着紙・オイル	床置き
コナナガシンクイムシ	集合フェロモン	粘着紙	床置き
ノコギリヒラタムシ	集合フェロモン・食物誘引剤	粘着紙	床置き
ヒメマルカツオブシムシ	性フェロモン	粘着紙	床置き

掛け型があり，捕獲したい昆虫種の生態を考慮して最も効果が高い形状を選択する．国内で市販されている主なフェロモントラップを表II.1.4.2に示す．フェロモントラップによるモニタリングにより，特定の害虫の発生消長（個体群動態）の解明，早期発見，分布と発生源の特定，異常発生の検出，防除効果判定について基礎的な知見を得ることができる．トラップを取付ける際には，機械や出入り口の周辺には配置してはならない．機械周辺に設置すると，トラップに誘引された害虫が捕獲される前に製品に混入する場合があり，施設の出入り口に設置した場合，屋外で発生した害虫まで捕獲されるため，施設内の害虫の動態が反映されないことがある．

b. 流通過程での昆虫の混入経路と対策
1) 倉庫，販売店での昆虫混入

製造した食品を出荷した後，運搬（荷台），保管（倉庫），小売（販売店）の各段階で昆虫は混入する．

運搬時には，同じコンテナ内に害虫に汚染された食品が置かれた場合，害虫が製品へ移動して侵入する可能性がある．また，運搬時の振動や摩擦によって製品の包装が物理的に破損されて傷，隙間，穴が生じるとそこから昆虫が侵入しやすくなる．

一般に倉庫や販売店は製造場と比べ，開放時間が長く，遮断性も低いため多数の昆虫が屋外から飛来して侵入する．特に，ノシメマダラメイガやタバコシバンムシは，家屋周辺にも広く分布するため，屋内の食品臭に誘引される．これらの昆虫は穿孔能力が強く，食品包装を破って侵入することがある．製造過程と同様に「屋内での昆虫発生」が混入の原因となり，特に屋内で発生したチャタテムシ類は，ダンボール，カートンボックス，木製パレットの隙間が潜伏場所となり，繁殖し大発生することがある．包装された製品の内部まで侵入することはないが，購買者に不快な印象を与える．

2) 対策

倉庫・販売店での昆虫混入対策としては，屋外から飛来する昆虫の侵入防止のために，ドア，窓，扉を開放した状態を作らないことが原則である．また，ダンボールや木製パレットでのチャタテムシ類の発生に注意を払う必要がある．さらに，食品残渣などを放置せず清掃を行うことで昆虫発生を抑える．

食品工場における昆虫混入対策と同様に，フェロモントラップを用いたモニタリングを行うと，倉庫や販売店における昆虫の存在や発生を早期に発見できる．ノシメマダラメイガやタバコシバンムシ用のトラップは設置しておくのが望ましい．

c. 消費過程での昆虫の混入経路と対策
1) 家庭での昆虫混入

消費者が食品を購入した後でも昆虫が混入することがある．特に台所は，水を使用するため湿度が高く，調理の際に火を使うため暖かく，昆虫の餌となる食物が大量にあるためひとたび昆虫が侵入すると繁殖しやすい．住居用家屋内に，ノシメマダラメイガやタバコシバンムシのフェロモントラップを設置して調査すると，普通にこれらの昆虫が捕獲されることから，多くの家庭には低密度であるが貯蔵食品害虫が生息していると考えられる．

家庭で加工食品製品を開封した後，短期間で消費する場合は問題ないが，長期間かけて消費する場合は，開封された製品を保管することになり，保管期

間が長いほど昆虫混入の可能性が高くなる．一度開封された製品は，密封性が不十分であるとその隙間から食品臭が漏れ昆虫を誘引し侵入が起こりやすい．具体的には，各種の粉体製品（小麦粉・てんぷら粉・ホットケーキミックス等）や，各種の香辛料製品については配慮が必要である．また，大量に玄米を長期間保管すると，コクゾウムシやノシメマダラメイガが発生しやすい．

2) 対策

開封した製品のふたはしっかりと閉めること，開封口はなるべく隙間が開かないように密封性を高めて保管することが重要である．これらの保管に対する配慮は，当然のことと思われるかもしれないが，家庭で昆虫が混入するという意識がない消費者が多いため，徹底されていないのが現状である．また，食品を大量に長期間保管はしないようにする．

昆虫類は温度が低いとその行動や繁殖は抑制されるため，食品保管は冷蔵庫のような低温条件で行うと，昆虫の発生を抑えることができる．

d. 昆虫侵入を防止する食品包装

現在販売されている加工食品は多種多様であり，食品の包装形態はこれまで物理的強度，デザイン性，開封時の利便性が重要視され，昆虫侵入防止の視点では十分に検討されていない．包装技術の改善は，製品の製造から家庭の消費までの全過程において保管された食品に対する昆虫侵入防止に効果が期待できる．昆虫が食品包装内に侵入する場合，外装フィルム上にある傷，しわ，ピンホールから侵入することは経験的に知られていたが，実際の製品を用いて侵入が再現された例は少ない．ここでは，外装フィルムを熱で溶かして密封する包装形態である折込み式オーバーラップ包装とシュリンク包装について，具体的な例をあげながらノシメマダラメイガの侵入経路とその防止法について説明する．

1) 食品包装内への昆虫の侵入経路

i) チョコレート製品 折込み式オーバーラップ包装が施された市販の箱入りチョコレート製品を用いて，ノシメマダラメイガの侵入経路が調べられた[2]．折込み式オーバーラップ包装は，ポリプロピレンフィルムを折り重ねた部分に熱をかけて溶かし接着する包装である（図 II.1.4.1）．熱をかけるときの温度が不均一になると，接着が不十分となる部分ができて隙間が生じてしまう．侵入実験を行った結果，この隙間を通って孵化した微小な幼虫が侵入すると考えられた．人工的に様々な程度の隙間を作った製品を試作して比較を行ったところ，隙間が少ないほど侵入しないことが証明された．具体的には，エアリークテスターという装置で，包装容器から漏れる空気量を測定して，100 cc/分以下であれば幼虫侵入は起きないことがわかった．この研究結果を受けて，チョコレートメーカーは空気漏れ量を指標に折込み式オーバーラップ包装のチョコレート製品の密封性を高めた結果，実際に市場レベルでの昆虫侵入頻度は大幅に減少した．

ii) 紙カップ容器を用いたジャム製品 シュリンク包装した紙カップ容器を用いたジャム製品（図 II.1.4.2）において，容器のふた面と外装フィルムの隙間へのノシメマダラメイガの侵入経路が調べられた[3]．シュリンク包装は，容器を熱収縮性のポリプロピレンフィルムで包み，熱処理をして容器とフィルムの密着性を高める包装である．熱処理の際に，容器とフィルムの間にある膨張した空気を抜くための穴（直径5 mm程度）がフィルム上に開口している．侵入実験の結果，ノシメマダラメイガの終齢幼虫はこの空気抜き穴をかじって広げて隙間に侵入した．なお，紙カップ容器の中に侵入することはなかった．

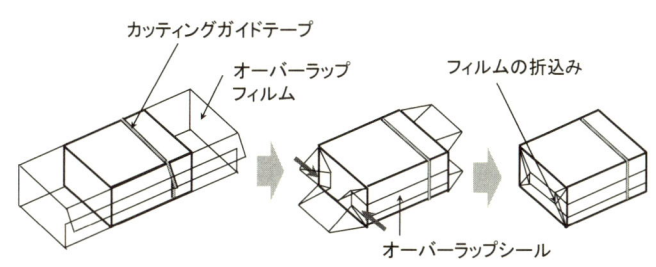

図 II.1.4.1 折込み式オーバーラップ包装

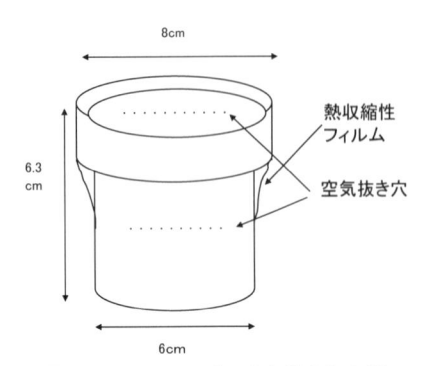

図 II.1.4.2 シュリンク包装された紙カップ容器

シュリンク包装では空気抜き穴がなければフィルムが破裂してしまうので，侵入防止のため穴をなくすことはできない．そこで侵入率の高い蓋面にある空気抜き穴を底面に開けることでシュリンク包装を行い，終齢幼虫の侵入実験を行った結果，その頻度を減らすことができた．

iii）カップめん製品　シュリンク包装したどんぶり型のカップめん製品において，容器と外装フィルムの隙間へのノシメマダラメイガの侵入経路が調べられた[4]．紙カップ容器のジャム製品では，容器蓋面と外装フィルムの間隙が大きく蓋面に幼虫が侵入したが，カップめん製品では容器側面とフィルムの間隙が大きいため，側面に開口した空気抜き穴から幼虫が侵入した．同じシュリンク包装を用いた食品であっても，容器の形態が異なれば侵入経路も異なる．また，発泡ポリスチレンシート容器を穿孔して容器内に侵入し，即席めんを加害することもある．

シュリンク包装を用いた食品では，外装フィルムと容器の隙間が大きい部位に開口する空気抜き穴がノシメマダラメイガの侵入経路となるため，穴の数を減らす，あるいは穴を別の部位に変更するなどの対策が必要である．

2）昆虫侵入対策としての食品包装と昆虫忌避剤

食品に対する昆虫侵入防止には，食品包装の改善により密封性を高める方法と忌避剤を用いて昆虫を寄せつけない方法が研究されている．昆虫忌避剤をダンボールや包装フィルムに付着させた製品がいくつか販売されており，今後密封性の高い包装形態と昆虫忌避剤を組合わせた技術が開発されると思われる．

e．昆虫を誤食した場合の健康被害

日本を含めた世界各地から昆虫食は知られており，多くの昆虫は毒性がなくヒトが食べても健康被害はないと考えられている．ただし，昆虫類に限ったことではないが，寄生虫や細菌をもつ場合があるため生食は避けた方が無難である．食品に混入した昆虫を誤食したときの危害や安全性を評価した研究はこれまで公表されていない．ここでは，貯蔵食品害虫を対象にして著者らが企業と共同で行った研究を説明したい．

1）ラットによる貯蔵食品害虫の急性毒性試験

ノシメマダラメイガ，コクヌストモドキ，ノコギリヒラタムシ，タバコシバンムシの終齢幼虫を50頭/kgに，ヒラタチャタテの成虫を250頭/kgにそれぞれ調製してラットへ経口投与した[5]．投与後7日間，ラットの状態（外見の様子，姿勢，意識状態，麻痺の有無，呼吸状態，体温，毛並み，肌状態，目，耳，鼻，口，腹部，排泄物）を観察した．また，試験の前後で体重を測定し，観察終了時には解剖を行って内臓組織や器官の異常を確認した．いずれの昆虫を用いた場合でも，ラットの状態に変化はなく死亡例もなかった．さらに，体重は投与前より増加がみられ，解剖の結果にも異常はなかった．これらの結果から，いずれの昆虫も急性毒性はきわめて低いことが示された．

2）ヒラタチャタテの摂食における体調への影響

チャタテムシ類は粉体食品の重要な害虫であり，ヒラタチャタテはその代表的な種類である．ヒラタチャタテを誤食した場合のヒトの体調への影響を調べる目的で，健常者8名（男性）に対して摂食試験を行った[6]．小麦粉に混合したヒラタチャタテの成虫1,250頭を油で揚げた被験食を1日1回，3日間連続で摂取し，試験の前後で血圧，血液検査と医師による問診を行い体調の変化を確認した．血圧，血液検査における指標はいずれも基準値の範囲内で有意な変動はみられなかった．また，医師による問診でも異常はみられず，ヒラタチャタテを摂食してもヒトの体調への影響はきわめて低いと考えられた．

〔宮ノ下明大〕

文　献

1）緒方一喜ほか：食品製造・流通における異物混入

対策, pp. 207-219, 中央法規出版, 2003.
2) 佐藤 洋ほか：応動昆, **47**(3), 97-100, 2003.
3) 宮ノ下明大ほか：応動昆, **48**(1), 33-38, 2004.
4) 村田未果ほか：応動昆, **50**(2), 131-136, 2006.
5) 渡部 玄ほか：家屋害虫, **29**(2), 印刷中.
6) 渡部 玄ほか：家屋害虫, **29**(1), 49-53, 2007.

1.4.3 外来遺伝子導入による虫害抵抗性農産物の開発

　農作物の生産・流通過程においては，できる限り農薬や殺虫剤などの化学薬剤の使用を低減させることが望ましい．これまで使用されてきた燻蒸剤である臭化メチルはオゾン層を破壊する恐れがあるとして，世界的に生産・使用が禁止される傾向にあり，その代替物を求めて様々な研究が行われている．遺伝子組換え技術を用いて，作物自身に害虫に対する抵抗性を与えることができれば，化学薬剤処理を行う手間やコストもなく，薬剤残留の懸念もないという点からは理想的な技術だと考えられる．しかしながら，消費者の組換え技術に対する抵抗感や，慎重に安全性評価が行われていることもあり，実用化されている事例は Bt トウモロコシなど一部に限られる．また，これまで行われてきた遺伝子組換えによる害虫防除の研究の多くは，作物の生育中に発生する害虫に対する防除効果を狙ったものが多く，特別に収穫後の害虫の防除をターゲットとした研究例は多くない．本項では Bt 毒素およびアビジンなどの事例を紹介しつつ，組換え作物の法規制やパブリックアクセプタンス（社会的受容性）の問題にも触れたい．

a. これまで研究された殺虫タンパク質の例
1) Bt 毒素（Cry タンパク質）

　1911 年，ドイツのチューリンゲン州で，Berliner は昆虫病原性細菌の一種である *Bacillus thuringiensis*（Bt）をスジコナマダラメイガ（*Anagasta kuehniella*）の病死虫から発見した．また，その 10 年前の 1901 年，日本の石渡は類似の菌をカイコ（*Bombyx mori*）の病死虫から発見しているが，発表論文が日本語で書かれていたため，西洋では Berliner が最初の発見者と考えられていた[1]．
　このグラム陽性桿菌は土壌中など自然環境中に広く存在しており，生存環境の栄養状態が悪くなると菌体内に耐久性の胞子（芽胞）を形成する．このときに，この芽胞の横に結晶性の副芽胞封入体と呼ばれるタンパク質の結晶体（クリスタル）を作る．この結晶体がδ-エンドトキシン（Cry タンパク質）であり，昆虫に対して殺虫活性を示す．この毒素あるいは Bt の菌体そのものは生物農薬として米国で

は過去30年以上もの間に渡って使用されており，人体や動物への影響は少ないとされている．

1981年にCryタンパク質の遺伝子がクローニングされ（Schnepf and Whiteley, 1981），これまで，Cry遺伝子を導入した組換え植物が数多く作られてきた．古くは，Vaeckら（1987）がタバコに導入し，タバコスズメガ（*Manduca sexta*）の幼虫による食害を防ぐ可能性を示している[2]．

Cryタンパク質の作用メカニズムについて概説すると，最初は，Cryタンパク質は不活性な結晶性の前駆体として存在している．植物を摂食する昆虫の消化液はpH 10～11とアルカリ性である．これは，植物に含まれるタンニンが重合して昆虫の消化酵素が不活性化されるのを防ぐためであると考えられる．昆虫の消化管内に入った結晶性のCryタンパク質は，このアルカリ性の消化液によって溶解される．そしてさらに昆虫の消化性プロテアーゼによってタンパク質のN末端およびC末端が切除されることにより活性型（分子量約65,000）となる．活性化したCryタンパク質は昆虫の中腸上皮細胞の認識部位に結合し，細胞膜に陥入し，上皮細胞膜上で集合し，細胞膜に穴を形成して浸透圧のバランスを崩壊させ細胞を破壊する．昆虫はこのことにより栄養の消化吸収ができなくなり，あるいは敗血症を起こして死ぬ[3]．ところで，人間の胃液は酸性でありCryタンパク質は可溶化されず，また腸管にCryタンパク質の認識部位も存在しないため人間に作用する可能性は低いと考えられている．

Cryタンパク質には数多くの種類（200種類以上）が存在しており，これらはCry 1～Cry 50に分類されている．そして，効果を示す昆虫の種類も異なり，たとえば，Cry 1グループは主に鱗翅目（蝶・蛾など）の昆虫に効果がある．Cry 2グループは鱗翅目と双翅目（蝿，蚊など）の昆虫に，Cry 3グループは鞘翅目（甲虫類）の昆虫に効果を示し，Cry 5グループは線虫に効果がある．また同じグループのCryタンパク質であってもすべての鱗翅目昆虫に同等の効果を示すわけではない．たとえば，Cry 1Abを発現させたBtトウモロコシでは，ヨーロッパアワノメイガ（*Ostrinia nubilalis*）やヤガ類（*Helicoverpa, Heliothis*属）には殺虫効果を示すが，同じヤガ類でもアメリカタバコガ（*Helicoverpa zea*）やツマジロクサヨトウ（*Spodoptera frugiperda*）には効果が弱いという[4]．

これまで多くの作物にBt遺伝子が導入されており，害虫防除効果が検討されている．遺伝子を導入した作物としてはタバコ，ワタ，トマト，ジャガイモ，トウモロコシ，イネ，ベントグラスなどがあり，概ね害虫の食害防止に効果があったと報告されている．試験の対象となった害虫は，タバコスズメガ，ヨーロッパアワノメイガなど鱗翅目の蛾の幼虫が多い．その他，コロラドハムシ（*Leptinotarsa decemlineata*），ネクイハムシ（*Diabrotica virgifera*）など甲虫類に対する試験も行われている．これまでに実施されたBt遺伝子を導入した研究事例が文献2）にまとめられている．

Bt遺伝子の導入による害虫防除が最も成功しているのがトウモロコシの事例だろう．アメリカでは，アワノメイガなどの鱗翅目に対して効果を示す品種および，ネクイハムシに効果のある品種が実用化されている．全米で栽培されるトウモロコシのうち35%（約1千万ヘクタール）は，Bt遺伝子を導入したBtトウモロコシであり，Btトウモロコシを導入した効果として，約3億ドルの収益増大効果があった（2005年）[5]．その効果の内訳は，害虫被害の低減による増収および農薬費用の削減などである．米国でのトウモロコシの主な用途は飼料用とデンプンなどへの加工用である．

2）アビジン

アビジンは，ビオチンと結合する性質をもつ塩基性の糖タンパク質であり，鶏卵の卵白に含まれている．全体の分子量は約68,000であり，4個のサブユニットから構成されていて，1分子当り4分子のビオチンと結合することができる．アビジンとビオチンの結合は強固で，解離定数は10^{-15} Mである．ビオチンはビタミンHとも呼ばれ，歴史的には最初に卵黄から単離された．ビタミンB群の一種であり，生体にとって重要な補酵素である．ビオチンカルボキシラーゼと呼ばれるカルボキシル基の転移反応を触媒する酵素群（たとえば，アセチル-CoAカルボキシラーゼ，ピルビン酸カルボキシラーゼ，プロピオニル-CoAカルボキシラーゼなど）の補酵素として利用されている．昆虫や人間は自らビオチンを合成することはできないが，食品中に含まれているほか，腸内細菌が合成しているので通常は欠乏症を起こすことはない．アビジンと結合したビオチ

1.4 害虫対策

ンは，その状態では補酵素として作用することができなくなるため，アビジンを摂食した害虫はビオチン欠乏を起こし成育に支障を来すと考えられる．害虫に対するアビジンの効果をBt毒素の場合と比較すると，Bt毒素は上述したように特異性が高く作用スペクトルが狭い場合が多い．逆にアビジンは，その作用機構のため作用スペクトルが広いという特徴をもつ．また，アビジンの作用機構は栄養阻害であるので，作用は緩慢であり，即効性はない．

アビジンが，イエバエの幼虫（蛆）に対して殺虫効果があることは，すでに1950年代に報告されている．1990年代，Kramerらは，アビジンが様々な貯穀害虫に効果があることを報告した．さらに，彼らはアビジン組換えトウモロコシを用いて，アビジンの貯穀害虫に対する成育阻害効果を明らかにした[6]．たとえば，コクゾウムシ（*Sitophilus zeamais*），バクガ（*Sitotroga cerealella*），コナナガシンクイムシ（*Rhyzopertha dominica*），ノコギリヒラタムシ（*Oryzaephilus suninamensis*），コクヌストモドキ（*Tribolium castaneum*）に効果があることを示した．この他，タバコやリンゴにも導入されて，その（貯穀害虫に対してではないが）害虫防除効果が報告されている．

アビジンをイネに導入し，種子（米）で発現させた研究事例では（図II.1.4.3），貯穀害虫であるヒラタコクヌストモドキ（*Tribolium confusum*）や，バクガに対して効果が認められた[7]．たとえば，ヒラタコクヌストモドキの幼虫の飼育試験では，アビジン米粉を飼料とした試験区では，供使した20頭の内，対照では18頭が成虫となったのに対して，アビジン米粉ではすべての幼虫が死亡した（表

表 II.1.4.3　ヒラタコクヌストモドキの飼育試験（$n=20$）

飼料	幼虫の生存頭数		体重（mg）
	2週間後	4週間後	2週間後
アビジン米粉	2 (10%)	0 (0%)	0.130
対照米粉	18 (90%)	16 (80%)	0.434

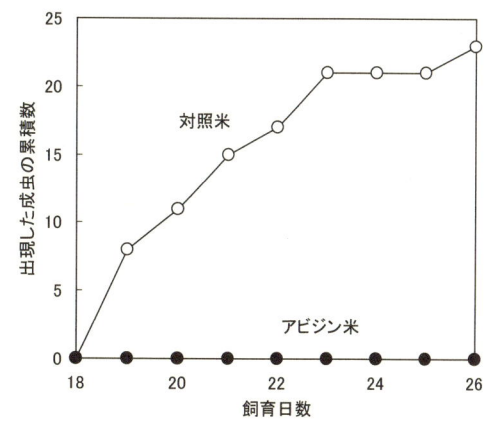

図 II.1.4.4　バクガの飼育試験
アビジン米（玄米）を餌として飼育すると成虫は出現せず，死滅した（$n=30$）．

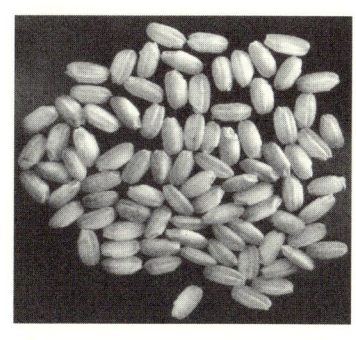

図 II.1.4.3　アビジン遺伝子を導入した形質転換米（玄米）

II.1.4.3）．また，バクガを用いて，アビジン米の玄米で飼育試験を行ったところ，対照区では，最終的には30頭の内，23頭が成虫となったのに対して，アビジン米区では，1頭も成虫が出現しなかった（図II.1.4.4）．このように，アビジン形質転換米は，鞘翅目であるヒラタコクヌストモドキでも，鱗翅目であるバクガでも，その成育防止に効果的であった．アビジン米を食用に用いることを考えた場合，その安全性は重要である．アビジンは加熱により失活することが知られている．通常，米は炊飯して食用にするので，米に含有されるアビジンは炊飯時の加熱により失活するのではないかと考えられる．事実，この形質転換米に含有されるアビジンも加熱すると容易に失活して，ビオチン結合能を失うことが確認された．

これまでのところ，アビジン遺伝子導入は害虫防除よりも，試薬用アビジンを生産する目的で実用化されており，組換えトウモロコシを用いて生産したアビジンは試薬として輸入されており，日本で購入することも可能である．

3) その他の殺虫性タンパク質

プロテアーゼインヒビターは害虫の消化性プロテアーゼの活性を阻害することによって，成育阻害を起こす．昆虫の消化プロテアーゼには，セリンプロテアーゼやシステインプロテアーゼが存在し，これらを阻害するセリンプロテアーゼインヒビターやシステインプロテアーゼインヒビター（シスタチン）を用いた組換え植物が作られている．たとえば，シカクマメのトリプシンインヒビター遺伝子をイネに導入したところ，これを食害するニカメイガ幼虫に成育遅延が生じた（望月ら，1999）[2]．また，別種のプロテアーゼインヒビターを複合的に導入するとより効果が高まることも報告されている．

アミラーゼインヒビター遺伝子を導入することによって，昆虫の消化アミラーゼを阻害し，成育阻害を起こす手法もある．たとえば，インゲンのα-アミラーゼインヒビターをササゲに導入したところ，アズキゾウムシ（Callosobruchus chinensis）などに効果があった．

マツユキソウ由来のマンノース特異的レクチンは昆虫の腸管の上皮細胞と結合する性質がある．このレクチンと殺虫性のペプチド（allatostatinまたはSFI 1）を結合させた融合タンパク質を昆虫に経口投与すると，鱗翅目の幼虫に対して殺虫効果がみられた[8]．対照的に，これらのレクチンおよび殺虫性ペプチドをそれぞれ単独で経口投与しても効果はなかった．レクチンの種類によっては，単独で効果を示すものもある．

その他，昆虫の体表はキチンを含む層に覆われており，キチナーゼ遺伝子を導入し，このキチンを分解することにより，昆虫の成育阻害を起こす手法も研究されている．

b. 遺伝子組換えに関する法的規制および社会的受容性

日本国内で遺伝子組換え技術を使って新しい作物を開発し食品として実用化する場合，以下の法的な規制による安全性評価を受ける必要がある．また，流通にあたっては食品衛生法施行規則による食品表示義務がある．

1) 遺伝子組換え生物等の使用等の規制による生物の多様性の確保に関する法律（カルタヘナ法）
2) 食品衛生法

（1）カルタヘナ法：遺伝子組換え生物等が自然環境中に広がり，既存の生物の生態に悪影響を及ぼすことを防止するために採択された「生物の多様性に関する条約のバイオセーフティに関するカルタヘナ議定書」（2000年1月）に関する国内措置としての「遺伝子組換え生物等の使用等の規制による生物の多様性の確保に関する法律（平成15年法律第九十七号）」のことであり，この法律は2004年2月19日から施行されている．すでに承認された組換え作物のリストは文献9）に示した農林水産省のウェブサイトで確認することができる．

（2）食品衛生法：食品としての安全性が評価される．食品安全基本法を基に設置された内閣府食品安全委員会によって審査が行われている．

日本で食品衛生法による安全性審査を終えた組換え作物は，計77品種あり（2007年4月現在）[10]，ジャガイモ8品種，ダイズ4品種，テンサイ3品種，トウモロコシ26品種，ナタネ15品種，ワタ18品種，アルファルファ3品種となっている．このうち，害虫抵抗性の品種は，ジャガイモ8品種，トウモロコシ20品種，ワタ12品種である．

パブリックアクセプタンスについて考えてみると，近年，組換え小麦の商業用開発が相次いで中止されたように，特に常食する食用作物ではその商品化が困難な状況にある．現在，組換え作物は社会的に受け入れられているとは言い難い．これは科学だけでは解決できない心情的な側面を含んでいる．組換え技術は新しい技術なので，消費者にとっても抵抗感があると思われる．組換え作物が受け入れるようになるには，慎重な安全性評価を通じて安全性の確実な作物を提供するとともに，消費者にも時間をかけて組換え作物に慣れてもらう必要もあるだろう．

また，消費者にとってメリットがある作物を開発できれば，受け入れやすいと考えられる．害虫抵抗性組換え作物では，農薬などの化学物質が残留する可能性を低下させるという消費者メリットが考えられる．また，Btトウモロコシでは，害虫による食害が減少するので，食害部位からのかびの発生が減少し，アフラトキシンなどのかび毒による汚染の確率が低いといわれている．

これまで述べたように，組換え技術による虫害抵抗性の品種開発は，農薬使用の低減や増収効果など

の経済的な効果のほかに，作物に農薬等が残留する可能性の低下や，農家の農薬散布による健康への悪影響の可能性を低下させる効果も期待され，有望な技術であると考えられる．海外では実用化も進んでいるが，その一般的な普及には時間を要するだろう． 〔與座宏一〕

文　献

1) T. Yamamoto : *J. Insect Biotech. Sericol*. **70**, 1-23. 2001.
2) 斎藤哲夫, 宮田　正：応動昆, **49**(4), 171-185, 2005.
3) M. E. Whalon, B. A. Wingerd : *Arch. Insect Biochem. Physiol*., **54**, 200-211. 2003.
4) 白井洋一：応動昆, **47**(1), 1-11, 2003.
5) G. Brookes, P. Barfoot : *ISAAA Brief*, **36**, 22-26. 2006.
6) K. J. Kramer, et al. : *Nature Biotech*., **18**, 670-674, 2000.
7) K. Yoza, et al. : *Biosci. Biotech. Biochem*., **69**, 966-971. 2005.
8) P. Christou, et al. : *Trends Plant Sci*., **11**(6), 302-308. 2006.
9) http://www.maff.go.jp/carta/list/index.html
10) http://www.mhlw.go.jp/topics/idenshi/dl/list.pdf

2. 有害物質の分析と制御

2.1 加工ハザード

2.1.1 アクリルアミド

　食材の加熱調理は，人類が火を使いはじめて以来行われてきたことであり，加熱により食材をやわらかくしてかたいものや難消化性のものを食べられるようにしたり，微生物を殺して安全性を高めたり，保存性をよくしたりする作用があり，人類の生存にとってはなくてはならない技術である．また，食欲をそそる好ましい香りや色を生じさせ，食の楽しみを増強させてくれる効果もある．しかし，加熱加工・調理時に食材の成分が反応を起こして有害物質を生成する場合がある．その一例が，アミノ酸の一種であるアスパラギンがフルクトース（果糖）やグルコース（ブドウ糖）などの還元糖と反応して生じるアクリルアミド（図 II.2.1.1）である．アクリルアミドは，煮たりゆでたりの調理ではほとんど生成しないが，100℃を越える油で揚げたりオーブンで焼いたりしたときに生じる．

　アクリルアミドは，$CH_2=CHCONH_2$ の構造を有する分子量71の化合物で，土壌凝固剤，土壌改良剤，紙力増強剤，水処理用凝集剤等として使用されるポリアクリルアミドの原料として知られている．実験動物で発がん性，遺伝毒性，生殖・発生毒性が報告されており，国際がん研究機関による発がん性の分類で，「ヒトに対しておそらく発がん性がある」というグループ2Aに分類される．アクリルアミドは-SH基や-NH_2基と反応し，中でもヘモグロビンのN末端のバリンのアミノ基と反応して生じる付加物（図 II.2.1.2）は有名で，アクリルアミドへの暴露の証拠となるバイオマーカーとして利用されている．DNAとの付加物の生成も知られており，このような生体分子に対する付加物の生成が，アクリルアミドの毒性の原因であろうと推測される．また，アクリルアミドは，体内で酸化されてグリシダミドを生成し（図 II.2.1.2），この化合物の生体分子との反応も毒性の原因であるとみられている．なお，グルタチオン抱合されて尿中に排出される解毒機構も知られている（図 II.2.1.2）．

　2002年4月にスウェーデンから，揚げたり焼いたり，高温で加工調理された食品中に高濃度のアク

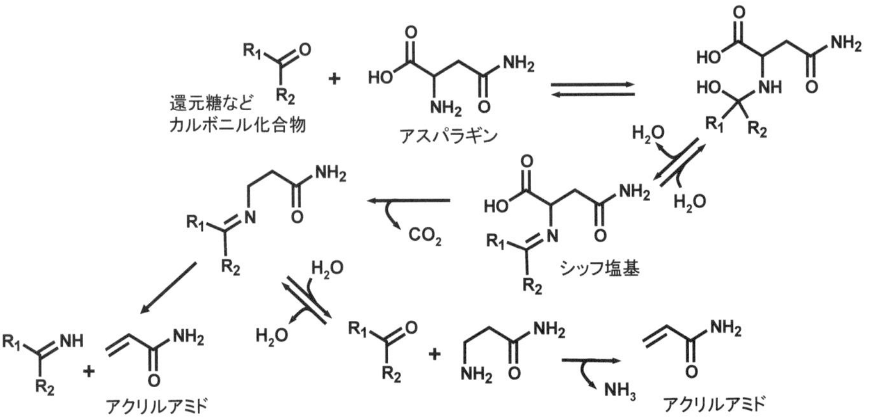

図 II.2.1.1　アクリルアミドの生成

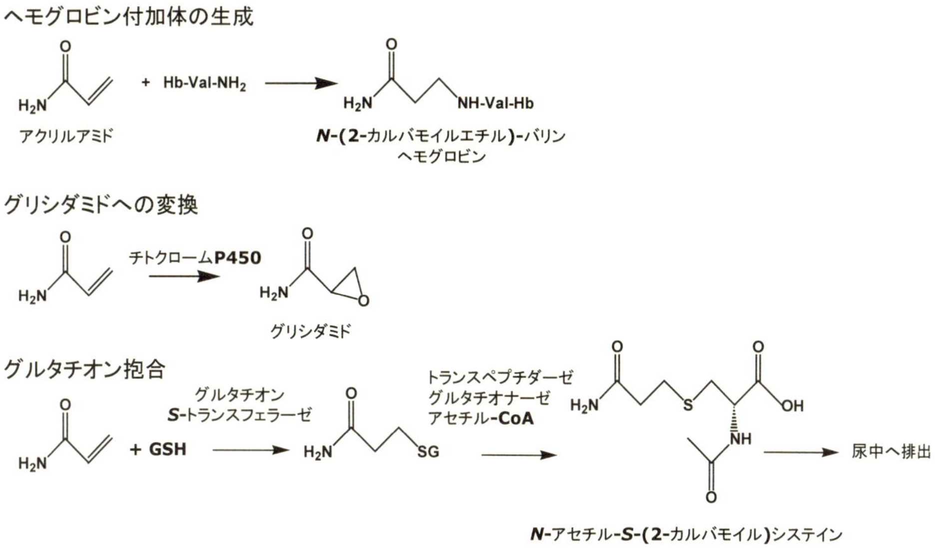

図 II.2.1.2 アクリルアミドの生体内反応と代謝

リルアミドが検出されることが発表された．これはスウェーデンでのアクリルアミド職業暴露労働者の研究において対照とした暴露履歴がないと思われる人達の血液中にもヘモグロビン付加物が検出されたことに端を発する．このヘモグロビン付加物の起源を探るべく動物実験を行ったところ，揚げた餌を与えたラットの血液中にヘモグロビン付加物が検出され，またその揚げた餌中にアクリルアミドが検出されたので，暴露源として調理食品が疑われた．そこで，食品中のアクリルアミドの分析を行ったところ，広範な高温調理食品中にアクリルアミドが存在することが判明したのである．生やゆでた食品中には検出されないことから，アクリルアミドは高温調理の際に生成すると考えられた．翌月には英国からも同様な分析結果が発表された．

様々な調理・加工食品中にかなりの濃度のアクリルアミドが検出されたという事実を軽視できない問題ととらえた国際連合食糧農業機関（FAO）と世界保健機関（WHO）は，2002年6月末に緊急に専門家会議を招集し，食品中のアクリルアミドに関する情報を収集するとともに，今後の対処方針を検討した．この会議では，食品中のアクリルアミドが健康に関する重要な問題になりうることが確認されたが，健康に対する影響を評価するにはさらにデータを収集する必要があるとされた[1]．そしてこれを機に各国で，各種食品中のアクリルアミド含量や，経口摂取されたアクリルアミドの毒性に関する研究が開始された．

アクリルアミドの分析には，主に高速液体クロマトグラフ-タンデム質量分析（LC-MS/MS）法および誘導体化ガスクロマトグラフ-質量分析（GC-MS）法が用いられている．アクリルアミドは高温加熱加工調理された様々な食品に含まれているので，その分析においては広範な食品素材を扱わねばならず，素材に応じて特に前処理で様々な工夫がなされている．そのため，公定分析法はなく，代わりにポテトチップス，朝食シリアル，クリスプブレッド，コーヒーなどの欧米でよく分析される試料について，英国の Central Science Laboratory（CSL）が外部精度管理のための技能試験（プロフィシエンシーテスティング）を行っている．日本では，食品総合研究所がブロモ誘導体化 GC-MS 法および LC-MS/MS 法による分析[2,3]を，国立医薬品食品衛生研究所もブロモ誘導体化 GC-MS 法[4]およびカラムスイッチング LC-MS 法[5]による分析を行っている．日本食品分析センターでは，水道水中のアクリルアミド分析に用いられるキサントヒドロール誘導体化 GC-MS 法[6]を採用している．

加熱食品中のアクリルアミドの発見から3年後の2005年の第64回 FAO/WHO 食品添加物専門家会議（JECFA）では，これまでに得られている食品中のアクリルアミド含有量に関するデータと各食品

の摂取量から，一般人の平均アクリルアミド摂取量は，1日体重1kg当り1μgで，摂取量の多い人に関しては，1日体重1kg当り4μgと算出した[7]．この摂取量を現在までに動物実験により得られている毒性に関するデータと併せて評価すると，食品中のアクリルアミドは，神経への影響や発がんのリスクを高めるなど，健康上の問題となり得ると判断され，食品中のアクリルアミドを減らす努力を続ける必要があるとされた．WHOはこのJECFAの報告を受け，以下のことを勧告した[8]．

・各国の食品の安全に係わる部局は，食品業界に対して，特にアクリルアミド含有量が多いフライドポテト，ポテトチップ，コーヒー，パン，クッキーなどについて，アクリルアミドを低減するための製造技術改善に向けた動きを求めること．

・アクリルアミドの含有量が多い食品のアクリルアミド低減に向けて，各国の食品の安全に係わる部局は，食品業界やその他の研究者に，得られたデータや技術を他の製造業者や消費者が利用できるよう公開を促すこと．

・各国の食品の安全に係わる部局は，家庭内調理におけるアクリルアミド低減とアクリルアミドが多く含まれる食品の摂取を減らすための指導を，健康のための栄養指導の一部として行うこと．

・アクリルアミド低減のために新たに開発した技術が，微生物汚染や化学汚染を増加させたり生じさせたりしないようにすること．また，同時に栄養価や消費者の好みも考慮すること．

・各国の食品の安全に係わる部局は，引き続き消費者に，揚げ物や脂肪分の多い食品の摂取が過剰にならぬよう果物や野菜を多く含むバランスのよい食生活を勧めること．

2006年の第29回コーデックス総会では，食品中のアクリルアミド低減のための実施規範の作成が承認され，米国と英国とを中心とするワーキンググループ（日本もその一員）による実施規範原案の作成作業が開始された．食品の分野では，近年，1次生産から消費にわたって安全対策をとり，最終産物の安全を確保するという考え方が有力になり，この考え方に従って，生産・製造・流通の現場で守るべき規範が定められるようになってきた．コーデックスでも，微生物や化学物質による汚染を生産・製造・流通の各段階において防止・低減することが重視され，実施規範に関する議論が活発になっている．実施規範が遵守されれば，食品の汚染レベル全体が下がるので，基準値を定めて食品を検査し，違反食品のみを取り締まるよりも有効な安全対策となり，同時に行政コストや時間の節約も期待できる．アクリルアミドについても，この考え方で対策が進められようとしている．

ジャガイモはアスパラギンを多く含み，高温加熱によりアクリルアミドを生じやすい食材であるが，特に8℃未満の温度での低温貯蔵を行うとデンプンの一部が分解されて還元糖を生じ，それがアスパラギンと反応することにより，加熱後により多くのアクリルアミドを生じる[9〜12]．低温貯蔵を行ったジャガイモは，還元糖の増加により焦げやすくなるばかりでなく，アクリルアミドの生成も増加するので，揚げ調理は避けるようにするのがよい．これは小売店や家庭の冷蔵庫での保存によっても起こることなので，加工業者以外の消費者も気をつけるべきことである．また，ビスケットやパンなどを焼く際に，膨張剤として炭酸水素ナトリウムを用いた方が，炭酸水素アンモニウムのようなアンモニウム塩を用いるよりアクリルアミドの生成が少なくなる[13]ということも知られており，食品の素材の選択や加工法や調理法の改善により，アクリルアミドの生成をある程度減らすことは可能である． 〔吉田　充〕

文　献

1) FAO/WHO : Report of a Joint FAO/WHO Consultation, Food Safety Consultations, Health Implications of Acrylamide in Food, WHO Headquarters, Geneva, Switzerland 25-27 June 2002, pp. 20-21, 2002.
(http://www.who.int/foodsafety/publications/chem/en/acrylamide_full.pdf)
2) 吉田　充ほか：日本食品科学工学会誌，**49**(12), 822-825, 2002.
3) 食品総合研究所：http://aa.iacfc.affrc.go.jp.
4) S. Nemoto, et al.：食品衛生学雑誌，**43**(6), 371-376, 2002.
5) S. Takatsuki, et al.：食品衛生学雑誌，**44**(2), 89-95, 2003.
6) 環境省環境管理局水環境部水環境管理課：要調査項目等調査マニュアル（水質，底質，水生生物），pp. 189-197, 2001.
7) FAO/WHO : Summary and Consultations, Joint FAO/WHO Expert Committee on Food Addi-

tives, Sixty-fourth meeting, Rome, 8-17 February 2005, pp. 7-17, 2005.
(ftp://ftp.fao.org/es/esn/jecfa/jecfa 64_summary.pdf)
8) International Food Safety Authorities Network (INFOSAN) : INFOSAN Information Note, No. 2/2005, pp. 4-5, 2005.
(http://www.who.int/foodsafety/fs_management/en/No_02_Acrylamide_Mar 05_en_rev 1. pdf)
9) Y. Chuda, et al. : *Biosci. Biotechno. Biochem.*, **67**(5), 1188-1190, 2003.
10) A. Ohara-Takada, et al. : *Biosci. Biotechnol. Biochem.*, **69**(7), 1232-1238, 2005.
11) C. Matuura-Endo, et al. : *Biosci. Biotechnol. Biochem.*, **70**(5), 1173-1180, 2006.
12) 遠藤千絵ほか：平成17年度新しい研究成果―北海道地域―, pp. 129-131, 2006.
13) T. M. Amrein : *J. Agric. Food Chem.*, **52**(13), 4282-4288, 2004.

2.1.2 フランおよびPAH類

a. フラン

フランはCAS登録番号110-00-9の，分子式C_4H_4Oで表される五員環の芳香族化合物（図 II.2.1.3）で，齧歯類で発がん性があることが報告されており[1]，国際がん研究機関（IARC）の分類では，ヒトに対して発がん性があるかもしれない（possibly carcinogenic to humans）とするグループ2Bに分類されている[2]．主にテトラヒドロフランやチオフェン，ピロールなどの原料とするため，フルフラールから合成されているが，排気ガスや木の燃焼煙，たばこの煙のほか，特定の食品にも含まれていることが知られていた．しかし，2004年5月に従来考えられていたよりも多くの食品にフランが含まれており，健康への影響を検討するための科学的データの収集が必要であると米国食品医薬品庁（FDA）が発表し，加熱処理した様々な加工食品中のフラン濃度が調べられるようになった．FDAによるデータは，ホームページで公表されている[3]．カナダ政府保健省では，ホームページ上にファクトシートを掲載した[4]．欧州食品安全機関（EFSA）は，2004年12月に加え，2007年3月にも市販食品に含まれるフラン濃度のモニタリングを推奨する文書を出した[5]．わが国でも，農林水産省消費・安全局が2006年4月に公表した「食品の安全性に関する有害化学物質のサーベイランス・モニタリング中期計画」の「農林水産省が優先的にリスク管理を行うべき有害化学物質のリスト」で，トランス脂肪酸とともに，「リスク管理を継続する必要があるかを決定するため，危害要因の毒性や含有の可能性等の関連情報を収集する必要がある危害要因，またはすでにリスク管理措置を実施している危害要因」と位置づけられ（表II.2.1.1），平均的な日本人が摂取しているフランの量を明らかにするための検討が行われている．

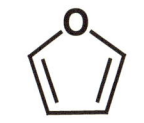

図 II.2.1.3 フラン

b. PAH類

PAH類は，芳香族炭化水素が縮重した多環芳香族炭化水素（polyaromatic hydrocarbons）の総称で，有機物の不完全燃焼によって生じるとされ，化石燃料や排気ガス，たばこの煙に含まれている．ベンゾ[a]ピレン（CAS登録番号50-32-8，分子式$C_{20}H_{12}$，図II.2.1.4）に代表されるこの化合物群は，1930年代にはすでに発がん性と関連性のあることが示唆されていた[6]．IARCの分類では，ヒトに対して発がん性がある（carcinogenic to humans）グループ1に分類されている[7]．環境からの暴露だけでなく，PAH類は過度に加熱した食品にも含まれていることは1960年代に知られており，わが国でも特定の食品中のベンゾ[a]ピレンの定量が行われた[8~10]．その後も各国で様々な食品に含まれるPAH類の濃度のデータが蓄積されている．わが国でも，上述の「食品の安全性に関する有害化学物質のサーベイランス・モニタリング中期計画」の「農林水産省が優先的にリスク管理を行うべき有害化学物質のリスト」では，フランよりも優先度の高い「リスク管理を継続するため，直ちに，含有量実態調査，リスク低減技術の開発等を行う必要のある危害要因」と位置づけられ（表II.2.1.1），平均的な食事から摂取している量の推測に使用できるデータの収集が現在行われている．

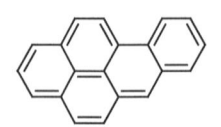

図 II.2.1.4　ベンゾ[a]ピレン

c. トータルダイエットスタディ
1) トータルダイエットスタディとは

生活環境中の様々な物質は，呼気や皮膚，食物を通して体内に取込まれる．注目する危害要因が，食物からどの程度摂取されているかを推定する方法の

表 II.2.1.1　農林水産省が優先的にリスク管理を行うべき有害化学物質のリスト*

	（環境中に存在するもの）危害要因名	（かび毒）危害要因名
優先的にリスク管理を実施する必要のある危害要因**	ヒ素 カドミウム メチル水銀 ダイオキシン類	アフラトキシン デオキシニバレノール（DON） ニバレノール オクラトキシンA パツリン
	（調理，加工などで生成するもの）危害要因名	
	アクリルアミド 多環芳香族炭化水素（PAH） クロロプロパノール類（3-MCPD, 1,3-DCP）	
	（環境中に存在するもの）危害要因名	（かび毒）危害要因名
その他，リスク管理の必要がある危害要因***	鉛 フモニシン ポリブロモジフェニルエーテル（PBDE）	T-2トキシン，HT-2トキシン ゼアラレノン
	（その他の一次産品に含まれるもの）危害要因名	（調理，加工などで生成するもの）危害要因名
	硝酸性窒素 麻痺性貝毒 下痢性貝毒 残留農薬	フラン トランス脂肪酸

* 2006年4月20日現在，http://www.maff.go.jp/syohi_anzen/kobetsu.htmlを引用．
** リスク管理を継続するため，直ちに，含有量実態調査，リスク低減技術の開発等を行う必要のある危害要因．
*** リスク管理を継続する必要があるかを決定するため，危害要因の毒性や含有の可能性等の関連情報を収集する必要がある危害要因，またはすでにリスク管理措置を実施している危害要因．

一つに，トータルダイエットスタディ (total diet study；TDS) がある．TDSは，年齢や性別の異なる様々な群の人々が摂取している危害要因の平均値を測定できるよう設計される．TDSは，個別食品中の濃度ではなく，食事全体での濃度に注目していること，調理を施したものを測定試料とするために，元の材料よりも濃度が低下したり，逆に新たに生成して増加したりすることがあること，危害要因となる物質の濃度がほとんど含まれていないことの検証に使われることが，化学物質の含量調査とは異なる特徴であるとされている[11]．

TDSには，大別すると陰膳方式とマーケットバスケット（MB）方式の2種がある．陰膳方式は，調査対象世帯で摂食した1日分の食事を収集して全て混合し，その試料に含まれる調査物質の濃度を測定して，1日の食事から摂取される物質量を推定する方法である．MB方式は，一般に消費されている市販品を購入し，食べるときと同様の状態，すなわち調理して食するものは調理を施した後，食品群ごとに混合して均質化し，注目する物質の含量を測定し，その値に消費量を乗じて各食品群からの摂取量ならびに全食品群からの摂取量を推定する方法である．伊藤らは，食品添加物の摂取量調査を行うにあたり，これらを実際に行って，正確性や予算，労働力，所要時間などを比較検討し，費用対効果が高いと考えられたMB方式を採用した[12]．（独）農研機構 食品総合研究所でも，2005（平成17）年度先端技術を活用した農林水産研究高度化事業課題「加熱処理食品中の有害芳香族化合物含量の実態把握と低減」で，フランおよびPAH類の実態調査には本法を用いた．以下にその方法を詳述する．

TDSに関するガイドラインは，農林水産省HPに掲載されている[13]ので参照されたい．

2) 食品の購入

i) 購入品目　TDS試料となる食品数は国によって，調査対象とする物質によって大きく異なる．2004年のTDSに関するワークショップの報告[14]では，カナダ；200，フランス；338，ドイツ；120，中国；662，インドネシア；197，オーストラリア・ニュージーランド；95点となっている．わが国の場合，消費量データとして厚生労働省の国民健康・栄養調査の結果を用いることが多い．2002（平成14）年厚生労働省国民栄養調査結果[15]では，食品は，穀類，いも類，砂糖・甘味料類，豆類，種実類，野菜類，果実類，きのこ類，藻類，魚介類，肉類，卵類，乳類，油脂類，菓子類，嗜好飲料類，調味料・香辛料類の17群に大分類され，さらに中分類（合計33個），小分類（合計98個）に分けられ，合計1,860種の食品名が記載されている．（独）食品総合研究所が行ったフランおよびPAH類のTDSでは，各小分類から代表的な食品を1〜6種選択し，合計163点を試料とした．

ii) 購入地域の選択　厚生労働省により実施されているダイオキシン類摂取量調査のTDSでは，全国7地区（平成10年度10か所，平成11，12年度16か所，平成13，14年度12か所，平成15年度11か所，16，17年度9か所）で試料を購入している[16]．食品購入地域数について海外では，できるだけ多くの都市を選択する国と，種々の業態の小売店で購入することにより都市数を抑える国に分かれる．米国では，西部，北中部，南部，北東部の4地域でそれぞれ年1回，合計年4回調査を行っている[17]．英国では，多数の都市をランダムに選択する方法をとっている[18]．一方，ニュージーランド[19]のように，輸入品や地域差のない食品は1都市で購入し，農産物など地域によって異なる食品は地理的に異なる4都市で購入している国もある．

食品総合研究所が行ったフランおよびPAH類のTDSでは，無作為に試料購入都市を選択する方法ではなく，地域を気候や食文化に基づいて分割し，その各地域を代表的する都市で試料を購入する方法を選択した．すなわち，北海道，東北，関東，中部，近畿，中国・四国，九州の7地域について，人口分布割合の最も大きい都府県（宮城県，東京都，愛知県，大阪府，広島県および福岡県）を選び，さらに各都道府県での人口分布と利便性を考慮して，札幌市，仙台市，多摩市，名古屋市，大阪市，広島市，福岡市および古賀市で購入した．

iii) 購入店舗の選択　購入店舗も無作為に選択する方が望ましいが，無作為選択を行う場合には，各店の販売高を反映する必要があるためこの抽出法の開発や，様々な種類の商業統計の入手が必要となる．さらに，実際の購入の際にも抽出された店舗までの移動時間や交通費が膨大になる可能性もある．ニュージーランド[20]やオーストラリアでは，スーパーマーケットや商店，デリカテッセンなど業

態の異なる店舗を組合わせることで，多様な食品が購入できるようにしている．

（独）食品総合研究所が行ったフランおよびPAH類のTDSでは購入の便を優先し，大型スーパーマーケットで原則としてすべての食品を購入することにした．i)で選択した7地域におけるスーパーマーケットの食品販売高ランキング[21]に基づき，チェーン店の食品販売総額が最も大きいスーパーマーケットを購入店舗とした．選択した店舗に商品がない場合は，販売額が次順位の同系列店から購入した．その際，異なる地域であっても購入する系列店種が重複しないように留意した．

iv) 購入方法 あらかじめ購入店舗での売れ筋商品が明らかな場合は，それを購入することとし，不明な場合は，陳列量の最も多い商品を選択する．全国の生産・販売シェアの統計データが入手できる場合はそれを用いてもよい．購入にあたっては，店舗名，購入日時，陳列時および購入後の輸送中の温度帯，製品名，製造・販売会社・産地，ロット番号，製造年月日・消費期限，購入量を記録する．購入後各食品の写真を撮影し前期のデータと照合できるように保存する．

v) 購入時期 調査対象とする物質の含量が季節や年によって変動することが予想される場合は，1年に複数回試料を購入したり，複数年にわたって試料を購入したりする必要がある．

3) 濃度測定

i) 試料の調製 フランおよびPAH類の含量測定のための試料調製は下記のように行った．7都市で購入した試料から，前述の平成14年度厚生労働省国民栄養調査結果[15]に基づいて摂取量分を取り分け，調理して喫食するものは加熱調理を施した後，食品群ごとに混合して均質化し，分析まで−20℃で保存した．ただし，穀類については調製時，試料と同量の水を加えて分析用試料を作製した．

ii) 分析法の妥当性確認 各食品群の代表的な食品を1種選択し，それをマトリクスに用いて単一試験所による分析法の妥当性確認を行った．選択した食品は以下の通りである．

穀類；米（炊飯した），いも類；ジャガイモ（茹でた），砂糖・甘味料類；上白糖，豆類；豆腐，種実類；バターピーナッツ，野菜類；キャベツ，果実類；リンゴ，きのこ類；椎茸，焼き調理，藻類；ワカメ（茹でた），魚介類；サンマ（焼いた），肉類；豚ロース（焼いた），卵類；鶏卵，乳類；牛乳，油脂類；サラダ油，菓子類；カステラ，嗜好飲料類；茶飲料，調味料・香辛料類；醤油．

検出限界および定量限界は，試料にフランまたは各PAH類を添加して，繰返し7回の測定を実施して求めた．検出限界は標準偏差の3倍，定量限界は10倍とした．また，空試験でピークが認められたものについては，空試験の繰返し測定結果から標準偏差を算出した．添加回収試験は，定量限界の1倍〜数倍程度の量が含まれるように調製して複数回繰返し測定を行い，回収率が70〜120％の範囲に収まることを確認した．不確かさは2種の濃度の調査対象物質を含む試料についてそれぞれ7回ずつ測定を行い，各濃度における相対標準偏差から求めた．

iii) フランの分析法（詳しくは，III.3.3質量分析法の項を参照）

試料を4℃で解凍後，塩化ナトリウムを添加したヘッドスペース試料容器に0.5〜1gを量り取り，冷水を加えて容器を密栓し，内標準溶液（フラン-d_4）添加後測定を行った．分析は試料注入部にヘッドスペースサンプラを備えたGC/MSを用い，HS容器中で80℃で30分間加熱した後，HP-Plot Qカラムで分離した．標準物質と内標準のピーク面積比（フラン（m/z 68）/内標準（m/z 72））および重量比を用いて作成した検量線を用い，標準物質と同一の保持時間を示したピークの面積と内標準のピーク面積比から試料に含まれるフランの濃度を求め，試料中の含有量を算出した．

iv) PAH類の分析法 試料5〜20gにサロゲート物質（分析対象とするPAH類の重水素標識体）溶液を添加した後鹸化し，ヘキサンと水で分配しヘキサン層を分取した．脱水濾過後濃縮し，シリカゲルカラムで粗精製した溶液に，内標準物質（p-ターフェニル-d_{14}）溶液を添加し濃縮したものを試料溶液とした．GC/MSは，GC部にAgilent 6890を有するJMS-700Dを，カラムにDB-17MSあるいはDB-5MSを用いた．各PAHと同一の保持時間を示したピークの面積とサロゲート物質のピーク面積比から，別途作成した検量線を用いて試料溶液中の各PAH濃度を求め，試料中の含有量を算出した．

4) 摂取量の推定

妥当性が確認された方法により，各食品群に含まれるフランおよびPAH類の濃度の測定を行った．2002年厚生労働省国民栄養調査結果に記載されている各食品群の摂取量に，各食品群のフランもしくは各PAHの濃度を乗じて，各食品群からのフランおよび各PAHの摂取量を計算した．さらに17群すべての値を合計し，平均的な日本人のフランもしくはPAH類の摂取量を計算した．このとき，LOD未満の測定値を示した群の数が60%以下のPAHおよびフランについては，LOD以下の値を示した食品群の濃度をLODの1/2の値とみなして摂取量を計算した．LOD未満の測定値を示した群の数が60%を超えるPAHでは，LOD以下の値示した食品群について，食品摂取量に0もしくはLODの値を乗じてその群のPAH摂取量を計算し，PAH摂取量総量は最低値と最高値の範囲として表した[22]．この結果，フランは体重1kg当り1日140ng程度，ベンゾ[a]ピレンは，体重1kg当り1日2ng前後摂取していると見積もられた．

2005年2月にJECFA (Joint FAO/WHO Expert Committee on Food Additives, FAO (食糧農業機関)/WHO合同食品添加物専門家会議) で，PAH類を含む食品由来の危害要因となる可能性のある物質についての評価が行われ[23]，PAH類の平均的な摂取量は，体重1kg当り1日4ng程度，摂取量が多い人で体重1kg当り1日10ng程度のベンゾ[a]ピレン量と見積もられた．暴露幅 (margin of exposure; MOE. 動物実験などの結果から得られた用量反応曲線を用い一定の安全係数をかけて算出した値 (BMDL) や無毒性量 (NOAEL) と摂取量の違いを表す指標) は，遺伝毒性・発がん性に対するBMDL (100 μg/体重1kg/日) を摂取量 (4もしくは10ng/体重1kg/日) で割って計算し，平均的な摂取量の人で25,000，摂取量の多い人で10,000となり，PAH類の摂取がヒトの健康に影響を及ぼす可能性は低いとしている．フランについてはまだこのような評価は行われていない．

〔亀山眞由美〕

文　献

1) http://ntp.niehs.nih.gov/ntp/htdocs/LT_rpts/tr 402.pdf
2) IARC monographs, 63, p. 393, 1995.
3) http://www.cfsan.fda.gov/~dms/furandat.html
4) http://www.hc-sc.gc.ca/fn-an/securit/chem-chim/furan/index_e.html
5) http://eur-lex.europa.eu/LexUriServ/site/en/oj/2007/l_088/l_08820070329 en 00560057.pdf
6) O. Sehurch, A. Winterstein: *Hoppe-Seylers Zeitschrift Fur Physiologische Chemie*, **236**, 79-91, 1935.
7) IARC monographs, 92, in preparation.
8) 白石慶子ほか：食品衛生学雑誌，**13**(1)，41-44, 1972.
9) 白石慶子ほか：食品衛生学雑誌，**14**(2)，173-178, 1973.
10) 白石慶子ほか：食品衛生学雑誌，**15**(1)，18-21, 1974.
11) http://www.who.int/foodsafety/chem/TDS recipe_2005_en.pdf
12) 伊藤誉志男：食品衛生研究，**50**(7)，89-125, 2000.
13) http://www.maff.go.jp/syohi_anzen/risk/total-diet_gl.pdf
14) http://www.who.int/foodsafety/publications/chem/TDS_Paris_en.pdf
15) 健康栄養情報研究会編：国民栄養の現状―平成14年厚生労働省国民栄養調査結果，第一出版，2004. 平成19年3月の最新版はH16年国民健康・栄養調査報告．
16) http://www.mhlw.go.jp/topics/bukyoku/iyaku/syoku-anzen/dioxin/
17) http://www.cfsan.fda.gov/~comm/tds-toc.html
18) M. E. Peattie, et al.: *Food and Chem. Toxicol.*, **21**(4), 503-507, 1983.
19) http://www.nzfsa.govt.nz/science/research-projects/total-diet-survey/reports/full-final-report/nzfsa-total-diet.pdf
20) http://www.nzfsa.govt.nz/science/research-projects/total-diet-survey/reports/quarter-1/quarter-1-nztds.pdf
21) 食品スーパーマーケット年鑑全国版，流通企画，2004.
22) http://www.who.int/foodsafety/publications/chem/en/lowlevel_may 1995.pdf
23) http://www.who.int/ipcs/food/jecfa/summaries/summary_report_64_final.pdf

2.1.3 製造時のハザード（トランス脂肪酸）

a. トランス脂肪酸とは

食品に含まれる脂質は、グリセロールに3分子の脂肪酸が結合したトリアシルグリセロールが主成分である。トリアシルグリセロールのグリセロール骨格にアシル結合した脂肪酸は、基本的には水素原子が結合した炭素原子の直鎖で構成されている。脂質の脂肪酸側鎖のすべての炭素原子が、隣り合う炭素原子と単結合で連結している場合、その脂肪酸は飽和脂肪酸となる。脂肪酸側鎖の1つあるいはそれ以上の炭素原子同士の結合が2重結合であれば、その脂肪酸を不飽和脂肪酸という。脂肪酸側鎖の中に2重結合が1つある脂肪酸を、モノ（単価）不飽和脂肪酸、2つ以上の2重結合を有する場合をポリ（多価）不飽和脂肪酸という。脂質を構成する脂肪酸側鎖の長さや2重結合数などの分子構造の特徴は、融点等の脂質の物理化学的性質に影響を与える。

不飽和脂肪酸の2重結合は、炭素原子に結合した水素原子の配向性により、2種類の立体構造をとる。水素原子が2重結合の同じ側に存在する場合、その構造は、シス型（*cis*型）であり、水素原子同士が2重結合に対して反対側に位置していれば、トランス型（*trans*型）になる。トランス型はシス型より、構造的には安定であるが、シス型とトランス型の立体構造間の回転障壁エネルギーは大きく、2重結合の炭素原子に結合した水素原子は、2重結合のまわりを自由に回転できない。このため、シス型からトランス型への移行は通常の状態では生じにくい。

トランス型の2重結合を有する脂肪酸を、「トランス脂肪酸」という。脂肪酸の2重結合がシス型の場合、脂肪酸の立体構造は、2重結合の位置で屈折する（図II.2.1.5左下）。2重結合がトランス型の場合（図中下）は、脂肪酸全体の構造は直線的で、飽和脂肪酸の立体構造（図右下）に類似する。脂肪酸の立体構造は、その物理化学的特性にも影響を与える。たとえば、エライジン酸 C18:1（9-*trans*）の融点は、オレイン酸 C18:1（9-*cis*）の融点と、ステアリン酸 C18:0 の融点の中間的な値になる（図II.2.1.5）。

b. トランス脂肪酸の種類

脂肪酸の1つの2重結合において、シス型とトランス型の2種類の結合があり、それらは幾何異性体として区別される。たとえば、9位に2重結合のあるC18:1の脂肪酸は、シス型がオレイン酸 C18:1（9-*cis*）、トランス型がエライジン酸 C18:1（9-*trans*）で、オレイン酸とエライジン酸は幾何異性体の関係にある。一方、脂肪酸の炭素数や2重結合の数は同じで、2重結合の位置が異なる異性体は、

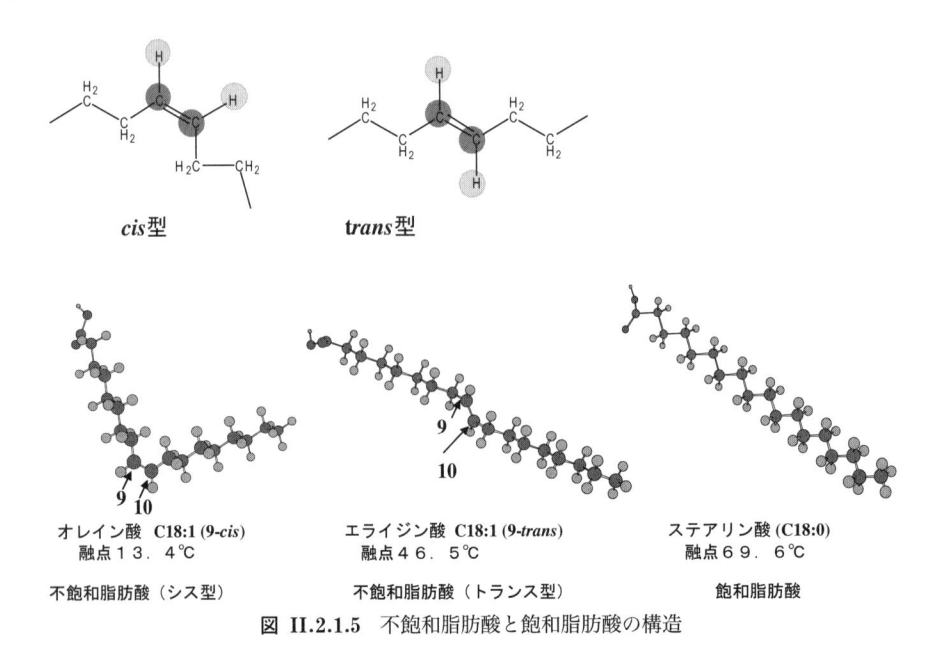

*cis*型　　　　　　　*trans*型

オレイン酸 **C18:1 (9-*cis*)**　　エライジン酸 **C18:1 (9-*trans*)**　　ステアリン酸 **(C18:0)**
融点 13.4℃　　　　　　　融点 46.5℃　　　　　　　融点 69.6℃

不飽和脂肪酸（シス型）　　不飽和脂肪酸（トランス型）　　飽和脂肪酸

図 II.2.1.5 不飽和脂肪酸と飽和脂肪酸の構造

両者を位置異性体として区別する．たとえば，9位にシス型の2重結合のあるC18：1の脂肪酸は，オレイン酸C18：1（9-*cis*）で，11位にシス型の2重結合がある場合は，シスバクセン酸C18：1（11-*cis*）といい，両者は位置異性体となる．また，エライジン酸C18：1（9-*trans*）とバクセン酸C18：1（11-*trans*）は，いずれもトランス脂肪酸であるが，お互いは位置異性体の関係にある．

脂肪酸の2重結合数が増加すると，その幾何異性体も2の累乗で増える．たとえば，9，12，15位に2重結合の3つあるリノレン酸C18：3では，1つの2重結合に対して，シス型とトランス型の2種類の幾何異性体が存在するので，計8種類の幾何異性体が存在する．

2003年米国食品医薬局の報告書や2006年のコーデックス委員会において，「トランス脂肪酸とは，少なくとも1つ以上のメチレン基によって離された共役型（単結合で連結された2重結合の組）ではなく，トランス配位の炭素-炭素2重結合をもつ，単価不飽和脂肪酸と多価不飽和脂肪酸のすべての幾何異性体」と定義されている．この定義に従うと，前述の8種類のリノレン酸（C18：3）の幾何異性体のうち，3つの2重結合がすべてシス型であるもの（9-*cis*，12-*cis*，15-*cis*）を除く7種類の異性体は，トランス脂肪酸として分類される．

c. 食品中のトランス脂肪酸の分析

トランス脂肪酸については，基準油脂分析試験法[1]，AOCS[2]，AOAC[3]，ISO[4]，およびIUPAC[5]に定められている方法（公定法）に従って分析する．トランス脂肪酸の分析は，ガスクロマトグラフ（GC）法や赤外分析（IR）法によって行われ，いずれの公定法とも複数の方法がある．精製油脂や植物硬化油脂のトランス脂肪酸分析に適しているのは，直接GC法である．この方法によって，トランス脂肪酸量が1%以下でも測定が可能である．トランス脂肪酸の異性体の同定は，入手できるシス型，トランス型の異性体の標準品を用いて行う．

一方，単価不飽和のトランス脂肪酸が全脂肪酸中に1%以上含まれる油脂の場合には，硝酸銀含浸薄層クロマトグラフ法とGC法を組合わせたAg-TLC/GC法によってトランス脂肪酸の分析を行う．

また，IR法によるトランス脂肪酸含量の測定には，フーリエ変換赤外（FT-IR）法と減衰全反射スペクトル（ATR-FRIR）法と2つの方法があるが，いずれも孤立トランス脂肪酸量を油脂に対する%で表すもので，定量限界は1%である．

d. 食品に含まれるトランス脂肪酸の由来

ヒトを含めた大部分の生物（反芻動物の胃内に存在するバクテリア等は例外）に含まれている不飽和脂肪酸は，ほとんどシス型である．これは，多くの生物の不飽和脂肪酸合成に関与する酵素が，シス型の2重結合を特異的に合成するからである．このため動植物由来の食品に含まれる不飽和脂肪酸の2重結合のほとんどは，シス型になっている．食品に含まれるトランス脂肪酸は，主として以下の原料に由来する．

1) 硬化油
2) 肉類，乳製品
3) 精製食用油脂

1999年の報告では，計算上，日本人のトランス脂肪酸摂取のうちの約60%を硬化油から，約25%を肉類，乳製品から，約15%を精製油から摂取していた[6]．一方，1999年の米国における全国的な調査結果から，米国人は，トランス脂肪酸の75〜80%を硬化油から，残り20〜25%を肉類，乳製品等の反芻動物由来の食品から摂取していたと推測された[7]．食品からのトランス脂肪酸摂取の割合は，各国の食事情，調査年代によって，多少変動する．

e. 硬化油のトランス脂肪酸

食用油脂の改質，加工技術の一つに「水素添加による硬化油の製造」法がある．油脂への水素添加とは，油脂を構成する脂肪酸の2重結合部分に水素を付加させる技術である．この反応は，液状の油脂中にニッケルなどの金属触媒を懸濁し，よく撹拌しながら，約230〜260℃の温度において気体の水素ガスを接触させて，2重結合に水素分子を付加させる．その結果，油脂の不飽和度が減少し，融点の上昇，流動性の低下，可塑性の変化，固化などの物性の変化した油脂を調製できる．この反応中に，触媒に吸着，活性化された脂肪酸の2重結合が，水素原子と結合することなく，再び触媒表面から脱着する場合は，2重結合の位置移動や共役化反応，シス-トランスの異性化反応が進行し，トランス脂肪酸が

生成する．油脂の水素添反応における水素分圧，反応温度等の条件に検討することにより，油脂の水素添加工程における飽和化，2重結合の異性化，2重結合の位置移動の割合を制御することができる．この油脂の水素添加反応 (hydrogenation) を硬化反応 (hardening) ともいい，水素添加された油脂を硬化油という．部分的に水素添加された液状油についても，硬化油と呼ばれる．

硬化油を製造する目的は，使用目的に適合する物性を有する食用油脂の製造である．たとえば，魚油や綿実油のような液状油に対して水素添加を施すことにより，動物性油脂に近い物性を持つ固形油を作り出したり，酸化安定性の高い液状油を創出したりすることができる．また，動物性油脂と比較すると，硬化植物油はより安価である．食用に供する硬化油は，硬化の程度により以下のような目的で製造されている．

(1) 高度硬化油： 牛脂，綿実油などを極度に硬化し，フレーク状の融点の高い製品をつくる．マーガリンやショートニングに少量添加して可塑性を改良する．

(2) 中程度硬化油： 大豆油，綿実油，ナタネ油，魚油を原料として中程度に硬化する．マーガリンなどに配合し，口どけのよい，安定性に富む製品をつくる．

(3) 軽度硬化油： 植物油脂を軽度に硬化して，自動酸化や加熱による劣化を受けにくい，酸化安定性の高い液状油をつくる．

f. 肉類や乳製品のトランス脂肪酸

反芻動物の消化器官に共生するバクテリアは，シス型の不飽和脂肪酸をトランス型に変換する酵素（シス-トランスイソメラーゼ）を有し，シス型不飽和脂肪酸を異性化して，トランス脂肪酸を産生する．このため，ウシ，ヒツジ等の反芻動物由来の食品や乳製品の脂質には，トランス脂肪酸が含まれている．反芻動物由来の乳製品には，脂質の2～8%，肉類では脂質の2～11%がトランス脂肪酸である．一方，非反芻動物であるブタの油脂に含まれるトランス脂肪酸量は，0.5%以下である[8]．

肉類や乳製品に含まれるトランス脂肪酸は，主としてバクテリアが産生するもので，水素添加によって製造される硬化油に含まれるトランス脂肪酸とは，構成される分子種が異なる．乳製品や肉類に含まれるトランス脂肪酸の約60%以上は，バクセン酸 C 18：1 (11-trans) で，その他，C 18：1 (12-trans) から C 18：1 (16-trans) の位置異性体のトランス脂肪酸が各8%前後含まれているが，エライジン酸 C 18：1 (9-trans) 含量は，トランス脂肪酸全体の5%程度である．一方，植物油脂から製造する硬化油等には，エライジン酸 C 18：1 (9-trans) をはじめとして，多種類のトランス脂肪酸の位置異性体が含まれており，乳製品や肉類に含まれるトランス脂肪酸組成は，硬化油のものと異なる．

g. 精製油のトランス脂肪酸

様々な動植物油から食用油脂が製造されている．植物や動物から抽出した粗油は，複雑な精製工程を経て，精製食用油脂として市販される．油脂精製工程の最終段階の脱臭工程は，油脂に混在する遊離酸，色素，不けん化物，有臭成分，残留農薬などを取り除くために，200℃以上の高温で油脂を処理する．この工程において，極微量のトランス脂肪酸が生成する．

2006年に市販された12種類の植物性食用油脂について，トランス脂肪酸含量を調べたところ，各食用油脂には，0.1～1.2%の微量なトランス脂肪酸が含まれていた．食用植物油脂の脂肪酸組成は，由来植物によって異なるが，C 18：1 のトランス脂肪酸よりも，C 18：2 のトランス脂肪酸が多く含まれる食用油脂の方が多かった．

h. 油脂加熱により生成するトランス脂肪酸

食用油脂は，調理で加熱されることが多いが，加熱による油脂のトランス脂肪酸生成については情報が少ない．油脂の加熱によるトランス脂肪酸生成についての知見を得るために，モデル油脂として高純度のトリオレイン (C 18：1)，トリリノレイン (C 18：2)，トリリノレニン (C 18：3) 各 1.0 g を 180℃ で連続的に加熱し，トランス脂肪酸生成量を調べた．その結果を図 II.2.1.6 に示す．トリオレイン，トリリノレイン，トリリノレニン各 1.0 g を 180℃ で 8 時間加熱したときに生成するトランス脂肪酸含量は，それぞれ，5.8 mg，3.1 mg，6.5 mg であり，すべて 1% 以下であることがわかった．こ

モデル油脂（1g）の加熱によるトランス脂肪酸生成量

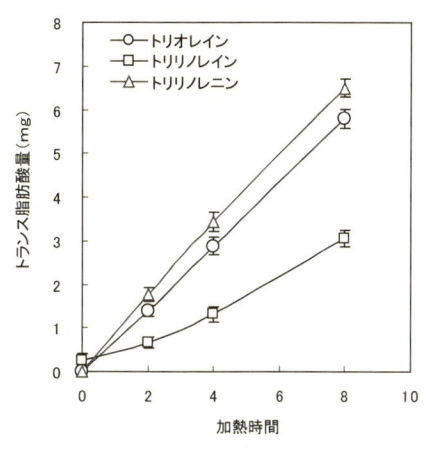

図 II.2.1.6 モデル油（1.0 g）を 180℃ で加熱したときに生成するトランス脂肪酸量

のときに含まれる極性化合物含量は，それぞれ 22％，27％，31％ であった．実際のフライ油に含まれる極性化合物含量の使用限度（25％～27％）を考慮すると，油脂だけを加熱したときに生成するトランス脂肪酸量は，微量であると予測される．油脂を加熱して様々な成分を含む食品を調理するときに生成するトランス脂肪酸については，現在，研究中である．

i. トランス脂肪酸の健康障害に対する影響

1990 年以前は，トランス脂肪酸を含む部分水添油脂の血中のコレステロールレベルに与える影響は，飽和脂肪酸の割合の多い動物油脂や熱帯植物油脂の影響よりも低いと考えられ，飽和脂肪酸含有量の多い油脂の代用として使用されていた．その後の詳細な動物実験，ヒト介入試験[9,10]，大規模な疫学調査[11~14] の結果から，トランス脂肪酸摂取は，血中の悪玉コレステロールと呼ばれる低密度リポタンパク質（LDL）レベルの上昇や善玉コレステロールと呼ばれる高密度リポタンパク質（HDL）レベルの減少を誘導し，動脈硬化等の心臓疾患の誘因の 1 つになることがわかった．一方，飽和脂肪酸の摂取は，血中の LDL レベルを上昇させるが，HDL レベルには影響を与えないことも判明した．

乳製品や肉類に含まれるトランス脂肪酸は，バクセン酸（C 18：1，11-*trans*）が主要成分であるが，その他，各種のトランス脂肪酸の異性体も含まれている．植物油脂を部分水素添加した油脂には，エライジン酸（C 18：1，9-*trans*）等のトランス脂肪酸異性体が存在するが，その製造工程に依存して，トランス脂肪酸含量や組成は異なる．近年，乳製品・肉類に含まれるトランス脂肪酸が健康障害与える影響は，部分水素添加油脂に含まれるトランス脂肪酸の影響と差異はないと考えられている．

j. トランス脂肪酸摂取に関する規制

調査研究等の結果から，トランス脂肪酸と心臓疾患との関連性が示唆されたため，諸外国では，トランス脂肪酸摂取の規制に取組みはじめた．食事，栄養および慢性疾患予防に関する WHO/FAO 合同専門家会合の 2003 年の報告書では，トランス脂肪酸摂取量は，最大でも 1 日当りの総エネルギー摂取量の 1％ 未満になるように勧告した[15]．諸外国におけるトランス脂肪酸の摂取規制の実例を列挙する．

デンマーク：2004 年 1 月より，国産および輸入食品について，油脂中のトランス脂肪酸含有量を 2％ までとする制限を設けた．

米国：2004 年 8 月，トランス脂肪酸摂取量は，1 日の総エネルギー摂取量の 1％ 未満にするように勧告した．2006 年 1 月より，加工食品のトランス脂肪酸量の表示を義務づけた（トランス脂肪酸の栄養表示は，食品中に含まれる総トランス脂肪酸量である．デンマークでは「動物由来のトランス脂肪酸を除く」という注釈がつき，米国では，「動物由来のトランス脂肪酸は含むが，共役不飽和脂肪酸は含まない」ことになっており，トランス脂肪酸の定義が，国によって異なっている）．また，ニューヨーク市においては，2008 年 7 月より，市内のすべてのレストランで，食品で 1 食分当りのトランス脂肪酸含量が 0.5 g 未満になるように決められている．

カナダ：一部の中小製造業を除いて，2005 年 12 月から食品の栄養成分の表示義務化の中でトランス脂肪酸も表示対象とした．

韓国：2007 年内に，菓子類，麺類，レトルト食品，飲料などに，飽和脂肪酸，トランス脂肪酸，コレステロール含量の表示が義務化される予定である．

このほか，欧州各国，豪州，ニュージーランド，台湾等の政府機関は，トランス脂肪酸のファクトシートを公表したり，その摂取量についての注意を喚

起したりしている．日本でも，内閣府食品安全委員会がトランス脂肪酸についてのファクトシートを公開しているが，トランス脂肪酸摂取に対する具体的な規制措置は行われていない．　〔都築和香子〕

文　献

1) 日本油化学会：油化学便覧第四版, p.13, 丸善, 2001.
2) AOCS, Official Method, Cd 14-95, Ch 2 a-94, Cd 14 d-99, Ce 1 f-96, Ce 1 g-96.
3) AOAC, Official Method, 985.21, 994.14.
4) ISO, ISO/DIS 15304.
5) IUPAC, 2.208, 2.207.
6) 岡本隆久ほか：日本油化学会誌, **48**, 59, 1999.
7) D. B. Allison, et al.: *J. Am. Diet Assoc.*, **99**, 166-174, 1999.
8) A. Pfalzgraf, et al.: *Ernahrungswiss*, **33**, 24-43, 1994.
9) R. P. Mensink, et al.: *N. Engl. J. Med.*, **323**, 439, 1990.
10) A. H. Lichtenstein, et al.: *N. Engl. J. Med.*, **340**, 1933, 1990.
11) A. Ascherio, et al.: *BMJ*, **313**, 84, 1996.
12) F. B. Hu, et al.: *N. Engl. J. Med.*, **337**, 1491, 1997.
13) C. M. Oomen, et al.: *Lancet*, **357**, 746, 2001.
14) K. Oh, et al.: *Am. J. Epidemiol.*, **161**, 672, 2005.
15) WHO technical report series; 916, 2003.

2.2 か　び　毒

2.2.1 化学ハザードの毒性学

a.　毒性学とは

　毒性学とは，既知の化学物質が示す毒性の性状や毒性の発現メカニズムを科学的に明らかにする学問分野である．化学物質の体内への吸収や体内における分布，体内での代謝，体内からの排泄などの解明を含める考え方もある．これらの目的を達成するために，疫学や病理学，薬理学，細胞生物学，生化学・分子生物学等の幅広い研究分野の参画が必要とされる，きわめて学際的な学問分野である．

　ここでは，食品に関係する研究者や技術者に，最低限知っておいて欲しい毒性学の考え方について触れたい．1つめは，すでに16世紀のイタリアのパラケルススが「あらゆるものは毒であって，毒性をもたないようなものは何ひとつ存在しない．ある毒物が毒でなくなるのは，適度な用量のみである」と述べているように，用量・濃度が高ければ何でも毒になるということである．毎日無意識に口にしている砂糖や食塩ですら，致死量は存在するのである．このことは，化学物質を危険なものと安全なものに二分することはできないこと，そしてどのような場合でも化学物質のリスクをゼロにできないことを示している．

　2つめは，化学物質の毒性が現れる用量には閾値が存在するということである．以前は発がん性には閾値は存在しないと考えられていたが，現在では閾値は存在しないという考え方とともに，閾値は存在するという考え方もあり，結論は出ていない．生体には，化学物質を代謝する活性や変異を起こしたDNAを修復する活性，がん化した細胞を排除する活性等が存在することから，筆者はある用量（閾値）以下であれば発がん性は発現しないという考え方の方がより合理的だと考えている．

　多くの日本人は，自分が口にするものには危険な物質が一切含まれていてはならないというゼロリスクの考えにとらわれがちである．ゼロリスクは，1

つめの「化学物質を危険なものと安全なものに二分することはできない」ということから科学的に達成が不可能であるというだけでなく，2つめの「化学物質の毒性が現れる用量には閾値が存在する」ということから，その達成を目的とすること自体に意味がない．たとえどんな猛毒物質（たとえばボツリヌス菌毒素）が食品中に存在していたとしても，閾値以下であれば健康に影響はないのである．

b. 毒性学の食品の安全性確保への役割

一般的にいわれる「この食品はどれくらい安全か」という問いは，専門的に表現すると「この食品にはどれくらいリスクがあるか」となる．FAO/WHO合同食品規格委員会（コーデックス（Codex）委員会）によって食品のリスクは表 II.2.2.1のように定義される[1]が，この定義からわかるようにハザードの性質がわからないことにはリスクの見積もりようがない．食品には主に生物ハザードと化学ハザードがあるが，化学ハザードの性質を調べること（ハザード特性づけ[1]，表 II.2.2.1）に毒性学が重要な役割を果たす．なぜ毒性学が重要であるかは，医薬品以外の化学物質の安全性をヒトに直接投与して確かめるわけにはいかないということが大きい．ヒトにおける安全な摂取量あるいは毒性の種類は，実験動物や培養細胞を用いた毒性試験や毒性発現メカニズムに関する研究，あるいは不幸にしてある特定の化学物質に大量暴露してしまったヒトの症状などから推定するしかないのである．

このとき，化学物質に対する感受性の種による違いが当然問題になる．実験動物での毒性を外挿してヒトでの毒性を推定することが多いが，たとえばダイオキシンの場合，生物種によって急性毒性の感受性が1,000倍以上異なり，毒性試験の結果だけではヒトへの毒性の推定は困難である．しかし，毒性発現メカニズムを解析した結果，現在ではダイオキシンの毒性は主にダイオキシンが芳香族炭化水素受容体（Ah受容体）に結合することによって発現することがわかっている．生物種による感受性の違いは，ダイオキシンとAh受容体の親和性の違いである程度説明できることがわかってきた．このことから，ヒトのAh受容体とダイオキシンの親和性を調べることで，ヒトへの毒性がより正確に見積もれるようになった．

化学物質に対する感受性の個体による違いも知られており，この違いは遺伝的多型や性差，年齢差などが原因と考えられる．毒性発現メカニズムが解明されていくことで，どのタンパク質の遺伝的多型が感受性に重要か，あるいは性や年齢によって変動するどのような因子が感受性に重要かが明らかになる．将来的には，「あなたはAという化学物質に対する感受性は高いが，Bに対しては低い．Cには標準」といった個人ごとの情報を得ることが可能になっていくかもしれない．

ある化学物質に発がん性があるかどうかは，ハザードの規制においては大きな問題である．なぜなら，a項で述べたように発がん性にも閾値が存在する可能性は少なからずあるが，現実の対応としては，閾値が存在しないと考えて規制するからである．その結果，規制値や耐用摂取量は低めに設定されることになる．なぜなら，毒性を適切に判断できない場合，毒性を過小評価して食中毒被害が起こってしまうよりは，毒性を過大評価して廃棄する必要のない食品まで廃棄してしまうことの方が，多くの人にとっては損害が小さいだろうという判断が働くからである．天然物で最も発がん性が強いとされるかび毒（マイコトキシン）のアフラトキシンのよう

表 II.2.2.1 食品の安全性に係わる用語のコーデックス（Codex）委員会*による定義

用語（日本語）	用語（英語）	定義（日本語訳）
リスク	risk	食品中にハザードが存在する結果として生じる健康への悪影響の確率とその程度の関数
ハザード	hazard	健康に悪影響をもたらす可能性をもつ食品中の生物学的，化学的または物理学的な物質・要因，または食品の状態
ハザード特性づけ	hazard characterization	食品中に存在する可能性がある生物学的および化学的，物理学的な物質・要因に起因する健康への悪影響の性質を定性的および/または定量的に評価すること

*コーデックス委員会とは，FAO/WHO合同食品規格委員会のこと．

な場合は，誰がどんな実験系を用いても発がん性が検出されるため判断に迷うことはないが，多くの場合実験者あるいは実験系によって結果が分かれ，発がん性有無の判断に苦しむ．

たとえばマイコトキシンのニバレノールでは，動物に対する発がん性に関しては，WHO の IARC (International Agency for Research on Cancer) が不十分な証拠しかないと評価している[2]．また，ヒトに関しては発がん性のデータが得られないことから，IARC はニバレノールは発がん物質には分類できないと結論している[2]．筆者らの微生物を用いた突然変異原性試験でも，発がん性と密接に関係する突然変異原性は検出されなかった[3]．しかしIARC による評価後，ニバレノールに突然変異原性や発がん性[4]があるという報告がされている．Hsiaらは，マウスの皮膚に繰返しニバレノールを投与（塗布）することで皮膚がんが発生すると報告している[4]．このニバレノールの発がん性はマウスの皮膚に限定されたものなのか，それともヒトの皮膚でも検出される可能性があるのか，マウスやヒトに経口的に投与しても同様に発がん性が検出される可能性があるのかは，ニバレノールによるマウスの皮膚がんの発生メカニズムが明らかにならないと決着しないと考えられる．場合によっては，実験上の何らかの不備で発がん性があるかのような結果が得られたという結論になる可能性もある．

紙面に限りがあるのでこの場では触れないが，ほかにも動物種によって化学物質の影響の出る臓器が違う場合の毒性評価や複数の化学物質による毒性の相乗効果の予測，急性毒性の結果からの慢性毒性の予測など多くの場合に毒性発現メカニズムが役に立つ．

c. ルブラトキシン B の毒性学

ここでは化学ハザードの毒性学研究の具体例として，食品における代表的な化学ハザードであるマイコトキシンの一種ルブラトキシン B（図 II.2.2.1）をとりあげる．ルブラトキシン B はペニシリウム属菌が産生するマイコトキシンで，トウモロコシ等の穀類で汚染がみつかることが多い．このかび毒は主に肝毒性を示し，ヒトの被害例では劇症肝不全をひき起こした[5]．マウス等の実験動物への投与実験でも肝毒性は再現性よく検出される．これまで発が

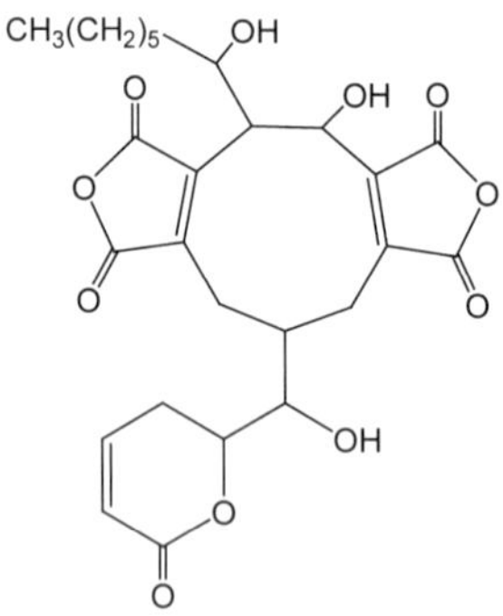

図 II.2.2.1 ルブラトキシン B の化学構造式

ん性は報告されていない．ルブラトキシン B には細胞毒性があり，細胞増殖阻害や自発的細胞死であるアポトーシスをひき起こす．また，培養細胞やマウス個体においてインターロイキン-6（IL-6）やIL-8，腫瘍壊死因子-α，マクロファージコロニー刺激因子をはじめとする種々のサイトカインの分泌を誘導する[6]．サイトカインは細胞から分泌されるタンパク質で，特定の細胞に情報伝達をする．50 種類以上知られているが，細胞の増殖や分化，アポトーシス，炎症など多くの生理的，病理的現象に関与する．化学物質によるサイトカインの分泌誘導はルブラトキシン B 以外でも知られている．このことは，化学物質が直接作用する臓器以外にも，サイトカインを介して間接的に毒性を発現することがあることを示している．

ルブラトキシン B が分泌誘導する多くのサイトカインのうち，最近分泌誘導が明らかになったTIMP-1（tissue inhibitor of metalloproteinases-1）について説明する．TIMP-1 は金属プロテアーゼの阻害因子として発見されたが，細胞増殖促進作用や抗アポトーシス作用をもち，がんの転移や肝臓の繊維化に関与すると考えられている．ルブラトキシン B で 24 時間処理したマウスの血中における 10 種類以上のサイトカイン濃度を調べた結果，処理しないマウスと比べて TIMP-1 の血中濃度が顕著に高いことがわかった[7]（表 II.2.2.2）．TIMP-1 の血中濃度は強い肝毒性を示すアセトアミノフェン処理でも顕著に上昇したが，肝臓を毒性の主要な標的としないソラニンやニバレノールでは上昇しないか，上昇しても穏やかだった[8]．TIMP-1 の分泌は B 型および C 型肝炎ウイルス，四塩化炭素，エチルアルコール等多種の肝障害因子によっても上昇す

表 II.2.2.2 マウスにおけるルブラトキシン B 処理による血中 TIMP-1 濃度の上昇

	ルブラトキシン B 処理 (1.5 mg/kg)	
	あり	なし
TIMP-1 (ng/ml)	5.6±5.4	44.1±7.7

表 II.2.2.3 HepG2 細胞におけるルブラトキシン B による TIMP-1 分泌の亢進

ルブラトキシン B (μg/ml)	TIMP-1 (ng/ml)
0	21.4±3.4
20	46.2±3.0
40	86.9±7.2
80	57.8±8.1

ることが報告されていることから，TIMP-1 は新規の肝障害のバイオマーカーとして有用であると考えられた．バイオマーカーとは，ある特定の疾病によってひき起こされる生体内の生物学的（主に生化学的）変化を定量化した指標を意味するものであり，その疾病に罹患しているか否かの診断に用いられる．

表 II.2.2.3 に，HepG 2 細胞におけるルブラトキシン B 24 時間処理による TIMP-1 分泌の亢進の結果を示した[7]．HepG 2 細胞は肝実質細胞由来のがん細胞なので，マウス個体においてもルブラトキシン B 処理によって肝臓から TIMP-1 が分泌されてる可能性は高いと考えられた．

毒性学は学際的な研究分野であることから，この例のような疾病の診断だけでなく，疾病の予防・治療を含んだ多くの他分野にその成果が波及することをここで強調しておきたい．

日本では，食品の化学ハザードの研究は，目的とするハザードの食品中の含有量を化学分析することが中心になっている．ハザードへの暴露量を減少させることが，リスクの低減につながる．そのためには，原料を含めた食品がどんなハザードをどれくらい含有しているかを知ることが確かに重要である．しかし一方で，そもそもなぜそのハザードを調べるのかという大元の毒性の研究が手薄になっている．日本では毒性学者の数が米国などに比べて圧倒的に少ないが，その少ない中でも食品の毒性学者はさらに少ない．人数がすべてではないが，食品は医薬品以上に日常的に摂取するものなので，食品の化学ハザードの毒性学にもっと目を向けて欲しいものである．

〔長嶋　等〕

文　献

1) Codex Alimentarius Commission Procedural Mannual, 13 th Ed., pp. 49-52, FAO, 2003.
2) IARC : IARC Monographs on the evaluation of carcinogenic risks to human ; Vol. 56, pp. 397-444, WHO, 1993.
3) H. Nagashima, et al. : Animal Cell Technology : Basic and Applied Aspects, Vol. 15, Springer-Verlag, 2008. (in press)
4) C. C. Hsia, et al. : *Oncol. Rep.*, **12**, 449-456, 2004.
5) L. Richer, et al. : *Gastroenterology*, **112**, A 1366, 1997.
6) H. Nagashima, et al. : *Toxicol. Lett.*, **145**, 153-159, 2003.
7) H. Nagashima, et al. : *Food Chem. Toxicol.*, **44**, 1138-1143, 2006.
8) 長嶋　等, 岩下恵子：平成 17 年度食品研究成果情報, pp. 22-23, 独立行政法人食品総合研究所, 2006.

2.2.2 かび毒汚染の現状と対策

a. かび毒（マイコトキシン）汚染と対策

かびが産生する高等動物に対する有毒物質をかび毒（マイコトキシン）と呼ぶ．かび毒による中毒症は人類の歴史とともに発生していたと考えられ，最も古くから知られているものは，麦角菌による中毒である．日本国内でかび毒が注目を浴びるようになったのは，1953年，輸入米によって起こった黄変米事件である[1]．かび毒が世界的に注目されるきっかけとなったのがアフラトキシンである．アフラトキシンの発見により，食品のかび毒汚染は国際的な関心事となった[2〜4]．

かび毒の多くは比較的熱に強く，一度かび毒に汚染されてしまうと除去が困難であり，圃場での生産段階から消費に至る貯蔵，加工，流通の各段階で適切な管理が求められる．近年，世界各国において，生産段階での植物病原性のかび防除のための行動規範（code of practice）ならびにかび毒の食品中の最大基準値（maximum levels）の策定が進められ，監視が行われている．こうしたリスク管理により，食品や飼料の安全性が保たれている．

現在，食品衛生上問題となっているかび毒は，主としてアスペルギルス属かびが産生するアフラトキシン類とステリグマトシスチン，フザリウム属かびが産生するトリコテセン類・ゼアラレノンとフモニシン類，アスペルギルス属かびとペニシリウム属かびが産生するオクラトキシン類とパツリンである（図Ⅱ.2.2.2)[5]．ほとんどの国で最大基準値が定められているのはアフラトキシン類である．日本の食品衛生法で法規制の対象となっているのは，アフラトキシンB_1，デオキシニバレノール（トリコテセン類の一種），パツリンの3種類であり，全食品中アフラトキシンB_1：10 ppb，小麦中デオキシニバレノール：1.1 ppm（暫定），リンゴ果汁中パツリ

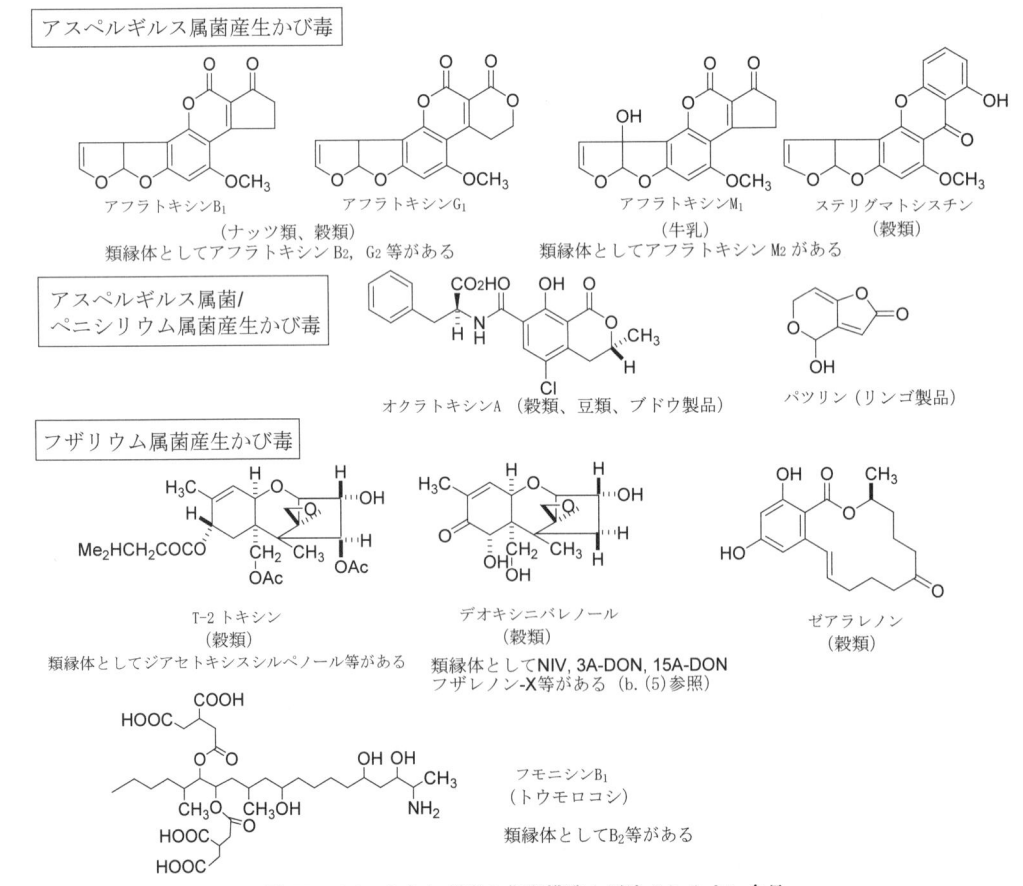

図 Ⅱ.2.2.2　主なかび毒の化学構造と汚染されやすい食品

ン：50 ppb が最大基準値となっている.

b. 主なかび毒による食品汚染と中毒症例

（1）アフラトキシン： アフラトキシンは，1960年，英国で起こった10万羽以上のシチメンチョウの中毒事件を発端として発見されたかび毒で，強い急性毒性と発がん性を有している．特にアフラトキシン B_1 は天然物質の中で最も発がん性が強く，世界的に食品・飼料に汚染が広く発生している．アフラトキシン B_1 を含む飼料を摂取した雌ウシの乳からアフラトキシン M_1 が検出される．アフラトキシン産生菌は，*Aspergillus flavus*, *A. parasiticus*, *A. nomius* 等の *A. flavus* 菌群に属する特定の菌株であることが一般に是認されている．鶴田・真鍋が東南アジアおよび日本における土壌中のアフラトキシン産生菌の分布を調べたところ，その分布域は本州南部から東南アジアであり，年平均気温16℃より暖かい地域であった[6]．自然汚染では，ピーナッツ，トウモロコシ，ブラジルナッツ，綿実によく認められるが，大豆，小麦，大麦，燕麦，コウリャンは汚染の可能性が少ない．田端ら[7] は1986年から1990年までの市場に出回っている食品についてアフラトキシンの汚染状況を多数の試料について精査し，上記と同様の傾向を得ている．スパイスでは白コショウ，トウガラシ，パプリカ，ナツメグに汚染が認められた．汚染検出頻度は検出技術の向上とともに上昇している．最近の小西らの調査によると，日本で市販されているピーナツバター21点中10点で 0.1 ppb 以上のアフラトキシン B_1 汚染が認められた[8]．ヒトに対する食中毒は，アフリカ，インド，東南アジア，台湾から報告されている．2004年にはケニアにおいて，トウモロコシ汚染により幼児を含む100名以上の死者が出ており，劣悪な保存状態の食料を摂取せざるを得ない人々の状況が浮き彫りとなった[9]．

（2）ステリグマトシスチン： アフラトキシンに類似した化合物であり，*Aspergillus versicolor*, *A. nidulans* によって産生され，産生菌は穀類に広く分布している．真鍋らによれば，*A. versicolor* は日本全国的に分布しており，これらの菌の大部分がステリグマトシスチンの産生能を有していた[10]．発がん性はあるが急性毒性が弱く，中毒の報告はない．

（3）オクラトキシン： 産生菌として *Aspergillus ochraceus*, *Penicillium viridicatum* が知られている．オクラトキシン A, B, C の3つがあり，毒性が強いのはオクラトキシン A である．*A. ochraceus* の分布域は広く，米，麦，トウモロコシ，小豆，大豆，グリーンコーヒー，煮干などから見出されている．日本では，内山らにより長崎県の農家保有米から汚染が発見されている．Krogh らは，腎臓病にかかったブタの腎臓，肝臓，脂肪，筋肉とニワトリの筋肉にオクラトキシンを認めている．また，Fuchs らは風土病バルカン腎症として知られる地域の人々の 0.4～2.5% の血液からオクラトキシン A を検出している[11]．ヨーロッパではブドウ製品等のオクラトキシン A の基準値が定められている．

（4）パツリン： *Penicillium patulum* の代謝産物として分離された．産生菌の種類は多く，*P. expansum*, *P. melinii*, *P. claviforme* や *Aspergillus* 属の *A. clavatus*, *A. giganteus*, *A. terreus* の報告がある．パツリンは，リンゴの腐敗菌である *P. expansum* から大量に産生されることから，腐敗リンゴやリンゴジュースによく汚染が認められている．

（5）トリコテセン系マイコトキシン： *Fusarium* 属菌が産生するかび毒であり，自然汚染が確認されているのは，ジアセトキシスシルペノール，T-2トキシン，ニバレノール（NIV），デオキシニバレノール（DON），3-アセチル-デオキシニバレノール（3 A-DON），15-アセチル-デオキシニバレノール（15 A-DON），フザレノン-X の7種類である．菌学検査で分離される *Fusarium* 菌種では *F. graminearum* あるいはその完全世代の子のう菌 *Gibberella zeae* が多く，日本では古くから麦類赤かび病菌として知られる菌が穀類汚染の主体となっている．デオキシニバレノールやニバレノールの産生菌としては *Fusarium graminearum* が知られている．しかし近年赤かび病には本菌以外の *Fusarium* 属菌が関与することが知られ，これらの菌の国産農産物に T-2 トキシンの自然汚染についてもとりざたされている[12]．これまでに国産小麦，外国産小麦，国産大麦それに外国産大麦いずれからも DON および NIV が検出されている．芳澤らは国産小麦・大麦から DON, 3 A-DON, 15 A-DON,

フザレノン-X および NIV を検出しており，日本の北部では主に DON，中部では主に NIV，南部では DON・NIV ともに多いという傾向を見出している[13]．

（6）ゼアラレノン： *Fusarium* 属菌が産生するかび毒であり，投与飼料によってブタが外陰部肥大などのエストロジェン（未発育の哺乳動物に発情させる女性発情ホルモン物質）様症状をひき起こした例が，1928 年米国・飼料用トウモロコシをはじめとして報告が多数あり，1966 年に毒性物質が化学的に明らかにされた[14]．産生菌として，*Fusarium graminearum*，*F. culmorum*，*F. tricinctum* が知られている．穀類の汚染例が多く，しばしばトリコテセン系マイコトキシンとの共汚染が認められる．ヨーロッパでは，小麦製品，トウモロコシ製品等で基準値が定められている．

（7）フモニシン： *Fusarium* 属菌が産生するかび毒であり，1988 年に南アフリカでウマの白質脳症の原因物質として発見された．産生菌として *Fusarium verticillioides*，*F. proliferatum*，*F. solani*，*F. anthophilum*，*F. dlamini*，*F. napiforme*，*Alternaria alternata* が知られており，産生菌は広く分布しているようである．フモニシンの農作物への汚染状態を調べたものとしては，Thiel らによるウマの白質脳症やヒトの胃がんの発生との関連性を調べた飼料中のフモニシン量の調査がある[15]．高濃度汚染地域では，トウモロコシ中のフモニシン濃度が 122 ppm という値を示す場合があった．米国，スイスなどでトウモロコシ関連食品について基準値が定められている．

c. 主なかび毒汚染への対策とトリコテセン防除の取組み

かび毒は，一度汚染されると除去は難しい．アフラトキシンのようなポストハーベスト汚染では，かびの生育しないような条件に食品や飼料を保つことが必要であり，農産物を収穫後速やかに乾燥することが薦められる．プラスチックバッグの中に，乾燥していない収穫後まもないトウモロコシ粒を入れ，入り口をきつくしばって空気が入らないようにし保存すると，*A. flavus* の生育が抑えられ，アフラトキシンの産生が抑制されたという報告もある[16]．

フザリウム属菌のような植物病原性菌については特に，それらが生育しないような条件で栽培することが肝要である．生産段階でのかび毒低減のために，現在農林水産省より食品安全 GAP（適正農業規範）が推進されている．以下に筆者らの取組みを紹介する．

トリコテセン系マイコトキシンについて，筆者らは，麦類を食品加工する段階で DON ならびに NIV 含量がどのように推移するかを検討した[17]．試料として，大麦（あまぎ 2 条），ハダカ麦（ヒノデハダカ）の 3 分画（玄麦・精麦・ふすま）および小麦 2 種（アサカゼコムギ，セトコムギ）の各分画（テストミル挽砕各ストリーム，原麦，1 B，2 B，3 B，1 M，2 M，3 M，大ふすま，小ふすま）を用いた（精麦前の麦の表記については，一般的に大麦およびハダカ麦では「玄麦」が，小麦では「原麦」が用いられるため，本文および表中にはそのように記述した）．大麦については，玄麦で DON 0.51 ppm，NIV 0.65 ppm の汚染麦が，55% 歩留りの精麦により 95～97% のマイコトキシンが除去された．ハダカ麦については，玄麦で DON 0.31 ppm，NIV 0.48 ppm の汚染麦が，60% 歩留りの精麦により 93～95% のマイコトキシンが除去された．コムギ'アサカゼコムギ'についての分析結果を表 II.2.2.4 に示した．小麦については，製パン・製め

表 II.2.2.4　小麦の分析結果

サンプル	重量 g (%)	かび毒	ppm	ppm/小麦全体	分布 (%)
原麦		DON	0.37		100
		NIV	0.55		100
1B	170 (18.7)	DON	0.12	0.022	6.2
		NIV	0.15	0.027	4.3
2B	156 (17.1)	DON	0.06	0.01	2.8
		NIV	0.07	0.012	1.9
3B	45 (4.9)	DON	0.09	0.004	1.3
		NIV	0.15	0.007	1.2
1M	170 (18.7)	DON	0.12	0.023	6.4
		NIV	0.18	0.034	5.4
2M	39 (4.3)	DON	0.08	0.004	1.0
		NIV	0.12	0.005	0.8
3M	14 (1.5)	DON	0.20	0.003	0.9
		NIV	0.27	0.004	0.6
ふすま (L)	254 (27.9)	DON	0.88	0.246	69.7
		NIV	1.60	0.446	70.6
ふすま (S)	62 (6.8)	DON	0.62	0.042	11.9
		NIV	1.41	0.096	15.2
全体	910 (100)	DON		0.352	100
		NIV		0.632	100

ん用の粉としては上級の粉から60％になるまで使用するので，1B・1M・2B・2Mが普通製品の粉になると考えると，トリコテセン系マイコトキシンであるDONおよびNIVは83〜90％が除去された．セト小麦の場合も同様な結果が得られた．したがって，精麦の過程でDONおよびNIVは，大麦では95〜97％，ハダカ麦では93〜95％，小麦では83〜90％が除去されることが明らかになった．

次に，小麦について農薬を散布しなかった場合と農薬を散布した場合のトリコテセンの産生量を比較した結果を，図II.2.2.3と図II.2.2.4にそれぞれ示した[18]．品種については，図の左側に赤かび病に対して最も強い抵抗性を示す'延岡坊主小麦'を配置し，右側になるにつれて抵抗性が弱くなるように品種を配置した．'Gabo'が抵抗性が最も弱い，つまり赤かび病に最も感受性が高い品種である．農薬を散布しなかった場合には，赤かび病に抵抗性の品種'延岡坊主コムギ'や'蘇麦3号'ではDONやNIVの産生量が少なく，赤かび病に羅病性の'Gabo'ではDONおよびNIVの産生量が高い結果を得た．農薬を散布すると，一般的にはDONの産生量は減少する．品種別に見ると，'関東119号'のようにDONもNIVも産生量が低いものがあり，赤かび病に対して強い抵抗性品種でDONやNIVの産生量が必ずしも少ないわけではないことがわかってきている．

〔田中健治・久城真代〕

図 II.2.2.3 農薬無散布の場合の小麦品種別トリコテセン系マイコトキシンの産生量

図 II.2.2.4 農薬を散布した場合の小麦品種別トリコテセン系マイコトキシンの産生量

文　献

1) 角田　廣：食糧研報, **8**, 41-68, 1953.
2) 宇田川俊一, 鶴田　理：かびと食物, 医歯薬出版, 1975.
3) 宇田川俊一（編）：食品のカビ汚染と危害（食品のカビI 基礎編），幸書房, 2004.
4) 田中健治, 真鍋　勝：植物防疫, 246-250, 1993.
5) 宇田川俊一ほか：食品安全セミナー5 マイコトキシン（細貝祐太郎, 松本昌雄監修），中央法規出版, 2002.
6) 鶴田　理, 真鍋　勝：*Proc. Jap. Assoc. Mycotoxicol.*, **3**(4), 31-35, 1976.
7) S. Tabata, et al.：*J. AOAC International*, **76**, 32-35, 1993.
8) Sugita-Konishi, et al.：*J. Food Prot.*, **69**(6), 1365-1370, 2006.
9) 中島正博：*Mycotoxins*, **54**, 125-127, 2004.
10) 真鍋　勝, 松浦慎治：植物防疫, **32**(10), 412-416, 1978.
11) R. Fuchs, et al.：Mycotoxins (M. Castegnaro, et al. eds.) International Agency for Research Cancer, pp. 131-135, 1991.
12) 田中健治：植物防疫, **58**(4), 162-166, 2004.
13) T. Yoshizawa：*Bull. Inst. Comp. Agr. Sci. Kinki Univ.*, **5**, 23-30, 1997.
14) W. H. Urry, et al.：*Tetrahedron Lett.*, **7**, 3109-3114, 1966.
15) P. G. Thiel, et al.：*Mycopathologia*, **117**, 3-9, 1992.
16) O. Kawashima et al.：*Proc. Jap. Assoc. Mycotoxicol.*, **32**, 41-46, 1990.
17) 田中健治：食糧, **44**, 23-38, 2006.
18) 田中健治ら：日植病報, **69**, 282-283, 2003.

2.2.3 かび毒の分析

a. 主要なかび毒の個別分析法

現在かび毒として300種類以上の化合物が知られているが，本項では，前項で述べられたリスク管理の対象になっている主要なかび毒，すなわちアスペルギルス菌が産生するアフラトキシン類とステリグマトシスチン，フザリウム菌が産生するトリコテセン類，ゼアラレノンとフモニシン類，アスペルギルス菌とペニシリウム菌が産生するオクラトキシン類とパツリンの分析について記載する．

かび毒の分析においては，他の低分子の分析と同様，多数のステップからなる様々な工程を踏む必要がある．分析の手順としては，サンプリング，粉砕と均一化，抽出，精製，分離・検出，検出限界の設定，確認試験法，分析法の妥当性確認，精度管理があり，必要とする検出限界によって選択する分析法が異なる．基準値のあるかび毒については，検出限界が基準値の1/10であることが一般的な分析法の要件とされる．基準値のないものについては，許容摂取量などのリスク評価の値に基づいて，適切な検出限界が得られることが必要である．またかび毒のほとんどは揮発性が低く安定で，除去が困難であることから原材料レベルで汚染を防ぐことが肝要であり，汚染を迅速に検出し，流通を未然に防ぐために実態調査に資する実用的なスクリーニング分析法も求められる．

かび毒分析においては，サンプリングが分析誤差の大部分を占めるといわれるほどであるが，国内のかび毒汚染調査に適したサンプリング技術はまだ確立されていない．海外では1993年にFAO（国連食糧農業機関）からアフラトキシンのサンプリング計画が提出されているほか，最近，コーデックス（Codex；FAOとWHO（国際保健機関）によって設置された食品衛生基準に関する委員会）およびEU（欧州連合）よりいくつかサンプリング計画が公示された（表II.2.2.5）．

サンプリング，均一化後の分析サンプルの量は，かび毒の種類にもよるが5～100gとされる．分離・検出を行うまでの抽出・精製法をまとめて前処理法と呼び，数多くの方法がかび毒ごとに報告されている．主なかび毒について，一般的に使用されている前処理法を表II.2.2.6に示した．かび毒の抽出法は，対象とするかび毒の極性によって大きく異なる．抽出溶媒として，水（適宜塩を添加）と有機溶媒（メタノールもしくはアセトニトリル）の混液がよく用いられる．中極性のアフラトキシンやステリグマトシスチンの抽出・精製によく使用されたクロロホルムは，有害で近年使用が制限されているため，クロロホルム不使用の方法を掲載した．一般的には20～50gの分析試料に対し，2～5倍容の抽出溶媒を用いる．抽出時間は，抽出法（高速ブレンダー使用，振とう器使用など）にもよるが3～120分であり，自然汚染試料では抽出時間を長めにすることで抽出効率が向上することがある．近年，温度と圧力をかけた溶媒を試料に通す高速溶媒抽出法（ASE；accelerated solvent extraction法）がかび毒抽出にも適用され，抽出時間の短縮と抽出効率の向上に効果があったという報告がある[1]．

抽出後，検出を阻害する夾雑物の除去ならびに分析対象化合物の濃縮のために，精製が行われる．精製法は従来，液液分配による精製またはシリカゲルやフロリジル，アルミナなどのオープンカラムクロマトグラフィーによる精製，もしくは両者の組合わせによる方法が主流であったが，近年では主なかび毒については，少量サンプルの精製に適した固相抽出（SPE）カートリッジまたは多機能カラム（MFC）を用いた簡便な精製法が用いられることが多い（表II.2.2.6）[2～7]．SPEカートリッジとして，充填剤の官能基の種類により順相，逆相，イオン交換モードならびにそれらを組合わせたものが市販されてい

表 II.2.2.5 かび毒のサンプリング計画

かび毒名	法令名	機関	適用
アフラトキシン	CODEX STAN 209-Rev.1	Codex	2001
アフラトキシン	Commission Directives 1998/53/EC, 2004/43/EC	EU	1998, 2004
オクラトキシン	Commission Directives 1998/53/EC, 2004/43/EC	EU	1998, 2004
フザリウム菌産生かび毒	Commission Directive 2005/38/EC	EU	2005

2.2 かび毒

表 II.2.2.6　主要なかび毒の前処理法

かび毒名	抽　出	精　製
アフラトキシン	水-アセトニトリル (1+9)	多機能カラム (MFC)：活性炭なし
ステリグマトシスチン	水-アセトニトリル (16+84)	多機能カラム (MFC)：活性炭なし
ゼアラレノン	水-アセトニトリル (16+84)	多機能カラム (MFC)：活性炭なし
デオキシニバレノール	水-アセトニトリル (16+84)	多機能カラム (MFC)：活性炭入り
フモニシン	水-メタノール (1+3)	Bond Elut SAX (Varian 社)，Sep-Pak Accell Plus QMA (Waters 社)
オクラトキシン	1%リン酸-メタノール (1+99)	ジエチルアミノプロピルシリル化シリカゲルカラム（アセトニトリル-アセトン (1+1)，80%メタノール-酢酸 (99+1) で順次洗い，80%メタノール-トリフルオロ酢酸 (99+1) で溶出）
パツリン	酢酸エチル	液液分配 (1.5%炭酸ナトリウム溶液を加え，素早く酢酸エチル層を取る)

る．MFC は，かび毒の簡便な精製法として普及しており，活性炭，珪藻土など分配吸着モードのゲルとイオン交換樹脂がバランスよく配合されている．コンディショニングなしで MFC に抽出サンプルを通すことにより，色素や脂質・タンパク質などはカートリッジに保持され，非イオン性化合物はカートリッジから溶出するため，夾雑物の除去が簡便にできるが，濃縮はできない．MFC は，非イオン性のかび毒（アフラトキシン類，ステリグマトシスチン，ゼアラレノン，トリコテセン類）の精製に汎用されている．加工食品など，より複雑なマトリクスからの目的化合物の精製には，特異的な抗原抗体反応を利用するイムノアフィニティカラム (IAC) が最も優れている．すでに主要なかび毒については精製用の IAC が市販されているが，通常の SPE に比べかなり高価である．

分離・検出法として，薄層クロマトグラフィー (TLC)，ガスクロマトグラフィー (GC)，高速液体クロマトグラフィー (HPLC) の各種クロマトグラフィーならびにイムノアッセイ (ELISA) が汎用される．うち ELISA は多数のサンプルの簡易スクリーニングに，TLC は呈色，UV 吸収や蛍光の色，Rf 値（移動度）の違いに基づいたかび毒の簡易同定によく用いられる．より精度の高い定量法として普及しているのは GC と HPLC による方法であり，GC では水素炎イオン化検出器 (FID)，電子捕獲型検出器 (ECD) や質量分析計 (MS)，HPLC では紫外吸収検出器 (UV)，蛍光検出器 (FL) や質量分析計 (MS) 等の検出器が使われる．一般的にかび毒は低揮発性物質であるため，直接分析では HPLC のほうが有効であり，GC 分析ではシリル化，アシル化などの誘導体化が行われることが多い．これまでに報告または検討されているかび毒の分離・検出法を表 II.2.2.7 に，主要なかび毒の検

表 II.2.2.7　かび毒の分離・検出法

	原　理	分離-検出手法名
既成法	クロマトグラフィー	TLC-呈色・UV 吸収・蛍光 HPLC-UV (紫外吸収検出器)・FL (蛍光検出器)・MS (質量分析計) GC-FID (水素炎イオン化検出器)・ECD (電子捕獲型検出器)・MS
迅速法	抗原抗体反応	ELISA (enzyme-linked immunosorbent assay) LFD (lateral flow devices) dipstick
新手法	質量スペクトル 核磁気共鳴スペクトル 赤外スペクトル 近赤外スペクトル 分子認識ポリマー 抗原抗体反応 光散乱 コロナ荷電	LC-MS/MS LC-NMR (nuclear magnetic resonance) IR (infrared spectroscopy) NIR (near-infrared spectroscopy) MIP (molecular imprinted polymers) FP (fluorescence polarisation) ELSD (evaporative light-scattering detector) CAD (corona charged aerosol detection)

表 II.2.2.8 主要なかび毒の検出法と検出限界

	検出法	検出限界（ppb）	マトリクス
アフラトキシン類	HPLC-FL	0.5（アフラトキシン B1, G1, B2, G2）	トウモロコシ
	HPLC-FL	0.05（アフラトキシン M1）	トウモロコシ
	ELISA	4	小麦/トウモロコシ
デオキシニバレノール	HPLC-UV	100	小麦
	GC-ECD	500	小麦
	ELISA	50	小麦/トウモロコシ
ゼアラレノン	HPLC-FL	20	穀類
	ELISA	5	小麦/トウモロコシ
	LC-APCI-MS	0.5	穀類
フモニシン	HPLC-FL	50（precolumn labelled with o-phthalaldehyde）	トウモロコシ
	LC-ESI-MS	5	トウモロコシ
	ELISA	25	小麦/トウモロコシ
オクラトキシン	HPLC-FL	0.03	ワイン/ビール
	HPLC-FL	0.3-0.6	ワイン/ビール以外
	ELISA	0.2	小麦/トウモロコシ
パツリン	HPLC-UV	10	リンゴ果汁
	GC-MS	30	リンゴ果汁
	LC-ESI-MS	20	リンゴ果汁

出法と検出限界を表 II.2.2.8 にまとめた[8]．

b. かび毒の一斉分析法

かび毒の分析技術は日々進歩しており，抽出・精製の前処理法をはじめ，分離・検出機器の進展はめざましい．表 II.2.2.7 で従来法としてあげた HPLC-FL 法においても，レーザー励起の蛍光検出器が出現しており，かび毒標品で従来機種の約 10 倍の感度が得られる．

かび毒はその化学構造の多様性から一斉分析が難しく，分析の主流ならびに公示試験法の大部分も類縁化合物毎の個別分析法である．たとえば，アフラトキシン類は HPLC-FL 法もしくは LC-MS 法，トリコテセン類はシリル化して GC-ECD 法もしくは GC-MS 法で，それぞれ検出・定量が可能である[9]．しかし同一の穀物で複数のかび毒による複合汚染があること，また近年になって複数のかび毒の相加的・相乗的毒性の報告が増加したことより，一斉分析の必要性が高まってきた．そうした情勢の下，新手法の中で盛んに使用されるようになったのが，次で述べる LC-タンデム質量分析計(MS/MS)を用いた分析である．

LC-MS/MS は，GC-MS に比べはるかに高額機器であるが，誘導体化無しに測定可能であり，エレクトロスプレーイオン化（ESI）法もしくは大気圧化学イオン化（APCI）法を用いたかび毒分析の報告数が増加している．ESI 法は，中極性〜高極性の化合物に適しており，不揮発性化合物や熱に不安定な化合物にも適用できることから，最も汎用されるイオン化法である．かび毒のうちイオン性化合物であるオクラトキシン A とフモニシン類は，もっぱら ESI 法で分析されている．APCI 法は，揮発性で熱に安定な化合物に適用でき，かび毒ではゼアラレノン分析によく用いられている[10]．分析計は，GC-MS と同様，4 重極型が普及しているが，精度の高い飛行時間（TOF）型や，4 重極型と TOF 型を組合わせたものも用いられている．LC-MS では GC-MS に比べ，単純なマススペクトルしか得られないため定性能力が低いのに対し，LC-MS/MS の MRM（multiple reaction monitoring）モードでは，親イオンと娘イオンを測定する（イオン選別を 2 回行う）ため選択性が高まり，かび毒の高感度一斉検出が可能となる．通常分析にはまず ESI 法，次いで APCI 法を試みるのが常道であるが，デオキシニバレノールなどは両者でイオン化が困難なため，最近開発された大気圧光イオン化（APPI）法が検討されている．これまでに，MRM モードを利用した化学構造の大きく異なる 2 群以上のかび毒の同時分析の報告が多数出されており，報告の大半は精製法を共通にできる 2 群以上の化合物群の一斉分

析であるが，最近ドイツのグループにより，精製を全く行わずにLC-ESI-MS/MSを用いてかび毒39分子種の一斉分析が可能であることが報告された[11]．今後，より多くのかび毒分子種を含めたスクリーニング分析法が開発されていくことと期待される．

c. かび毒分析の展望と課題

現在LC-MS/MSによる分析が盛んに行われているが，これまでのところ妥当性確認はされておらず，LC-MS/MSは多成分スクリーニング分析に用い，汚染が疑わしいサンプルは従来の個別分析法を用いて再分析するのが主流のようである．今後，MS/MSによる定量分析のための安定同位体標識した標品の供給，マトリクス効果の評価，MRM用ライブラリの構築が必要と思われる．一方，定性面では，LC-MS/MSの普及により，かび毒抱合体など生体内代謝物も視野に入れられるようになってきたため，低濃度・長期の生体内暴露（トータルのかび毒被爆量）のモニタリングによる慢性毒性評価のみならず，毒性メカニズムの研究の進展が期待される．

かび毒分析の妥当性確認の一環として添加回収試験による回収率を求める必要があり，マトリクスによっては，低い回収率しか得られず問題となっていた．マトリクスごとの効率的な前処理法の開発は今後も地道に続けられるであろう．穀物マトリクスについては，諸外国でトウモロコシ，小麦についてはよく研究されているものの，アジアの主要穀物である米についてはほとんど報告がない．筆者らは米マトリクスにおける各種かび毒の分析法の開発を行っているところである．

コスト，簡便性，堅牢性，感度，選択性，精度のすべてを満たす分析法はこれまでのところ存在せず，目的に応じた分析法を選択する必要がある．

今後，より分析の効率化と精度の向上を目指すには，主要マトリクス中の主要かび毒に関してサンプリング計画の整備と認証標準物質の整備が急務と思われる． 〔久城真代〕

文献

1) D. Royer, et al.: *Food Addit. Contam*, **21**, 678-692, 2004.
2) H. Akiyama, et al.: *J. Chromatogr. A*, **932**, 153-157, 2001.
3) 白井裕治ほか：飼料研究報告，**27**, 1-12, 2002.
4) 白井裕治ほか：飼料研究報告，**26**, 1-9, 2001.
5) G. S. Shephard, et al.: *J. Liq-Chromatogr.*, **13**, 2077-2087, 1990.
6) H. Akiyama, et al.: *J. Food Hyg. Soc. Japan*, **38**, 406-411, 1997.
7) 横田栄一：食品衛生研究，**54**(3), 7-10, 2004.
8) R. Krska, E. Welzig E: The mycotoxin factbook (D. Barug et al. ed.) pp. 225-248, Wageningen Academic Publishers, 2006.
9) 日本薬学会：衛生試験法・注解2005（日本薬学会編），pp. 263-278, 金原出版，2005.
10) S. Sforza, et al.: *Mass Spectrom. Rev.*, **25**(1), 54-76, 2006.
11) M. Sulyok, et al.: *Rapid Commun. Mass Spectrom.*, **20**, 2649-2659, 2006.

2.3 貝毒

ホタテガイやカキなどの二枚貝は，食物連鎖により有毒プランクトンが有する毒を蓄積することがある．この現象は貝毒と呼ばれている．貝毒には様々な種類があるが，わが国を含めて世界的に問題になっている貝毒は，麻痺性貝毒と下痢性貝毒である．二枚貝の毒力は定期的に検査されており，毒力が基準値を越えると，生産者による出荷自主規制措置が講じられる．原則として，3週連続して基準値を下回るまで出荷が見送られる．

二枚貝の毒力検査は，厚生労働省が定めた公定法に基づいて実施されている．公定法は，生きたマウスの腹腔内に貝の抽出液を投与し，マウスの生死や死亡時間で毒力を判定するマウス腹腔内投与法（マウス毒性試験）である．マウス毒性試験は，貝毒検査において，世界的に主流となっているが，近年，欧米諸国では生きた動物を使用する動物試験を可能な限り制限しようとする動きが広がっている．また，マウス毒性試験は，貝毒以外の化合物，たとえば遊離脂肪酸なども検出するため，貝毒検査法としての特異性についても問題点が指摘されている．こうしたことから，動物試験に依存しない貝毒分析法の開発が各国で進められている．貝毒化合物はきわめて微量で毒作用を示すため，分析法は高感度かつ特異的であることが必要条件である．近年，高速液体クロマトグラフィー（HPLC）や液体クロマトグラフィー/質量分析法（LC-MS）などの機器分析法が飛躍的に進歩し，貝毒化合物についても，これらを応用した高感度かつ特異的な分析が可能になりつつある．本稿では，麻痺性貝毒と下痢性貝毒について，機器分析法を中心に，毒の性状なども加えて概説する．

a. 麻痺性貝毒（paralytic shellfish poisoning；PSP）

北米や欧州では古くから知られている貝毒で，毒化した二枚貝をヒトが摂取すると口唇，四肢の麻痺，運動失調などフグ中毒に似た死亡率の高い独自の神経性食中毒をひき起こす．わが国で発生が確認されたのは1950年代以降である．かつては北海道や東北沿岸域の二枚貝が主に毒化していたが，1990年代以降，全国に広がりをみせている．二枚貝毒化の原因生物は *Alexandrium tamarense*, *A. catenella*, *Gymnodinium catenatum* などの有毒渦鞭毛藻であり，これらの有毒プランクトンを二枚貝が餌として取り込み，毒を体内に蓄積することにより毒化する．

最初に構造が解明された毒成分はサキシトキシン（saxitoxin：STX）である．化学構造は1975年にX線結晶解析法で決定された．その後，多数の類縁体が発見され，現在，30種類以上の類縁体が知られている．いずれも水溶性化合物である．代表的な18成分について，それらの化学構造を図 II.2.3.1 に示す．特徴的な構造は，陽イオンとなるグアニジウム（guanidinium）基をもち，成分によっては陰イオン性の硫酸エステルや N-スルホン基を有する．グアニジウム基の存在やナトリウムチャンネルを阻害する作用などから，フグ毒のテトロドトキシンに類似することが注目されてきた．これらの化合物は，化学構造により3群に分類することができる．第1群はカルバメート（carbamate）毒群と呼ばれており，毒力が最も強い．第2群は脱カルバモイル（decarbamoyl）毒群である．毒力はカルバメート毒群と比較して若干弱い．第3群は N-スルホ

R1	R2	R3	カルバメート毒群 R4: $OCONH_2$	N-スルホカルバモイル毒群 R4: $OCONHSO_3^-$	脱カルバモイル毒群 R4: OH
H	H	H	STX	GTX5 (B1)	dcSTX
OH	H	H	neoSTX	GTX6 (B2)	dcneoSTX
OH	H	OSO_3^-	GTX1	C3	dcGTX1
H	H	OSO_3^-	GTX2	C1	dcGTX2
H	OSO_3^-	H	GTX3	C2	dcGTX3
OH	OSO_3^-	H	GTX4	C4	dcGTX4

図 II.2.3.1 麻痺性貝毒の化学構造

カルバモイル（N-sulfocarbamoyl）毒群である．毒力は他の毒群と比較して 1/10〜1/100 ときわめて弱いが，N-スルホカルバモイル基は化学的に不安定であるため，強酸性下（pH 2 以下）でカルバメート毒群に，中性より高い pH で脱カルバモイル毒群に変換される[1]（図 II.2.3.2）．したがって，試料の扱い方によっては N-スルホカルバモイル毒群が変換されて，毒力を大幅に上昇させることになるので注意が必要である．二枚貝の毒の組成は，餌となった有毒プランクトンの毒の組成を反映し類似していることが多いが，一部の毒は化学的な変換や二枚貝酵素による変換により，別の毒類縁体となり蓄積される[1]（図 II.2.3.2）．ヒトの致死量はサキシトキシン換算で約 2 mg といわれている．わが国の公定法であるマウス検査法では，食品 1 g 当りの許容量は 4 マウスユニット（MU）以下と定められている．サキシトキシン量では，食品 100 g 中の許容量は 80 μg 以下となる．

機器分析法では，ポストカラム蛍光 HPLC 法が特異性，感度ともにきわめて高く，ほぼ実用の域に達している[2]．図 II.2.3.3 に装置の概要を示す．麻痺性貝毒は水溶性化合物であるため，逆相カラムには全く保持されない．しかし，イオン性官能基を有することから，移動相に相反するイオン性試薬（ペアーイオン試薬）を添加し，試薬と相互作用を生じさせることにより，非極性基を導入した 1 分子のような挙動をするようになる．このことにより，本来逆相カラムに保持されない化合物でも保持されるようになり，分離が可能になる．3 種類の移動相を用いることにより，電荷の異なるすべての主要成分を分離定量することが可能である．検出はカラムの出口に過ヨウ素酸を加え，加熱した反応コイルに導入することにより，貝毒化合物をピリミドプリンに変換し，さらに酸を加えることにより，ラクタム環を形成させて，ラクタム環の発する蛍光を検出している（図 II.2.3.3）．検出限界は成分により異なるが，1〜100 ng であり，マウス毒性試験と比較して，10

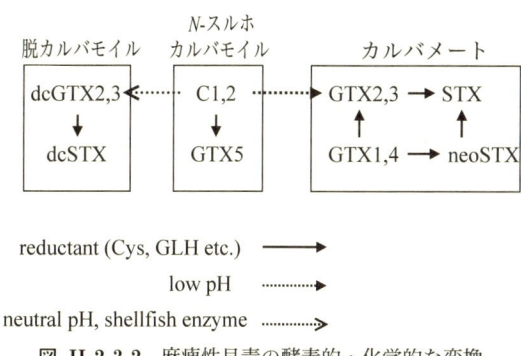

図 II.2.3.2 麻痺性貝毒の酵素的・化学的な変換
Cys：システイン，GLH：グルタチオン．

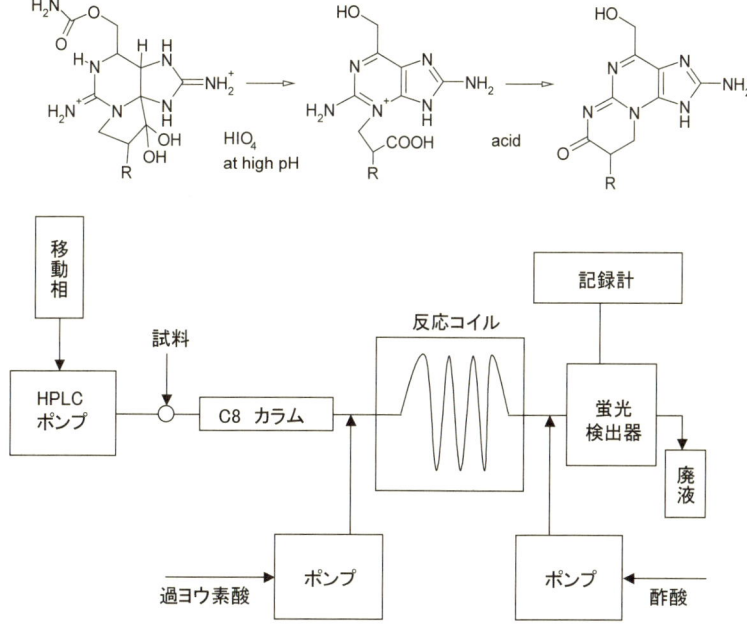

図 II.2.3.3 ポストカラム蛍光 HPLC 法による麻痺性貝毒の分析

~1,000倍と格段に高感度である．

b. 下痢性貝毒 (diarrhetic shellfish poisoning; DSP)

昭和50年代初頭に宮城県で発生したムラサキイガイによる食中毒は下痢性貝毒と命名され，その後，ヨーロッパの大西洋岸など世界的に多くの中毒患者が発生した[3]．毒化した二枚貝をヒトが摂取すると下痢，吐き気，腹痛，嘔吐などの症状を発症する．二枚貝を食べてから通常3時間以内に発症すること，発熱がなく腹痛が激しくないことでビブリオ菌食中毒などとは区別される．下痢性貝毒による死亡事例は報告されていない．わが国では，北海道や東北沿岸域の二枚貝の毒化が問題となっており，西日本の二枚貝が毒化した事例はほとんど報告されていない．

わが国の二枚貝から検出される代表的な化合物を図II.2.3.4に示す[4]．下痢性貝毒は多数のエーテル結合を分子内に有するポリエーテル化合物である．化学構造の違いにより，3群に分類される．第1群はオカダ酸（okadaic acid；OA）群で，10成分を越える類縁体が報告されている．OA群は強力な下痢原性を有する．また，プロテインホスファターゼ2Aに対して阻害作用があり，このことが強い下痢原性に関与していることが推察される．さらに，発がん促進作用があることも知られており，下痢性貝毒の中では最も危険な毒である．7位水酸基に脂肪酸がエステル結合したジノフィシストキシン-3（dinophysistoxin-3；DTX 3）は二枚貝の代謝物であり，*Dinophysis fortii*, *D. acuminata*, *D. acuta*などの有毒プランクトンが生産するジノフィシストキシン-1（dinophysistoxin-1；DTX 1）が前駆体である．このほか，一部海域の*Dinophysis*有毒プランクトンからは，1位エステルであるOAジオー

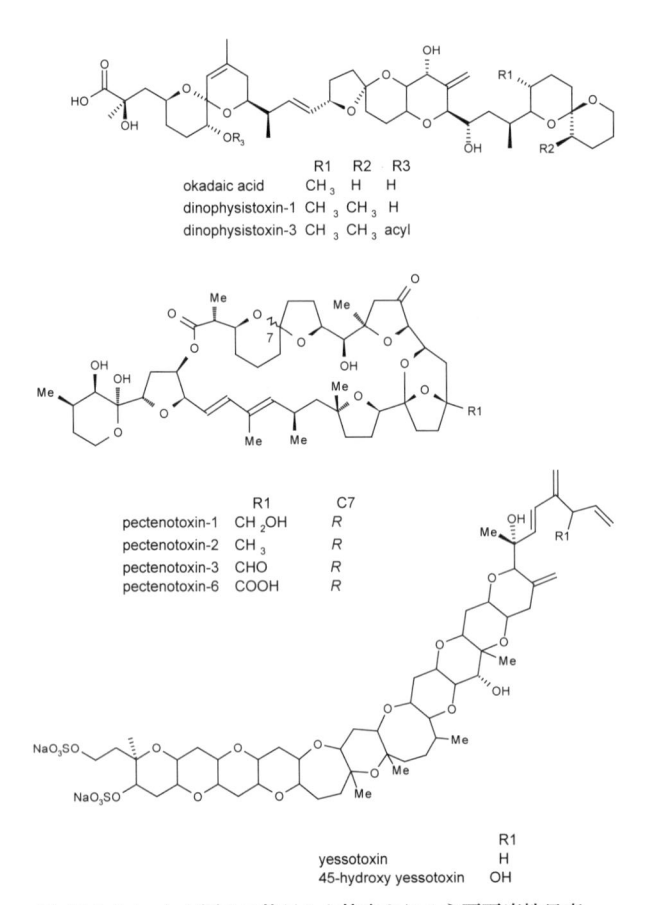

図 II.2.3.4 わが国の二枚貝から検出される主要下痢性貝毒・脂溶性貝毒の化学構造

ルエステル群も検出される．第2群はペクテノトキシン（pectenotoxin；PTX）群で，10成分以上の類縁体が報告されている．PTX群には肝臓毒性があることが報告されているが，顕著な下痢原性は認められず，その下痢原性の有無については議論が続いている．PTX2はOAやDTX1と同様に*Dinophysis fortii*, *D. acuminata*, *D. acuta* などの有毒プランクトンにより生産され，その他のPTX類縁体はすべて二枚貝の代謝物である．第3群はイェッソトキシン（yessotoxin；YTX）群であり，約20成分の類縁体が知られている．YTX，やhomo-YTXなどは有毒プランクトン *Proceratium reticulatum* などにより生産されるが，その他の多くの類縁体は二枚貝の代謝物である．YTX群はマウス腹腔内投与では強い毒性を示すが，経口投与では下痢原性も含め顕著な毒性が認められないことから，その毒性をめぐって活発な議論が続いていた．2001年，欧州連合（EU）ではYTXの規制基準値を10倍にひき上げる新規制基準値を採択し，規制緩和に向けて動き出した．こうした動きに対応して，近年，顕著な下痢原性を有するOA群を下痢性貝毒と呼び，PTX群やYTX群は脂溶性貝毒と呼ぶことにより区別されるようになっている．わが国の公定法であるマウス毒性試験では，食品1g当りの許容量を0.05マウスユニット（MU）以下と定めており，OAに換算すると，食品100g中の許容量は20μg以下となる．一方，EUの新規制基準値では，OA，PTX群については食品100g中の許容量は16μg以下，YTX群については100μg以下と定めており，YTX群については大幅に基準値が緩和されている．マウス毒性試験では，3毒群を区別して定量することはできない．したがって，新たに採択されたEUの規制基準は，機器分析法等への移行を加速させる可能性がある．

機器分析法として，最近までプレカラム蛍光HPLC法が普及していた[5,6]．この手法は貝毒化合物が有するカルボキシル基，水酸基，共役2重結合に蛍光化試薬を反応させ，蛍光誘導体を調製し，HPLCで分離定量する方法である．高感度であるため，貝毒原因プランクトンの検索などに威力を発揮してきたが，前処理が煩雑で，特異性にも難点があることから，最近ではLC-MS法による分析[7~16]が普及しつつある．図II.2.3.5に毒化したホタテガイのLC-MS法[13]による一斉分析例を示す．対象とする特定の化合物イオンのみを選択的に検出する選択イオン検出法（selected ion monitoring；SIM）により貝毒化合物を検出している．陽イオンモードと陰イオンモードによる毒の検出が可能であるが，陰イオンモードで，OA群については [M-H]$^-$，PTX群については [M+HCOOH-H]$^-$，YTX群については [M-2Na+H]$^-$ を検出することにより，マトリクスの影響をほとんど受けずに定量することが可能であることが明らかにされている[13]．最も検出感度が悪いPTX6でも検出下限値（S/N 比=3）は50 ng/g中腸腺であり，この値はマウス毒性に換算すると0.005 MU/gに相当し，中腸腺1g当りの規制基準相当値を0.5 MU/gとするわが国の許容量と比較し，はるかに低濃度の毒が含まれている場合にも検出することができる[13]．

表II.2.3.1に国内の主要生産海域で毒化にした

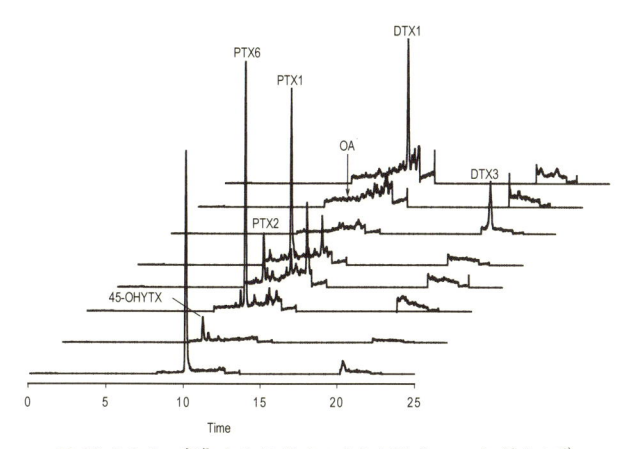

図 II.2.3.5 毒化ホタテガイのLC-MSクロマトグラム[19]

表 II.2.3.1　2003年に国内主要産地から収集した二枚貝の下痢性貝毒組成[19]

二枚貝種	産地	検体数*	平均組成比　重量%（SD）								平均総毒含量, ug/g 中腸腺（SD）
			OA	DTX1	DTX3	PTX1	PTX2	PTX6	YTX	45OHYTX	
ホタテガイ *Patinopecten yessoensis*	北海道	102	—	3(7)	Tr	2(6)	Tr	31(25)	50(24)	13(19)	1.0(1.4)
	青森県	38	—	7(6)	2(3)	3(4)	Tr	47(17)	36(20)	5(5)	4.5(2.3)
	岩手県	45	—	5(2)	10(5)	7(4)	3(3)	55(14)	14(12)	6(7)	2.6(1.0)
	宮城県	50	—	3(2)	7(5)	7(5)	3(4)	71(11)	7(6)	2(2)	2.6(1.9)
ムラサキイガイ *Mytilus galloprovincialis*	青森県	3	—	83(30)	2(3)	—	—	—	10(18)	5(10)	2.9(4.6)
	岩手県	5	—	38(21)	11(6)	—	—	—	36(19)	15(8)	0.6(0.2)
	宮城県	27	—	28(22)	9(8)	Tr	—	—	43(18)	20(9)	1.0(0.8)
イガイ *Mytilus coruscus*	秋田県	5	—	80(6)	11(5)	—	—	—	8(6)	1(1)	5.6(3.9)
	山形県	4	—	91(6)	8(4)	—	—	—	1(2)	Tr	6.5(4.0)
	新潟県	5	—	96(5)	4(5)	—	Tr	—	Tr	—	4.5(5.2)

SD：標準偏差
Tr：0.2%以下
OA：オカダ酸，DTX：ジノフィシストキシン，PTX：ペクテノトキシン，YTX：エッソトキシン，45OHYTX：45-ヒドロキシエッソトキシン
＊　二枚貝10個体以上から毒を抽出して1検体とした．

ホタテガイやイガイ類の毒組成を示す．ここでは，マウス毒性がないペクテノトキシン2セコ酸は除外している．*Dinophysis* 属有毒プランクトン起源の毒については，ホタテガイの主要毒はPTX2の代謝物であるPTX6である．一方，イガイ類ではDTX1が主要毒である．こうした種間の毒組成の違いは，毒の代謝動態の違いにより説明することができる[8,17,18]．一方，*P. reticulatum* が生産するYTXもホタテガイやイガイ類の主要毒である．YTXが毒全体に占める割合は同一生産地の同一種内においても一定ではなかったが，この違いは，二枚貝が摂餌したプランクトン中の *Dinophysis* 属有毒プランクトンとP. reticulatum の存在比率の違いに起因していると考えられる．毒組成の違いから，下痢原性を有するDTX1を主要毒とするイガイ類はホタテガイよりも下痢中毒のリスクは高いと推察される．これまでに発生している下痢性貝毒による中毒事例の多くは，ムラサキイガイによる中毒である．ムラサキイガイによる食中毒が多いという過去の事例は，毒組成から推察したイガイ類の危険性とも符号する．

タンデム型質量分析法はMS/MS法と呼ばれ，分析対象とする化合物イオンを最初の質量分析装置で選択し，選択したイオンをコリジョンセルと呼ばれるセルに導入し，そこで不活性ガスと衝突させることにより分子イオンを開裂させ，生じたイオン（フラグメントイオン）を次の質量分析装置で測定する．フラグメントイオンは化合物の部分構造に由来するので，フラグメントイオンを測定することにより，化合物の同定を確実に行うことができ，さらに未知の類縁体の構造を解析することもできる[11,12,15,16]．図II.2.3.6に貝毒原因プランクトンから検出されたOA類縁体のLC-MS/MSフラグメントイオンを示す．得られたフラグメントイオンは，図II.2.3.7に示すようにOA類縁体の化学構造に帰属される．フラグメントイオンは，それぞれの精密質量を測定し，部分構造から計算した理論値と比較して帰属させている．LC-MS/MS法はきわめて高感度であるため，様々なスキャンモードを駆使し，フラグメントイオンを解析することにより，わずかな試料から未知の類縁体を容易に検出し，構造解析をすることができる．筆者はLC-MS/MS法を応用することにより，有毒プランクトンや二枚貝から多数の新奇貝毒類縁体を検出することに成功している[11,12,15,16]．また，LC-MS/MS法により，第1MSで貝毒化合物の分子イオンを選択し，第2MSでそのフラグメントイオンを選択すれば，きわめて特異性が高く，かつ高感度に貝毒化合物を定量することができる．しかし，下痢性貝毒化合物の分子量は800以上と比較的高分子であるため，この分子量の領域で検出される脂溶性夾雑物は少なく，廉価な装置を使用した通常のLC-MS法によるSIM

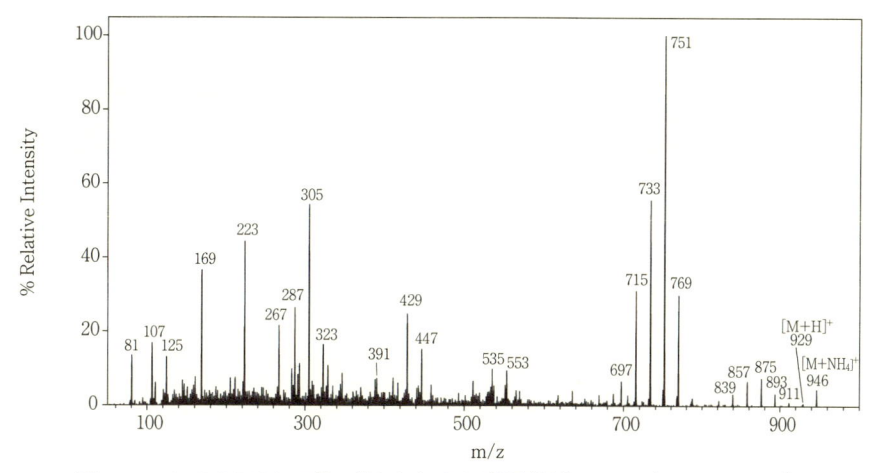

図 II.2.3.6 LC-MS/MS法で得られたオカダ酸類縁体のフラグメントイオン[12]

図 II.2.3.7 オカダ酸類縁体のフラグメンテーション．下線は精密質量の測定値が5 ppmの範囲で理論値と一致したスペクトル[12]

検出により，十分に高感度かつ特異的な分析が可能である．

貝毒化合物の機器分析法は，感度や特異性，精度の点から，マウス毒性試験の代替法としてすでに実用可能な段階に達しつつある．最近では，高精度な貝毒の機器分析法に加えて，酵素結合免疫吸着検定 (enzyme-linked immunosorbent assay; ELISA) 法や酵素阻害法を利用した貝毒の簡易測定法が開発され，貝毒の検査体制を高度化する技術的な基盤は整いつつある．簡易測定法を貝毒検査のスクリーニング試験用に利用し，陽性検体をマウス毒性試験で確定すれば，マウス毒性試験の件数を減らすだけではなく，より迅速かつ高頻度できめの細かい貝毒検査が可能になり，二枚貝食品の安全性をより一層向上させることが可能になる．さらに，マウス毒性試験に代わり，機器分析法で貝毒の確定検査を行えば，動物検査に依存しない貝毒の検査体制を実現することも可能であり，将来はこうした検査体制に移行することも予想される．　　　　　〔鈴木敏之〕

文　献

1) Y. Oshima : Harmful Algal Blooms (P. Lassus, et al. eds), pp. 475-480, Lavoisier Publishing, 1995.
2) Y. Oshima : *J. AOAC Int*, **78**, 528-532, 1995.

3) T. Yasumoto, et al.: *Nippon Suisan Gakkaishi*, **44**, 1249-1255, 1978.
4) T. Yasumoto, et al.: *Chem. Rev.*, **93**, 1897-1909, 1993.
5) J. S. Lee, et al.: *Agric. Biol. Chem.*, **51**, 877-881, 1987.
6) T. Yasumoto, et al.: *Biosci. Biotech. Biochem.*, **61**, 1775-1777, 1997.
7) M. A. Quilliam: *J. AOAC Int.*, **78**, 555-570, 1995.
8) T. Suzuki, et al.: *J. Chromatogr. A.*, **815**, 155-160, 1998.
9) T. Suzuki, et al.: *J. Chromatogr. A.*, **874**, 199-206, 2000.
10) H. Goto, et al.: *J. Chromatogr. A.*, **907**, 181-189, 2001.
11) T. Suzuki, et al.: *J. Chromatogr. A.*, **992**, 141-150, 2003.
12) T. Suzuki, et al.: *Rapid Commun Mass Spectrom.*, **18**, 1131-1138, 2004.
13) T. Suzuki, et al.: *Fish Sci.*, **71**, 1370-1378, 2005.
14) 橋本 諭ほか：食衛誌，**47**, 33-40, 2006.
15) T. Suzuki, et al.: *Chem. Res. Toxicol.*, **19**, 310-318, 2006.
16) T. Suzuki, et al.: *J. Chromatogr. A.*, **1142**, 172-177, 2007.
17) T. Suzuki, et al.: *Toxicon*, **39**, 507-514, 2001.
18) T. Suzuki, et al.: *Fish Sci*, **67**, 506-510, 2001.
19) 鈴木敏之ほか：貝毒研究の最先端―現状と展望（水産学シリーズ153，日本水産学会監修），pp. 30-42, 恒星社厚生閣, 2007.

2.4
キノコ毒

キノコとは，担子菌や子嚢菌の子実体（fruiting body）の総称である．これらの菌は，胞子から菌糸，菌糸から子実体，子実体から胞子，という生活環をもっている．地球上にはどれだけの種類があるのかは正確にはわかっていないが，14万種存在するという説がある[1]．わが国においても数千種あるといわれている．

いわゆる「毒キノコ」は約200種が在来種として知られている[2]．しかし，毒キノコでも調理法によっては食べられるし，店頭に並んでいるキノコでも生で多量に食べると下痢などを起こすであろう．つまり，毒キノコと食用キノコの境界は曖昧であり，あるキノコが食用か否かは，調理法を含めて，個々に知らなければならない．ここでは，症状別に物質レベルでの解明がなされているキノコ毒の一部を紹介する．

a. 胃腸（嘔吐・下痢）毒（図 II.2.4.1）

キノコ中毒のワースト3は何故か毎年同じキノコであり，ツキヨタケ（*Lampteromyces japonicus*），クサウラベニタケ（*Entoloma rhodopolium*），カキシメジ（*Tricholoma ustale*）である．これらのキノコを食すと，下痢や嘔吐を起こす．ツキヨタケからはイルジンS（illudin S, 1）が，クサウラベニタケからは溶血性タンパク質が得られている[3~9]．筆者らはカキシメジからウスタル酸（ustalic acid, 2）とその誘導体（3-5）を報告している[10]．これらはマウスに対する致死活性も示し，Na^+-K^+-ATPaseの阻害活性を示したことから腸管における電解質のバランス異常による水分吸収障害によって下痢を起こすと結論した．この物質は下痢惹起物質としては構造的に新しく，新しいタイプの下剤のリード化合物（医薬品などの出発原料あるいは新薬開発のもとになる化合物）として注目されている．

その他，ウスタケ（*Cantharellus floccosus*）からはノルカペラチン酸（norcaperatic acid, 6），エブリコ（*Laricifomes officinalis*）からはアガリリン酸（agaricic acid, 7），ニガクリタケ（*Hypholoma fas-*

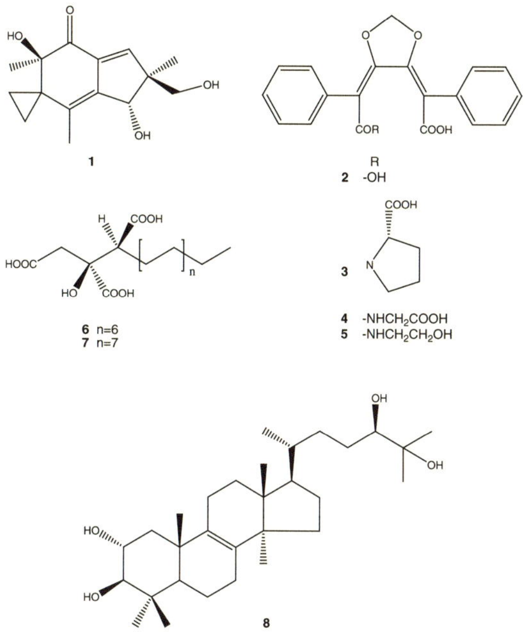

2.4 キノコ毒

b. 悪酔い毒（図 II.2.4.2）

食用キノコであるがアルコールとともに摂取すると悪酔いを起こすキノコがある。筆者らはホテイシメジ (*Clitocybe clavipes*) から毒物質として、(*E*)-8-オキソ-9-オクタデセン酸 ((*E*)-8-*oxo*-9-octadecenoic acid) など一連の不飽和脂肪酸類を単離した (9-11)[11]。これら物質は、エタノールがアセトアルデヒドを経て酢酸に代謝されていく過程で、アルデヒドデヒドロゲナーゼを阻害し、体内にアセトアルデヒドが蓄積する。アルデヒドデヒドロゲナーゼの触媒部位にはシステイン残基が存在し、触媒活性に大きく関与している。これらの阻害物質に酵素のシステイン残基のチオール基が Michael 付加を起こして、酵素が不活性化されると推測される。

同様な活性発現機構でヒトヨタケ (*Coprinus atramentarius*) の産生するコプリン (coprine, 12) が知られている[12～14]。コプリンは、ラットが悪酔いをするかどうかを観察しながら単離されたが、*in vitro* 試験では活性を示さなかった。後に、活性本体は 1-アミノシクロプロパノールであり、動物実験ではコプリンが体内で 1-アミノシクロプロパノールに加水分解されて活性を示すことが判明した。これらの物質はアルコール依存症への展開が考えられ、アルデヒドデヒドロゲナーゼ阻害物質は実際に医薬として用いられている。

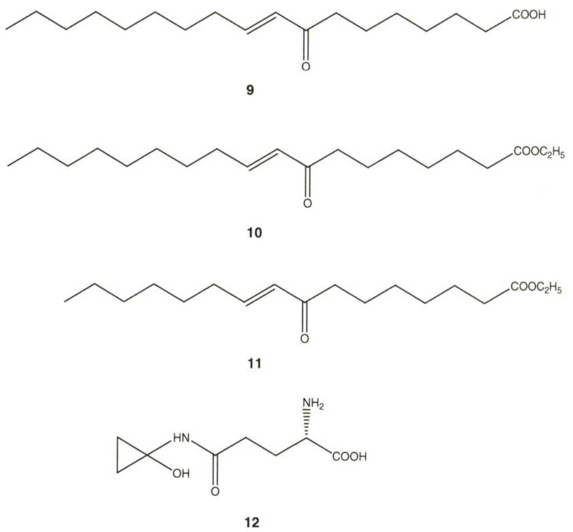

図 II.2.4.1 胃腸（嘔吐・下痢）毒

ciculare) からはファキキュロール A (fascuculol A, 8) から G が報告されている。

しかしながら、これまでの胃腸毒の研究の多くはマウスなどの致死活性を指標に行われたもので、真の下痢・嘔吐惹起物質である証明はない。最近、筆者らはウスタル酸 (2) によってラットでは下痢を起こすことを確認した（未発表データ）。

図 II.2.4.2 悪酔い毒

c. 神経毒（図 II.2.4.3）

誤食すると，精神に異常を来たすキノコがある．これらは中枢神経系に作用するものであり，代表的な例を以下にあげる．

テングタケ（*Amanita pantherina*），イボテングタケ（*Amanita ibotengutake*），ベニテングタケ（*Amanita muscaria*），ハエトリシメジ（*Tricholoma muscarium*）などからイボテン酸（ibotenic acid, 13），ムシモール（muscimol, 14），トリコロミン酸（tricholomic acid, 15）が得られている．これらは中神経系に作用する興奮性アミノ酸のアゴニストとして作用する．イボテン酸はコリン作動性神経系に特異的に作用することから神経研究の試薬として用いられている．

ベニテングタケからムスカリン類（muscarine, 16）が報告されており，この物質もコリン作動性神経系に作用する．

「マジックマッシュルーム」と呼ばれるであるシビレタケ属のキノコから，シロシビン（psilocybin, 17）とシロシン（psilocin, 18）が単離されている．これらは幻覚を誘導する．

アクロメリン酸（acromelic acid, 19）とクリチジン（clitidine, 20）はドクササコ（*Clitocybe acromelalga*）から発見され，マウスに対して，興奮を起こし致死活性も有する．ヒトへの効果は不明である[15～17]．

ジムノピリン類（gymnopilin, 21）がオオワライタケ（*Gymnopilus spectabilis*）から報告されている．この物質も中神経系に作用する興奮性アミノ酸のアゴニストとして作用する．

d. スギヒラタケ中毒の原因毒の解明

2004 年，主に東北・北陸地方中心に原因不明の急性脳症が発生し，患者数は 59 名に達し，17 名の患者が亡くなった．59 例中 55 人はスギヒラタケを食べており，51 名は腎機能障害をもっていた[18]．この中毒の原因として，キノコへの細菌やウイルスの感染，キノコの突然変異など，諸説があった．筆者らはこのキノコ自身が毒物質を産生しているのかを調べ，抽出物に致死活性があることを初めて明らかにし，致死性毒物質の単離を試みた[18]．

スギヒラタケ（*Pleurocybella porrigens*）の英名は angel's wings oyster である．ヒラタケ（*Pleurotus ostreatus*）の英名が oyster mushroom であり，英名でもヒラタケの仲間のようにみられているが，分類学的には異なり，わが国ではスギヒラタケと同属のキノコは存在しない．秋に，針葉樹，特にスギの古い切株や倒木に重なり合うように群生する．栽培は困難である．東北，北陸，中部地方を中心に広く食用とされていた．これまでに食中毒に関する報告はなく，大変美味なキノコである．

スギヒラタケを含水アルコール次いでアセトンで抽出し，抽出液を合わせ，減圧濃縮後，分液漏斗でヘキサン相（画分 1）と水相に分けた．水相はさら

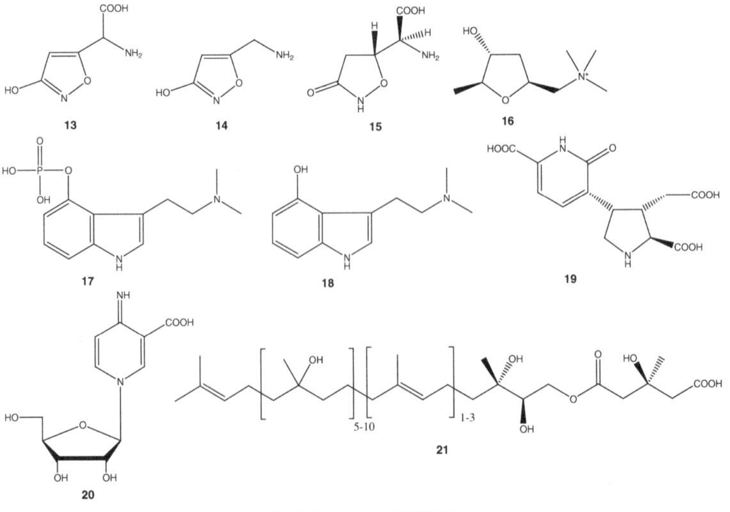

図 II.2.4.3 神経毒

に酢酸エチル可溶部（画分2）と水可溶部（画分3）に分けた．この操作では主に低分子成分が抽出される．これら3つの画分をマウスの腹腔内に注射器で注入したが，何の変化も観察されなかった．そこで，水で抽出を行い，水可溶部（画分4）と残渣に分け，残渣はさらに熱水で抽出し，熱水可溶部（画分5）を得た．これら2つの画分をマウスに与えたところ，両画分ともマウスが死んだ．次に，両画分（4，5）をセルロースチューブで透析を行い，低分子画分（画分6，8）と高分子画分（画分7，9）がそれぞれ得られた．致死活性はどちらも高分子画分（画分7，9）に現れた．画分4は水に溶解し100℃で30分処理しても致死活性は失わなかった．以上のことから，マウスに対する致死性毒は，熱に強い水溶性高分子であることが判明した．この致死活性を指標に，各種クロマトグラフィーを駆使して毒物質の単離を試み，最近，活性物質の精製に成功した．抽出物の段階では，マウス体重kg当り数g与えてはじめて致死活性が現れたが，この物質は24 mg/kg（マウス1匹当り1 mg以下）で致死活性を示し，ラット大脳由来グリア細胞に対して細胞毒性を示した（IC_{50} 1 μg/ml 以下）．急性脳症で亡くなった患者の脳では，神経細胞の突起（軸索）を取り囲む髄鞘が随所で破壊されており，「脱髄病変」を呈していたことを，東京都神経総合研究所の新井が明らかにしている[19]．抽出物や得られた致死性物質でマウスに「脱髄病変」が起きるか否か，共同で検討中である．　　　　　　　　　〔河岸洋和〕

文　献

1) D. L. Hawksworth: *Int. J. Med. Mushr.*, **3**, 333-340, 2001.
2) 長沢栄史（編）：日本の毒きのこ，pp. 1-280, 学習研究社，2003.
3) K. Nakanishi, et al.: *Nature*, **197**, 292-292, 1963.
4) K. Nakanishi, et al.: *Tetrahedron*, **21**, 1231-1246, 1965.
5) T. C. McMorris, M. Anchel: *J. Am. Chem. Soc.*, **85**, 831-832, 1963.
6) T. Matsumoto, et al.: *Tetrahedron*, **21**, 2671-2676, 1965.
7) K. Suzuki, et al.: *Toxicon*, **28**, 1019-1028, 1990.
8) K. Suzuki, et al.: *Yakugaku Zasshi*, **108**, 221-225, 1988.
9) K. Suzuki, et al.: *Yakugaku Zasshi*, **107**, 971-977, 1987.
10) Y. Sano, et al.: *Chem. Commun.*, 1384-1385, 2002.
11) H. Kawagishi, et al.: *J. Nat. Prod.*, **65**, 1712-1714, 2002.
12) P. Lindberg, et al.: *J. C. S. Perkin I*, 684-691, 1977.
13) P. Lindberg, et al.: *J. C. S. Chem. Comm.*, 946-947, 1975.
14) G. M. Hatfield, J. P. Schaumberg: *Lloydia*, **38**, 489-496, 1975.
15) H. Shinozaki, et al.: *Brain research*, **399**, 395-398, 1986.
16) K. Konno, et al.: *Tetrahedron Lett.*, **24**, 939-942, 1983.
17) K. Konno, et al.: *Tetrahedron Lett.*, 481-482, 1977.
18) 厚生労働科学研究研究費補助金厚生労働特別研究事業，東北北陸等での急性脳症多発事例にかかる研究．平成16年度総括・分担研究報告書，2005.
19) 東京都神経科学総合研究所・新井信隆博士，私信

2.5 有害元素

2.5.1 分析と食品内での分布

a. 有害元素の分析

有害元素は，自然由来や産業活動の結果として環境中に存在し，土壌，大気や水を通して食品に含有する．有害元素によって，問題点や関心の大きさは様々な状況にあるが，農林水産省では，これらを整理し，リスク管理を継続するため，または今後のリスク管理継続の必要性を決定する基礎資料とするために，カドミウム，ヒ素，水銀，鉛について，国内産の農産物や水産物の含有実態を調査し，ホームページでも公表している．有害元素は食品には通常極微量にしか含まれないが，長期的な影響が心配されることから，極微量であってもその実態把握が求められている．

食品に含まれるこうした極微量の有害元素を測定するために，従来の原子吸光法などの方法に加え，近年ではICP-MS (inductively coupled plasma mass spectrometry，誘導結合プラズマ質量分析法)も用いられるようになっている．

1) ICP-MS

検出下限が低いことが大きな特徴で，調製した試料溶液濃度で多くの元素のpptレベルの測定が可能である．主として4重極型質量分析計と高分解能である2重収束型の質量分析計を備えた装置がある．食品分析では，これまでキレート溶媒抽出などの濃縮法などとも組合わせつつ，原子吸光法が主として活用されてきたが，有害元素の分析においては，定量下限の問題が指摘されることがある．ICP-MSはこうした場合の測定法として必要性が高まっている．環境分野では，水質汚濁に係る環境基準に対して環境省が定めた測定方法で，有害元素の測定に採用されている．

ICP-MSによる測定においては，スペクトル干渉[1]が問題となる．元素によって複数の同位体が存在するので，同重体の間では質量スペクトルの重なりが生じるほか，空気中の窒素，酸素，二酸化炭素，試料の分解および測定用の溶液調製に使用する酸に含まれる塩素，硫黄，さらに試料中に含まれる元素がアルゴンプラズマ中でイオン化されることに起因して，装置内で様々な多原子イオンが生成する．これらは測定でプラスの誤差を与えることとなる．$^{40}Ar^{16}O$ による ^{56}Fe，^{38}ArH による ^{39}K への干渉，$^{35}Cl^{16}O$ による ^{51}V，$^{37}Cl^{16}O$ による ^{53}Cr，$^{40}Ar^{37}Cl$ による ^{77}Se への干渉など多種多様であるが，質量数80以下に多くみられる．後述の有害元素に関するものでは，$^{40}Ar^{35}Cl$ による ^{75}As への干渉があり，また $^{95}Mo^{16}O$ や $^{98}Mo^{16}O$ が生成することによる ^{111}Cd および ^{114}Cd への干渉が知られている．

多原子イオンの生成によるプラスの誤差に対しては，EPA Method 200.8 および EPA Method 6020 の干渉補正方法を用いる．また，クールプラズマ，コリジョン・リアクションセルなど，多原子イオンの生成を抑える方法が開発されている．2重収束型質量分析計では，分解能10,000の高分解能が得られることから，分解能を上げて測定対象元素の質量数のピークと分離することにより，多原子イオンの干渉の多くを避けることが可能である．

2) 測定用試料溶液の調製

有害元素測定のための試料溶液調製には，主として，高温の電気炉中で有機物を分解する乾式灰化法と，酸により有機物を分解する湿式分解法が用いられる．ホウケイ酸ガラス製のビーカーやケルダールフラスコ等を用いる開放系の湿式分解では，反応を進めるのに高い温度を必要とするため，硝酸に過塩素酸や硫酸等を組合わせて行われることが多い．これら分解に用いる過塩素酸に含まれる塩素，硫酸に含まれる硫黄により，多原子イオンが生成し，ICP-MSによる測定ではその干渉が問題となることがあるため，従来の開放系の分解の替わりに，テフロン製の容器を用いたマイクロ波による密閉系の分解も用いられている．密閉式の容器内では圧力上昇により沸点が高くなるので，多くの場合，硝酸のみ，または硝酸に過酸化水素のように塩素や硫黄を含まない酸の組合わせで分解を行うことができ，試料の分解時間も短縮することができる．装置が十分な性能をもっていても，試料溶液調製の問題で空試験値が高くなってしまったのでは必要な定量下限を得ることができなくなるため，測定目的元素が微量になるほど，試料溶液調製に使用する水や酸などの試薬の

純度，分解容器等の器具の材質や洗浄方法から試料溶液の調製環境に注意を払う必要が出てくるが，テフロン製の容器はガラス製より種々の元素の溶出が少ない利点をもっている．また，密閉系の分解では，開放系の分解より試料分解時の外部からの汚染や元素の揮散が抑えられる．

3) 化学形態別分析

ヒ素や水銀は，その化学形態によって，消化管における吸収率や有害性の発現が大きく異なることから，総量分析のほかに，化学形態別分析も広く行われている．

(1) ヒ素： 無機ヒ素の毒性が有機ヒ素より高く，さらに無機態の中ではヒ素 (III) の毒性がヒ素 (V) より高いことが知られている．日本では，ヒ素含有量の高い海産物を常食としているにもかかわらず，中毒にならないのは，海産物に含まれるヒ素のほとんどが有機態として存在しているためである．総ヒ素の場合は，湿式分解法により有機物を分解し，その残留物から試料溶液を調製する．測定は，従来からの水素化物発生装置と原子吸光法を組合わせた方法のほか，ICP-MS が使用される場合がある．化学形態別分析では，試料中の存在形態を変化させないような穏やかな条件が必須であることから，水や溶媒による抽出法が主として用いられている．抽出後は，液体クロマトグラフィーやキャピラリー電気泳動などによる化学形態別の分離を経て，総量分析と同様の方法により測定が行われる．

(2) 水銀： 食品に含まれる水銀にも種々の化学形態が認められているが，なかでも生体への影響として，有機態であるメチル水銀の摂取が心配されており，総水銀とともに広く分析が行われている．総水銀の場合は，湿式分解法により有機物を分解し，その残留物から試料溶液を調製する．測定では，従来からの還元気化原子吸光法が主として使用される．メチル水銀は，抽出またはアルカリ分解後，ガスクロマトグラフィー等を用いて測定が行われる．

b. 食品内での分布

食品の形態は多種多様で，多くの場合において不均一である．食品を分析する際には，一般に十分な個数や量を用いて，粉砕，すりつぶし，細切りなどを行って均質化し，試料全体を代表する値を得るように前処理が行われる．

一方，食品，すなわち農畜水産物が食卓に上るまでには，加工や調理の過程があり，成分含有量は様々に変化する．これら加工・調理による含有量の変化は，その成分が廃棄部位に多いのか，また可食部でも表面近く，あるいは内部に多く存在しているかなど，食品中における分布と密接な関係にある．このため，試料内での分布を明らかにしようとする分析も行われている．有害元素においては，Spring 8 やレーザーアブレーション ICP-MS など，高度な測定技術を用いて局所的な測定を積み上げ分布状態を明らかにする先進的な研究も行われているが，食品の場合，通常は試料を部位別に分けたのちに含有量の測定して分布を明らかにする方法がとられる．

水産物に含まれるカドミウムの場合は，平均的な食生活において健康への影響が生じることはないと判断されているレベルであるが，農林水産省の実態調査では軟体動物や甲殻類の内臓にカドミウム濃度の高いものが認められている．

厚生労働省が実施している日常食のモニタリング調査では，年による変動はあるが，食品由来のカドミウムの摂取量の約半分が米からの摂取となっていることなどから，国内では米に含まれるカドミウムの関心が高い．米の搗精および炊飯によるカドミウムの含有量変化[2]を主要な無機質と比較して図 II.2.5.1 に示す．「調理損耗」と呼ばれることがあるように，米の搗精や炊飯によって無機質は減少し，なかでも鉄，マグネシウム，リン，カリウム，マンガンでは顕著であった．一方，カドミウムも，搗精および炊飯の過程で減少したが，その多くが炊

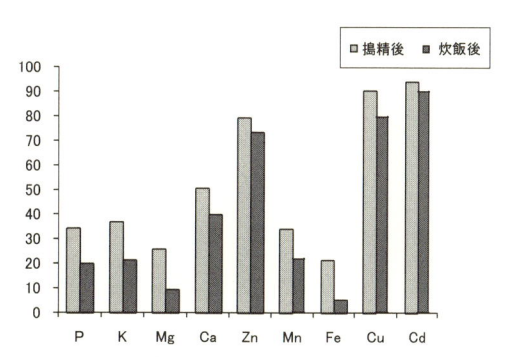

図 II.2.5.1 搗精・炊飯による米の無機元素含有量の変化（乾重量当り，玄米＝100）

飯後も残っていた．カドミウムが減少することから，搗精して取り除かれる胚芽やぬか層に胚乳部分より多く分布はしているが，顕著に減少する無機質ほどこれらの部位に局在していないことがうかがえる．

最新の五訂日本食品標準成分表では，基本調理した食品の掲載も増えて，収載されている成分（無機質はナトリウム，カリウム，マグネシウム，カルシウム，鉄，亜鉛，銅，リンおよびマンガン）では，加工・調理による含有量変化の状況がわかるようになってきている．有害元素については，これら加工・調理による含有量変化および食品中における分布についてまだ十分な調査・研究がないが，摂取の実態を把握するためにもデータが必要である．

また，どのように利用されるかにかかわらず，農作物では収穫までの段階でカドミウムを低減させることが重要となる．この点では，土壌改良のほか，カドミウムの吸収を抑制する栽培方法の実証・普及などの様々な取組みがなされている．

〔進藤久美子〕

文　献

1) 久保田正明監訳：誘導結合プラズマ質量分析法，pp. 520-536, 化学工業日報社, 2000.
2) K. Shindoh, A. Yasui : *Food Sci. Technol. Res.*, **9** (2), 193-196, 2003.

2.5.2 汚染問題とその低減対策

a. 汚染の概略

食品の汚染が問題になる有害元素は，銅（Cu），カドミウム（Cd），ヒ素（As），亜鉛（Zn），鉛（Pb），水銀（Hg），アンチモン（Sb），クロム（Cr）などである．このような有害元素による食品の汚染は，汚染土壌から農作物がそれらを吸収する場合と，食品の製造や運搬過程などでそれらが混入する場合の2つが考えられる．しかしここでは，土壌汚染に由来する食品の汚染についてのみ記述する．

有害元素による土壌汚染は，そのほとんどが水系あるいは大気の汚染を通じて発生し，ひとたび土壌が汚染されると，有害元素を取り除くことは容易ではない．わが国で，1970年に制定された「農用地の土壌の汚染防止等に関する法律」で特定有害物質に指定されている有害元素は，銅，カドミウム，ヒ素の3元素である．これまでに，これら3元素がひき起こした土壌汚染の主なものは次のようである．

足尾銅山から流出した銅によって渡良瀬川流域の水田や畑の土壌が汚染されたいわゆる足尾鉱毒事件は，明治時代の中期に起こり，わが国の公害問題の原点ともいわれている．また神通川流域に発生したイタイイタイ病の原因は，上流の神岡鉱山から神通川へ流出したカドミウムにあることが指摘された．その後，全国のいくつかの場所で，上流に鉱山がある川の流域において農用地のカドミウム汚染が問題となってきた．また，亜鉛や銅の製錬所から出た排煙は，近隣の農用地の土壌をカドミウムで汚染して問題となった．九州や山陰地方にある一部の鉱山から排出されたヒ素は，鉱山周辺の農地の土壌を汚染して水稲の生育に，また井戸水などを通じて人の健康にも被害を及ぼした．

政府は，農用地の土壌に含まれるこれら3元素の量および農作物中の濃度などの調査を続け，「公害防除特別土地改良事業」等の実施で，客土による対策事業を実施している．現在，農用地の汚染が最も問題となっている有害元素はカドミウムで，その汚染対策が急がれている．

b. カドミウム汚染の現状と対策

1) カドミウムのリスク管理に関する内外の動向

カドミウムは植物にとって必須元素ではないが，作物の種類によっては根から吸収したカドミウムを可食部まで移動させるものがある．1968年にイタイイタイ病とカドミウム汚染の関係が指摘され，当時の厚生省（現厚生労働省）は，1970年に食品衛生法に基づく食品・添加物等の規格基準を改正し，玄米に含まれるカドミウムは 1.0 mg kg^{-1} 未満でなければならないとした．一方，当時の食糧庁は1970年に，玄米のカドミウム濃度が 1.0 mg kg^{-1} 以上のものについては政府買い入れの対象としないこと，1.0 mg kg^{-1} 未満のもので政府買い入れ対象となった玄米でも，0.4 mg kg^{-1} 以上のものについては非食用として処理（工業用の糊などに利用）する方針を決めた．その後1971年に「農用地の土壌の汚染防止等に関する法律」が施行され，これ以後，玄米のカドミウム濃度が 1.0 mg kg^{-1} 以上となる水田を対象に客土による対策事業が実施されている．環境省の調査では，これまでにカドミウム汚染地域として指定された農地は全国で 6,000 ha を超え，このうち現在までに80％以上で対策事業が完了し，さらに残りの農地についても，続けて対策事業が実施されている[1]．

1990年代になって，国際的にカドミウムの食品汚染が問題視されるようになり，1998年にはコーデックス (Codex) 委員会において農産物のカドミウム濃度に関する予備的な原案が提案された．その後，毎年審議が繰返され，2005年7月のコーデックス委員会総会で小麦，ジャガイモ，豆類，野菜類の基準値案が採択された．また2006年7月にスイスのジュネーブで開催された総会で精米の基準値を 0.4 mg kg^{-1} とすることが採択された．これまでの審議の結果，コーデックス委員会で採択された農産物のカドミウム基準値は表II.2.5.1に示したとおりである．

2) 農耕地土壌におけるカドミウムの由来

カドミウムの汚染源としては旧鉱山や製錬所に由来するのもが最も多い．かつてわが国では，多くの非鉄金属鉱山で銅や亜鉛の採掘が盛んに行われた．以前は，銅や亜鉛の原鉱石に含有されるカドミウムは，選鉱過程あるいは製錬過程で排除されて鉱毒水や排煙として環境中に放出された．この放出されたカドミウムが水や風に運ばれて農地へ混入し，耕地土壌を汚染したのである．これが今日問題となっている農耕地の主要なカドミウム汚染経路であり，農作物の汚染にもつながっている．このような農耕地の土壌汚染は，工場跡地の汚染などに比べるとその濃度は高くはないが，汚染面積が広いという特徴があり，修復のための対策がとりにくい．なお，以上のような鉱山や製錬所が原因となる土壌のカドミウム汚染は，その後の厳しい規制と管理によって，新たな負荷が発生することはほとんどなくなっている．

次に工場，焼却場などからのカドミウム汚染があげられる．めっき工場，塗料・塗装工場，電子・家電工場などの排水にカドミウムが高濃度に含まれ，灌漑水に混入して水田を汚染する危険性がある．また都市ごみの焼却場からの排煙や排水からカドミウムが環境中に放出されることもある．しかし，このようなカドミウムの排出は法律によって厳しく規制されるので，現在ではほとんど問題化することはない．

肥料に少量含まれるカドミウムもある[4]．リン鉱石にはカドミウムなどの金属元素が含まれる．このため過リン酸石灰およびそれを原料とした化成肥料には少量のカドミウムが含有されている．しかし肥料取締法による規制があり，また肥料由来のカドミウムが施用当年に作物に吸収される量はきわめて微量なので，これが農産物の汚染につながることは，ほとんどないとみてよい．なお肥料中のカドミウムの規制については，EU（ヨーロッパ連合）では厳しくなる方向にあり，米国ではゆるく，日本はその中間にある．また有機質肥料では，汚泥肥料にカド

表 II.2.5.1 コーデックス委員会で設定されたカドミウムの国際基準値

食品群	基準値 (mg kg^{-1})	備考
精 米	0.4	
小 麦	0.2	
根菜，茎菜	0.1	セロリアック，ジャガイモを除く
ジャガイモ	0.1	皮を剥いだもの
豆 類	0.1	大豆を除く
葉 菜	0.2	
その他の野菜（鱗茎類，アブラナ科野菜，ウリ科野菜，その他果菜）	0.05	食用キノコ，トマトを除く

ミウムをはじめいくつかの有害元素が含まれることが多い．2002年に肥料取締法が改正され，汚泥肥料など有機質肥料についてもカドミウムの濃度に規制がかけられることになった．

灌漑水や雨水に由来するカドミウムもある．河川水は，上流に鉱山があったり，また水質のpHが低かったりするとカドミウム濃度が上昇する傾向にある．水質汚濁防止法では，カドミウムの水質基準を0.01 mg l^{-1} 以下に規制している．雨水も低濃度ではあるが，カドミウムを含んでいる．最近の測定結果によると，雨水のカドミウム濃度は年次による変動や季節による変動が認められるものの，雨水を通じて農耕地に負荷されるカドミウム量は年間で500～700 mg ha^{-1} 程度である．

最近では，不法投棄によるカドミウム汚染も懸念されている．わが国では，1980年ころよりニッカド（Ni-Cd）電池の生産量が急増し，1993～1995年頃にピークに達した．このことからわが国では，カドミウムの消費量がきわめて多く，たとえば2000年度の日本でのカドミウム生産量は2,000 t強，輸入量は4,000 t前後で，合わせて約6,000 tが製造原料として用いられている．その内ニッカド電池の消費量が90%以上を占めており，約5,400～5,500 tくらいになる．ニッカド電池は輸出量も多かったが，国内で流通した量も少なくない．リサイクル率が低いため，年間1,000 t以上のカドミウムが日本の環境を汚染する可能性があるものと推定されている．一方，家電製品の不法投棄が年々増加しており，社会問題となっている．ニッカド電池とそれを使った製品の不法投棄量は調査されてはいないが，農耕地周辺の里山や耕作放棄地にはかなりの投棄量があるものと推定される．これら不法投棄されたニッカド電池などからカドミウムが溶け出し，農耕地土壌を汚染する危険性は十分予想されることである．またカドミウム以外の有害元素についても，汚染が懸念される．EUは，電池製品からの環境汚染を危惧して，2003年に域内の電池を全回収する取決めをした．わが国においても，早急な調査と汚染回避のための対策が必要である．

2) 汚染土壌への対策技術

客土は，非汚染土壌の投入により農作物のカドミウム汚染を回避することをねらった土木工法であり，水稲のカドミウム吸収低減に関する効果は大きいが，問題点も多く指摘されている．まずは経費上の問題である．客土工事の単価は高額であり，原因者負担や国庫補助が十分でなければ工事はできない．次に，客土材の確保が難しいという問題がある．粘土を適量に含んだ良質の客土用の山土を多量に得ることは，最近では容易でない．また，客土施工に伴う地力低下の問題がある．客土に使う山土は有機物に乏しい痩せ土の場合が多いので，多量の堆肥などを長年連用し続けて地力を回復しなければならない．さらに，上乗せ客土の場合は，田面の上昇によって畦畔のかさ上げや灌排水設備の改修などの問題も生じる．廃土客土では，取り除いた汚染土壌の処分の問題が生じる．

水稲のカドミウム吸収は水管理により抑制することができる．図II.2.5.2に示したように，土壌中のカドミウムは，湛水して土壌が還元状態になると，硫黄（S）と結合して硫化カドミウム（CdS）となって水に溶けにくくなるが，落水して土壌が酸化状態になると，硫酸カドミウム（$CdSO_4$）となってイオン化して水に溶け出す．すなわち，カドミウムの溶解度は土壌のEh（酸化還元電位）によって左右され，また水田土壌のEhは水管理によってコントロールされることになる．このことから，水管理によって水稲のカドミウム吸収を抑制することが可能となる．したがって，できるだけ水田に水をはって土壌が乾かないようにすれば，カドミウムが水に溶け出すことが抑えられるので，水稲のカドミウム吸収は抑制される．これまで，水稲のカドミウム吸収に及ぼす水管理の影響について多くの研究があり，玄米のカドミウム含量が栽培期間中の水管理によって制御できることが明らかにされている．また土壌のpHが中性からアルカリ性になってくると，カドミウムはリン酸イオンや炭酸イオンと結合して水に溶けにくくなる．また，pHの上昇は，土壌の陽イオン交換容量（CEC）を増大させて，カドミウムイオンの粘土への吸着量を増加させる．したがって，炭酸カルシウム，ケイ酸カルシウム，ALC（多孔質ケイカル）などの土壌pHを高める資材，

$$CdS \xrightleftharpoons[\text{還元}]{\text{酸化}} Cd^{2+} + SO_4^{2-}$$

（湛水）　　　　　　　　（落水）

図 II.2.5.2 水田の水管理による土壌中におけるカドミウムの形態変化

あるいは溶性リン肥などを施用すれば，水稲のカドミウム吸収が抑制される．ただし，土壌によっては緩衝力が大きくて資材を施用してもpHが上昇しにくい土壌がある．このような土壌では資材の施用による水稲のカドミウム吸収抑制効果は小さく，ほとんど効果がみられない場合もある．そのような土壌では，水稲のカドミウム吸収を抑制するために，資材の施用と上記の水管理を併用して効果を高めることができる．

次に，植物によってカドミウム汚染土壌を修復する技術がある．土壌中のカドミウムを効率的に吸収する植物があることは，以前から知られている．たとえば，キク科のセイタカアワダチソウやアブラナ科のグンバイナズナは，カドミウムの吸収量が多い植物といわれている．また最近では，イネ科のソルガムやアオイ科のケナフなどもその例としてあげられている．これらの植物をカドミウムで汚染された農耕地に栽培すれば，土壌からカドミウムを吸収除去することができる．この技術は，現在ではファイトレメディエーション（phytoremediation）と呼ばれ，環境にやさしい土壌修復技術として注目されている．最近，インド系品種や日・印交雑品種においてカドミウムの吸収量が多い水稲があることが見出され，ファイトレメディエーションへの利用が研究されている[5]．水稲は，栽培や収穫において従来の稲作技術がそのまま適用できるという利点があり，現地への導入が容易な植物と考えられる．ファイトレメディエーションのために栽培した植物は，図II.2.5.3に示したシステムにより処理され，焼却灰中のカドミウムを回収することができる．

さらに，土壌を化学資材により洗浄する試みも行われている[3]．土壌を塩化第2鉄のような資材と水で洗浄して，土壌中のカドミウムを追い出す方法である．洗浄後の田面水に溶け出したカドミウムは，ポンプで吸い取られて濾過装置を通過した後，キレート樹脂などにより回収される．洗浄後の圃場では，水稲の生育に問題が生じることはなく，玄米のカドミウム濃度は確実に低減する．

水稲，大豆，野菜などのカドミウム吸収に品種間差があることは，以前から知られている．交配などの育種技術により，カドミウム低吸収性品種を育成することが試みられている．

c. 鉛，ヒ素，その他による汚染

鉛に関しては，1970年代まで使用されていた有鉛ガソリンの排気ガス中の鉛が道路沿いの土壌汚染の主要な汚染源であることが，鉛同位体比の研究から明らかにされている[2]．またその他の鉛汚染源として，非鉄金属の燃焼，肥料，除草剤，殺虫剤，下水汚泥の施用などがあげられている．農作物の分析結果では，玄米で低く，野菜ではやや高くなっている．土壌中の鉛濃度が高いと，そこで栽培した農作物の鉛濃度はやや高くなる傾向にあるが，その場合には根が最も高く，地上部，特に子実への移行は少ない．また葉菜類などの鉛汚染は，土壌から吸収されたものより大気からの沈着が多いとされている．

ヒ素の汚染に関しては，土壌汚染防止法で定められた基準値以上のヒ素が検出された地域は全国で14地域（391 ha）となっている．またこれら地域のうち，法律に基づく対策地域として指定されたのは，7地域（164 ha）である．これらの地域では，対策事業はすでに完了している．無機態のヒ素は植物にわずかに吸収されるが，有機態のヒ素も水稲などによって吸収されるようである．最近の研究によれば，有機態ヒ素で汚染された水田の玄米からジフェニルアルシン酸（DPAA）およびフェニルメチルアルシン酸（PMAA）が検出された．しかし，有機態ヒ素の水稲による吸収のメカニズムはほとんど解明されてない．

その他の環境汚染に関連した有害元素では，亜

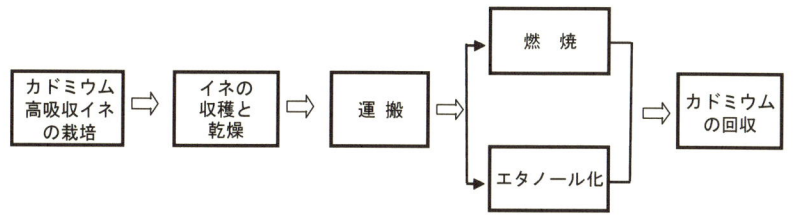

図 II.2.5.3 イネを利用したファイトレメディエーションの流れ図

鉛，銅，水銀，アンチモン，クロムなどがあげられる．このうち，亜鉛と銅は植物にとっても動物にとっても必須元素であり，かなりな高濃度になるまで農産物の汚染はほとんど問題にならない．また水銀，アンチモン，クロムなどは，植物がわずかしか吸収しないので，農耕地土壌を経由した農産物汚染が問題になることはほとんどない．　〔小野信一〕

文　献

1) 浅見輝男：日本の有害金属汚染，アグネ技術センター，2001.
2) 前島勇治，川崎　晃：土肥誌，**77**，119-124，2006.
3) T. Makino, et al.: *Environmental Pollution*, **144**, 2-10, 2006.
4) S. Mishima, T. Inoue: *Soil Sci. Plant Nutr.*, **50**, 263-267, 2005.
5) M. Murakami, et al.: *Environmental Pollution*, **145**, 96-103, 2007.

2.6
アレルゲン

様々な要因から食物や環境因子に対するアレルギー症状の発症例は増加しており，近年では大きな社会問題にもなっている．衛生状態の向上がアレルギー発症リスクを高めているという説（hygiene hypothesis）[1]も科学的に実証されつつあり，今後先進国ではさらに増加する可能性が高い．特に食品アレルギーは，患者本人の食生活の質を大きく損なうだけでなく，食品産業にとっても大きな問題である．近年は食の安全を求める社会的要求も高く，食品産業に携わる者としても，この問題に対して情報の収集・対応，現状などについて理解を深めておく必要がある．ここでは，食品素材中のアレルゲンを中心に，検出・同定方法，および新規タンパク質のアレルゲン性評価方法などについて概説する．

食品に含まれるアレルゲンは，一般的にはその食品を構成する原材料である食品素材中に含まれると考えられる．しかしながら加工食品のように様々な食品由来の成分（添加物を含む）から構成され，また一見しただけではどのような食品素材が含まれているのか不明の場合もある．このような加工食品のアレルゲン性についても把握しておく必要がある．アナフィラキシー等の重篤なアレルギー反応をひき起こす頻度の高い特定の食品素材について，その含有を表示する制度が制定されており，本稿でも一部紹介する．

a. 食物アレルゲンの同定・検出方法

対象とする食品素材や製品中に，アレルゲン性がどの程度存在するのか，また，どのようなアレルゲンが存在するのかについて評価する方法を述べる．

1) 医師による問診・臨床検査

アレルゲンタンパク質の検出や同定には，その食材の摂取によってアレルギー症状をひき起こした患者の血清や血液が必要となる．その第1段階として，アレルギー発症の原因素材の確定が必須である．この目的のためには医師による問診や皮膚へのプリックテスト，血液等を用いた臨床検査が行われる．

診断の際には，症状としてはアレルギー反応に類似するものの，免疫学的なプロセスを介する食物アレルギーではない場合もあり，要注意である．たとえば，乳糖不耐症や食物に含まれている物質（セロトニンやヒスタミンなど）による直接的な薬理作用による場合，食中毒による場合などである．このような事例との区別を見極めるために，詳細な病歴や発症前後の様子などを医師が問診するとともに臨床検査が行われる[2]．

臨床検査には，いくつかの方法があるが，患者血清を用いたIgE関連の検査が一般的である．一般に食物アレルギーに係わる抗体としてはIgEである．総IgEレベルの測定，抗原特異的IgEレベルの測定などが行われる．特異的IgEレベルの測定には，IgE CAP-RAST法が一般的である[3]．これは，各種抗原を固定化したディスクに血液を反応させ，結合したIgEレベルを半定量する方法である．結合するIgE抗体のレベルに応じて0～6までのクラスに分類される．血清を用いて簡便に結果が出せるので診断の第1段階として多用されている．ただし結果が臨床症状と合わない例もあり，この結果のみを原因アレルゲン決定の根拠にすべきではない．

そのほかには，患者の末梢白血球を用いたヒスタミン遊離試験（HRT）や，患者の皮膚を用いたプリックテストなども行われることがある．これらの評価は血清IgEレベルの測定よりは生体反応に近いので，その結果は臨床像に近いと考えられている．なお，プリックテスト用のエキスが存在しない場合は，原因と考えられる食材そのものを用いてプリックテストを行う（プリック・プリックテスト）．最終的に原因食材を確定するには，医者の観察下でプラセボを設定した2重盲検の食品負荷テストを行うことが求められる．

2) アレルゲンタンパク質の同定

i) 電気泳動・イムノブロッティング法 医師による問診やIgE結合性，皮膚反応，負荷試験などによって，原因食材が同定できたとする．しかしこれだけでは，その食材中のどのタンパク質に反応しているのかわからない．そこで，次に行われるのは原因アレルゲン分子の同定である．アレルゲン分子の同定にはイムノブロッティング法[4,5]が行われる．これは，食材中に含まれるタンパク質を電気泳動法によって分離し，メンブレンに転写したのちに患者血清と反応させ患者血清IgEの結合するタンパク質を検出する方法である．電気泳動法としてはSDS-PAGE法が最も一般的である．これはタンパク質をSDS（界面活性剤）と共に加熱処理しサンプルの調製を行う．メルカプトエタノールなどのSH還元剤も同時に添加することが多いので，理論的にはタンパク質の高次構造は破壊されている．よってこの方法で検出できるアレルゲンはエピトープ（B細胞エピトープ：IgE抗体が認識する抗原中の部位）としてタンパク質ポリペプチドの連続した（シークエンシャルな）アミノ酸配列（一般に4～8アミノ酸残基程度といわれている）からなる場合に限られると考えられている．IgE抗体が認識するエピトープには，シークエンシャルなエピトープの他にも立体的な構造を認識するものもあり（コンホメーショナルエピトープ），抗原の変性下でのイムノブロッティングでは，この立体的なエピトープをもつ抗原を検出することは困難であると考えられている．ただし，種々の工夫を行うことにより，立体的なエピトープをもつ抗原の検出も可能かもしれない．

こうして，電気泳動，イムノブロッティング法によって検出されるIgE結合性のタンパク質をクロマトグラフ法などによって精製してゆき，アレルゲン分子を同定する．

ii) クロマトグラフィー・ELISA法 エピトープとして高次構造が関与しているアレルゲンの場合，クロマトグラフィーとELISA法を組合わせた非変性条件下での絞り込みが行われることもある．この方法ではアレルゲンを未変性な状態で精製，IgE結合性を評価するので，一般的にはELISA法によってIgE結合性を評価することが多い．ELISA法では，アレルゲン分子を含むサンプルをELISAプレートにコート（固相化）し，ブロッキング，患者血清反応，洗浄，検出用抗体反応，検出という流れで実験を行う．微量のアレルゲン分子を追いかける場合，検出感度を高める必要がある．そのためには強いIgEを含む患者血清を用いる，あるいはビオチン・アビジン系を用いたシグナルの増幅を行うなどの工夫が必要となる．

3) 既知のアレルゲン分子を検出・定量する場合

主要な食品素材に含まれる主要アレルゲンに関しては研究が進んでおり，患者血清を用いることなく

対象の食品中にこれらの既知のアレルゲン分子がどの程度含まれているか調べることができる．この目的のためには患者血清ではなく既知のアレルゲンに対する特異的抗体（ウサギやマウスにて作製されたもの）を用いる．特に食物アレルギーの原因抗原のうち，主要なアレルゲンに関しては市販抗体もいくつか存在するので，これらを用いる．市販の抗体がないときは，所有している研究者に問い合わせてみる．イムノブロッティングでの検出・半定量ならば抗体さえ手に入れば比較的簡便に調べることができるが，ELISA系を構築して定量的に解析するためにはスタンダード抗原をはじめとしていくつかの準備が必要となる．なおELISAの一般的な構築法については成書[6,7]を参考にされたい．

4) アレルゲンタンパク質の同定に際しての注意点

一般に，当該アレルギー患者血清中のIgEが結合・認識するタンパク質をアレルゲン候補分子として考えるが，この際の評価の流れと注意点を図II.2.6.1に示す．たとえば，対象とする食品素材に対して反応する患者血清を用いてアレルゲンを検出する際，できることならば複数の患者血清を用い，共通に見出されるIgE結合タンパク質を候補分子と考えることが望ましい．また，このとき，血清なしの条件でのコントロール（2次抗体による非特異的反応を反映）や複数の健常人の血清を用いたコントロールについても同条件で実験を行い，患者血清を用いた場合に特異的に見出される反応タンパク質や，患者血清を用いた場合により強く反応するタンパク質を見出す必要がある．また，患者血清は貴重であるので，なるべく高感度の検出方法を用いることが望ましいが，筆者らの経験では，高感度タイプの化学発光法などの超高感度な検出方法を用いると，非特異的な結合も増幅され，特異的結合を識別することが困難になるので要注意である．

こうして患者血清IgEが認識するタンパク質が同定できたあと，医師による精製抗原を用いたヒスタミン遊離試験やプリックテストなどが行われ，アレルゲン性の確認ができればよりアレルゲンとしての確定材料となる．また，花粉抗原との交差反応性を示すと考えられる食物アレルギーの原因アレルゲンの同定の際は，交差反応すると考えられる花粉抗原（エキスまたは精製抗原）によるIgE結合の阻害を確認することが推奨される（インヒビションイムノブロット法やインヒビションELISA法などの方法を用いる）．

b. 新規タンパク質のアレルゲン性評価

食経験の乏しいタンパク質や新規に食品として摂取されるタンパク質がアレルゲン性を有するか，また，将来アレルゲンタンパク質となりうるかという点に関しては決定的な評価方法は存在しない．しかしながら遺伝子組換え作物の安全性評価の一つとして，アレルゲン性の評価に関する項目が選定されたことから，FAO/WHO，コーデックス(Codex)委員会，OECDなどを中心に国際的なプロトコー

既存の食品のアレルゲン性評価

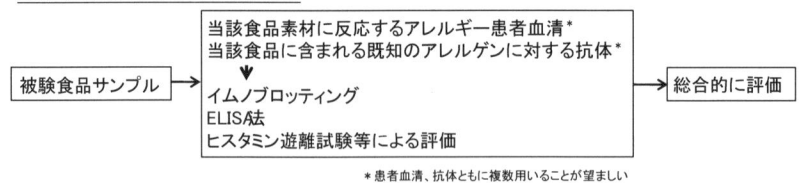

被験食品サンプル → 当該食品素材に反応するアレルギー患者血清* / 当該食品に含まれる既知のアレルゲンに対する抗体* → イムノブロッティング / ELISA法 / ヒスタミン遊離試験等による評価 → 総合的に評価

＊患者血清，抗体ともに複数用いることが望ましい

新規のタンパク質のアレルゲン性評価

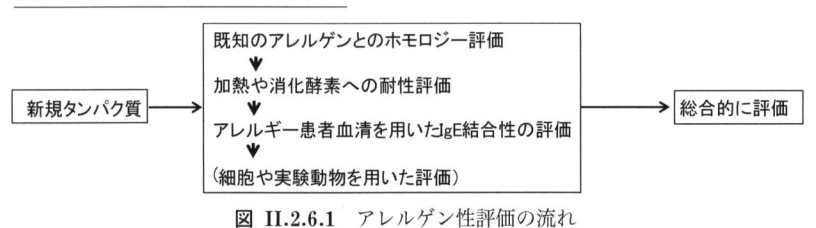

新規タンパク質 → 既知のアレルゲンとのホモロジー評価 → 加熱や消化酵素への耐性評価 → アレルギー患者血清を用いたIgE結合性の評価 → （細胞や実験動物を用いた評価） → 総合的に評価

図 II.2.6.1　アレルゲン性評価の流れ

ル，評価基準などが議論されてきた．FAO/WHOが2001年に，続いてCodex委員会が2003年にガイドラインを作成している．文献8)にその概要が報告されているので参考にされたい．わが国においては，これらの決定を踏まえて内閣府に設置された食品安全委員会において遺伝子組換え食品の安全性評価基準が策定されており，「遺伝子組換え食品（種子植物）の安全性評価基準」の中で，遺伝子産物（タンパク質）のアレルギー誘発性に関する事項についての評価基準が示されている．

遺伝子組換え食品の場合，挿入遺伝子の供与体および遺伝子産物のアレルギー誘発性に関して評価することはいうまでもない．それに加え，① 消化抵抗性の有無，② 既知のアレルゲンタンパク質との相同性，③ 患者血清との反応性，の評価が重要であり基準が示されている．これらの3つの項目は，食経験の乏しいタンパク質や新規に食品として摂取されるタンパク質のアレルギー誘発性を評価する上でも，重要な基準となりうる（図II.2.6.1）．ここでは①と②に関して，具体的な検討方法について補足する．なお，③においては，なるべくIgE高値の患者血清を使用することが指示されている．

 i) 消化抵抗性の有無　　例外も存在するが，一般的には消化管での消化抵抗性がアレルゲン性と関連すると考えられている[10]．つまり，消化抵抗性を有するタンパク質はアレルゲンとなりやすいとされる．これは消化管において未消化で体内に取込まれやすいことから，抗原として感作されやすいためである．消化抵抗性を検証するには，人工胃液と人工腸液の2つによる消化性が検証される．人工胃液の消化実験では，酸性（pH 1.2）条件下，0.076%ペプシンにて基質タンパク質（基質濃度250 μg/ml）を60分間反応させ反応後，電気泳動とタンパク質染色を行う[11]．人工腸液では，中性条件下（pH 6.8）で基質タンパク質（100 μg/ml）1%パンクレアチンを120分反応させ，同様に残存しているタンパク質を電気泳動にて確認する．

 ii) 既知のアレルゲンとの相同性　　対象のタンパク質が既知のアレルゲンと1次構造的に類似している場合，そのタンパク質にも同様のアレルゲン性が発生する可能性がある．そこで，バイオインフォマティクス的なアプローチ[12]によって，相同性が検討される．WHOでは，80アミノ酸残基枠で35%以上のアミノ酸残基の同一性を示せばアレルギー交差反応の可能性があるという指標を提唱している[13]．また，一般にIgEが認識するアレルゲンのエピトープは6～8残基のアミノ酸残基からなると考えられており，この点に着目し，対象タンパク質中に6～8残基にわたって相同な配列を有する既知のアレルゲン分子があるかどうか調べる評価基準が考えられている．しかし，6残基枠では無意味と思われる相同性がみつかる率が高く，少なくとも8残基以上の枠でのホモロジー検索が有用であるとする考えもある[14]．

c. 細胞や動物を用いたアレルゲン性の評価

細胞系や実験動物を用いてヒトにおける食物アレルギー発症の機構や抗原のアレルゲン性を評価する方法が開発されれば，アレルギー発症の分子機構やアレルゲンの特性解析などに大きな寄与を与える．このような観点から，多くの研究がなされ，いくつかの方法が開発され使用されているが，ヒトの臨床モデルを忠実に再現しうる系はまだ存在しない．

アレルギー発症の最終段階では，肥満細胞や好塩基球細胞においてIgEレセプターを介してIgEが結合しており，そこに抗原が結合することによってレセプターの架橋が起こり細胞内顆粒が脱顆粒し，その中に含まれている様々な炎症性メディエーター（ヒスタミンやセロトニン，その他酵素類など）が放出される．また，同時に膜リン脂質から切り出されたアラキドン酸がロイコトリエンなどの炎症性エイコサノイドとなり，これらも炎症をひき起こす．このような一連の現象がひき起こされることを利用して，患者の末梢血に含まれる好塩基球を用い，そこにアレルゲン（候補）を加え，遊離されるヒスタミンレベルを測定する方法がある（ヒスタミン遊離試験）．この方法は患者の末梢血を用いるので，*ex vivo*の系といえる．この方法を培養細胞株にて再現させる方法の開発も精力的に取組まれており，ラットのRBL-2H3細胞やヒトKU812細胞などを元にして評価系が構築されつつある．また，この方法の変法として，ヒスタミンの遊離ではなく，好塩基球細胞の活性化の指標となる表面マーカー分子をフローサイトメーター等で検出・定量する方法（basophil activation test[15]）も最近は一般化しつつある．

動物を用いた評価[16,17]では，抗原の経口または腹腔内投与にて抗原特異的IgE産生をひき起こすかどうかという点を中心に調べられてきた．これまでに，マウスやラット，イヌ，仔ブタなどで，研究例がある．特に，BNラットにおいては，免疫助成剤なしの経口投与でIgE産生が認められたとの報告[18]があり，注目に値する．また最近，遺伝子組換え作物のアレルゲン性の検討にこのラットを用いた評価系が有効かどうか検討する報告もなされている[19]．今後，遺伝子改変動物などを用いてよりヒトの系に近いモデル動物系が確立される可能性もある．

d. 特定原材料表示

近年，アレルギー物質を含む食品に起因する健康危害が多くみられ，こうした危害を未然に防ぐため，表示を通じた消費者への情報提供の必要性が高まっている．2001年4月，食品衛生法施行規則の一部改正により，「アレルギー物質を含む食品の表示」[20]制度が開始され，1年間の猶予期間を経て，2002年4月から本格的に施行された．この制度に基づき，アレルギーをひき起こすことが明らかになった食品のうち，特に発症数，重篤度を勘案して表示する必要性の高い小麦，ソバ，卵，乳，ラッカセイの5品目は特定原材料としてすべての流通段階での表示を義務づけられることとなった．また，アレルギー症状をひき起こす発生件数は多くないが，過去に一定の頻度で重篤な健康被害がみられていることから，アワビ，イカ，いくら，エビ，オレンジ，カニ，キウイフルーツ，牛肉，クルミ，サケ，サバ，大豆，鶏肉，豚肉，マツタケ，モモ，ヤマイモ，リンゴ，ゼラチン，バナナ（2004年12月追加）の20品目については特定原材料に準ずるものとして通知により表示を行うことが推奨された．

これに伴い，特定原材料等の表示制度を科学的に検証する目的で，「アレルギー物質を含む食品の検査方法について」（2006年6月最終改正）[21]が通知された．本通知（別添1）の「アレルギー物質を含む食品の検査方法」においては特定原材料の検査方法が示されており，（別添2）の「判断樹」に従って検査を実施するものとされている．スクリーニング検査は定量検査法のELISA法によって行われる．その結果と製造記録の確認後，必要に応じて，定性検査法のウェスタンブロット法（卵，乳）またはPCR法（小麦，ソバ，ラッカセイ）により確認検査が行われ，表示の適否の判断がなされる．

〔森山達哉・橘田和美〕

文　献

1) D. P. Strachan: *Br. Med. J.*, **299**, 1259, 1989.
2) 海老澤元宏：最新食物アレルギー，p.129，永井書店，2002.
3) 田知本寛ほか：最新食物アレルギー，p.143，永井書店，2002.
4) H, Towbin, et al.: *J. Clin. Chem. Clin. Biochem.*, 8, 495, 1989.
5) 森山達哉：抗アレルギー食品開発ハンドブック，p.229，サイエンスフォーラム，2005.
6) 石川榮治：エンザイムイムノアッセイはこう開発する（生物化学実験法48），学会出版センター，2003.
7) 森山達哉：バイオ実験で失敗しない検出と定量のコツ，羊土社，2005.
8) DD. Metcalfe: *Nat. Immunol.*, **6**, 857, 2005.
9) 食品安全委員会：遺伝子組換え食品（種子植物）の安全性評価基準，2004. http://www.fsc.go.jp/senmon/idensi/gm_kijun.pdf
10) RE. Goodman, et al.: *Int. Arch. Allergy Immunol.*, **137**, 151, 2005.
11) K. Thomas, et al.: *Regulatory Toxicol. Pharmacol.*, **39**, 87, 2004.
12) K. Thomas, et al.: *Toxicological Sciences*, 88, 307, 2005.
13) Codex Alimentarius Commission: Annex on the assessment of possible allergenicity, 25th Session, Rome, pp. 47, 2003.
14) R. E. Hileman, et al.: *Int. Arch. Allergy Immunol.*, **128**, 280, 2002.
15) R. Boumiza: *Clin. Mol. Allergy*, 3, 9, 2005.
16) R. M Helm: *Ann. N Y. Acad. Sci.*, **964**, 139, 2002.
17) R. M Helm, et al.: *Environ. Health Perspect.*, **111**, 239, 2003.
18) L. M. Knippels, et al.: *Clin. Exp. Allergy*, **28**, 368, 1998.
19) Xu-Dong Jia: *World J. Gastroenterol.*, **11**, 5381, 2005.
20) 厚生労働省：食企発第2号，食監発第46号，2001（最終改正；食安基発第1227001号，食安監発第1227004号，2004），http://www.mhlw.go.jp/topics/0103/tp0329-2b.html
21) 厚生労働省：食発第1106001号，2002（最終改正；食安発第0622003号，2006），http://www.mhlw.go.jp/topics/bukyoku/iyaku/syoku-anzen/hyouji/051011/index.html

3. 食品表示を保証する判別・検知技術

3.1
分析法の標準化—室間共同試験による分析法の妥当性確認

分析法を標準法あるいは公定法とするためには，同じ分析用試料について，どこの試験室の人でも一定の技能をもった人が測定したときには，一定の範囲内で結果が一致（同等性）しなければならない．そのためには，試験室間共同試験（以下，室間共同試験）によって分析法の妥当性を確認しておく必要がある．

a. 定量分析法

FAO/WHO 合同食品規格計画の下で活動している国際食品規格委員会（Codex Alimentarius Commission：以下コーデックス委員会）では，そのガイドライン（CAC/GL 28-1995, Rev. 1-1997）で食品規制に係わる試験所の管理：推奨事項として，IUPAC（国際純正応用化学連合）のプロフィシエンシーテスティング[1]と室間共同試験のプロトコール[2]および内部品質管理のガイドラインを試験所の品質保証の参照文献としてあげている．この室間共同試験のプロトコールは，ゴールデンスタンダードと呼ばれ，これに基づいた室間共同試験は，full collaborative study と呼ばれている．

コーデックス（Codex）規格は，食品の輸出入に係わるため，分析法の室間再現精度が最も重要な性能である．コーデックス委員会に規格とともに，そのための分析法も提案するが，分析法は妥当性がすでに確認されているか，そうでない場合は妥当性確認を行う必要がある．

日本から提案した即席めんの規格では，水分と油揚げめんからの抽出油脂の酸価の分析法が必要であった．コーデックス委員会で承認された分析法は国家間における WTO の紛争処理手続きに用いることができるため，検査の迅速性や現場での汎用性よりも規格の適合性を確実に判定できる精確さと国際調和プロトコール[2]に基づく分析法の妥当性確認が要求される．このときも，このプロトコールに従って分析法の検討が行われた．妥当性確認の重要性が認識され，室間共同試験が日本農林規格（JAS）の見直しに伴う分析法の検討等で行われるようになってきているので，このプロトコールと AOAC International（以下，AOAC）のガイドライン[3]による分析法の妥当性確認の内容を紹介する．

1) 予備試験

時間と費用がかかる共同試験の実施前に，単一試験室で分析法の最適化を行う必要がある[4]．

参加試験室に配付する分析手順書は，参加試験室が違った解釈ができないような詳細なものを作成する必要がある．数か所の試験室で，分析手順書による分析を行って分析手順書に問題がないかの予備の共同試験を行うことも有益である．

2) 材料調製

材料は，分析種/マトリックス/濃度の組合わせで考える．マトリックスは規制（規格）の対象食品の定義にあうものをカバーし，濃度は規制（規格）濃度付近で十分な精度が得られることを確認できるように選定する．

試験室内の分析精度を調べるためには，それぞれの材料について，推奨順位で，①濃度が 5% 未満の違いがある材料（ユーデン対），②ユーデン対と非明示反復の組合わせ，③非明示反復，④明示反復，⑤独立測定を用いる．

非明示反復とは，同一の材料をそれとわからないようにして 2 回測定させることである．

3) 均質性の確認

均質性の確認法は，IUPAC 共同試験のプロトコールには記載がないが，CAC/GL 28 で採用されているプロフィシエンシーテスティングのための国際調和プロトコール[1]のものを利用する．参加試験室

に配付するために小分けされた試料をランダムに10点を選び，それぞれ2回の分析試料を採取し，総数20点の分析試料をランダムに測定する．容器に小分けした試料内のばらつきと試料間のばらつきを分散分析（Excelの分析ツールの一元分散分析を利用できる）で解析し，試料間に危険率5％で有意差がある場合も，次の条件を満たせば，均質であると判定する．

$$S_{sam} < 0.3\,\sigma_p$$

なお，この方法で不均質と判定されても，均質性の確認法についての国際調和プロトコールの改訂版[5]では，次の条件を満たせば，均質と判定する．

$$S_{sam}^2 \leq F_1(0.3\,\sigma_p)^2 + F_2 S_{an}^2$$

ここで，σ_pはHorwitz式のσ_Rであり，S_{an}^2はExcelの一元分散分析の出力の「グループ内の分散」に等しく，S_{sam}^2は，「(グループ間の分散−グループ内の分散)/分析の繰返し数（ここでは2）」に等しい．F_1とF_2は，試料数が10のとき，それぞれ1.88と1.01である[4]．

4) 共同試験の実施

8以上（できれば10〜14）の試験室に，たとえば，5種類の材料が非明示で2点ずつなら，計10点がコード番号のみをつけて配付される．

各試験室において配付試料の測定は，1点につき1回の測定のみ行い，複数回の測定は行わない．配付量は1回の測定に必要な量しか配付しないのが基本である．ただし，均質性の確認には2点の分析が必要なため，分析試料量は手順書の半分の量となる．試験室は，手順書通りに分析を行うことがきわめて重要であり，変更は許されない．

5) 統計解析

報告されたデータに異常が認められ，聞き取り調査の結果，それが手順書の逸脱などによる場合は，その試験所のデータをすべて除外する．残った試験室のデータについて，統計処理で外れ値検定を行う．コクラン，シングルグラッブス，ペアグラッブス検定を，外れ値が出なくなるか，統計解析を行う試験室数の2/9（22.2％）を超える手前まで，順次，繰返して行う（図II.3.1.1）．

コクラン検定は，各試験室の分散が等しいかを検定するもので，分散の最も大きい試験室の値の分散の和に対する比率が，片側2.5％の試験室数の繰返し2の棄却限界値と比較する．棄却限界値を超えていなければ，外れ値とならない．シングルグラッブス検定は，各試験室の平均値を比べて，最大値あるいは最小値が外れていないかを，ペアグラッブスは最大値と次に大きい値，最小値と次に小さい値，最大値と最小値が外れていないかを，外したことによる標準偏差の減少比率で両側2.5％，片側1.25％の試験室数の棄却限界値と比較するものである．

検定を通過したデータから併行標準偏差（S_r），室間再現標準偏差（S_R）等の精度を求め，共同試験の結果を評価する．S_rはExcelの一元分散分析表の「グループ内分散」の平方根で，S_RはExcelの一元分散分析表の{(「グループ間の分散」−「グループ内の分散」)/1試験室での繰返し分析回数（ここでは2）+「グループ内の分散」}の平方根である．

化学分析値の室間再現相対標準偏差の評価にHorRat（Horwitz Ratio）が用いられている．これは，Horwitz式で計算された予測再現相対標準偏差との比を用いるもので，2以下であれば，受け入れられる．

HorRat＝RSD_R，％(実験値)/$PRSD_R$，％(Horwitz式からの予測値)

Horwitz式は，マトリックス中の分析種の濃度から，分析法の室間再現相対標準偏差を予測するもので，AOACが行った数多くの室間共同試験の結果をもとにHorwitzによって提案されたものである[7]．予測室間再現相対標準偏差（$PRSD_R$％）は，次式で示される．

$$PRSD_R(\%) = 2C^{-0.1505}$$

Cは質量分率で，分析種の濃度が100％であれば1を，1％なら0.01を，1ppmなら10^{-6}を代入すれば，その濃度における再現相対標準偏差の予測値が求められる．

高濃度および極低濃度については，修正式がThompsonにより提案されている[8]．

$$PRSD_R(\%) = \begin{cases} 22 & C < 1.2 \times 10^{-7} \\ 2C^{-0.1505} & 1.2 \times 10^{-7} \leq C \leq 0.138 \\ C^{-0.5} & C > 0.138 \end{cases}$$

すなわち，濃度が120ppb未満では，室間相対標準偏差は22％の一定となり，120ppb以上，13.8％以下では，先のHorwitzの式と同じで，13.8％を超える濃度では質量分率の平方根の逆数となる．

Horwitz式は，マトリックス中の分析種の濃度で計算する．先のコーデックス委員会へ提案した即

3.1 分析法の標準化

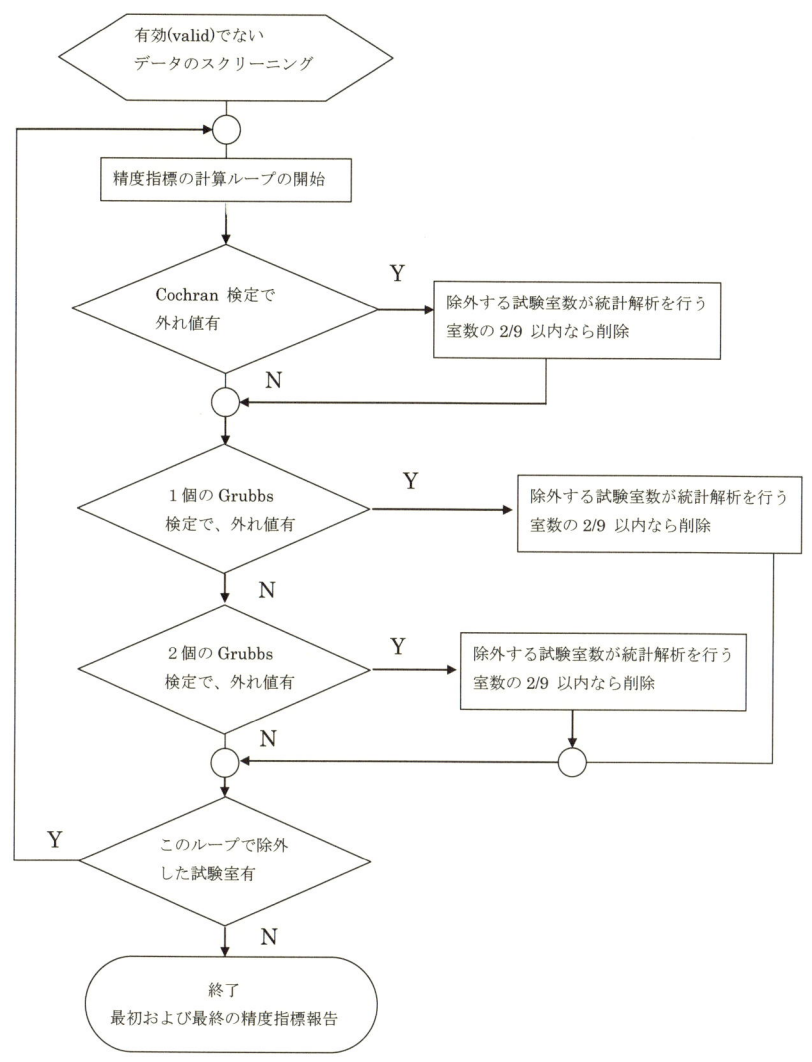

```
           ┌─────────────────┐
           │ 有効(valid)でない │
           │ データのスクリーニング │
           └────────┬────────┘
                    ↓
           ┌─────────────────┐
           │ 精度指標の計算ループの開始 │
           └────────┬────────┘
                    ↓
           ◇ Cochran検定で    ──Y──→ [除外する試験室数が統計解析を行う
             外れ値有                   室数の2/9以内なら削除]
                    │N                          │
                    ↓←──────────────────────────┘
           ◇ 1個のGrubbs     ──Y──→ [除外する試験室数が統計解析を行う
             検定で、外れ値有              室数の2/9以内なら削除]
                    │N                          │
                    ↓
           ◇ 2個のGrubbs     ──Y──→ [除外する試験室数が統計解析を行う
             検定で、外れ値有              室数の2/9以内なら削除]
                    │N                          │
                    ↓←──────────────────────────┘
      Y    ◇ このループで除外
      ←────  した試験室有
                    │N
                    ↓
           ( 終了
             最初および最終の精度指標報告 )
```

図 II.3.1.1 外れ値除去のフローシート

席めんの酸価の分析法は，酸価の値をそのまま用いることはできないので，酸価が表している遊離脂肪酸量を，換算式（酸価＝％ 遊離脂肪酸（オレイン酸として）×1.99）によりオレイン酸量に換算し，マトリックスから抽出された油脂量をもとに，マトリックス中のオレイン酸量とした[9]．それによって，HorRatが2以下であり，その精度が受諾できるものであるとして，承認されている．

b. 定性分析法

定性分析法の妥当性確認に関する国際調和プロトコールは，2007年4月現在制定されていないが，作成中と聞いている．AOACのガイドライン[3]では，有効試験室数は10か所以上，試料は1マトリックス当り2濃度，1濃度当り6試料，1マトリックス当り陰性コントロール6個とされている．偽陽性および/または偽陰性率が約10％を超えたら，また，偽陰性を含めたゼロ（検出せず）の割合が約

表 II.3.1.1 定性分析における判定結果の評価

試 料	判定結果		合 計
	陽 性	陰 性	
陽性試料	Npp（正）	Npn（誤）	Npp＋Npn
陰性試料	Nnp（誤）	Nnn（正）	Nnp＋Nnn
合 計	Npp＋Nnp	Npn＋Nnn	N＝Npp＋Npn ＋Nnp＋Nnn

表 II.3.1.2 定性分析における精度指標の定義

感度 (sensitivity rate, p+)：陽性試料を陽性と判定した比率
$p+ = Npp/(Npp+Npn)$
特異性 (specificity rate, p−)：陰性試料を陰性と判定した比率
$p- = Nnn/(Nnp+Nnn)$
偽陽性率 (false positive rate, pf+)：陰性試料を陽性と判定した比率
$pf+ = Nnp/(Npp+Nnp)$
偽陰性率 (false negative rate, pf−)：陽性試料を陰性と判定した比率
$pf- = Npn/(Npn+Nnn)$

30%を超えたら，結果の解釈ができなくなる．

McClureによる定性分析法の共同試験プログラム[10]では，試料が陽性か陰性かを標準分析法で確認する必要があり，試験室数は少なくても10試験室必要で，その場合は陽性試料6個の1レベルと陰性試料6個の1レベルの2レベルが最小構成である．試験室数10試験室よりも多い場合は，試験室数 L，1レベルの試料数 m としたときに $362 \leq Lm^2$ になるように L と m を決める．外れ値検定を行い，外れ値除去後のデータを用いて，感度，特異性，偽陽性率，偽陰性率の4種類の精度指標を計算し（表 II.3.1.1, 3.1.2），許容可能な最低条件を，陽性および陰性を80%以上正しく判定でき（感度および特異性が80%以上）両側危険率10%の下でこの判定率を80%の±10%で推定可能なことと設定している．

規制や規格においてコンプライアンス（法令遵守）に係わる分析法は，室間再現性が高いことが必要であり，室間再現性のない方法は使用できない．そのために室間共同試験を行って，妥当性を確認することが必要である．分析法の開発においても，開発者は，その方法がどこでも使えるように分析手順書を整備し，最低限複数の試験所による共同試験を計画・実施して方法の確立を図ることが望まれる．分析法の妥当性確認の詳細については，食品総合研究所のweb siteで公開しているガイダンス[11]を参照して頂きたい．また，室間共同試験の実際については，具体例が解説されている成書[12]を参考にされたい．

〔安井明美〕

文　献

1) M. Thompson, et al : *Pure & Appl. Chem.*, **65** (9), 2123-2144, 1993.
2) W. Horwitz : *Pure & Appl. Chem.*, **67** (2), 331-343, 1995.
3) AOAC Int : Official methods of analysis of AOAC Int. 18 th ed. Gaithersburg, MD, USA., 2005.
4) M. Thompson, et al. : *Pure & Appl. Chem.*, **74** (5), 835-855, 2002.
5) M. Thompson, et al : *Pure & Appl. Chem.*, **78** (1), 145-196, 2006.
6) T. Fearn, M. Thompson : *Analyst*, **126**, 1414-1417, 2001.
7) W. Horwitz, et al : *J. Assoc. Off. Anal. Chem.*, **63** (6), 1344-1354, 1980.
8) M. Thompson : *Analyst*, **125**, 385-386, 2000.
9) A. Hakoda, et al. : *J. AOAC International*, **89** (5), 1341-1346, 2006.
10) F. D. McClure : *J. AOAC*, **73** (6), 953-960, 1990.
11) http://nfri.naro.affrc.go.jp/yakudachi/datosei/index.html
12) 永田忠博ほか（編）：食品分析法の妥当性確認ハンドブック，サイエンスフォーラム，2007．

3.2
サンプリング[1~3)]

a. サンプリングの重要性

　各種調査において，調査する対象範囲全体のことを統計学の用語で母集団（population）と呼ぶ．サンプリング（sampling）とは，この母集団全体の性質を調べるためにその一部（sample）を抽出することをいう．全数検査以外の母集団の一部を取り出して行う調査は，すべてサンプリング調査である．食品のサンプリングは，工場における品質管理のための抜取検査，法令によって定められた抜取検査[4~7)]，調査・研究のためのサンプル収集など多様な目的のために，日常的に非常に多く実施されている．サンプリングは，信頼できる測定値を得るプロセスの一部として切り離せないものである．抜取検査や実験計画法を用いた圃場実験などに携わる人は，サンプルの測定値を得る上でのサンプリングの重要性をはっきりと認識していることが多いが，それ以外の場合ではサンプルの測定方法に重きが置かれ，サンプリングについてはあまり考慮されないことも多い．しかしながら，測定法の不確かさ（uncertainty）よりもサンプリングによる不確かさの方が大きいことも多々あるため，非常に精度（precision）のよい測定法を用いてサンプルを測定したとしても，母集団を代表するようにサンプルを採取していなければ，そのサンプルの測定値も母集団を代表する値とは認められず，その測定は失敗とみなされることがある．

サンプリング重視の背景

　国連食糧農業機関（FAO）および世界保健機関（WHO）により1962年に設置された政府間機関であるコーデックス委員会（Codex alimentarius commission）では消費者の健康の保護，食品の公正な貿易の確保などを目的として，国際的な食品規格（コーデックス規格，Codex food standards）などを作成している．コーデックス委員会では，サンプリングのガイドラインについて10年以上検討し，Codex CAC/GL 50-2004 GENERAL GUIDELINES ON SAMPLING[8)]を2004年6月に採択した．このガイドラインを引用するように関連のコーデックス規格などの改訂作業が進められている．また，現在では規制値との比較をする場合などに，測定値の不確かさを考慮する重要性が認識され浸透してきているが，次にサンプリングの不確かさをどうすべきかコーデックス委員会で議論されはじめている．このようなコーデックス委員会における最近の情勢から，法令による抜取検査や実態調査などを行う行政を中心に食品のサンプリングに対する関心が高まってきている．

b. コーデックスのサンプリングに関する一般ガイドライン[8)]

　このガイドラインには，個別食品のコーデックス規格（Codex commodity standard）への適合性を確認する際の検査に用いるサンプリング計画（sampling plan）について書かれている．ここでのサンプリング計画とは，サンプルサイズと，ロットの合格判定基準を決定する仕組みのことである．サンプリング計画を決定した後には，それに基づいて具体的なサンプルの抜取り方や，分析機関に送付するサンプルの調製方法などを定めたサンプリング方法（sampling method）を作成する必要がある．しかし，詳細なサンプリング方法はこのガイドラインの範囲外として記載されていない．同様に，2段サンプリング・多段サンプリング・逐次サンプリングのサンプリング計画についても記載されていない．さらに，このガイドラインは均一なロットからのサンプリングを対象にしており，不均一なロットについては層別サンプリングを検討するように述べるに留まっている．ここで，均一なロットとは特性値が一つの確率分布に従って分布しているロットと定義されている．確率分布には一様分布や正規分布，指数分布など様々なものがあるがいずれでもよい．

　このガイドラインは，①目的および適用範囲，②用語の説明および基礎的事項の説明，③単一または孤立ロットのためのサンプリング計画，④連続ロットのためのサンプリング計画，⑤バルク材料の調査のためのサンプリング計画，の5つで構成されている．③～⑤の中で示されている個別のサンプリング計画のほとんどには，ロットの欠陥率が変化するとロットの合格率がどのように変化するかをプロットしたOC曲線（operating characteristic curve）とその数表が掲載されている．OC曲線は

サンプリング計画を評価するのに有効であり，よく用いられる．JISの計数規準型1回抜取検査（JIS Z 9002-1956），計量規準型1回抜取検査（JIS Z 9003-1979 および 9004-1983）および計数値検査に対する抜取検査手順（JIS Z 9015-1999）によって，これらのサンプリング計画は基本的には網羅されているが，このガイドラインが参照している ISO 規格に対応した JIS 規格が存在しないものもある．微生物特性の検査には，国際食品微生物規格委員会（ICMSF）の基準[9]を採用して，リスクグループは2クラスの計数抜取検査（微生物数が基準値以下か超えているかの2クラスでロットの判定），リスクなしまたは低リスクグループは3クラスの計数抜取検査（微生物数が基準値の下限以下，基準値の上限超，基準値の下限と上限の間の3クラスでロットの判定）が記載されている．サンプリング報告書には，サンプリングの目的，サンプルの由来，サンプリングの具体的方法（sampling method）・日付・場所，分析者の参考になりそうなあらゆる付加情報（たとえば輸送時間と条件），サンプル（特に分析機関サンプルは明確に特定できること），推奨されているサンプリング手順から逸脱した場合の詳細な報告（この場合にはロットの合否判定はしない）を記載することを求めている．

c. 代表性をもつサンプリング (representative sampling)
1) コーデックスガイドラインの定義[8]

代表性をもつサンプリングとは，母集団を代表するとみなせるサンプル（representative sample, 代表性をもつサンプル）を抜き取ったり，代表性をもつサンプルを構成したりするために用いられるサンプリング方法のことである．母集団に含まれる各要素がすべて同じ確率でサンプリングされるようにするランダムサンプリング（無作為抽出ともいう）は代表性をもつサンプリング方法の一つである．サンプルが母集団を代表していることを確保するためにはランダムサンプリングを単独で用いるか，層別のような他のサンプリング技術と組合わせて用いる．層別とは，母集団をいくつかの互いに重ならない部分に分割することをいう．この各部分は層と呼ばれ，各層内は母集団全体よりも均一になるようにする．この層ごとにランダムサンプリングすることを層別サンプリングと呼ぶ．ロットが不均一な場合には，単純ランダムサンプリングしたサンプルはロットを代表したサンプルにはならないため，層別サンプリングを検討する．

母集団，ロット，サンプルの選び方に関するサンプリング担当者の経験や知識のみに基づいたサンプリングはランダムサンプリングではないため，このようなサンプリングで得られたデータを元に母集団の推定を行ってはならない[10]．コーデックス分析・サンプリング法部会（CCMAS）に 2007 年 3 月提出されたサンプリングの不確かに関する資料には，無計画に適当に抜き取っただけではランダムさは十分に確保できていないと記載されており，ランダムサンプリングには乱数を用いる必要がある．

2) 化学汚染物質調査のサンプリング

WHO，FAO，国連環境計画（UNEP）が合同で 1976 年に設立した GEMS/FOOD (global environment monitoring system/food contamination monitoring and assessment programme) に提出する化学物質汚染に関する電子データでは，サンプリング期間およびサンプルの代表性に関する説明が必要である[11]．サンプルの代表性に関しては，① 統計に基づき全国を代表しているサンプル，② 統計に基づき国の一部を代表しているサンプル，③ 統計に基づかないが，全国から収集したサンプル，④ 統計に基づかず，国の一部から収集したサンプル，の4種類から選択して報告する．GEMS/FOODのマニュアル[11]には，国際的比較には国全体を代表するデータの方が明らかに有用であり，国を代表するデータを採取する努力をすべきであると明記されている．また，このマニュアルの付録5に記載されている質問票には，サンプリングについて，① インクリメント（incremental sample）の量，② 集合サンプル（aggregate sample）の量，③ 分析機関に送付したサンプル（laboratory sample）の量，④ 分析試料（test portion）の量，⑤ 採用したサンプリング計画のリファレンス，⑥ サンプリング計画書の写しの添付の有無，⑦ コメント，の記載欄がある．GEMS/FOOD に提出されたデータは，コーデックス委員会に科学的助言をする FAO/WHO 合同食品添加物専門家会議（JECFA）および FAO/WHO 合同残留農薬専門家会合（JMPR）でも利用されるなど影響が大きい．

3) 食品成分表のためのサンプリング[12]

i) 代表性を保証するサンプリング戦略　サンプルの代表性について考えるのに，米国農務省（USDA）のHoldenが1994年に発表した「食品成分データの代表性を保証するサンプリング戦略」レポート[13]が参考になる．ここで，食品成分データとは食品成分表への収載値を指している．このレポートでは食品成分データベースの信頼性を分析法，分析の精度管理，サンプル数，サンプル調製法，サンプリング計画の5項目について評価している．サンプリング関連項目だけ紹介すると，サンプル数は10個より多く，生データまたは標準誤差もしくは標準偏差が報告されている場合が最高の3点，サンプル数が3〜10個は2点，サンプル数が1，2個または特定できない場合は1点である．サンプリング計画については統計的根拠に基づいた多数の地域（サンプリング地点明記）からのサンプリングであり，サンプルが消費量または商業ベースの使用量に基づくブランドまたは品種を代表する場合に最高の3点，少なくとも2地域からのサンプリングであり，サンプルが消費量または商業ベースの使用量に基づくブランドまたは品種を代表する場合に2点，1地域からのサンプリングであり，サンプルが何かしらの代表である場合は1点，サンプリング計画の記述がないまたはサンプルが何も代表していない場合は0点である．上記のレポート[13]ではUSDAが実施した約200食品中のセレン含量の調査を紹介している．この調査ではii)で紹介するサンプリング計画[14,15]と同様の計画を採用している．セレン含量の多い牛肉，食パン，豚肉，鶏肉，卵については約100サンプルずつサンプリングし，セレン含量の少ない食品については5〜25サンプルをサンプリングしている．

ii) 米国における全国調査のための食品のサンプリング計画　食品成分表の収載値として国を代表する平均値を得るために，USDAでは以下の3ステップを採用している[14,15]．第1ステップでは，人口がほぼ等しくなるように国を4つの地域に区分する．そして，地域内を人口密度により3層に分割し，各層から都市圏を選択する．選択された都市圏から都市化指数により都市1郡と郊外1郡の計2郡を選択する．これによって都市化した地域と郊外のどちらかのみになることを避けている．第2ステップでは，選択された郡内（10店以上になるように周辺の郡まで拡張する場合あり）に存在する年間売上高が200万ドルより多い食料品店の中から購入店を選択する．第3ステップでは，パッケージサイズとマーケットシェアに比例するように製品を選択する．サイズやシェアによって重みづけをして選択することによって，各食品が実際に購入されるのと同じ確率で抽出される．こうして，4（地区）×3（層）×2（郡）＝24（合計）の店で，同じ食品（製品）を購入する．各食品について，製法や成分の違いを考慮して多くの場合6〜12サンプルを分析する．この1サンプルは，24店で購入したサンプルのコンポジットである．主要な製品（ブランド）については，その製品だけでコンポジットする場合もあり，特定の食品については，異なる製品（ブランド）をコンポジットして，その食品全体を代表する結果を得るようにしている．コンポジットサンプルの数は，食品間の相対的重要性で決めている．調理が必要な食品は，未調理と調理済みの両方のサンプルを分析している．複数の調理法がある場合には，調理法ごとにサンプルを調製して分析している．以上をまとめると，米国の食品成分表では，国民の摂取している食品中の成分の平均値を求めるのに，人口，店舗の売上高，製品の消費量を考慮した確率比例サンプリングを導入して，購入する地域，店，食品をランダムに選択するサンプリング計画を採用している．

4) トータルダイエットスタディのサンプリング

食品中に存在する危害要因のリスクを評価する手法の一つに暴露評価（exposure assessment）がある．暴露評価の一つの手法として，トータルダイエットスタディ（total diet study：TDS）[16]がある．TDSでは，まず食品ごとに調査対象成分の平均濃度とその食品の平均摂取量の積を求める．次に，その積をすべての食品について合計することにより，その成分の平均摂取量を求める．調査対象成分の摂取量は食品の摂取量によって異なり，食品の摂取量は年代別・性別・地域別・全体といった区分により異なる．そこで，これらの区分ごとの平均摂取量を用いて，各区分について平均摂取量を求めることも行われている．調査のために収集する食品は，調査対象成分を含むと思われる食品を網羅するように決定する．そして，そのような食品を，調査対象の地域または国を代表するように収集する．それには，

c項3）で紹介した食品成分データのサンプリングと同じ考え方が適用できる．収集されたサンプルは，調理などにより実際に喫食する状態に調製してから分析する．また，調査の効率を上げる目的で，個別の食品ごとにではなく，食品群ごとにコンポジットしてから分析することもある．フランスの第1回TDS報告書[17]によると，米国，オーストラリア，ニュージーランド，中国，カナダ，英国，アイルランド，オランダ，スペイン，チェコなどが2004年までに，このTDSをすでに実施している．

米国の食品医薬品局の方法[18,19]　食品医薬品局（FDA）では，サンプリングを年4回実施している．その際，西部，中央北部，南部，北東部の4地域から1回に1地域を選択し，1地域内の3都市から1サンプルずつをスーパー，食料品店またはファーストフード店からサンプリングし，FDAの中央ラボに送付している．サンプリングを行う都市は毎年異なる．これまで，ニューヨークは2，3年に1度調査されているが，ロサンゼルス，シカゴは過去10年に1回しか調査されておらず，他のやや規模の小さい都市でも調査されていることから，大都市に過度に偏らないように調査する都市を選択しているようである．サンプルは喫食される状態に調製してから分析している．調査する食品リストは全国的な食品消費量調査結果に基づいている．たとえば，2003年に改訂した280食品のリスト[20]は1994〜1996，1998年に継続調査した個人ごとの食品摂取量調査（2000年公表）に基づいている．1980年代初め以前は，これらの食品を食品群ごとにコンポジットしてから分析していた．しかし，それ以降は食品ごとに3サンプルをコンポジットしてから分析している．分析項目は，残留農薬，工業用化学物質，放射性物質，毒性成分，栄養成分，水分，葉酸と種類が多く，TDSを効率的に実施している．

d．食品のサンプリングに関する情報源

食品のサンプリング全般について，イギリスの食品基準庁（FSA）の実践的サンプリングガイドライン[21]およびFDAの調査作業マニュアルの4章サンプリング[22]は参考になる．

JISおよびISOのサンプリングに関する規格は，抜取検査およびサンプリング用語を調べる際に参考になる．

個別食品のサンプリングについては，いくつかの食品についてISOに規格がある．国際食品微生物規格委員会は統計に基づいたサンプリング計画を個別の食品について公表している[9]．また，食品中の残留動物用医薬品のコントロールに関するコーデックスガイドライン（CAC/GL 16-1993）[10]，食品中の残留農薬の分析法とサンプリングに関するコーデックスガイドライン（CAC/GL 33-1999）[23]には，サンプル量および用語の定義について記載がある．

欧州連合（EU）では，サンプリングと分析法に関するかび毒の規定，重金属および3-クロロ-1,2-プロパンジオール（3-MCPD），ダイオキシン，缶詰中の無機スズ，ベンゾピレンおよび硝酸塩の各指針を公開している[24]．かび毒の規定では，マトリックス，分析種（analyte），ロットサイズごとにインクリメントの量と数，集合サンプルの量を定めている[25]．ロットの同じ位置から1回に採取するインクリメントの量は別記しない限りは約100 gである．この規定では，かび毒の分析法に必要な分析精度についても規定している．　〔内藤成弘・塚越芳樹〕

文　　献

1) 内藤成弘ほか：食品分析法の妥当性確認ハンドブック（永田忠博ほか編），pp. 111-133，サイエンスフォーラム，2007．
2) 内藤成弘，塚越芳樹：農業技術，**62** (4)，166-171，2007．
3) 食品総合研究所：http://nfri.naro.affrc.go.jp/yakudachi/sampling/index.html
4) 厚生労働省：http://www.mhlw.go.jp/topics/yunyu/kensa/01.html
5) 厚生労働省：http://www.mhlw.go.jp/topics/idenshi/kensa/kensa.html
6) 農林水産省：http://www.maff.go.jp/j/jas/jas_kikaku/kensa_itiran.html
7) 農林水産省植物防疫所：http://www.pps.go.jp/law/
8) Codex：http://www.codexalimentarius.net/download/standards/10141/CXG_050e.pdf, 2004.
9) ICMFS：http://www.icmsf.iit.edu/pdf/icmsf2.pdf, 1986.
10) Codex：http://www.codexalimentarius.net/download/standards/47/CXG_016e.pdf, 1993.
11) WHO：http://www.who.int/foodsafety/publications/chem/en/gemsmanual.pdf, 2003.
12) 内藤成弘：平成15年度文部科学省委託調査報告書―食品成分の情報提供の新たな展開に向けた取組

みに関する調査, pp. 47-49, 資源協会, 2004
13) J. M. Holden : http://www.fao.org/docrep/V6000t/v6000t04.htm, 1994.
14) P. R. Pehrsson, et al. : *J. Food Comp. Anal.*, **13**, 379-389, 2000. http://www.nal.usda.gov/fnic/foodcomp/Data/Other/jfca13_379-389.pdf
15) C. R. Perry, et al. : http://www.nal.usda.gov/fnic/foodcomp/Data/Other/ASA2000_267-272.pdf, 2000.
16) 農林水産省 : http://www.maff.go.jp/syohi_anzen/risk/totaldiet_gl.pdf
17) J. C. Lablanc : The 1 st French Total Diet Study -Mycotoxins, minerals and trace elements, 2004.
18) FDA : http://www.cfsan.fda.gov/~comm/tds-toc.html
19) S. K.Egan, et al. : *Food Addit. Contam.*, **19** (2), 103-125, 2002.
20) S. K. Egan, et al. : *J. Expo. Sci. Environ. Epidemiol.*, **17**, 573-582, 2007.
21) FSA : http://www.food.gov.uk/foodindustry/guidancenotes/foodguid/guidance/
22) FDA : http://www.fda.gov/ora/inspect_ref/iom/contents/ch4_toc.html
23) Codex : http://www.codexalimentarius.net/download/standards/361/CXG_033e.pdf
24) EU : http://ec.europa.eu/food/food/chemicalsafety/contaminants/sampling_en.htm
25) EU : http://eur-lex.europa.eu/LexUriServ/site/en/oj/2006/l_070/l_07020060309en00120034.pdf, 2006.

3.3
遺伝子組換え体の検知技術

a. 表示制度の導入

遺伝子組換え (genetically modified ; GM) 技術は，1937年に米国のCohenとBoyerが核外遺伝子を大腸菌へ形質転換したことから見出された[1]．それ以来，この技術は著しい進展を遂げ，1994年には，日もちのよいトマト（FlavrSavr™ トマト）が米国においてGM技術を利用して作出された農作物としてはじめて商品化された．現在，除草剤耐性遺伝子を導入したGM大豆（Roundup Ready™ Soybean）や，除草剤耐性または害虫抵抗性のトウモロコシ，除草剤耐性のナタネ（カノーラ）等が開発され，北米を中心とした地域での栽培が進むとともに，わが国へも輸入され，食品または飼料として利用されるに至った．また，上記の農作物以外にもワタ，テンサイ，アルファルファ等で組換え体の開発・栽培が進み，現在までにわが国の安全性の審査が終了した食品への利用が可能なGM農作物は2007年11月の時点で86系統に至っている（表II.3.3.1）．このように，GM農作物は急速に商品化が進み，その生産量は全世界レベルにおいて増加の一方をたどっているが，わが国の消費者の一部はGM農作物の安全性について漠然とした不安を拭いきれておらず，今日も様々な議論がなされている．

穀物の輸入大国であるわが国では，安全性が承認されたGM農作物の食品への利用に際して，2001年から「農林物資の規格化及び品質表示の適正化に関する法律」（JAS法）および食品衛生法に定める品質表示制度の下に同じ内容のGM食品の品質表示基準が設けられている[2,3]．この品質管理基準は，食品に含まれる原材料の総重量に占める割合が上位から3位以内に相当し，かつ総重量の5％を超える原料に対してのみ適用される[4]．ただし，加工工程後においても，組換えられたDNAやそれに由来する組換えタンパク質が残存する加工食品が31品目指定されており，これら以外のものは表示の必要がない．また，表示は3種類に区分され，①食品としての安全性が承認された遺伝子組換え体のみを分別して流通した原材料を使用したもの，②非遺伝

表 II.3.3.1　わが国で食品用として商品化が可能な GM 農作物　　　（2007.11. 現在）

GM 農作物の種類計　86 件	開発国（開発企業）	他の商品化可能な国
除草剤の影響を受けない大豆	米国（Monsanto）	米国，EU
除草剤の影響を受けない大豆（3 種）	ドイツ（Bayer CropScience）	米国，カナダ
オレイン酸高生産大豆	米国（Optimum Quality Grains）	米国，カナダ
除草剤の影響を受けないトウモロコシ（5 種）	ドイツ（Bayer CropScience） 米国（Monsanto）	米国，カナダ，EU（一部）
害虫（ガの仲間）に強いトウモロコシ（6 種）[*1]	スイス（Syngenta Seeds） 米国（Monsanto）	米国，カナダ，EU（一部）
害虫（ガの仲間）に強いおよび除草剤の影響を受けないトウモロコシ（21 種）[*2]	スイス（Syngenta Seeds） 米国（Monsanto）他	米国，カナダ
リシン高生産トウモロコシ	米国（Renessen）	米国，フィリピン
害虫（ガの仲間）に強いおよびリシン高生産トウモロコシ	米国（Renessen）	フィリピン
害虫（甲虫類）に強いジャガイモ（2 種）	米国（Monsanto）	米国，カナダ
害虫（甲虫類）に強いおよびウイルスに強いジャガイモ（6 種）	米国（Monsanto）	米国，カナダ
除草剤の影響を受けないテンサイ（3 種）	ドイツ（Bayer CropScience） 米国（Monsanto）他	米国，EU（一部）
除草剤の影響を受けないナタネ（13 種）	米国（Monsanto） ドイツ（Bayer CropScience）	米国，カナダ（一部）
除草剤の影響を受けない雄性不稔ナタネ	ドイツ（Bayer CropScience）	カナダ，米国，EU
除草剤の影響を受けない稔性回復ナタネ	ドイツ（Bayer CropScience）	カナダ，米国，EU
除草剤の影響を受けないワタ（6 種）	米国（Monsanto） ドイツ（Bayer CropScience）他	米国，オーストラリア
害虫（ガの仲間）に強いワタ（3 種）	米国（Monsanto）	米国，オーストラリア
害虫（ガの仲間）に強いおよび除草剤の影響を受けないワタ（9 種）[*3]	米国（Monsanto）他	米国，オーストラリア
除草剤の影響を受けないアルファルファ（3 種）[*4]	米国（Monsanto） 米国（Forage Genetics）	米国，カナダ

*1　1 種は害虫に強い安全性審査済みトウモロコシ 2 種類の後代交配種
*2　10 種は害虫（ガの仲間）に強い安全性審査済みトウモロコシと除草剤の影響を受けない安全性審査済みトウモロコシの後代交配種
*3　7 種は害虫（ガの仲間）に強い安全性審査済みワタと除草剤の影響を受けない安全性審査済みワタの後代交配種
*4　1 種は除草剤の影響を受けない安全性審査済みアルファルファ 2 種類の後代交配種

子組換え体のみを分別して流通した原材料を使用したもの，③ 食品としての安全性が承認された遺伝子組換え体と非遺伝子組換え体を特に分別することなく（不分別）流通した原材料を使用したもの，に分けられる．これらのうち，①と③については義務表示，②については任意表示（表示は特に必要ない）とされている．

表示の実施にあたって，米国やカナダからの輸出品を中心に分別流通管理（IP ハンドリングシステム）と呼ばれる遺伝子組換え体と非遺伝子組換え体をそれぞれが混じらないように流通させるための品質管理システムが運用されている．現状の流通制度では意図しない混入が避けられないため，分別流通を実施した証明書が整っていれば，表示に際して科学的な検証は必要とされない．しかしながら，行政や企業が IP ハンドリングシステムや食品への表示が有効に機能していることを確認する基準として，意図しない混入レベルの上限を 5% と定めるとともに，これを科学的に検証するための GM 農産物の検知技術を必要としている．

こうした状況のもとに食品総合研究所は，国立医薬品食品衛生研究所，（独）農林水産消費安全技術セ

ンター，民間検査機関，食品企業と共同で安全性が承認されたGM農産物の検知技術の開発を進めてきた[5~10]．また，食品衛生法の規格基準改定により安全性審査が義務化されたことに伴い，食品としての安全性が未確認のGM農産物の輸入が禁止されたことから，監視の対象となる未承認GM農産物を定性検知する技術[11,12]についても開発を行っている．開発された検知技術は分析法としての妥当性確認試験が行われ，2001年3月，これらの検討結果を元に，農林水産省はJAS分析試験ハンドブック「遺伝子組換え食品検査・分析マニュアル」[13]を，厚生労働省は「組換えDNA技術応用食品の検査方法」[14]をそれぞれ公表した．また，(独)農業・食品産業技術総合研究機構食品総合研究所では，公表したGM農作物の検知技術について，検査室での適切な内部精度管理を行うために必要となる認証標準物質の製造を進めており，近日中の配付を計画している．

このように，表示制度に従うことで安全性が承認済みのGM農作物を食品の原材料として使用できる環境が整ったが，わが国の市場では非遺伝子組換え体を分別流通した原材料を使用している食品が大半であり，遺伝子組換え体の受入れが依然として進んでいない状況が続いている．

b. 遺伝子組換え農産物の分析法

GM農産物の検知法としては，検体から抽出したDNAを指数関数的に増幅し，検知するポリメラーゼ連鎖反応 (polymerase chain reaction; PCR) 法や，検体からタンパク質を抽出し，組換えDNA由来のタンパク質に対して特異的に結合する抗体を利用して検知する酵素抗体法 (enzyme linked immunosorbent assay; ELISA) およびラテラルフロー法がある．これらのうち，ELISA法は検知対象のタンパク質が加工工程等で変性した場合には検査が困難となる．また，検知対象のタンパク質を特異的に検出可能な抗体の生産が必要である．一方で，PCR法は検知対象の組換え体および組換えDNAの配列情報が入手できれば，一定の知識と設備を有する研究機関等において検知法の開発が可能である．本法は，食品や飼料のような複雑なマトリックスからでも精確に検出でき，DNAの分解が起きていない一部加工品についても定量することが可能であるため，世界中で多くの検知技術開発が行われるようになった．

1) 定量分析法

PCR法を利用したGM農作物の定量は，絶対量を知る方法がないため，検知対象の農作物が必ず持っている内在性遺伝子由来のDNA数と組換え体由来のDNA数をそれぞれ測定し，その存在比率からGM作物の混入率を相対的に測定する．代表的な方法には，TaqMan®プローブを使用するTaqMan® Chemistry法がある．TaqMan®プローブはPCR法に用いるオリゴヌクレオチドプライマー対に挟まれたDNA増幅領域の部分に設計する，両端に蛍光色素と消光色素をそれぞれ結合させた増幅領域の片鎖と相補的なオリゴヌクレオチドである．TaqMan®プローブはDNAの増幅反応時に鋳型DNAと結合するが，この状態で蛍光を発する波長の光を蛍光色素にあてても，消光色素が隣接しているため共鳴エネルギーの移動現象が起こり，蛍光発光は抑制される．しかし，DNAポリメラーゼの作用によりプライマーからのDNA合成が進むと，鋳型DNAに結合したTaqMan®プローブはDNAポリメラーゼの5′→3′エキソヌクレアーゼ活性により加水分解され，モノマーの塩基として反応液中に拡散する．この作用により，蛍光色素が結合した塩基もプローブから遊離して消光色素が結合した塩基との物理的距離が離れるので共鳴エネルギーの抑制が解除され，蛍光を発光する．PCR反応が理想的に行われた場合，1分子のTaqMan®プローブは1分子の鋳型DNAに結合し，増幅反応が進むため，蛍光増加量はPCR産物の増幅量に相当することになる．測定には，この蛍光増加量を動力学的に解析できるリアルタイムPCR装置が使われ，蛍光量が一定量に達した際のPCRサイクル数とあらかじめ鋳型DNA量が明らかなサンプルを用いて検量線を作成し，検体のDNA配列の増幅量との相関性から，増幅前において検体に含まれていた鋳型DNAのコピー数を求める方法が使われている．

2) 標準分析法

わが国の遺伝子組換え農産物の検査法である「標準分析法」[13,14]に掲載されている遺伝子組換え大豆およびトウモロコシの定量法は，リアルタイムPCR法のあらかじめ鋳型DNA量が明らかなサンプルを検量線作成用のキャリブレーターとして種子由来のゲノムDNAではなく大腸菌から精製したプ

ラスミドを用いることを特徴としている．筆者らのグループはGM大豆，5種類のGMトウモロコシを特異的に検知するためのPCRプライマーを設計し，その増幅産物をプラスミド上に連結した分子を標準分析法用のキャリブレーターとして作製した．プラスミドは大腸菌を用いて高品質かつ一定コピー数のキャリブレーターを安定生産できることを利点とするため，各GM作物系統およびnon-GM作物を標準物質として入手することが不要となり，常に安定した検量線が得られることで，再現性のある定量検査が実施可能になると期待された．

標準分析法でGM農作物の定量を実施するためには，各GM系統を代表する純粋な品種種子を入手し，それぞれからDNA抽出後，抽出したゲノムDNA中に含まれる内在性遺伝子および組換えDNA由来のDNA配列数を前述のキャリブレータープラスミドを用いてそれぞれ測定し，GM系統の種子ごとに固有な内標比（「各GM系統の組換えDNA配列数/内在性遺伝子のDNA配列数」から求めた比率）を用いて%(w/w)に換算し，混入率を算出する．標準分析法で使用する各GM系統に固有の内標比は，各遺伝子組換え系統ごとに代表的な品種の種子を1品種選択し，15研究室による共同試験を実施後，各ラボで算出された内比率の平均値を求め，これを固定値として公表している（表II.3.3.2）．公表された各GM系統の内標比は，安全性評価資料等から入手した導入DNA数から推定された値と大きく矛盾するものは認められなかったため，検査者が標準分析法に準じて試験を行う際には，各系統のGM種子を入手して内標比を求めることなく未知試料の定量分析を実施可能とした．また，この定量法は15試験機関での共同試験において検査法としての妥当性が確認された[6]．共同試験後の統計解析結果を表II.3.3.3に示す．MON 810，T 25，Bt 11系統の0.1% GM混入サンプルを除くすべてのサンプルにおいて室内再現性，室間再現性がともに概ね20%以内に収まったことから，各GM農作物の保証定量下限は，RRダイズが0.1%，GMトウモロコシのMON 810，T 25，Bt 11が0.5%，GMトウモロコシのGA 21，Event 176が0.1%と判断された．

JASハンドブック[13]には，このほかにサンプリング法，試料の取扱い法，コンタミネーション防止法等が記載されている．表示制度監視のためにGM農作物の定量法を含めた形で標準分析法を定めたのは世界的にもわが国が最初であり，これと同じ方法が韓国でも標準分析法として採用されている．また，新たに安全性審査が終了したGMトウモロコシ（NK 603，MON 863，TC 1507）の検知法についても同様の手法による開発法を開発し，検証を終えたところである．

c. 分析法の適用範囲

標準分析法に従って定量分析を行う際には，前述の試験室間共同試験のように科学的な妥当性が確認された方法に従うことが肝要である．しかし，実際に検査を行う際には，検証された標準分析法を適用することが難しい箇所について，各検査機関等で実施可能な方法への変更が必要となる場合がある．その際には，標準分析法を変更して行った測定結果が標準分析法で測定した結果と同等であることを，単一試験室内での妥当性確認試験で明らかにした上で使用すべきである．

d. GM農産物検査法の展望

GM農作物の開発および商品化は世界中で急速に進んでおり，特にトウモロコシでは単一の組換え

表 II.3.3.2 公表された内標比

ターゲット	平均値	SD*	RSD**	ターゲット配列の導入コピー数
CaMV 35S プロモータ				
RR soy	0.99	0.006	0.64	1
Bt11	0.97	0.045	4.61	2
T25	0.34	0.011	3.12	1
Event176	0.88	0.042	4.74	2
MON810	0.45	0.017	3.73	1
NOS ターミネータ				
RR soy	1.09	0.015	1.41	1
Bt11	1.05	0.026	2.43	2
GA21	1.12	0.083	7.37	2+α
GM 系統特異的				
RR soy	0.96	0.010	1.01	1
Bt11	0.50	0.027	5.45	1
GA21	1.54	0.042	2.73	2+α
T25	0.35	0.047	13.4	1
Event176	1.94	0.169	8.71	4
MON810	0.42	0.008	1.96	1

* 標準偏差
** 相対標準偏差
実験は15研究室で3回ずつ実験した．

3.3 遺伝子組換え体の検知技術

表 II.3.3.3 開発した定量PCR法による真度と精度

GM 系統名	GM(%)	真度		精度		検知下限以下
		平均値	偏差(%)	繰返し性(%)	室間再現性(RSD, %)	(＜20 コピー)
Bt11	0.10	0.091	−9.0	22.3	22.3	21/22
	0.50	0.510	+2.0	23.7	23.7	0/28
	1.0	1.15	+14.7	18.9	18.9	0/28
	5.0	6.08	+21.6	13.7	13.7	0/28
	10	12.1	+21.1	10.4	11.5	0/28
GA21	0.10	0.095	−5.4	20.5	20.6	4/24
	0.50	0.538	+7.7	12.6	21.8	0/26
	1.0	1.20	+20.2	12.3	18.6	0/26
	5.0	5.83	+16.6	8.2	15.9	0/24
	10	11.5	+15.0	7.9	13.6	0/26
T25	0.10	0.139	+38.6	23.7	26.5	22/22
	0.50	0.577	+15.3	28.2	28.2	1/28
	1.0	1.20	+20.0	6.8	11.5	0/28
	5.0	5.58	+11.6	12.4	14.8	0/28
	10	10.8	+8.1	13.3	14.7	0/28
Event176	0.10	0.125	+11.3	16.3	21.3	1/24
	0.50	0.547	−1.6	5.8	10.3	0/22
	1.0	1.05	−7.7	7.1	11.4	0/26
	5.0	4.78	0.0	8.1	11.2	0/26
	10	9.82	−3.8	5.8	9.5	0/24
MON810	0.10	0.111	+25.0	32.3	32.3	19/22
	0.50	0.492	+9.4	15.1	19.6	0/26
	1.0	0.923	+4.6	11.8	15.1	0/28
	5.0	5.00	−4.3	13.5	13.5	0/26
	10	9.62	−1.8	10.5	11.6	0/26
RR soy	0.10	0.108	+8.1	13.4	13.4	4/22
	0.50	0.571	+14.3	12.0	15.9	0/24
	1.0	1.16	+16.1	11.2	13.9	0/24
	5.0	5.76	+15.1	7.6	11.5	0/24
	10	11.7	+17.2	8.5	10.6	0/24

DNAを含むGM系統の種類が増えただけでなく、それらのGM植物同士を交配で掛け合わせたスタックが栽培されるようになってきた．従来の標準分析法では、単一の組換えDNAを含むGM系統のみを測定することが前提とされていたため、これに従ってスタックを含む試料を測定した場合、混入率の測定値は実際の混入率と一致しない．このため、いくつかの新しい検査法[10,15] を組合わせる等、現行の検査法を再検討する必要が生じている．また、GM農作物を原料とする加工食品では、検査対象の各DNAについてそれぞれ分解の程度に差が生じるため、原料の場合と異なり組換えDNA配列数と内在性遺伝子のDNA配列数の減衰が一定せず、原料とは異なる混入率が得られる場合があるので注意が必要である[8,9]．また、食品企業ごとに製造時の原料の状態や製造環境は異なってくるため加工条件は常に一定ではないことや、加工食品には一般に各種調味料や材料が使用されるが、これらがDNA抽出の品質に影響を与える可能性は否定できないことから、加工食品中の混入率を正確に測定することは困難である．また、安全性未承認組換え体の検査については、検査対象のGM農作物およびそれに導入された組換えDNAの塩基配列または組換えDNA由来タンパク質のアミノ酸配列がわからない限り、安全性審査が終了していないGM農作物を検知することはできないことも理解しておく必要がある．

このように、わが国が採用している標準分析法をはじめとする、国際的なガイドラインに従って妥当性確認試験が終了した分析法を使用することの重要性について理解を深めるとともに、GM農作物の開

発および安全性審査の状況に応じて，常に科学的検証を実施した標準分析法と標準物質の提供，各分析機関の精度管理等を続けることが必要である[16〜18]．

〔古井　聡〕

文　献

1) S. N. Cohen, et al.: *Proc. Natl. Acad. Sci. USA*, **70**(11), 3240-3240, 1973.
2) 遺伝子組換え食品に関する品質表示基準（平成12年3月31日　農林水産省告示第517号）：http://www.maff.go.jp/soshiki/syokuhin/heya/jasindex.htm
3) 遺伝子組換え食品に関する表示について（平成13年3月21日　厚生労働省　食企発第3号，食監発第47号）：http://www.mhlw.go.jp/topics/0103/tp0329-2c.html
4) バルク輸送非GMO流通マニュアル，（平成13年12月農林水産省，食品産業センター発行）（http://www.shokusan.or.jp/，食品産業を巡る課題と対応）
5) H. Kuribara, et al.: *J. AOAC Int.*, **85**(5), 1077-1089, 2002.
6) Y. Shindo, et al.: *J. AOAC Int.*, **85**(5), 1119-1126, 2002.
7) T. Matsuoka, et al.: *J. Agr. Food Chem.*, **50**(7), 2100-2109, 2002.
8) T. Yoshimura, et al.: *J. Agr. Food Chem.*, **53**(6), 2052-2059, 2005.
9) T. Yoshimura, et al.: *J. Agr. Food Chem.*, **53**(6), 2060-2069, 2005.
10) M. Onishi, et al.: *J. Agr. Food Chem.*, **53**(25), 9713-9721, 2005.
11) T. Matsuoka, et al.: *J. Food Hyg. Soc. Japan*, **42**, 197-236, 2001.
12) Y. Goda, et al.: *J. Food Hyg. Soc. Japan*, **42**, 231-201, 2001.
13) 農林水産消費技術センター：JAS分析試験ハンドブック，遺伝子組換え食品検査・分析マニュアル，2001（http://www.maff.go.jp/sogo―shokuryo/jas/manual00.html）
14) 厚生労働省食品保健部：組換えDNA技術応用食品の検査法，2001（http://www.mhlw.go.jp/topics/idenshi/kensa/kensa.html）
15) H. Akiyama, et al.: *Anal. Chem.*, **77**, 7421-7428, 2005.
16) ISO 21572 International Standardization Organization, Geneva, Switzerland, 2004
17) ISO 21569, ISO 21570, ISO 21571, ISO/TS 21098 International Standardization Organization, Geneva, Switzerland, 2005
18) ISO 24276 International Standardization Organization, Geneva, Switzerland, 2006.

3.4
品　種　判　別

3.4.1　米のDNA品種判別（米，1粒，加工品，発酵食品）

近年，消費者の良食味指向が進み，コシヒカリ，ひとめぼれ，ヒノヒカリ，あきたこまち等の良食味米の生産が増加し，流通市場でも他の米に比べて高い価格で取引きされている．1995年に施行された食糧法のもとで，米の包装に品種，産地，産年を表示することになったが，2001年4月からの改正JAS法の施行によってもこうした米の品種や産地の表示制度は，すべての米取扱業者に適用範囲を拡大して維持されることになった．

以前は，イネや米の品種判別技術としては，交配して稔るかどうかが基準に使われた．この交配稔実性をもとにして，加藤茂苞ら日本人がインディカとジャポニカという分類を世界に先駆けてはじめた．次いで，松尾孝嶺がまとめたイネの草型，止葉の位置や角度，穂やもみの形，葉色などの様々な特徴を総合して品種を判別する方法が開発された．育種の分野では，現在でも基本的にはこの方法によって品種が判別されている．玄米のレベルでは，食糧庁の農産物検査官によって，粒形を中心に，外観上の様々な特徴に基づいて判別されてきた．食総研の松永・田村らが開発した画像解析による粒形判別技術は，この方法を，機器によって客観化，迅速化したものである．また，イネの葉や種子中のエステラーゼやアミラーゼ等の酵素の多型（アイソザイムパターン）によってもイネの品種判別が可能である．中川原らは，この方法によって，世界の各種の米を調査し，インディカ同士も2つのグループに分類できることを見出したほか，イネの起源地についても考察を加えている[1]．しかし，この方法では，近縁種の判別，たとえば，コシヒカリとその子であるあきたこまちやひとめぼれを判別することは困難である．一方，DNA判別技術は，米のゲノム遺伝子のわずかな構造上の相違をPCR（ポリメラーゼ・チェイン・リアクション：DNAの特定部分を，変性，結合，伸長の3つの反応の30〜40サイクルの

3.4 品種判別

表 II.3.4.1　イネおよび米の各種の品種判別方法

方　法	対　象	特　徴	問題点
交配，草型	イネ植物体	品種判別の基本的方法	米に適用が困難
粒形	玄米	農産物検査の基本的方法	標準試料が必要
酵素多型	イネ，米等	世界の広範なイネに適用	近縁種の判別が困難
RFLP	イネ，米等	近縁種の判別が可能	多くの試料量を必要
PCR	イネ，米，飯等	近縁種の判別が可能，微量試料で判別可能	PCRの再現性

繰返しによって10億倍～1兆倍程度に増加させる技術）やRFLP法（制限酵素断片長多型検出法）等によって判別するものである[2,3]．筆者らは，現在のところ，品種間差のみを検出して産地や貯蔵の影響を受けない判別プライマーを選定して用いている[4]．PCR法では，様々な装置や条件で搗精された精米や，精米粉末，米飯や餅等にも適用できるという長所がある．代表的な品種判別技術およびその特徴を表II.3.4.1に示す．

a. 米のDNA品種判別技術

DNA品種判別技術は，PCR法とRFLP法に大別される．PCR法は，試料DNAをPCRによって増幅する際の，プライマー（複製開始用DNA断片）の試料DNAへの結合部位における塩基配列の相違によって判別する．したがって，PCRで増幅が可能な量の試料DNAがあれば適用可能であり，精米や米飯のように，抽出可能なDNA量が少ない場合に適している．PCR法の問題点としては，増幅装置や増幅条件によって結果が異なる場合がある点があげられる．一方，RFLP法は，試料DNAを様々な制限酵素によって切断し，切断されたDNAの長さが異なることを利用した方法である．この方法は，PCR法に比べて多量の試料DNAを必要とするという問題はあるが，結果の再現性が高いこと，ゲノム解析に用いられている基準的な品種では，制限酵素切断部位や，対象遺伝子の座乗染色体，位置に関する情報が蓄積されているという長所がある．最近ではこの両者を組合わせたAFLPやCAPS等の手法も用いられるようになり，STAFF研究所の河野らは前者の方法でイネの品種判別を試み，野菜茶業研究所の松元らは後者の方法でイチゴ等の判別技術を開発している．また，筆者らの方法以外に，DNA中に存在する反復配列に着目したSSR法やDNA中に多数存在する一塩基多型に基づいて判別するSNPs法も用いられるようになってきた．

b. 精米からのDNAの抽出と精製

精米からの代表的なDNA抽出法はCTAB（セチルトリメチルアンモニウムブロミド）法である．この方法は，デンプン，タンパク質，脂質等の夾雑物の多い穀類種子からのDNA抽出に適している[4]．また，精米1粒からDNAを抽出して品種判別に用いる場合には，後述の酵素法が適している[5]．各種のDNA抽出用のキットも市販されている．

c. PCR法による国内産米の品種判別例

当研究ユニットでは，コシヒカリ，ひとめぼれ等，1994年度の国内産作づけ上位10品種を対象に，PCR法（RAPD法）による品種判別技術の検討を行い，8種類のランダムプライマーによる結果を総合することによって，上記10品種の判別を可能とする技術開発を行った[4]．使用したランダムプライマーは，産地や貯蔵の影響が現れないものを選択して使用した．

d. 米飯1粒による品種判別技術

当研究ユニットでは，米飯試料向けDNA抽出精製法として，「酵素法」を開発した[5]．この方法のポイントは，耐熱性のα-アミラーゼを用いること

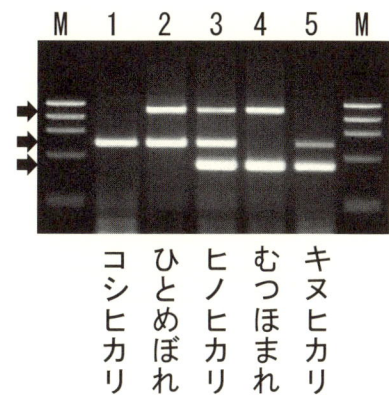

図 II.3.4.1　米飯1粒を試料とする品種判別の例

によって，DNA分解酵素の作用を抑えながら糊化デンプンを分解除去し，次いで，SDS存在下で，プロテアーゼKによって変性タンパク質を分解除去し，DNAの抽出・精製を容易にする点である．こうして精米と同様に，米飯1粒の場合にも，主要な品種の判別を可能にしている（図II.3.4.1）．

e. プライマーのSTS化

PCR法によるRAPD法の場合には，操作が煩雑となり，多数の共通バンドの中から判別バンドを選定し，判別する必要がある．そこで，① RAPD法を行い，有用な判別バンドを選定，② 電気泳動ゲルの判別バンドからDNAを抽出，③ DNAの塩基配列を決定，④ 決定した塩基配列に基づいて，両側から長いプライマーの対を新しく設計する，という①から④の行程により，STS化プライマーを開発した．この場合は，各品種共通の不要バンドが消失し，判別バンドのみが出現する．これによってRAPD法の問題とされていた再現性，判別誤認の問題が解決された．さらに，これらの複数のSTS化プライマーを同時に使用する「STS化マルチプレックス法」を確立した．これにより，1回のPCRで，判別バンドのみがバーコードのように現れ，簡易に再現性よく品種判別を行うことが可能になった．

f. コシヒカリ判別用プライマーセットの開発[7,8]

コシヒカリは，その良食味性と広域栽培適応性から，全国の作づけ面積の約38％を占めており，流通量も最も多い品種である．この場合，① 各判別プライマーの併用によるマルチプレックス化，② 各県のコシヒカリ同士で相違が現れないこと，③ ひとめぼれ，あきたこまち等の主要近縁品種とも明瞭に判別ができること，の3つのポイントがポジキット開発にあたって重要であった（図II.3.4.2, 3.4.4）．

次いで，混米検出用のコシヒカリネガキットの開発を行った．この場合は，① 全国のコシヒカリの原種で，判別バンドが全く現れない，② コシヒカリ以外の品種の場合には，何らかの判別バンドが出現する，という2点がポイントになった（図II.3.4.3, 3.4.4）．キット販売量と不正混米率の推移を図II.3.4.5に示す．不正混米は年々減少していることがわかる．

g. 餅を試料とする原料米の品種判別[9]

餅の原料米においても，「酵素法」の条件を強化することによってPCRにかけるに十分な量と質のDNAの調製が可能になった．こがねもち，ヒヨクモチ，はくちょうもち，わたぼうし等の主要なもち米を判別できるプライマーが選定された（図II.3.4.6）．

h. その他の判別用キットの開発

北海道産米同士判別のためのプライマーセットや，食品企業が委託炊飯している原料米を製品段階で判別するためのプライマーセット等を開発してきた．

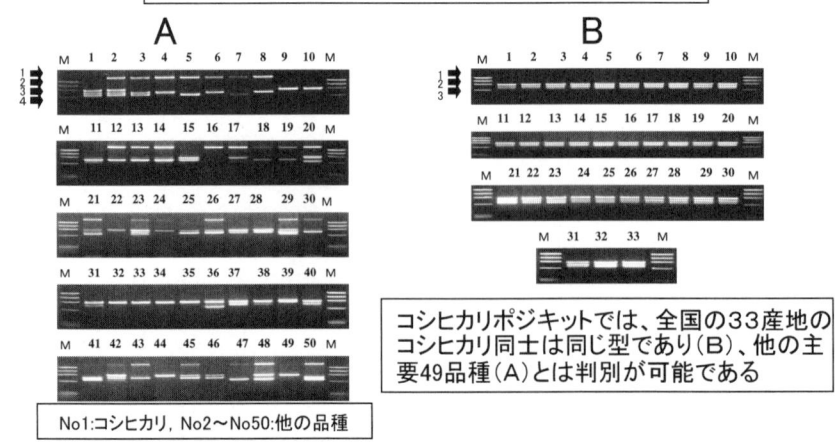

図 II.3.4.2　コシヒカリ判別用のPCRプライマーセット

3.4 品種判別

コシヒカリ（No1）以外の主力49品種でバンド出現

コシヒカリの全国33産地でバンド出現せず

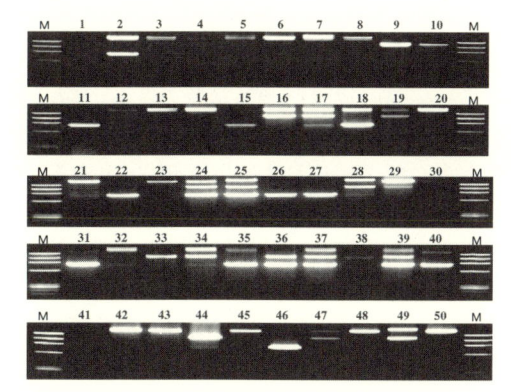

図 II.3.4.3　コシヒカリへの混米検出のためのプライマーセット

キットの内容
1. DNA Polymerase
2. 10×PCR緩衝液
3. 25mM MgCl$_2$
4. 2.5mM dNTPs
5. Primer Mixture
6. Control template
7. Loading Buffer
8. DNA Marker

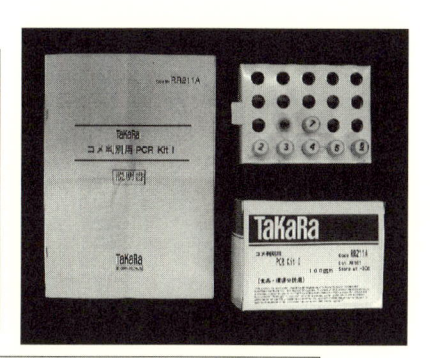

発売開始後2500キット（25万点の分析に相当）が販売された

図 II.3.4.4　実用化されたコシヒカリ判別用キット

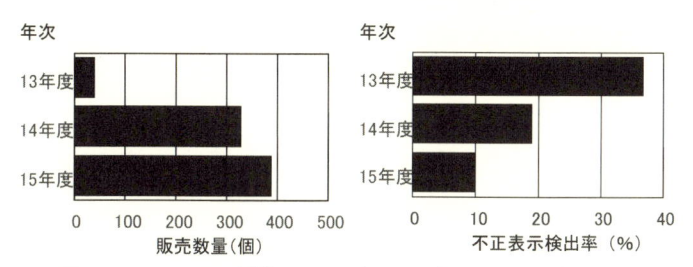

図 II.3.4.5　DNA判別キット販売量の増加と不正混米率の減少

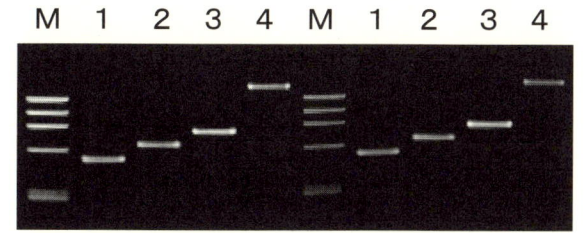

図 II.3.4.6　もち米原料米および餅を試料とするDNA品種判別の例
M：DNA分子量マーカー，1：ヒヨクモチ，2：こがねもち，3：はくちょうもち，4：わたぼうし．

i. 発酵品（酒）を試料とする原料米の判別

発酵食品は，発酵過程におけるDNAの分解および発酵微生物のDNAの混在のため，原料植物のDNA品種検定は不可能とされていた．筆者らは，醸造酒（清酒，ワイン，ビール）におけるPCR用鋳型DNAの抽出・精製方法（各種醸造酒を凍結乾燥し，粉末試料としてから酵素処理し，回収した沈殿から70%エタノールを用いDNAを溶出させると同時に，ポリフェノールやメラノイジン等の色素成分を除去し，次いで，CTABおよびフェノールを用いて抽出液中の多糖類およびタンパク質を除去し，エタノールを加え，DNAを沈殿として回収する方法）を開発した．この方法によって抽出・精製したDNAを鋳型としてPCRを行った結果，各醸造酒から抽出したDNAは各原料植物に由来するものであることが確認できた．

また，国内における酒米の作づけ面積の7割を占める山田錦，五百万石，美山錦を原料酒米とする清酒において，麹菌，酵母には出現せず，原料酒米の品種判別に有望な数個のプライマーを開発した．これらのプライマーを用いて，市販の「コシヒカリ100%の酒」と表示している1種類の酒を試料として分析した結果，この酒の原料米はコシヒカリではないことが明らかになった（図II.3.4.7）．

さらに，ビールのDNAによる原料植物の検定については，混入されている米およびコーンスターチの有無の判別プライマーを開発した．

米のDNA品種判別技術の用途について，これまでの実例をもとにまとめると，表II.3.4.2のようになる．育種段階では，育成した品種の同定や確認に利用できる．種苗登録では，表現形質における判別性と均一性に基づいて審査がなされているが，今後，植物新品種保護同盟（UPOV）における世界の動向や種苗法の流れなどによっては，DNA判別が品種の同定にとって重要な手段になってくる可能性もある．また，種子の保存や配布における品種保証・確認にもDNA判別を利用することができる．秋田県では，自県産の「あきたこまち」の一部について，DNA判別による保証マークをつけて販売している．従来，食糧庁で行ってきた農産物検査での品種確認には，専門検査官による，粒形を中心とする外観情報に基づく品種鑑定が行われてきた．今

表 II.3.4.2 米のDNA判別技術の応用例

1. 育種段階での品種の確認，良食味米選抜
2. 種子保存・配布段階での品種の保証・確認
3. 農産物検査での鑑定の確認
4. 密輸米の鑑定
5. 流通段階での不正混米の検出
6. 精米や委託炊飯での原料米品種の確認
7. 弁当，加工米飯等の消費段階での品種確認
8. 炊飯・利用段階での良食味米の判定

「コシヒカリ100%」使用の酒ではなかった例

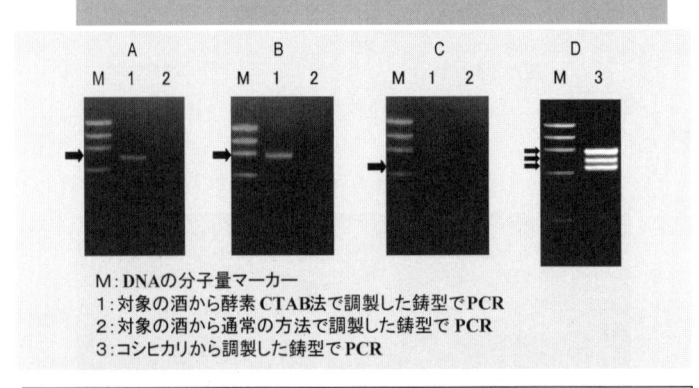

M：DNAの分子量マーカー
1：対象の酒から酵素CTAB法で調製した鋳型でPCR
2：対象の酒から通常の方法で調製した鋳型でPCR
3：コシヒカリから調製した鋳型でPCR

1. 3本のDNAバンドがでないので、コシヒカリ100%ではない。
2. 鋳型DNAの抽出・精製は、酵素CTAB法がよい。

図 II.3.4.7 市販の酒を試料とする原料米のDNA判別の例

後，検査の民営化や，コシヒカリ等の近縁種の増加などの動きと連動して，検査においてもDNA品種判別が重要視されるようになる可能性がある．これまでにも，検査における鑑定の補完技術として使用された実績がある．また，密輸米の鑑定や犯罪捜査における証拠米試料の品種鑑定などでDNA判別技術が用いられたことがある．流通段階での不正混米の検出例としては，食糧庁による全国のモニタニングでコシヒカリキットが使用されている実績があり，図II.3.4.5に示したように，不正混米の減少に役立っている．また，本技術は，もみや玄米に限らず，精米や米飯を試料としても使用できるので，委託精米や委託炊飯での原料米の品種確認にも利用することが可能である．さらに，消費者の立場からは，市販の弁当や加工米飯の原料米品種が表示と一致しているかどうかを，米飯試料のDNA判別によって確認することも可能である．その他の用途としては，大学等での生物学実験用の教材として，コシヒカリキットが使用された例があげられる．

本判別技術は，分子生物学の分野における日進月歩の技術を実用的分野に適用したものであり，その意味から，今後も判別の迅速化や試料の微量化といった技術の改良と普及が必要とされている．さらに，本技術を発展させることによる，米の産地判別や食味推定への利用[10]なども研究が開始されている．〔大坪研一〕

文献

1) M. Nakagahara: *Japan J. Breed.*, **27**, 141-148, 1977.
2) A. J. Jeffreys, et al.: *Nature*, **354**, 204-209, 1991.
3) J. G. K. Williams, et al.: *Nucleic acids Research*, **18**, 6531-6535, 1990.
4) 大坪研一ほか：日本食品科学工学会誌，**44**, 386-390, 1997.
5) 大坪研一ほか：日本食品科学工学会誌，**46**, 262-267, 1999.
6) 大坪研一：食品工業，**45** (16), 40-46, 2002.
7) 大坪研一ほか：日本農芸化学会誌，**76**, 388-397, 2002.
8) C. J. Bergman, et al.: Rice (E. T. Champagne, ed.), pp. 415-472, St Paul, USA, 2004.
9) 大坪研一ほか：日本食品科学工学会誌，**48**, 306-310, 2001.
10) 大坪研一ほか：日本食品科学工学会誌，**50**, 122-132, 2003.
11) 中村澄子ほか：日本食品科学工学会誌，**54**, 233-236, 2007.

3.4.2 米加工品への異種穀類混入の検出技術

もち米は全国で年間25万トン消費され，もち米粉（白玉粉），加工米飯（おこわ），包装餅・和菓子，もち米菓（あられ・かきもち）等に利用されている．米加工食品の原料米は，破砕米制度・他用途利用米制度，加工用米制度のもとで加工用原料米として供給されてきた．また，WTO（世界貿易機構）農産物交渉により安価な外国産米が多量に輸入されていることもあり，原料米の選択・特定は困難な状況にある．1999年にJAS法の改正がなされ，一般消費者向けのすべての飲食料品に品質表示が義務づけられ，2001年から加工食品の品質表示基準の適用もはじまり，食品表示への信頼の向上と品質の向上のため，包装の表示と内容物とが一致するかどうかの技術開発が必要とされている．近年，もち米加工品において，ワキシーコーンスターチ・外国産もち米およびもち大麦の混入が問題となり，消費者への品質保証のための検出技術の開発が求められている．筆者らは，これまでに主食用の米，米飯および餅のDNA品種判別技術[1]およびDNA食味判別技術[2]について報告してきた．その技術をもとに，筆者らは，異種穀類（トウモロコシ，大麦）検出のためのプライマーの開発を行い，PCR法によりこれらの穀類の検出を可能とした．もち加工品であるあられは餅の製造工程に，「乾燥」および「焼き」の工程が入り，未変性のDNA抽出が困難とされていたが，文献[1]で報告した酵素法をもとに，抽出・精製方法を改良し，PCR法によって原料米の検出が可能となった．

a. もち米加工品のDNA改良抽出法

あられの各試料の3〜5個を50 mlの滅菌ファルコンチューブに入れ，約40℃の滅菌水をあられが浸るまで加え，2時間浸漬（2〜3回滅菌水を替える）し，この試料を凍結乾燥した．これをコーヒーミルによって粉砕した．この試料0.1 gを1.5 mlの滅菌チューブに入れ，100 mMトリス塩酸緩衝液（ph 8.0, 100 mM NaCl含有）300 μl と，耐熱性アミラーゼを60 μl 加え，80℃で1時間反応させた．次いで，プロテイナーゼK 27.7 u/mg, 20 mg/ml）50 μl と，SDS（0.2％含有）を加え55℃で2

時間反応させた．反応終了後，微量遠心機で遠心分離し，エタノール沈殿を行い，得られた沈殿を TE 溶液（10 mM トリス塩酸緩衝液，ph 8.0, 1 mM EDTA）300 μl に溶解した．溶解後 RNaseA (10 mg/ml)1 μl を加え，55℃で30分間反応させた．反応後，等量の中性フェノールを加え15分間除タンパクし，次いで遠心分離して得られた上清に等量の PCI（フェノール/クロロホルム/イソアミルアルコール；25：24：1）を加え15分間精製し，この操作を再度繰返した．その後，遠心分離しエタノール沈殿を行い，得られた沈殿を70％エタノール30 μl で洗浄し，TE 30 μl に溶解して PCR の鋳型 DNA とした．餅粉試料からの DNA 抽出は文献[1]で報告した酵素法を用いた．またおこわの試料粉，もち米からの抽出は CTAB 法[3]を用いた．

b. PCR による DNA の増幅

前項（a 項）の方法でもち加工品より調製した DNA を鋳型とし，表 II.3.4.3 に示す PCR 条件によって DNA の増幅を行った．DNA ポリメラーゼとして Taq polymerase を使用し，ポリメラーゼ1 unit，2 mM の dNTP（デオキシリボヌクレオチド3リン酸混合液）溶液2 μl，25 mM の MgCl$_2$ 溶液 2.0 μl，10倍希釈緩衝液（100 mM トリス塩酸 pH 8, 500 mM KCl, 1% tritonX-100）2.0 μl，適量の STS プライマーおよび滅菌水を加えて反応系の全量を20 μl とした．DNA の増幅は変性温度96℃で1分間，アニーリング温度58℃〜62℃で1分間，伸長温度72℃で2分間の条件で35サイクル行った．PCR 終了後，2% アガロースゲルに注入し，電気泳動装置を用いて100 V，40分間泳動し，エチジウムブロミドで染色した後，画像解析装置によって画像を入力した．

c. あられ・餅から抽出した DNA の質

上記に示した酵素法は，デンプンを耐熱性の α-アミラーゼにより加水分解し，SDS で細胞を溶解するとともに，タンパク質をプロテイナーゼ K で消化し，抽出液中のタンパク質をフェノールと PCI で除去する方法である．文献[1]で報告した酵素法との違いは，α-アミラーゼの量を数十倍にし，プロテイナーゼ K の量も数倍にして，消化が完全に終えるまで十分時間をかけた点である．前項（a 項）に示した方法より抽出・精製した DNA のスペクトルを図 II.3.4.8 に示す．（A）は，わたぼうし70%にワキシーコーンスターチ30%を混合したあられ（B）は，わたぼうし100%のあられで，260 nm/280 nm 吸光度比からタンパク質の残存量を推定し純度を検定した結果，（A）は1.90，（B）は1.94となり PCR に適した純度の高い DNA の抽出が可能となった．また，その他のあられ・餅から抽出した DNA も同様に，260 nm/280 nm 吸光度比が1.8以上で純度の高い DNA であった．PCR 阻害物質であるポリフェノール含有の多い大麦の混入したもち米加工品は，PCI 処理の回数を増やすことにより純度の高い DNA を回収することが可能となった．また，これらの DNA を用いて PCR を行った結果，約1.6 kbps の分子量の増幅が可能な高品質で低分子化されていないものであった．

d. もち米を含む米加工食品の原料検定法

1) GBSS 由来プライマーによる識別法

米，トウモロコシ，大麦の GBSS (granule bound starch synthase) 遺伝子の相違に着目し，穀類間差異の塩基の検出のため，文献[4]に記載された米デンプン合成酵素遺伝子の塩基配列内を数個のブロックに分け，各ブロックごとに対合プライマーを設計し，PCR を行った結果，2,941〜3,750 bp 間において穀類間差異が明らかになった．この塩基部分を増

表 II.3.4.3　異種穀類識別用 PCR 条件

プライマーの種類	プライマー濃度(5 pmole μl)	アニーリング温度	DNA 鋳型濃度(400 ng/μl)
穀類差異識別 GBSS プライマー	F：0.4 μl R：0.4 μl	60℃	2 μl
Zein 由来トウモロコシ識別プライマー	F：0.3 μl R：0.3 μl	65℃	1 μl
GBSS 由来トウモロコシ識別プライマー	F：0.3 μl R：0.3 μl	58℃	1 μl
Hordein 由来大麦識別プライマー	F：0.3 μl R：0.3 μl	58℃	1 μl
GBSS 由来大麦識別プライマー	F：0.3 μl R：0.3 μl	62℃	1 μl

＊TaKaRa PCR Thermal Cycler MP 使用　　＊DNA 濃度は260 nm の吸収波長による

3.4 品種判別

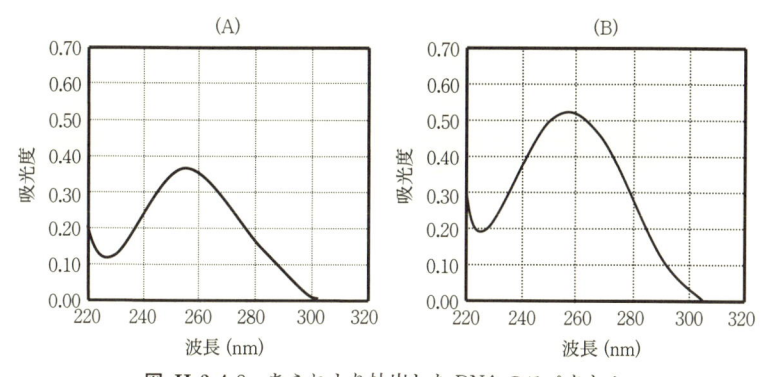

図 II.3.4.8 あられより抽出したDNAのスペクトル
(A)：わたぼうし70％にワキシーコーンスターチを30％混合したあられ．
(B)：わたぼうし100％のあられ．

幅する対合プライマーの塩基配列を穀類識別GBSSプライマーとして表II.3.4.4に示す．またそのPCR結果を図II.3.4.9に示す．1～5はうるち米・もち米を示し，6～8は大麦，9～10はトウモロコシを示す．aの矢印はうるち米・もち米に共通な分子量の位置を示し，bの矢印は大麦，cの矢印はトウモロコシに共通な分子量の位置を示す．これらの各分子量のDNAをアガロースゲルから切り出し，ゲル重量の3倍容のヨウ化ナトリウムによってDNAを溶出した後，ガラスビーズに吸着させて精製した．得られたDNAをクローニングした．穀類ごとにインサートが入っているDNAのクローンを5個ずつシークエンサーで読み，各穀類内での塩基置換がない部分を選択し塩基を決定した．これを図II.3.4.10に示す．(A)はフォワード側，(B)はリバース側の塩基配列を示し，赤枠の部分はトウモ

表 II.3.4.4 異種穀類識別用STS化プライマーの塩基配列

プライマーの名称		塩基配列
穀類識別GBSSプライマー	F	GGATGAAGGCCGGAATCCTG
穀類識別GBSSプライマー	R	CTTGCCCGGATACTTCTCCT
Zein由来識別プライマー	F	CACATGTGTAAAGGTGAAGCGAT
Zein由来識別プライマー	R	GCTCGCCGCAAGCGCTTGTTG
GBSS由来トウモロコシ識別プライマー	F	AGACAGAAGGAAGACGGAGAA
GBSS由来トウモロコシ識別プライマー	R	GGATGAAGGCCGGAATCCTGC
Hordein由来識別プライマー	F	CATTTCCACAGCAACCACCATTT
Hordein由来識別プライマー	R	ACATAAGGTTGTGTGACACTTTATTT
GBSS由来大麦識別プライマー	F	CAGGCCGACAAGGTGCTGACG
GBSS由来大麦識別プライマー	R	CAATTCATCCGATCACTCAAT

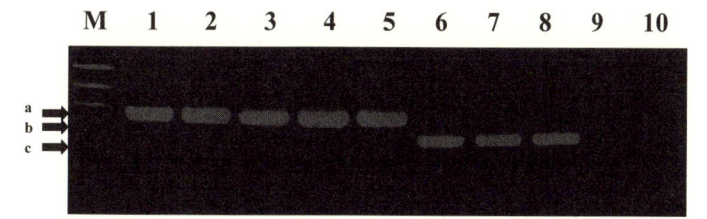

図 II.3.4.9 GBSSプライマーによる各種穀類のPCR結果
矢印a：うるち米・もち米に共通な分子量位置，b：大麦に共通な分子量位置，c：トウモロコシに共通な分子量位置．
M：DNA分子量マーカー（和光純薬工業Marker 4），1：コシヒカリ，2：きらら397，3：ヒヨクモチ，4：こがねもち，5：マンゲツモチ，6：ミノリムギ，7：シュンライ，8：サンシュウ，9：スイートコーン，10：ワキシーコーン．

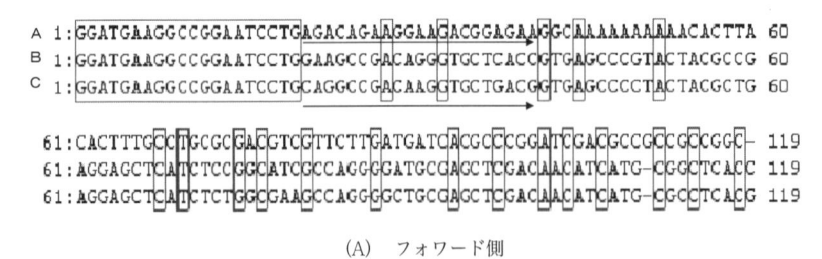

```
A 1:GGATGAAGGCCGGAATCCTGAGACAGAAGGAAGACGGAGAAGGCAAAAAAAAAACACTTA 60
B 1:GGATGAAGGCCGGAATCCTGGAAGCCGACAGGGTGCTCACGGTGAGCCCGTACTACGCCG 60
C 1:GGATGAAGGCCGGAATCCTGCAGGCCGACAAGGTGCTGACGGTGAGCCCCTACTACGCTG 60

61:CACTTTGCCTGCCGACGTCGTTCTTGATGATCACGCCCGGATCGACGCCGCCGCCGGC- 119
61:AGGAGCTCATCTCCGGCATCGCCCAGGGGATGCGAGCTCGACAACATCATG-CGGCTCACC 119
61:AGGAGCTCATCTCTGGCGAAGCCAGGGGCTGCGAGCTCGACAACATCATG-CGCCTCACG 119
```

(A) フォワード側

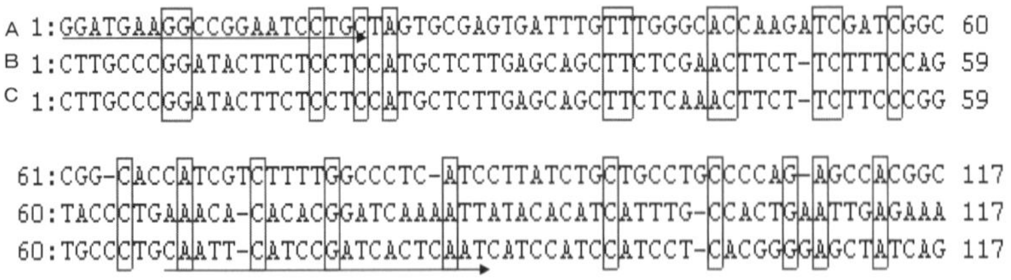

```
A 1:GGATGAAGGCCGGAATCCTGCTAGTGCGAGTGATTTGTTTGGGCACCAAGATCGATCGGC 60
B 1:CTTGCCCGGATACTTCTCCTCCATGCTCTTGAGCAGCTTCTCGAACTTCT-TCTTTCCAG 59
C 1:CTTGCCCGGATACTTCTCCTCCATGCTCTTGAGCAGCTTCTCAAACTTCT-TCTTCCCGG 59

61:CGG-CACCATCGTCTTTTGGCCCTC-ATCCTTATCTGCTGCCTGCCCCAG-AGCCACGGC 117
60:TACCCTGAAACA-CACACGGATCAAAATTATACACATCATTTG-CCACTGAATTGAGAAA 117
60:TGCCCTGCAATT-CATCCGATCACTCAATCATCCATCCATCCT-CACGGGGAGCTATCAG 117
```

(B) リバース側

図 II.3.4.10 各種穀類の GBSS 塩基の相違部分
A：トウモロコシ，B：もち米，C：大麦．

ロコシ，もち米，大麦に共通な塩基部分を表し，矢印の部分は各種穀類にほぼ特有な塩基で，この部位でプライマーを設計した．これらのプライマーの塩基配列を GBSS 由来トウモロコシ識別プライマー，GBSS 由来大麦識別プライマーとして表 II.3.4.4 に示した．これらのプライマーを用いて表 II.3.4.3 の PCR 条件により PCR を行った結果を図 II.3.4.11 に示す．(A) は GBSS 由来トウモロコシ識別プライマーを用い PCR を行った結果で，4 はワキシーコーンスターチ30％混合の餅，6 はスイートコーンを表す．(B) は GBSS 由来大麦識別プライマーを用い PCR を行った結果で，3〜6 は各

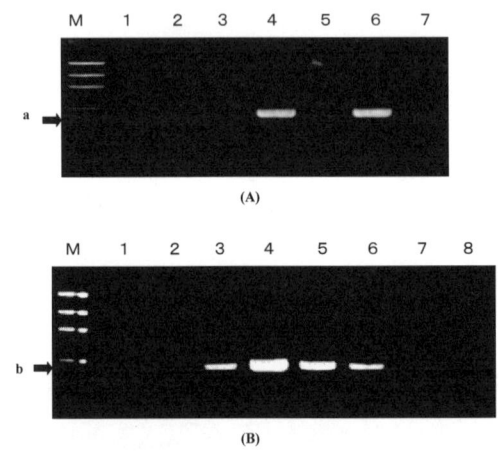

図 II.3.4.11 GBSS 由来トウモロコシ，大麦識別プライマーによる PCR 結果
(A)トウモロコシ識別 PCR 結果，(B) 大麦識別 PCR 結果
矢印 a：GBSS 由来トウモロコシ識別プライマー増幅物．
M：DNA 分子量マーカー，1：もち米100％と表示された市販のあられ，2：もち米70％，うるち米30％と表示された市販のあられ，3：こがねもち100％の餅，4：こがねもち70％，ワキシーコーンスターチ30％の餅，5：ダイシモチ，6：スイートコーン，7：はくちょうもち70％，四国裸97号30％の餅．
矢印 b：GBSS 由来大麦識別プライマー増幅物．
M：DNA 分子量マーカー，1：コシヒカリ，2：ササニシキ，3：四国裸97号，4：サンシュウ，5：イチバンボシ，6：シュンライ，7：ワキシーコーン，8：スイートコー

種麦を表す．ワキシーコーンスターチは，0.25%～0.30%の亜硫酸水に50～60時間浸漬した後，精製されるため，原料のトウモロコシのDNAと比較すると，PCR反応が困難であると予想されていたが，GBSS由来トウモロコシ識別プライマーを用いたPCR反応では，ワキシーコーンスターチを30%混合した餅においても検出が可能であった．またGBSS由来大麦識別プライマーを用いたPCR反応は，他の穀類には反応せず大麦のみの検出が可能であった．

2) 貯蔵タンパク質由来プライマーによる識別法

トウモロコシのタンパク質であるゼイン（Zein）の文献[5]より，19 kDa Zeinと22 kDa Zeinにほぼ共通した塩基配列部分を選択しプライマーを設計した．同様に，大麦のタンパク質であるホルデイン（Hordein）のB1 hordein gen[6]，C hordein gene[7]，Gamma hordein gene[8]に着目し，各タンパク質のほぼ共通した塩基配列部分でプライマーを設計した．これらの塩基配列をZein由来トウモロコシ識別プライマー，Hordein由来大麦識別プライマーとして表II.3.4.4に示した．Zein由来トウモロコシ識別プライマーを用いて，表II.3.4.3のPCR条件でPCRを行った結果を図II.3.4.12の(A)に示す．1のスイートコーンのみ識別バンドが濃く表れた．また同じプライマーを用いて，あられに30%混合したワキシーコーンスターチを検出するために，表II.3.4.3に示したPCR条件をフォワードとリバースのプライマー量を各0.5 μl (5 pmole/μl)に，またアニーリング温度を60℃に変更してPCRを行った結果，あられに30%混合されたワキシーコーンスターチを検出できた．この結果を図II.3.4.12の(B)に示す．また表II.3.4.4に示したHordein由来大麦識別プライマーを用い，餅・大福・おこわに混入した大麦を検出するため，表II.3.4.3に示すPCR条件のアニーリング温度を50℃に，プライマーの量を0.5 μlに変更してPCRを行った結果を図II.3.4.12の(C)に示す．この結果よりおこわ，大福，餅に30%混合した大麦をPCR法によって検出することが可能となった．このように貯蔵タンパク質由来プライマーにより原料

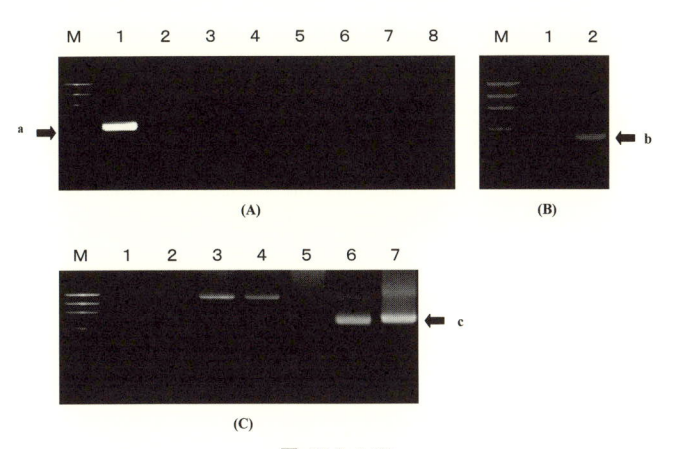

図 II.3.4.12

(A) Zein由来トウモロコシ識別プライマーによるPCR結果
矢印a：Zein由来トウモロコシ識別プライマー増幅物．
M：DNA分子量マーカー，1：スイートコーン，2：イチバンボシ，3：四国裸97号，4：ダイシモチ，5：こがねもち，6：はくちょうもち，7：コシヒカリ，8：ササニシキ．
(B) Zein由来トウモロコシ識別プライマーによるPCR結果
矢印b：Zein由来トウモロコシ識別プライマー増幅物．
M：DNA分子量マーカー，1：わたぼうし100%のあられ，2：わたぼうし70%，ワキシーコーンスターチ30%のあられ．
(C) ホルデイン由来大麦識別プライマーによるPCR結果
矢印c：ホルデイン由来大麦識別プライマー増幅物．
M：DNA分子量マーカー，1：もち米100%と表示された市販のあられ，2：もち米70%，うるち米30%と表示された市販のあられ，3：こがねもち100%の餅，4：こがねもち，5：スイートコーン，6：はくちょうもち70%，四国裸97号30%のおこわ，7：ダイシモチ．

となる穀類を検定する場合，表II.3.4.3に示したPCR条件のプライマーの量やアニーリング温度を変更することにより，目的とする識別DNAの増幅が可能となった．　　　　　　　　　　〔中村澄子〕

文　献

1) 大坪研一ほか：日本食品科学工学会誌, **48**, 306-310, 2001.
2) 大坪研一ほか：日本食品科学工学会誌, **50**, 122-132, 2003.
3) 大坪研一ほか：日本農芸科学会誌, **76**, 388-397, 2002.
4) H. Frances, et al.: *Plant Mol. Biol.*, **38**, 407-415, 1998.
5) J. Robert, et al.: *The Plant Cell*, **4**, 689-700, 1989.
6) N. Cameron-Mill, et al.: *Plant Mol. Biol.*, **11**, 449-461, 1988.
7) A. Brandt, et al.: *Carlsberg Res. Commun.*, **50**, 333-345, 1985.
8) O. V. Sainova, et al.: *Genetika*, **29**(7), 1070-1079, 1993.

3.5
産　地　判　別

3.5.1　DNA（米）

近年，改正JAS法の施行に伴い，米の品種，産地，産年の包装での表示が義務づけられた．同品種の米でも産地により食味が異なり，価格に相違があるため，内容物と表示が同一であることを科学的に確認できる技術の開発が必要とされている．いもち病はイネの最も重要な病害である．近年，いもち病真性抵抗性遺伝子型を異にする複数の同質遺伝子系統を混合栽培するマルチラインの利用が試みられ，2005年産から新潟県産コシヒカリは，「コシヒカリ新潟BL」に全面的に作づけ転換された[1]．筆者らは，「コシヒカリBL」と従来のコシヒカリを判別するために，RAPD法，およびSTS化RAPD法を用い，イネいもち病真性抵抗性遺伝子 *Pia*, *Pii* および *Pita-2* を識別するSTS化プライマー群を開発した[2,3]．これらのマーカーの染色体上の座乗位置の特定ならびに同質遺伝子系統24品種，公表遺伝子型が明確な日本栽培イネ51品種を用いたPCR実験の結果から，開発したマーカーが確かに標的とするいもち病抵抗性遺伝子を識別することを確認した．また，複数のプライマーを併用することにより，1回のPCRで数種類のBLを判別する実用的なマルチプレックスPCR用プライマーミックスを開発した．筆者らが開発したDNAマーカーを用いることにより，「コシヒカリ新潟BL」を他県産コシヒカリ，および日本栽培稲69品種と判別することが可能である．

a.　DNA抽出法

精米からのDNA抽出は大坪ら[4]の方法に従って行った．すなわち，精米歩留まり90％の精米試料を得，精米試料を粉砕し，粉末試料とした．精米粉末試料0.4 g（2005年産新潟コシヒカリBLの試料は「コシヒカリ新潟BL 1号」から「コシヒカリ新潟BL 4号」までの混合米10 gの精米粉から0.4 gを試料とした）からCTABを用いDNAを抽出し，

クロロホルム-イソアミルアルコールと中性フェノールを用い精製し，エタノール沈殿させ，鋳型DNAを回収した．

b．プライマーの作製方法

プライマー a，b および d は，市販のランダムプライマーを使用し，Williams ら[5]および大坪ら[4]と同様の方法で，RAPD による判別バンドを STS 化プライマーに合成したものである．プライマー c および e は，いもち病抵抗性遺伝子 Pita-2 の RAPD プライマー[6]を用いて，1 回目の RAPD で得られた STS 化プライマーを用い，アニーリング温度を 45℃〜55℃ に設定し，2 回目の PCR を行う方法（STS 化 RAPD 法）によりさらに識別バンドを探索し，STS 化プライマーに合成したものである．DNA 断片の切り出しと回収は，大坪ら[4]と同様の方法で，ガラスビーズを使用し，得られた DNA 断片をクローニングした．さらに大坪ら[4]と同様に，アルカリミニプレップ法を用い，得られたインサート DNA を鋳型とし，シークエンス反応を行い，塩基配列を決定した．実験の詳細は原著論文[3]を参照されたい．各種のプライマーの塩基配列および PCR 条件を表 II.3.5.1 に示す．

c．開発した DNA マーカーの座乗染色体およびその位置

開発したマーカーの塩基配列とイネ日本晴ゲノム塩基配列との相同 DNA マーカー a，b，c，d，e と標的いもち病抵抗性遺伝子との位置関係の検討を行った（図 II.3.5.1）．

（1）いもち病真性抵抗性遺伝子 Pia 識別用マーカーの位置： いもち病真性抵抗性遺伝子 Pia は，第 11 染色体上の 0.00 cM から 36.00 cM に座乗している[7]（図 A）．一方，マーカー a のプライマー設計に用いた配列は，BAC クローン OSJNBa 0082 N 20 に DDBJ Accession number AC 119073 で 98.3％ の相同性で一致し，第 11 染色体上の 34.80 cM の位置に存在することが確認された．

（2）いもち病真性抵抗性遺伝子 Pii 識別用マーカーの位置： いもち病真性抵抗性遺伝子 Pii は，第 9 染色体上の 26.70 cM から 34.40 cMb に座乗している[8]（図 B）．マーカー b のプライマー設計に用いた配列は，PAC クローン P 0706 E 03 に DDBJ Accession number AP 005811 で 89.4％ の相同性で一致し，第 9 染色体上の 31.30 cM から 33.00 cM の位置に存在することが確認された．よって，マーカー b は遺伝子 Pii の近傍に位置すると推定された．

（3）いもち病真性抵抗性遺伝子 Pita-2 識別用マーカーの位置： いもち病真性抵抗性遺伝子 Pita-2 は，第 12 染色体上の 55.40 cM から 59.00 cM に座乗している[9]（図 C）．マーカー c のプライマー設計に用いた配列は，BAC クローン OSJNBa 0028 O 09 に DDBJ Accession number AL 845343 で 88.5％ の相同性で一致し，第 12 染色体上の 62.20 cM に座乗することが確認された．同様にマーカー d のプライマー設計に用いた配列は，BAC クローン OJ 1115—G 02 に DDBJ Accession number AL 772419 で 99.5％ の相同性で一致し，第 12 染色体上の 50.40 cM に座乗することが確認され

表 II.3.5.1　STS 化プライマーの塩基配列および PCR 条件

プライマーの名称		塩基配列	アニーリング温度	プライマー濃度 (5 pmole/μl)
a	F	AATCCAGACATGAAATTTATATGCAGATATTAATTTTGAATGCT	66℃	F：0.5 μl　R：0.5 μl
	R	AATCCAGACATGTTGTCCTCAATTTTTGAATCAAACTACCTTA		
b	F	CCGCAGTTAGATGCACCATTAGAATTGCTTCATTGCCTGTGGA	66℃	F：0.6 μl　R：0.6 μl
	R	CCGCAGTTAGATCAAGTGGCAAGGTTCCATGTTTGGACTCAA		
c	F	CTCTCGTTTGTCTTTGTGTGTGCTG	70℃	F：0.3 μl　R：0.3 μl
	R	ACCAGCATTCACCCCCGAGCCC		
d	F	TACCTGAACCAGCAAGCATGCGCG	66℃	F：0.2 μl　R：0.2 μl
	R	TACCTGAACCAGTATAATCTTTG		
e	F	CTTTGCACCTTTTTGCTGCCTTAAGTGCG	66℃	F：0.3 μl　R：0.3 μl
	R	GTATCTATCTGAAGAACCAAAGTGG		

＊下線の部分はランダムプライマーの塩基配列を示す

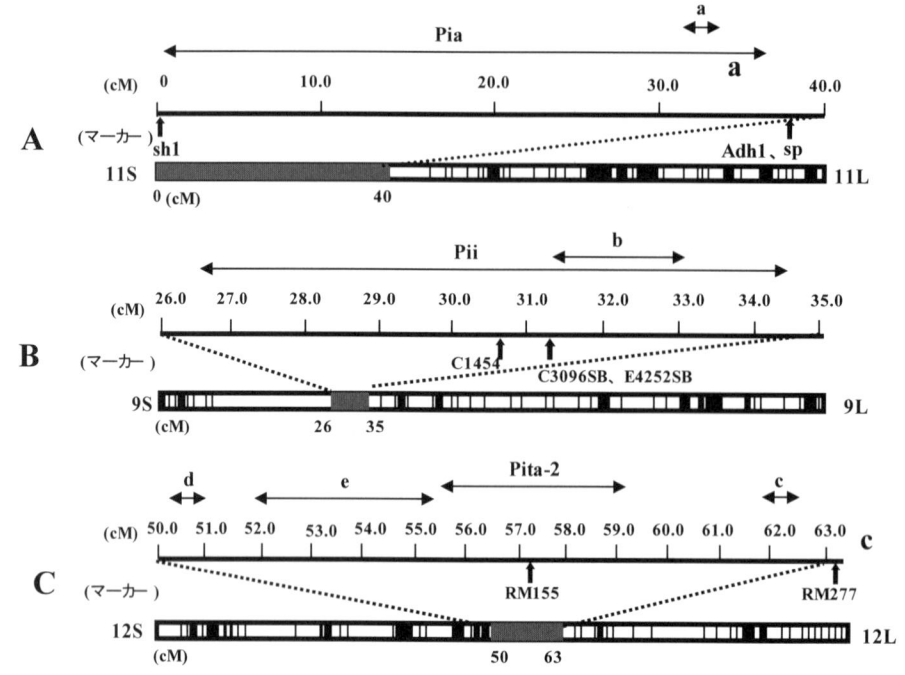

図 II.3.5.1 開発したDNAマーカ性の座乗染色体および位置と標的遺伝子との位置関係
A：第11染色体上の0cM～40cMまでの拡大図で，*Pia*遺伝子とDNAマーカaとの位置関係を示す．
B：第9染色体上の26cM～35cMまでの拡大図で，*Pii*遺伝子とDNAマーカbとの位置関係を示す．
C：第12染色体上の50cM～63cMまでの拡大図で，*Pita-2*遺伝子とDNAマーカc, d, eの位置関係を示す．

た．同様にマーカーeのプライマー設計に用いた配列は，BACクローンOSJNBa 0029 K 06にAccession number AL 731758の配列で86.6％の相同性で一致し，第12染色体上の51.80 cMから55.10 cMに座乗することが確認された．よってマーカーc, dおよびeは，遺伝子*Pita-2*の近傍に位置すると推定された．

本研究において開発したDNAマーカーの座乗染色体および染色体上の位置は，すべて既報のいもち病抵抗性遺伝子と同じ染色体上に座乗し，マーカーaおよびbは，同定されたいもち病抵抗性遺伝子の距離内に位置しており，マーカーc, dおよびeについても，距離の遠近はあるものの，標的いもち病抵抗性遺伝子と連鎖関係があるものと推定された．

d. 日本で栽培されるイネ品種における判別マーカーの適合性

マーカーaおよびbを用いたPCRの結果，同質遺伝子系統24品種と日本栽培稲51品種における*Pia*および*Pii*の抵抗性品種をほぼ判別することが可能であった．マーカーc, dおよびeも前項（c項）と同様の品種を用いPCRを行った結果，*Pita-2*の抵抗性品種をすべて判別することが可能であった．また，マーカーcは，*Pita-2*をもつ同質遺伝子系統品種のみ判別し，マーカーdおよびeは，*Pita-2*と*Pia*をもつ同質遺伝子系統品種を判別するため，今後，*Pita-2*と*Pia*の塩基配列の相違を探索する上で，これらのマーカーは有用であると考えられた（表II.3.5.2）．

DNA判別を実際に行う場合，個々のプライマーごとにPCRと電気泳動を行うことは時間・労力・コストの点から実用的でない．そこで，STS化プライマーを混合することによるマルチプレックス化を試み，マーカーa, bおよびdの3種類を併用したプライマーミックスにより，真性抵抗性遺伝子*Pia*, *Pii*および*Pita-2*をもつ品種を判別することができた（図II.3.5.2）．

2005年産「新潟県産コシヒカリ」は「コシヒカリ新潟BL 1号」から「コシヒカリ新潟BL 4号」までのマルチラインのため，真性抵抗性遺伝子*Pia*,

3.5 産地判別

表 II.3.5.2 2005年産新潟コシヒカリと他品種とのPCR結果

試料名/プライマー	遺伝子型	a 1500 bps	b 1613 bps	c 870 bps	d 860 bps	e 400 bps
1 ひとめぼれ	Pii	−	+	−	−	−
2 まなむすめ	Pii	−	+	−	−	−
3 キヌヒカリ	Pii	−	+	−	−	−
4 ななつぼし	Pii	+	+	−	−	−
5 こいむすび	Pii	−	+	−	−	−
6 たきたて	Pii	+	+	−	−	−
7 ゆめさんさ	Pii	−	+	−	−	−
8 かけはし	Pii	−	+	−	−	−
9 たかねみのり	Pii	−	±	−	−	−
10 月の光	Pii	−	+	−	−	−
11 ササニシキ	Pia	+	−	−	−	−
12 ゆきひかり	Pia	+	−	−	−	−
13 彩	Pia	+	−	−	−	−
14 ヤマビコ	Pia	+	−	−	−	−
15 こがねもち	Pia	+	−	−	−	−
16 アキヒカリ	Pia	+	−	−	−	−
17 キヨニシキ	Pia	+	−	−	−	−
18 あきたこまち	Pia, Pii	+	+	−	−	−
19 ミネアサヒ	Pia, Pii	+	+	−	−	−
20 ヒノヒカリ	Pia, Pii	+	+	−	−	−
21 つがるロマン	Pia, Pii	+	+	−	−	−
22 はなぶさ	Pia, Pii	+	−	−	−	−
23 ゆめあかり	Pia, Pii	+	+	−	−	−
24 ちゅらひかり	Pia, Pii	+	+	−	−	−
25 はえぬき	Pia, Pii	+	+	−	−	−
26 ハナエチゼン	Piz	−	+	−	−	−
27 日本晴	Pik-s, Pia	−	−	−	−	−
28 きらら397	Pii, Pik	−	+	−	−	−
29 あきほ	Pii, Pia, Pik	+	+	−	−	−
30 ほしのゆめ	Pii, Pia, Pik	+	+	−	−	−
31 ゆきまる	Pii, Pia, Pik	+	+	−	−	−
32 ほしたろう	Pii, Pia, Pik	+	+	−	−	−
33 マンゲツモチ	Pik	−	−	−	−	−
34 新潟早生	Piz	−	−	−	−	−
35 ナツヒカリ	Piz	−	−	−	−	−
36 ヤマヒカリ	Pita-2	−	−	+	+	+
37 レイホウ	Pita-2	±	−	+	+	+
38 サイワイモチ	Pita-2	+	−	+	+	+
39 おくのむらさき	Pib	+	−	−	−	−
40 ふくひびき	Pib	±	−	−	−	−
41 むつほまれ	Pia	+	−	−	−	−
42 朝の光	Pia, Pii	+	+	−	−	−
43 月の光	Pii	−	+	−	−	−
44 あいちのかおり	Pia, Pii	+	+	−	−	−
45 ほほほの穂	Pia, Piz	+	+	−	−	−
46 能登ひかり	Piz	−	−	−	−	−
47 かりの舞	Pii	−	+	−	−	−
48 どんとこい	Pii	−	+	−	−	−
49 フクヒカリ	Piz	−	−	−	−	−
50 初星	Pii	−	+	−	−	−
51 中生新千本	Pia	+	−	−	−	−
52 夢つくし		−	+	−	−	−
53 ハツシモ		+	−	−	−	−
54 祭り晴		+	+	−	−	−
55 むつかおり		+	−	−	−	−
56 どまんなか		+	−	−	−	−
57 越路早生		−	−	−	−	−
58 ゆきの精		+	−	−	−	−
59 アキツホ		+	−	−	−	−
60 アケボノ		+	−	−	−	−
61 朝日		+	−	−	−	−
62 ヤマホウシ		−	−	−	−	−
63 黄金錦		−	−	−	−	−
64 コガネマサリ		−	−	−	−	−
65 ふさおとめ		−	+	−	−	−
66 アキニシキ		−	−	−	−	−
67 ながのほまれ		−	+	−	−	−
68 ゴロピカリ		−	+	−	−	−
69 森のくまさん		+	+	−	−	−
70 平成17年産新潟コシヒカリ	Piz, Pii, Pita-2, Piz	+	+	+	+	+
71 30県産コシヒカリ		−	−	−	−	−

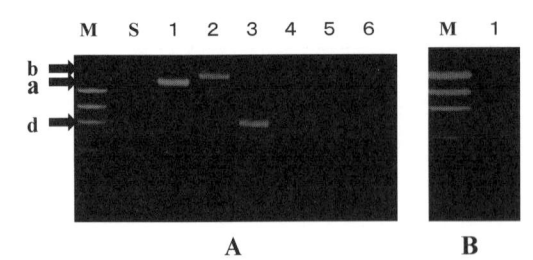

図 II.3.5.2 「コシヒカリ新潟 BL 品種」および「2005年産新潟コシヒカリ」のマルチプレックス PCR 結果

A
M：DNA 分子量マーカー
S：従来の新潟コシヒカリ，1：コシヒカリ新潟 BL 1 号，2：コシヒカリ新潟 BL 2 号，3：コシヒカリ新潟 BL 3 号，4：コシヒカリ新潟 BL 4 号，5：コシヒカリ新潟 BL 5 号，6：コシヒカリ新潟 BL 6 号．矢印はマーカー a, b, d を示す．
B
M：DNA 分子量マーカー，1：2005 年産新潟コシヒカリ．

Pii, *Pita-2* を保持しており，それらを増幅するバンドが 3 本出現するが，従来のコシヒカリ 30 県産品種は，これらのいもち病抵抗性遺伝子を保持しないため，全くバンドは出現せず，また日本栽培イネ 69 品種においても，これらの 3 種類の抵抗性遺伝子をすべてもっている品種がないため，判別バンドが 3 本出現せず，2005 年産「新潟県産コシヒカリ」を他県産コシヒカリおよび日本栽培イネ 69 品種と判別することが可能になった．今後，同質遺伝子系統の品種が育成されるにあたり，いもち病抵抗性品種を判別できるマーカーのマルチプレックス PCR の開発は，品種判別の効率化を進めるのに有効であると考えられる． 〔大坪研一・中村澄子〕

文　献

1) 星　豊一ほか：平成 13 年度関東東海北陸農業研究成果情報，2002.
2) 大坪研一ほか：特開 141079, 2004.
3) 中村澄子ほか：育種：**8**, 79-87, 2006.
4) 大坪研一ほか：日本農芸化学会誌：**76**, 388-397, 2002.
5) J. Williams, et al.: *Nucleic Acids Res.*, **18**, 6531-6535, 1990.
6) K. Rybka, et al.: *Mol. Plant Microbe Interact.*, **4**, 517-524, 1997.
7) I. Goto, et al.: *Ann. Phytopath. Soc. Japan.*, **47**, 2, 252-254, 1981.
8) 佐藤　毅，竹内　徹：育種，**5**(別1), 108, 2003.
9) Y. Jia, et al.: *Phytopathology.*, **94**, 296-301, 2004.

3.5.2　無機元素組成

農林物資の規格化及び品質表示の適正化に関する法律（JAS 法）において，一般消費者の選択に資するため，生鮮食品の産地表示が義務づけ（2000年 7 月）られて 5 年以上が経過するが，輸入品を高価な日本産へと偽装するケースが後を絶たない．その一方で，産地表示の対象は加工食品の一部にも拡大し，表示のチェック体制の強化が求められている．

行政機関等により，産地表示が偽装なく行われているかチェックする場合，全国に多数ある店舗や業者に対して，産地表示の根拠となる伝票等の書類のチェックを行わなければならず，膨大な人手と労力を要する．こうした中，理化学検査により産地を判別する手法が開発され，効率的な調査や産地偽装の抑止力としての効果が期待されている．

a.　原　　理

理化学検査の中でも代表的な DNA 検査は，農畜水産物の品種判別や種苗法の育成者権侵害の立証など広く使われているが，産地判別（determination of the geographic origin）においても，栽培地により栽培品種が異なる場合に，品種を特定することで産地を判別することができる．しかし，農作物では，日本の種子が海外にもち出されて現地で生産され，日本に輸入されるケースが多く，産地判別への応用が不可能な場合が多い．

一方，農作物の無機元素組成（inorganic element composition）は，産地や栽培条件等により変動する栽培土壌，水を反映することから，産地判別の指標として期待される．

有山らは，産地，品種および栽培条件の異なる 52 種類のタマネギについて，誘導結合プラズマ発光分析（inductively coupled plasma atomic emission spectrometry；ICP-AES）および誘導結合プラズマ質量分析（inductively coupled plasma mass spectrometry；ICP-MS）により，26 元素を定量したところ，産地間の無機元素組成の変動が，品種および栽培条件に比べ大きいことから，産地判別の指標として有効であることを示している[1]．

こうした概念を背景として，現在では，長ネ

ギ[2,3]，タマネギ[4]，乾シイタケ[5]，黒大豆[6]において，流通状況に即した由来の確かな試料の無機元素組成データを蓄積し，線形判別分析等の統計的手法によりモデルを構築したのち，判別対象試料の無機元素組成をモデルに入力することによって，産地を判別する技術が開発されている．

b. 判別技術の概要
1) 試料の収集

対象とする農作物について，判別対象産地の試料を収集する．試料は，モデル構築用試料，および構築したモデルの判別確率を確認するための予測用試料として用いる．また，収集の方法として，以下の点に注意する．

（1）由来の確かな試料の収集：産地情報の誤った試料を用いるとモデルの判別確率の低下，あるいは正確な判別確率の確認が不可能となるため，農業試験場，青果会社，商社等の協力を得て由来の確かな試料を収集する．

（2）多くの試料の収集：同一の産地内でも複数の圃場があり，さらには様々な栽培条件，品種が存在する場合もあるため，可能な限り多くの試料を収集し，産地内の無機元素組成データを蓄積する．

（3）産地の母集団を反映するような試料の収集：産地の母集団を反映するように試料を収集する．たとえば，日本産のショウガ試料の場合，全国生産量の約50％を占める高知県産試料を，日本産試料の半分程度になるように収集するなど，各地方の生産量に応じて，試料を収集する．

（4）ロットの平均濃度を反映する試料量の収集：ある圃場あるいは一定地域で生産されたロットの中から，極力，そのロットの平均濃度組成を反映可能な試料量を収集する．

2) 試料の調製と測定

まず，土などが付着している可能性がある野菜などは，その分濃度を大きく見積もる可能性があるので，超純水などでよく洗浄する．次に，試料を縮分・粉砕して，試料を代表する均質な試料を調製する際には，セラミック包丁，セラミック刃の粉砕器など，金属元素の汚染が起こらない器具を用いる．また，試料内でも，栽培時に土壌に接する，あるいは土壌に近い部分で，他の部分に比べ局所的に濃度の変動がある場合は，個体間の濃度変動が大きくなり均質試料の濃度にも影響するので，あらかじめ廃棄部位を決め，その部分を廃棄してから縮分・粉砕を行う．

粉砕した試料は，測定するために溶液化する．主に，硝酸による酸分解が用いられ，硝酸のほかにフッ化水素酸，過塩素酸等が併用される．酸分解の方法には，ビーカーとホットプレートを用いる開放系や，汚染や元素の揮散を防ぐためテフロンの密閉式容器を用いるマイクロ波分解などがある．対象農作物や使用する判別元素に応じて，使用する酸や分解条件を設定する必要がある．

無機元素組成の測定には，ICP-AESおよびICP-MSによる多元素同時分析が一般的である．これらの方法は，同時に数十種類の元素を迅速に測定することが可能であり，産地判別技術の開発および利用に貢献している．

試料の調製や測定をはじめとする分析方法は，成分が類似する認証標準物質の分析や外部精度管理に参加するなどして，妥当性を確認する必要がある．

3) 判別モデルの構築および判別確率の確認

蓄積した無機元素組成データによる，判別の可能性の検討および判別モデルの構築の際には，多変量解析が用いられる．その中でも主成分分析やクラスター分析は，複数の試料の多元素の濃度データをわかりやすい形に変換するため，産地判別の可能性を検討する際に用いられる．また，判別モデルの構築には，主に線形判別分析（linear discriminant analysis；LDA）が使われる．蓄積したデータをもとに，各元素濃度の1次関数のモデルを構築する．

判別確率の確認には，別途用意した予測用試料から的中率を予測するほか，モデル構築に用いた試料をK群に分け，そのうち1つの群を予測用試料とし，残りの試料群により構築したモデルを用いて予測することを，すべての群について行い的中率を予測するクロスバリデーション（K-fold cross validation）などがある．

c. 判別技術の利用

判別技術は，JAS法上の表示監視業務を行う独立行政法人農林水産消費安全技術センターにおける産地表示調査に利用されている．実際の検査は，測定および判別方法を含むすべてのプロセスにおいて，担当者が利用しやすく実験室間で変動のない判

別結果が出せるように事前運用試験を通じて作成されたマニュアルに従って行われる．マニュアルは農林水産消費安全技術センターのホームページ上で公開されている[7]．この技術は，産地を100%精確に判別するものではないため，検査結果から産地表示に疑義のある対象のみに書類調査を絞り込み，最終的に産地表示が適正であるか判断するためのスクリーニング法として用いられている．疑義のある対象のみに書類調査を絞り込むことで，多くの店舗や業者に対する膨大な書類調査を回避でき，効率的な調査が可能となる．

d. 判別技術の例

1) 長ネギ[2,3]

2001年に長ネギを対象とした暫定のセーフガードが中国に対して発動されるなどの近年の輸入の急増を背景に，長ネギの判別技術が開発されている．

長ネギ1本の下部10 cmの部位を酸分解により溶液化したのち，ICP-AESおよびICP-MSにより20元素（Na, Mg, P, K, Ca, Mn, Fe, Co, Ni, Cu, Zn, Rb, Sr, Mo, Cd, Cs, Ba, La, Ce, Tl）を測定し，マグネシウムに対する他の19元素の濃度比を解析に用いる．濃度比を用いることで試料溶液の定容および水分測定の必要がなく，前処理を簡便にすることができる．

LDAおよびSIMCAの2種類の判別モデルのいずれか，または両方により判別する．LDAでは，11元素（Na, P, K, Ca, Co, Cu, Sr, Cd, Cs, Ce, Tl）とマグネシウムとの濃度比により判別する．モデル構築用試料の判別得点分布を図II.3.5.3に示す．また，予測用119試料については，約93%の的中率で予測している．SIMCAでは，19元素（Na, P, K, Ca, Mn, Fe, Co, Ni, Cu, Zn, Rb, Sr, Mo, Cd, Cs, Ba, La, Ce, Tl）とマグネシウムとの濃度比を用いる．全220試料からランダムに選択した101試料からモデルを構築し，全220試料を予測した．予測を10回繰返したところ，平均的中率は約92%であった．

2) タマネギ[4]

国内主要産地は，北海道，兵庫，佐賀であり，近年は，中国をはじめとして輸入量が増加している．また，これら3道県は，タマネギの有数の産地であり，それぞれブランドとして名高いことから，外国産のほか，各産地を判別する技術を開発している．

本判別技術は，これらの4産地を判別するLDAのほかに，北海道産―外国産，兵庫県産―外国産および佐賀県産―外国産の判別に限定したLDAも構築している．判別確率の確認に，クロスバリデーション（10-fold cross validation）を用いたところ，4産地を判別するLDAでは的中率が約85%であるのに対し，北海道産―外国産，兵庫県産―外国産および佐賀県産―外国産を判別するLDAでは，それぞれ約94%，約95%，約94%に向上している．時期によって流通する産地が限られる場合や偽装されやすい産地がある場合には，判別対象産地を限定するなど流通実態に即したモデルの構築も有効である．

3) 乾シイタケ[5]

乾シイタケは，JAS法において，原料原産地のほか，「菌床」または「原木」の栽培方法の表示が義務づけられている．また，輸入量は国内生産量の約2倍（2004年）で，その97%以上は中国産であり，輸入品の価格は国産品の3分の1程度であることから，中国産を日本産と偽装表示して販売する事例が指摘されている．こうした背景から，乾シイタケの無機元素組成から，原料原産地と栽培方法の両方を判別する技術を開発している．

国産，中国産の両産地の混合による産地偽装の可能性および木片や菌床培地の混入を避けるため，1個体の傘部を酸分解により溶液化したのち，ICP-AESおよびICP-MSにより元素を測定し，LDAにより，5元素（P, Cu, Zn, Mo, La）から栽培方法，9元素（Li, Mg, Al, Ca, Mn, Co, Mo, Cd, Ce）から原木栽培品における原料原産地を判

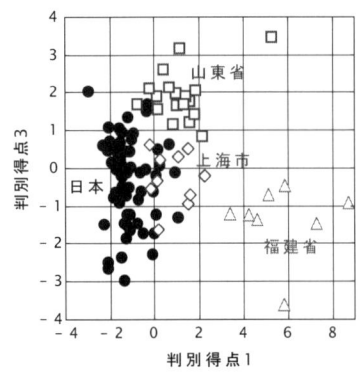

図 II.3.5.3 長ネギのLDAにおける判別得点分布[3]

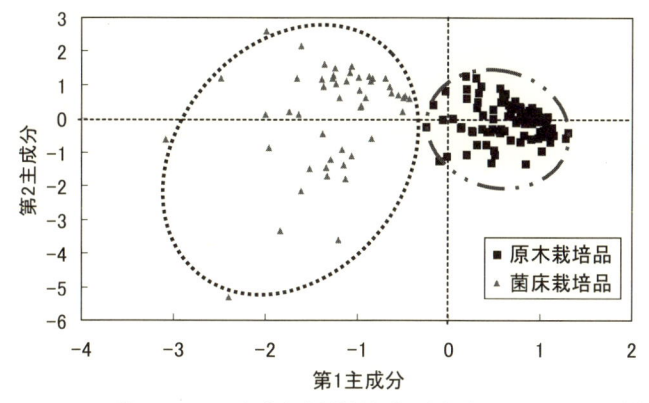

図 II.3.5.4 乾シイタケの主成分分析結果（5元素（P, Cu, Zn, Mo, La））[8]

別する．図 II.3.5.4 には，モデル構築用試料について，栽培方法を判別する LDA に用いる 5 元素による主成分分析結果を示す[8]．国産品の栽培方法は，原木栽培のみであることから，栽培方法のモデルのみにより菌床栽培品と判別されれば，原料原産地は中国産と判別される．また，予測用 60 試料について，約 94% の的中率で原料原産地および栽培方法を予測している．

4) 黒大豆（丹波黒）[6]

黒大豆の一品種である「丹波黒」は，黒大豆の中では粒が大きく，ろう粉が付着しているのが特徴であり，現在では発祥地の丹波地方だけでなく，近畿，中国地方で広く栽培されている．最近では中国産の輸入が増加しており，日本国内からもち出された種子が，中国で栽培され日本に輸入されており，外見で日本産と判別がつかないものも多くあることから，日本産，中国産を判別する技術を開発している．

ロットを代表するように 100 粒を対象として，ICP-AES および ICP-MS により 27 元素を測定し，主成分分析したところ，日本産，中国産の分離が可能であった（図 II.3.5.5）[9]．また，6 元素（Ba, Ca, Mn, Nd, W, Ni）とカリウムの濃度比を変数として，日本産，中国産を判別する LDA モデルを構築している．モデル構築用 66 試料すべてについて，日本産，中国産を正しく分類している．

また，黒大豆は粒のため，両産地の黒大豆を混合し，日本産と表示する産地偽装も懸念されることから，1 粒を対象として，日本産，中国産を判別する技術も開発している．1 粒に含有する 3 元素（Cd, Cs, V）とカリウムの濃度比を LDA モデルに代入

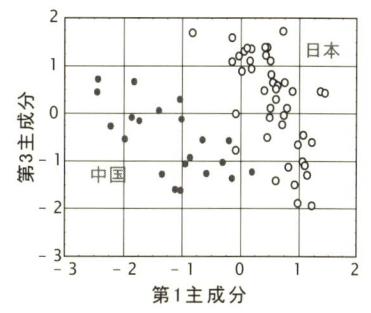

図 II.3.5.5 黒大豆（丹波黒）の主成分分析結果[9]

し，日本産，中国産を判別する．予測用 97 試料について，約 94% の的中率で予測している．

〔法邑雄司〕

文　献

1) K. Ariyama, et al.: *J. Agric. Food Chem.*, **54**, 3341-3350, 2006.
2) K. Ariyama, et al.: *Anal. Sci.*, **20**, 871-877, 2004.
3) K. Ariyama, et al.: *J. Agric. Food Chem.*, **52**, 5803-5809, 2004.
4) K. Ariyama, et al.: *J. Agric. Food Chem.*, **55**, 347-354, 2007.
5) 門倉雅史ほか：日本食品科学工学会誌, **53**, 489-497, 2006.
6) 法邑雄司ほか：日本食品科学工学会誌, **53**, 619-626, 2006.
7) http://www.famic.go.jp/technical − information/hinpyou/index.htm
8) 独立行政法人農林水産消費技術センター：平成 17 年度公開調査研究発表会講演要旨集, 27-28, 2005.
9) 独立行政法人農林水産消費技術センター：平成 16 年度公開調査研究発表会講演要旨集, 7, 2004.

3.5.3 同位体比

a. 安定同位体比による産地判別

物質の「起源」を探る場合，特定の元素濃度よりも化学的性質の類似した2種類の元素の濃度比を指標にすることが多い．したがって，安定同位体が2つ以上ある元素の場合，その同位体比を指標として「起源」を推定するのが最も適している[1]．

表II.3.5.3に，物質の起源を推定するのによく利用される元素とその安定同位体を示した．これらの元素の同位体比は，様々な物理化学的な要因によって変動する．たとえば，水素や酸素の同位体比は蒸発および凝縮の影響を受けるため，降水あるいは降雪をもたらす気団の発生場所や発生時期，気団の移動距離や標高によって変動する[2]．このことは，水素や酸素の同位体比が気象に関する情報を有していることを意味する．

ホウ素の同位体比の変動は，水溶液中での次の交換反応による[3]．

$$^{10}B(OH)_3 + {}^{11}B(OH)_4^- \rightleftarrows$$
$$^{11}B(OH)_3 + {}^{10}B(OH)_4^-$$

すなわち，平面三角形構造のホウ酸 ($B(OH)_3$) に ^{11}B が濃縮しやすく，四面体構造のホウ酸イオン ($B(OH)_4^-$) に ^{10}B が濃縮しやすい．水溶液中でのホウ素の存在形態はpHに依存し，pH<9.0においては平面三角形構造のホウ酸の存在比率が高く，pH>9.0になると四面体構造のホウ酸イオンの存在比率が高くなる．また，海水は ^{11}B を濃縮しているが，その理由は堆積物中の粘土が $^{10}B(OH)_4^-$ を吸着することによる．したがって，ホウ素同位体比は，その地方の水環境に応じた値をもつ．

炭素の同位体比は植物の光合成過程で変動し，C3植物（イネ，ムギなどの多くの植物）とC4植物（トウモロコシ，サトウキビなど，主として熱帯原産の植物）で同位体比の変動の程度が異なる[2]．この性質は動物の摂食行動の調査（C3植物を食べていたかC4植物を食べていたか）などにも応用されている．また，C3植物とC4植物の分布状況が炭素同位体比に反映されることから，広い意味での地理的な情報を有しているといえる．

窒素の同位体比は硝化や脱窒過程で変化するため，地下水系における脱窒の評価に応用されている．また， ^{15}N は食物連鎖によって濃縮されることから，家畜ふん中にも15Nが濃縮される．すなわち，家畜ふん等に由来する堆肥と空気中の窒素を固定して製造された窒素肥料とでは窒素同位体比が顕著に異なることから，有機栽培農産物の判別指標になることが示されている[4]．

ストロンチウムの同位体比の変動は， ^{87}Sr がルビジウム87 (^{87}Rb) の放射壊変（半減期475億年）によって生成し，その存在比率が時間の経過とともに増加することに起因する[5]．したがって，火成岩中の $^{87}Sr/^{86}Sr$ 比は，マグマから分離した年代とRb/Sr比とに応じた固有の値となる．この性質は岩石の年代測定に利用されており，たとえば，地質年代の比較的新しいわが国の岩石のストロンチウム同位体比は，年代の古い中国のそれより低い傾向にある．

以上のように，安定同位体比は地理的な情報など，その変動の要因に応じた様々な情報を有している．食品中のいくつかの元素の安定同位体比を解読することにより，産地情報などのトレーサビリティーを明らかにする研究が数多くなされている[6]．以下の項目では，ワインの産地判別とわが国における米の産地判別の例を示す．

b. ワインの産地判別

1) 軽元素の同位体比による判別

Martinら[7]は，各磁気共鳴装置を用いた位置特異的同位体分析（SNIF NMR）により，エタノールのメチル基およびメチレン基の $^2H/^1H$ 比，水 (H_2O) の $^2H/^1H$ 比などを測定した．これらの値に基づき，バレー（スイス），ガール（フランス），チュニジア産ワインのグループ分けができることを示した．この3地域は緯度にして8度の差がある．さらに狭い地域の判別にも適用でき，フランスの3地

表 II.3.5.3 環境中における安定同位体比の変動要因

元素（同位体比）	同位体比が変動する主な要因
水素（$^2H/^1H$）	蒸発，凝縮
ホウ素（$^{11}B/^{10}B$）	立体構造（平面三角形構造と四面体構造）の変化に伴う同位体交換
炭素（$^{13}C/^{12}C$）	C3あるいはC4植物による光合成
窒素（$^{15}N/^{14}N$）	硝化，脱窒，栄養段階，有機農業
酸素（$^{18}O/^{16}O$）	蒸発，凝縮
ストロンチウム（$^{87}Sr/^{86}Sr$）	岩石の年代とRb/Sr比

域（アンジュー，アルザス，ジロンド）のグループ分けができることを示している．

EU では，NMR で測定した $^2H/^1H$ 比に加えて，エタノールの $^{13}C/^{12}C$ 比と H_2O の $^{18}O/^{16}O$ 比のデータを蓄積しており，ワインの産地判別などに活用している．H_2O の $^{18}O/^{16}O$ 比は産地間で差異があり，フランス南部とイタリア南部産は概して高く（$\delta^{18}O > 5$‰），イタリア北部，フランスの一部（北部，北東部，アルプス地方）は概して低い（$\delta^{18}O = -1 \sim +2$‰）[8]．$^2H/^1H$ 比や $^{18}O/^{16}O$ 比の地域間差は，気象条件（気温，標高，海からの距離，降水量）の違いが土壌溶液の ^{18}O と ^2H の比率に影響しているためである．

2) $^{87}Sr/^{86}Sr$ 比を利用した判別

Horn ら[9]はワインの $^{87}Sr/^{86}Sr$ 比を表面電離型質量分析計（TIMS）で測定し，フラスカーティ地方（イタリア），バルポリチェラ（イタリア）およびミュスカデ（フランス）のワインのグループ分けができることを示した（表 II.3.5.4）．このときの $^{87}Sr/^{86}Sr$ 比の地域間差は 0.001 以下であり，この差を有意に検出できる測定精度が要求される．

TIMS は同位体比測定用の質量分析装置であり，$^{87}Sr/^{86}Sr$ 比の地域間差が十分に検出できる高い測定精度を有する．しかし，計測時間が長い，被検液の導入に熟練を要するなどの欠点がある．近年，高感度の多元素同時定量装置として急速に普及した誘導結合プラズマ質量分析計（ICP-MS）は，同位体比測定の分野にも応用範囲を広げている．Almeida ら[10]は，4 重極型 ICP-MS（ICP-QMS）による $^{87}Sr/^{86}Sr$ 比測定法を検討し，ボルドー（フランス）とドーロ（ポルトガル）のワインにおいて，$^{87}Sr/^{86}Sr$ 比の有意な差を検出した．しかし，ICP-QMS による $^{87}Sr/^{86}Sr$ 比の測定精度は標準偏差で 0.003 程度であり，TIMS の測定精度と比較すると数桁劣ることから，産地判別に適した分析方法とは言い難い．

表 II.3.5.4 ワインの $^{87}Sr/^{86}Sr$ 比（文献 9）より抜粋）

産　地	種類	$^{87}Sr/^{86}Sr$ 比
Muscadet（フランス）	白	0.70931±0.00007
Frascati（イタリア）	白	0.70835±0.00004
Valpolicella（イタリア）	赤	0.70889±0.00004
Valpolicella（イタリア）	赤	0.70900±0.00004

± 標準偏差

Barbaste ら[11]は，同位体比測定用の多重検出器型 ICP-MS（MC-ICP-MS）を利用してワインの $^{87}Sr/^{86}Sr$ 比を測定し，チリ，カリフォルニア，マディラ産が 0.704〜0.707，ポルトガル産が 0.712，フランス産が両者の中間の 0.7085〜0.710 の範囲にあることを示した．このときの $^{87}Sr/^{86}Sr$ 比の測定精度は，標準偏差で 0.00001〜0.00002（ワイン中の Sr 濃度が 1 mg l^{-1} 以上に場合）であり，産地判別に十分適用できる精度であった．すなわち，MC-ICP-MS は，TIMS と同程度の測定精度を有し，かつ，溶液試料の導入が非常に簡便であることから，産地判別に適した分析方法といえる．

c. 米の産地判別

1) 国内産米と外国産米の判別[12]

図 II.3.5.6 に，国内産米 44 点，カリフォルニア産米 15 点，オーストラリア産米 3 点，中国産米 4 点，ベトナム産米 1 点の $^{87}Sr/^{86}Sr$ 比と $^{11}B/^{10}B$ 比を示した．まず $^{87}Sr/^{86}Sr$ 比の分布を国別にみると，国内産米が 0.706〜0.711，オーストラリア産米が 0.715〜0.717，中国・ベトナム産米が 0.710〜0.711，カリフォルニア産米が 0.703〜0.707 の範囲にあり，$^{87}Sr/^{86}Sr$ 比によって国内産米とこれらの国々の産米をグループ分けできることを示している．

国内産米と外国産米の $^{87}Sr/^{86}Sr$ 比の違いは，それぞれの国の土壌ならびに土壌の母材である岩石の同位体比の違いに起因する．わが国の岩石の $^{87}Sr/^{86}Sr$ 比と比較して，中国の岩石の $^{87}Sr/^{86}Sr$ 比は概して高い傾向にあり，カリフォルニア付近の岩石の $^{87}Sr/^{86}Sr$ 比はわが国と同等かそれ以下であることが知られている．図 II.3.5.6 で示した米の $^{87}Sr/^{86}Sr$ 比の大小関係は，岩石の $^{87}Sr/^{86}Sr$ 比の大小関係と合致する．

次に，米の $^{11}B/^{10}B$ 比を国別にみると，国内産米が 3.97〜4.13，オーストラリア産米が 4.14〜4.19，中国・ベトナム産米が 4.02〜4.04，カリフォルニア産米が 4.02〜4.11 の範囲にあり，高い値を有するオーストラリア産米は判別できるが，国内産米，中国・ベトナム産米，カリフォルニア産米の判別はできない．

$^{87}Sr/^{86}Sr$ 比と $^{11}B/^{10}B$ 比を組合わせると判別の精度が向上する．図 II.3.5.6 に示したように，国内

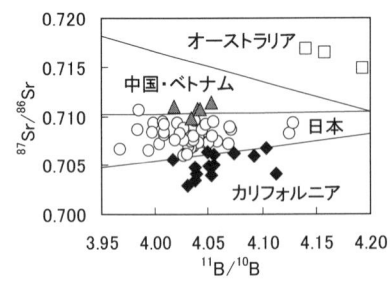

図 II.3.5.6 米の ^{87}Sr/^{86}Sr 比と ^{11}B/^{10}B 比の分布[12]
破線は4群の判別分析による境界線.

産米とカリフォルニア産米の ^{87}Sr/^{86}Sr 比分布は 0.706〜0.707 の範囲で重なっており，この重なっている範囲については，^{87}Sr/^{86}Sr 比による両者の判別はできない．ところが，^{87}Sr/^{86}Sr 比が 0.706〜0.707 の範囲にある国内産米は概して ^{11}B/^{10}B 比が低く，一方，^{87}Sr/^{86}Sr 比が同範囲にあるカリフォルニア産米は概して ^{11}B/^{10}B 比が高い傾向にあることから，^{11}B/^{10}B 比を組合わせることにより両者の判別能が向上する．^{87}Sr/^{86}Sr 比と ^{11}B/^{10}B 比の両方を使って判別分析を行った結果，カリフォルニア産米 15 点中 13 点が正しく判別できた．

2) 国内産米の ^{87}Sr/^{86}Sr 比分布[12]

図 II.3.5.7 は糸魚川―静岡構造線を境にして東日本産米と西日本産米とに大別したときの同位体比分布を示す．^{87}Sr/^{86}Sr 比が高い米は西日本産，^{87}Sr/^{86}Sr 比が低い米は東日本産米という傾向が認められる．特に ^{87}Sr/^{86}Sr 比が 0.709 を超える米は西日本産であった．

東日本産米と西日本産米の ^{87}Sr/^{86}Sr 比の違いは，火山岩類の ^{87}Sr/^{86}Sr 比の違いに起因する．火山岩の ^{87}Sr/^{86}Sr 比は，東日本の多くの地域で 0.7050 以下であるのに対し，西日本にはそれ以上の値をもつ

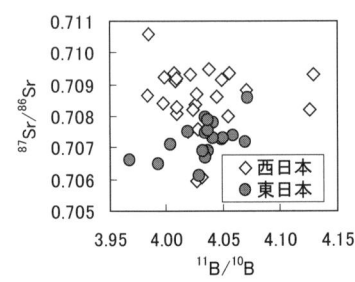

図 II.3.5.7 国内産米の ^{87}Sr/^{86}Sr 比と ^{11}B/^{10}B 比の分布[12]

地域が存在している．ただし，東日本でも北関東の一部には ^{87}Sr/^{86}Sr 比の高い地域があり，西日本でも九州中央部などでは ^{87}Sr/^{86}Sr 比の低い地域があるので明確に区別できるわけではない．しかしながら，地質との関係で米の ^{87}Sr/^{86}Sr 比が決まることから，国内産地の判別の手がかりとして ^{87}Sr/^{86}Sr 比が利用できると考えられる．

3) 肥料試験圃場の米の ^{87}Sr/^{86}Sr 比[13]

ストロンチウムはカルシウムと似た化学的性質を有しているため，カルシウムを含む肥料（石灰や過りん酸石灰など）に随伴してストロンチウムがもち込まれる可能性がある．しかしながら，表 II.3.5.5 に示すように，同一地点の圃場の米は，肥料や資材の施用に関係なくほぼ同一の ^{87}Sr/^{86}Sr 比を示している．このことから，通常の施肥であれば，米の ^{87}Sr/^{86}Sr 比に影響しないと考えられる．

4) 水田土壌の ^{87}Sr/^{86}Sr 比—米との関係[14]

米の ^{87}Sr/^{86}Sr 比は生産地付近の地質の ^{87}Sr/^{86}Sr

表 II.3.5.5 肥料試験区の米の ^{87}Sr/^{86}Sr 比[13]

産　地	Sr 同位体比	
	^{87}Sr/^{86}Sr	RSD [%]
A（無窒素区）	0.707	0.049
A（三要素区）	0.707	0.084
A（稲わら区）	0.707	0.030
A（堆肥区）	0.708	0.061
A（ケイカル区）	0.708	0.057
B（標準区）	0.708	0.026
B（無肥料区）	0.708	0.069
B（残効区）	0.708	0.072

産地 A は北陸農試
産地 B は富山農技センター
RSD は繰り返し測定の相対標準偏差

表 II.3.5.6 水田土壌 ^{87}Sr/^{86}Sr 比[14]

	水溶性	交換性	全 Sr
東北農業試験場（盛岡）	0.7066	0.7065	0.7058
農業研究センター（IV-1）	0.7074	0.7071	0.7082
農業研究センター（IX-6）	0.7072	0.7073	0.7081
北陸農業試験場	0.7075	0.7075	0.7090
愛知県農業総合試験場	0.7099	0.7099	0.7112
中国農業試験場	0.7087	0.7088	0.7112
島根県農業試験場	0.7077	0.7075	0.7077
岡山県農業試験場	0.7083	0.7083	0.7108
香川県綾歌町	0.7088	0.7089	0.7118
徳島県立農業試験場	0.7091	0.7093	0.7098
九州農業試験場（筑後）	0.7075	0.7073	0.7105

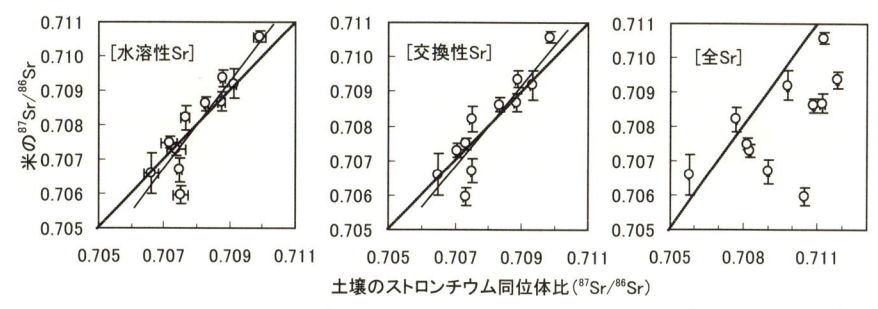

図 II.3.5.8 土壌と米のストロンチウム同位体比の関係[14]
図中の実線は回帰直線（水溶性 Sr，交換性 Sr ともに有意水準 0.01 で有意）．
点線は縦軸と横軸の値が等しくなる線．各プロットの縦横のバーは繰返し測定の標準偏差．

比を反映しているが，米の産地判別をより確実に行うには，水田土壌と米の $^{87}Sr/^{86}Sr$ 比の関係を調べ，水田土壌の $^{87}Sr/^{86}Sr$ に関するデータを蓄積することが重要となる．その際，米の $^{87}Sr/^{86}Sr$ と最も関係する土壌中 Sr の形態を明らかにしておく必要がある．表 II.3.5.6 に示したように，土壌中の水溶性 Sr と交換性 Sr の $^{87}Sr/^{86}Sr$ 比は 3 桁の範囲で一致するが，全 Sr の $^{87}Sr/^{86}Sr$ 比は水溶性および交換性の $^{87}Sr/^{86}Sr$ 比と異なっている．すなわち，水田土壌の全 Sr は，水溶性 Sr および交換性 Sr とは異なる起源の Sr を含んでいることがわかる．

土壌中の水溶性 Sr，交換性 Sr，全 Sr の $^{87}Sr/^{86}Sr$ 比と米の $^{87}Sr/^{86}Sr$ 比の関係を図 II.3.5.8 に示す．全 Sr の $^{87}Sr/^{86}Sr$ 比と米の $^{87}Sr/^{86}Sr$ 比との間に有意な相関は認められないが，水溶性および交換性の $^{87}Sr/^{86}Sr$ 比と米の $^{87}Sr/^{86}Sr$ 比との間に有意な相関が認められる．また，土壌の水溶性あるいは交換性の $^{87}Sr/^{86}Sr$ 比と米の $^{87}Sr/^{86}Sr$ 比は概ね一致していることから，米の $^{87}Sr/^{86}Sr$ 比は，水田土壌の水溶性 Sr および交換性 Sr の $^{87}Sr/^{86}Sr$ 比をそのまま反映することを示している．すなわち，米の $^{87}Sr/^{86}Sr$ 比が土壌の水溶性 Sr および交換性 Sr の $^{87}Sr/^{86}Sr$ 比と大きく異なる場合は，その土壌で収穫されたものではないことが強く疑われる．したがって，地域別の米の $^{87}Sr/^{86}Sr$ 比データを蓄積するとともに，水田土壌の交換性 Sr および水溶性 Sr の $^{87}Sr/^{86}Sr$ 比データを蓄積することにより，より詳細な米の産地判別が可能になると考えられる．

〔川崎　晃〕

文　献

1) 一國雅巳：ぶんせき，**1993**, 38-43, 1993.
2) 酒井　均，松久幸敬：安定同位体地球化学，東京大学出版会，1996.
3) H. Kakihana, et al.: *Bull. Chem. Soc. Japan*, **50**, 158-163, 1977.
4) 中野明正，上原洋一：野菜茶業研究所研究報告，**5**, 15-23, 2006.
5) G. Faure, T. M. Mesning: Isotopes Principles and Applications 3 rd edition, John Wiley & Sons, 2005.
6) S. Kelly, et al.: *Trends Food Sci. Tech.*, **16**, 555-567, 2005.
7) G. J. Martin, et al.: *J. Agric Food Chem.*, **36**, 316-322, 1988.
8) A. Rossmann, et al.: *Z. Lebensm. Unters. Forsch. A*, **208**, 400-407, 1999.
9) P. Horn, et al.: *Z. Lebensm. Unters. Forsch.*, **196**, 407-409, 1993.
10) C. M. Almedia, M. T. Vasconcelos: *J. Anal. At. Spectrom.*, **16**, 607-611, 2001.
11) M. Barbaste, et al.: *J. Anal. At. Spectrom.*, **17**, 135-137, 2002.
12) 織田久男，川崎　晃：ぶんせき，**2002**, 678-683, 2002.
13) A. Kawasaki, et al.: *Soil Sci. Plant Nutr.*, **48**, 635-640, 2002.
14) 川崎　晃，織田久男：日本土壌肥料学会誌，**76**, 579-585, 2005.

3.6 有機栽培

農薬として煙草や除虫菊, ボルドー液, 化学肥料として硝石等は19世紀頃から使われていたが, 有機塩素系や有機リン系の合成農薬, アンモニア系の合成肥料が農業現場に普及したのは第2次大戦の後である. ということは, それ以前は生産者の意図する余地なく天然由来の物しか使えない「自然と一体になった栽培方法」である「有機栽培」を行っていたことになる. 現在の農業の方が「化学物質農業」と呼ぶべき特別な農業で, 「有機農業」が真の農業あるいは「自然農」という人もいる.

ただし, 現在では「有機栽培」の生産物を商品とする場合には, 有機JASの栽培・流通の基準を守らねばならない. また, その名称の表示は, 「有機農産物」「有機栽培農産物」「有機農産物○○」「○○有機農産物」「○○(有機農産物)」「有機栽培農産物○○」「○○(有機栽培農産物)」「有機栽培○○」「○○(有機栽培)」「有機○○」「○○(有機)」「オーガニック○○」「○○(オーガニック)」(「○○」には, 当該農産物の一般的な名称を記載)だけが使用を認められ, 「有機農業」や「有機農法」は使用できない.

a. 歴史

毒ガスの研究から生まれた有機リン系の合成農薬や火薬の硝石を作るために合成されたアンモニア系肥料が世界的に普及して農薬・化学肥料時代となったのは1945年以後のことである. その後, 食糧増産を目指して農薬や化学肥料を使う効率的な農産物生産が行われたが, 化学物質の弊害が生態系だけでなく人間にまで及ぶことが判明し, 消費者の食の安全性への危惧が高まった. それを背景に, 農薬等の化学物質を使わない・減らす農業への回帰から, 1971年に「有機農業」の言葉が生まれ, 有吉佐和子の小説『複合汚染』がさらに後押し, 有機農法の第1次ブームがはじまった.

現在に続く第2次ブームは, 子供には化学物質の汚染がない安全な食物が欲しいとの発想から, 化学物質を使わないで生産される農産物の需要が増大し

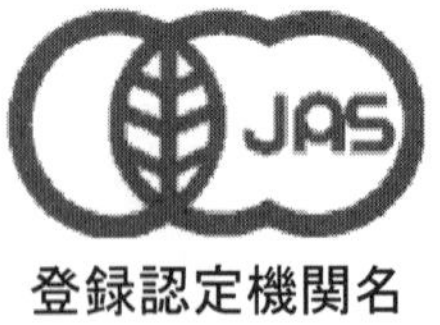

図 II.3.6.1 有機JASマーク

た中から起こった. これに対応し, 1987年に有機米が特別栽培米として公認され, 1991年に有機栽培のガイドラインが設定された. しかし, この間, 有機栽培に関する研究はほとんど行われず, 有機資材施用の効果の有無の研究が主体であった.

有機栽培について, 世界の農業研究機関がとりあげはじめたのは, 生態系と調和した持続可能な「環境保全型農業」が提唱されてからである.

また, 日本でのガイドラインは農家の自主性に任せたため信頼性が低く, 外国の認定格づけ機関により格づけされたものがより信頼されて流通している状態だった. その信頼性を確かなものにしかつ国際的な基準に合わせるために, 2000年6月からはJAS規格(日本農林規格. JAS法に基づいて定められた飲食料品や林産物などの製品の基準)の一つとして, 生産方法だけではなく, 流通や販売まで基準をクリアしたものだけに有機JASマーク(図II.3.6.1)をつけることができるようになった. 偽装表示ができないトレーサビリティーがしっかりしたシステムとして構築され, 監視・取り締まりも行うために, 確実な有機農産物が流通することとなった.

b. 格づけ

日本国内で「有機」を冠する農畜産や農産物加工食品は, 有機JASの基準を守り生産されたもので, 有機JASマークがないものは「有機」, 「オーガニック」などの名称の表示やこれと紛らわしい表示を付すことは法律で禁止されている.

農林水産省が出している資料によると, 有機農産物のJAS規格は以下のような生産の方法を定めている.

○有機農産物
・種まきまたは植えつけ前2年以上, 禁止された農薬や化学肥料を使用していない田畑で栽培する. 栽培期間中も禁止された農薬, 化学肥料は使用しない.

・遺伝子組換え技術を使用しない．

また，以下のような「有機畜産物」や「有機加工品」というものもある．

○有機畜産物
・飼料は主に有機の飼料を与える．
・野外への放牧など，ストレスを与えずに飼育する．
・抗生物質等を病気の予防目的で使用しない．
・遺伝子組換え技術を使用しない．

○有機加工食品
・化学的に合成された食品添加物や薬剤の使用は極力避ける．
・原材料は，水と食塩を除いて，95％以上が有機食品である．
・遺伝子組換え技術を使用しない．

これらの有機食品のJAS規格に適合した生産が行われていることを登録認定機関が検査し，その結果，認定された事業者のみが有機JASマークを貼ることができる．

有機農産物の生産方法の基準について，表II.3.6.1と別表1~3に抜粋したが，全文は（独）農林水産消費安全技術センターのホームページ[1]のJAS規格に関する情報を参照して頂きたい．この有機JAS規格は海外での生産物と整合性をとるために国際規格に統一したため，使用可能な肥料や農薬として，耕種的防除，物理的防除，生物的防除で防除できない場合，また天然物質または化学処理を行っていない天然物質に由来すること，とのただし書きはついているが，炭酸カルシウム，塩化カリ，硫酸カリ，さらにマシン油乳剤やボルドー液を作る硫酸銅と消石灰が認められている．なお，組換えDNA技術を用いて生産された種子，苗，種菌，また同技術により製造された農薬は認められていない．

これら別表の中の使用できる肥料や農薬のリストに載っているものははじめから使ってよいものと解釈される方が多いが，特に農薬については，基準の項目で詳細に記載してある通り，あくまで最後の手段としての使用を容認するものと考えて頂きたい．

また，日本と同等の基準をもつ国（EU 15か国，米国，オーストラリアなど）で格づけされたものと，これ以外の国で生産されたものでも日本の有機

表 II.3.6.1　有機農産物の生産の方法についての基準（抜粋）[1]

事　項	基　準
ほ場又は採取場	・ほ場には周辺から使用禁止資材（農薬や化学肥料）の飛来や流入しない処置を講ずること． ・多年生のものは収穫前3年以上，それ以外は種まき又は植え付け前2年以上，使用禁止資材を使用していない田畑で栽培する．
ほ場に使用する種子，苗棟等又は種菌	・有機農産物の生産基準により生産された種子や苗であること．これらが入手が困難な場合は使用禁止資材を使用せず生産されたもの，それも入手が困難な場合は，種子や栄養繁殖する品種では入手可能な最も若齢な苗等を使用することができる． ・組換えDNA技術を用いて生産されたものではないこと．
ほ場における肥培管理	・当該ほ場において生産された農産物の残さに由来するたい肥の施用又は当該ほ場若しくはその周辺に生息し，若しくは生育する生物の機能を活用した方法のみによって土壌の性質に由来する農地の生産力の維持増進を図ること．ただし，前記の方法では農地の生産力の維持増進ができない場合には，別表2の肥料及び土壌改良資材に限り使用できる．
ほ場における有害動植物の防除	・耕種的防除，物理的防除，生物的防除又はこれらを適当に組み合わせた方法のみにより有害動植物の防除を行うこと．ただし，農産物に重大な損害が生じる危険が急迫し，前記の方法では効果的に防除ができない場合のみ，別表2の農薬に限り使用できる．
一般管理	土壌，植物に生産禁止資材を施さないこと．
育苗管理	有機農産物の生産方法基準に従い管理すること．
収穫，輸送，選別，調製，洗浄，貯蔵，包装その他の収穫以後の工程に係る管理	・有機農産物の生産方法基準に適合しない農産物が混入しないように管理すること． ・有害動植物の防除又は品質の保持改善は，物理的又は生物の機能を利用した方法によること． ・ただし，効果が不十分な場合には，有害動植物の防除目的として別表2の農薬，有機加工食品のJAS規格の別表2（本稿では掲載せず）の薬剤，農産物の品質の保持改善目的として別表3の調製用等資材に限り使用できる． ・放射線照射は行わないこと．

別表1 肥料および土壌改良資材（抜粋）[1]
（製造工程において化学的に合成された物質が添加されていないものおよびその原料の生産段階において組換えDNA技術が用いられていないものに限る）

・植物およびその残さ由来の資材，発酵，乾燥または焼成した（家畜および家きんの）排せつ物由来の資材，食品工場および繊維工場からの農畜産物由来の資材，と畜場または水産加工場からの動物性産品由来の資材，発酵した食品廃棄物（その他の物質の混入のない）由来の資材など
・草木灰，炭酸カルシウム，塩化加里，硫酸加里，天然りん鉱石（カドミウムが五酸化リンに換算して1 kg中90 mg以下であること），石こう，ゼオライト，バーミキュライト，塩化ナトリウム，食酢，乳酸など天然物質または化学的処理を行っていない天然物質に由来するものであること．

別表2 農薬（抜粋）[1]
（組換えDNA技術を用いて製造されたものを除く）

除虫菊乳剤およびピレトリン乳剤，なたね油乳剤，マシン油乳剤，硫黄くん煙剤，炭酸水素ナトリウム水溶液及び重曹炭酸水素ナトリウム・銅水和剤，銅水和剤，硫酸銅と生石灰（ボルドー剤調製用に使用する場合に限ること），天敵等生物農薬，性フェロモン剤，混合生薬抽出物液剤，食酢など

別表3 調製用等資材（抜粋）[1]

炭酸カルシウム，二酸化炭素，窒素，エタノール，カゼイン，タルク，DL-酒石酸，クエン酸，微生物由来の調製用等資材，酵素，卵白アルブミンなど

JASの格づけ機関により格づけされれば，有機JASマークが表示できる．

　有機農産物が栽培基準を守って生産されているかを確認・把握し格づけを行う者として，生産行程管理者（生産行程の管理または把握を担当する者）が認定され，有機食品の加工に関しても生産行程管理者が製造，加工，包装，保管などの管理・格づけを行う．さらに，生産された有機農産物が消費者に届けられる間に，たとえばポストハーベストの化学物質を施用されることなく，かつ小分けにより汚染されたり，販売量が出荷量を上回るような偽装がされることなく小売されるように，小分け業者や輸入業者も認定され者に限定され，小分け・輸入品の受入保管・格づけの，担当者とその責任者がそれぞれ置かれる．

　また，これらのすべての行程管理の記録を書類として残しておく義務がある．すなわち，生産中の汚染防止，収穫や輸送中の混合や汚染防止まで，収穫物が消費者まで確実に届くことを客観的に証明することが要求される．これらの生産工程管理者や小分け・輸入業者の認定などについても（独）農林水産消費安全技術センターのホームページ[1]でみることができる．ただ，これらの認定には，（独）農林水産消費技術センターに登録・監査される有機登録認定機関による調査が必要である．そのためには，認定手数料の他に調査の旅費などの費用がかかるので，その分は有機農産物の価格に上乗せされることになる．

c. 生産・流通・消費

　国内生産量はJAS有機農産物として格づけされた量と同じなので，これも前出の（独）農林水産消費安全技術センターのホームページ[1]の「格付実績」に掲載されている．

　日本の高温多湿気候での生産は難しいようで，国内の生産割合は国産農産物生産量の0.16％しかない．国内流通量に対する割合は，外国で格づけされたものを加えても，野菜で約3％，緑茶（荒茶と仕上げ茶を合算）で約3.5％程度であり，関心の高さに比べて実際の流通量は少ない．有機JASが導入されてから，その生産量（格づけ量）は増加はしているが，その大半は外国産の有機農産物である．外国産の有機農産物の総量は100万トンを超えているのに対して，国内産のものは5万トン弱とほぼ横ばい状態である（2005年度実績）．また，外国産より国内で格づけ量が多いのは緑茶だけである．また，有機農産物加工品では国内格づけ割合は高いがその原材料のほとんどは海外で格づけされ輸入されたものである．

　有機JAS導入前の調査では，有機農産物であっても2～3割高までは許容するがそれ以上では購入しないとの結果[2]であったが，導入後の農林水産省の調査[3]では，表示への信頼性だけでなく安全性への意識も高くなったのか，倍以上の値段でも購入している．

d. 品　　質

　慣行栽培と有機栽培によって作られた農産物の品質を比較するには，化学肥料と有機肥料施用の施肥量を同じにする栽培試験が必要がある．しかし，化学肥料の有効成分はほとんど土壌に移行するのに対

して，有機肥料では温度や降水量によって分解量が違うため有効成分の土壌に移行する割合も低くなり，完全な比較は非常に難しい．有機農産物の品質はよいというのが一般的なイメージであるが，慣行栽培の農産物の方がよい場合もある[4,5]．それでも比較を行った文献からは，慣行栽培と有機栽培の農産物の品質には大きな差異はないようである[2,6]．

e. 科学的な識別

農林水産省が毎年行う「生鮮食品の品質表示実施状況調査」[1]の中の有機JAS表示農産物調査によると，「有機」の偽装表示は年々減少する傾向にはあるが1～2%はあり，ゼロにはならない．

「表示」の信頼性を確保するために，有機農産物の科学的な識別法については，無機元素組成による識別例も報告されている[7]が，有機肥料と化学肥料中の窒素化合物の安定同位体比による識別が研究され（図II.3.6.2)[8]，有機肥料施肥量と窒素同位体比に明らかな相関があった（$R^2=0.825$）．また，有機農産物の識別の成果（図II.3.6.3）が報告されている[9]．しかし，有機農産物の生産に慣行農法のような施肥基準はなく，極端な話，無肥料でも基準は満たすので，安定同位体比だけでは不確実な場合もある．

また，有機JASマークつき商品での使用が認められていない残留農薬が検出された結果をもとに，その商品が有機農産物ではないことを業者に認めさせた例[1]もあるが，後述のように，使用禁止農薬の検出だけでは，追及材料にはなるが，決め手とはならない．

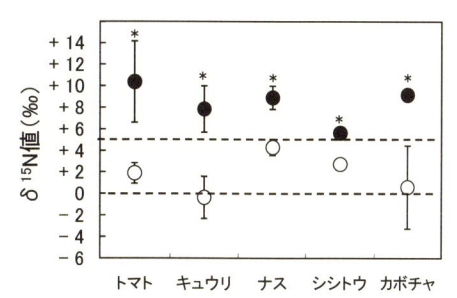

図 II.3.6.3 5種類の果菜類の有機JAS表示の有無と$\delta^{15}N$値の関係
●：有機JAS表示あり，○：有機JAS表示なし．値は3個体の平均値，縦棒は標準偏差を示す．Fisher's LSDにより有意差検定を行った．nsは有意差無し，*は5%の危険率で有意差あり．

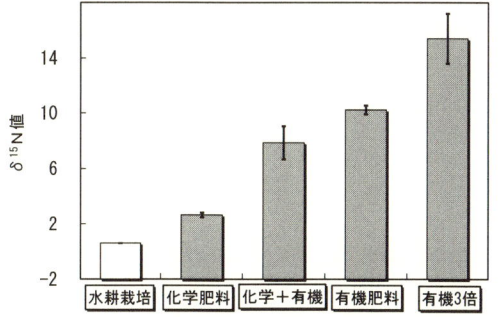

図 II.3.6.2 有機肥料（たい肥）と化学肥料の施肥量を変えて育てたホウレンソウ全植物体の窒素同位体比
（施肥量：窒素換算で2.5 kg/a）

産地判別法については科学的な方法が開発・実用化されている[10,11]ので，有機農産物の偽表示を追求できる識別法の早急な開発・実用化が望まれる．

f. 安　全　性

有機農産物を育てるには，農薬などの人工合成物は使わず，また隣のほ(圃)場での農薬散布がかからないように，ほ場間を空けることなどが決められている．しかし，最終的な収穫物が何かに汚染されているか否かについては，検査されることはない．生育段階での監視は行うが，収穫物の安全性を直接検査して未検出のものだけを出荷しているわけではない．そのため，昔使った農薬の土壌残留から汚染されたり，隣の畑の農薬散布がかかったりしたなど，東京都が毎年実施する「国内産野菜・果物類中の残留農薬実態調査」[2]や（独）農林水産消費安全技術センターの有機JAS表示農産物の残留農薬調査によると，有機農産物でも毎年，使用禁止農薬が検出されている．有機農産物であっても残留農薬はゼロではないことを知って頂きたいが，慣行栽培で作られたものの残留農薬検出率よりは格段に低いことは確かである．

また，有機栽培野菜の食中毒菌汚染の報告例[12,13]もあるので，慣行栽培のものと同じように一般的な洗浄は必要である．

有機農産物と慣行栽培農産物の有害成分含量の比較[14~16]やカビ毒[17,18]の検出など安全性の研究例はまだ少ないが，これらの報告では両産物間で量的な違いはない．

〔堀田　博〕

文　献

1) （独）農林水産消費安全技術センターのホームページ（http://www.famic.go.jp/）
2) 堀田　博：日本食品科学工学会誌, **46**, 428-435, 1999.
3) 全国の主要都市における主要野菜の小売価格・販売動向―生鮮食料品価格・販売動向調査―, http://www.maff.go.jp/tokei.html）
4) 中川祥治ほか：日本土壌肥料学会誌, **74**, 45-53, 2003.
5) 藤田正雄ほか：日本土壌肥料学会誌, **74**, 805-808, 2003.
6) 藤原孝之：農業および園芸, **76**(7), 743-748, 2001.
7) V. Gundersen, et al.: *J. Agric. Food Chem.*, **48**, 6094-6102, 2000.
8) 堀田　博ほか：日本食品科学工学会誌, **51**(12), 680-685, 2004.
9) 中野明正ほか：日本土壌肥料学会誌, **73**, 307-309, 2002.
10) 有山　薫ほか：分析化学, **52**(11), 969-978, 2003.
11) K. Ariyama, et al.: *J. Agric. Food Chem.*, **52**, 5803-5809, 2004.
12) 小西典子, 甲斐明美：フレッシュフードシステム, **30**(1), 11-13, 2001.
13) 上田成子, 桑原祥浩：防菌防黴, **30**(3), 145-152, 2002.
14) V. K. Moore, et al.: *Food Chem.*, **71**, 443-447, 2000.
15) P. Bergano, et al.: *Food Chem.*, **82**, 625-631, 2003.
16) P. Abreu, et al.: *Food Control.*, **18**, 40-44, 2007.
17) M. Schollenberger, et al.: *J. Food Comp. Anal.*, **18**, 69-78, 2005.
18) A. Arino, et al.: *Food Control.*, **18**, 1058-1062, 2007.

3.7
照　射　食　品

a． 照射食品と国際的な評価

γ線，電子線，X線などの電離放射線の生物作用を利用して，食品の殺菌や殺虫，農産物の発芽抑制や熟度調整などを行う技術を"食品照射"といい，これらの目的で放射線処理された食品を"照射食品"と呼ぶ．

照射食品の健全性については，1980年に国連食糧農業機関（FAO），国際原子力機関（IAEA），世界保健機関（WHO）の3つの国際機関の合同専門家委員会が「総体平均線量が10 kGy以下の照射食品の健全性に問題がない」ことを宣言した．その後，1983年にコーデックス食品規格委員会により，照射食品の国際基準「Codex general standard for irradiated foods」（Codex STAN 106-1983）が定められ，諸外国では，これ以降の1980年代後半から本格的な実用化が進められた．

現在，多くの国で加熱殺菌が不向きな香辛料・ハーブ・乾燥野菜などが，商業規模で照射されて流通している．また，一部の国ではニンニクの発芽抑

表 II.3.7.1　照射食品の種類，目的および線量

照射の目的	線量(kGy)	対象品目
発芽および発根の抑制	0.03〜0.15	ジャガイモ，タマネギ，ニンニク，サツマイモ，シャロット，ニンジン，クリ
殺虫および不妊化	0.1〜1.0	穀類，豆類，果実，カカオマメ，ナツメヤシ，豚肉（寄生虫），飼料原料
成熟遅延	0.5〜1.0	バナナ，パパイア，マンゴー，アスパラガス，きのこ（開傘抑制）
腐敗菌の殺菌	1.0〜7.0	果実，水産加工品，畜肉加工品，魚
胞子非生成食中毒菌の殺菌	1.0〜7.0	冷凍エビ，冷凍カエル脚，食鳥肉，飼料原料
食品素材の殺菌（衛生化）	3.0〜10.0	香辛料，乾燥野菜，乾燥血液，粉末卵，酵素製剤，アラビアガム
滅　菌	20〜50	畜肉加工品，病人食，宇宙食，キャンプ食，実験動物用飼料，包装容器，医療用具

制,食肉や冷凍魚介類(エビ)の衛生化のための照射処理も実施されている.今後は,臭化メチル燻蒸の代替技術の放射線照射に期待が寄せられており,植物検疫のために照射処理された熱帯果実の国際的な流通がはじまる可能性が高い.

日本では,1972年にジャガイモの発芽抑制のためのγ線照射が許可され,1974年から30年以上にわたってジャガイモの照射が継続的に実施されている.ジャガイモ以外の食品への放射線照射は食品衛生法で原則禁止されており,海外で照射された食品の国内への輸入も違法とされる.

b. 照射食品の表示と検知技術

コーデックス委員会では,消費者に対して市場における選択権を与えるため,言葉による表示を義務づけた「照射食品の一般規格」[1]および「コーデックス包装済み食品に関する一般規格」[2]を採択している.米国,EUその他の国においても,表示に関する規制が存在する.

照射食品の検知技術は,表示を裏書きし規制に効力をもたせるために必要な技術と考えられ,EUでは,食品照射に関する域内規制の統一に先立って分析法の開発と標準化を実施し,欧州標準化委員会(Comite Europeen de Normalisation; CEN)が10種類の標準分析法(CEN標準分析法)を制定している[3].コーデックス委員会では,この中の9種類を「照射食品に関するコーデックス標準分析法」[4]として採択し,必要に応じて採択した標準分析法を利用できるとしている.

わが国では照射ジャガイモに関して,食品衛生法およびJAS法のそれぞれで,照射された旨の表示を義務づけている.行政検査に用いるための分析法(いわゆる公定法)については,2007年7月に食安発第0706002号により熱ルミネッセンス法を香辛料の一部に適用できるものてして通知した.

c. 具体的な検知技術

多様な照射食品の種類を,すべてカバーできるような単一の分析手法は原理的に存在せず,食品の種類と線量範囲に応じ適切な分析法を選択,場合によっては組合わせて利用することが必要である.

以下,簡単に前述したCEN標準分析法を中心に

表 II.3.7.2 CEN標準分析法およびコーデックス標準分析法の関係 (文献4およびCEN標準分析法プロトコールより作成)

方法	CEN分析法番号	分析対象(標準法とし妥当性検証されたもの)	Codex位置づけ
炭化水素 (GC)	EN1784 (1996) (2003 改定)	鶏肉 (0.5), 豚肉 (0.5), 牛肉 (0.5), アボガド (0.3), マンゴ (0.3), パパイア (0.3), カマンベールチーズ (0.5)	TypeII 2001
2-アルキルシクロブタノン (GC/MS)	EN1785 (1996) (2003 改定)	鶏肉 (0.5), 豚肉 (1), 液体全卵 (1), カマンベールチーズ (1), サケ (1)	TypeIII 2001
骨のESR測定	EN1786 (1996)	鶏肉 (0.5), 肉 (0.5), 魚 (マス) (0.5), カエルの足 (0.5)	TypeII 2001
セルロースのESR測定	EN1787 (1996) (2000 改定)	パプリカ粉末 (5), ピスタチオナッツの殻 (2), イチゴ (1.5)	TypeII 2001
糖結晶のESR測定	EN13708 (2001)	乾燥パパイア (3), 乾燥マンゴ (3), 乾燥イチジク (3), 干ブドウ (3)	TypeII 2003
熱ルミネッセンス測定 (TL)	EN1788 (1996) (2001 改定)	ハーブ・スパイス類 (6), エビ (1) 貝類 (0.5), 生鮮 (1) 乾燥野菜果物 (8), ジャガイモ (0.05)	TypeII 2001 TypeII 2003**
光励起ルミネッセンス (PSL)	EN13751 (2002)	ハーブ・スパイス類 (10), 貝類 (0.5)	TypeIII 2003
DEFT/APC (スクリーニング)	EN13783 (2001)	ハーブ・スパイス類 (5)	TypeIII 2003 (スクリーニング法)
DNAコメットアッセイ (スクリーニング)	EN13784 (2001)	鶏肉 (1), 豚肉 (1), 植物細胞 (種子類) (1)	TypeIII 2003 (スクリーニング法)
LAL/GNB法 (スクリーニング)	EN 14569 (2004)	鶏肉 (2.5)	

EUの試験室間共同試験によって妥当性確認された品目とかっこ内は下限線量.
これ以外の食品や線量下限での分析の可能性を示す単一ラボでの報告は多数存在する.

原理と特徴を概説する．

1) 電子スピン共鳴 (ESR) 法

照射によって生成する食品中の比較的安定なラジカルを検出する方法で，CEN 標準分析法の中には，骨由来ラジカル (EN 1786) および結晶性セルロース由来ラジカル (EN 1787) 糖ラジカル (EN 13708) を検出する 3 つの方法が制定されている．いずれも試料を真空乾燥などにより乾燥し，照射に特有な有機ラジカルの検出によって判別を行う．図 II.3.7.1 に骨つき鶏肉の ESR スペクトルと照射パプリカ (セルロースラジカル) のスペクトルを示す．パプリカの場合中心ラジカルをはさんで，約 6 mT の間隔でセルロースに起因するとされるラジカルが検出される．また，鶏肉の骨では，照射によって生成するヒドロキシアパタイト由来とされる $g=2.002$ および $g=1.998$ のラジカルが検出される．

なお，照射で生成する食品中の有機ラジカルは熱に不安定で，加熱により消失する．室温貯蔵でも徐々に減少する場合が多く，香辛料などのでは，すべての流通期間に渡る判別を行うことが困難な場合がある．Chabane らの総説[5]によれば，カルダモンのシグナルは 3 か月以上安定であるのに対し，コショウやパプリカのシグナルの寿命は数週間という．一方，凍結下におけるラジカルはより安定であり，冷凍肉中の骨のラジカルは貯蔵期間を通した検出が可能である．

2) 熱ルミネッセンス (TL) 法

鉱物のような無機結晶の発光素体が放射線照射されると，結晶格子から開放された電子が伝導体まで励起され，その後，準安定状態の捕獲中心にトラップされる．これが外部から加熱されると，その温度に応じて捕獲されていた電子が熱的に開放されて伝

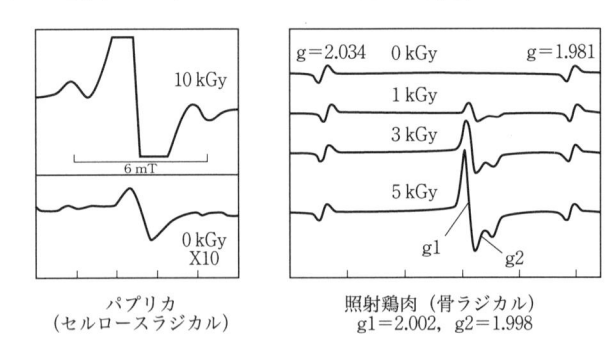

図 II.3.7.1 照射によって生成するラジカルの ESR スペクトルの例

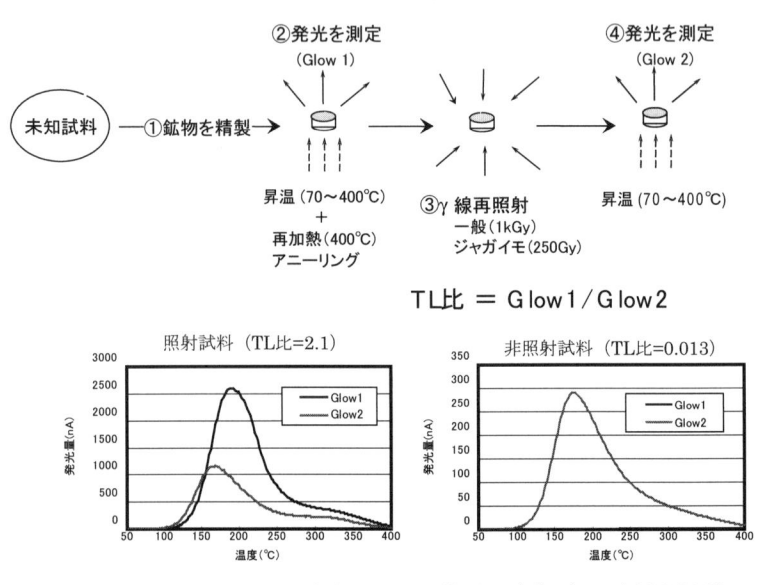

図 II.3.7.2 TL 法の測定手順（上）TL 発光曲線の例（下）（CEN 標準分析法）

導体に励起され，光を発して基底状態に戻る．この現象を熱ルミネッセンスと呼び，線量計や地質年代の測定に応用されている．

照射食品においては，農産物に付着する砂・土，エビの背腸などの中の鉱物質等が発光素体になり，検知に利用することができる．ただし，食品試料では，有機物と発光素体を比重分離法によって精製を行い，これを昇温しながら発光を記録する．この時の発光-温度曲線を TL スペクトルと呼び，発光積算値は Glow 1 と定義される．CEN の標準分析法では，Glow 1 の測定後，同一試料に基準線量（通常 1 kGy）の γ 線を再照射して，2度めの発光積値 Glow 2 を測定し，150～250℃ の温度域について TL 比（Glow 1/Glow 2）を求める．照射試料の初期発光の TL スペクトルは 150～250℃ 付近を極大とするピークが現れることが多く，このピークの検出と TL 比が 0.1 以上であることをもって照射と判定する．TL 比が 0.1 未満であれば，おおむね非照射であるが，照射試料と非照射試料が混合された香辛料などでは，TL 比が 0.1 を下回る場合もあり，この場合はスペクトルの形状が判別の基準となる．TL 法も ESR 法と同様に貯蔵中のシグナル減衰が起こるが，その程度は，温度や光条件に依存する．通常，原料段階の食品の貯蔵条件下で完全にシグナルが消失することはまれであり，鉱物が分離可能な香辛料，乾燥野菜等の照射の履歴の判別にはきわめて有効な方法である．また，中馬らは，照射後 5 か月間にわたり，市場流通する照射ジャガイモの判別も可能なことを報告している[6]．

3) 光励起ルミネッセンス（PSL）法

TL 法の熱的励起のかわりに赤外または紫外線の振動励起によって電子の状態を開放し発光を観測するのが光励起ルミネッセンス（PSL）法で，この方法も地質学の年代測定に用いられる．PSL 法は TL 法に比較して食品付着の鉱物試料分離する必要がない長所をもち，迅速測定が可能である．CEN 標準分析法では，食品試料用の推奨装置を開発し，あらかじめ照射および非照射の試料を用いて求めた発光量のしきい値と測定試料で得られた発光量の比較によって判別を行っている[7]．食品試料を近赤外光で照射する前後の発光を経時的に記録し，照射履歴により光ルミネッセンス現象が観測される際には，励起光の照射と同時に発光量の増加が起こり徐々に減少してゆく変化を検出することで，照射履歴の有無のスクリーニングを行うシステムも提案されている[8]．

4) 炭化水素法，2-アルキルシクロブタノン法

食品中のトリグリセリドの放射線照射により図 II.3.7.4[9] のような分解反応が起こる．炭化水素は放射線照射以外の食品処理や容器包装からの混入によりバックグラウンドを生ずることもあるが，不飽和脂肪酸由来の分解物，たとえば食品中に多いオレイン酸に起因する 8-heptadecene や 1,7-hexadecadiene が多量に（数 ppm）生成していれば，放射線照射の履歴が証明される．また，2-アルキルシクロブタノン類（2-ACBs）は，現在報告されている中で，放射線照射によってのみ食品中に生成する化合物である．

CEN 標準分析法では，炭化水素，2-ACB 類ともに食品から抽出した脂質をそれぞれ含水率の異なるフロリジルカラムで精製し GC-MS で分析する．2-アルキルシクロブタノン法は検知法の中では特異

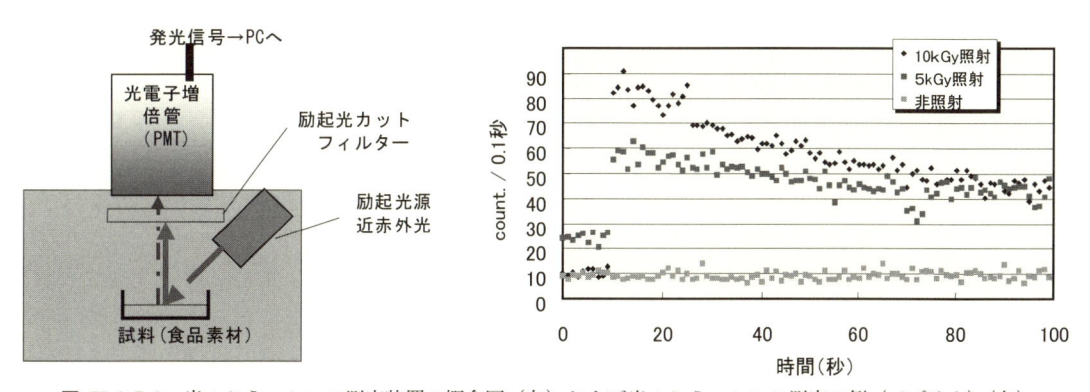

図 II.3.7.3 光ルミネッセンス測定装置の概念図（左）および光ルミネッセンス測定の例（パプリカ）（左）
測定開始 10 秒後に近赤外光を照射すると，照射試料では発光量の増化が観測される．

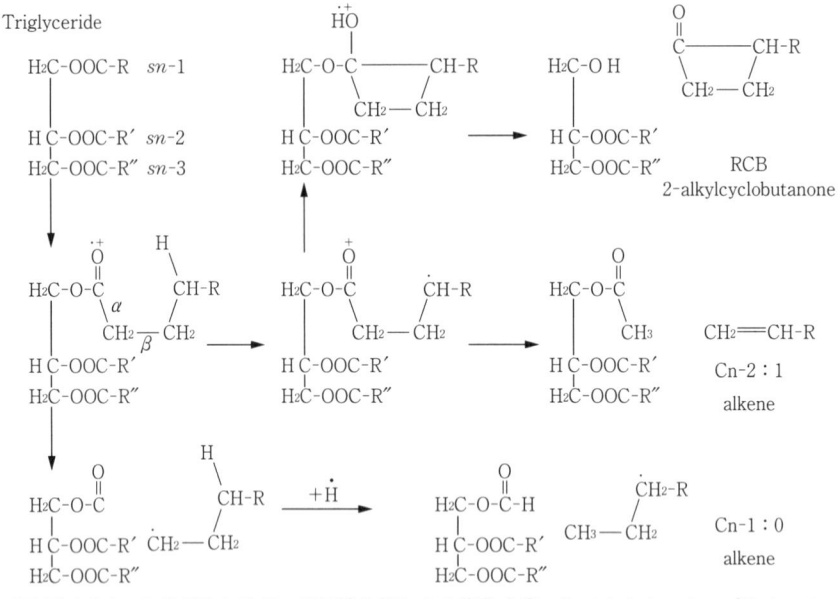

図 II.3.7.4 トリグリセリドの放射線分解による炭化水素、2-アルキルシクロブタノンの生成（文献9より作成）

性の高い方法といえるが，CEN 標準分析法は操作が煩雑で試料調製に長時間を要する．最近では，二酸化炭素による超臨界流体抽出（SFE）を用い GC-MS 試料を直接調製し，迅速測定を行った報告が多い[10]．また，尾花らは高速溶媒抽出法（ASE）による抽出の迅速化と酢酸エチル/アセトン溶媒中での冷却処理による脂質の析出除去を組合わせた前処理を提案している[11]．

5）微生物学的方法

放射線照射によって感受性の高い微生物が死滅して，処理の前後で生菌数や微生物相が変化することから照射履歴を推定しようというものである．原理的には，他の殺菌処理によっても微生物相の変化は起こるので，スクリーニング法との位置づけで，判別を確定するには他の方法によらなければならない．ただし，微生物検査を日常的に実施している食品産業界にとっては利用しやすい．CEN 標準分析法に制定されている DEFT/APC 法では，食品中の死滅菌も含めたすべての微生物を蛍光染色してフィルター上にトラップし，顕微鏡下で計数した総菌数（処理前の菌数）と好気性の生菌数（APC）との差を指標としている．LAL/GNB 法は，リムルス試験（LAL）よるエンドトキシンユニットからグラム陰性菌の総数を，GNB 染色から総グラム陰性菌数を推定して食品の殺菌処理の有無を推定する

LAL/GNB 法も CEN 標準分析法に制定されている．

6）DNA コメットアッセイ法

この手法は放射線照射によって生じた DNA 鎖切断を検出する方法である．照射された動植物組織の細胞をアガロースゲルに包埋して電場をかけると，様々な長さに切断された DNA 断片が細胞の核から流れ出し，陽極に向かって尾を引いて泳動される．この形がコメット（彗星）に似ているのでコメットアッセイの名称がある．DNA 鎖切断は細胞の自己消化などによっても誘発されるが，放射線照射による損傷は，細胞群全体に起こるため，加熱調理されていない生肉や植物種子などで，損傷細胞（コメット像）が一様に観測されれば照射されている可能性が高いと判断できる．ただし，DNA 損傷は種々の条件で誘発されるために特異性が低く，あくまでもスクリーニング法としての位置づけに止まる．

各食品について最適な分析方法を選択するためには，実施するラボの目的や設備条件による制約も考慮する必要がある．化学分析法は，食肉類など単純な構成の脂質を多く含む食品に適しており，残留農薬分析等の経験を有していれば比較的容易に実施することが可能と思われる．DNA コメットアッセイや微生物試験は，通常の生化学や食品検査の実績の

あるラボであれば，その導入は容易と考えられるが，あくまでもスクリーニング法としての位置づけに止まり，結果を確定するためには，TL，ESR，化学分析法などを実施する必要がある．

照射食品として国際的に最も流通量の多い香辛料，乾燥野菜類についていえば，現時点でTL法が最も適している．ただし，測定手順の煩雑で，多量の試料点数を処理するにはかなり労力が要る．そこで，すでに市場流通する食品のモニタリングを実施しているEUでは，香辛料，健康食品の分析には，主に，PSL法でスクリーニングしTL法で確定するという例が多く報告されている[12]．

〔等々力節子〕

文　献

1) FAO: Codex General Standard for Irradiated Foods (CODEX STAN 106-1983, REV.1-2003)
2) FAO: General Standard for the Labelling of Prepackaged Foods (CODEX STAN 1-1985 (Rev.1-1991)
3) Anonymous: Information on analytical methods for the detection of irradiated foods standardised by the European Committee for Standardisation (CEN) http://europa.eu.int/comm/food/food/biosafety/irradiation/analmethods—en.htm
（または，CEN 標準分析法原文参照）
4) FAO: General Codex Methods For The Detection Of Irradiated Foods Codex Stan 231-2001, Rev.1-2003, 2003.
5) D. C. W. Sanderson, et al.: *AOAC International*, 86 (5), 990-997, 2003.
6) 中馬　誠ほか：日本食品科学工学会誌, **51**, 298-303, 2004.
7) S. Chabane, et al.: *Canadian Journal of physiology and Pharmacology*, **79**, 103-108, 2001.
8) 後藤典子ほか：食品照射, **40**, 11-14, 2005.
9) W. W. Nawer: *Food Reviews International*, **2**(1), 45-78, 1986.
10) P. Horvatovich, et al.: *Journal of Chromatography A*, **968**, 251-25, 2002.
11) H. Obana, et al.: *J. Agric. Food Chem.*, **53**(17), 6603-8, 2005.
12) Commission of The European Communities: Report From The Commission on Food Irradiation For The Year, 2002, 2004.

III

食品産業を支える先端技術

〈背景と動向〉

食品の流通・加工に係わる先端技術の動向

食品の流通・加工に係わる先端技術について本事典に記載されているものは本稿では省略して，他の注目されている技術について概説する．

1. 凍結濃縮

濃縮法には，蒸発法，膜濃縮法，凍結濃縮法が使用できる．蒸発法は気液平衡を利用して，水を蒸発させ濃縮する方法で，簡便で装置コストも安いが，品質面では最も低く，540 cal/gの蒸発潜熱を必要とするためエネルギーコストは高い．凍結濃縮法は固液平衡を利用する方法で，品質面では最も優れているが，装置コストは最も高い．膜法は逆浸透膜を用いる方法で，品質，コストとも両者の中間で，相分離を伴わないので，消費エネルギーの面で有利である．

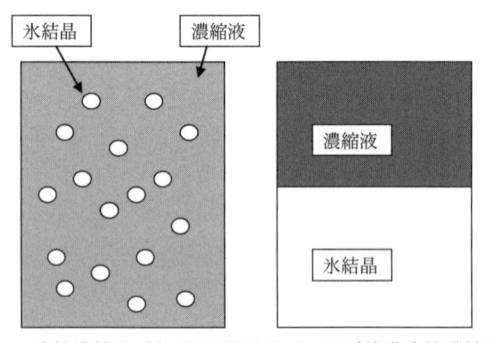

図1 凍結濃縮法（左：懸濁結晶法，右：界面前進凍結濃縮法）

実用化されている凍結濃縮法は，懸濁結晶法といわれ，液状食品中に多数の氷結晶を成長させ，濃縮が進行する．氷結晶と母液との分離に複雑な制御が必要となる．最近，界面前進凍結濃縮法を提案されている[1~3]．容器冷却面に生成した氷相を液相側に成長させる方式で，凍結界面が前進していくので，界面前進凍結濃縮法と呼ばれている．多数の氷結晶が存在している懸濁凍結濃縮に対して，ただ一つの氷結晶とする方式である．

この方法の欠点は，懸濁結晶法に比べて，系内の氷結晶表面積が小さいため装置の生産性が低いことであるが，装置内の冷却界面の面積を大きくすることにより，プロセスコストの低下が図られており，液状食品の高品質濃縮法としての汎用的実用化が期待される．

2. 高圧利用による冷凍・解凍[4,5]

高圧を利用した凍結・解凍は，圧力を加えると氷点を下がることを利用したものである．水は大気圧下では0℃で凍結し，体積が8.4%増大する．水の凝固点は図2に示すように，圧力に依存して変化し，207 MPaまでは圧力の増大とともに凝固点は−22℃まで降下する．

図 2 水の状態

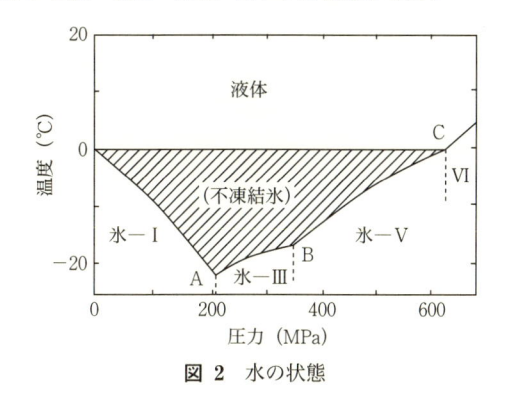

　207 MPa 以上では，圧力が増大すると凝固点は高くなる．たとえば 210 MPa の圧力下で，氷点は−21℃ となる．食品を高圧下で，氷点近くまで冷却して，圧力を急激に解放する．これにより食品全体に無数の小さな氷結晶を形成することができ，急速凍結が開始する．加圧により−22℃ までの過冷却で蓄積される潜熱だけでは凍結は完了しないので，凍結完了のためには引き続き伝熱によって冷熱が周囲から供給されることが必要となる．本法は，氷結晶が大きい場合に比べて，品質の向上，特にテクスチャーの維持に有効である．

　高圧を利用した解凍では，同様に高圧下で融点が下がるので，冷凍食品を加圧しながら，解凍する．通常の流水解凍や空気解凍においては，駆動力となる温度差が5℃ 程度であるのに対して，200 MPa の圧力下では，温度差が25℃ 程度となり，解凍速度が5倍程度増大する．装置コストが高くなること，また，植物性食品では問題ないが，動物性食品では高圧下での食品の変性に注意が必要となる．

3. 超臨界流体

　臨界温度，臨界圧力を超えた領域の状態を超臨界流体と呼ぶ．食品分野へは超臨界二酸化炭素と超臨界水の応用が考えられる．二酸化炭素は臨界温度 304.2 K，臨界圧力 7.38 MPa であり，水は臨界温度 647.3 K，臨界圧力 22.1 MPa である．超臨界流体は，圧力の増大とともに密度，誘電率が液体近くまで大きくなり，溶解力が大きくなる．粘性は液体より1桁小さく，拡散係数は液体より1～2桁大きく，浸透性に優れる．高圧のため，設備費が高くなるが，安全性，溶媒処理が不要などのメリットがある．

　香料，スパイス，色素等の抽出には超臨界二酸化炭素が幅広く使用されている．トウガラシからのカプシカム色素とカプサイシンの抽出，焙煎コーヒーマメからのコーヒーフレーバーの抽出，バニラビーンズの抽出などが実用化されている．極性が低いほど，溶解度が大きくなるため，油脂の抽出への応用が研究されている．ゴマ油の超臨界二酸化炭素抽出装置は工業化されており，焙煎・粉砕した原料から 60 MPa の高圧抽出で従来品より香りの強いゴマ油生産されていることが報告されている[6]．

4. 新洗浄技術

　興味深い新規洗浄技術として，過酸化水素‐電気分解洗浄技術[7,8]をとりあげる．食品製造において，装置の洗浄は不可欠である．環境，省エネの面から，OH ラジカルなどの活性酸素種を用いた酸化分解洗浄が注目されている．OH ラジカルは，過酸化水素から次のハーバ

――ワイス（Haber-Weiss）反応により発生する．

$$H_2O_2 + e^- \longrightarrow \cdot OH + OH^-$$

この反応における電子供与は負電圧を印加した電極表面から直接行うものである．すなわち，汚れが付着した金属表面と過酸化水素を含む水溶液と接触させ，その状態で負電圧を印加する．すると，金属表面で，過酸化水素分子が電子を受け取り，OHラジカルが発生する．このOHラジカルにより金属表面の汚れ物質が酸化分解・除去されると報告されている．ステンレス表面のタンパク質汚れの除去が詳細に検討されている．この方法はH_2O_2分子が汚れ層を通過して，金属表面まで到達できることが前提となる．したがって，高密度な汚れでは適用が難しいと思われるが，室温，中性条件で，わずかのエネルギーで短時間の洗浄が可能であることは今後の有効な洗浄方法として期待される．

5. マイクロ・ナノバブル技術

直径が1～100 μmの大きさの気泡をマイクロバブル，また1 μm以下の気泡をナノバブルということができる．マイクロバブルは一般に負に帯電しており，蒸留水中のζ電位は約－35 mV程度である[9]．旋回流式やキャビテーション式など種々の気泡生成法が開発されている．生成したバブルの粒径測定では，画像処理法や光散乱法などが使用されているが，バブルの安定性が高くないため，測定には注意が必要である．

マイクロバブルは水処理や化学プロセスへの応用が図られている．水処理の応用としては，有機物の分解を促進できたことや，カキ養殖の効果がみられたこと，水産食品加工工場の排水処理に有効であることが報告されている．オゾン溶解においてマイクロバブル化することで，オゾンの水中への物質移動効率を向上（10倍以上）できたことが報告されている．また食中毒の原因の一つであるノロウイルスに対して，オゾンのマイクロバブルにより効率的にオゾン水を作り，オゾンナノバブルを添加したものを利用することで，効率的にノロウイルスを不活性化できたことが示された．この現象は，マイクロバブルの自然圧壊によるフリーラジカルの生成による[10]ものと説明されている．フリーラジカルは電子スピン共鳴法（ESR）により測定された．

マイクロバブルは不安定で，生成後，崩壊する過程を利用する研究開発が主に行われている．一方，ナノバブルは，マイクロバブルを圧壊して得られており，動的光散乱法により粒子径を測定し，100 nm程度の大きさのナノバブルが安定的に存在することが報告されている．100 nmの大きさの球状の気泡は，ヤング・ラプラスの式

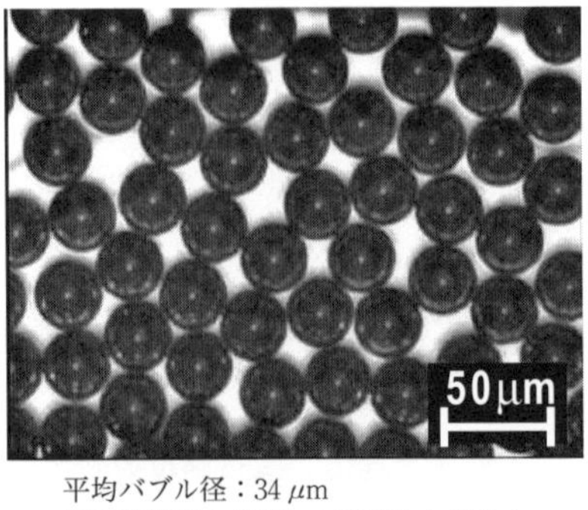

平均バブル径：34 μm
界面活性剤：ドデシル硫酸ナトリウム

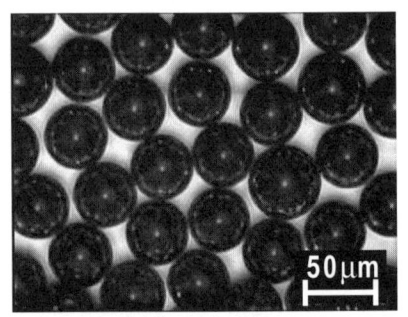

平均バブル径：49 μm
カゼインナトリウム

図3 マイクロチャンネルを用いて作製されたマイクロバブル

$$P_L = P_b - P_W = 2\sigma/r$$

ここで，r：バブル半径，P_L：ラプラス圧，P_b：気泡の圧力，P_W：水中の圧力．
表面張力が 0.07 N/m とすると，14 気圧という高いラプラス圧を有することになる．気体の溶解度は圧力に比例するというヘンリーの法則から考えると，圧力が高いと溶解度が大きくなり，溶解することになり，長期間安定的に存在することは考えにくい．ナノバブルの生成には塩濃度が影響することなど，まだ未解明な部分も多い．

筆者らはマイクロチャンネルを用いたマイクロバブルの作製の検討を行い，図3に示すように，安定性には難点があるものの均一サイズの数 10 μm のマイクロバブル作製技術について報告している[1]．

マイクロバブルやナノバブルはまだ新しい技術であり，作製技術の開発とその特性解明を進めて，汎用的な利用技術開発が期待される． 〔中嶋光敏〕

文　献

1) 宮脇長人：食品工学ハンドブック（日本食品工学会編），pp. 243-247，朝倉書店，2006．
2) O. Miyawaki : *Food Eng. Progress*, **5**, 190-194, 2001.
3) O. Miyawaki, et al. : *J. Food Eng.*, **69**, 107-113, 2005.
4) A. LeBail, et al. : *Int. J. Refri.*, **25**, 504-513, 2002.
5) L. Otero, et al : *J. Food Eng.*, **72**, 354-363, 2006.
6) 後藤雅信：食品工学ハンドブック（日本食品工学会編），pp. 180-184，朝倉書店，2006．
7) K. Imamura, et al. : *J. Colloid Interface Sci*, **265**, 49-55, 2003.
8) K. Imamura, et al. : *Langmuir*, **18**, 8033-8039, 2002.
9) M. Takahashi, et al. : *J. Phys. Chem. B*, **109**, 21858-21864, 2005.
10) M. Takahashi, et al. : *J. Phys. Chem. B*, **111**, 1343-1347, 2007.
11) M. Yasuno, et al. : *AIChE J.*, **50**, 3227-3233, 2004.

1. 先端加工技術

1.1 過熱水蒸気・アクアガス処理

　食品加工の中で，加熱処理は最も主体となる単位操作の一つである．加熱処理としては，直接加熱，間接加熱，内部発熱（自己発熱）などの形態や湿熱加熱，乾熱加熱の形態などに区分され，用途に応じて利用されている．その中で，水蒸気は間接加熱の熱媒体としても，また湿熱雰囲気の直接加熱として最も，一般的な加熱媒体として古くから利用されてきた．この水蒸気は飽和水蒸気と呼ばれるもので，蒸発または沸騰によって発生した蒸気のことで，大気圧の場合は100℃で発生する蒸気である．最近，この飽和水蒸気を2次加熱することで得られる過熱水蒸気を用いた処理法が食品分野や環境分野で注目されている．簡単に使用目的を述べると，乾燥，減容化，熱反応（食品の調理加工・殺菌，有害物質の分解や脱臭），抽出，炭化などであり，それぞれの用途に応じて常圧においては120℃程度から800℃程度までの温度帯で利用されている．特に環境分野では，有害物質の分解や有機性未低利用資源の処理，再資源化などにおいて注目されている．

　過熱水蒸気（superheated steam）は，比較的古くから乾燥装置の熱媒体として用いられている．水蒸気密度が低く，高い温度に加熱された過熱水蒸気中へ水が蒸発してゆき，試料が乾燥される．試料を投入した直後では，試料の表面温度が低いために，過熱水蒸気中の水蒸気が表面に凝縮することで，潜熱により試料に大量の熱を与える．さらに過熱水蒸気からの熱が対流による伝熱と放射熱により与えられることで，加熱空気以上の乾燥速度で乾燥することができる．また過熱水蒸気中に移動した水蒸気は過熱蒸気を冷却することで凝縮により取り出し熱も回収できるとともに，再び過熱蒸気を加熱することで循環使用できる効率的な乾燥法である．さらに過熱水蒸気中の酸素濃度がきわめて低い状態での高温処理での防爆や酸化抑制などの利点もある．

　過熱水蒸気を用いた食品加工は，わが国でも20年以上前から，前述の乾燥のみならず，食品の加熱加工においても利用検討が進んでいる．最近では高品質食品の提供にあたって，微生物的な安全性確保や食品原料の有用成分の保持などの面から過熱水蒸気の食品加工への検討・導入が装置開発を含めて活発化している．ここでは，食品加工における過熱水蒸気と食品総合研究所などで開発されたアクアガス（aqua-gas : superheated steam containing micro droplets of hot water，微細水滴含有過熱水蒸気）の利用について述べる．

a. 過熱水蒸気の特徴

過熱水蒸気の特徴を以下に記す．

① 被加熱物の水分を乾燥させる熱媒体として利用が可能である．過熱水蒸気は総て再循環が可能で，熱効率が高く省エネルギーとなる．このことは乾燥物から蒸発した蒸気のみを系外に排出すればよく，排出量が少なくなる．さらに凝縮させれば，含有溶剤などの回収が容易となる．

② 過熱水蒸気中の酸素濃度は微量（筆者らの測定値で0.2%以下）で酸化されることが少なく，爆発や火災の危険性が少ない．

③ 初期凝縮による表面への水層の形成とその後の加熱乾燥工程を経ることで，表面硬化が起こりにくく，乾燥物がポーラスとなりやすい．また，殺菌や脱臭効果が期待される．

④ 初期凝縮による潜熱の利用と水蒸気の顕熱の利用により迅速な表面加熱が行われる．

　過熱水蒸気の調製方法としては，ボイラーで発生された飽和水蒸気を2次加熱する方法として，①オイル燃焼方式，②ガス燃焼方式，③電気加熱方

式などがあり，最近では，④太陽や風力エネルギーのような再生可能エネルギー，廃棄物発電などの新エネルギー方式なども注目されている．また飽和水蒸気を経ないで，水を直接，誘導加熱して水蒸気化する方法や深夜電力等を利用して蓄熱した熱交換層を通じることで過熱水蒸気を発生する装置などがある．筆者らが過熱水蒸気処理の検討に用いたものは電気加熱方式で，あわせて蓄熱層での熱交換を用いての2次加熱も行えるタイプのものである．

b. 過熱水蒸気での食品調理加工の検討

過熱水蒸気を配備した家庭用調理器具での応用例として，脱油処理があげられている．筆者らはフライ食品からの脱油，さらに畜肉加工品の脱油・乾燥処理などの検討を実施した．その結果として，効果的な脱油が認められている．しかし，食品加工工程での連続的な過熱水蒸気処理での脱油処理の場合，脱油した油の装置内からの回収でいくつかの課題があった．過熱水蒸気処理で食材から分離した油が装置内での凝縮した水とドレインを通じて系外に完全に排出されれば問題はないが，低温域で固形化した油成分や過熱水蒸気中に蒸発した油がライン中に吸着した場合には食品加工時への異臭付着の原因となる恐れもある．過熱水蒸気の排気あるいは循環システムでのオイルの分離除去するシステムが必要になる．このようなシステムはコスト的にも課題が残る．過熱水蒸気の特徴の①で述べたように，加熱処理で蒸気化するものが水のみであれば，非常に効率的な循環システムでの加熱乾燥処理が可能であるが，食材すべての加熱処理においては，油分などの成分をいかに制御するかがポイントとなる．

過熱水蒸気の食品加工としては，水産物等において，焼成までの加熱処理を行い，食感がソフトな製品ができることも明らかとなっている．これらの焼成処理においても表面の乾燥工程が進んでいき，さらに加熱されることで一部成分の炭化が生じ，焼き色もつけられる．この炭化処理は廃棄物の再資源化として，現在，盛んに検討されている分野である．

上記のような過熱水蒸気を用いた食品加工への検討を進めてきたが，その過程で過熱水蒸気の特徴を活かした利用方法としては，①食品加工時の成分変化に対して新たな制御手段として高温域で加熱媒体，②初期凝縮潜熱を含む迅速な加熱媒体，この2つが有効であると認識している．

そこで，後者については，農産物の表面の殺菌処理など含めた農産物の1次加工処理として利用するための新たなシステム開発を開始したところである．

c. アクアガスシステムの開発[1~7]

食品の安全性などの問題から消費者の国産農産物嗜好が強い現状がある．しかし国産農産物については限定された収穫時期から，それらを加工食材として利用する際には，多種期の豊富な素材を高品質の状態で貯蔵，流通することができないので，輸入農産物への依存が高い状況にある．またカイワレダイコンによる食中毒事故以降，生野菜の流通販売においては，その微生物制御が大きな課題となっている．このような農産物の利用に関しての課題から，過熱水蒸気での1次加工処理での安全で高品質の食材加工処理について検討を実施している．この検討での最大のポイントは，過熱水蒸気での初期凝縮からの一定期間の加熱処理を効率的に実施することにあり，そのために，加熱した水を高速で加熱チャンバー内に噴霧し，加熱チャンバー内に常圧で115℃前後の微細水滴を含んだ過熱蒸気雰囲気を調製し，食材加工するシステムを開発した．この微細水滴を含んだ過熱蒸気雰囲気をアクアガス™と呼称している．この過熱水蒸気の食材を加熱雰囲気に投入してからの過程は，乾燥特性からみると，伊與田らが報告しているように，①凝縮過程，②蒸発復元過程，③蒸発乾燥過程からなる「凝縮から蒸発への反転過程」とみなされる[10]．この経過での食材の重量変化を図III.1.1.1に示す．

ここで重要なのは，加熱初期では表面を水蒸気の

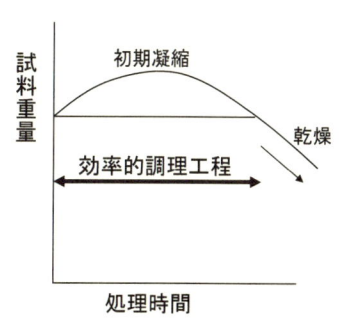

図 III.1.1.1 初期凝縮過程から乾燥過程への試料重量変化

凝縮による水層が存在し湿った状態で潜熱の形で熱が伝達されることであり，これが野菜などの表面の短時間殺菌に利用できる．さらに，その後の処理工程で農産物を長期間貯蔵するのに必要な自己酵素の失活などに必要な加熱処理を進める際にも，食材表面に形成された水層が蒸発している過程においては，食材重量の減耗を生じることなく，効率的な調理工程が設定できる．この2つの効果をより促進することを目的で開発されたのが，アクアガス発生システムである．

d. アクアガスを用いた食品加工
1) ジャガイモのブランチング[5]

ジャガイモは流通量の季節変動が大きく長期保存技術の開発が求められている．加熱処理により酵素を失活させるブランチング処理はジャガイモ長期保存の有効な手段の一つであるが，処理されたジャガイモの品質，歩留りに関しては依然として改良の余地がある．そこでアクアガスによる高品質なジャガイモのブランチングを試みた．ジャガイモ（男爵）のうち質量が140～160gのものを選び，115℃のアクアガスおよび過熱水蒸気ならびに100℃の熱水を用いてジャガイモの加熱処理を行った．加熱中のジャガイモ内部の温度分布を測定し，また5～30分間加熱したのち急冷したジャガイモの中心部を通る切断面において，ジャガイモの品質低下に関与する耐熱性の高いペルオキシダーゼが活性を示す領域を測定した．図III.1.1.2にジャガイモ断面においてペルオキシダーゼが活性を示す面積の割合の変化を示す．加熱の進行とともにジャガイモの表層部から温度が上昇しペルオキシダーゼの失活が進行し，25～30分間の加熱処理によりジャガイモ中のペルオキシダーゼがほぼ失活した．この系でのジャガイモ加熱におけるビオ数（非定常状態にある伝熱に関する無次元数．固体内部の伝達と，表面からの熱伝達量の比率である．1を越えれば，固体内部の熱伝導が遅いことを示している）は少なく見積もっても50以上と考えられ，ジャガイモ内部における熱拡散がジャガイモ温度の上昇に対して支配的であるため，加熱媒体間によるジャガイモ中のペルオキシダーゼ失活には差が現れなかったと考えられる．

115℃のアクアガスおよび過熱水蒸気ならびに100℃の熱水にて，ジャガイモ中の酵素失活に十分な加熱時間は30分と判明したことから，それぞれの加熱条件にて30分間加熱処理したジャガイモについて品質の評価を行った．加熱処理後，急冷したジャガイモについて力学的特性（破断応力，破断ひずみ率）の測定を行い，色彩を測定した．また真空乾燥した試料の微細構造を走査型電子顕微鏡にて観察した．処理前後の試料の質量についても測定を行い，各処理におけるジャガイモの目減りについても評価を行った．

加熱処理されたジャガイモの力学的特性測定の結果，図III.1.1.3に示すように熱水にて処理されたジャガイモは軟化が著しく進み，もろく崩れやすくなっており形状を保持しがたいという結果となった．アクアガスおよび過熱水蒸気にて処理されたジャガイモは軟化が比較的抑えられており，形状が保持されていた．色彩については，いずれの加熱媒体による処理においてもジャガイモ表皮の明度および

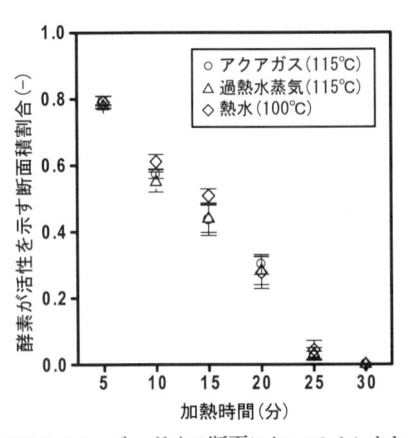

図 III.1.1.2　ジャガイモ断面においてペルオキシダーゼ活性を示す面積の割合

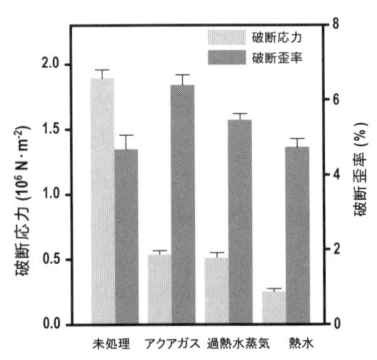

図 III.1.1.3　加熱処理によるジャガイモの物性変化

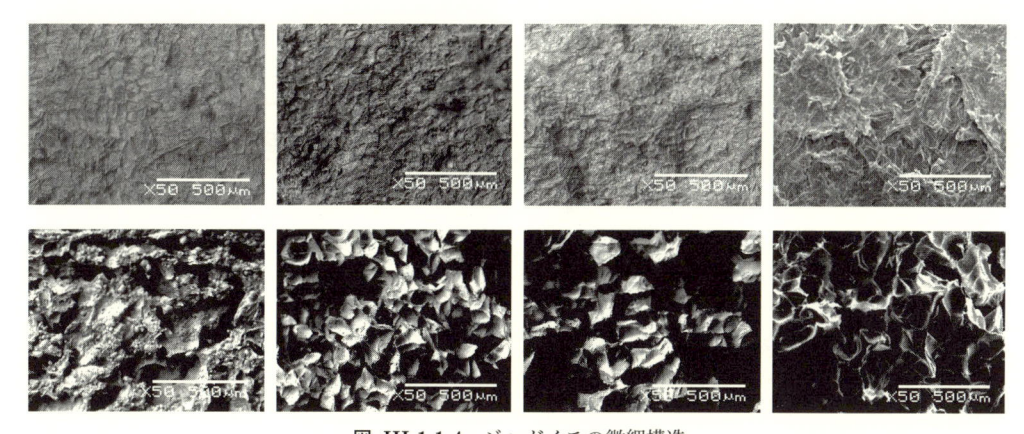

図 III.1.1.4　ジャガイモの微細構造
上段：ジャガイモ表皮，下段：ジャガイモ中心部割断面．
左より順に，未処理，アクアガス処理，過熱水蒸気処理および熱水処理されたジャガイモ．

鮮やかさが低下したが，熱水にて処理されたジャガイモにおいてその傾向が顕著であった．また電子顕微鏡にて撮影されたジャガイモの微細構造について図 III.1.1.4 に示す．ジャガイモ表皮に関しては未処理の試料には細胞壁由来と考えられる網目構造が観察され，アクアガスおよび過熱水蒸気にて処理された試料についても同様な構造が観察されたが，熱水にて処理されたジャガイモ表皮にはこのような構造は認められなかった．またジャガイモ中心部については，未処理のものについてはデンプン粒が観察され，アクアガスおよび過熱水蒸気にて処理された試料においてはやはり細胞壁由来と考えられる構造が観察された．熱水にて処理された試料においても同様の構造が観察されたが，全体的に滑らかになっていた．以上のことを考慮すると熱水処理と比較してアクアガス処理および過熱水蒸気処理においては，ジャガイモの品質低下を抑制した加熱処理が行えると考えられた．加熱処理によるジャガイモの質量変化は，図 III.1.1.5 に示すようにアクアガス処理で 0.8%，過熱水蒸気処理で 2.9%，熱水処理で 0.7% となり，過熱水蒸気処理と比較してアクアガス処理では食材の目減りを抑制できた．II.1.3.3. A. アクアガスの枯草菌殺菌試験の結果とあわせて総合的に判断すると，アクアガスにより品質と歩留りを両立し長期安定保存が可能なジャガイモ 1 次加工処理食材を調製できるといえる．

2）ブロッコリーのブランチング[4]

ブロッコリーのブランチング処理について，アクアガス加熱と既存の加熱法（茹でる，蒸す）について検討した結果，アクアガス加熱処理では，水っぽさがなくまた甘味が強いという味の面とかたさにおいても「丁度よい」と評価され，味および嗜好性が高いことが明らかになった．色調においては，冷蔵貯蔵後の色変化（a 値）が少なく，さらにビタミンCにおいても他の処理に比べて高い残存率（100%）を示しており，栄養面でも嗜好性の面でも品質の高い加熱食材を調製できる可能性を示唆していた．

食品加工における過熱水蒸気利用は今後広がると考えられ，アクアガスはその応用範囲をさらに広げるものと思われる．食品加熱の方法はここで述べたアクアガス，過熱水蒸気および熱水による加熱以外にも様々な手法が存在するが，それぞれに長所短所が存在することから，その性質をよく見極めて加熱方法を選択する必要があるといえる．アクアガスのみに着目しても，微細水滴を分散させる過熱水蒸気の温度，微細水滴の量，微細水滴の粒度分布，噴霧する水の温度等に多数の組合わせが可能であり，そ

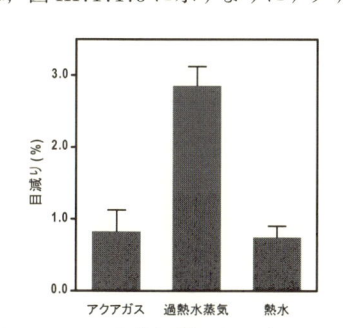

図 III.1.1.5　加熱処理によるジャガイモの重量変化

の組合わせによって食品加熱特性は大きく変化することが予想され，また用途に合わせてアクアガスの性状を調整する必要があると考えられる．またアクアガスには微細水滴の挙動など未解明な点も多く，今後さらに研究を進めていく予定である．

〔五十部誠一郎〕

文　献

1) 気体水による加熱方法及びその装置，特願特許広報，特開 2004-358236，2004.
2) 五月女　格ほか：日本食品工学会誌，**6**，229-236，2005.
3) 五月女　格ほか：防菌防黴，**33**，523-530，2005.
4) 殿塚婦美子ら：日本食生活学会誌，**16**(3)，242-248，2005.
5) 五月女　格ほか：日本食品科学工学会誌，**53**，451-458，2006.
6) 五十部誠一郎ほか：熱物性，**20**(4)，208-215，2006.
7) 五十部誠一郎：日本食生活学会誌(総説)，**17**(3)，193-197，2006.

1.2 調理工学

　食品の調理操作中の成分や物性の変化を，温度履歴や調理操作にかかるエネルギー等の工学的な要素と関連づけてとらえる学問である．現在では多様な加熱調理機器の開発が進み，温度制御もより正確に行われるようになった．しかし，これらの機器を用いた食品の加熱条件の設定は経験的に行われることが多い．食品の調理加熱を最適で再現性あるものとするためには，多種多様な食品の種類や形状，最適な加熱状態等に応じた加熱条件を設定することが必要である．このような考え方をもとに，ある調理条件で加熱処理した際の食品の状態（ある成分の残存率，物性および焼き色等）を予測したり，最適な加熱状態を得るための調理条件を決定したりすることにより，より高品質な食品を効率よく製造することを目的とした取組みが行われている．以下にその例を示す．

〔調理工学的アプローチの例〕
a. 農産物の加熱条件とポリフェノール化合物の残存率

　近年，食品の機能性に高い関心が寄せられており，今日ではそれらを摂取したときに体内に機能性成分が吸収され機能性が十分に発揮されるかというところまで関心が寄せられるようになった．食品が摂取される前には多くの場合において調理が行われるが，この段階で機能性成分はどのような挙動を示すか，農産物に含まれるポリフェノール化合物を対象として筆者らが取組んできた調理工学的な検討内容を以下に記す．

　ポリフェノール化合物については抗酸化性をはじめ様々な機能性が知られており，それらの調理加工中の変動についても知見が蓄積されてきた．食事から機能性成分をより多く摂取したいと考えた場合，もともと機能性成分が多く含まれる食品素材，さらにはその中でも機能性成分がより多く含まれる部位を選ぶことが第1条件となる．そして機能性成分の損失が起こりにくい調理加工方法を選択することが次に必要となる．食品の調理加工において，品質変

動に最も大きく係わる要因は加熱であると考えられるが,食品にある程度水が含まれている間は,いくらそれを高温で加熱しても大部分の品温は100℃を大きく越えることはない.クロロゲン酸やケルセチン等の代表的なポリフェノール化合物は100℃程度の熱では壊れないことが確認されており[1,2],一般に調理中に熱そのものの影響でポリフェノール化合物が失われることはほとんどないと考えられる.

農産物の調理加工中にポリフェノール化合物が顕著に減少する原因は,自身がもつポリフェノールオキシダーゼによる酵素反応であり,農産物の中には調理加工中にこの影響を強く受けるものがある.サツマイモの塊を沸騰水中で茹でると主要なポリフェノール化合物(クロロゲン酸類)は減少したが,モデル的にサツマイモの急速加熱を行った場合クロロゲン酸類の異性化が起こるものの,主要なポリフェノール化合物全体の含有量はほとんど変わらなかった(図 III.1.2.1)[1].サツマイモの塊を加熱する際には品温が徐々に上がる過程で細胞内の小器官の膜が破壊され,別の小器官に存在していたポリフェノール化合物とポリフェノールオキシダーゼが接触して反応し,その結果ポリフェノール化合物が減少すると考えられる.このような素材を調理加工する際は,機能性成分の保持を優先させるならば,急速加熱を行って酵素反応が起こる前に酵素を失活させた方がよいといえる.

キク科植物のヤーコンには,その各部位にコーヒー酸誘導体を中心としたポリフェノール化合物が多く含まれており,特に葉はポリフェノール化合物の含有率が最も高い.ヤーコンの葉は,乾燥・粉末化してめん類や菓子類の素材として一部で利用されているが,乾燥温度がポリフェノール化合物の保持率および抗酸化活性に大きな影響を与えることがわかった(図 III.1.2.2)[3].ヤーコン葉の80および100℃の高温空気を用いた乾燥処理によりポリフェノール化合物が顕著に減少したのは,昇温中に細胞が損傷を受け,ポリフェノールオキシダーゼが失活する温度(60〜80℃)に達する前にこれらが反応したためと考えられる.これに対し,ヤーコン葉の40および60℃の乾燥処理では,ポリフェノール化合

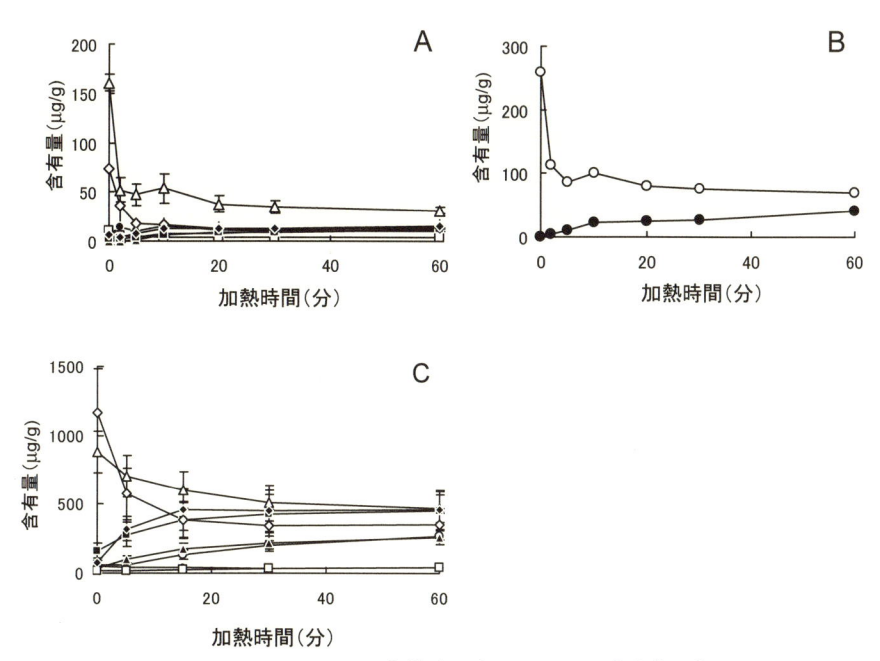

図 III.1.2.1 サツマイモ加熱時のポリフェノール化合物の変動
A,B:サツマイモブロック($1.5×1.5×1.5\ cm^3$)の茹で加熱.A:サツマイモ中の各種ポリフェノール化合物含有量.B:サツマイモ中(○)および茹で水中(●)の主要なポリフェノール化合物含有量の合計(サツマイモ1g由来の値).C:100℃に予熱したサツマイモの凍結乾燥粉末と水の混合物を100℃で加熱.A,Cにおいて,○:3-O-CQA,●:フルクトフラノシル6-O-カフェオイルグルコピラノシド,△:5-O-CQA,▲:4-O-CQA,□:コーヒー酸,■:4,5-di-O-CQA,◇:3,5-di-O-CQA,◆:3,4-di-O-CQA.CQA=カフェオイルキナ酸.

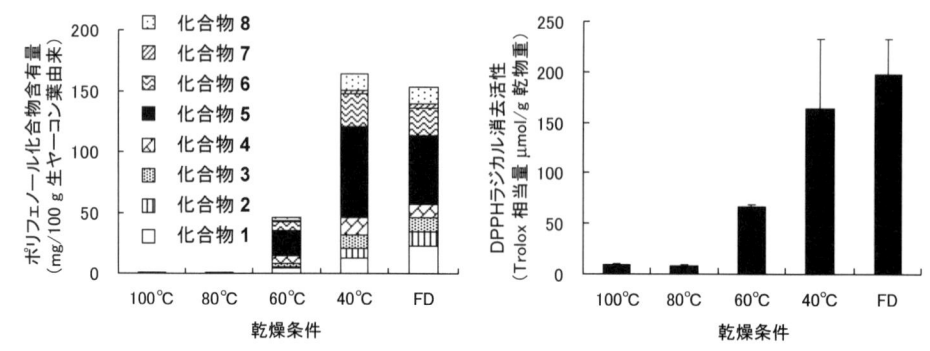

図 III.1.2.2 高温空気（40, 60, 80, 100℃）および凍結乾燥（FD）によるヤーコン葉の乾燥時のポリフェノール化合物含有量（左）および DPPH ラジカル消去活性（右）
1：クロロゲン酸, 2：3,5-ジ-O-カフェオイルキナ酸, 3：2,4-or 3,5-ジ-O-カフェオイルアルトラル酸, 4：2,5-ジ-O-カフェオイルアルトラル酸, 5：2,3,5-or 2,4,5-トリ-O-カフェオイルアルトラル酸, 6：4-O-カフェオイル-2,7-アンヒドロ-D-$glycero$-β-D-$galacto$-オクト-2-ウロピラノソン酸, 7：4,5-ジ-O-カフェオイル-2,7-アンヒドロ-D-$glycero$-β-D-$galacto$-オクト-2-ウロピラノソン酸, 8：4,5-ジ-O-カフェオイル-2,7-アンヒドロ-D-$glycero$-β-D-$galacto$-オクト-2-ウロピラノソン酸メチル.

物とポリフェノールオキシダーゼがあまり接触しない状態で緩やかに乾燥が進行したと考えられる．農産物の加工においては，ブランチング処理により酵素を失活させて褐変を抑制したりポリフェノール化合物等の有用成分を保持したりする方法がとられることがある．しかし，ブランチングのような沸騰水を媒体とした処理は，ヤーコン葉のような表面積割合の大きい素材に対しては有用成分の溶出割合が大きいために適さず，一方高温空気を媒体とした乾燥処理では，成分の溶出はないものの伝熱効率が悪いために乾燥に時間がかかり，被乾燥物に水が十分に含まれた状態で細胞が損傷し酵素反応が進行する．これらのことから，ヤーコン葉を常圧下，空気を熱媒体として乾燥処理を行う際には，ポリフェノール化合物の保持を目的とするならば 40～60℃ の低温域が適しているが，乾燥時間が長くなるため処理コストは割高になると考えられる．

以上の例のように，調理加工中に保持したい成分の変動が大きい食品素材については，適切な加熱媒体の選択および適切な温度設定によって成分間反応を制御し，同時に処理コストも考慮しながら適切な調理加工システムを設計する必要がある．このことは特に工業的な食品の加工・製造において重要であり，家庭の調理においてもこのような考え方を部分的に取り入れることにより，より賢い調理ができるものと考えられる．

b. 野菜の茹で加熱中の温度履歴とかたさ

野菜の茹で加熱時の温度履歴からかたさを予測し，最適な茹で時間を決定する方法が香西[4]によって考案された．野菜の加熱においては，組織を構成するペクチンの軟化と硬化がそれぞれ進行し，その温度において優勢な方がみかけのかたさとなって観察される．本法はこのような野菜のかたさの変化を加熱時の温度履歴から予測し，人間の感覚評価と対応させて最適な仕上がりを得るための加熱時間を決定するものである．すなわち，かたさの変化率（軟化率）を1次反応速度式に近似させ，速度定数の温度依存性をアレニウスの式で表し，官能評価結果から野菜の種類ごとに決定した最適軟化率を得るための加熱時間を素材の形状を考慮して決定する．こうして，それぞれの野菜の茹で加熱における最適な温度と加熱時間が求められる．

c. 焙焼条件と調理成績

食品の焙焼における各種条件（伝熱様式，温度履歴等）から，最適な焼き上がり状態（中心温度，膨化状態および表面の色等）を得るための加熱時間を決定する方法が渋川[5]によって考案された．本法は被加熱物の内部温度上昇に要する時間と水分蒸発による熱量損失を考慮した近似計算を組合わせて，食品ごとに最適な焙焼時間を推定する方法である．被加熱物の内部温度上昇プロファイルを推測するのに，初期温度，加熱終了温度，熱伝導率および熱拡散率の各値を用い，試料の形状を考慮して計算を行

う．このような考え方を用いて，フライパンや鉄板を用いたステーキの最適な焙焼条件や，オーブンを用いたスポンジケーキやクッキーの最適な焼成条件等が見出されている．〔竹中真紀子〕

文　献

1) M. Takenaka, et al.: *Biosci. Biotechnol. Biochem.*, **70**(1), 172-177, 2006.
2) M. Takenaka, et al.: *Food Sci. Technol. Res.*, **10**(4), 405-409, 2004.
3) 竹中真紀子ほか：日本食品科学工学会誌，**53**(12), 603-611, 2006.
4) 香西みどり：日本食品科学工学会誌，**47**(1), 1-8, 2000.
5) 渋川祥子：日本家政学会誌，**49**(9), 949-958, 1998.

1.3
固　液　分　離

　食品加工において固液分離（solid-liquid separation）は重要な操作であり，原料処理，製品製造，廃棄物（廃液）処理とすべての工程に関与している．特に最近，高水分の食品副産物（多くの場合廃棄物）等の1次処理として固液分離（脱水）の必要性が高まっている．食品加工における固液分離技術に課せられた条件として，大量処理・高分離効率・低コストがあげられる．廃棄物処理では，条件はより明確となり，これらの必要条件を満たすものとしては機械的圧搾分離が考えられる．

　ここでは，固液分離技術について，主操作である濾過・圧搾および沈降分離，遠心分離について簡単に説明をした後，さらに食品廃棄物処理などでの脱液分離効率の向上を目的とした検討事例について電気浸透処理法導入も含めて紹介する．

a. 濾　　　過[1~3]

　濾過（filtration）は，織布などの多孔性物質（濾材）上に固液分離試料を投入し，濾材間隙で固体を補捉分離し液体を系外に流出させて，固液分離する操作である．濾材を通して分離するために，駆動力としては重力・加圧・真空圧または遠心力を使用する．対象とする固液分離対象物の固体濃度は数PPMから20％程度である．固体濃度が数PPM程度以上の場合は，分離された固体が濾材面に堆積し，堆積固体層自体がその後の濾過に濾材として作用する．この堆積固体層が濾過ケークとなり，この濾過機構をケーク濾過と呼ぶ．固体濃度が0.1％程度以下の希薄なスラリーの場合は，濾過ケークが生成されず，懸濁固体は濾材間隙のみで分離される．この種の濾過機構を清澄濾過と呼ぶ．

1) 濾過装置

　装置としては，フィルタープレス，加圧葉状濾過装置，水平濾板濾過装置および加圧管状濾過装置，真空濾過装置などがある．圧縮力が大きいスラリーを扱う場合は，濾過開始時間時には小さい濾過圧力を使用し，ケークが形成されるとともに増加させることが望まれる．主な濾過装置を紹介する．

i) **フィルタープレス** フィルタープレスは，板枠型と凹板型があるが，構造・取扱いが簡単で，金属・木材・合成樹脂などほとんどすべての材料で製作できる．大型フィルタープレスには，濾過・分解・ケーク除去・再組立て等の操作を完全に自動化した型式がある．

ii) **加圧葉状濾過装置** 加圧葉状濾過装置には，垂直型と水平型がある．垂直型葉状濾過器では，濾葉を円筒容器内に垂直に取付け，スラリーを圧入，濾過，また必要であればケーク洗浄を行う．濾葉は円形，弧形または長方形で，両面に濾布か金網をはりつけて濾過面としたものである．ケークはスプレーによって洗浄，ブローバックによって除去される．水平型では，濾葉が水平の圧力容器の中に垂直に設置され，濾過ケークが濾葉の外面に形成される．

iii) **真空濾過装置** 濾材の液系排出面に真空を作用させ，濾過する型式である．濾過圧力が制限されるので濾過性の低い物質には適さない．連続式装置には円筒型，垂直円板型，水平型があり，濾過・生成ケークの洗浄・通気脱水・除滓などが円筒やベルトの回転を利用して連続的に行われる．

b. 圧 搾[1~3]

圧搾（squeezing, pressing）は，固液系混合物を分離処理部へ供給し，圧力を作用させて圧縮脱液する操作である．ポンプ圧送が困難な濃厚試料の固液分離や，スラリー原料を濾過よりもさらに低水分化することを目的として，広く用いられている．食用油脂の製造などでは，含油分の多い油量種子からの1次処理として用いられ，最近では溶剤抽出法と比べて分離効率は低いが，品質のよい製品が得られる点で利用されていることもある．圧搾による機械的な固液分離は，熱などを利用する他の諸操作と比較してはるかに低コストであるため乾燥などの前処理操作として使用されることも多い．

1) 圧搾装置

一般的に液状物が主製品になる場合，そしてこれらの製品の品質安定・向上に細かな分離設定が必要なときに，バッチ式が使われている．搾汁装置はかんきつ類のジュース製造等に用いられ，フィルタープレスは醸造調味料，醸造酒等に用いられている．固液分離工程での濾過・圧搾圧力，時間の調整，フィルターの選択等が目的とする液状物の品質に大きく影響するために，連続処理が行えないのが現状である．フィルタープレスにおいては，最近，圧搾圧力の増加やスケールアップにより，性能の向上や処理コストの低減により汚泥等の処理にも用いられている．

ベルトプレス等においても設定圧力には限界があるが，ある範囲の中では圧搾圧力と処理時間，フィルターサイズを設定できる．しかし，液状物を製品として十分な回収を行おうとする場合，単位処理量が少なくなり，連続式の利点をうまく生かせない．したがって，現在汚泥処理や食品工業での高水分副産物の脱水に使用されている．

連続式装置の中でスクリュープレスを他の装置と比較した場合，連続処理量，処理コスト等においては優れており，内部でのスクリュー配列や出口調節で高い圧搾圧力を発生し，分離効率も高めることができる．反面，材料がスクリュー回転で移送され，スクリューピッチの減少等で生じる内部圧力や出口での材料の充填によって生じる圧力が圧搾圧力となるために，変圧変速圧搾と呼ばれ，細かく圧搾条件を設定することが困難である．また1軸スクリュープレスにおいては，材料が流動性をもつ場合，スクリュー回転で移送中，内部圧力の高まりによって，逆流を生じることがある．このような状況からスクリュープレスは材料移送を支える固形分（ソリッドコア）を有するものや固形状のものからの液状物の分離，たとえば，魚肉すり身の脱水や植物種子からの搾油に用いられている．スクリュープレスの材料搬送性の向上などの改善を図るために開発されたものに2軸スクリュープレスがある[4]．嚙み合った2本のスクリューの回転による材料の移送は通常の1軸圧搾機の移送様式と異なり，強制的なギアポンプによるために材料の流動性などによるスリッピング，逆流を生じることなく，材料を移送・圧縮できる．2軸スクリュープレスの粉砕効果や移送効果を利用することで，前処理等を経ない，あるいはより後処理のしやすい形（たとえば殻をとった種子）での材料を用いた検討の結果，ほとんどの油糧種子において通常以上の搾油効率を得ている．特にヒマワリ種子では脱殻した種子を用いて94%の搾油率で搾油を行い，内部の過度の熱処理を経ていないために，固形部分のタンパク質の変性を抑えられる報

告[5]や，菜種種子の場合は，前処理（加熱処理と圧扁処理）なしで通常以上の搾油効率が確認し，固形部の残存油分の抽出に際しても抽出速度が優れているという結果を報告している[6]．スケールアップ時の性能の保持や装置コストに課題を残しているが，付加価値の高い食用油処理には実用化の可能性があり，高水分材料からの脱水処理や魚粕の製造への応用の検討がなされるほか，果汁製造においてはすでに実用化されている．最後に主な圧搾装置の概要を下記に示しておく．

i) 圧搾型フィルタープレス 圧搾機能を備えたフィルタープレスで，板枠型と凹型の2種類の基本型式のほか，濾板の配列の相違によって水平型・垂直型，また濾布の装着機構により濾布固定型・濾布走行型に分類できる．

ii) 搾汁機 かんきつ類の圧搾分離装置のうち，インライン搾汁機は最も一般的な装置である．果皮片や種子を搾汁時に分離して排出可能なこと，外気を遮断した状態で生の状態で生の原料を搾汁できる等の特徴がある．

iii) スクリュープレス 搾油工業の分野では，エキスペラーとして知られ，固定されたバレルとその中で回転するスクリュー軸からなる．内部に高圧を発生させるために，スクリュー溝の深さ（フライト）やスクリュー内径を先端に行くほど太くしたり，スクリューのピッチをしだいに減少させる．スクリュー軸の先端部には，間隙面積の調整装置を設けて内部の圧力を保つための背圧を与える．

iv) ローラープレス，ベルトプレスなど ローラーミル，タワープレス，多段ローラープレス，ベルトプレスなどの機種がある．ローラーミルでは，水平に並べた2本のロールの中間に上部のロールを設け，これを水圧ラムによって下部ロールに押しつけて回転させる．原料は，上下2本のロールの間へ供給されて圧搾される．

c. その他の分離処理

1) 沈降分離

沈降分離とは，液体中に浮遊している固体を重力による沈降により沈殿物として分離する操作であり，上・下水道処理，廃水処理などで広く用いられている．沈降処理には凝集処理を行う凝集沈降処理がある．食品工業ではデンプン工業や果汁加工等で用いられ，前者では沈降したデンプン粒子を回収する沈殿濃縮が目的であり，後者は液体の清澄化が目的となる．

2) 遠心分離

遠心分離は遠心力を使用して物質を分離する操作であり，食品工業でも牛乳中の脂肪と水の分離，搾油の油脂と水の分離，水溶液中の固体粒子の分離などに用いられているが，分離対象となる試料の固形物含量は数％以内に限られる．分離操作により遠心沈降，遠心濾過と分けられる．

d. 食品副産物の固液分離

おから，酒粕，ビール粕等といった食品工業での高水分副産物は，多くの有機成分が微細な構造を形成し，その中に水分を保持しており，流動性の高い性状となっている．したがって，液状物の分離には濾布等を用いて，固形物のはみ出しを防ぐ必要がある．濾布をフィルターとすることや装置の構造から圧搾に用いられる圧力には限界があり，おおむね数百kPaのレベルである．処理時間も処理コストを考慮した場合，あまり長い時間をかけられないために，処理物の水分は80％程度が限界となる場合が多い．こうして処理された副産物は多くの栄養成分を保持しているために，いままでは家畜飼料として利用されていた．しかし，食品工業の集約化・大規模化，家畜生産面での輸入飼料の普及等により，いままでのような近郊畜産農家への供与が行い難くなってきた．これが今食品工業の抱える最も大きな問題であり，この分野での問題解決の1つの方法がより高い分離効率の低コストの固液分離技術の開発であり，また固液分離処理に続く低コストの乾燥処理技術の開発である．現在，圧搾処理への脱水効果付与として検討を進めているのが電気浸透である．ここでは，おからの脱水効果促進を例に電気浸透法の併用について紹介する．

e. 電気浸透

機械的圧搾装置としては，高い圧力を用いてこの圧縮平衡含液率までに短時間に到達することが求められる．しかし，食品等の副産物などの水は他成分に吸着されたり，微小間隙での表面張力等で保水されているために，圧搾のみでの脱水には限界がある．材料性状からこの含液率に限界がある場合に，

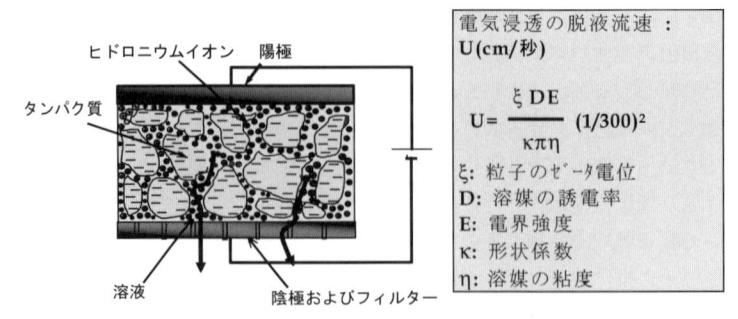

図 III.1.3.1 電気浸透の作用機作と脱液流速式

電気浸透の脱液流速：
$$U = \frac{\xi DE}{\kappa \pi \eta} (1/300)^2 \quad U(\text{cm}/秒)$$

ξ: 粒子のゼータ電位
D: 溶媒の誘電率
E: 電界強度
κ: 形状係数
η: 溶媒の粘度

材料からの水（液体）の分離を促進する処理の併用が考えられる．1つの処理法として活性汚泥処理においてすでに実用化されているのが，電気浸透法である．液媒（通常は水）の中の活性汚泥などの粒子が荷電をもち，粒子周辺の水が平衡状態を保つために逆の荷電をもっている状態を考える（電気2重層）．この対象物を電界の中においたとき，希薄液体であれば，電荷をもった固形物が電極に引きつけられる（電気泳動）．一方，固形粒子が動き得ない場合に，粒子周辺の液媒が移動する現象を電気浸透と呼ぶ．図III.1.3.1に簡単な作用図を示す．具体的には活性汚泥はマイナスの荷電をもっているのでフィルター側に陰極を置き，圧搾操作側に陽極を置く．そうすることにより，水はプラスの荷電をもっているのでマイナス極に引っ張られ，水の系外への排出が促進される．また陰極側では汚泥のもつ電荷から反発作用により，濾布の固形物の閉塞を妨げる効果も指摘している[7]．現在汚泥等の脱水処理にベルトプレスとフィルタープレスに電気浸透を併用した装置が実用化されている．

食品副産物の場合，脱水処理による容積削減に加えて，腐敗防止等の要望も強く，電気浸透によるジュール熱の発生による温度上昇は，電気浸透処理 (electro-osmosis dewatering) の1つの利点とみることができる．電気浸透を利用したおから単独のバッチ式での脱水実験では，脱水効果はpH依存性が高く（pH 5.6, pH 4.2, pH 7.2の順），また処理電圧の増加により，脱水効果は向上した（図III.1.3.2）．おからではpH 7.2が高く，pH 4.2ではほぼ0である．逆に大豆タンパクの等電点付近のpH 4.2ではタンパクの凝集による離水性が高い．今回の実験では2つの作用からpH 5.6付近で最大の脱水効果が得られた．廃ヨーグルトや焼酎粕との

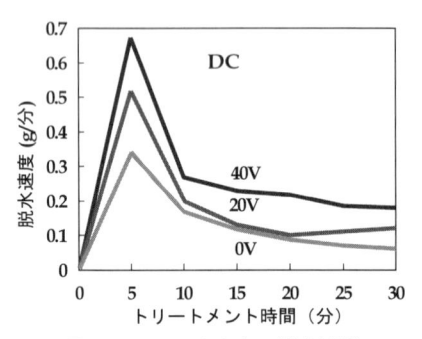

図 III.1.3.2 おからの脱水速度
電気浸透処理での電圧の影響—圧搾圧力 0.04 MPa.

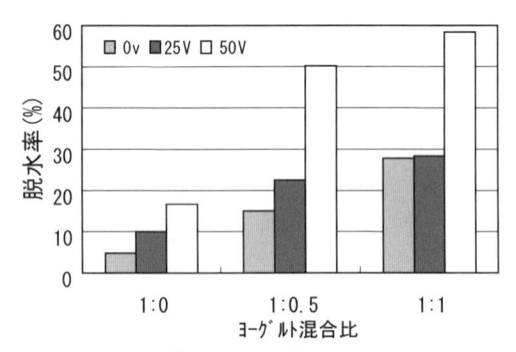

図 III.1.3.3 廃ヨーグルト添加によるおから脱水率の変化
電気浸透併用効果—圧搾圧力 0.04 MPa.

混合系ではバッチ式ではいずれの混合比においても処理電圧50Vで対照に比べて脱水率が向上した（図III.1.3.3）．またスクリュープレスにおいては圧搾処理のみでも高い脱水率を示した．これらの結果はおからとヨーグルトの混合により，脱水機構が改善される内部構造の変化が生じた可能性を示唆している．食品廃棄物の混合処理により，脱水効果が向上することは，これらの2次利用においても飼料等に利用する場合には，栄養価の向上も期待されるために，作用機構を解明し，実用化への可能性を検

電気浸透では，直流処理の場合，有機物の豊富な材料での変性や内部試料の水分勾配が脱水効率の低下をひき起こすので，低周波交流による改善を試みている．おからの脱水処理では，0.2 Hz 処理での脱水率が最も高くなり（37％），電気浸透による溶液の移動の促進，おから内部の水分勾配の調整に低周波数処理が有効であることが認められた．また，電気浸透処理で懸念される電極金属による変色などの変質も，通常の直流処理に比べて軽減された．これらの結果から，周波数の調整等で脱水率の向上や品質を損なわない食品脱水処理ができる可能性が示唆されている．

食品工業での固液分離操作は重要な工程であるためにすでに完成された技術と考えられやすいが，今後の効率向上や食品副産物などへ低コストかつ高効率的処理，リサイクルを前提とした固液分離処理，さらには有用物質の回収技術はその技術開発が求められている．

環境保全や資源の有効利用の見地からも再び廃棄物の再利用等の方向へのシフトが望まれており，そのための第1歩が脱水処理であると考える．分離した脱液においても現在の膜処理技術の応用により有用成分の回収を行うことで，より高度な食品副産物の再利用が行える． 〔五十部誠一郎〕

文　　献

1) 矢野俊正，桐栄良三（監）：固液分離（食品工学基礎講座7），光琳，1988．
2) 保坂秀明：食品工学入門，化学工業社，1972．
3) J. G. Brennan ほか：最新食品工学，食品資材研究会，1971．
4) 五十部誠一郎：食糧，**35**，83-103，1996．
5) S. Isobe, et al.：*J. Am. OilChem. Soc.*, **69**(9), 884, 1992.
6) S. Isobe, et al.：Proceeding of GCIRC 1991 Congress, p. 767, 1991.
7) 近藤史朗ほか：工業用水，**386**，41-48，1990．

1.4
分離膜・液液分離

a. 食品産業における膜分離技術の沿革

食品産業において膜技術が注目されるようになったのは，1965年 *Food Technology* 誌に Morgan ら[1]により逆浸透（RO）法の食品産業への応用に関する論文が発表されてからである．その後，Willits ら[2]によるカエデ糖の濃縮，Merson ら[3]によるオレンジおよびリンゴ果汁の濃縮，Marshall ら[4]によるチーズホエーの処理など次々に応用例が紹介された．1969年には，米国農務省西部研究所で食品工業への RO 法の応用に関するシンポジウム[5]が開かれた．

一方，わが国では，1970年に日本食品工業学会第17回大会のシンポジウム[6]として RO 法がとりあげられた．その後，1970年代半ばには（財）食品産業センターの助成により，デンプン加工，すり身製造，豆腐製造などの排水の処理の研究が行われた．また，1982年には農林水産省の助成により「食品産業膜利用技術研究組合」が設立され，食品会社および膜エンジニアリング会社の多数の参加を得て，6年間の研究活動が行われた．1989年2月からは，産官学の有志により「食品膜技術懇談会（Membrane Research Circle of Food，略称MRC）」が設立され，民間会社，大学，国公立研究機関の研究者が参加し，活発な活動が行われている．

b. 膜分離技術の種類と原理

RO 法および限外濾過（UF）法は，単純には，イオンレベルあるいは分子レベルの大きさの細孔を有する膜による濾過であるといえる．すなわち，イオンあるいは分子をその大きさによりふるい分ける技術である．RO 膜および UF 膜を用いて濾過を行う際に加える操作圧力は，それぞれ 10～70 気圧，1～10 気圧程度である．また，精密濾過（MF）法は，0.1 μm から数 μm 程度の細孔径を有する膜を用いた濾過であり，通常の濾過圧力は，数気圧程度である．

一方，電位差を駆動力とした膜技術である電気透析（ED）法の分離の機構を図III.1.4.1に示した．

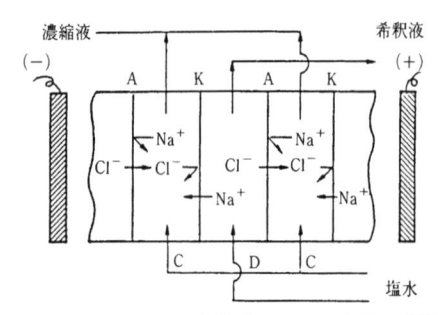

図 III.1.4.1 イオン交換膜を用いた食塩の濃縮

陽イオンのみを選択的に通す陽イオン交換膜（K）と陰イオンのみを選択的に通す陰イオン交換膜（A）とを交互に並べ，膜を通して電気を流すと，交互に塩（陽イオンと陰イオン）の濃縮と希釈が起こる．食塩を例にとると，はじめ図 III.1.4.1 の C 部に導入された食塩（NaCl）のうち Na^+ は陰極にひかれ，陰イオン交換膜の方に移動する．しかし，陰イオン交換膜は陽イオンを透過させないため，Na^+ は C 部に留まる．一方，Cl^- は陽極側にひかれカチオン交換膜の方に移動するが，同じくカチオン交換膜を透過できず C 部に留まる．また，D 部に導入された NaCl の Na^+ は陰極側に移動し，カチオン交換膜にぶつかるが，この場合は膜を透過し C 部に流入する．一方，Cl^- も陰極側に移動しアニオン交換膜を透過して C 部に流入する．したがって，C 部には Na^+ と Cl^- が多くなり，D 部からは Na^+ と Cl^- が除去されることになり，C 部の液を考えると食塩の濃縮，D 部では脱塩が行われることになる．この原理に基づく濃縮作用を利用して，海水からの食塩の製造が行われる．また，希釈作用を利用した場合には，かん水の脱塩が可能となる．ED 法に使用されるイオン交換膜の化学構造はイオン交換樹脂と同じものである．イオン交換樹脂は，イオンの選択吸着であるのに対し，イオン交換膜はイオンの選択透過であるので再生が不要であり，連続操作・高濃度処理が可能である等の利点をもつ．

c. 食品産業における膜分離技術の特徴

1) 品質の向上が可能

RO 法を用いた食品の濃縮は加熱を必要としないので，①クッキングフレーバーが生じない，②色素の分解や褐変が起こらない，③栄養価の損失がない等の利点を有し，食品の品質向上を図ることができる．さらに，RO 法を用いた食品の濃縮においては，熱による香気成分（揮発成分）の損失を防止することができ，良好な香りを保持することができる．

果汁の濃縮を例とした場合，一般には，真空蒸発濃縮機が採用されているが，この場合，濃縮工程で果汁の成分組成や風味は大きく変化する．特に，果汁に特有な風味を構成する種々の揮発性のアルコール類，エステル類，アルデヒド類の大部分が水とともに失われてしまう．こうした成分の損失により，濃縮果汁の品質は著しく低下する．この欠点を補うために，適当な凝縮器あるいは精留塔を用いて蒸発水中の香気成分を回収し，これを少量のフレッシュ果汁とともに濃縮果汁に添加する方法がとられるが，それでも搾りたての果汁の風味を保持することはできない．さらに，高温での蒸発により成分の酸化が進み，風味が変化する．たとえば，脂質は酸化し，アミノ酸と糖とのメイラード反応により褐変が生じる．そして，こうした変性物質により，オフフレーバーが生じる．

これに対し，RO 法を用いた果汁の濃縮では，加熱を伴うことなく，他の溶質成分とともに揮発性の香気成分も濃縮することができるので，搾りたての果汁の風味を保持したままの濃縮果汁を得ることができる．かつての RO 膜の素材は酢酸セルロースに限られていたため，香気成分に対する阻止性能は，非常に低かったが，最近の複合膜の開発により果汁の香気成分に対する阻止性能が著しく向上している．最近では，リンゴ果汁の香気成分に対する阻止率が 98% 程度の複合膜も開発されている[7]．現在，実際に稼働しているかんきつ果汁の RO 濃縮プラントにおいても，原料果汁の香気成分の 80% 以上を保持したまま濃縮が可能であり，官能検査で還元果汁と原料果汁とを判別することはできないとされている[8]．

2) 工程の簡略化が可能

膜技術を用いることにより，濾過を行うだけで，溶質成分の分離・濃縮を行うことができる．このため，従来，複数の工程が必要であった処理を 1 つの工程に簡略化することも可能である．ペクチンやパルプ質の除去によるリンゴ果汁の清澄化工程を例とした場合，従来法においては，遠心分離，酵素処理，珪藻土濾過等の複数の工程が必要であったが，

UF法を用いることによりこれらの工程を1つにできる．UF法を用いた果汁の清澄化は，このほかにも，①製品の回収率が向上する，②珪藻土等の濾過助剤を用いる必要がなくなり，原材料費を大幅に削減できる，③使用酵素量が減少する，④人件費を削減できる，⑤工程中のタンクの容量を縮小でき，装置の占める床面積が減少する，⑥加熱装置の必要がなくなる，⑦廃棄物が減る，⑧装置の洗浄および保守管理が容易となる，⑨化学変化に伴う風味の劣化がなくなる等の利点を有する．1日当り95 klの生産能力を有するリンゴ果汁製造施設の場合，UF法を用いることにより，年間5万ドルに相当する濾過助剤を節約できるとされる．また，使用する酵素量が半分となり，歩留まりが5～7%向上するとともに，製品の品質も向上するとされる[9]．

3) エネルギーコストの低減が可能

RO法やUF法を用いた分離・濃縮は相変化を伴わないために，消費エネルギーが少なく，エネルギーコストの低減を図ることができる．

実用規模の単一効用缶および3重効用缶を用いて果汁の蒸発濃縮を行った場合，1 kgの水を除去するのに必要なエネルギーはそれぞれ2,300および700 kJである[10]．多重効用缶に加えて，機械的蒸気圧縮法を用いて蒸発器の能力を高めても，蒸発に必要なエネルギーは460 kJ/kg程度にしか減少しない[11,12]．これに対して，RO法による濃縮に必要なエネルギー量は非常に少なく，45～70 kJ/kg程度とされる[10]．

4) 操作が単純

RO法やUF法に必要な操作は，加圧，移送，リサイクルのみで，非常に簡単である．

蒸発法による果汁等の濃縮機は，原理としては加熱により水分を除去するだけの単純なものであるが，その装置構造としては多重効用缶，蒸気圧縮機，香気成分回収のための精留塔あるいは凝縮器等が必要となり，操作も複雑なものとなる．また，凍結濃縮法においては，熱を除去する冷却器，相変化を起こさせる晶析装置（氷の熟成装置）および氷と濃縮液との分離装置を別々に設置してシステムを組むために，装置構造が非常に複雑になり，装置コストが高くなる．しかも，それぞれの工程において，緻密な制御と複雑な操作が要求される．このため，実用化の例は少ない．

これに対し，RO法やUF法の装置は，基本的には，加圧ポンプ，膜モジュール，調圧弁およびこれらをつなぐ配管だけで構成されており，操作も非常に簡単である．

d. 食品産業における膜分離技術の応用例

食品産業におけるRO法およびUF法の実用化例を表III.1.4.1に示した．その応用は，乳工業，飲料工業，精糖工業，加工デンプン工業，醸造工業，水産工業，畜産工業等きわめて多岐にわたっている．紙面の都合上，詳しくふれることはできないが，多くの成書[13～15]，総説[16～22]があるので参照して頂きたい．

育児用ミルクは，牛乳を主原料として調製されるが，牛乳と母乳の成分組成には大きな違いがある．灰分含量とカゼインタンパク質についてみると，牛乳は母乳の3.5倍，5倍とそれぞれ極端に高い割合となっている．灰分に関しては，膜分離法の一種であるED法により脱塩を行うことにより濃度を調整している．また，チーズホエーに含まれる乳清タンパク質をUF法により回収し，これを牛乳に加えることにより相対的にカゼインタンパク質の濃度を低下させ，母乳の成分組成に近い育児用ミルクが製造されている[17]．

最近，ハチ蜜を含む飲料が数多く販売されているが，ハチ蜜をそのまま果汁やアルコール飲料に加えると沈澱が生じ製品の品質が著しく低下する．そこ

表 III.1.4.1 食品産業における膜技術の応用例

チーズホエーからの有価成分の回収
RO濃縮乳からのチーズ，アイスクリームの製造
ジュースの清澄化
（パイナップル，ピーチ，リンゴ）
ジュースの濃縮
（リンゴ，オレンジ，トマト，グレープ）
低アルコール濃度ビールの製造
卵白の濃縮
オリゴ糖の分離・精製
サイクロデキストリンの製造プロセスへの応用
食品加工工程からの廃水処理
生酒の製造
ハチ蜜の清澄化
酵素の精製
天然色素の回収
ワインの製造
果汁の高品質化
膜乳化

で，ハチ蜜に含まれるタンパク質や酵素を除去しなくてはならない．従来は，活性炭やイオン交換樹脂を用い脱色，脱臭，脱イオンを行った後，珪藻土濾過を行う方法がとられてきたが，これらの工程は複雑である上に，ハチ蜜特有の風味や色調が失われてしまう．そこで，現在では，これらの精製工程をUF法により行っている．UF法を利用することにより，風味，色調を残したまま，タンパク質や酵素を除去でき，しかもハチ蜜の利用で特に問題となるボツリヌス胞子も取り除くことができる．このため，前述の飲料に加えても混濁や沈澱を生じない製品を開発することが可能となった．この方法の開発により，これまであまり利用価値の高くなかったソバやクリのハチ蜜の用途が著しく広がった[22]．

生ビール，生酒の製造にも膜技術が利用されている．醗酵直後のビールから酵母をMF法で除去することにより，シェルフライフの長い生ビールが製造されるようになり，家庭でも手軽に生ビールが楽しめるようになった．また，搾りたての清酒には，酵母や酵素（グルコアミラーゼや酸性カルボキシペプチダーゼ）が含まれる．適当な分離性能をもつUF膜を利用することにより酵母や火落菌を完全に除去し，酵素を80%程度除去すれば，搾りたての風味を保持したシェルフライフの長い生酒を製造できる[22]．

RO法により濃縮したブドウ果汁がワイン製造に一部利用されている．国産のブドウ果汁の糖度は一般に低く，甲州種の場合15〜16%程度である．アルコール濃度10〜12%のワインを得るには，糖濃度を20〜24%程度にする必要があるため，通常はブドウ糖を補うが，これでは味にコクがでない．しかし，RO濃縮したブドウ果汁を用いることにより，補糖せずに醗酵を行うことができ，品質のよいワインが製造できるようになった．また，褐変の原因となるポリフェノールや，タンニンさらにペクチンをあらかじめUF法で取り除くことにより，品質のよいワインを製造できる[22]．

e. 食品産業における膜技術の新たな展開
1) ナノ濾過法

1段操作での海水の淡水化を目指したRO膜の高阻止率化とともに，塩阻止率が95%以下の低阻止率化も進行している．ちょうどRO膜とUF膜の中間の性能を得ることを目的としており，ナノ濾過（NF）膜あるいはルーズRO（loose RO）膜と呼ばれる．通常10 MPa以下の圧力で使用される．食品においては，旨味の因子であるアミノ酸や核酸物質，甘味の因子である単糖類や2糖類，さらに色合いを決定する着色物質などの分子量が，NF膜で阻止できる範囲にあるため，NF膜の応用が注目されている．すでに牛乳およびホエーの脱塩[23〜25]，アミノ酸調味液の脱色[26,27]，醤油の脱色[28]，果汁の高濃度濃縮システム[29〜31]，オリゴ糖の精製[32〜35]，機能性ペプチドの精製[36]等への応用が試みられている．以下，食品産業でのNF膜の利用に関する検討状況を紹介する．

i) 牛乳およびホエーの脱塩　牛乳をNF膜で濃縮した濃縮牛乳は，飲料だけではなく高級アイスクリーム等の乳加工製品の原料としても注目されている．NF膜を用いて牛乳を濃縮すると，イオン化しているミネラル等の低分子量の乳成分の一部を水とともに分離することが可能になり，従来の濃縮牛乳との風味の違いを強調することができる．RO膜ではほとんどのミネラルと乳糖が阻止され，UF膜では大半の成分が透過する．それに対し，NF膜では塩素やナトリウム，灰分，カリウムなど多すぎると不快になる成分がある程度透過する．一例をあげれば，タンパク質濃度を上げても塩味を抑えることができる．また，脱脂粉乳を濃縮しながら低分子量の雑味成分を分離し，旨味を増した無脂肪牛乳も製造されている[24]．ほかにも，乳糖および乳糖関連物質製造のためのUF膜透過画分の前処理や，酸性ホエーを部分的に脱塩・濃縮して，低塩化物濃度の甘性ホエー類似品に変換する可能性，各種チーズホエーの処理などがNF法の応用例として紹介されている[25]．

ii) アミノ酸調味液の脱色[26,27]　脱脂大豆等植物由来のタンパク質を酸で加水分解して得られるアミノ酸調味液は，わが国において漬け物・佃煮・即席めんをはじめとして広く利用されている．近年の食品の高級化，高品質化に伴い，これまでのアミノ酸調味液も素材の味を十分に生かすことが求められている．そのため，調味料に対する市場の要求も，素材のもつ香りを損なわないようになるべく無臭で，色調も淡く，マイルドでソフトな味をもち，加熱に対しても安定であることが求められている．こ

のうち，脱色は従来，活性炭や弱イオン交換樹脂，非イオン脱色樹脂などを用いて行っているが，前処理が必要であったり，活性炭臭の付加や色調の黄色化などの問題があり，またコスト的に活性炭や樹脂の使用量には限界がある．脱色前のアミノ酸調味液の色素は，約2,000から12,000に分布していた．そこで，分画分子量6,000から8,000のUF膜と塩化ナトリウム阻止率10%のNF膜で脱色を試みた．その結果，NF膜を用いた場合，分子量4,000以上の色素成分を除去し，アミノ酸などの低分子量の呈味成分と食塩のバランスを維持しながら，脱色が可能であることが明らかになった．従来の脱色法と膜脱色法を官能評価で比較すると，従来品より品質が大きく向上している．また，加熱による褐変も大幅に低減されている．

iii) 醬油の脱色 醬油は日本古来の調味料として非常に重要な地位を占めているが，加工食品に使用する場合には，前述のアミノ酸調味液と同様に旨味を残したままで，色調の淡い醬油が望まれるようになった．そこで，塩化ナトリウムの阻止率が10%（NTR-7410）と50%（NTR-7450）のNF膜で脱色が試みられている[28]．阻止率から予想されるように，前者は透過流束が大きく，後者は脱色率に優れていたので，後者が非常に色が薄く添加物のない醬油風調味料として製品となっている．また，濃縮液も全窒素分の多い濃厚醬油として別途出荷されている．前者の膜も，生揚げ醬油を脱色し，下げオリの発生しない淡口醬油の製造に実用化されている．

iv) 高濃度濃縮システム 通常の濃縮果汁は45～50 Brix程度まで真空濃縮されており，その時の浸透圧は100～150 kg・cm^{-2}である．RO法の操作圧力は膜モジュールや装置の耐圧性の制限から60～70 kg・cm^{-2}が上限とされるので，果汁の濃縮限界は25～30 Brixとなる．この濃縮限界の問題に対して，図III.1.4.2[29]に示したように，通常の高阻止率型RO膜とNF膜を組合わせる方法が提案されている．溶質を一部透過液側に透過させ，濃縮液と透過液の浸透圧差を小さく保ちながら高濃度まで濃縮を行うシステムである．詳しくは，これまでの報告[30,31]を参照されたい．

v) オリゴ糖の精製 適当なNF膜を選定し操作条件の設定を行うことにより単糖や2糖とさらに高分子の3糖以上のオリゴ糖との分離が可能となる．このことを利用して，大豆オリゴ糖[32]，キクイモオリゴ糖[33]，チコリオリゴ糖[34]およびヤーコンオリゴ糖[35]の精製にNF膜を利用しその付加価値を高める試みがなされている．

vi) 機能性ペプチド精製[36] 採卵鶏の廃鶏屠体は産業廃棄物として処理される場合があるが，屠体は良質のスープとなるチキンエキスの原料でもある．しかもチキンエキスには主要な成分としてβ-アラニンとヒスチジンから構成される抗酸化性ジペプチド（アンセリンおよびカルノシン）が含まれている．これらの抗酸化成分は人間の老化や各種疾病の直接的原因となる活性酸素を体内で消去する効果が期待されることから，生活習慣病の予防に有効であるといわれている．そこで，廃鶏屠体の利用促進のために，NF膜を用いることにより，廃鶏に含まれる抗酸化性ジペプチドを任意の純度で大量生産できる製造法が検討されている．

2) 有機溶媒系での膜分離

食品産業における膜分離技術の応用は，果汁，チ

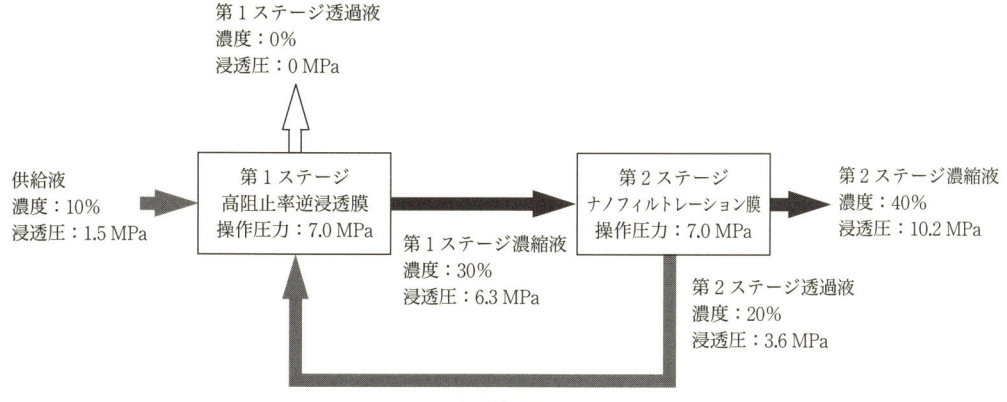

供給液
濃度：10%
浸透圧：1.5 MPa

第1ステージ
高阻止率逆浸透膜
操作圧力：7.0 MPa

第1ステージ透過液
濃度：0%
浸透圧：0 MPa

第1ステージ濃縮液
濃度：30%
浸透圧：6.3 MPa

第2ステージ
ナノフィルトレーション膜
操作圧力：7.0 MPa

第2ステージ濃縮液
濃度：40%
浸透圧：10.2 MPa

第2ステージ透過液
濃度：20%
浸透圧：3.6 MPa

図III.1.4.2 高濃度濃縮システムの原理

ーズホエー等に代表されるように，主に水溶液系を対象に発展してきたが，最近では，膜材質の多様化，高機能化に伴って膜の適用範囲が有機溶剤系にも及ぶようになり，油脂精製や廃食油処理等の水溶液系以外への応用も試みられるようになってきた[37,38]．Subramanianら[37]は，シリコンを活性層とする膜を用いて，ラッカセイおよびヒマワリの圧搾油を濾過し，濾過による品質の変化を評価している．濾過によりリン脂質濃度は360 mg/kg 以下に低下し，色素成分も効率よく除去されている．また，酸化生成物も25〜40%程度阻止される．一方，トコフェロールは選択的に膜を透過し，透過側で30〜70%程度濃度が高まる傾向にあった．このことから，1段の工程で品質の高い精製油を与える操作として膜分離法が高い可能性を有することが示されている．また，宮城ら[38]は，同様の膜を用いて使用済みの廃食用油の濾過を行った結果を報告している．濾過により，廃食用油の色および粘性は新油と同等程度にまで改善されるとしている．また，総極性物質や酸化生成物も効率よく除去されるため，廃食用油の品質の総合的な改善に膜分離が有効な手段となることを示している．ただし，本技術を工業的に利用するためには，透過流束を改善する必要がある．

以上，食品産業における膜利用の動向および今後の展開の可能性について概説した．新たな膜素材および装置の開発，新たな応用分野の開拓を通じて，食品分野での膜の利用がさらなる進展をとげることを期待する． 〔鍋谷浩志〕

文　献

1) A. I. Morgan, et al.: *Food Technol.*, **19**(12), 1790-1792, 1965.
2) C. O. Willits, et al.: *Food Technol.*, **21**(1), 24-26, 1967.
3) R. L. Merson, A. I. Morgan Jr.: *Food Technol.*, **22**(5), 631-634, 1968.
4) P. G. Marshall, et al.: *Food Technol.*, **22**(8), 969-978, 1968.
5) USDA, Reprot of a Symposium on Reverse Osmosis in Food Processing, 1969.
6) 小坂謙治：日本食品工業学会第17回大会シンポジウム，1970.
7) 渡辺敦夫ほか：化学工学会一関大会講演要旨集，41, 1989.
8) *Food Technol.*, **43**(10), 148-149, 1989.
9) S. S. Koseoglu, et al.: *Food Technol.*, **44**(12), 90-97, 1990.
10) K. Robe: *Food Proc.*, **44**(1), 100-101, 1983.
11) G. W. Kobe, et al.: *Food Proc.*, **48**(9), 166-167, 1987.
12) M. A. Leo: *Food Technol.*, **36**(5), 231-244, 1982.
13) 野村男次，大矢晴彦（編）：食品工業と膜利用，幸書房，1983.
14) 大矢晴彦：膜利用ハンドブック，幸書房，1978.
15) 妹尾　学，木村尚史：新機能材料"膜"，工業調査会，1983.
16) D. J. Paulson, et al.: *Food Technol.*, **38**(12), 77-111, 1984.
17) 渡辺敦夫，中嶋光敏：日本の科学と技術，**26**(235), 64-69, 1985.
18) 神武正信：膜，**10**, 87-100, 1985.
19) 小此木成夫：日本食品工業学会誌，**32**(2), 144-155, 1985.
20) 渡辺敦夫：油化学，**34**(10), 847-851, 1985.
21) 渡辺敦夫：食品工業，**30**(2), 26-36, 1986.
22) 中嶋光敏，渡辺敦夫：月刊フードケミカル，1991年4月号，pp. 66-72, 1991.
23) 田村吉隆：食品と開発，**29**(10), 14-16, 1994.
24) 共同乳業：MRC News, No. 14, p. 14, 1995.
25) P. M. Kelly, et al.: IDF Special Issue 9201, 133, 1992.
26) 川喜田哲哉：食品と開発，**29**(10), 17-19, 1994.
27) 川喜田哲哉：ニューメンブレンテクノロジーシンポジウム'94 テキスト，8-1〜8-9, 1994.
28) 西田祐二ほか：日東技報，**31**, 11, 1993.
29) 鍋谷浩志：膜，**21**(2), 102-108, 1996.
30) A. Watanabe, et al.: Proceedings of The 1990 International Congress on Membranes and Membrane Processes, p. 282, 1990.
31) 鍋谷浩志：東京大学学位論文，p. 199, 1992.
32) Y. Matsubara et al.: *Biosci. Biotech. Biochem.*, **70**(3), 421-428, 1996.
33) 高畑　理ほか：食品科学工学会第44回大会講要，p. 71, 1997.
34) T. Kamada, et al.: *Eur. Food Res. Technol.*, **214**, 435-440, 2002.
35) T. Kamad, et al.: *Food Sci. Technol.*, **8**(2), 172-177, 2002.
36) 柳内延也ほか：膜，**29**(1), 17-25, 2004.
37) R. Subramanian, et al.: *Food Res. Int.*, **31**(8), 587-593, 1998.
38) 宮城　淳ほか：膜，**29**(1), 26-33, 2004.

1.5 粉砕・微粉砕

食品加工において，粉砕（milling, crushing）は，穀類などの製粉の主要操作であるとともに，バイオマス変換技術としてエタノール発酵の効率向上の物理的前処理として重要である．粉砕技術についても効率的粉砕技術の開発や粉体化素材の効果についての検討がなされている．粉砕とは，粒体や固体に外力を加えて細分化することで，用途に応じた大きさにする，その大きさ（粒度）を均一にする，などが主たる目的である．エタノール発酵の前処理は，組織を崩壊させることや素材の表面積を大きくして乾燥，抽出，溶解，酵素反応などの各操作が効率的に行われるために実施される．粉砕処理物の粒子の大きさによって明確な区分はないが，非常に大きな素材（数 cm～数十 cm）を 1 cm 程度にする粗粉砕（場合によってはこの間を粗粉砕，中粉砕と区分する場合もある），1 cm 前後のものを 1 mm 以下にする粉砕，さらに 1 mm 以下のものを数十 μm あるいはサブ μm レベルまでする微粉砕（micromilling）に分けられる．粉砕力としては，衝撃，圧縮，せん断，摩擦等が用いられる．基本的には，粉砕に掛かるエネルギーは対象となる素材によって大きく異なるが，おおむね処理後の比表面積や体積を増加させる割合に応じてエネルギーを消費する．以下に一般的な粉砕装置を簡単に紹介し，食品の粉砕処理あるいは微粉砕処理の例を示す．

a. 粉砕装置の選択

粉砕装置は，バッチ式と連続式がある．粉砕処理においてスクリーンなどを設けて設定粒子より細かいものを回収する装置と，単に連続的に粉砕処理を行う装置がある．さらに原料を粉砕する方式として乾式と湿式があり，湿式の利点として，細かく粉砕できることや，対象素材の成分の異なる分離が容易であること，消費動力が少ないこと，などがあげられる．湿式処理では乾燥粉体を得ようとする場合，粉砕物の乾燥処理工程や乾燥処理後の解砕処理工程などが必要となるので，用途に応じて選定される．

トウモロコシ，魚粕，骨，醤油粕などの粗粉砕にはハンマークラッシャーなどが，果実，野菜，魚肉，食肉などの軟質素材の粗粉砕等にはサイレントカッター，ミートチョッパーなどが，用いられる．

デンプン粒子を壊さないで粉砕する小麦製粉では，ロールミルが一般的であり，乾燥食品素材の粉砕処理にハンマーミル（回転衝撃粉砕機）やピンミルが多く用いられる．微粉砕処理にジェットミルが一般的であるが，処理量が比較的小さく，処理コストも高くなることからあまり食品素材には利用されなかった．食品素材自身を μm サイズからサブ μm サイズにすることで，異なった特性を付与し，高付加価値素材として利用する検討がはじめられている．液系での微粉体素材を分散して使用する微粉砕処理では，湿式のボールミルなどを用いる場合もある．または，せん断と摩擦を用いた回転式石臼タイプの摩砕機が，煮沸大豆の摩砕処理に用いられている．またこのせん断力により，繊維構造の解繊処理が，セルロース等のアルコール変換の前処理として検討されている．食品品質を粉砕時の発熱で損なわないために，原料を凍結して粉砕する凍結粉砕機が用いられることも多い．この凍結粉砕処理では，品質の劣化を抑制することに加えて，素材中の水分や油分が固形化していることにより，効率よく粉砕できる利点もある．果実，香辛料，調味料などの製造に用いられる．

b. 粉体素材開発の一例

大豆を含めて多くの豆類は，栄養価が高い食材であるが，調理した豆食品は誤飲のおそれもあり，幼児や高齢者にとっては喫食しにくい素材である．またそのままでは調理時間が長いという欠点もある．さらにわが国では，豆料理として煮豆が一般的であるが，伝統的豆料理については若年層を中心に摂取量が低下している傾向がある．日本豆類基金協会では，豆類の需要拡大と栄養性の面で優れた豆類を幼児や高齢者にも食べやすい新たな食材「豆粉」の評価と食品化提案の報告をまとめている[1]．ここでは取組みの中での手亡（インゲンマメ）および金時マメを用いた粉砕処理について紹介する．豆類の有効利用の観点と機能性成分の添加の意味で，食物繊維が多く色素などの機能性成分も多いことから，皮つきでの素材化を目標とし，さらに皮つきでの粉体化のざらつきも懸念されたため，脱皮した豆でも処理

した．また粉体化処理で，豆の組織が破壊されたときに豆内の酵素反応による品質劣化が予想されたため，粗粉砕の段階で，熱処理を加えて，その影響の有無についても検討した．

1) 豆の粉体化処理

粉体化処理での検討フローを図III.1.5.1に示す．

従来からの豆粉食品であるきなこ（焙煎大豆粉）の事例をもとに焙煎処理を前処理として実施し粉体化処理を行い，特性評価を得て焙煎の良否についても検討を加えた．最終的には，最適な粉体化と想定される条件においては加工業者への粉体化物の製造委託を実施して，処理コストの算定も行った．

いくつかの粉体化処理を実施して，粉体試料の物理的評価，粉体化処理の条件の選定を行った．重要な課題としては，効率的酵素失活工程（粉体化処理のどこかで加熱処理を加える），皮の粉砕化（歩留まりの向上と高機能化），微細化・粒子の均一化による機能性の向上，の3点である．使用した粉砕装置の写真と特徴を図III.1.5.2に示す．

微粉砕，極微粉砕の試料について粒度分布の測定を行った．図III.1.5.3にハンマーミル処理後の粒度分布を示す．

結果として皮の有無での顕著な粒度分布の差はなく，ハンマーミルでの粉砕処理で平均40から50 μm 程度であり，ジェットミルでの微粉砕処理で平均6 μm 前後であった．これらの粉体化試料を食材として評価したところ，皮つきでも素材として分離

```
豆材料
（手亡：インゲンマメ）、金時マメ）
↓
前処理
（殺菌処理、剥皮処理、焙煎処理）
↓
粉砕処理
（粗粉砕（加熱処理の併用の有無）、ハンマーミル粉砕、ジェットミル粉砕）
↓
処理物の評価
（粒度分布、微細構造、微生物検査、食材試作評価、ペースト化処理）
↓
実用化検討
（処理コストの算出、加工業者への委託加工）
```

図 III.1.5.1　豆類の粉体化処理の検討フロー

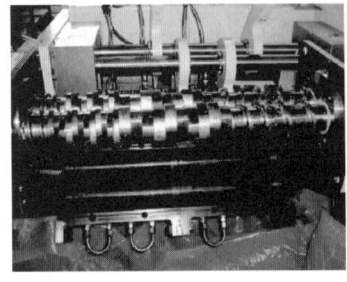

連続圧縮粉砕機
粉砕機構：異方向回転の2本のスクリューにおいて，豆を粗粉砕する．粉砕は，スクリュー同士での切断，割断とニーデイングデスク同士での圧縮，せん断での粉砕化を行う．回転数は，500 rpmまでで，バレルの温度調節が可能で，豆類の短時間加熱処理に水分の低下，酵素失活などの作用も期待できる．処理量としては，現状では，100 kg/時間程度である．

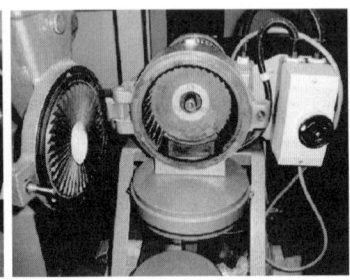

ハンマーミル
粉砕機構：高速の回転刃で，周辺部に素材を叩きつけて，粉砕する．下方のスクリーンの口径により，口径サイズ以下の粉体物が得られる．
＊現在は，比較的処理量の多い装置もあり，乾燥した素材での粉砕は比較的容易．難としては，口径サイズ以下の粒子については比較的広い粒径分布をもつ．処理量は，現状（250 μm フィルター）で5 kg/時間程度．

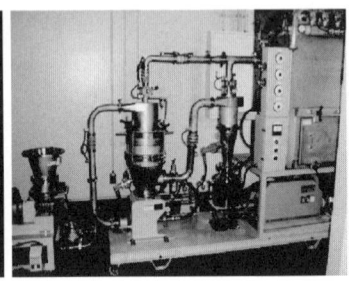

ジェットミル
粉砕機構：ある程度の微細粒子（20～30メッシュ以下）を素材としてしようし，サイクロン中の高速空気の流れの中で，粉体同士の衝突により粒子を細かくする．その後の粉砕物回収の条件により，粒径サイズは比較的絞った粉砕物が得られる．現状として，乾燥式の粉砕処理装置としては，最もサイズ的に細かくできる．数 μm レベルまで．処理料は，現状で10 kg/時間程度．コピーのソナー作成用に使われるなど処理量的にも多くできるが，処理単価は高い．

図 III.1.5.2　使用した粉砕機装置とその特徴

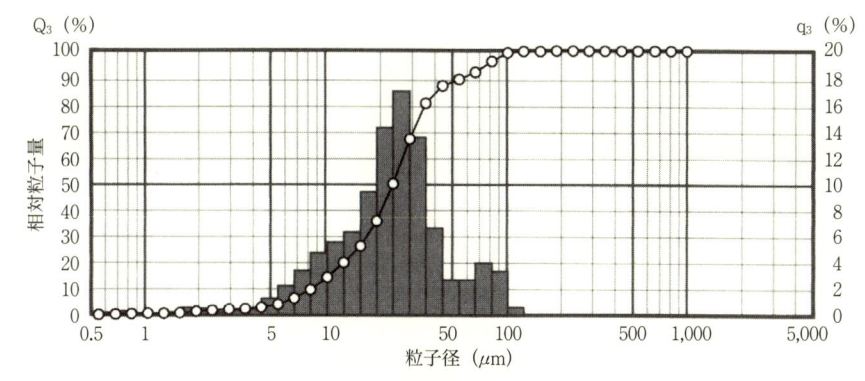

図 III.1.5.3 ハンマーミル処理後の金時マメ粉体の粒度分布

は生じていないし，加工試験の方での取扱いに支障がないことが明らかになった．また粉砕試料では，デンプン粒の破壊に起因すると思われる粘度の上昇が著しく，液状食品の粘度調整などにも利用できることが示唆された．処理コストを勘案するとハンマーミルでの試料調整が有利であり，ハンマーミルのフィルターサイズを 250 μm 以下に設定すれば，ほとんどざらつきがなく，この試料での食材化が可能と考えられた．しかし，フィルターサイズを細かくすることにより処理能力が低下したことと，フィルターを通らない大きな粒子が発生したことにより収率が 10% 程度低下すること，が明らかになった．

新たな食材としての豆の粉体化は，実用化を想定し，処理量 30 kg/時のハンマーミルを用いて，粉体処理に係わるコスト試算した．その結果，実験室レベルでの処理コストは，小型ハンマーミルでは 6.6 円/kg であったが，処理量 30 kg/時では 1.7 円/kg と大幅に低減した．粗粉砕処理コストも含めて 3 円/kg であり，装置の大型化等で処理コストが大きく低減化できた．得られた粉砕物は，幼児食や高齢者食を検討している機関も含めて，食材としての調理を実施し，栄養価の高い食べやすい食品が調製できた．

2) その他の微粒子化技術

ナノテクノロジーを用いた新規素材の開発が多くの分野でなされているが，食品分野においてもナノスケールまでの微細化ではないものの，微細化技術を用いた新しい食品開発が注目されている．物理的な粉砕技術を用いたおからの微細化による食材化[2]は，おからに含まれるざらざらとした食感をもっている食物繊維分が，微細化により改善されている．

また乳飲料への微細化したカルシウム成分の混入が，吸収率を高めることが判明している[3]．微細化により今後，農産物の未・低利用部位の資材化への期待も高く，多くの分野で検討されると思われる．

〔五十部誠一郎〕

文　献

1) (財)日本豆類基金協会委託研究報告：新たな食材「豆粉」の評価と食品化提案，2006.
2) 江崎光男：化学工学，**67**，7，388-390，2003.
3) 佐伯達也：化学工学，**67**，7，391-393，2003.

1.6 多段階加熱

食品加工の単位操作の中で加熱工程は最も基本的で重要な工程である．加熱操作は，食品の安全性や保存性の向上を目的とした微生物殺菌のために行われているほか，デンプンの糊化やタンパク質の熱変性など食品成分の消化性改善や食品素材の物性改良などを目的に用いられている．

食品中に含まれるデンプンやタンパク質には，高分子としての固有の性質を有しているため，加熱処理によって様々な物理（粘弾）特性を獲得する．また，各種食品の物性を改善することを目的に，これらの高分子が食品添加物として用いられる場合もある．つまり，食品中には様々な食品高分子が混在しているため，物理特性が加熱条件によって異なる場合がある．たとえば生卵は，加熱条件を変えることにより"ゆで卵"や"温泉卵"に調理される．これは卵白タンパク質と卵黄タンパク質の変性温度が異なることを利用した加熱法によるものである．食品の段階的加熱処理の一例として，魚肉練り製品の伝統的製法があげられる．かまぼこなどの製造では，内在するトランスグルタミナーゼ等を利用した架橋構造の形成による坐りゲルの形成と，その後の高温加熱ゲルの形成のため，2段階加熱が用いられる場合がある．本節では，食品素材を構成するデンプンやタンパク質が異なる変性温度と粘弾特性を有することに着目し，高分子特性の温度変化に着目した段階的加熱処理による各種食品の物理特性の改良技術について紹介する．

a. 通電加熱法を用いた多段階加熱処理

一般的に食品の加熱は，熱水，蒸気，火炎，電熱などを熱源に，容器等を通じて素材の表面から伝導・対流・輻射の熱移動によって加熱される外部加熱法が用いられている．このため，食品のように一般的に熱伝導度が低い素材を加熱対象とする場合には，様々な問題が生じることがある．たとえば，容器周辺部に熱源のあるような大型の容器を用い，食品全体の温度を80℃まで加熱する場合，周辺部と中心部では熱履歴に差が生じることになり，これがいわゆる加熱ムラや焦げなどをひき起こす要因となっている．均一加熱を目的に，通常は撹拌等の操作を加えるが，この場合の均一加熱は容器全体の平均値を観察していることになり，熱源に近い局所的領域においては，80℃以上の温度にさらされている場合がありうる．つまり，加熱対象となる食品素材中に含まれるデンプンやタンパク質などの分子レベルでは，熱履歴の違いによる変性・未変性などの様々な構造状態の分子種が混在していることになり，厳密な意味での均一加熱処理とは異なっている．

近年，通電加熱を中心とする新しい加熱法の導入により，最適の加熱条件を安定的に保持するような加熱が可能となった．通電加熱は，食品素材そのものの電気抵抗を利用し，通電処理によって食品自体を発熱させる内部加熱法の一つである．したがって，設定温度までの迅速かつ均一な加熱処理が可能であり，設定温度以上の過熱状態が生じることもないため，設定した温度で変性する分子種を特異的に，同一の熱履歴を与えながらの加熱処理が可能となる．

食品の段階的加熱処理は，外部加熱法では厳密な制御が不可能であるため，これまでほとんど未検討の状態にあった．通電加熱は，迅速かつ均一で精密な温度コントロールに基づく段階的加熱を可能とする加熱法であるため，食品中に含まれる各種高分子の変性・糊化温度を考慮することによって，多段階加熱の様々な食品への応用が期待できる．

b. 多段階加熱を用いたタンパク質ゲルの形成原理

タンパク質は天然状態（N）においては，規則的な単一の高次構造をとるが，加熱や変性剤の添加により，無秩序な変性状態（D）に移行する．また，低いpHなどの特殊な条件下ではこれらの中間的な構造状態（I）をとることが知られている．

$$N \rightleftharpoons I \rightleftharpoons D$$

食品の重要な機能特性の一つであるタンパク質の加熱ゲル形成は，まず加熱に伴ってタンパク質が熱変性してN状態からI状態やD状態に構造変化し，次いでこれらの変性タンパク質が解離会合し，凝集体を形成することに起因する．タンパク質ゲルの物理特性発現には，変性タンパク質の非共有結合性の

1.6 多段階加熱

分子間相互作用（水素結合，疎水的・静電的相互作用など），およびジスルフィド（SS）結合の再配列などによる分子間架橋構造の形成が重要な役割を果たしている．

タンパク質は性質の異なるアミノ酸残基によって構成されるため，タンパク質によって異なる変性温度と高分子特性を有する．したがって，変性温度の異なるタンパク質が複数種混在する食品を1段階で加熱した場合には，食品中に含まれるすべてのタンパク質が一斉に加熱変性する．その結果，複数種の変性タンパク質同士のランダムな解離会合と凝集体形成やSS結合等の分子間架橋構造の再配列が起こり，場合によっては不均一なゲルを形成すると推察される．一方，食品加工時の加熱温度を適切にコントロールし，食品中に含まれるタンパク質の変性温度などを考慮した多段階加熱を用いれば，構成タンパク質の構造状態（N，D，I状態）を制御することが可能となる．つまり，ターゲットとするタンパク質を特異的に，D状態またはI状態に移行させることにより，タンパク質ゲル形成における，変性タンパク質同士の分子間相互作用とSS結合ネットワークの形成を制御することが可能となり，加工された食品のゲル特性を改変できると考えられる．

c. 豆乳の2段階加熱による豆腐製造

豆腐ゲルの形成に関与する大豆タンパク質には，主としてβ-コングリシニンとグリシニンがある．一般的に，かたくしっかりとした豆腐を作るためには，タンパク質含有量が高く，かつ，グリシニンの割合が高い大豆が通常用いられる．これは，グリシニンはβ-コングリシニンと比較して分子中のSS結合の数が多いため，豆腐ゲル形成時にタンパク質の分子間で強固なSS結合のネットワークを形成すると考えられているからである．

豆腐製造工程を図 III.1.6.1 に示す．1晩水に浸漬した大豆に水を加えながら磨砕して加熱後，おからを取り除いて豆乳が調製される（加熱しぼり法）．磨砕直後の生の段階でおからを取り除き，得られた生豆乳を加熱する（生しぼり法）場合もある．この豆乳に凝固剤を加えて各種の豆腐が加工される．

豆腐ゲルの形成には，凝固剤を加える前に豆乳を加熱し，大豆タンパク質を熱変性させる必要がある．通常は，直接蒸気を吹き込むなどの方法により，98℃〜105℃に加熱後2〜5分保持する条件が用いられている．しかしながらこの条件では，β-コングリシニンとグリシニンが一斉に加熱変性し，ランダムな会合・凝集体を形成することになる．

以下は，生豆乳を通電加熱法にて段階的に加熱した豆乳を用いて実験室規模で豆腐を調製し，種々の豆乳加熱条件が豆腐ゲルの粘弾特性に及ぼす影響をみた結果の概要である．加熱しぼり法を用いた場合には，加熱条件によって大豆中の成分の溶出効率が異なる可能性があるため，生しぼり豆乳を段階的に加熱し，各種の豆腐を調製している．

1) 2段階加熱豆乳の調製

1晩，水に浸漬した大豆を加水しながら磨砕後，おからを除去して得られる生豆乳を示差走査熱量計にて熱分析をすると，71℃と92℃付近に大きな吸熱ピークが観察される（図 III.1.6.2）．これはそれぞれβ-コングリシニンとグリシニンの加熱変性に伴う吸熱ピークである．これらのタンパク質を段階的に変性させることを目的に，昇温速度40℃/分にて70℃まで加熱し，同温度にて10分間保持後，再び100℃まで加熱し，同温度にて5分間保持し，2段階加熱豆乳を調製した．同時に，100℃に1段階で加熱し，同温度で5分間保持することにより1段階加熱豆乳を調製した．

2) 充填豆腐

豆乳を氷冷し，凝固剤としてグルコノデルタラクトンを用いて調製された充填豆腐の物理特性について，2段階加熱豆乳から調製されたものと1段階加熱豆乳から調製されたものを比較すると，表 III.1.6.1 のようになる．破断強度については有意な差が認められないが，ヤング率については，豆乳

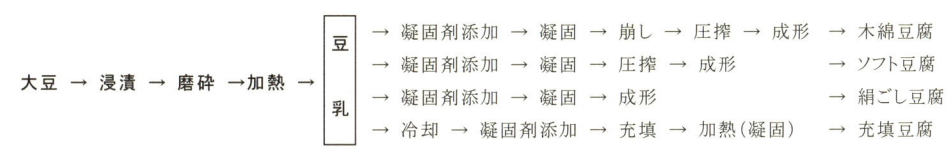

大豆 → 浸漬 → 磨砕 → 加熱 → 豆乳 { → 凝固剤添加 → 凝固 → 崩し → 圧搾 → 成形 → 木綿豆腐
→ 凝固剤添加 → 凝固 → 圧搾 → 成形 → ソフト豆腐
→ 凝固剤添加 → 凝固 → 成形 → 絹ごし豆腐
→ 冷却 → 凝固剤添加 → 充填 → 加熱(凝固) → 充填豆腐 }

図 III.1.6.1 主な豆腐の製造工程

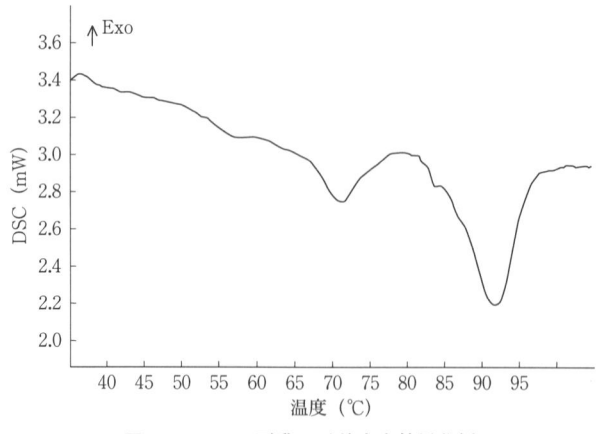

図 III.1.6.2　豆乳の示差走査熱量分析

表 III.1.6.1　グルコノデルタラクトン充填豆腐の物理特性

加熱条件	破断強度 (kPa)	ヤング率 (kPa)	離水率 (%)
100℃, 5分	19.8±1.6	141±4.5	16.5±0.3
70℃, 10分　100℃, 5分	19.7±0.8	204±5.2	12.9±0.5

を2段階で加熱することによって大きく上昇する．豆腐ゲルの保水性について，豆腐を1晩冷蔵庫に放置して豆腐からしみ出てきた離水量を用いて評価すると，2段階加熱豆乳から調製された豆腐の離水量が低くなり，保水性が高くなることが確認される．

2段階で豆乳を加熱して調製された豆腐の走査型電子顕微鏡写真を図 III.1.6.3 に示す．β-コングリシニンとグリシニンを段階的に加熱変性させることにより，緻密な網目構造を有する豆腐ゲルが形成された様子が観察される．

また，塩化マグネシウムや市販の"にがり"を凝固剤として用いた場合にも，ヤング率と保水性の高い豆腐を作ることができる．豆腐加工適性に劣る大豆品種を用いた場合にも，2段階加熱豆乳を用いることによってゲル特性を高めることが可能である[1]．

3）ソフト豆腐

硫酸カルシウムを凝固剤として用いて調製されたソフト豆腐についても同様の効果が観察される．表 III.1.6.2 に示すとおり，2段階加熱豆乳を用いることによって，ヤング率と保水性を高めることが可能となる．絹ごし豆腐や充填豆腐の場合には，凝固剤添加によって豆乳がそのまま豆腐ゲルを形成するため，豆乳固形分がそのまま豆腐の固形分となる．一方，ソフト豆腐や木綿豆腐の場合には，途中で圧搾工程などが加わる（図 III.1.6.1）ため，豆腐ゲルの形状や保水性が異なれば，豆腐の固形分や歩留りに差が生じる．表 III.1.6.3 に示すように，2段階加熱豆乳を用いた場合には，固形分や歩留りの高い豆腐を作ることができる．これは，グルコノデルタラクトンを用いた充填豆腐のゲル構造と同様に，豆乳を2段階で加熱することにより多くの水を抱き込んだゲルを形成するためと考えられる[2]．

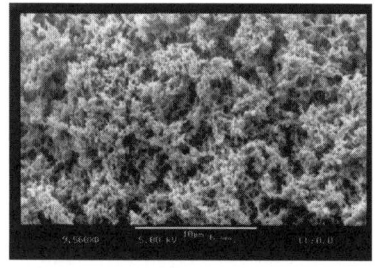

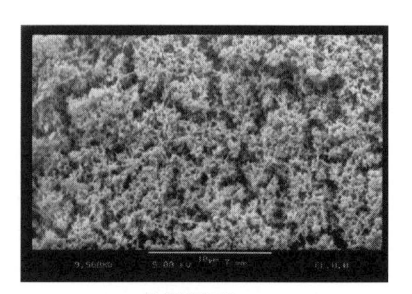

1段階加熱　　　　　　　　2段階加熱

図 III.1.6.3　走査型電子顕微鏡でみた豆腐ゲルの構造

表 III.1.6.2 ソフト豆腐の物理特性

加熱条件	破断強度 (kPa)	ヤング率 (kPa)	離水率 (%)
100℃, 5分	3.5±0.3	12.2±0.8	17.1±0.1
70℃, 10分 100℃, 5分	3.9±0.3	14.2±0.3	13.4±0.3

表 III.1.6.3 ソフト豆腐の固形分と歩留まり

加熱条件	固形分 (%)	歩留まり (g/g大豆)
100℃, 5分	71.8±2.0	3.95±0.09
70℃, 10分 100℃, 5分	75.7±1.2	4.13±0.09

4) 2段階加熱豆乳を用いた豆腐の特徴

豆乳を1段階で加熱した場合,β-コングリシニンとグリシニンが一斉に変性し,ランダムな解離会合と凝集体が形成し,これが凝固剤添加によって豆腐ゲルを形成する.一方,これらのタンパク質を段階的に加熱変性させた場合,まず,β-コングリシニンのみで凝集体を形成し,これに2段階目で変性したグリシニンのサブユニットが加わることによって,緻密で規則的なゲルネットワークが形成されていると推察できる.

2段階加熱豆乳を用いた豆腐加工法は,豆腐のゲル特性と保水性を高めることが可能であるため,①良食味であるが豆腐加工適性に劣る大豆を用いた高品質豆腐の製造,②冷や奴や中華料理用の豆腐などの用途別豆腐の製造など,様々な応用と差別化した豆腐商品の開発が期待できる.

本節では,大豆タンパク質からの豆腐ゲル形成に関する研究成果を用い,食品の多段階加熱に関する技術の紹介を行った.他の食品タンパク質についても大豆タンパク質と同様に,多段階加熱によって破断強度やヤング率に差が生じることを確認している.

加熱タンパク質ゲルに関しては数多くの研究報告があり,変性タンパク質のタンパク質-タンパク質相互作用と分子凝集性,ゲル特性に関して様々なモデルが提案されている.しかしその多くは外部加熱法を用いた実験系を用いているため,すべてのタンパク質が一斉に加熱変性したランダム凝集体でのゲルを観察していることになる.

タンパク質ゲルの粘弾特性発現には,分子間SS結合のネットワーク形成が重要な役割を果たす.そのためにはまず,個々のタンパク質が変性し,分子内部に埋もれていたSH基およびSS結合が表面に露出することにより反応性を獲得しなくてはならない.次に,これらのSH基およびSS結合が分子間でSH/SS交換反応を起こし,分子間でのSS結合を形成する必要がある.SH基やSS結合を多く含むタンパク質と少ないタンパク質が混在する食品を1段階で加熱する場合,すべてのタンパク質が一斉に変性し,変性タンパク質同士の間でランダムな解離会合と凝集体が形成する.そのため,表面に露出したSH基やSS結合が別のタンパク質との凝集体形成によって,凝集体内部に埋もれる結果,分子間SH/SS交換反応を阻害してしまう場合がある.一方,これらのタンパク質を段階的に変性させる場合には,適切な加熱変性条件を選択することにより,分子間ネットワークを形成しやすく,均一なゲルを形成できる場合があると考えられる.その結果,緻密なゲル構造が形成され,粘弾特性や保水性などの物理特性を強化できると考えられるが,その詳細については今後の研究に期待したい. 〔辰巳英三〕

文　献

1) Zhi-Sheng Liu, et al.: *Food Res. Int.*, **37**, 815-822, 2004.
2) Li-Jun Wang, et al.: *Chem. Eng. Process.*, **46**, 486-490, 2007.

1.7
食品高圧加工

　食品加工といえば，温度をパラメーターとして用いることとほぼ同義ともいえたが，食品高圧加工技術の出現により，圧力が新たな操作パラメーターとして加わった．

　加熱すると，分子の運動が活発になり，揮発成分が気化して損失するのみならず，分子同士の衝突の回数は増え，様々な化学反応が起きる．この化学反応により，加熱食品に独特な風味や色合いが醸し出される特徴もある．

　一方，圧力処理では，化学反応は一般的には起きず，分子運動が制約を受ける．圧力を高くすると，分子と分子との間の空隙に分子は詰め込まれる．また，タンパク質等の巨大分子では，分子を安定化していた分子内の水素結合等が切れて構成原子が詰め込まれ，分子の体積を小さく，密にするように，分子内の空隙が埋められて元の立体構造が崩れ，変性が起こる．また，分子間の化学反応により全体の体積が減少する場合は，化学反応が促進される．

a.　食品高圧加工の歴史

　食品高圧加工においては，圧力処理の特異な現象を利用して，食品に様々な変化を起こすことができる．高圧下におけるタンパク質や微生物の挙動についての基礎的研究は，20世紀当初から行われており，高圧下での水の状態図[1]，卵白の変性[2]が報告されている．高圧の工業的な利用は，1950年代半ばから，人造ダイヤモンド，セラミック膜製造等にみられるが，食品加工での実用的利用に関する研究は，1987年に林[3,4]により高圧処理技術の食品加工への応用が提言されるまでは活発にはなされておらず，この提言以来，食品・生物関連の高圧研究が著しく進展したといえる．また，これ以前には，セラミックス加工等に用いられてきたHIP（熱間等方圧加圧；hot isostatic press）およびCIP（冷間等方圧加圧；cold isostatic press）が食品高圧加工用として利用されることはなかったといえる．

　1990年には，世界初の高圧加工食品がジャムとして実現した[5,6]．食品衛生法で高圧殺菌が認められていないこと，非加熱のために酵素が失活せず酵素が残存することから冷蔵流通されたが，果実の生の風味を損なうことなく殺菌した画期的な食品として着目された．また，高圧により米粒に水を含浸させてから炊き上げる手法による無菌米飯も実用化した[7]．また，高圧殺菌したヨモギを練り込み，新鮮な色調・風味を残したヨモギ餅[8]も市販された．

　当時は食品の殺菌に主眼がおかれ，様々な高圧殺菌実験がなされたが，芽胞菌の高圧殺菌に困難が伴うこと，装置の初期設備投資が大きいこと等から，高圧食品加工技術開発の断念，製品販売中止に至る企業も徐々に増え，研究も一時の勢いを失ったかに思えた．しかし，高圧が生体成分もしくは生物に及ぼす影響についての研究はその後も着実に行われ，研究蓄積がなされてきた．

b.　高圧処理による食品の物性変化

　デンプンは，水の共存下で加熱すると熱糊化するが，高圧処理により糊化する現象（圧力糊化；pressure gelatinization）が明らかとなり，各種デンプンを対象に，圧力・温度の影響が調べられた．圧力糊化デンプンの酵素受容性向上[9]や特異な粘弾性挙動[10,11]も調べられ，また，高圧処理直後から老化する現象（急速老化；rapid retrogradation）も発見された[12]．この圧力糊化を系統的に把握する試みはほとんどなかったが，高圧処理したジャガイモデンプンの状態図が提出され[13]，処理圧力[13,14]，処理時間[14]，デンプン含量[13,14]が圧力糊化特性に及ぼす影響が系統的に調べられつつある．デンプン以外の糖類については，寒天-水系，メチルセルロース水系でのゾルゲル相図が6,000気圧までについて報告され，エンタルピー変化および体積変化が，寒天では負値，メチルセルロースが正値をとることから，それぞれ親水性である水素結合，疎水結合の生成が相転移に関与すると指摘されている[15]．

　食品タンパク質としては，乳，卵，畜肉，魚肉のタンパク質について検討されている．乳タンパク質のゲル化等の物性変化[16]，卵タンパク質の加圧によるゲル化[17]，卵白アルブミンの加圧によるゾル-ゲル転移[18]，加圧によるミオシンの状態変化[19]，アクトミオシンのゲル-ゾル変換[20~22]，魚肉タンパク質のゲル化[23]等の報告がある．また，システイン添加により，高圧処理のみではゲル化しないα-ラク

トグロブリンのゲル化が報告されている[24]. また, 200 MPa 以下の高圧処理により, カキ等の二枚貝が開き, 身が簡単に落ちる[25]が, 開殻・脱殻機構は未解明である.

チョコレート等の油脂系食品の成分, あるいは微生物の細胞膜構成成分である脂質の高圧による相転移についても知見が集められ, カカオ脂, 大豆油, パーム油, コプラ油等の固-液相転移[26]やリン脂質2分子膜のゲル液晶相転移[27,28]等が温度および圧力によって制御できることがわかっている.

デンプン, タンパク質, 脂質等の物性変換のみならず, 化学工学における単位操作の観点からの高圧利用研究がなされている. タンパク質のX線構造解析には結晶化が不可欠だが, タンパク質自体が結晶化しにくいものであり, 格子欠陥の少ない良質な結晶を作るのは難しい. しかし, 高圧下で結晶化が促進するタンパク質があること, 静水圧であれば系内に音速で均一に伝播するという操作性のよさが結晶化制御に適しており, 高品質結晶の育成に圧力制御が有効であることから, 圧力は新たな晶析操作パラメータとしての可能性を秘めている[29,30].

200 MPa までの加圧下では, 水の融点が圧力上昇に伴って低下するので, 圧力移動凍結(pressure-shift-freezing)ができる. −10℃で凍結している食品を100 MPa 以上に加圧すると氷が融解し, 逆に0℃以上で100 MPa に加圧した水は, −10℃付近に冷却することで凍結する. これらを利用して, 豆腐[31], 寒天ゲル[32], カラギーナン[32]の高圧凍結の際に生じる変性について研究されている.

乾燥穀類を水に浸漬するプロセスでは, 吸水時間の長さが問題である. 高圧含浸無洗玄米飯では, 吸水に12時間程度が必要な玄米を高圧処理することにより, 精白米と同等の30分で吸水を完了させることに成功している[33].

また, 高圧処理による低アレルゲン化も可能である. 米のアレルゲンタンパク質を高圧処理によって抽出する技術により, 低アレルゲンご飯および低アレルゲン米パンが開発されている[34].

c. 高圧処理による食品の微生物的変化

高圧食品加工においては, 食品成分の損耗が基本的にないので, 高圧によって細菌類を不活性化しつつ, 高品質な最小加工食品の生産ができる. 芽胞菌の殺菌には困難が伴い, 1 GPa でも滅菌できない報告[35]もあるが, 近年は, 急速減圧する際の衝撃波(shockwave)を利用した衝撃波殺菌法[36]により芽胞菌の殺菌効率が高まることが示されている. 食中毒の原因となる菌のほとんどが芽胞菌でないとの指摘もあり, また, 滅菌状態でなくとも低温流通・保蔵により高品質食品を提供できるという観点からも, 今後さらに高圧加工食品には期待が寄せられる. 細菌の死滅・損傷条件を明らかにして操作条件を決定することにより, 食中毒事故リスクを低減することは可能である.

近年, 予測微生物学が注目されている. pH, 温度, 塩濃度等の環境条件における微生物の増殖挙動, 殺菌工程における死滅挙動について実験データを集積し, 予測式で微生物挙動を動力学的・確率論的に記述し, 新たな食品の殺菌条件における増殖・死滅挙動を予測して, 操作条件の最適化に活かす学問である. 国際データベース(ComBase)[37]には世界中の殺菌データが逐次集められているが, 高圧殺菌に関するデータに関しても, データベース化がなされようとしている. また, 熱殺菌を中心とした予測モデルプログラムについては, 米国農務省のPMP (pathogen modeling program)[38]がインターネットで公開・逐次改訂されており, 将来的には高圧殺菌の予測も可能となることが期待される.

一方, 高圧による微生物不活性化機構の解明に向けて, 高圧が生体に及ぼす影響が研究されている. 大腸菌, 枯草菌, 酵母等のゲノム情報を元に遺伝子発現や遺伝子構造を網羅的に解析する技術, ゲノミクス(genomics)がある. ゲノミクスの核となるのはDNAマイクロアレイであり, これは数 cm² のスライドガラス基板に数百から数万種類のDNAプローブ(DNA短鎖)を配置したもので, 高圧処理した微生物のmRNAを抽出して, 特異的に発現した遺伝子もしくは発現が抑制された遺伝子を特定する[39].

d. 食品高圧加工の可能性

高圧処理によって化学結合がほとんど影響を受けず, 各種成分が維持されることはすでに述べたが, 野菜や果実を高圧処理することによって栄養成分であるビタミンC[40,41]や血圧降下効果のある機能性成分のGABA (γ-アミノ酪酸)[42]が増強されうるこ

とが近年明らかとなりつつある．この増強機構については未解明だが，高圧処理における減圧時に細胞組織が破壊されることで，細胞内外の基質・代謝酵素の相互作用が高まることが原因と考えられている．

高圧食品加工は日本で生まれて世界に広がり，欧米でも高圧加工食品が販売されている．しかし，高圧が食品成分，生体成分，微生物をはじめとする生物に及ぼす影響は，熱がそれらに及ぼす影響と比べると圧倒的に理解が遅れている．高圧によって誘導される新たな現象が今後も数多く見出される可能性が大いにある． 〔山本和貴〕

文　献

1) P. W. Bridgman: *J. Franklin Inst.*, **177**, 315, 1913.
2) P. W. Bridgman: *J. Biol. Chem.*, **19**, 511, 1914.
3) 林　力丸：食品と開発, **22**, 55, 1987.
4) 林　力丸：食品への高圧利用（林　力丸編），さんえい出版, p.2, 1989.
5) 堀江　雄ほか：日本農芸化学会誌, **63**, 975, 1991.
6) K. Kimura, et al.: *Biosci., Biotechnol. Biochem.*, **58**, 1386, 1994.
7) 山崎　彬，笹川秋彦：日本農芸化学会誌, **74**, 619, 2000.
8) 山崎　彬ほか：高圧バイオサイエンス（功刀　滋ほか編），さんえい出版, pp.328, 1994.
9) R. Hayashi, A. Hayashida: *Agric. Biol. Chem.*, **53**, 2543, 1989.
10) M. Stolt, et al.: *J. Food Eng.*, **40**, 293, 1999.
11) H. Katopo, et al: *Carbohydr. Polym.*, **47**, 233, 2002.
12) R. Stute, et al.: *Starch/Stärke*, **48**, 399, 1996.
13) K. Kawai, et al.: *Carbohydrate Polym.*, **67**, 530, 2007.
14) K. Kawai, et al.: *Carbohydrate Polym.*, **69**, 590, 2007.
15) K. Suzuki, et al.: *Bull. Chem. Soc. Jap.*, **45**, 336, 1972.
16) 菅野長右エ門ほか：高圧生物科学と高圧技術（鈴木敦士，林　力丸編），さんえい出版, p.109, 1997.
17) 本間一男，芳賀紀之：生物と食品の高圧科学（林力丸編），さんえい出版, p.325, 1992.
18) 土井悦四郎ほか：生物と食品の高圧科学（林　力丸編），さんえい出版, p.171, 1992.
19) 山本克博：化学と生物, **37**, 375, 1999.
20) 鈴木敏郎ほか：生物と食品の高圧科学（林　力丸編），さんえい出版, p.288, 1992.
21) Y. Ikeuchi, et al.: *J. Agric. Food Chem.*, **40**, 1751, 1992.
22) Y. Ikeuchi, et al.: *J. Agric. Food Chem.*, **40**, 1756, 1992.
23) 又平芳春ほか：高圧バイオサイエンス（功刀　滋ほか編），さんえい出版, p.288, 1994.
24) 和勁松ほか：日本農芸化学会大会講演要旨集, p.263, 2005.
25) 室越　章：日本水産学会誌, **70**, 671-673, 2004.
26) 安田篤史ほか：高圧科学と加圧食品（林　力丸編），さんえい出版, p.176, 1991.
27) 金品昌志, 松木　均：高圧力の科学と技術, **4**, 223, 1995.
28) 金品昌志, 松木　均：高圧力の科学と技術, **9**, 213, 1999.
29) Y. Suzuki, et al.: *J. Phy. Chem. B*, **109**, 3222, 2005.
30) 鈴木良尚ほか：高圧力の科学と技術, **13**, 149, 2003.
31) 渕上倫子：高圧力の科学と技術, **9**, 191, 1999.
32) M. Fuchigami, A. Teramoto: Advances in High Pressure Bioscience and Biotechnology (H. Ludwig ed.), p.493, Springer-Verlag, 1999.
33) 山崎　彬：高圧力の科学と技術, **6**, 182, 1997.
34) 山崎　彬：高圧力の科学と技術, **6**, 236, 1997.
35) D. Margosch, et al.: *Appl. Environ. Microbiol.*, **72**, 3476, 2006.
36) 早川　功：地域資源活用（食品加工総覧第3巻 共通編 加工共通技術，農山漁村文化協会編), p.345, 山漁村文化協会, 2002.
37) Eastern Regional Research Center: US Department of Agriculture- Agricultural Research Service, ComBase. [http://wyndmoor.arserrc.gov/combase/]. Accessed September 18, 2005.
38) Eastern Regional Research Center: US Department of Agriculture- Agricultural Research Service, Pathogen Modeling Program: [http://www.arserrc.gov/mfs/pathogen.htm]. Accessed September 18, 2005.
39) 岩橋　均：環境技術, **31**, 679, 2002.
40) 笹川秋彦ほか：第45回高圧討論会講演要旨集, p.66, 2004.
41) 小関成樹ほか：日本食品科学工学会第52回大会講演要旨集, p.108, 2005.
42) 杵淵美倭子ほか：日本食品科学工学会誌, **46**, 323, 1999.

1.8 食品の電気的処理

通電加熱とは，材料がもつ電気抵抗に抗して電流を流した場合に，材料自身が自己発熱することを利用した内部加熱技術の一つである．このような原理で発熱することをその発熱理論式の名前からジュール加熱またはオーミック加熱と呼ぶこともあるが，高い周波数の交流電源による発熱機構がジュール熱にかぎらず，材料の分極から生ずる誘電損失による発熱も考えられるため，ここでは広い意味で材料に電気を通じて材料自身を加熱することを通電加熱と呼ぶことにする．

通電加熱は電源と電極だけの簡易な装置で実現されることから，古くから使われてきた加熱技術であり，米国では 20 世紀のはじめにミルクの加熱殺菌に用いられ[1]，わが国では満足な調理器具がなかった戦時中に「電気パン」と呼ばれて親しまれていた．ただし，当時の通電加熱は商用周波数（50 Hz または 60 Hz）の交流に限られていたため，電極と材料の界面で電気分解が起こり，電極の腐食と材料の金属汚染が問題となった．しかし，最近，耐食性の高いチタン合金などの金属を電極材料に利用するようになったことや，電源の周波数を 5 kHz 以上に高くすることで，電極界面の電気分解の問題が回避されることがわかった．したがって，通電加熱の本来の特徴である材料の均一・迅速な温度上昇を利用した応用が進んでいる．

a. 通電加熱の原理

材料の両端に電圧 V を加えたとき，材料内に生じた電位勾配を小さくしようとする力に従って電気を運ぶキャリアーの移動が起こる．材料が金属のように電気良導体の場合には，軽い自由電子がキャリアーとなるため高い電気伝導率を示すが，食品中では電離した＋または－の比較的重いイオンがキャリアーとなるため抵抗が生じる．さらに，食品材料は分子末端を含む構造的不均一，配座的な不均一，結晶領域による高次構造に起因する不均一などの構造的な乱れが存在することや，不純物を多く含むことが一般的であるため，発生したキャリアーはそれらの妨害に抗して移動する．この場合の抵抗が電気抵抗となり，運動エネルギーが熱エネルギーに変換される．このとき発生する発熱量 P はジュールの法則に基づいて，材料を流れる電流 I または材料に加える電圧 V および妨害因子である電気抵抗 R から (1) 式より計算される．

$$P = I^2 R = \frac{V^2}{R} \quad (1)$$

電源装置が発生することのできる電圧および電流にはそれぞれ上限があるため，材料の電気抵抗を数 Ω ら数 $k\Omega$ の適当な範囲に収まるようにしなければ十分な発熱は得られない．ただし，一般の食品や食品材料は水分や電解質を含んでいるため，上記の通電加熱を行うのに必要な電気伝導率を有している[2]．

材料の両端に密着した電極を介して材料に交流電界を加えた場合，キャリアーは電界の向きに同期して往復運動しようとする．外部から印加した電源の周波数が高くなると，実際のイオンの移動による発熱が減少する代わりに，分極した分子の振動による発熱が多くを占めるようになる．したがって，直流または低周波数の電圧を印加する場合に比べて，電極の腐食を抑えることができる．

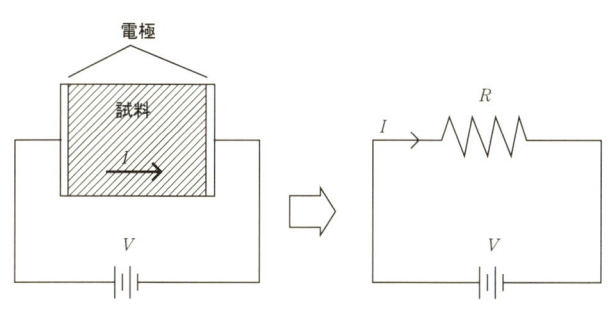

図 III.1.8.1 通電加熱の原理図

キャリアーの移動または振動を妨げることに起因する抵抗を R と仮定すると、交流通電加熱の発熱エネルギー P は直流電界の場合と同様のオームの法則 (2) 式で計算することができる。

$$|P|=\frac{1}{T}\int_0^T Pdt = I_{rms}V_{rms} = \frac{V_{rms}^2}{R} \quad (2)$$

ただし、T, V_{rms}, I_{rms} はそれぞれ交流の周期、電圧および電流の交流における実効値である。(2) 式からは周波数(周期)の項が消えてしまい、周波数の発熱量(昇温速度)への寄与はなくなるはずであるが、実際の通電加熱は通電の周波数を変えた場合に材料の昇温速度に差を生じることがある。また、交流でも周波数が 14～15 kHz よりも低い場合に電気分解を起こすことが知られている[3]。

b. 通電加熱の応用

固形物の通電加熱は、固形物の両側から平行平板電極を密着させて行うことが一般的である。この応用例としては、パン粉用のパンの製造、魚肉すり身を用いた加工食品が実用化されている[4,5]。以下に固形食品として特徴的な加熱特性を有するすり身およびダイコンの通電加熱について述べる。

1) すり身

魚肉すり身は加熱中にゲルを形成する相変化を伴う。従来、魚肉すり身を用いた加工食品の代表であるかまぼこの製造または薩摩揚げの焼き工程にはオーブンによる蒸しまたは焼き加熱が行われてきたが、その加熱工程を通電加熱に置き換えることにより、数々の利点が得られることがわかってきた[4,5]。

すり身はタンパク質同士が結合することによって 3次元の構造を作ることが知られており、この構造に由来する分極が生じると考えられる。したがっ て、電気的にはにコンデンサーが挿入された誘電率 ε^* の誘電体とみなすと、その誘電損失による発熱エネルギー P は (4) 式より与えられる。

$$\varepsilon^* = \varepsilon - i\varepsilon'' = \frac{\varepsilon_0}{1+R^2C^2\omega^2} - i\frac{\varepsilon_0 RC\omega}{1+R^2C^2\omega^2} \quad (3)$$

ε^*：複素誘電率、ε：誘電率の実数部、ε''：誘電率の虚数部、ε_0：真空の誘電率、R：直列等価回路の抵抗値、C：直列等価回路のコンデンサーの容量、ω：($=2\cdot\pi\cdot f$) 周波数 f の角周波数

$$P = \frac{1}{2}\omega\varepsilon''\frac{S}{d}V^2 \quad (4)$$

S：材料に接する電極の面積、d：電極間距離、V：加えた電圧。

実際に通電周波数を変えた交流電界によるすり身の通電加熱は周波数が高いほど昇温速度が速くなり(図 III.1.8.2 参照)、形成された製品のゲルの破断強度も大きくなることがわかった[6]。この結果は、(4) 式が示す通り、通電の周波数が高いほど発熱エネルギーが大きくなる。したがって、魚肉すり身がゲル形成時に熱変成する 60～70°C の温度帯域を早く通過するため、いわゆるもどりと呼ばれる現象が起こりにくくなり、ゲル強度が大きくなったものと考えられた。

2) 野菜

野菜の加熱調理は主に、煮る、炒めるといった方法がとられるが、特に熱伝導性が悪い根茎類の加熱では、撹拌によって煮崩れや型崩れが生じることがある。一方、野菜を通電加熱する場合、撹拌する必要がないことから、これらの問題を回避できるだけでなく、野菜の有用な機能成分を材料内に保持することが期待される。ただし、生の野菜は細胞構造をもつことから、通電加熱時に興味深い昇温特性を示

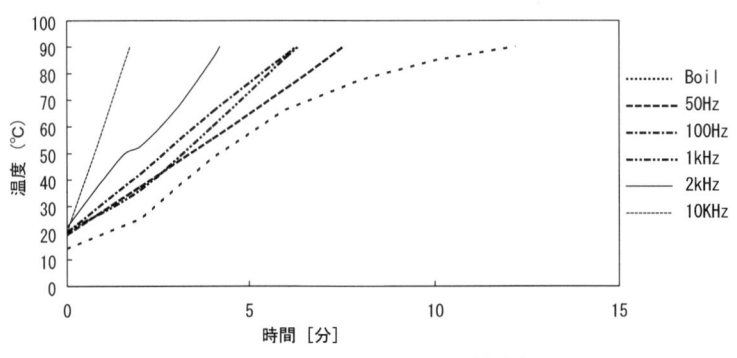

図 III.1.8.2 通電周波数と加熱速度

1.8 食品の電気的処理

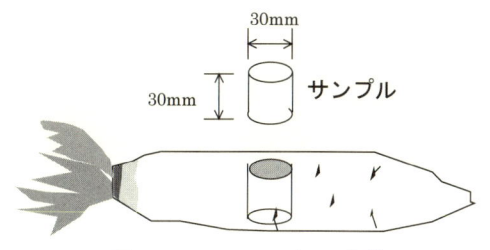

図 III.1.8.3 サンプルの成形

すことが判明した．

ダイコンをコルクボーラー（内径 30 mm）で打ち抜いて円柱状に成形し（図III.1.8.3参照），円柱の底面と天面にチタン製の電極を密着させて色々な周波数の交流電気を加えたところ，材料中心の昇温速度はすり身の場合とは逆に，周波数が高くなるほど遅くなることがわかった（図III.1.8.4参照）．電源の周波数が 50 Hz の場合は，通電直後から急峻に立ち上がるが，通電の周波数が高くなるほど，グラフの傾きが大きくなる臨界点までのなだらかな上昇部分が長く続く傾向にあることがわかった．以上の結果は，インピーダンス測定および NMR（核磁気共鳴）の測定結果より，低周波で通電加熱したときの材料のインピーダンスが 30℃ で 9 割まで低下したのに対して，高い周波数の通電加熱では 2 割しか低下しなかったこと，NMR を用いた測定結果から，低い周波数の通電で自由水が増加する通電加熱特有の特性を示すことがわかった[7]．

ダイコンの細胞の大きさは約 200 μm 程度であり，外部から，20 V/cm の電界を印加した場合，1つの細胞当り約 0.4 V の電圧が掛かることになる．1 つの細胞当り 1 V 以上の電圧が印加された場合に，細胞膜に穴が開き電気的な絶縁性が破壊されることが電気穿孔として知られている[8]．0.4 V は電気穿孔を起こす電圧として十分とはいえないが，細胞の中には臨界電圧に達するものもあるはずである．その細胞の細胞膜の絶縁性が破壊されると，隣り合う細胞とが 1 つになり，そこから雪崩的に絶縁性の破壊が進み，最終的にはすべての細胞膜の電気的な絶縁性が破壊されるものと考えられる．

3） 液状およびペースト状食品

各種ソースの加熱加工または加熱殺菌の目的で，現在，通電加熱技術が利用されている．味噌，醬油のような発酵食品は発酵後の酵母の増殖を抑制する目的で火入れと呼ばれる加熱が行われているが，これら製品の火入れに通電加熱を用たところ，効率的な処理が可能であることがわかった[9]．液状食品の通電加熱は，リング状電極を用いた連続式の通電加熱装置（図III.1.8.5参照）が用いられている．英国 APV 社によって開発された高粘性食材に対応した連続通電加熱装置は，世界各国で利用されている[10]．

4） 固液混合系

おでんやスープなどのレトルト食品は液体中に熱物性の異なる固形物が浮遊している混合系であることから，従来の外部加熱では固形物の中心部分を周りの液体部分と同時に昇温することが困難であった．しかし，このような系に通電加熱を利用することにより，撹拌を伴うことなく食品を均一に加熱することができる．したがって，大きな粒の入ったジャム，ピューレ等の製品において，粒の形状を維持した高品質な食品が開発されている．固液混合系の

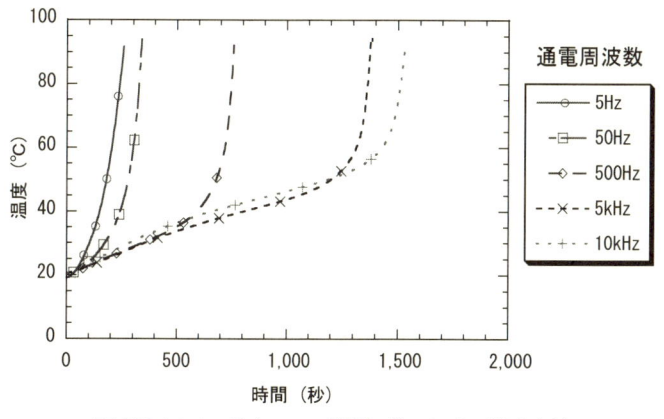

図 III.1.8.4 ダイコンの通電加熱における温度上昇

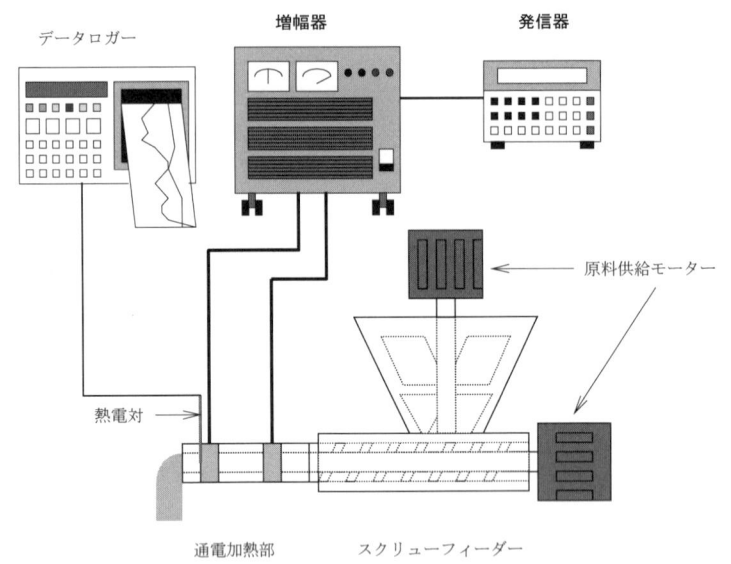

図 III.1.8.5 連続式通電加熱装置

通電加熱における材料の温度分布が複雑な温度分布を示すことから，数値的な解析を行った報告が多い[11〜14]．

5) 加圧通電加熱

通電加熱を加圧下で行うと，材料の温度を短時間で100℃以上に上昇させることが可能なことから，レトルト殺菌処理への応用が検討されている．電源の容量さえ許せば材料の温度を1分以内で室温から100℃以上まで昇温し，正確にその温度を維持することが可能であることから，処理後の材料の熱劣化を最小限に抑えられる．通電加熱は少量の高品質なレトルト処理には最適な加熱方法だといえる．加圧通電加熱装置を用いて，各主食用米の炊飯を行い，インディカ米の物性改善の可能性が示唆された[15]．

6) 酵素の失活

オレンジ等の果実を搾汁した際に，果実に含まれるペクチンメチルエステラーゼと呼ばれる酵素が働き，有用な食物繊維であるペクチンを分解するため，混濁ジュースの沈殿が進み，品質の低下が生じる．したがって，酵素を失活する目的で加熱処理を行っているが，それに伴って香気成分等の熱劣化が問題となっていた．一方，通電加熱の急速加熱が酵素を効果的に失活することが示され，通電加熱を利用したペクチンメチルエステラーゼの失活の研究開発が進められている．通電加熱を酵素失活に利用することにより，昇温時間を従来の1/100に短縮できることから，香気成分等の熱劣化を抑えた高品質な原料果汁を製造することが可能となる[16]．

通電加熱は，現在，パン粉の生産の60%以上に利用され，かまぼこ業界では通電加熱の迅速加熱の特徴をうまく利用した製品開発と従来のラインの置き換えが進んでいる状況である．今後，通電加熱による酵素失活や，均一・迅速加熱の特徴を生かした新たな利用法が多方面に活用されることが期待される．

〔植村邦彦〕

文　献

1) A. K. Anderson, R. Finkelstein : *J. Dairy Sci.*, **2**, 374-406, 1919.
2) K. HaldenK, et al. : *Int. J. of Food Scinece and Technology*, **25**, 9-25, 1990.
3) 亀山直人：電気化学, **5**, 1934.
4) 柴　眞ほか：日水誌, **59**, 697-703, 1993.
5) 柴　眞：日水誌, **59**, 1007-1011, 1993.
6) 朴　聖竣ほか：日本食品科学工学会誌, **42**(8), 569-574, 1995.
7) T. Imai, et al. : *J. Food Schience and Technology*, **30**, 461-472, 1995.
8) U. Zimmermann, R. Benz : *J. Membrane Biology*, **53**, 33-43, 1980.
9) 柚木崎千鶴子ほか：食工学会1993年大会講演要旨, p. 144, 1993.
10) C. H. Biss, et al. : Food Industry (R. W. Field, J.

11) A. A. P. DE Alwis, et al.: *Chem. Eng. Reserach and Design*, **67**, 159-168, 1989.
12) A. A. P. DE Alwis, P. J. Fryer: *Chem. Eng. Science*, **45**(6), 1547-1599, 1990.
13) S. K. Sastry, S. Palaniappan: *J. Food Proc. Eng.*, **15**, 241-261, 1992.
14) C. P. Please, et al.: *IMA J. of Mathmatics Applied in Business & Industry*, **5**, 283-301, 1995.
15) 植村邦彦ほか：日本食品科学工学会誌，**45**(9), 533-538, 1996.
16) 井上孝司ほか：日本食品科学工学会誌，**54**(4), 195-199, 2007.

1.9 乳化分散

　乳化とは，水と油のような互いに混じり合わない2種類以上の液体の一方が連続相となる液体中に微小液滴として分散している液/液分散系であるエマルションを製造する操作をいう．乳化操作は食品工業における重要なプロセスの一つであり，種々の液状食品および食品素材の製造に多用されている．主な乳化食品としては，牛乳および乳飲料，マヨネーズ，ドレッシング類，スープ，ソース，コーヒークリーム等があげられる．

　本節ではまず，食品工業において一般的に利用されている乳化法について概述する．乳化食品の高品質化および高機能化に有用なサイズ分布が非常に狭いエマルションに対する要望は高いが，従来の乳化法ではこのようなエマルションを製造することが困難である．この課題に対して，サイズ分布が非常に狭いエマルションである単分散エマルションの製造が可能な新たな乳化法として，膜乳化法やマイクロチャンネル（MC）乳化法が提案された．そこで本節では，膜乳化法やMC乳化法の基礎特性および食品用エマルション製造への応用についても概述する．

a. 従来の乳化法

　従来の乳化法では，2種類以上の液体から構成される系に強力なせん断力または衝撃力を加えて分散相液体を段階的に微粒化してエマルションを製造している．乳化食品の製造には，一般撹拌機（ミキサー），コロイドミル，高速回転ホモジナイザー，高圧ホモジナイザー，超音波ホモジナイザーが主に利用されている[1]．これらの乳化機は，基本的には乳化する系の種類を問わず，なおかつ製造速度も非常に高いので一般的な乳化食品の製造には十分な性能を有している．

　ミキサー（図Ⅲ.1.9.1, a）は，容器内にとりつけられた撹拌翼を低～中速で回転させることで2相の液体から直接エマルションを製造することができる．ミキサーのせん断力は比較的弱いため，製造されるエマルションの液滴径は数 μm 以上となる．

a ミキサー　　　　b コロイドミル

　　　　　　　　　　　　ローター　　ステーター

c 高圧ホモジナイザー　　d 超音波ホモジナイザー

バルブ　　　　　オリフィス　　チューナー

振動板

バルブシート　衝撃環

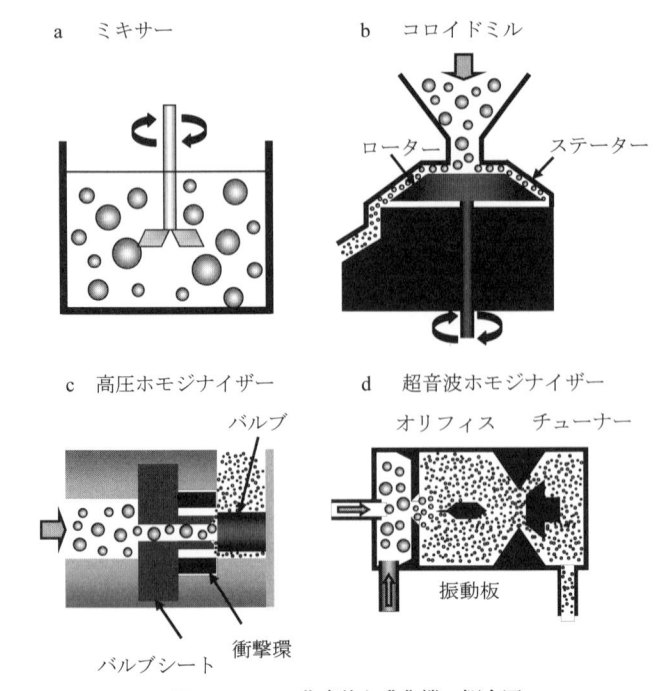

図 III.1.9.1 代表的な乳化機の概念図

また製造されたエマルションの液滴径分布も通常30％以上と広い．ミキサーで製造されたエマルションは，他の乳化機に供給する粗エマルションとして利用される場合が多い．コロイドミル（図III.1.9.1,b）は，マヨネーズに代表される中〜高粘度のエマルションの作製に最も適した乳化機である．コロイドミルへ供給された粗エマルションは，高速回転するローターとステーターの微細な間隙（数μm〜数十μm）を通過する際に加えられる強力なせん断力により液滴が微細化される．コロイドミルを用いて製造されるエマルションの液滴径は1〜5 μmであり，液滴径分布も通常30％以上と広い．高速回転ホモジナイザーは，数千〜数万rpmで高速回転している内刃と固定外刃の間隙内で強いせん断力と衝撃力を加えて2相の液体からエマルション（液滴径0.5〜5 μm）を直接作製できる乳化機である．高速回転ホモジナイザーを用いて製造されるエマルションも液滴径分布が通常30％以上と広い．高圧ホモジナイザー（図III.1.9.1,c）は，液滴径1 μm以下の低〜中粘度の微細エマルションの製造に最も利用されている乳化機である．高圧ホモジナイザーの均質部は，均質バルブ，バルブシート，衝撃環から構成される．バルブシートの通路に強制的に送り込まれた粗エマルションは，均質バルブとバルブシートの間の微細間隙（数十 μm以下）から高圧で噴出され，衝撃環内壁に高速で衝突して低圧部に噴出される．この過程でキャビテーションによる乱流，強力なせん断，衝撃等により液滴が微細化され，他の乳化機よりやや液滴径分布の狭い（20％以上）のエマルションが製造される．超音波ホモジナイザーは，装置内に発生させた超音波のキャビテーション効果により液滴界面に強力なせん断や強大な圧力勾配を加えてエマルションを製造する乳化機である．超音波発生装置としては，実験機では圧電水晶振動子式などが利用され，生産機では楔形共振式（図III.1.9.1,d）が利用されている．超音波ホモジナイザーを用いて製造されるエマルションの最小液滴径は圧電水晶振動子式で約0.1 μm，楔形共振式で約1 μmである．

b. 膜乳化法

膜乳化法は，南九州地方に豊富に存在するシラス石灰を含む原料を用いて製造された細孔径分布の狭いシラス多孔質膜（SPG膜）などを用いて液滴径分布の狭い準単分散エマルションを製造可能な方法であり，1980年代後半に中島らによって提案され

た[2]．膜乳化法は，膜表面での液滴作製時に強力なせん断力を必要としないマイルドな条件で乳化を行うことができる．膜乳化プロセスは，多孔質膜を介して分散相液体を直接液滴化する直接膜乳化法（図III.1.9.2,a）と多孔質膜を介して粗エマルション中の液滴を微細化する予備乳化を伴う膜乳化法（図III.1.9.2,b）に大別される[3]．直接膜乳化法では，製造されるエマルションの液滴径分布は使用する多孔質膜の細孔径分布に依存するため，液滴径分布が10％程度の準単分散エマルションの製造が可能であるが，液滴製造速度は $0.01～0.1\,m^3/(m^2\cdot h)$ 程度と比較的低い．一方，予備乳化を伴う膜乳化では，製造されるエマルションの液滴径分布は20％以上と多分散であるが，$1\,m^3/(m^2\cdot h)$ 以上の非常に高い製造速度で乳化することが可能である．また，多孔質膜を介して同一のエマルションを数回通過させることで液滴径分布が20％未満のエマルションを製造可能な手法も提案された[3]．膜乳化法によって製造される食品用水中油滴（O/W）エマルションの液滴径（$0.2～100\,\mu m$ 程度）は，直接膜乳化法では膜細孔径の3倍程度である一方，予備乳化を伴う膜乳化法では膜細孔径の2倍程度と直接膜乳化法と比べて液滴径が多少小さくなる傾向にある．膜乳化法を用いて液滴径分布の狭いエマルションを安定的に製造するためには，膜表面および細孔内部が分散相で濡れない状態を維持することが必須条件である[2]．膜乳化挙動は，一般的には各々の条件下で製造されたエマルションの液滴径分布等の数値データをもとに解析されている．筆者らのグループは膜乳化プロセスの可視化を数年前に実現し，膜乳化挙動の詳細な解析が可能となった[4]．

膜乳化法は食品工業においても高い関心を集め，膜乳化法を利用した食品用エマルションの製造に関する数多くの研究開発がなされてきた．なかでも，膜乳化等のプロセスにより製造された低脂肪スプレッドが上市された実績を有する[2]．このスプレッドは脂肪率25％であるにもかかわらず，保存料を使用せずに冷蔵6か月という長期の賞味期限を達成した．このほかにも，膜乳化を利用した生味噌の旨味強化を目的とした旨味成分封入固体脂マイクロキャリアの製造[5]などが報告されている．

c．マイクロチャンネル乳化法

半導体微細加工技術は，電子産業の発展に伴って飛躍的に進歩し続けており，現在では線幅数十nmの超微細回路を高精度で製作することも可能になった．食品総合研究所では，毛細血管モデルとして6μm程度のサイズの均一径微細流路が多数加工された単結晶シリコン製のマイクロチャンネル（MC）アレイ基板を提案し，シリコン製MCアレイ基板と顕微ビデオシステムを含む血液レオロジー計測・観察装置を1990年代初頭に開発した[6]．筆者らのグループはこの技術を乳化操作に応用したMC乳化法を1990年代後半に提案し，シリコン製MCアレイ基板を用いて液滴径分布が5％以下と非常に狭い単分散エマルションを作製できることを示した[7]．MCアレイ基板における液滴作製部は均一径の並列チャンネル，スリット状のテラス，および井戸部から構成されている（図III.1.9.3,a）．MC乳化法では，液滴の作製はチャンネルおよび円盤状でスリットを通過した分散相の自発的変形によって生じるので外部のせん断力を全く必要としないとともに，乳化時にエネルギー効率もきわめて高いため，非常にマイルドな乳化法であるといえる[8]．またMC乳化法では，液滴作製プロセスを随時観察できる装置構成であるため，乳化操作の精密制御が可能であるという優れた特徴も有する．MC乳化法によって製造される食品用O/Wエマルションの液滴径（$1～100\,\mu m$ 程度）はチャンネル径の3倍程度であるとともに，チャンネル高さやテラスの長さに大きく依存する．MC乳化により製造される液滴径およ

図 III.1.9.2 膜乳化プロセスの概念図

(a) 分散相液体の直接膜乳化
　　分散相
　　多孔質膜
　　連続相

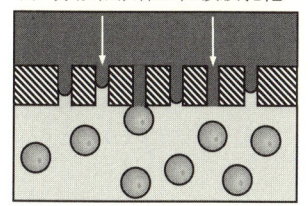

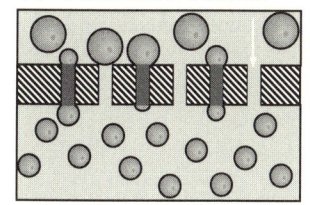

(b) 予備乳化を伴う膜乳化
　　予備乳化エマルション
　　多孔質膜
　　連続相

(a) 平板溝型MCアレイ

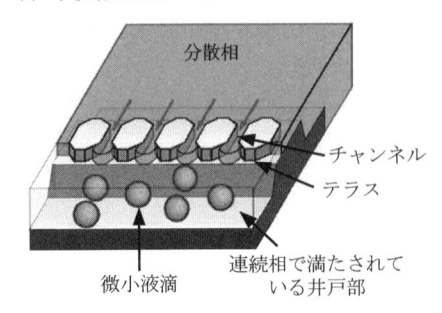

(b) 貫通孔型MCアレイ

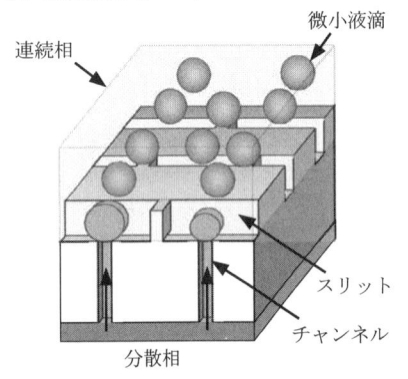

図 III.1.9.3 MC乳化プロセスの概念図

び液滴径分布はチャンネル内部での分散相流速が臨界値より低い領域ではほとんど変化しない．この傾向は実用面で非常に有用な特徴である．MC乳化法を用いた単分散エマルションの安定的製造には，膜乳化法と同様にMCアレイ基板表面および基板に圧着する透明板が分散相で濡れない状態を維持することも必要である．

上述のMCアレイ基板は基板上に加工された並列チャネルの配置密度が低く，液滴製造速度が最大で10^{-4} $m^3/(m^2 \cdot h)$程度と非常に低い．そこで筆者らは，MC乳化法の生産性の向上を指向したシリコン製の貫通孔型MCアレイ基板を製作し，この基板を用いて単分散エマルションを従来のMCアレイ基板よりも高効率で製造可能であることを示した[9]．貫通孔型MCアレイ基板には，当初設計された対称構造の矩形貫通孔または最近開発された円形チャネルと矩形スリットから構成される非対称構造の微細貫通孔（図III.1.9.3,b）が高密に集積されている．とりわけ最新型の非対称貫通孔型MCアレイ基板は，単分散エマルションを直接膜乳化法と同等もしくはそれ以上の液滴製造速度（$0.01 \sim 2$ $m^3/(m^2 \cdot h)$）で生産可能な高性能乳化デバイスである．また，流体現象の解析に用いられる計算機手法であるCFD (computational fluid dynamics) を利用することにより，貫通孔型MCアレイを介した乳化プロセスのシミュレーションや詳細な解析が可能である．さらにCFDは，貫通孔型MCの構造設計や前記乳化プロセスの設計にも有用であることが実証されている．

MC乳化法は，液滴径が精密に制御された単分散エマルションの製造が可能であり，従来よりも高品質かつ高機能な食品用単分散エマルションの製造手法としても期待されている．これまでに，MC乳化法を利用した食品素材から構成される単分散エマルション，単分散固体脂微粒子，単分散天然高分子ゲル微粒子，単分散コアセルベートマイクロカプセルの製造事例がラボスケールではあるが報告されている．

MC乳化法に関する詳細は総説を参照されたい[10]．

以上本節では，乳化食品の製造に利用される一般的な乳化法ならびに単分散エマルションの製造が可能な膜乳化法やMC乳化法について記述した．食品用エマルションの高品質化および高機能化に対する需要は今後増加するものと考えられ，食品工業における膜乳化やMC乳化法に対する期待は高いものと思われる．MC乳化法に関しては試験研究規模のMC乳化装置がすでに市販化されており，種々の工業用途への適用に向けた研究開発が推進されている．今後MC乳化装置のスケールアップが進めば，MC乳化法が食品工業ならびに種々の工業分野で実用的な単分散エマルションの製造法となるであろうと期待される．

〔小林　功〕

文　献

1) D. J. McClements : Food Emulsions : Principles, Practice and Techniques, 2 nd ed., pp. 1-24, CRC Press, 2004.
2) T. Nakashima, et al. : *Adv. Drug Del. Rev.*, **45** (2-3), 47-56, 2000.
3) G. T. Vladisavljević, R. A. Williams : *Adv. Colloid Interface Sci.*, **113**(1), 1-20, 2005.
4) I. Kobayashi, et al. : *Colloids Surf. A*, **207**(1-3), 185-196, 2002.

5) 森下敏郎ほか:宮崎県工業技術センター・宮崎県食品開発センター研究報告, **48**, 111-115, 2003.
6) Y. Kikuchi, et al.: *Microvascular Res.*, **44**, 226-240, 1992.
7) T. Kawakatsu, et al.: *J. Am. Oil Chem. Soc.*, **74**(3), 317-321, 1997.
8) S. Sugiura, et al.: *Langmuir*, **17**(18), 5562-5566, 2001.
9) I. Kobayashi, et al.: *AIChE J.*, **48**(8), 1639-1644, 2002.
10) 小林 功, 中嶋光敏:日本食品科学工学会誌, **53**(6), 317-326, 2006.

1.10
食品ナノバイオテクノロジー

a. 食品とナノバイオテクノロジー

ナノバイオテクノロジーは,その単語が示すようにナノテクノロジーとバイオテクノロジーを融合させた新規な技術であり,医療・医薬領域や生物系・工学系分野を中心に,わが国,欧米,アジア諸国等において精力的な研究開発が進められている.薬剤を標的細胞へ効率的に輸送するドラッグデリバリーシステム (DDS) やマイクロメートルサイズの微細な流路にセンサーや反応部を組込んだラボオンチップ (またはマイクロトータルアナリシスシステム;μTAS) が代表的な例であり,一部実用化が進められている.一方,食品分野においては,数 μm からサブ μm の粉体作成技術 (III.1.5 節参照) やサブ μm レベルのエマルション作成技術 (III.1.9 節, 1.12 節参照) が開発されているものの,これらの食品ナノ粒子の特性や機能,生体への影響の有無等については,まだ不明な部分が多く,ナノバイオテクノロジーの食品への応用は端緒についたばかりである.

一方,ナノテクノロジーに基づいた原子間力顕微鏡 (atomic force microscopy; AFM) 等の高精度,高分解能の計測手法を応用して食品素材を評価する新たな技術の開発も進んでおり,III.3.7 節に示したように,従来の手法では困難であった食品の微細構造の把握なども可能になりつつある.筆者らは,このようなナノスケール計測装置を応用した食品中に含まれる微量成分の解析手法の開発を進めているが,本項では特に AFM を応用したアレルゲンの迅速検出技術の開発について紹介する.

b. 従来のアレルゲン検出技術

現在,アレルゲンの検出は,免疫反応を利用してアレルゲン物質そのものを検出する酵素免疫測定 (enzyme linked immuno sorbent assay; ELISA) 法やアレルゲンが由来する生物の DNA を増幅して検出する polymerase chain reaction (PCR) 法が主流となっている.ELISA 法は,抗体,抗原 (アレルゲン) および酵素標識抗体を結合させ,酵素活

性による発光・発色を測定してアレルゲンを定性・定量分析する方法であり，アレルゲンのみでなく，微量タンパク質や微生物抗原等の検出にも用いられる．PCR 法は，特定生物種の DNA の増幅により，その生物に由来する成分が試料中に含まれることを示すことができるが，アレルゲン成分を直接検出するものではないため，定量性はあまり期待できない．また，ELISA 法や PCR 法は，検出のために数時間程度の時間が必要であり，ある程度の量の試料を必要とする．さらに，試薬などの消耗品が高価なため，ランニングコストが比較的高いという問題もあった．一方，抗原抗体複合体が試験紙上を移動する途上に，あらかじめ抗原と結びつく抗体を線状に固定した領域を用意して補足させ，現れる色つきのラインの有無によって定性分析するイムノクロマト法は，所要時間も短くコストも少なくてすむが，定量性はあまりなく感度も劣るものであった．そこで，筆者らは，AFM の微弱力測定機能を利用した新しい抗原抗体反応検出技術を開発し，微量な試料で迅速に食品中のアレルゲンを検出する方法の実現を目指している．

c. 原子間力顕微鏡（AFM）とその特徴

AFM[1]は，Binnig らによって 1986 年に発明された装置であり，カンチレバーとよばれるシリコン製の探針で試料表面を 2 次元走査することにより，物体表面の凹凸を等高線としてデータ化し，コンピュータ上でそのデータを画像化する顕微鏡である（図 III.1.10.1）．AFM は，走査型電子顕微鏡と同レベルの分解能をもち，当初は材料科学の分野で主に利用されていたが，電子顕微鏡が真空中で観察するのに対し，大気中や液体中での観察が可能であり，金属被覆や染色が不要で電子顕微鏡に比べて試料の前処理が容易なため，近年では生命科学の分野でも多く使用されている．

また，AFM は画像化だけではなく，試料とカンチレバー間の微弱な相互作用も計測することができる．力学的相互作用の計測では，カンチレバーを垂直方向に移動させ，カンチレバーを引き離した（または押しつけた）際に生じるカンチレバーのたわみを測定し，カンチレバーのばね定数から試料にかかる力の大きさを求めることができる．通常の AFM の場合，pN から nN 程度の大きさの力（1〜10 個程度の分子が相互作用する際に働く力と同程度）を測定することができる．また，カンチレバーの先端

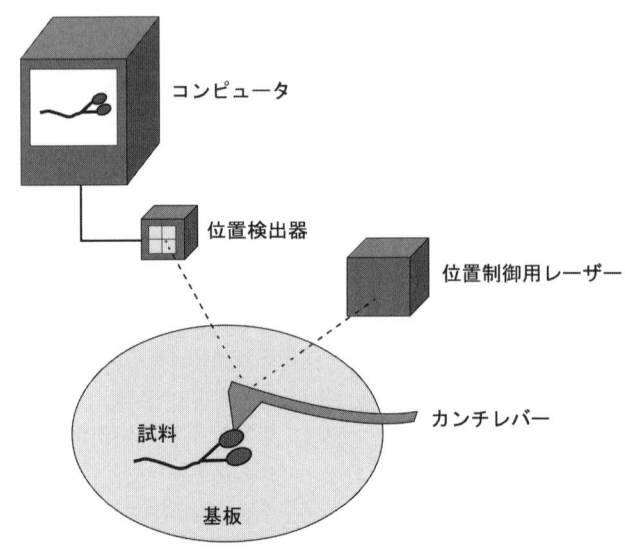

図 III.1.10.1 AFM の仕組み
カンチレバーで試料表面の近傍を走査すると，試料の凹凸に応じてカンチレバーがたわむ．カンチレバーの表面は鏡になっており，この鏡に位置制御用レーザー光線を当てて，その反射光を検出器で受ける．レバーのたわみに応じて鏡の傾きが変わるので反射光の向きが変わる．その向きを検出器で検出して，カンチレバーのたわみを求める．求められたたわみから試料の凹凸を計算し，コンピュータ上に記録して画像化する．

径は約10〜30 nm程度であり，そのサイズはタンパク質などの生体分子1〜10個程度である．すなわち，カンチレバー先端に結合した少数の生体分子と基板に固定した分子との間に働く力を測定することができる．これらのことから，AFMは生体分子の1分子計測のツールとして使われている．

上記のように，AFMは特別な前処理なしに，大気中または液中で試料を電子顕微鏡以上の高い分解能で観察することが可能であり，生体分野では細胞，染色体，DNA-タンパク質複合体，食品分野ではデンプン顆粒等の微細構造をナノレベルの分解能で観察するために用いられている（III.3.7節参照）．AFMは，また，上記のように探針と試料の間に働く微弱な力（nN以下）を検出できるため，この機能を利用して探針に結合させた抗体と基板に固定された抗原（アレルゲン）の間の力学相互作用も計測することができる．AFMによる抗体抗原分子間力の測定は，これまでにも行われているが[2,3]，探針と基板の間には，抗体抗原相互作用による特異的な分子間力（抗体-抗原分子間に働く分子間力）のみでなく，物理吸着などの無視し得ないほど大きな非特異的な相互作用力も働くため，両者を明確に区別して測定することは困難であった．そこで，筆者らは，基板への抗原の固定方法，実験溶液，カンチレバーの移動速度を工夫することにより，非特異的な相互作用による吸着力を大幅に減少させて計測する手法の開発を行った．

d. 基板への抗原の固定

まず，開発のためのモデル系として抗原には鉄貯蔵タンパク質であるフェリチンを，抗体としては抗フェリチン抗体（ポリクロナール）を使用した．抗体は，抗原表面のエピトープを認識して結合する．したがって抗原の基板への固定は，抗原の表面が実験溶液に対して露出していればよく，原則的には抗原の活性を考慮する必要がない．

今回の計測では，抗体を固定したカンチレバーを基板上の抗原と短時間接触させ，その後カンチレバーを垂直方向へ移動させたときにカンチレバーに働く力から，抗体抗原分子間の結合力を測定する．そのため，抗原の基板への固定が弱いとカンチレバーの移動により抗原が剥がれる可能性がある．そこで，3-アミノプロピルトリエトキシシラン（3-aminopropyltriethoxysilan；APTES）修飾マイカ基板上にフェリチンを静電吸着によって固定した後，グルタールアルデヒドを介して基板に導入したアミノ基とフェリチン表面のアミノ基とのクロスリンクを行い，共有結合によりフェリチンを確実に固定した．AFMによる計測においては，基板表面が分子レベルでフラットであることが重要になるため，マイカ基板のAPTES修飾は，窒素雰囲気中で気相法により行い[4]，表面荒さ1 nm以下の平坦性を実現している．

e. カンチレバー上への抗体の固定

抗体のカンチレバーへの固定は，直接カンチレバーの表面に抗体を固定した場合，表面との物理的相互作用により，抗体の活性（抗原への結合能力）が阻害される可能性がある．そのため，両面が金コートされているカンチレバーの表面を末端にカルボキシル基もつアルカンチオール（7-carboxy-1-heptanethiol）と反応させて自己組織化単分子膜を形成させた後，NHS（N-hydroxysulfosuccinimide）とEDC（1-ethyl-3-[3-dimethylaminopropyl]carbodiimide hydrochloride）を介して，抗体表面のアミノ基とクロスリンクさせ，抗体をカンチレバー表面に結合させた．

次にカンチレバーに結合している抗体が活性を有しているかどうかを確かめるために，蛍光色素（Cy 3）を標識した抗原タンパク（フェリチン）と非抗原タンパク（BSA，アビジン）を探針と反応させて探針表面を蛍光顕微鏡により観察したところ，フェリチンのみが表面に結合することが確認できた．このことは，探針表面へのタンパク質の結合は非特異的吸着ではなく，抗体による特異的なものであり，抗体の機能を損なうことなくカンチレバー表面に固定できていることを意味する．

f. AFMによる抗体抗原反応の計測

AFM装置を用いて，カンチレバーの表面に結合した抗体と，基板に固定された抗原タンパク質間に働く力を計測し，力-距離曲線（force-distance curve）を求めた．力-距離曲線とは，AFMの試料台上の基板とカンチレバーを互いに近づけたり遠ざけたりして距離を変えたときに，カンチレバーにかかる力を距離に対してプロットして得られるカーブの

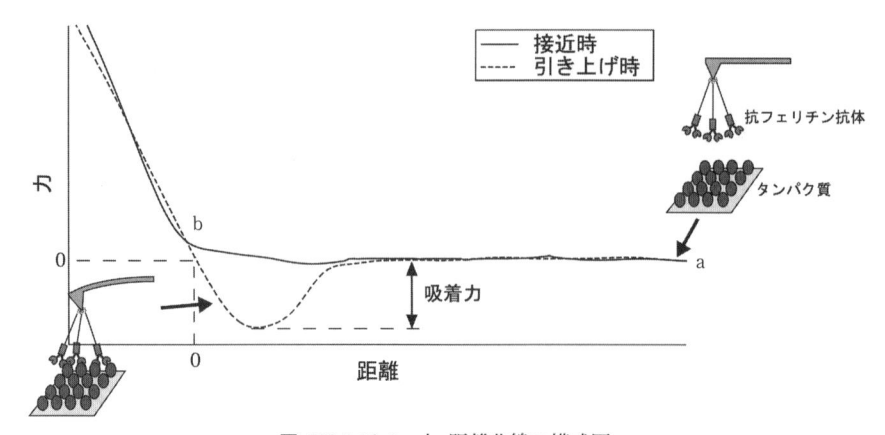

図 III.1.10.2　力–距離曲線の模式図
横軸は，抗原タンパク質表面とカンチレバーとの距離を，縦軸はカンチレバーのたわみから求めたカンチレバーにかかっている力を表している．

ことである．力–距離曲線の模式図を図III.1.10.2に示す．まず遠ざけた状態(点a)からカンチレバーを基板に近づけていくと，点bでカンチレバーに固定された抗体と基板に固定された抗原もしくは非抗原タンパク質が結合する．さらに押しつけると，カンチレバーは押し上げられるが（図III.1.10.2，左上がりの直線部），カンチレバーを基板から徐々に離れる方向に移動していくと，今度はカンチレバーは抗体分子と抗原分子との相互作用により下にたわみはじめる（点b）．下に最もたわんだときの力が抗体抗原相互作用による分子間力（吸着力）と思われる．

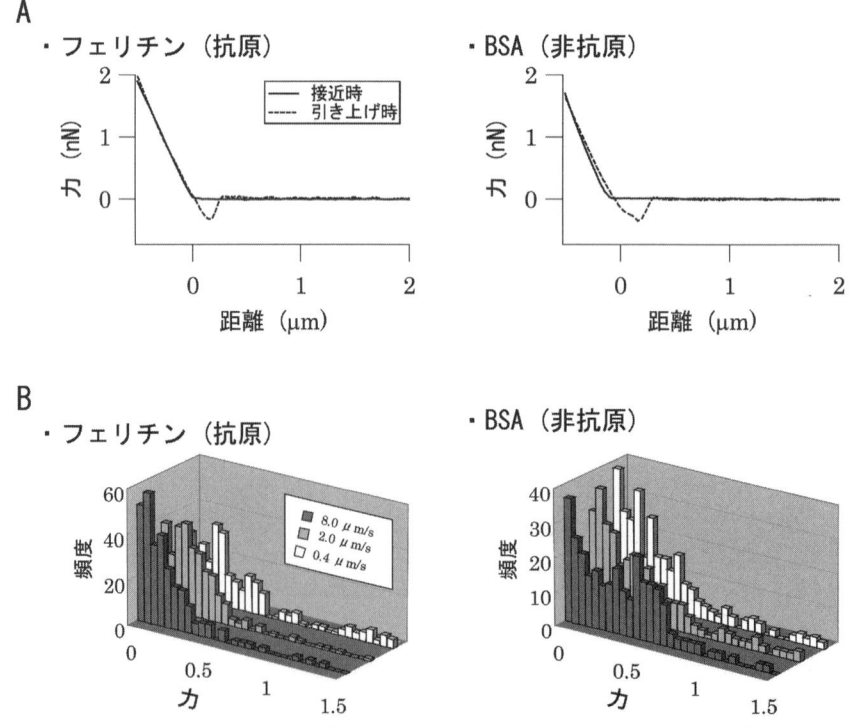

図 III.1.10.3　リン酸化緩衝化生理食塩水中のみで抗原抗体相互作用を計測したときの結果
Aは，抗体つきカンチレバーを基板に固定された抗原に 8.0 μm/秒の速さで接近させたり遠ざけたりした場合に得られた力–距離曲線の1例．Bは，吸着力のヒストグラム．

基板にフェリチン（抗原），もしくはBSA（非抗原）を固定して，リン酸緩衝生理食塩水中（PBS）のみで計測して得られた力-距離曲線の例を図III.1.10.3, Aに示す．PBSのみでは，BSA（非抗原）においてもフェリチン（抗原）と同程度の吸着力がみられた．今回用いたカンチレバーの直径（約20 nm）と抗体分子の大きさ（数 nm）から，力-距離曲線にみられた吸着力は10個程度の抗体分子と抗原分子の相互作用によるものと考えられる．このような少数の分子数の場合，分子のまわりの熱ゆらぎの影響により，その相互作用は確率的に起こる．そのため，今回の吸着力の測定においても，複数回行う必要がある．そこで，300回測定して得られた吸着力のヒストグラムを図Bに示す．このヒストグラムからわかるように，フェリチン（抗原）とBSA（非抗原）では，吸着力の分布にそれほど大きな違いがみられなかった．これらのことは従来から行われてきた計測結果[2,3]に一致する．また，従来から抗体抗原間，リガンド受容体間などの非共有結合は，その非共有結合を引き離す速度を速くするにつれて，結合強度が増大することが知られているが[5]，カンチレバーの移動速度を早くしても吸着力の分布に大きな違いがみられなかった．これらの結果は，PBSのみで計測した吸着力には，抗体抗原反応に由来する特異的相互作用だけではなく，物理吸着などの非特異的相互作用による吸着力も多数含まれていることを示唆している．

g. 測定溶液条件の検討

PBS中の計測では，抗原抗体反応を明確に検出することが困難であったため，非特異的吸着力を抑えることを目的に，測定溶液に界面活性剤Tween 20とブロッキング試薬（blocking reagent）を添加して計測を行った．計測によって得られた力-距離曲線の例を図III.1.10.4, Aに示す．Tween 20とブロッキング試薬存在下では，非存在下に比べて，フェリチン（抗原）の吸着力は増大しBSA（非抗原）の吸着力は減少した．吸着力の分布（図B）において，フェリチン（抗原）では特異的と思われる吸着力の頻度が増加し，BSA（非抗原）では非特

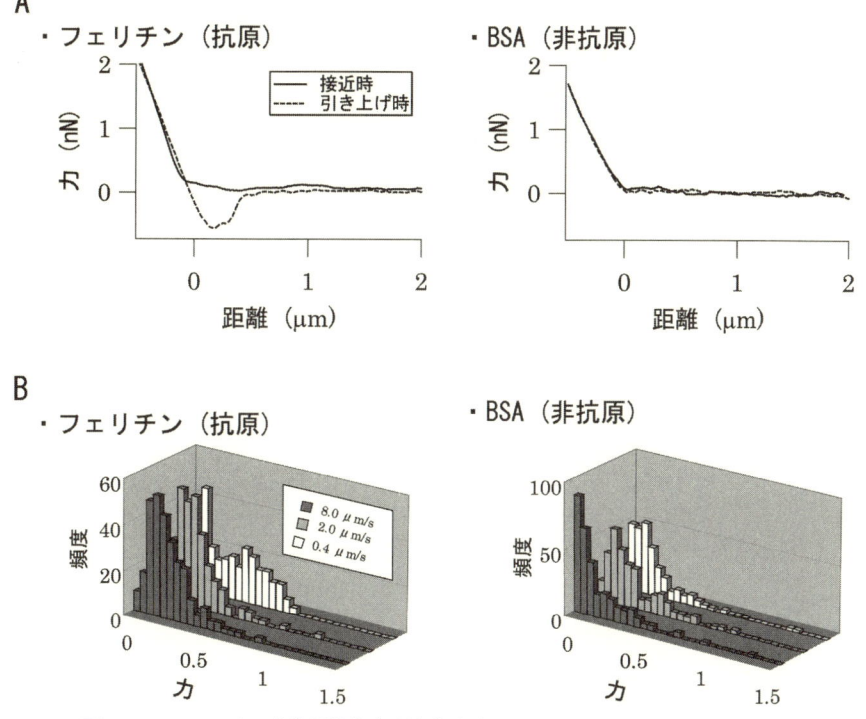

図 III.1.10.4 リン酸化緩衝化生理食塩水中にTween 20およびブロッキング試薬を添加したときの抗原抗体相互作用の計測結果

Aは，抗体付きカンチレバーを基板に固定された抗原に8.0 μm/秒の速さで接近させたり遠ざけたりした場合に得られた力-距離曲線の1例．Bは，吸着力のヒストグラム．

異的と思われる吸着力の頻度は減少し, 双方のヒストグラムには大きな違いがみられた. また, PBSのみの場合とは異なり, カンチレバーの移動速度を速くすると, 吸着力の分布がフェリチンでは大きくなる方（右側）に, BSAでは小さくなる方（左側）にシフトし, 非共有結合を引き離すのに必要な力は引き離す速度を速くすると増大するという従来の結果に一致した[5].

h. アレルゲンの検出

最終的に, 上記の手法を卵白アレルゲンタンパク質（オボムコイド）に適用し, 実際のアレルゲン検出が可能かどうかを試験した. 実験は, 図III.1.10.4の場合と同様に, カンチレバーに抗オボムコイド抗体を, 基板にオボムコイドおよび参照試料としてBSAを固定し, カンチレバーと基板の間に働く力をそれぞれ測定した. 計測はTween 20とブロッキング試薬存在下で行った. その結果を図III.1.10.5に示す. アレルゲン（オボムコイド, 図A）と参照試料（BSA, 図B）の間には, ヒストグラムの吸着力の分布に大きな差がみられ, アレルゲンでは$0.15 \sim 0.35$ nNの間にピークがみられるが, 参照試料では非特異的吸着力と思われる右肩下がりに分布する微小な力が検出されるのみであった. したがって, 本手法により実際にアレルゲン検出の検出が可能であることが示された.

i. 今後の展開

本項では, 原子間力顕微鏡を応用し, nNレベルの力測定を行うことによって, アレルゲンを検出することが可能なことを示した. これは, 界面活性剤とブロッキング試薬の使用およびカンチレバーの移動速度を大きくするなどの実験条件と制御を最適化し, 非特異的相互作用を大幅に減少させることによって実現したものである. 現状では, 実際の食品試料中のアレルゲン物質の検出にまでは至っていないが, 近い将来にそれも可能になると想定している. 今回開発した手法は, アレルゲン物質の検出のみでなく, 抗体抗原反応を利用した様々な物質の検出にそのまま応用が可能であり, 微生物検出やあるいはタンパク質科学等への展開も考えられる. 本手法では抗体つきのカンチレバーと抗原を含有する試料を固定した基板を用意できれば, 力-距離曲線を1回計測してデータを得るまでの時間はわずか$0.5 \sim 1$秒程度ですむ. 実際の検出には, 計測を複数回行う必要があるものの, この繰返しステップは自動化が可能であり, 従来から行われてきたELISA法やPCR法に比べて大幅に時間を短縮することが可能である. さらに, 抗体を固定したカンチレバーは, 2,000回以上の力測定の試行に耐えることもわかっており, 使い捨てではなく繰返し利用が可能である. したがって, 本手法がさらに改良されればランニングコストを比較的低く抑えた高感度アレルゲン検出手法として展開が可能であると思われる.

〔若山純一・杉山 滋〕

文 献

1) G. Binnig, et al.: *Phys. Rev. Lett.*, **56**, 930-933, 1986.
2) S. Allen, et al.: *Biochem. J.*, **341**, 173-178, 1999.
3) K. L. Brogan, et al.: *Langmuir*, **20**, 9729-9735, 2004.
4) M. Sasou, et al.: *Langmuir*, **19**, 9845-9849, 2003.
5) E. Evans, et al.: *Faraday Discuss.*, **111**, 1-16, 1998.

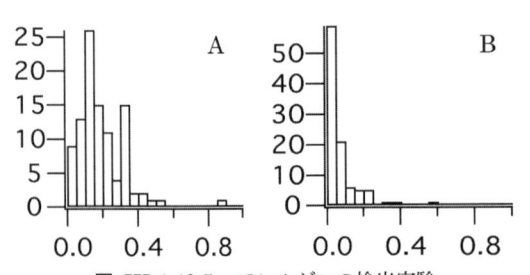

図 III.1.10.5 アレルゲンの検出実験
Aはアレルゲン（オボムコイド）を, Bは参照試料（BSA）を固定した基板に対し, 抗オボムコイド抗体つきカンチレバーにより相互作用力を計測して得られた吸着力のヒストグラム.

1.11
マイクロ空間と食品微生物

本事典の姉妹書である「食品大百科事典」の「9.1.1 食品加工の役割」の項（p.835）に，食品加工技術は化学工学に負うところが大きいものの，それだけでは完結することができず，生物学などの情報や手法も積極的にとり入れていくことが不可欠である，という記述がある．その理由として，食品工業では，複雑系である生物体（生体組織・細胞・成分）という不均一集合体を取扱うことがあげられている．食品加工技術にとって，大量に単純な物質を取扱う化学工学だけをより所とできないのは，当然のことである．さらに，伝統的な食品加工法である発酵は，微生物の力を借りて，食品素材を栄養豊富で，安全な，おいしい食品に変える．化学工学は物理的・化学的手法を基礎としているが，従来から食品加工技術の中には生物学的手法も利用するものもあるのである．冷凍耐性酵母の開発とその応用によって，早朝に作業することなく焼き立てパンが食べられるようになったことは，生物学を基礎とした食品加工技術の，最近の典型的な成功例である．

本稿では，物理・化学と生物学の融合するフロンティアとして，顕微鏡の世界（マイクロメートルサイズの世界）で現れる微生物の運動に関する不思議な現象を紹介し，その現象を支配する物理法則について解説する．まさにこのような現象が発酵過程の食品中で起こっていると考え，明日の先端食品加工技術の基礎となることを願っているからである．

a. 高分子溶液中の細菌運動力学
1） 細菌の遊泳速度

食品中には高分子（polymer）が含まれていることが多い．寒天やデンプンなどの多糖，ゼラチンなどのタンパク質が代表的なものである．このような高分子が含まれる水溶液環境で細菌（bacteria）が運動すると，不思議な現象が現れる．

細菌は，らせん形の細い繊維であるべん毛（flagella）を，その根元のべん毛モーター（flagellar motor）によって回転させて，水中を遊泳する．べん毛が回転していることが明らかにされた1974年に，緑膿菌 *Pseudomonas aeruginosa* では，水溶液の粘度（viscosity）が上昇すると，かえって速く泳ぐ場合があると報告された（図III.1.11.1）[1]．翌1975年には，外べん毛をもたないらせん菌・スピロヘータ（spirochete）の一種 *Leptospira interrogans* で，粘度が高くなるほど速く泳ぐという，驚くべき現象がみつかった（図III.1.11.2）[2]．抵抗が大きいほど動きにくくなるというのが常識的な考え方だが，細菌の世界ではその常識が通用しない場合がある．

2） スケーティングバクテリア仮説

流体力学（fluid dynamics）では，流体を構成する分子の種類や性質に立ち入らず，密度（density）

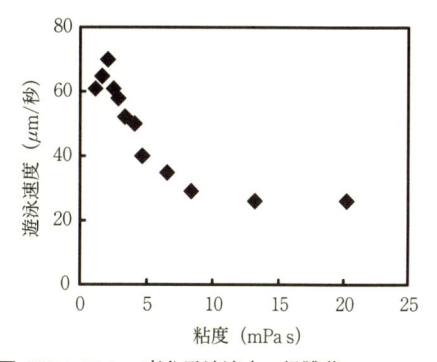

図 III.1.11.1 高分子溶液中の緑膿菌 *Pseudomonas aeruginosa* の遊泳速度と粘度の関係（文献1より作成）
線状高分子ポリビニルピロリドンの濃度を変えて溶液中の緑膿菌の遊泳速度を測定した結果である．高分子濃度が高くなると粘度は単調に高くなる．しかし，濃度の低い範囲では，粘度上昇に伴い，かえって遊泳速度が大きくなる．

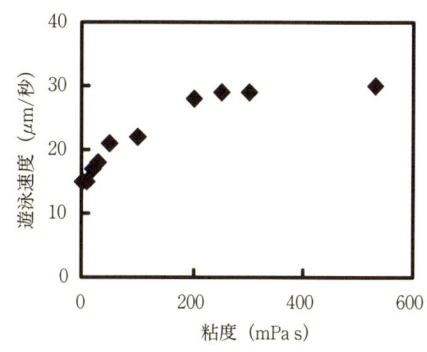

図 III.1.11.2 高分子溶液中のスピロヘータ *Leptospira interrogans* の遊泳速度と粘度の関係（文献2より作成）
線状高分子メチルセルロースの濃度を変えて溶液中のスピロヘータの遊泳速度を測定した結果である．通常の細菌では運動が停止してしまうような高粘度（300 mPa s）になっても，このスピロヘータはますます速く遊泳した．

と粘度で特徴づけられる一様な連続体(continuum)を取扱うことを前提としている．この前提によって，大陸移動や気象といった地球規模の現象から，血管ネットワークの中で血栓の生じやすい部位の解析といったミクロな現象まで，流体の種類やサイズを問わず，流体でさえあれば様々な現象を流体力学の対象とすることができる．そのため，計算機とその利用技術が発展しさえすれば，流体力学の課題はほとんど解決できるだろうと錯覚しがちである．

ところが，従来の流体力学の法則をいくら近似(approximation)せずに厳密に適用しても，この不思議な現象の説明に成功することはなかった．細菌の世界では，流体力学の限界が現れはじめていると考えられる．そこで筆者らは，従来の流体力学にとらわれない大胆な仮説を提案し，この現象を説明した[3]．

高粘性の原因となっている高分子の影響を，細菌運動の場合は，粘度という単純なパラメーターだけで表すことはできないのではないか，と考えたのがきっかけである．細菌べん毛はたいへん細く，20から30 nmほどしかない．その程度の空間分解能(resolution)で高分子溶液を観察すれば，高分子は一様な連続体とみなすことはできず，細菌運動の邪魔になるゆっくり動くネットワークを形成していると考えられる(図 III.1.11.3)．

筆者は，このような環境中の物体の運動を2種類に分けた．1つが高分子ネットワークと関係のない運動，もう1つが高分子ネットワークの影響を受ける運動である(図 III.1.11.3)．たとえば，べん毛のように細長い物体が長さ方向に運動するときは高分子ネットワークの影響を受けず，それと直角方向の運動は影響を受ける．一般的な運動は，この2つの運動を合成したものである．これまでに蓄積されてきた成果を利用するために，それぞれの運動は従来の流体力学に基づいて解いた．ただし，それぞれの運動に対する流体の粘度が異なり(みかけの粘度(apparent viscosity)の導入)，後者のみかけの粘度の方が前者に対するものよりも大きいとした．この考え方は，氷上のスケート靴が，そのエッジのために，前後には抵抗なく動き，左右には動きにくくなることに似ている．高分子ネットワークはスケート靴のエッジの効果を果たしている．そこで，筆者はこの考え方を「スケーティングバクテリア仮説(skating-bacteria hypothesis)」と呼んでいる．

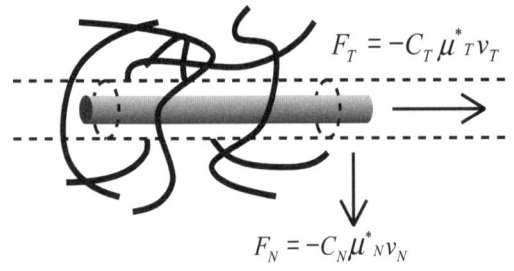

べん毛が1本だけ生えている単べん毛細菌に対して，スケーティングバクテリア仮説を適用して，その運動を計算した結果が図 III.1.11.4である．ここでは，高分子ネットワークに関係ない運動に対するみかけの粘度を水の粘度，影響を受ける運動に対するものを高分子溶液の粘度とした．この計算結果は，緑膿菌で報告された測定結果(図 III.1.11.1)と同様に，粘度に対して遊泳速度(swimming speed)がピークをもつという特徴を示した．このピークは，従来の流体力学でどれだけ正確に計算しても得られなかったものである．

なぜ，粘度が高くなるほど遊泳速度が大きくなる領域が現れるのか．この答えは，遊泳速度とべん毛回転数(flagellar rotation rate)の比(v-f ratio)を計算して明らかになった．このパラメーターは，べん毛が1回転する間に細菌細胞が進む距離を表し，一種の推進効率(propulsion efficiency)であるといってもよい．従来の流体力学に基づいた計算では，v-f ratioは粘度によらず一定である．ところが，スケーティングバクテリア仮説によると，粘度とともに増加していた(図 III.1.11.4, c)．べん毛回転数は粘度とともに減少するが，それよりも大きく v-f ratioが増加する領域では遊泳速度も増加したのである．

3) スピロヘーターを用いた検証

スケーティングバクテリア仮説を検証するためには，v-f ratioを実際の細菌で測定すればよい．べん毛は細く，高速回転するので，遊泳速度と同時にべん毛回転数を測定するのは困難である．そこで，

$$F_T = -C_T \mu^*_T v_T$$

$$F_N = -C_N \mu^*_N v_N$$

図 III.1.11.3 スケーティングバクテリア仮説の概念図[3]

物体の周りには高分子のネットワークが形成されているが，ネットワークの影響を受けない運動も考えられる．スケーティングバクテリア仮説ではこの図の場合のように，無限に細い物体が長さ方向の運動するとき，高分子の影響は受けないと考える．

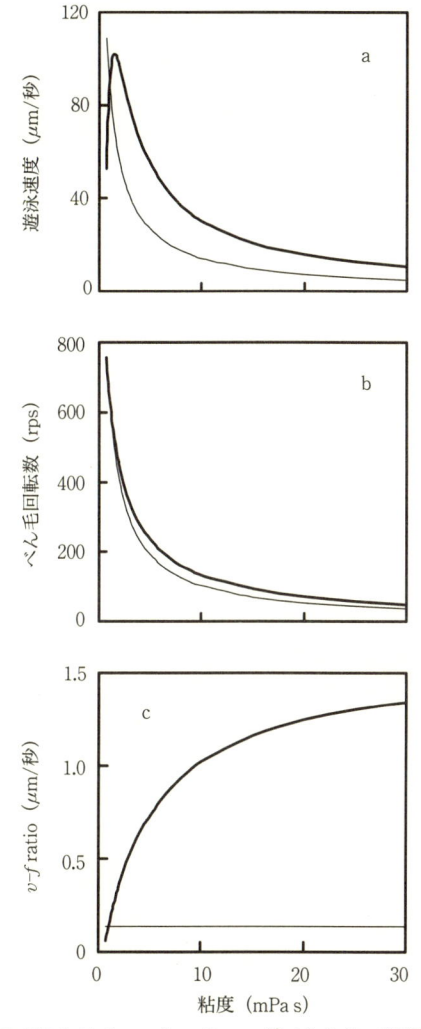

1.11 マイクロ空間と食品微生物

図 III.1.11.4 スケーティングバクテリア仮説による計算結果[3]
緑膿菌のような単べん毛細菌の運動モデルについて,遊泳速度,べん毛回転数,$v\text{-}f$ ratio を,従来理論(細い線)とスケーティングバクテリア仮説(太い線)に基づいて計算し,比較した.a:遊泳速度,b:べん毛回転数.c:$v\text{-}f$ ratio.

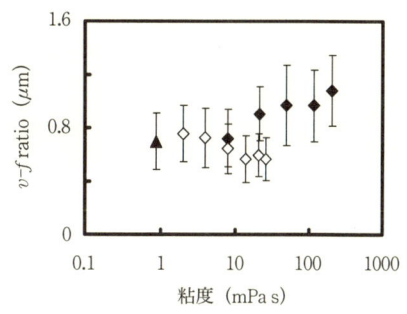

図 III.1.11.5 高分子溶液中のスピロヘータ *Brachyspira pilosicoli* の $v\text{-}f$ ratio[4]
線状高分子ポリビニルピロリドン溶液中(黒)と,球状高分子 Ficoll 溶液中(白抜き)の $v\text{-}f$ ratio を比較した.線状高分子溶液中ではスケーティングバクテリア仮説の予想と同じように,$v\text{-}f$ ratio が粘度とともに上昇していた.

筆者は,細胞内にべん毛があり,らせん形の菌体を変形させる,スピロヘーターの $v\text{-}f$ ratio を測定することにした[4].

スピロヘーターの菌体変形速度と遊泳速度を同時に測定するために,独自に2方向照明暗視野顕微鏡法(two-directional-illuminated dark-field microscopy) を開発した.これを用いて,ブタ腸管スピロヘーター *Brachyspira pilosicoli* の $v\text{-}f$ ratio を,溶液に含まれる線状高分子ポリビニルピロリドン (polyvinylpyrrolidone) の濃度を変えて,測定した.その結果は,スケーティングバクテリア仮説の予想のとおり,粘度とともに $v\text{-}f$ ratio が増加していた(図 III.1.11.5).従来理論では粘度によらず一定であると予想されるので,通常の流体力学が成り立たないことは確認された.また,ネットワークをほとんど形成しないであろうと思われる球状高分子フィコール (Ficoll) 水溶液中では,$v\text{-}f$ ratio の変化はみられなかった.

このような解析から,溶液に溶けている高分子が細菌運動に与える影響は,高分子の種類(形状,分子量,化学的性質,等)によって異なり,単純に粘度というパラメーターだけで表すことはできないと結論できた.

流体を表すパラメーターとして,従来の流体力学では密度と粘度を,スケーティングバクテリア仮説では密度と2つのみかけの粘度を使っている.高分子溶液は複雑な構造をもった流体なので,従来の流体力学のように2つのパラメーターだけでは十分に表現することができないのだろう.しかし,スケーティングバクテリア仮説はまだ不完全な理論である.みかけの粘度の本質は何か.また,従来から非ニュートン流体 (Non-Newtonian fluid) を表すために密度と粘弾性 (viscoelasticity)(粘性と弾性)を使うが,粘弾性とスケーティングバクテリア仮説のみかけの粘度との間にはどのような関係があるのか.食品工学にとっても,今後の発展が気になるところである.

本稿では従来の流体力学が通用しない例を述べたが，それとは反対に，流体力学では説明できないと思われた現象が，実は従来の流体力学だけでうまく説明できたケースもある．べん毛が1本だけ生えているビブリオ菌について，前進（べん毛が菌体を押すモード）と後退（べん毛が菌体を引っ張るモード）で運動特性（遊泳速度や軌跡の形状）が違うという現象である．細菌の運動は流体力学的には遅い流れの極限として取扱われるが，その場合流れ場は前後対称となる．したがって，当初，上記の現象は流体力学以外の要因で生じているのではないかと想像された．しかし，実験的，数値的な詳細な解析から，固体表面（solid surface）と細菌細胞との間の流体力学的相互作用によって，この現象は説明することができた．

食品工学が扱う世界は微細であるため，我々が生活しているマクロな世界で得られた考え方や法則をそのまま適用できない場合が多い．そのせいか，発酵の歴史は長いが，経験と勘に頼った部分がまだ多く残っている．化学工学から発展した食品加工技術の進展が著しいのに比べると，微生物を利用した食品加工技術はこれから本格的な工業化がはじまるといってよい．工学として体系化するためには，制御対象をよく理解した上で制御方法を最適設計できることが必須となる．本稿では微生物が活動するマイクロ空間における物理学について述べたが，ゲノム解析やシステム生物学の成果を取入れて微生物そのものの特性解明を行うことも重要である．また，加工対象でもあり，加工の場でもある，食品素材の微細構造の解析も行う必要がある．それぞれの分野の知識が充実し，体系化され，発酵を工学の段階まで高めることができたとき，食品工学が化学工学をリードすることになるだろう．　　　　〔曲山幸生〕

文　献

1) W. R. Schneider, R. N. Doetsch : *J. Bacteriol.*, **117**, 696-701, 1974.
2) G. E. Kaiser, R. N. Doetsch : *Nature*, **255**, 656-657, 1975.
3) Y. Magariyama, S. Kudo : *Biophys. J.*, **83**, 733-739, 2002.
4) S. Nakamura et al. : *Biophys. J.*, **90**, 3019-3026, 2006.

1.12
食品マイクロエンジニアリング

ナノテクノロジーとならんで，「マイクロエンジニアリング」という用語も注目されている．マイクロマシンなどの微小機械を指すことが多いが，マイクロ空間での現象に注目した種々のプロセスに関する工学と考えることができる．ナノテクノロジーが分子レベルから数100 nmの大きさを主として取扱うのに対して，マイクロエンジニアリングは数100 nm～数100 μmの大きさの設計，加工，プロセスを取扱う[1~4]．

マイクロスケールの微細加工技術は，電子技術分野で大きな発展をとげている．マイクロファブリケーションとも呼ばれ，半導体，ガラス，金属等の微細加工により様々な電子デバイスが作製されてきた．作製されたデバイスは，MEMS (micro electro mechanical systems) と呼ばれ，基板上に様々な微小な機械要素部品，センサー，アクチュエーターなどが集積化されている[3,4]．

この技術は電子技術から分析化学分野にも展開され，μTAS (micro total analysis system) として展開されている．すなわち，MEMS技術を用いて，基板上に微小な流路や反応，混合装置を設けたデバイスで，血液やDNAをはじめ様々な液体や気体の分析が可能である．極微少量の血液で血液検査や大量のDNA分析に使用されている[4]．

さらに進んで，化学産業での高分子合成や有機合成でのマイクロ化の試みが，ドイツや日本，米国を中心に行われはじめている．この分野は，IMRET (international conference on microreaction technology) などで活発な報告が行われている[5]．

a.　マイクロ空間における流体特性

1990年代に，マイクロ空間における流体特性を研究する学問として，マイクロフルーディクス (microfluidics) が登場した．流体挙動は，cmからkmスケールのマクロ空間ではほぼ同様の挙動をとるが，マイクロ空間では流体挙動は大きく異なってくる．たとえば，慣性力がほとんど意味をもたなくなり，粘性力や表面張力が大きく寄与する．流れ

の特性に係わるレイノルズ数をみると,
$$Re = \rho dU/\eta$$
ここに,ρ:密度,d:代表長さ,U:代表速度,η:粘度.マイクロチャンネルのサイズを $100\,\mu\mathrm{m}$,平均速度を $1\,\mathrm{cm}/$秒で流れる水を考えると,$Re \sim 1$ となる.流れは常に層流と考えることができる.したがって,2つのマイクロチャンネルの液体を乱流混合することはできず,2流体は主として分子拡散により混合することになる.

分子拡散に基づく混合では,混合時間は拡散距離の2乗に比例することになる.分子拡散に基づく時間スケール τ は,次式で表現できる.
$$\tau \sim d^2/D$$
ここに,d:拡散距離(m),D:分子拡散係数($\mathrm{m^2/}$秒).たとえば,混合距離が $1\,\mathrm{mm}$, $100\,\mu\mathrm{m}$, $10\,\mu\mathrm{m}$ と小さくなると,液体中での拡散に基づく混合時間は,拡散係数を $10^{-9}\,\mathrm{m^2/}$秒とすると,それぞれ $1{,}000$ 秒,10 秒,0.1 秒と大幅に短縮される.すなわちサイズの小さいマイクロ流路を作製することにより,効率的混合が可能となる.現在,マイクロミキサーと呼ばれる様々な形状のスタティックミキサーが多種開発されている.

熱移動についても同様で,液体中での熱拡散係数は物質移動係数に比べて2桁大きいため,熱伝導の時間スケールは2桁小さくなり,マイクロ空間では時間遅れがほとんどなくなり,温度制御も容易になる.

マイクロ空間では原材料の使用量も少なくて済み,省資源・省エネルギー化が実現でき,廃棄物が少ない.大きさが $100\,\mu\mathrm{m}$ のマイクロチャンネルで,長さが $10\,\mathrm{cm}$ とすると,チャンネル空間は $1\,\mu l$ と微小量である.また滞留時間を短くすることは容易であること,界面での反応を効率化できることなどが特徴としてあげられる.

マイクロ空間での力のバランスを検討する.マイクロスケールでは,体積に比べて表面積や界面積が大きくなる.上記したようにマイクロメートルのスケールでは伝熱および物質移動が非常に早くなる.また,体積に対する表面積や界面積の比が大きくなることは流れの状態に大きな影響を及ぼす.デバイス内の流体には4つの力が働いていると考えられる.流体自体の持っている慣性力 I,流体に働く重力 G,そして粘性力 V および表面張力(界面張力)S が働いていると考えられる.これらの力の大きさはそれぞれ相対的に以下のような式で見積もることができる[6,7].

慣性力: $I = \rho L^2 U^2$
重力: $G = \rho g L^3$
粘性力: $V = \eta U L$
界面張力: $S = \sigma L$

ここに,ρ:密度 $[\mathrm{kg/m^3}]$,U:流速 $[\mathrm{m}/$秒$]$,g:重力加速度 $[\mathrm{m}/$秒$^2]$,L:系の代表長さ $[\mathrm{m}]$,μ:粘度 $[\mathrm{Pa \cdot s}]$,σ:表面張力(界面張力)$[\mathrm{N/m}]$.系のスケールが小さくなった場合,系の代表長さ L および流速 U が小さくなり,通常のマクロ空間に比べて,系に働く表面張力(界面張力)や粘性力の寄与が他の力に比べて著しく大きくなる.このことより,マイクロスケールにおいて独特な流体の特徴がでてくる.レイノルズ数が小さくなるために流れが層流になる.表面張力や界面張力に起因するラプラス圧の影響が大きくなり,毛細管現象などの現象が起こる.また,粘性力の影響が大きくなり,圧力損失が大きくなるため流体のハンドリングが大変になる.表面力を制御するにはデバイスの表面の物性が重要になる.このように系のスケールが小さくなると流れを支配する力が大きく変化する.マイクロ/ナノテクノロジーにおける微小空間では,表面そのものや表面張力が系の特性に大きく関与するものであり,その理解と,その特性を生かした利用技術の開発が必要とされる.

表 III.1.12.1 に長さの異なる空間とサイズ効果をまとめ,代表的な値を示した.サイズが小さくなると,比表面積が大きさの逆数に比例して大きくなり,表面の効果が大きくなる.代表速度等を表のように仮定すると,慣性力はサイズの4乗,重力はサイズの3乗,粘性力はサイズの2乗,界面張力はサイズの1乗に比例することになる.サイズが小さくなると,慣性力,重力の寄与が小さくなり,粘性力,界面張力の寄与が相対的に大きくなる.

マイクロ空間では,圧力損失が問題となる.厳密には,チャンネル形状に依存するが,圧力損失 ΔP は円管を流れる層流における圧力損失の式で概略記述できる.
$$\Delta P = 32 \eta U L / d^2$$
ここに,U:流速,L:円管長さ,d:円管直径.チャンネル径を $100\,\mu\mathrm{m}$,長さを $10\,\mathrm{cm}$,流速

表 III.1.12.1　空間とそのサイズ効果の例[7)]

代表物質 M	ウイルス,分子集合体,染色体,金箔厚み	血小板,近赤外線の波長	細胞,霧や雲の水滴,インクジェットプリンターのインク量	人毛,ダニ	マイクロマシン,シラミ,ピンの頭	水1g,1円硬貨の半径
代表長さ (m) L	10^{-7} 100 nm	10^{-6} 1 μm	10^{-5} 10 μm	10^{-4} 100 μm	10^{-3} 1 mm	10^{-2} 1 cm
代表体積 (m³) $V \propto L^3$	10^{-21} 1 aL	10^{-18} 1 fL	10^{-15} 1 pL	10^{-12} 1 nL	10^{-9} 1 mL	10^{-6} 1 mL
代表表面積 (m²) $S \propto L^2$	10^{-14}	10^{-12}	10^{-10}	10^{-8}	10^{-6}	10^{-4}
比表面積 (m²/m³) $S/V \propto L^{-3}$	10^7	10^6	10^5	10^4	10^3	10^2
代表速度 (m/秒)	10^{-6}	10^{-5}	10^{-4}	10^{-3}	10^{-2}	10^{-1}
代表拡散係数 (m²/秒) D (液体中)	10^{-9}	10^{-9}	10^{-9}	10^{-9}	10^{-9}	10^{-9}
代表拡散時定数 (s) $\propto L^2$	10^{-5}	10^{-3}	10^{-1}	10	10^3	10^5
代表重力 (N) $\propto L^3$	10^{-17}	10^{-14}	10^{-11}	10^{-8}	10^{-5}	10^{-2}
代表慣性力 (N) $\propto L^4$	10^{-23}	10^{-19}	10^{-15}	10^{-11}	10^{-7}	10^{-3}
代表粘性力 (N) $\propto L^2$	10^{-16}	10^{-14}	10^{-12}	10^{-10}	10^{-8}	10^{-6}
代表界面張力 (N) $\propto L$	10^{-9}	10^{-8}	10^{-7}	10^{-6}	10^{-5}	10^{-4}
レイノルズ数 Re (慣性力/粘性力) $\propto L^2$	10^{-7}	10^{-5}	10^{-3}	10^{-1}	10	10^3
キャピラリー数 Ca (粘性力/界面張力) $\propto L$	10^{-7}	10^{-6}	10^{-5}	10^{-4}	10^{-3}	10^{-2}
ウェーバー数 We (慣性力/界面張力) $\propto L^3$	10^{-14}	10^{-11}	10^{-8}	10^{-5}	10^{-2}	10

を1 cm/秒とすると,圧力損失は3 kPaとなる.チャンネル径を10 μmと小さくして,チャネル数を100個として同量の水を流すと,圧力損失は320 kPa,約3気圧となる.チャンネルサイズを小さくすると,圧力損失に注意することが必要である.圧力損失は,粘性に比例するため,油脂や高分子溶液など,粘性が高い場合には,圧力損失が大きくなることと,目詰まりの危険性を考慮することが不可欠である.

b. マイクロ現象の可視化

マイクロ現象の研究では顕微鏡観察が有効である.菊池は,シリコン単結晶基板上に数ミクロンのマイクロチャンネル(MC)を作製し,このMCを毛細血管モデルとして用い,血液レオロジー計測装置を開発した[8)].血液がMCを通過する速度の計測とあわせて,赤血球,白血球,血小板等の動態がリアルタイムで観察できる.同様のMC装置を用いたマイクロチャンネル乳化装置が食総研において開発された.この新規乳化法は乳化の項に記載されている.その他,食総研では精密濾過膜分離,酵素反応,膜乳化,解乳化,マイクロチャンネル乳化など,種々の微細空間におけるプロセスのリアルタイム観察と解析研究が行われている[7,9)].

このように,マイクロチャンネル内での粒子や細胞の移動,特性などを様々な顕微鏡で観察し,静的および動的特性の解明に役立てることができる.

c. CFDによるマイクロ空間プロセスの解析

CFD(計算機流体力学)は,ナビエ-ストークス方程式(粘性をもつ流体の運動を記述する2階非線形偏微分方程式)と連続の式,その他の式を連立してコンピュータを用いて数値的に解くことで流体の挙動を予測することができる.これまで,スペースシャトル,飛行機,電車など,実際の実験が容易でない巨大な系の流体の流れが主な対象であったが,計算時間の短縮化,低価格化に伴い,体内での血液の流れなどのマイクロ場の流れの挙動,熱移動,蒸発,溶解,凍結などの相変化,化学反応などにも,適用が開始されはじめている.

食品分野でのCFDの適用例としては,マイクロチャンネル乳化[10)],膜乳化,食品の冷凍[11)],交流高電界加熱装置内の温度分布[12)],食品の乾燥[13)]などがある.

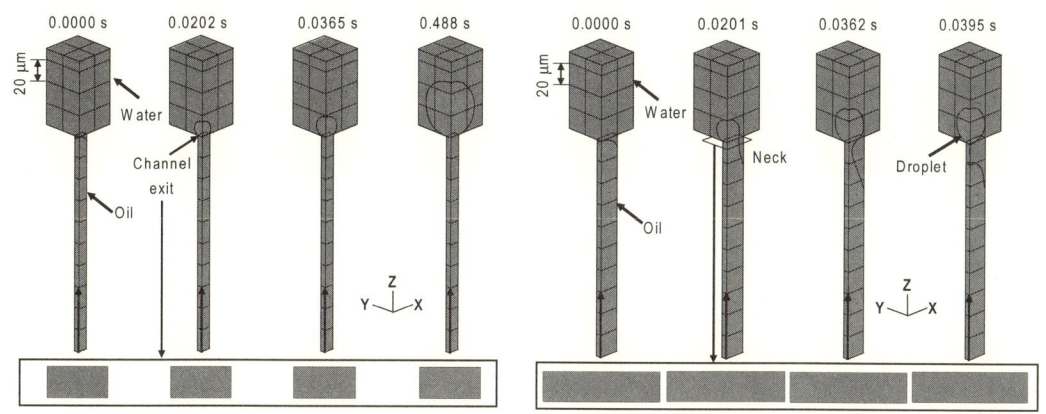

図 III.1.12.1 貫通型マイクロチャンネルからの液滴作製挙動の CFD 解析[10]
左：油相の連続流出，長方形の長辺/短辺比=2，右図：油滴の自発的生成；長方形の長辺/短辺比=4.

マイクロチャンネル乳化に適用した例をあげる．種々の形状の貫通孔に対して，油が孔を通過して，水中に吐き出される現象をモデル化して，CFDを利用して流体の挙動を予測した結果，液滴の離脱は，図 III.1.12.1 に示すように，孔の断面の長短辺比に依存すること，すなわち，長短辺比が大きいと右図のように液滴として離脱するが，比が小さくなると，左図のように分散相が連続流出することが示され，実験とシミュレーションが同様であることがわかってきた[10]．

今後の食品加工プロセスに対して有用であると考えられ，複雑な装置内での，流動挙動のシミュレーションなど今後の研究が期待される．

d. マイクロエンジニアリングの展開

上記のように，マイクロ空間はマクロ空間と異なる様々な特徴を有する．μTAS としての生化学分野を中心とした分析システムでは，医療検査などに微少量のサンプルで適用可能な分析デバイスが実用化されている．

最近はさらに化学合成にも注目されており，化学反応，生化学反応，酵素反応，細胞培養などへの展開となり，マイクロエンジニアリングが大いに貢献するものと思われる．

通常の反応では，実験室規模からスケールアップを行い，実生産にいたるが，マイクロスケールでは，通常，デバイスを積層するなどのナンバリングアップが一般的である．これにより年間数トンから数10トン程度は可能となり，付加価値の高い医薬品等に対して適用可能となる．マイクロリアクターを使用したジアゾ色素の合成では，年間10トン生産規模が実用化されている．細孔径を精緻に制御した，マイクロ制御膜の開発も行われている．市場の要請に応じることができるプロセス開発のために，マイクロエンジニアリングのさらなる展開が期待される．

食総研が開発しているマイクロチャンネル乳化技術もスケールアップが推進されており，1時間 1 kg の分散滴，これはエマルション液としては分散相の分率を 0.1 とすると，10 kg/時の生産性ということになる．

また，様々なマイクロチャンネルを用いた混合装置，マイクロミキサーの利用も種々検討されている[5]．これらのマイクロチャンネル技術は，要素技術として発展しているが，汎用化あるいは標準化のためのモジュール化も検討されている．すなわち，少量多品種生産のためには，反応部，分離部，原料供給部など，各部分がモジュールとして，種々の組合わせで使え，モジュールの入れ替えにより，多品種の生産が容易になることが望ましい．温度制御，pH制御，その他物性制御も，モジュール化がされることが必要と考えられる．

ナノテクノロジーや概説したマイクロエンジニアリングは新しい概念であり，これらを利用して，付加価値を高めた食品製造プロセスの開発が期待される．

〔中嶋光敏〕

文　献

1) M. P. Hughes, K. F. Hoettges : Microengineer-

2) CJM van Rijn: Nano and Micro Engineered Membrane Technology, p. 10, 2004.
3) 吉田潤一ほか:マイクロリアクターテクノロジー, NTS, 2005.
4) 北森武彦ほか:マイクロ化学チップの技術と応用, 丸善, 2004.
5) W. Ehrfeld, et al.: Microreactors, WILEY-VCH, 2000.
6) 杉浦慎治ほか:ケミカルエンジニヤリング, **45** (6), 433-440, 2000.
7) 中嶋光敏:化学工学, **66**, 62-66, 2002.
8) Y. Kikuchi, et al.: *Microvasc. Res.*, **44**, 226-240, 1992.
9) 中嶋光敏:日本食品工学会誌, **5**, 71-81, 2004.
10) O. Kobayashi et al.: *Langmuir*, **21**, 5722-5730, 2005.
11) Q. T. Pham: *Int. J. Refrigeration*, **29**, 876-888, 2006.
12) 植村邦彦ほか:食品総合研究所研究報告, No. 71, 2007.
13) Q. Zou, et al.: *J. Food Eng.*, **77**, 1037-1058, 2006.

1.13
食品廃棄物からバイオプラスチックへの変換技術

　21世紀は環境の時代といわれ,農業や食品産業においては早急に環境保全型産業への転換を迫られている.食品や農業分野で出荷工程から加工工程で発生する非可食部は従来であれば,農産物を栽培している農地に還元し肥料として使用することが通常である.しかし,農産物等の輸入増加と食品工場の大型化などの現状では,発生した副産物の農地への還元には限界があり,副産物の処理が緊急な課題となっている.環境保全型産業への転換のための技術開発としては省資源・省エネルギー型技術の導入が不可欠である.具体的には加工プロセス中のエネルギー利用の効率化と副産物・廃棄物の発生を抑制した加工工程の構築,発生した未低利用資源のリサイクル技術・変換技術の開発があげられる.ここでは,その一つの例として食品廃棄物(food waste)からバイオプラスチック(biomass plastic, biodegradable plastic)への変換技術について,さらにバイオプラスチックあるいは生分解性プラスチックについての現状を含めて紹介する.現在,バイオマス資源の有効利用では,バイオエタノールやバイオディーゼルなどのエネルギー変換の研究が促進されているが,有機性廃棄物においては,マテリアルリサイクルとして最後に土壌還元することで循環型資材として利用することも有効な変換技術である.有機性廃棄物,特に食品廃棄物は高含水率のものが多く,これらの素材では脱水処理や乾燥,粉砕処理などの前処理もあわせて処理技術として検討しなければならない.他にも表III.1.13.1に示すような処理が必要である.特に粉砕処理は,植物細胞に由来する強

表 III.1.13.1 必要な副産物・廃棄物の変換技術

前処理	目　的
粉砕処理(湿式・乾式)	減容化・組織破壊
固液分離処理	成分濃縮・減容化
乾燥処理	成分濃縮・安定性
変換処理	目　的
微生物利用	素材化,エネルギー材料
物理化学処理	素材化(生分解性素材等)
熱処理	熱源・炭化

固な構造を破壊する手段であり，粉砕処理素材は生分解性素材化において強度向上のために植物繊維素材として利用できる．また，エネルギー生産においては，微生物や酵素の受容性を増し，資化率を向上するのにも有効である．本編の技術でも使用しているおからなどは脱水処理などを経た素材を材料として利用しているが，この技術開発検討事例については「固液分離」の項で触れているので参照されたい．

a. 生分解性素材の開発状況

生分解性資材はポリ乳酸系プラスチックをはじめとして世界中で利用が進んでおり，用途にあわせた改質も進んでいる．これらの資材は，化学合成プラスチックと非常に似た特性をもち，使用している自然界の環境では分解がきわめて遅く，ある程度の熱を加えて加水分解処理を行うことが必要である．厳密な意味での生分解性とはいいがたいが，一般の使用中の劣化がしないため，安定的に使用でき，かつ使用後の処理を行うことで，土壌などへ還元できる意味で環境保全型プラスチックといえる．またこれらが植物原料から生産されることでCO_2削減の効果も大きく注目されている．これらのポリ乳酸系などの生分解性プラスチックにおいては，現在ガラス繊維の代わりに竹繊維を添加してコスト低減と強度向上を行った事例があるなど，その製造コストの低下と物性の改善により実際に利用が進んでいる．おからなどの副産物から直接製造する素材は，ポリ乳酸系プラスチックのように化成プラスチックを完全に代替できる特性はない．しかし，完全生分解性であり，短時間使用する包装容器とか，農業資材への利用においては，一般家庭での処理や農地への還元が容易であり，利用可能な分野もあると考えている．

生分解性素材の用途展開として，繊維，不織布，フィルム，シート，射出成形品，ボトル，発泡成形品等において，生分解性の必要な分野や望ましい分野を中心に用途展開が考えられている．たとえば，自然環境下で使用される水産，農業，園芸，土木分野の資材，日常生活において廃棄物処理が問題となる包装資材（包装フィルム，食品容器，買い物袋，緩衝材等）や生活資材（生ごみ袋，紙おむつ，トイレタリー用品等）までが対象となる．生分解性素材の市場は年々増加している．この中で，筆者らが検討したのは，食品廃棄物の利活用や農産物の利用率向上につながり，また素材変換コストも比較的安価な天然高分子材料の活用である．これらの天然高分子素材においては，耐水性の付与が大きな問題となっている．筆者らはこの問題解決に，水に溶けにくいトウモロコシ種子タンパク質ゼインに着目し開発を行った．ゼインは溶媒可溶性のプロラミンであり，トウモロコシ種子中のタンパク質の約50～55％を占める．トウモロコシから製造されるコーンスターチを例にあげると，副産物として生じるコーングルテンミールは，原料の約5％である．グルテンミールは，飼料用や醸造用として利用されており，その取引価格は40～70円/kgであり，コストも安価である．現在コーンスターチは食品のみならず，バイオエタノールやポリ乳酸の原料としての利用が増加しており，コーングルテンミールは難水溶性であることから食品としての利用用途もなく，バイオプラスチックへの利用は，今後の有効な利用法としても期待される．

b. 射出成形法による低コスト固形素材の開発[1~2]

コーンデンプンの副産物であるゼインを多く含むコーングルテンミールを直接原料にした生分解性素材の開発を検討した．低コストでかつ耐水性をもつ固形素材の開発方法とは，一般的にプラスチック固形素材を製造する手法である射出成形法を用いるものである．射出成形法とは，ペレット成形した高分子ポリマーを射出成形機のスクリュー回転でシリンダー内に充填し，高温高圧の中で溶融して，コップなどの成形物の鋳型（金型）の中へスクリューの移動により射出して，金型内で成形された樹脂を冷却して取り出す方法で一般的なプラスチック成形手法の一つである．グルテンミールを主原料にして，農産廃棄物であるおからや農産物の茎葉，キノコの廃培地（オガクスがベース）などの植物繊維成分を強度向上剤として添加した材料での射出成形法による固形素材化に成功した．この製造工程を図III.1.13.1に示すが，まずコーングルテンミールやおからなどの原料を調整して，エクストルーダーでペレット化し，そのペレットを射出成形機で育苗ポット（図III.1.13.1）に成形した．成形した素材の機械特性

グルテンミール ← 生分解性素材の品質向上と低コスト化のための
グルテンミールの前処理

添加物：繊維（異種食品分野からの廃棄物）
ミネラル成分（育種用肥料成分）

生分解性素材の品質向上、付加価値の付与、低コスト化の
ための材料のブレンド、ペレット化処理
強度向上と低コスト化のためのオカラなどの廃棄物の添加
育苗ポットなどでは微量元素による栽培管理での付加価値

通常の高分子ポリマーとは異なる材料に適した
スクリューなどの装置改良

エクストルーダーによるペレット化

得られた生分解性素材の評価と実用化の検討

射出成形

素材化

金型内で成形された育苗ポット

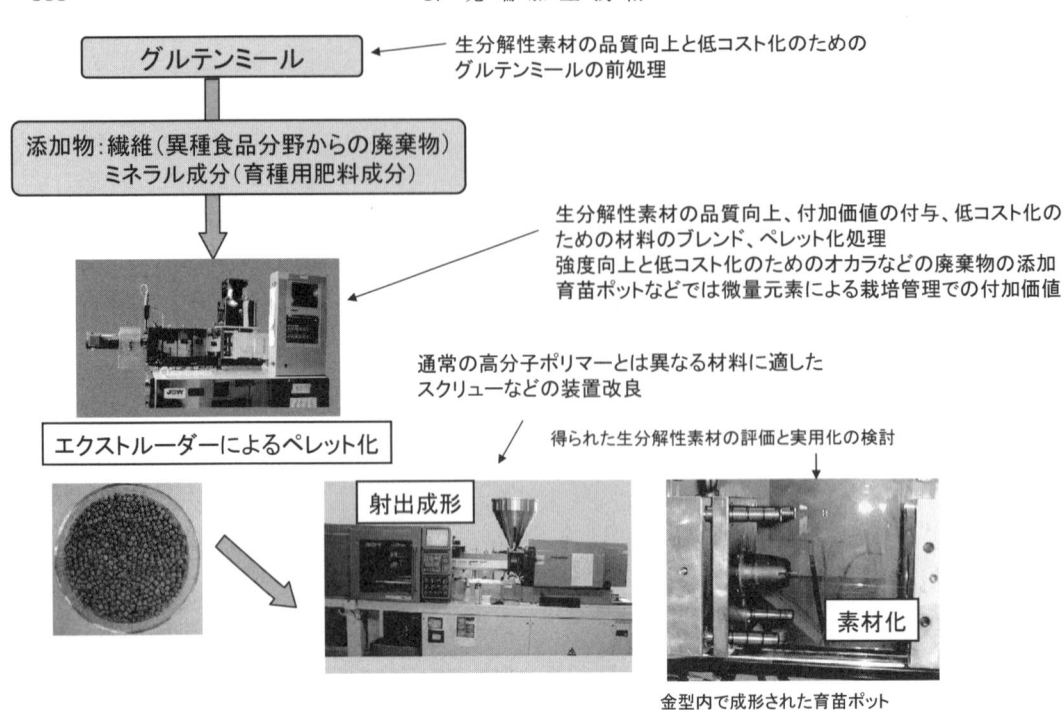

図 III.1.13.1　射出成形法による固形素材の製造方法

を測定すると，固形素材として通常の化成プラスチックに比べて若干低いが使用に耐える強度を得た．特におからなどの植物繊維分を多く含む副産物を乾燥し，粉砕したものを 10～20% 添加したものは，無添加に比べて強度が 1 割程度向上した．また成形素材は，図 III.1.13.2 に示すように，おから以外に米ぬかや茶殻，リンゴなどの搾汁残渣などについても機械特性が向上し，特に成形素材を乾燥することで，その強度はさらに向上した．この研究は，企業との共同研究により実施されたものであり，生産性の利点（コスト，成形性，成形物の形状の自由度）が多い射出成形法を用いることでコスト低減と実際の使用に耐える固形成形物を得ることができた．タンパク質も他の高分子と同様な熱可塑性を有していることが知られていた．しかし，熱溶融時の物性が温度により容易に変化するため射出成形処理は実際には使われていなかった．今回は，従来の高分子ポリマーの処理に比べて，射出成形時の高い圧力の設定と厳密な温度設定，さらには射出スクリューの形状などの改良によって，安定的な射出成形法を開発した．さらに土壌中の生分解性の試験を実施して，湿潤土壌ではほぼ 1 か月で分解することを確認した．この技術では，コーングルテンミールのほ

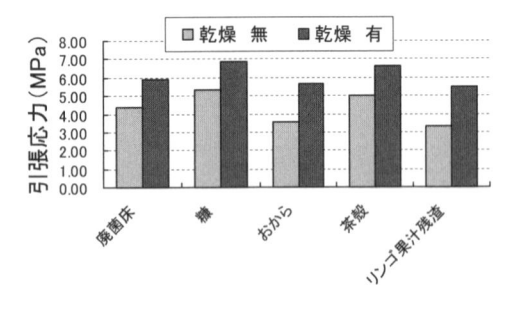

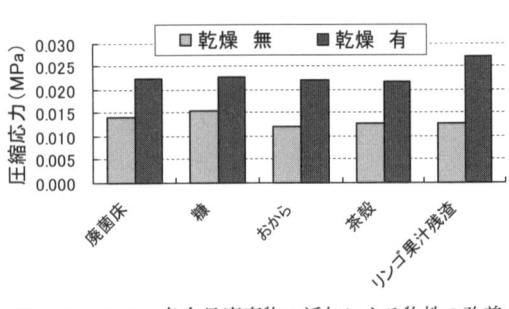

図 III.1.13.2　各食品廃棄物の添加による物性の改善

か，グリセリン（可塑剤），おから，野菜等の残渣，キノコ廃培地などの食品副産物から資材が得られるため，コストの低減を図ることができる．素材の前処理も水分調整と粉砕のみであり，その後のペレット化や射出成形処理も連続大量処理の可能なプロセ

1.14
バイオディーゼル燃料

近年，地球温暖化や化石資源枯渇問題を背景に，バイオディーゼル燃料が軽油代替燃料として注目されている．バイオディーゼル燃料とは，植物油脂や動物油脂などの再生可能な資源からつくられる燃料である．一般的には，動植物油脂の主成分であるトリグリセリドとメタノールとの反応により得られる脂肪酸メチルエステルのことをいう．その主な特徴は，カーボンニュートラル，生分解性，再生可能なバイオマス燃料，排ガスが軽油のそれに比較してクリーンであること，などである．

日本と米国や欧州とにおけるバイオマスの位置づけには，多少の相違がみられる．すなわち，欧米では，バイオマス利用は余剰農産物対策の一環であるのに対して，エネルギー作物の集約的栽培が困難なわが国では，有機性廃棄物の地域エネルギー化を目指した技術開発研究が中心となっている．このことは，バイオディーゼル燃料の利用に関してもあてはまる．欧州ではナタネの新油を，また米国では大豆の新油を原料としたバイオディーゼル燃料が生産されているのに対し，食用油脂の9割以上を輸入に頼っているわが国では，新油を原料としたバイオディーゼル燃料の生産は現実的ではなく，廃食用油を原料とした検討が中心となっている．

ここでは，まず国内における廃食用油の現状を解説するとともに，国内外におけるバイオディーゼル燃料利用の現状とその問題点について述べる．次に，バイオディーゼル燃料生産に関する最近の取組みとして，無触媒メチルエステル化法に関する研究例を紹介する．さらに，無触媒メチルエステル化法の特徴に基づき，アジアの油糧資源への展開の可能性について考察する．

a. わが国における廃食用油の現状

食用油は，動植物油脂を精製したものが用いられており，総数は250万トンで植物油脂が225万トン，動物油脂が25万トンである[1]．廃食用油の発生量を正確に把握するのは困難であるが，発生元は家庭と業務用（食品製造業を含む）であり，回収さ

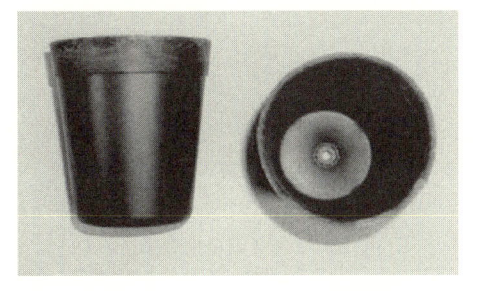

図 III.1.13.3 射出成形法を用いた生分解性育苗ポット
原料：コーングルテンミール，おから，グリセリン等．

スであり，処理コストは非常に安価である．図 III.1.13.3 に示すような約30 gのポットで1個7～8円と見積もられる．この値は，一般の化成プラスチックに比べれば，まだ数倍高いが，ポリ乳酸などの他の生分解性ポリマーに比べれば安価となっている．また植物の育苗ポットでは，土壌中で生分解するに従って，材料成分が拡散溶出し肥料として働くことで安定的に植物へ供給することが可能となる．

特に長期的な利用が可能なポットにおいて溶出する成分に肥料効果が期待できる高機能の資材は，農業での栽培管理の効率化や農地での過剰施肥の改善などの副次的な効果も期待できる．実用化に向けた原料の配合や成形条件の最適化，さらには他の生分解性ポリマーとのブレンドなども含めて検討している．

射出成形素材も含めて生分解性素材の開発においては，一般資材としての品質向上を図るとともに，コストの低減を原材料コストおよび処理コスト両面から検討する必要がある．また生産・流通サイドから消費者サイドを含めたすべての段階で環境保全型システムへの移行が必要であるとの認識が重要である．　〔五十部誠一郎〕

文　献
1) S. Isobe, et al.: Proceedings of 11 th Annual Meeting of BioEnvironmental Polymer Society, p. 20, 2003.
2) Q. Wu, et al.: *Ind. Eng. Chem. Res.*, **42**, 6765-6773, 2003.

れているのは業務用が中心で家庭用はわずかである．回収量は，再利用用途からの推計によれば，飼料用と脂肪酸分解用が主で，その量は年間20～25万トンとされている．全体の発生量は，家庭からの発生量が販売量や調理方法からみて20万トンと見込まれることから，業務用をあわせて40～45万トン程度とみられている[2]．

このような廃食用油の現状からすると，未回収の20万トン程度については，バイオディーゼル燃料として汎用的に使用される可能性を有していると考えられる．また，回収廃食用油の用途の中心である飼料および脂肪酸原料としての需要が落ち込み傾向にある中，バイオディーゼル燃料化のコストが低減されれば，現在飼料等に利用されているものの全量が，バイオディーゼル燃料に流れる可能性もある．さらに，廃食用油のバイオディーゼル燃料化が国民の意識の中に浸透すれば，廃食用油の回収率が増大することが期待され，下水へ流される廃食用油の量が減ったり，ごみの量が減ったりといった面での環境負荷軽減の効果も期待される．

b. バイオディーゼル燃料利用の現状

欧州においては，主にナタネの新油からバイオディーゼル燃料が生産されており，その生産量は，2004年において，ドイツが約109万トン，フランスが約50万トン，イタリアが約42万トンとされる．また，米国においても大豆の新油を主な原料として約8万トンのバイオディーゼル燃料を生産しており，2004年現在，世界全体で200万トンを上回る生産量があるとされる．生産量は年々増大しており，2005年には300万トン，さらに，2006年には400万トンに達すると予想されている[3]．また，世界第1位および第2位のパーム油生産量を誇るマレーシアおよびインドネシアにおける現状については，山崎らの調査報告[4]があるので参考にされたい．一方，食用油脂の9割以上を輸入に頼っているわが国においては，新油によるバイオディーゼル燃料生産は現実的ではなく，廃食用油を原料としたバイオディーゼル燃料生産が一部で行われている．国内における生産量は年間3,000トンといわれ，そのうちの1,600トンが京都市の事業によるものである[5]．京都市では，1997年以来，脂肪酸メチルエステルに変換することを目的として，家庭や食堂から廃食用油を回収している．アルカリ触媒法により廃食用油から脂肪酸メチルエステルを製造し，ごみ回収車および市バスの燃料として利用している．約220台のごみ回収車が，脂肪酸メチルエステルを燃料として走行している．市バスの場合には，出力の関係上，脂肪酸メチルエステル20%と軽油80%とからなる燃料（B 20）を用いており，約80台が走行している．

c. バイオディーゼル燃料の利用促進を妨げている問題点

わが国においては，バイオディーゼル燃料といえども，軽油と混合して用いる場合には，軽油取引税の課税対象となり，課税額は1 l 当り32.1円である．この税制上の扱いが，わが国におけるバイオデ

$$
\text{(a)} \quad \begin{array}{c} CH_2OOCR_1 \\ CHOOCR_2 \\ CH_2OOCR_3 \end{array} + 3CH_3OH \rightleftharpoons \begin{array}{c} CH_3COOR_1 \\ CH_3COOR_2 \\ CH_3COOR_3 \end{array} + \begin{array}{c} CH_2OH \\ CHOH \\ CH_2OH \end{array}
$$

トリグリセリド　メタノール　　　　脂肪酸メチルエステル　グリセリン

$$
\text{(b)} \quad \begin{aligned} TG + CH_3OH &\rightleftharpoons DG + R_1COOCH_3 \\ DG + CH_3OH &\rightleftharpoons MG + R_2COOCH_3 \\ MG + CH_3OH &\rightleftharpoons GL + R_3COOCH_3 \end{aligned}
$$

図 III.1.14.1　油脂（トリグリセリド：triglyceride）のアルコリシスによる脂肪酸メチルエステル（fatty acid methyl ester; FAME）の生成
(a) は全体反応を表し，(b) は同反応を3段の平衡反応として記述．
TG：トリグリセリド，DG：ジグリセリド，MG：モノグリセリド，GL：グリセリン（glycerol）；通常はアルカリ触媒を使用．

ィーゼル燃料の広範囲での利用を妨げる要因の一つとなっているとされる[6]．

バイオディーゼル燃料の利用を促進するためには，税制上の問題に加えて，技術面においても解決すべき問題がある．動植物油脂は，軽油に比較して高い粘度を有するため，そのままでは通常のディーゼルエンジンの燃料として使用することはできない．ディーゼル代替燃料としての利用を可能にするためには，その粘度を低下させる必要がある．動植物油脂からのディーゼル代替燃料製造で実用化されている製法は，アルカリ触媒を用いたトリグリセリド（triglyceride）のアルコリシスによる脂肪酸メチルエステル（fatty acid methyl esters；FAME）の生成を利用した低粘性化技術であり，副産物としてグリセリン（glycerol）が生成する（図III.1.14.1）．廃食用油を原料としたディーゼル代替燃料の価格を低下させ実用性を向上させるためには，副産物であるグリセリンの有効な用途を開発しなくてはならないが，アルカリ触媒を用いたメチルエステル化法では反応後にアルカリ触媒を取り除く精製工程を設けない限りは副産物の用途には制限がある．また，アルカリ触媒法では遊離脂肪酸が反応を阻害するため，廃食用油を原料として用いる場合には前処理として脱酸工程が必要となるが，脱酸により歩留まりが減少する．このため，アルカリ触媒を用いることなく低コストでバイオディーゼル燃料を生産できる方法が求められている．

d. バイオディーゼル燃料生産に関する最近の研究

従来のアルカリ触媒を用いたメチルエステル化法に比較して，アルカリ触媒を用いないメチルエステル化法は，いくつかの利点を有する．

無触媒メチルエステル化法による反応システムにおいては，反応後にアルカリ触媒を除去するための精製工程が不要となる．したがって，システム全体の構造が簡略化されるとともに，副産物であるグリセリンを他の産業で直接利用することが可能となる．このため，バイオディーゼル燃料製造に要する全体としてのコストが低減される．

また，無触媒メチルエステル化法を用いたシステムにおいては，トリグリセリドだけではなく遊離脂肪酸もメチルエステルに変換できると考えられる．したがって，反応に先駆けて遊離脂肪酸を除去するための脱酸工程が不要となる．このため，システム全体としての歩留まりが向上する．

こうした利点に対する期待から，わが国において，いくつかのグループがバイオディーゼル燃料製造のための無触媒メチルエステル化プロセスの開発に取り組んでいる．

1) 超臨界メタノール法

アルカリ触媒を用いないメチルエステル化法として，超臨界メタノール法が提案されている[7]．この方法は，触媒を用いる代わりに，メタノールを臨界点（239℃，8.09 MPa）以上の高温高圧にすることで反応性を高めるものである．2.0 gのナタネ油を，350〜400℃，45〜65 MPaの高温高圧条件下で，メタノールと油のモル比を42：1として反応させた結果，240秒で反応が終了したとするデータがSakaらにより示されている．また，最近では，亜臨界水による油脂の加水分解を組合わせた2段階超臨界メタノール法[8]と呼ばれる方法が提案されている．この方法では，まず亜臨界状態の水を用いてトリグリセリドを加水分解して遊離脂肪酸とグリセリンを得た後に，超臨界メタノール中で遊離脂肪酸をメチルエステル化して脂肪酸メチルエステルを得る．2段階超臨界メタノール法を用いることにより，製品中に含まれるモノグリセリド含量が低下し，製品の品質が向上するとしている．

2) STING法

飯嶋ら[9]は，油脂のエステル交換と熱分解との同時反応に基づくSTING（simultaneous reaction of trans-esterification and cracking）法を提案している．この方法においては，超臨界状態のメタノール中において油脂のメチルエステル化反応と熱分解反応とが同時に進行し，中鎖脂肪酸からなるトリグリセリド，ジグリセリド，モノグリセリドおよびメチルエステルならびに高級アルコール，低級アルコール，その他炭化水素等が生成する．これらの成分は1相を形成し，全体がディーゼル代替燃料として利用される．このため，このプロセスおいては副産物（グリセリン）は生成せず，プロセス全体としての歩留まりを向上させることができる．また，STING法により生成した製品は，アルカリ触媒法によるものと比較して粘度と流動点がともに低い．このため，その品質はアルカリ触媒法によるものに

比較して高いとされる．

3) 過熱メタノール蒸気法

超臨界メタノール法やSTING法によるプロセスは，高温・高圧の条件下での操作を必要とするため，これらの方法を用いた際のイニシャルコストは比較的高価なものとなると考えられる．メチルエステル化によるディーゼル代替燃料の製造コストをさらに低減するための方法として，Yamazakiら[10]は常圧付近で過熱メタノール蒸気を油脂中に吹き込むことによりメチルエステルを生成する無触媒メチルエステル化反応の検討を行っている．検討に用いた装置の概略を図III.1.14.2に示す．油脂を満たした反応槽の底部より過熱状態のメタノール蒸気を供給する．生成したFAMEは，メタノール蒸気とともに反応槽から流出し，冷却器で凝集・回収される．この反応においては，触媒は一切用いられない．容量500 mlのベンチスケールの反応槽を用いてひまわり油による反応を行った結果，290℃程度の反応温度で最も効率よくFAMEが生成することを確認している．この方法は，アルカリ触媒の除去工程が不要となるばかりではなく，常圧付近での反応であるため装置コストを低く抑えることができるものと期待される．ベンチスケールでの結果をもとに経済性の評価を行ったところ，従来のアルカリ触媒を用いた方法の半分程度のコストでFAMEを生産できる可能性も示唆されている[11]．現在は，1日当り数十lのFAMEを生産できる規模の装置を用いて，実用化に向けての検討が行われている．

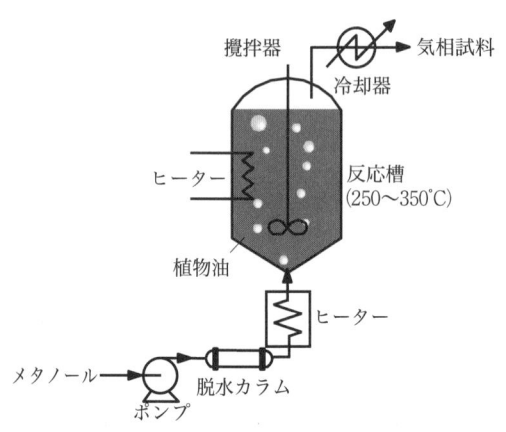

図 III.1.14.2 過熱メタノール蒸気法を用いたバイオディーゼル燃料製造装置の概略[10]

e. アジアにおける油糧資源への展開

前述のとおり，欧州や米国においては，それぞれナタネ油と大豆油を用いたバイオディーゼル燃料製造が大々的に行われている．しかしながら，食用利用と競合する油糧資源をバイオディーゼル燃料の原料とすることは，食用油脂の価格の高騰を招く等の問題をひき起こす可能性がある．このため，油脂の搾油工程から排出される廃液に含まれる脂質や油脂精製工程での副産物（脂肪酸等）およびジャトロファ（*Jatropha curcus* L.；ナンヨウアブラギリ）等の食用利用と競合しない油糧作物から得られる油脂が，バイオディーゼル燃料製造用の原料として高い可能性を有しているものと考えられる．

特に，マレーシアおよびインドネシアは，それぞれ世界第1位および第2位のパーム油生産量を誇っており，搾油工程から排出される廃液に含まれる脂質や油脂精製工程で排出される副産物だけでもかなりの賦存量になるものと考えられる．たとえば，油脂精製工程から排出される脂肪酸の量は，原料油の5〜10%程度に達するとされる．しかも，これらの油糧資源は，すでに集まって存在しており，回収を必要としないといった特徴も有する．

また，ジャトロファは年間降雨量400 mm以下のやせた土地でも生育可能であり干ばつや害虫にも強いため，インドネシア東部地域などオイルパーム生産に向かない限界地（マージナルランド）でも生育が可能とされる[4]．また，ジャトロファの種子から搾油した油は毒性があり非食用油脂であるため，パーム油のように食用需要と競合することはなく，生産量の拡大がバイオディーゼル燃料原料の増大に直結する可能性が高いなどの利点を有する．このため，東南アジア，特にインドネシアにおいて，増産が検討されている．また，ジャトロファから得られる粗油を精製することなくそのままバイオディーゼル燃料原料として用いることができれば，精製のためのコストを削減することが可能となり，バイオディーゼル燃料製造原料としてのポテンシャルはさらに高まるものと考えられる．

これらの油糧資源の特徴は，遊離脂肪酸の含量が高い点である．このため，これらの資源はアルカリ触媒法を用いたディーゼル代替燃料生産には適していない．一方，前述の通り，無触媒メチルエステル化法は，油脂の主成分であるトリグリセリドだけで

はなく，遊離の脂肪酸からも FAME を生成することが可能である．このため，無触媒メチルエステル化法は，アジアの油糧資源に適した方法であると考えられ，今後の展開が期待される．

　以上，動植物油脂，特に廃食用油をディーゼル代替燃料として利用するための研究の動向を紹介した．現在，国内で消費されている軽油は，4,600万 kl とされ，国内で排出される廃食用油の全量をバイオディーゼル燃料として利用できたとしても，需要全体の 1% 程度にとどまる．しかし，ここで紹介したように触媒を用いないバイオディーゼル燃料製造技術は，東南アジアにおけるパーム油製造工程から排出される廃油等の幅広い動植物油脂資源に対して適用が可能であると考えられる．

　こうした研究の成果として，低価格で効率よくバイオディーゼル燃料を製造する技術が確立され，地球温暖化の防止，化石資源の保護に貢献することが期待される．　　　　　　　　　　〔鍋谷浩志〕

文　献

1) 農林水産省食品産業振興課：我が国の油脂事情，p. 107, 2002.
2) 義村利秋：廃食用油の利用と今後の動向，第2回油化学セミナー資料，日本油化学会，pp. 29-34, 1999.
3) 油脂，**59**(5), 37-41, 2006.
4) 山崎理恵ほか：日本食品工学会誌，**6**(2), 105-111, 2005.
5) 油脂，**56**(9), 18-23, 2003.
6) 松村正利：図解バイオディーゼル最前線，サンケアフューエルス(株) 編，工業調査会，p. 213, 2006.
7) S. Saka, D. Kusdiana : *Fuel*, **80**, 225-231, 2001.
8) D. Kusdiana, S. Saka : *Applied Bio-chem. Biotechnol.*, **115**, 781-792, 2004.
9) 飯嶋　渡：農業技術，**60**(11), 512-516, 2005.
10) R. Yamazaki, et al. : *Japan Journal of Food Engineering*, **8**(1), 11-18, 2007.
11) 石川智子ほか：日本食品工学会誌，**6**(2), 113-120, 2005.

1.15
バイオアルコール燃料

a. 気候変動とバイオ燃料開発機運

　2005年のハリケーンカトリーナを契機とした世界的な原油価格高騰は，途上国の資源需要拡大あるいは中東地域の社会不安を背景として21世紀の初頭に大きな変化をもたらしている．エネルギー保安と中西部農業支援を生かした政策が食糧の市況を高騰させ，穀物の燃料変換政策の本格化は新たな投資を呼び資源価格上昇を促している．

　原油価格は1974年頃まではバレル（約159 l）2ドル台であったが，その後10ドル台に上昇，第2次オイルショックにより30ドル台に，1986年からは20ドル前後がおおむね15年推移した．1999年の10ドル台を底に2002年以降は右肩上がりに上昇してきた．日本自動車工業会によれば2004年の世界の自動車生産は6,400万台，保有台数8億5千万台という．米国のガソリン消費量（USGAO）は2004年で5億2千万 kl，世界で12億 kl と推定され，米国の自動車燃料消費が突出している．

　バイオ原料からのアルコールを輸送用燃料として使用することはフォードT型試用以来長い歴史があって，わが国でも戦時下の国策として航空燃料逼迫からアルコール生産が続けられ，1944年には15万 kl の製造記録がある．木材からの生産も食料，燃料期待の取組みであった．戦後の食糧不足は木材糖化研究を1948年に再開させ，小林達吉ら[1]の指導により北海道木材化学株式会社設立に至った．1962年工場建設，1963年8月から1964年春まで80トン/日規模の試験運転がなされた．当初の1トン/日では問題がなかったものの前処理から硫酸糖化までのスケールアップ課題に悩まされ最終的には閉鎖されることとなった．しかし，木材糖化の経済性を決定した真因は，米国からの安価なトウモロコシの供給とみられている．

b. 農業生産とその国際協調の難しさ

　トウモロコシの供給は第2次大戦後から70年代までは米国を中心に急速に拡大し，東西対立の瓦解する90年代前半まで米国は低廉な価格で世界の穀

物供給を担った．国際価格は生産の増加とは逆に半分の速度で低下し続けた．この間，米国の農家戸数は40年間で200万戸にまで半減し，農業経営の生産性向上を促す規模拡大と休養地としての農地2割削減による構造改革が続けられた．輸出に回る穀物は世界全消費量20億トン弱の15%程度であるが，うち数%の多寡が市況に大きな変動を生じつつも世界の食糧・食肉需要を担ってきた．育種技術も進展し耐乾燥性向上や90年代半ばからのGMOによる栽培特性向上など増収への支えはあったが，最近10年間でのブッシェル（約25 kg）2ドルを下回る市況は，次第に上昇してきた原油価格と好対象であった．バレル（約159 l）70ドルは燃料価値として同等水準であり，政策支援が液体燃料変換を促す状況にあった．アルコール用途は1980年代から産地主体に5%以下ではあったが継続され，今日の技術基盤蓄積を促した．1996年の米国新農業法（FAIR）は，より一層の国際的な自由競争を求め，その市場開放の基本姿勢はウルグアイラウンド/WTOや，個別のEPA/FTA交渉として今日も受け継がれている．

2003年6月に発信された「バイオマスおよび農業に関するOECDワークショップによる結論及び勧告」[2]によれば，バイオマスのエネルギー利用のエネルギー供給多様化・安全保障，温室効果ガス削減や生物多様性などの環境保全，農村地域の経済的機会いわば今日のトリレンマの3つのE（エネルギー，環境，経済）に理解を示しながらも政策的補助金に陥る問題点を指摘し，真の二酸化炭素削減の必要性を指摘している．そこでは2000年から2002年の平均では全農業収益の1/3に相当する2,350億ドルの農業補助金の存在が，バイオ製品の評価に混乱を生じさせている．世界中が規模こそ多様ながら農業生産の生産性向上に追われ，農業従事者が都市に溢れている．その生産性競争は農業環境に単一作物による水，エネルギーを多用する消耗型の農業生産を迫っている．自立できる農業生産はまさしく地域の戦略テーマである．域外輸出も視野に過剰在庫を削減することで地域の安全保障を確保する構造は，各国共通のリスクマネジメントであって，しかも20%に満たない輸出農産物が価格メカニズムを担っている．補助金のあり方では，農地の所有者や農家への政策が有効となるように，国際的なマーケットの混乱を大きく削減させるべきとするOECD新農業方針として2003年6月に合意されている．2005年11月EU農相理事会は長らく続いた砂糖制度の改革に同意した．制度支持価格が36%削減され，EU全体の砂糖輸出量は10年後には03/05平均に対し約450万トンの削減との見込みである．ブラジルの砂糖増産が垣間みえる．

c. トウモロコシからのアルコール

補助金に支えられた米国のトウモロコシのアルコール変換はすでに従来の輸出量（20%弱）を上回っている．逼迫するトウモロコシ市場は食品産業にも大きな影響を与えている．トウモロコシの生産は2007/2008年度で3億トンに増大する模様で，その26%がアルコールに変換されると予想されている．この燃料向け消費は対前年比49%増と爆発的である．2017年までの10年間にガソリン消費量の20%削減を目指す20 in 10計画[3]は，現在の7倍増にあたるガソリン15%代替（350億ガロン，1.3億 kl アルコール生産）を掲げた．これまで米国環境保護庁（USEPA）は，2005年に包括エネルギー政策法により再生可能燃料使用基準（RFS）を定め，2012年までに75億ガロンの年次別目標達成に向けた規制策定等を義務づけたが，具体的には使用量の義務づけ規制となっている．USDA/経済局上級エコノミストShapourinによれば，2007年3月現在の導入は目標を若干上回る49億ガロンの国内燃料利用にあり，トウモロコシ高騰による国内供給をカバーするブラジル輸入もはじまった．2006年秋には，上院公聴会でのCollins主席エコノミストの証言「飼料・輸出用生産確保に農地保全回復プログラム下の休養地3,600万エーカーの農地転用，9,000万エーカー（全耕作地の36%）のトウモロコシ作づけが10年までに必要」などの発言は，トウモロコシ市況の高騰，アルコール変換の採算性低下をひき起こしている．全米トウモロコシ生産協会は20 in 10計画に対して国内生産余力を6,800万 kl と見積もっている．

USDAの2007 Farm Bill Theme Paperによれば農業地域活性化に向けたバイオ製品・燃料政策投資は，最近6年間では16億5千万ドル，今後10年も16億ドルを投資予定という．2007年初でアルコール変換設備は，ミネソタ，アイオワなど中西部の8

州を中心に稼働中112か所，建設中76か所と大増産が進行中である．2007年3月の農務省発表によれば農家収入は前年比1割増の670億ドルと，3年ぶりの増加が伝えられ，農業補助金収入は124億ドルと24％減る中での本業回復は，穀物価格高騰を主因にバイオ燃料投資の有効性が顕著な状況にあると考えられている．総じて2006年は32億ドル1,110万klの原油輸入代替のため，59億ドルのトウモロコシ5千万トンを原料として110億ドル1,850万klのアルコールが，70億ドルの補助金を懸けて供給されているものと推定される．USDA試算[4]によれば，雇用の拡大は全米で15万人，地域収益30億ドルをもたらすものとしている．最近の6年間の代替燃料民間投資は260億ドルとの報告もあり設備投資の継続には今後の反動も予測される．20 in 10の350億ガロン計画達成はトウモロコシ利用限界もあり，現状の5倍規模の投資が持続する可能性は容易とはいえない．何よりもトウモロコシ価格がブッシェル1ドル上昇としても120億ドルの農家増収をもたらすなど，農業政策としての有効性は高いと思われるが，その市況上昇負担が米国民のみならず米国のトウモロコシに頼るアジアなど世界の消費者に直下されている．

アルコール発酵は多量の蒸留廃液を発生させ，そのエネルギー負担が課題である．トウモロコシ（おおむねタンパク8％と脂質5％を含有）や小麦（同10％，2％）などの穀物系の場合では，これらの残渣が飼料（distilleries grain soluble）として資源循環が可能である．この点は穀類がもつアルコール変換の特質であり，乾燥工程での天然ガス，石炭使用により全体のエネルギー収支を悪化させ，ブラジルサトウキビとの競争を厳しくしている．

生産コストについては，USDA資料[5]に従えば最新設備でトウモロコシ1ブッシェル当り3ガロン，変換コストはガロン当り95¢，このほかに10から15％のエネルギーコスト増がありトータルでガロン2ないし2.5ドル（53～66¢/l，トウモロコシ価格ブッシェル2.7から4.2ドル）という．このほか2004年に成立したAJCA（雇用創出法）によりアルコール混合ガソリンに適用される税控除[6]が，アルコールガロン当り51¢，セルロースからは2.5倍127.5¢があり，強力なインセンティブを与えている．トウモロコシ市況からすれば採算点はブッシェル4.24ドル，税控除なしでは2.72ドルと試算され，現状のトウモロコシ価格が限界にまで上昇していることが指摘できる．変換技術は1980年初頭以来の生産継続によるコスト低減努力があり，トウモロコシの粉砕についても湿式から乾式に変化し，効果的な酵素産業/アルコール産業連携による技術改善が進行している．これには2003年から2006年における1億ドルのエネルギー省（DOE）のセルラーゼ研究開発予算も，トウモロコシ材料の総合利用に向け貢献しつつある．なお，補助金で建設されているアルコール生産工場への農家出資は15％程度にすぎず，トウモロコシ価格の低下を吸収する構造は十分とはいえない．その一方で，次項に述べるブラジルの改善は栽培コスト低減と砂糖価格維持特性から大きな競争力を形成し，World Bank AQTG試算[7]総コストが20から25¢/lとなっており，燃料製造技術としては大きな格差を認識する．

穀類の価格指標作物であるトウモロコシの高騰は，農産物や飼料の価格高騰に直結し，さらには農畜産物価格上昇への波及が不可避になっている．WTO議論から15％に満たない国際市場が農産物価格を決めるメカニズムが議論されているが，農業政策としての燃料活用は今日も流動的である．これまでの低廉農産物による食品ビジネスの骨格が変化しはじめ，すでにメキシコでは食糧価格の高騰による騒動も伝えられており，途上国での対応が懸念されている．トウモロコシの高騰や食品価格の高騰は米国の真意かもしれない．食料安全保障は量的確保と相応の対価維持にも配慮が期待されている．

なお，米国のバイオディーゼル（BDF）については，2005年実績でアルコール量の12％程度であるが，燃料転換効率も高く優遇制度充実も進んだことから，トウモロコシをカバーする大豆油/飼料増産を生かす拡大が見込まれている．

d. サトウキビからのアルコール

ブラジルの燃料アルコール生産の開始は1920年代に遡るが，本格化の契機は1973年の石油危機と砂糖価格低下である．グルコースイソメラーゼの開発（1965年），供給（1971年）は，高価な砂糖の代替技術として普及しはじめ，砂糖の国際価格を次第に低下させた．同技術はトウモロコシが砂糖に代替

可能な生産物という市場評価を与えた．砂糖価格を維持するための国家アルコール計画が始動し，砂糖価格低下を回避するアルコール変換を拡大させた．変換したアルコールを10%以上含有するガソリンはガソホール（gasohol）として流通消費された．最大課題である栽培成績も急速に向上しサトウキビ収量（ha当り）は1975年当時50トンから1990年には70トン，2000年には85トンと圧倒的な国際競争力を確保した．1975から1987年の政府補助金90億ドルに対し輸入石油の減額が104億ドルと有効性を発揮していたが，1990年前後の砂糖価格高騰影響，原油国産による政府負担増から，国家アルコール計画は廃止され政府の市場介入は少なくなった．1999年には通貨不安もあって変動相場制に移行したが，逆に競争力を得たアルコール，砂糖供給は相互に生産を連携し，それぞれ急速に輸出量を拡大している．2000年には燃料アルコールの添加率以外の規制は撤廃された．国内での燃料代替が安定的なものとなり，砂糖の農業生産（2004/2005で2,600万トン，うち輸出1,880万トン）を確保し燃料需要対応からアルコール輸出が2004年240万Klと急増傾向にある．

ブラジル国内では90年代半ばにはアルコール車の自由な選択が行われてきたが，2003年アルコール，ガソリン燃料の共用可能なFLEX車の登場，税優遇を機に急速な普及，消費拡大がある．ガソホール採用は初期の大気アルデヒド増大は解消され，1990年に鉛添加を中止したほか，SO_xあるいはPM，VOC，COなどガソリンエンジン特有の課題を軽減できた[8]．アルコールの需要はガソリン価格との競合があり，市場流通価格は免税分を含め市場ガソリン価格にスライドした価格であり，出荷ベースで2005年15¢/l程度となっている．末端価格も割安な設定ではあるが，砂糖相当価格に比しても割安な需要優先構造である．

サンパウロ製糖協会（UNICA）からの2004年情報[9]によれば各種作物からのアルコール生産コスト（l基準）はEUの小麦63¢，同ビート47¢，米国のトウモロコシ35¢，インドケーン30¢，タイキャッサバ24¢に対してブラジルケーンは19¢とする試算が報告されている．アルコール生産でのOUTPUT/INPUTエネルギー比は小麦1.2，トウモロコシ1.3から1.9，EUビート1.9に対して大豆で3.2，サトウキビで8.3と顕著な特質が報告されている．サトウキビ1トンからの工程収率を引用すれば砂糖含量として145 kg程度の糖液と乾物でほぼ同量のバガスが得られる．糖液の直接発酵では無水アルコールの平均的収量79 l理論収率の84%が報告されている．別資料[10]によれば，同じベースで平均的数値86 l対理論値91%ある．さらに，バガスの燃焼活用は蒸留工程をカバーし，余剰が排出権特質から販売もされている．

UNICAからの2005年情報[11]によれば同国の2005/2006のブラジル全体のサトウキビ生産面積は534万ha，4億300万トン，その51%がアルコール生産に仕向けられ，そのアルコール生産量は1,600万klという．E3ないしE5程度を想定した世界の潜在的アルコール需要は3,110万klであり，その供給に必要な農地は520万haである．仮にブラジルセラード総面積の45%にあたる9,000万haの未利用地に当てはめれば，5億4千万klと世界のガソリンの26%に相当する量の生産が可能となる．

ブラジルは，2005年現在，過去数年失業率9から10%を抱え，ジニ係数も0.554（03）と厳しい状況にある．55%の社会保障未加入者や子供の労働者人口（2.4%，10から14歳）もある．ブラジルの競争力の源泉には厳しい雇用事情があるとみられる[7]．サトウキビ産業による就労者は，1990年代末で直接雇用65万人，間接雇用94万人（ほかに付帯的雇用180万人）と試算されている．あらためて気候変動対策や化石資源の消費節約が，農業エネルギー生産に伴う食料との競合，自然環境影響，南北課題としての雇用問題などとの複雑なトレードオフ関係にあることを認識せざるを得ない．

なお，ブラジル政府は2004年末の国家バイオディーゼルプログラム始動による植物油開発にも着手し，7%アルコール併用，大豆利用拡大等も提案されている．

e．世界のバイオ燃料動向と今後の展望

発酵法によるアルコール世界市場規模[12]は1998年に3,100万kl，2006年で5,100万klと急増しており，燃料用途（2006年75%）の急速な市場拡大がある．EUではディーゼル対応が主であったが，アルコールも300万kl（穀物系原料由来55%，

ビート由来45%）と急増し，フランス，ドイツを中心にそれぞれ95万kl，76万kl等の導入があり，現在2％を下回る燃料比率を10年までに5.75％，20年までに10％に高めるなどの高い目標を掲げている．2007年2月に決定された自動車排気ガスCO_2排出削減法新目標は2012年までに排出削減20％，燃料代替を併せて25％削減を目指している．

わが国では2006年末の農林水産大臣の発信以来，2030年までにE10相当の600万kl生産が目標となっており，2011年目標に糖質やデンプン質からの年間5万klの燃料アルコール実証事業の公募計画が進行中である．2005年に決定された「京都議定書目標達成計画」では，2010年度までに輸送用燃料の利用目標原油換算50万klも予定されている．研究開発レベルとして，地域の農業活性化を期待する資源作物の育種開発・収集・変換・総合的利活用に向けた取組みも進行中である．わが国の農業基盤に即した農業生産性向上，繊維質利用体系の構築に向けた変換技術の開発など大きな課題を与えられ，非食料活用から草本，木質材料を対象にアルコール技術開発が2007年2月工程表にまとめられた．

これまでの国内におけるバイオアルコールの研究開発は，（独）新エネルギー・産業技術総合研究機構（NEDO）を主体に，廃木材，未利用バイオマス資源を活用するための評価が主であった．繊維質材料の対応については，後述するように，米国技術を導入した酸処理糖化によるアルコール生産にも一定の成果が得られている．そのほかに，サトウキビ（伊江島高収量サトウキビ原料利用），サトウキビ廃糖蜜（宮古島）などからの小規模検討はあるが，本格稼働には至っていない．また，地域振興を基本とするバイオマスタウン構想についても多様な取組みが進行中であり，アルコール変換技術開発を進めている．

燃料生産に必要な穀物量を世界規模に対比したい．たとえば10％ガソリン混合であるE10に必要な1億2千万klのアルコール生産（この値は20 in 12計画の350億ガロンにも近い）に必要な穀物は，アルコール転換収率を0.44 lアルコール/kgトウモロコシとすれば2億7千万トンに相当する．これは2007/2008年の米国のトウモロコシ生産量予測の90％，現行の世界の穀物国際流通量の10倍に相当する．世界の穀物生産量20億トンに比しはなはだ大きな消費であり，容易に到達しがたい社会的課題を含んでいることが理解される．同様に，ブラジルが提案するサトウキビの増産も耕作可能なセラードの25％に当る2,200万haを使うことになり，種多様性のホットスポットでもある天然林の減少とのトレードオフ懸念もある．

なによりも農地拡大，農業生産達成には淡水資源の逼迫に十分な配慮が求められよう．オガララ帯水層の資源消耗が指摘されて久しく，米国の灌漑水の43％は地下水という．農地活用は世界規模の食料供給の安全保障の特質を確保することが基本ではあるが，淡水資源確保こそ食料資源課題の原点でもある．その一方で「南の耕作可能地域の10％にも満たない農地1億haからの資源作物の栽培により現在の原子力発電程度のエネルギー供給が可能」とする川島の意見[13]のように農耕地への知的集約の期待も大きい．モンスーンアジアの農業環境の効果的活用は，わが国の参加が可能な代替燃料開発テーマでもある．そして輸送用駆動技術の開発も，中期課題としてバイオ燃料の中間的な役割もみえてこよう．

これまでの議論から，循環型資源特質を生かすバイオマスの総合的利用とこれを生かす各種の代替・潜在エネルギー投入もあろう．バイオマスが担うべき方向として，休耕農地の持続的利用を促す食料安全保障が優先されよう．そして，森林・草本資源の持続的利用体系構築こそ集中すべき対象である．繊維質からの糖質変換はアルコール変換を目指すものではあるが，糖質への変換こそがバイオマス活用の原点であり，飼料ついで食糧利用に道を拓く自給率改善にも期待がある．他方では70％の地表を占める海洋でのシンク能力の確保といった地球環境や水資源循環を考慮した理念こそが原点に必要である．現状の変換技術は非力であり，期待されるエネルギー供給能力はいかにも小規模であるが，生産・変換技術を磨くことが一時的には輸送用燃料補給としても，持続的なバイオマス資源の多様な利用を含めた新たな資源循環創造に継承されていくものである．

f. セルロース系材料からのアルコール生産

陸上繊維質資源の変換技術アプローチには，自然植生を基本に作物選定，育種，栽培，収穫，変換，再循環といった一連の持続型活用が不可欠である．

先行する米国20 in 10計画での350億ガロンの達成では,5年後には目標の1/3程度でトウモロコシ原料供給限界が見込まれ,セルロース系の技術開発が必至である.DOEは2007年もバイオ燃料開発プロジェクトを立ち上げ,3億7,500万ドルをバイオ燃料研究センター3か所の新設に,3億8,500万ドルを繊維質からの6か所のアルコール生産実証事業に投資を決めた.NRELの連携,CRADAの政策誘導型国立研究機関との民間参画,独占的ライセンス供与は挑戦的開発に大きな刺激を与えている.具体的には,廃棄物・農業残渣からの熱化学処理ガス化を含む糖化アルコール生産(約50万kl,資金合計12億ドル)プロジェクトが始動している.

先行する硫酸糖化は200年の歴史があり,装置腐食と過分解防止の中から酸処理濃度,温度,2段階処理などのプロセス選択がすすめられてきた.1920年代の米国でScholler法希硫酸加圧方式での実用化も記録されている.小林の硫酸糖化から40年,またRAPADの稲わら糖化から20年になる2001年から,本邦でも繊維質系アルコール変換に関する濃硫酸糖化法大型実証研究が米国技術を導入して実施された.評価報告[14]では硫酸回収と単糖分離特性改善が課題にあげられ,すべての最適化が可能であれば糖化収率85%,発酵収率80%,年産5万kl規模の製造コスト試算では,45.6円/l,変換コストとして39円/l程度との試算がある.酸処理方式は糖化までのコストが80%と支配的という.

酵素法糖化ではDOEによるセルラーゼ改良後にも課題を残しており,新たな酵素給源や反応性改良も課題である.糖化プロセス選択はヘミセルロースを含めて糖化酵素,C5発酵の選択肢でもある.リグニンの効果的分離,熱利用も大きな経済性要素である.このため,部分酸化導入など糖回収向上およびリグニン利用の効率化からの最適点がある.C5発酵性はアーミング酵母や組替え大腸菌KO 11,VTT酵母など酵母の環境特性に比較すると課題を残しており,繊維質糖化特有課題を克服する微生物改良が期待されている.

国内輸送用液体燃料対応でみれば森林や耕作放棄地活用は限られてはいるが,バイオマスの計画的な利用体系の充実は国土保全/食糧安全保障の相応の期待もある.農山村地域の景観・環境・保全など総合的な国土整備に期待は高い.総合的な国土利用の有効性を基本に農業生産のエネルギー産生を高めていくことが,京都プロトコールの国際義務履行に適う立場でもあり原点である.バイオマス活用という供給側の問題に対して新たな農水省の取組みは,バイオマスニッポン総合戦略の中で基盤展開が期待されている.さらにはモンスーンアジアを視野に,農業生産の活性化も戦略的な価値が高い.さらには技術の進展を見据えたポスト液体燃料にも適う長期的な食糧飼料変換技術開発視点は,長年の課題でもある自給率向上に向けた持続的資源技術政策としても期待されている. 〔長島 實〕

文 献

1) 小林達吉:林業指導所月報,(3)25-40, 1956.
2) http://webdomino1.oecd.org/comnet/agr/BiomassAg.nsf
3) http://www.whitehouse.gov/stateoftheunion/2007/initiatives/energy.html
4) http://www.fas.usda.gov/cmp/biofuels/032207Chiapasrev.ppt
5) http://www.usda.gov/oce/newsroom/congressional_testimony/Collins_011007.pdf
6) http://www.ethanolrfa.org/policy/regulations/federal/standard/
7) http://www.unica.com.br/i_pages/files/ibm.pdf
8) http://www.ethanol-gec.org/information/Brazilian_Ethanol_3-1-05.ppt
9) http://lugar.senate.gov/energy/hearings/pdf/060622/Carvalho_slides1.pdf
10) http://www.unica.com.br/i_pages/files/gee 3.pdf
11) http://www.unica.com.br/i_pages/files/lt_ethanol_br.pdf
12) (http://www.ethanolrfa.org/industry/statistics/
13) 川島博之:バイオマス交流フォーラム資料集,2006年7月27日東京大学.
14) http://www.tech.nedo.go.jp/servlet/HoukokushoKensakuServlet?db=n&kensakuHoho=Barcode_Kensaku&SERCHBARCODE=100008412)

2. 流通技術

2.1 食品のトレーサビリティー

a. 定義からはじまったトレーサビリティー

トレーサビリティーという言葉が食品分野において関心を集めはじめたのは2000年の雪印の食中毒事件からの一連の食品の安全性を脅かす事件がきっかけと思われる（図 III.2.1.1）。それを受けて、農水省は有識者による委員会を設け、「食品トレーサビリティー導入の手引き」[1]を策定した。そこにおいては、トレーサビリティーは、「生産、処理・加工、流通・販売のフードチェーンの各段階で、食品とその情報を追跡し、遡及できること」と定義されている。端的にいえば、食品の移動履歴（＝流通履歴）を記録し、必要なときは、いつでもどこでも一連の流れが参照できるようにすることがトレーサビリティーと決められ、その後、様々な補助事業も、そのようなシステム構築を最終目標として進められてきた。そして、これらの施策は、それまで生産履歴の記帳が浸透していなかった産地に、きちんと記録をすることからすべてがはじまるという意識改革を促す点では重要な役割を果たしてきた。

しかし、実態は必ずしもすべてが定義通りにはなかなか進まなかった。理想と現実のギャップがあまりに大きかった。それが顕著に表面化したのは、2006年9月に報道されたトレーサビリティー補助金プロジェクト頓挫事件[2]である。これらは、事業者の資質にも起因する例外的な事例かもしれないが、他の事例をみてもフードチェーン全体にわたって流通履歴が一覧できるシステムは非常に少ない。流通履歴をデータベース化することは、それだけ難しい（あるいは不可能に近い）という現実と真摯に向き合う必要があるといえる。では、なぜ難しいのであろうか。いくつかの大きな理由が考えられる。

① 流通履歴は消費ニーズではない。
　・消費者は流通履歴よりも生産情報を欲しがっている。
　・実際に、実証実験で店頭端末にて流通履歴を消費者にみせても消費者は興味を示さない。

② 流通履歴だけでは安心は担保できない。
　・食品はその種類によって様々な形態をとり、品質に影響する要因も異なる。
　・たとえば、米は常温流通が可能で長期保存が利くため流通過程で問題が生じることはほとんどない。流通履歴を開示されるより、誰がどのように作ったかの生産情報を開示される方が安心感が得られる食品である。
　・一方、鮮魚では逆に流通過程における温度が非常に重要なファクターとなる。鮮魚がどこからどこへ移動したかという情報より、何度以下に保たれてきたかという情報の方が安心できるわけである。

③ 事業者が複数にわたる。
　・農産物や水産物、畜産物は、多くの流通業者を介して消費者にわたる。
　・途中に市場が介在する場合は、最終的にどこにいくのかもわからない。
　・流通履歴をデータベース化するには、そこに介在する事業者全員が記録を残さなければ不可能であり、義務化する以外には記録するインセンティブを与えるメリットが必要となる。

- 2000年6月　雪印の食中毒事件
- 2001年9月　国内初BSE感染牛発見
- 2002年8月　山形無登録農薬問題
- 2003年4月　食品トレーサビリティー導入の手引き
　　　　　　（農水省総合食料局消費生活課）
- 2003年6月　牛肉トレーサビリティー法
　　　　　　（牛の個体識別のための情報の管理及び伝達に関する特別措置法）
- 2004年　　e-Japan2004
　　　　　　（重点7分野の2番目に「食のトレーサビリティー」）
- 2007年3月　トレーサビリティーの定義改訂

図 III.2.1.1　トレーサビリティーの登場

④ 流通履歴の情報は利益を生み出しはしない．
・コストと手間がかかる一方で，これまでの実証試験においても有利販売は期待しづらいことが明かになっている．
・そのことも含めて，販売業者が流通履歴の必要性を感じていない．
⑤ 完全なトレーサビリティの実現にかかるコストは膨大．
・値段の安い食品にコスト転嫁は不可能．
・競争激化のため，販売業者も利益率重視の傾向．

以上のように，フードチェーン全体にわたり流通履歴を記録し，データベース化することは労多くしてメリットが少ないため，実運用での継続は非常に難しく，冒頭の定義に基づくトレーサビリティーは，単にシステムを構築しただけでは稼働しないのは当然ともいえる．

b. 定義の改訂と実用的なトレーサビリティー展開へ

このような背景もあり，2007年3月に至って，ようやく「食品トレーサビリティー導入の手引き」における定義の改訂がなされた．新たな定義では「生産，加工および流通の特定の一つまたは複数の段階を通じて，食品の移動を把握できること」となっており，コーデックス（Codex）での下記の定義の訳となっている．

> the ability to follow the movement of a food through specified stage (s) of production, processing and distribution

この訳には，加えて以下の注もつけられている．
注：「移動」は，ものの出自（origin），プロセスの履歴，または流通と関連づけることができる．

つまり，単なる流通履歴を示す「移動」だけに留まらないということで，「移動」というよりも「変化」という訳の方が適正かもしれない．

しかし，定義を改訂しただけでは運用継続可能なトレーサビリティーへの脱却はできない．前述の①～⑤の問題点を解決するような取組みが必要となってくる．それぞれの項目に対して，具体的には次のような対策が考えられる．

① 流通履歴は消費ニーズではない．
② 流通履歴だけでは安心は担保できない．

これらは定義も改訂されたこともあいまって，流通履歴だけにこだわらず，対象とする食品が本当に安心と感じられるために必要な情報は何かという原点に立ち戻って考えるべきである．そして，その情報を適切に必要な人に渡す情報伝達方法を検討する必要がある．

③ 事業者が複数にわたる．
すべての事業者がいうことを聞いてくれるという前提を諦め，むしろ，できるところから手がけていくという姿勢が必要と思われる．

④ 流通履歴の情報は利益を生み出しはしない．
⑤ 完全なトレーサビリティーの実現にかかるコストは膨大．

これらは，トレーサビリティーという枠内だけでは解決ができない問題である．①，②で検討された必要な情報をトレーサビリティーだけでなく，マーケティング等にも使えるようなビジネスモデルの構築が求められている．1つの情報は1つの用途だけでなく，様々な形態と場所で使う工夫をすることで，新たなブレークスルーが期待できる．

以上を前提として，実際にこれらを意図した事例を以下に紹介する．

c. 情報の伝達

そこでまず，情報の伝達手法という面から考えると図III.2.1.2に示した2つの方法がある．(1)の情報伝達型は，従来から行われている手法で，紙に書いてモノと一緒に情報を伝達する方法である．これに対して，最近のネットワーク（インターネット）の普及により，初めて実現された方法が，(2)の識別子伝達型の方法である．これは，モノには，他と区別ができる識別子のみを付けて流通させ，情報そのものはネットワーク上に置いておき，識別子との紐つけだけで参照させる方法である．こちらは，情報伝達型と対照的な特徴を有しており，特にインターネットの世界では，文字情報のみならず，画像・動画・音声情報も伝えられることができるのが，従来とは大きな違いである．

d. 情報交換技術

しかし，情報が伝達できるだけでは実用的なシステムとしては必ず限界がくる．なぜなら，世の中には色々なニーズがあり，それらのニーズを1つのシ

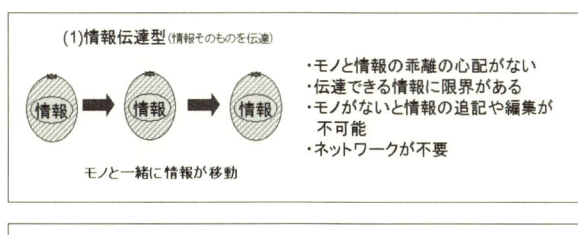

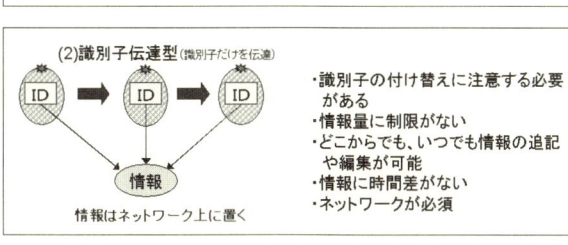

図 III.2.1.2　2つの情報伝達手法

ステムですべてをまかなう万能のシステムは理論的にもありえない．最初は基本的なことができるだけでも満足しているが，そのうち，欲がでてきて，ある産地ではこれが必要だが，他の産地ではこちらの機能が欲しいという要求が起こってくる．だからこそ，差別化で競争が図れるわけで，これが実現しないと進歩が止まってしまう．これを実現するには，どこでも必要とされる基本機能と産地や場所ごとに異なるオプション機能を分け，その両者がデータを交換しあって連携できることが理想的である．前者は全国で共通に使えるものを1つ作って共有し，その他の必要な部分だけを産地ごとに作るというモデルである．しかし，これをコンピュータで実現するのはこれまでは非常に難しかった．ところが，Web技術の進展で，この壁を打破するブレークスルーが行われる．XMLWebサービスの出現である．Webというのはパソコンやアプリケーションと異なり，インターネット上のTCP/IPという共通のプロトコルで情報が流せる．そこには，機種やOS，アプリの違いは全く存在しない．そのうえ，XML（eXtensible Markup Language）というインターネット上の共通言語もできてきたお陰でWebを介してならデータ交換が容易にできるようになったのである．

e. 青果ネットカタログ（SEICA）の誕生

さて，このような識別子伝達型の手法で，色々なところで必要とされる農産物の生産情報を蓄積し，それが最新の情報交換技術（XML Webサービス）を実装して実用的に使えるように開発したのが青果ネットカタログ—SEICA (http://seica.info)である[3,4]．農産物の基本情報を誰でも自由に活用できるインフラができれば，様々な分野での事業展開が図れ，日本の農業および食品産業は大きく変わる．2002年8月に一般公開され，これまで数多くの改良を加えながら現在に至っている．このシステムは，それまでの生産組織ごとにシステム構築する無駄を省き，全国規模で誰もが自由に品目ごとに情報を登録し，閲覧できる構造になっている（図III.2.1.3）．すなわち，生産者はWebページのフォームから，自分の出荷する品目について，①生産物情報，②生産者情報，③出荷情報を入力する．その際，文字情報だけでなく，写真や音声等も登録可能である．登録されると，システムがその登録情報と紐づけた8桁のカタログNo.を自動発行する．生産者は，そのカタログNo.とWebアドレスを出荷する農産物のラベルや包装に印刷することで，細かな情報をインターネットを通じて公開が可能にな

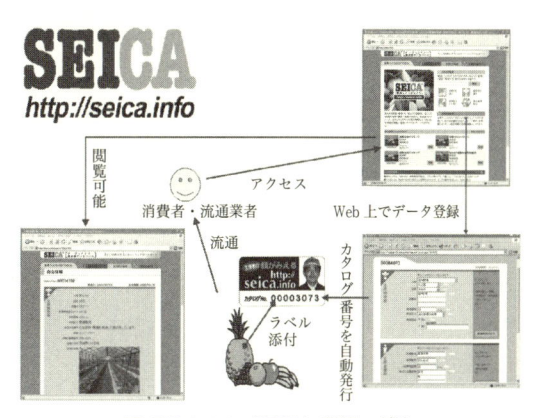

図 III.2.1.3　SEICA利用の流れ

る．

f． SEICA のビジネスモデル

　生産情報を，従来のように各所でばらばらにデータを蓄積して情報を公開していては，ホームページでしか閲覧できず，情報の再活用ができないばかりか，全国規模の条件検索もできない．どこでも誰でも必要なときに必要な農産物の情報が手に入れられる（いわゆるユビキタス！）の実現には，以下の3点が不可欠となる．

① 識別子（ID，コード）の統一：8桁のカタログ番号の自動付番
② データ形式の標準化：XML によるデータ蓄積
③ "オープン" & "フリー"：無料で使え，データアクセスの技術情報を公開

SEICA がこの3つの役割を果たすことにより，図 III.2.1.4 のような利用の仕方が可能となる．すなわち，既存の民間システム（農作業日誌や記帳システム）で集められた生産情報はそれぞれがばらばらの書式であるが，入力系 Web サービスを利用して SEICA に転送することで，すべて同じ XML の標準書式（スキーマ）に展開される．そして，この書式は公開されているので，これらのデータは外部システムが出力系 Web サービスを利用して自由に自分のシステムに取込んで再活用ができる．トレーサビリティーとしての消費者への情報開示や店頭での表示，市場等での物流管理，インターネット上での電子商取引，さらには食品会社での原料管理として8桁のカタログ番号を入力するだけで必要情報を自社データベースに取込むことも可能になる．このように SEICA はデータのインターチェンジのように異なったデータを一度集めて，それを様々なところで再利用するのに一役買っている．また，この仕組みはシステム全体の経費をどのように分担するかも，きれいなビジネスロジックとして仕分けることができる．図 III.2.1.5 に示すように，物理的に全く離れた公共（無料）の世界と民間（有料）の世界を，Web サービスでシームレスにつなぐことで，様々なオプションの選択を実需者に与えながら全体としてのシステムを機能させることができる．ここにおいて，民間はデータに付加価値を施すことでそれに対する対価として有料とすることができる．トレーサビリティーという観点からみると，ラベル等の貼付けやデータ入力は産地の負担，店頭でのPOPや店頭端末は流通業の負担というような受益者負担が可能になるわけである．

g． 今後の新しい展開

　基本的にトレーサビリティーを単独で実運用することは，食品分野では非常に難しい．実際にそれに携わる関係者全員が何らかのメリットがなければ運

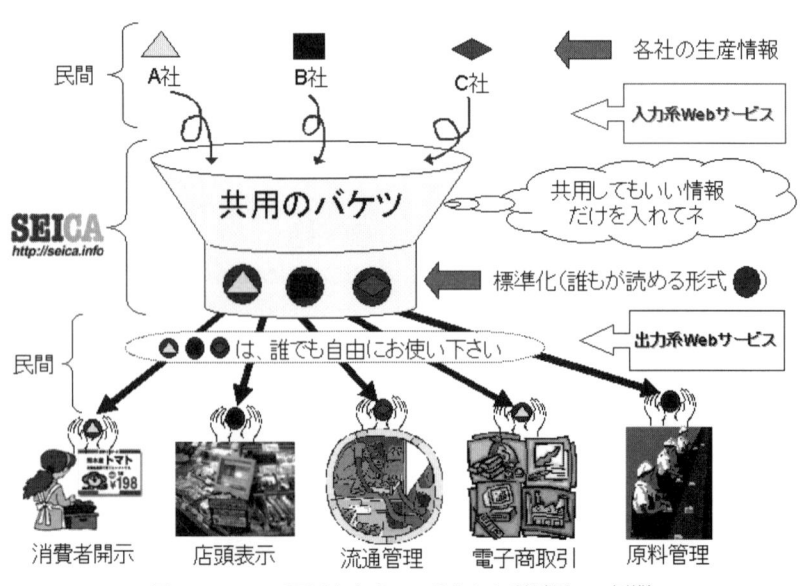

図 III.2.1.4 SEICA をインフラとした利活用への展開

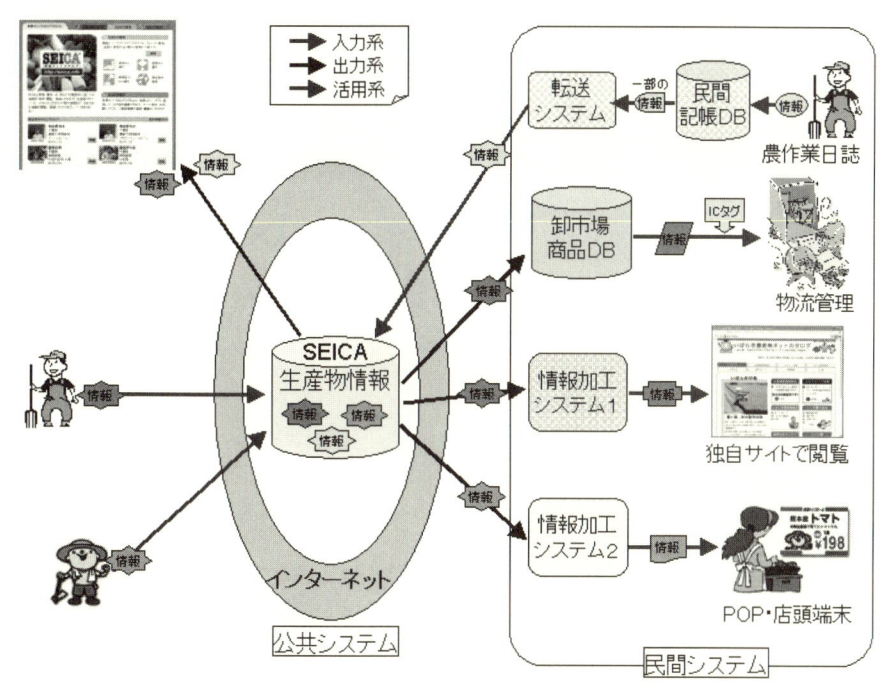

図 III.2.1.5　公共と民間による協調システム

用継続は困難である．したがって，今後は，生産情報をトレーサビリティーのみならず，様々な場面で使えるような形に発展していくことがひとつのソリューションである．その一例として，外食産業と学校給食への展開事例を示す．

外食産業においては，食材の情報を把握することは扱う量と店舗数が多いことから困難を極める．しかし，SEICA の場合は，カタログ番号の受け渡しだけで，それが可能となる．加えて，SEICA に掲載されている情報を店舗で有効に使うことで，新しいマーケティングも可能となる．図 III.2.1.6 は，サラダバーに，それぞれの品目の生産情報を記したカード（名刺大）をつけた事例である．加えて，テーブルには QR コードつきの食材紹介のカード（ハガキ大）もあり，料理が運ばれてくる間に携帯電話でアクセスが可能になっている．また，生産情報端末も置いてある．実際にこのような環境での顧客の評価は良好であり，あわせてこの取組みがどこの店舗でも簡単にできるような情報システムの開発を進めている．

学校給食への利用に関しては保育園を念頭にシステムを開発して実証を行っている（図 III.2.1.7）．保育園において，給食献立，レシピ，献立に使われ

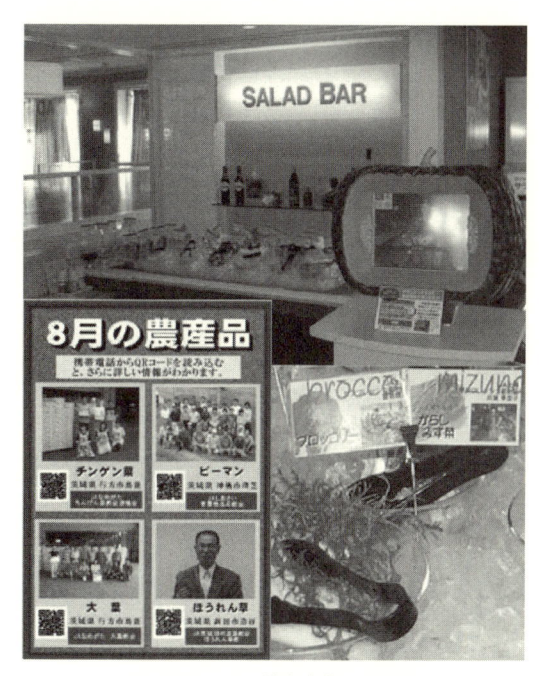

図 III.2.1.6　外食産業での利用

る食材情報を SEICA を活用することで閲覧できるタッチパネル型情報端末を開発した．子供たちには，その日の給食が一目でわかり，使われている食材にも興味をもってもらえるように，SEICA から

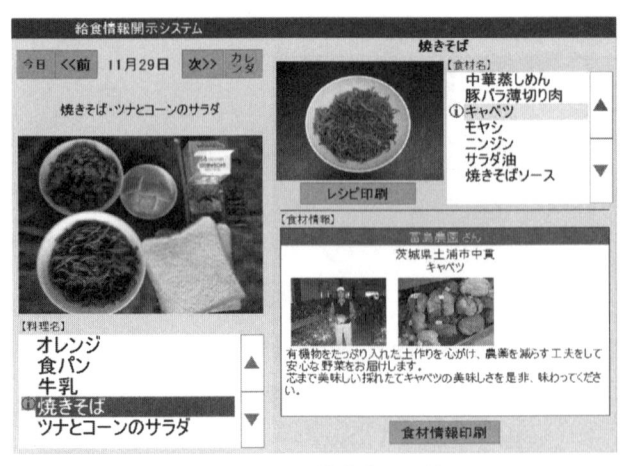

図 III.2.1.7　学校給食での利用

の写真を配置している．親には，子供のお気に入りの献立を家庭で提供できるようにレシピを印刷したり，野菜の豆知識のような情報コンテンツも含め，健康で豊かな食卓づくりに貢献することを狙っている．夕方，子供を迎えに来た親が，情報端末を前に「今日の給食はおいしかった」と会話をしている姿は，SEICA の利用が食育にまで拡がりつつあることを実感させられる一場面でもある．

加えて，これらの外食産業と学校給食における活用は，食材供給に地元の農産物を使うことで，地産地消も同時に実現することが可能である．すなわち，トレーサビリティー・食育・地産地消の3つを結びつけたシステムを運用方法も含めて開発を進めることにより，生産情報を活用した新しい食ビジネスモデルの実現が可能ではないかと考えている．

〔杉山純一〕

文　献

1) http://www.maff.go.jp/trace/top.htm
2) 島田優子：日経コンピュータ，**668**，136，2006．
3) 杉山純一：農業機械学会誌，**6**(4)，16-20，2004．
4) 杉山純一：システム農学，**21**(3)，149-155，2005．
5) http://vips.nfri.affrc.go.jp/ における「資料」．
6) http://seica.info/casestudy.html における「事例文献」．

2.2
食品のライフサイクルアセスメント

最近，地球温暖化が予想よりも早く進展していることが報じられている．現在進行している地球温暖化は，人間の社会活動に伴う二酸化炭素などの温室効果ガスの発生が主な原因である．2007年2月，国連の「気候変動に関する政府間パネル」(IPCC)により，人為的な温室効果ガスが温暖化の原因である確率は，「90%を超える」とされた．

1997年12月に，「気候変動に関する国際連合枠組条約」に基づいて，京都市の国立京都国際会館で開かれた地球温暖化防止京都会議（第3回気候変動枠組条約締約国会議，COP 3）において，「気候変動に関する国際連合枠組条約の京都議定書」，いわゆる「京都議定書」が採択された．その後，加盟国の批准の遅れから発効が危ぶまれていたが，2004年11月にプーチン大統領が批准法に署名し，2005年2月に発効した．京都議定書において，先進国は，基準年（1990年）に対して約束期間（2008～2012年）に温室効果ガスを一定値（日本：6%，EU：8%，米：7%）削減することが義務づけられている．この温室効果ガスの削減目標に向けて，先進国ではあらゆる分野において温室効果ガスの発生を抑制することが緊急の課題となっている．

世界中の食品産業および家庭においては，原料である農畜水産物の生産，加工，流通，調理のために，多くの資源やエネルギーを使用している．した

がって，食品分野においても，環境負荷の少ないシステムへの転換を図ることが喫緊の課題である．

ライフサイクルアセスメント（life cycle assessment；LCA）は，製品やサービスの"ゆりかごから墓場まで"の環境に対する負荷を見積もることによって，環境に対するインパクト（影響）を評価しようとする手法である．本項では，食品産業等における環境負荷の低減を目指した，LCA の利用状況と課題について述べる．

a. ライフサイクルアセスメント（LCA）
1） LCA の概要

ISO-14040 によれば，ライフサイクルアセスメント（LCA）は，「製品システムのライフサイクルを通した入力，出力及び潜在的な環境影響のまとめおよび評価」と定義されている．ここで，ライフサイクルとは，「原材料の採取または天然資源の産出から最終処分までの連続的で相互に関連する製品システムの段階」である．すなわち，LCA は，製品の"ゆりかごから墓場まで"の環境に対するインパクト（影響）を評価しようとする手法である．

LCA は，4 つのステップ，すなわち，① 目的と調査範囲の設定，② インベントリー分析，③ 環境影響評価，④ 解釈，から構成される．LCA の直接の用途としては，環境負荷低減のための製品の開発および改善，戦略立案，政策立案，マーケティングなどがある．

2） LCA の歴史

LCA 研究は，米国コカコーラ社による容器の環境影響評価が概念の発端といわれている．その後，米国と欧州で SETAC（society of environmental toxicicology and chemistry）が設立され，1980 年代から研究活動が本格化した．1993 年から LCA の標準化作業が進められ，1997 年に上記 ISO-14040 が発行され，わが国においても同年に JIS-Q-14040 とし発行された．なお，2006 年に行われた ISO 規格の見直し作業により，14040 シリーズは，14040 と 14044 として再編され，これに基づいて 2008 年中に JIS が改訂・発行されることになっている．

わが国における研究体制の整備は欧米に比べて遅れをとったが，1995 年に産学官の包括的な検討体制を構築するため LCA 日本フォーラムが設立された．さらに，その検討経過を踏まえて，より実際的な展開を図るために 1998 年度から 5 年間「製品等ライフサイクル環境影響評価技術開発」（略称：LCA プロジェクト）が実施され，① わが国で共通使用できる LCA 手法の確立，② パブリックデータベースの構築，③ データ活用，データメンテを容易に行えるネットワークシステムの構築，を目的として研究が行われた．その後，2003 年 4 月から 2006 年 3 月まで，第 2 期のプロジェクトが実施された．

3） LCA 手法

i） 目的と調査範囲の設定　製品システムについて，資源採取を含む原料の調達から製造，流通，使用，廃棄，リサイクルにわたるライフサイクル全体を対象として考えるのが LCA の基本である．ただし，個別の LCA の実施においては，まず目標や目的を明確にし，それに基づいて製品，ライフサイクルの範囲や評価項目を十分に検討して絞り込みを行う．ここで，評価を行う単位（機能単位；functional unit）を何にするのか，また，評価の範囲（システム境界；system boundary）をどこまでにするのかが決定される．

ii） インベントリー分析　システム境界内の各工程における，資源消費量や大気，水質や土壌への環境排出物質を，項目ごとに計算する．分析の結果を，消費された資源や環境中への排出物の一覧表（ライフサイクルインベントリー，LCI）として示す．なお，計算精度は用いるデータの信頼性に影響されるため，データの根拠，出典などの明示が必要である．インベントリー分析には，積み上げ法と産業連関法があるが，詳細については後述する．

iii） 環境影響評価（ライフサイクルインパクトアセスメント，LCIA）　インベントリ分析で求めた排出物を物質ごとに集計し，どの領域に関係するかを割り振り，それぞれの影響度を定量化する．環境影響領域としては，地球温暖化，酸性化，富栄養化，オゾン層の破壊などが提案されている．さらに複数の影響領域で特性化した結果に統合化係数を用い，一つの指標に統合化する．LCIA 手法の例については，後述する．

iv） 解　釈　インベントリ分析やインパクト評価の結果を，単独または総合して評価，解釈する．

4） インベントリー分析の手法

i） 積み上げ法　ISO におけるインベントリー

分析は，積み上げ法をベースとしている．そのため，積み上げ法をインベントリー分析の前提として説明してきたので，改めて説明するまでもないが，個々のプロセスについて，資源消費や環境排出物を算定して，項目ごとの総和を求める方法である．

ii) 産業連関法および3EID法 わが国の産業連関表は，生産活動の種類によって区分された約400の部門で構成され，各部門間の経済的なつながりを，年間の取引額で表現した行列形式の数表である．産業連関表を用いて，積み上げ法によらず直接，排出量を推計する方法が産業連関法である．

「産業連関表による環境負荷原単位データブック(3EID)」は，「産業連関表」を用いて算出した"環境負荷原単位"データベースである．3EIDの環境負荷原単位は，各部門の単位生産活動（百万円相当の生産）に伴って発生する環境負荷量であり，当該部門製品の単価（たとえば円/トン）がわかれば，物量当りの環境負荷を算出することができる．多くの原料や部品を使用する製品に関するLCAの場合，積み上げ法では膨大な計算が必要となるが，産業連関法を利用することで，比較的容易にLCIを算出することができる．

食品関連材料について，3EIDデータと産業連関表の内生部門生産単価をもとに，各部門に含まれる製品ごとの物量単位に基づくCO_2排出係数を算出したデータベースが公開されている[1]．

iii) ハイブリッド法 個別の製品システムのライフサイクル全体について，精度の高いLCIを算出しようとする場合，積み上げ法の利用が望ましい．しかし，どうしてもデータの入手が困難な場合や，全体への影響の少ない部分の解析に必要な労力を抑えたい場合がある．そのような場合に，主要なプロセスについては積み上げ法でLCIを算出し，全体への影響の少ないプロセスやデータの得られないプロセスについては，産業連関法を用いるのがハイブリッド法である．

5) ライフサイクルインパクトアセスメント手法

（独）産業技術総合研究所ライフサイクルアセスメント研究センターでは，日本の環境条件を基礎とした被害算定型環境影響評価手法(LIME; life-cycle impact assessment method based on endpoint modeling)を開発している．本手法においては，地球温暖化など11種の影響領域を通じて発生する被害量を，人間健康などのエンドポイントごとに求め，これらを基礎として環境影響の統合化までを行う，被害算定型のアプローチを採用している．さらに2006年には，信頼性の向上，代表性の向上，網羅性の向上（影響領域数が11から15へ増加）が図られた，LIME 2が開発されている（図III.2.2.1)[2]．

その他のLCIA手法としては，パネル法（早稲田大学），EPS 2000（スウェーデン），Eco-Point 1997（スイス），Eco-Indicator 99（オランダ），などが知られている．なお，LCIA手法は，方法がまだ確立しておらず，現在も研究が継続されている．

6) LCAソフトウエア

LCAソフトウエア・データベースとしては，SimaPro, ECO-it, ecoinvent, TEAM, LCAiT, KCL-ECO, Gabi, AIST-LCA V 4 (JEMAI-LCA Pro) などがあり，インベントリーデータベースを利用して，個別のLCA解析を比較的容易に実施することができる．

b. 食品LCAの動向

LCAは，工業製品に対して精力的な適用が進められており，企業の環境報告書などにおいても公表されている．一方，農業・食品分野における実施例はまだ少なく，とくに，ライフサイクルを網羅する解析例は非常に限られている．それは，農業生産段階における農薬等資材の生産に係わるインベントリーデータが未整備である，システム境界の設定・機能単位の選択・副産物等の配分(allocation)の方法が困難である，生産におけるCO_2固定などのベネフィットの定量化の問題，品質変化やロスの発生をどのように考慮するかなど，解析の上で多くの困難を伴うためである．

食品に関するLCA実施上のこのような困難にもかかわらず，これまでに多くの関係者の努力により，解析例は増えてきている．以下に，学術雑誌に掲載された論文から，その動向を簡単に紹介する．なお，世界的な食品LCAの動向についてはROYら(2007)[3]，国内の農業・食品LCA研究の動向については増田(2006)[4]に詳しい．

1) LCA研究の動向

加工食品の中で，解析対象として最も多くとりあげられているのは，パンである．小麦生産段階における有機栽培と慣行栽培の比較，製粉システムの比

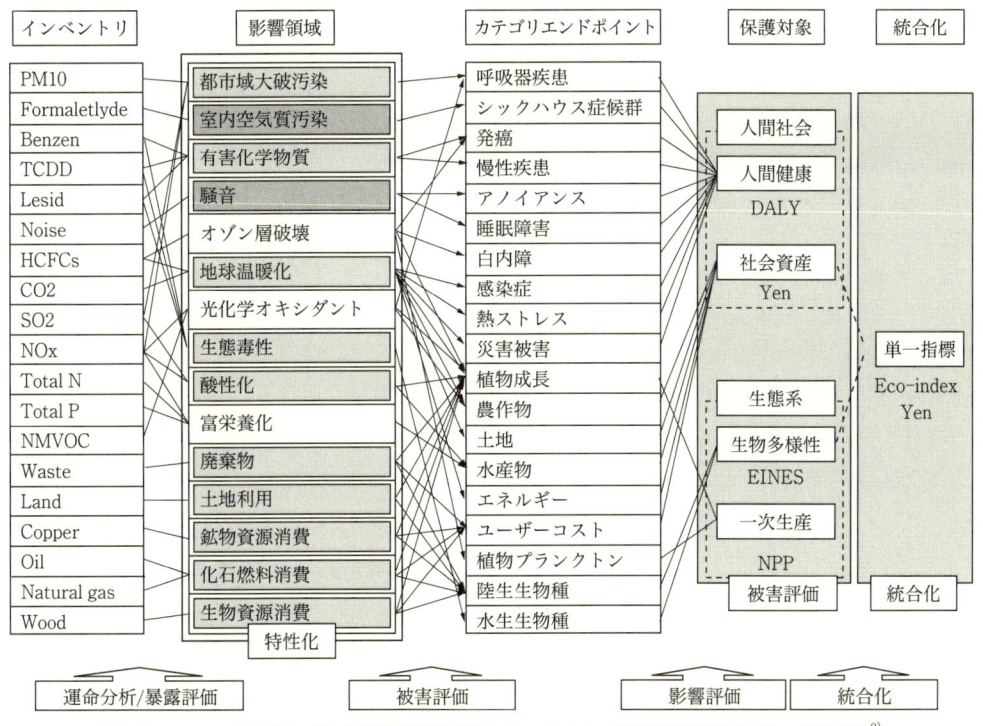

図 III.2.2.1 LIME2（日本版被害算定型ライフサイクル環境影響評価手法の第2版）[2]

較，製パンプロセスの比較，包装，製造工程洗浄剤の比較，など多くの解析が行われている．その他，ビール，トマトケチャップなどの解析例がある．

畜肉や乳製品についても解析が行われている．和牛の肥育システムに関する研究[5]，養豚システムに関しては適正農業規範（GAP），label rouge（LR），agiricultural biologique（AB）などの環境保全型といわれるシステムと慣行システムの比較，牛乳生産における有機と慣行のシステム比較，牛乳の包装や廃棄物処理に関する解析，などが行われている．

アジア諸国において主食である米，および米飯については，玄米，白米，パーボイルドライス，発芽玄米などに関する解析が行われている[6,7]．

2) 国内の研究動向

農林水産省関係のLCA研究は，農林水産技術会議事務局のプロジェクト研究「持続的農業推進のための革新的技術開発に関する総合研究」として農業環境技術研究所が主体となって1998～2000年度に，その後2001～2002年度には独立行政法人化した農業環境技術研究所と農業技術研究機構のプロジェクトとして実施された．その成果報告書には，農業のLCA手法の開発に関する研究成果に加えて，水稲，トマト，キャベツ，小麦，テンサイ，アズキ，緑茶，牧草，カンショ，ダイコン，飼料トウモロコシ，温州ミカン，ナシの生産段階（一部は選果包装を含む）におけるLCIデータが掲載されている[8]．

2004年には，食品のLCA研究の推進を目的とする「食品研究会」[9]が，（独）産業技術総合研究所ライフサイクルアセスメント研究センター，農林水産省所管の独立行政法人，大学，民間企業などのメンバーにより設立された．2004年度は経済産業省の「持続可能な消費」プロジェクトとして，2005年度以降は，日本LCA学会の研究会として活動を行っている．食品研究会の目的は，① 食に関するライフサイクル全体の環境影響評価の実施，および，② 食の持続可能性を表現する指標の開発である．2007年3月に開催された第2回日本LCA学会研究発表会では，食品研究会特別セッションが設定され，食品研究会関係者から多くの研究発表が行われた[10]．

3) 食品LCAに関する国際学会等

エコバランス国際会議が日本で隔年開催（第7回が2006年）され，欧州では2～3年間隔で国際会議が開催されている（2007年4月にはLCA in Foodsと題してスウェーデンで開催）．これらの国際会議

において，農業・食品のLCAに関する研究発表が行われているものの，学術雑誌に論文として掲載されるのは，これらの発表のうちのごく一部に限られている．食品LCAの研究成果を普及させるためには，より多くの論文の学術雑誌への掲載が望まれる．

LCAの標準化，研究などに関する組織としては，国際標準化機構（ISO），国連環境計画（UNEP），環境毒性化学学会（SETAC），米国環境保護庁（EPA），オーストラリア清浄生産中核研究拠点，デンマークLCAセンター，ベルギーLCA推進学会（SPOLD），スウェーデン生産工学研究所（IVF），英国環境戦略（CES），ライフサイクルアセスメント研究センター（UNIT-AIST），LCA国際センター（GALAC），などがある．

4) 食品LCAの課題

これまでの農業・食品LCA研究から明らかになった課題として，機能単位の選択によって，システムの比較評価結果が大きく異なるということがあげられる．たとえば，有機農業は環境負荷が少ないと考えられており，それは，土地を機能単位（たとえば1ha）として考えた場合にはあてはまるが，機能単位を生産物（たとえば1トン）とした場合には，慣行栽培の方が環境負荷が小さくなる場合が多い．これは有機栽培では，一般的に害虫や病害の影響によって一定面積当りの生産量が慣行栽培に比べて少ないためである．

また，食品LCAにおける課題としては，生産方法や流通方法によって食品の品質，すなわち価値が変化するということがあげられる．LCAにより製品やシステムを比較する場合，同等品質のものの一定量を機能単位とする．異質なものの比較を実施するためには，環境効率という概念を導入する必要がある．環境効率は，製品の価値を，ライフサイクル環境負荷で割った数値である．前述の日本LCA学会「食品研究会」において，食の持続可能性を示す環境効率に基づく指標開発について検討が行われており，今後の研究の進展が期待される．

京都議定書については，米国の離脱と中国，インドなどの発展途上国に削減が課せられていないことによる効果の限界，日本の実現可能性は低い，などの指摘があるのも事実である．最近，京都議定書を離脱した米国主導で（米国，日本，豪州，中国，インド，韓国の6か国が参加），電力，鉄鋼などの8分野の産業別に日米などがもつ省エネ・環境技術を中国やインドに移転，普及させることで，より実質的な温室効果ガスの削減を目指す動きもある．

今後，食品を含むLCAが進展し，その成果に基づいて長期的視点に立ち，持続可能な社会の実現に向けて社会システムが再構築されることが望まれる．なお，食品の場合には，品質，嗜好性，安全性に加えて食糧安全保障の課題もあり，環境問題といかに調和を保った食糧供給システムとそのための政策を推進するかが課題となる． 〔椎名武夫〕

文　献

1) 味の素グループ：食品関連材料のLC-CO2データベース（2007年5月8確認：http://www.ajinomoto.co.jp/company/kankyo/）
2) ライフサイクルアセスメント研究センター：LIME 2（2007年5月8日確認：http://unit.aist.go.jp/lca-center/ci/activity/project/lime2/index.html）
3) *Journal of Food Engineering*, submitted.
4) 増田清敬：北海道大学農経論叢，**62**，99-115，2006．
5) A. Ogino, et al.：*Journal of Animal Science*, **82**, 2115-2122, 2004.
6) P. Roy, et al.：The 2 nd Japanese LCA Society Research Symposium, 94-95, 2007 a.
7) P. Roy, et al.：2007 ASABE Annual International Meeting, Paper No. 076253, 2007 b.
8) 農林水産技術会議事務局・農業環境技術研究所：「環境影響評価のためのライフサイクルアセスメント手法の開発」報告書，2001，2002．
9) 日本LCA学会「食品研究会」：http://ilcaj.sutt.or.jp/lcahp/food.htm
10) 日本LCA学会：第2回日本LCA学会研究発表会講演要旨集（2007年5月8確認：http://www.jstage.jst.go.jp/browse/ilcaj/-char/ja）

2.3
食品流通と3次元輸送シミュレーション

　食品とそれを保護する包装資材は，輸送や荷扱いで生じる振動衝撃によって損傷を受ける．食品そのものに商品性の限界を超える損傷が発生すれば，その時点で食品の商品価値が失われる．一方，包装資材が損傷した場合，その食品保護のための機能が低下あるいは失われることで，その後の食品の損傷を招くことになる．食品を目的地まで，その価値を維持したままで流通させるためには，振動衝撃による被包装物の損傷を防止するための包装，すなわち緩衝包装が不可欠である．

　一方，食品用の包装資材は，食品を取り出した時点でその役割を終え，その後は，リユースやリサイクルされる一部のものを除いて，多くの場合，廃棄物として扱われる．食品流通に伴う包装廃棄物，環境負荷を低減するためには，3R，すなわち，Reduce（削減），Reuse（再利用），Recycle（再資源化）が求められる．中でも，削減に直接寄与するReduceのための技術開発が求められる．

　近年，物流におけるコスト削減は非常に重要なテーマであり，食品流通においても流通コストの削減が求められている．したがって，緩衝包装の設計においては，食品の価値を維持しながら，廃棄を含めた包装に伴うコストを最少化することが非常に重要である．その実現のために行われるのが振動・衝撃試験である．振動と衝撃は，現象の時間的継続性から区別される．すなわち振動は，走行中の車両に生じる力のように，反復増減して力が継続して作用するもので，衝撃は手荒な荷扱いや貨車入替時の貨車同士の衝突などにより生じる過渡的な振動ととらえることができる．

　本項では，輸送振動による損傷防止を目的として行う緩衝包装の適正化のための手法として研究開発を行っている，3次元振動試験機を用いた輸送シミュレーションについて述べる．

a. 振動衝撃と損傷
1) 振動衝撃による損傷の例
　振動衝撃による損傷には，擦れ，折れ，軟化，割れ，ピンホールなどがある．

　擦れは，内装容器同士や中仕切りとして用いる段ボールシートと容器とが接する面，外装段ボール箱同士が接する面などで発生する．内装材として緩衝用のトレイを採用した二十世紀ナシの場合，擦れはトレイとの摩擦が最も大きい果実赤道部の変色（褐変）として現れる．一方，包装資材や容器の擦れの場合，印刷の滲みや消失，表面の擦傷，紙粉の発生などとして現れる．

　折れは，レタスなどの葉茎菜類に多くみられる．10 kg詰めのレタスは，2段詰めで段ボール箱包装され，その際，上段のレタスは，市場到着時の品質チェックのために切り口を上にして箱詰めされていた．これに輸送振動が加わると，レタスの重心が切り口付近にあるため，上段のレタスは回転しながら上下反転し，その過程で，外葉に折れが生じる

　軟化は，ばら詰めされる温州ミカン，ナシ，トマトなどにおいて，割れは，加工用トマト，ミニトマト，イチジクなどにおいて観察される．

　ピンホールは，ジュースや牛乳などの紙容器，醬油，みりんなどに用いるバッグインボックス，果汁輸送用のドラム缶式無菌袋などで発生する．半剛性容器であるある紙容器の場合，内容物と一体となった紙容器に振動に伴う荷重が加わることで損傷が生じる．一方，フレキシブル容器であるドラム缶式無菌袋では，振動によって発生する果汁の波動による力でフィルムが変形・屈曲してピンホールが発生する．両者の中間の物性をもつバッグインボックスでは，半剛性容器，フレキシブル容器のそれぞれで発生する損傷原因の両方が原因でピンホールが発生するものと考えられる．

　擦れ，折れ，軟化，割れ，ピンホールなどを総称して，物理的損傷と呼ぶ．

　一方，収穫後も生命活動を維持している青果物の場合，振動衝撃によって呼吸やエチレン生成の上昇，内部褐変，有機酸の減少，アスコルビン酸の酸化などを生じる．これらの変化を，物理的損傷と対比して，生理的損傷と呼ぶ．

　なお，以下では，断りのない限り，「損傷」は物理的損傷を指すものとする．

2) 振動損傷の理論
　包装された物品の機能に損傷を起こさずに，物品が耐えうる最大加速度をG（重力の加速度の倍数）

で表したものをGファクターといい，物品の耐衝撃性の指標となる．

衝撃力がGファクターよりも小さな振動加速度であっても，それが反復して作用する場合，内容物には物理的な破損が生ずる．これら物理的損傷が，物品に反復して作用する外力により疲労破損によって生ずるといった概念を導入すれば，蓄積疲労に関する線形則によって，各種包装食品の耐振動性や緩衝包装の性能を定量的に評価することが可能となる．

いま，一定の大きさの外力 p が物品に反復して作用するとき，破損に至るまで許容しうる振動の総サイクル数 N と p との関係は，

$$N \cdot p^\alpha = \beta \tag{1}$$

で与えられる．外力 p は作用する振動加速度 G に比例するから，G と N との関係も新しい β を用いて同様に次式で表される．

$$N \cdot G^\alpha = \beta \tag{2}$$

ここで，α，β は物品に固有の定数であって，α が大きいほど物品の破損は振動加速度の大きさに影響されやすく，かつ β が大きいほど同一の加速度下で振動に対する耐性が大きいと判断できる．この関係式は，S-N曲線（疲労破損特性曲線）と呼ばれ，図III.2.3.1のように両対数グラフ上に示すことができる．

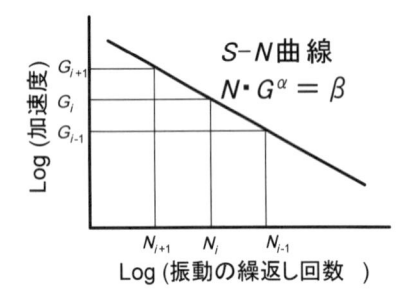

図III.2.3.2[1]に各種緩衝包装された青果物のS-N曲線を示す．たとえば1.8Gの大きさの加速度の下では，ポリ塩化ビニル容器に整然と詰められたイチゴは，約100回反復の振動にしか耐えられないが，発泡ポリスチレン製容器（PSパック）に詰められた二十世紀ナシでは，約1万回の反復にも耐えうることがわかる．

b. 緩衝包装設計のための振動試験規格

包装物品の緩衝包装設計については，JIS，ISOなどでその試験法が定められており，工業製品を中心として，広く包装改善のために利用されている．

1) **JIS Z 0200:1994 および JIS Z 0232:1994**

1994年に改訂され，2004年の改訂までの間利用された振動試験規格である．正弦波（サイン波）による振動試験を基本として，一部で利用がはじまっていたランダム振動試験を取り入れたものであった．振動試験の具体的方法としては，正弦波対数掃引振動試験法（方法A-1），正弦波一様掃引振動試験方法（方法A-2），正弦波一定振動試験方法（方法B），ランダム試験法（方法C）が規定されている．振動条件の詳細は，表III.2.3.1の通りである．

1) **JIS Z 0200：2004 および JIS Z 0232：2004**

前述の JIS Z 0200：1994 および JIS Z 0232：1994について大幅な見直しを行い，2004年に改訂され

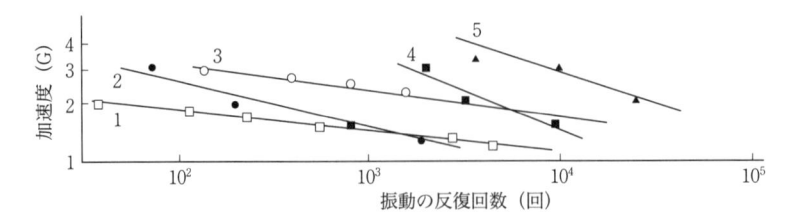

図 III.2.3.1　S-N 曲線のイメージ

	産　物	包装様式
1	イチゴ	塩ビパックばら詰（300 g×4）
2	レタス	段ボール箱2段詰（10 kg）
3	ブドウ	段ボール箱（4 kg）
4	モモ	PVCパック使用段ボール箱（5 kg）
5	ナシ	PSPパック使用段ボール箱（15 kg）

図 III.2.3.2　包装青果物の S-N 曲線の例

表 III.2.3.1 旧JISによる包装貨物の振動試験方法と振動条件
(JIS Z 0200：1994 および Z 0232：1994 から作成)

	方法A (対数掃引または一様掃引)	方法B (一定周波数)	方法C：参考評価試験 (不規則振動)
ピーク加速度1，PSD	±7.35 m·s^{-2}	±4.90 m·s^{-2}	±1.44 m^2·s^{-3}
振動数1	5～50 (100) Hz	共振振動数	5～50 Hz
加振時間1 ① (　　～1000 km) ② (1000～2000 km) ③ (2000 km～)	① 20 min ② 40 min ③ 60 min	① 5 min ② 10 min ③ 15 min	20 min *オーバーオール rms ：8.05 m·s^{-2} (参考値)
ピーク加速度2		±7.35 m·s^{-2}	
振動数2		5～10 Hz (共振点を除く)	
加振時間2		① 15 min ② 30 min ③ 45 min	

たものが，JIS Z 0200：2004 および JIS Z 0232：2004 である．そのポイントは，ISO 13355：2001 でランダム振動試験を優先して適用することが望ましいとなっていることに整合させるため，試験の基本をランダム試験法（旧JISの方法C）としたことである[2]．なお，ランダム試験ができない場合として，旧JISの方法A-1を位置づけている．また，同じく旧JISの方法A-2，および方法Bは，付属書2に移行された．

3) 振動試験規格の振動条件と実輸送条件

JIS Z 0232：1994 において提示されている試験条件は，過去のデータ等を参考に定められてはいるものの，実輸送における振動条件，さらには物品個々の耐振動性を反映しているとはいえない．

次に述べる輸送シミュレーション法は，これらの問題解決のために開発された手法である．

c. 輸送シミュレーション法

JIS規格をはじめとする各種の振動試験による緩衝包装設計が行われてきた．しかし，物品の損傷性はその種類や包装条件，輸送手段，積載方法，輸送距離などにより種々異なるため，物品自体の損傷性と実際の輸送環境を反映した試験方法の開発が望まれている．

一方，設計した緩衝包装の性能を実証したり，既存の緩衝包装の問題点や改善点を摘出したりする方法として，従来から実用規模の輸送試験が実施されてきた．しかし，輸送試験は時間と労力を要するわりにリスクをはらむため，反復しての試験が難しく，再現性のあるデータが得にくく，事例的試験となる傾向があった．

岩元ら[3~5]は，物品の中で特に農産物を対象とし，実輸送の振動解析結果および S-N 曲線に基づいて，個々の農産物の損傷度を室内で等価に再現する輸送シミュレーションを開発している．この方法は，個々の産物の損傷性を考慮した調和振動（サイン波）を用いる試験方法であり，種々の食品包装の改善に活用されている[6~8]．

輸送シミュレーションの手順を簡単に説明すると，①輸送環境要因の解明および計測，②産物の耐振動性の解明，③輸送による損傷度の推定および振動条件の設定，のようになる．輸送シミュレーションによって，振動・衝撃によって傷つきやすい青果物を，安全に目的地まで輸送するための，適正な包装および輸送条件を求めることができる．

1) S-N 曲線による損傷度の推定

輸送中に物品に加速度 G の振動が n 回作用したとき，損傷の程度を示す損傷度 D を次式で定義する．

$$D = n/N \tag{3}$$

ここで，$n < N$ すなわち $D < 1$ の場合，物品は破壊に至らず，$n \geq N$ すなわち $D \geq 1$ の場合，物品は破損に至り商品価値を失ったとする．また，1回当りの損傷度は，次式から求められる．

$$D = 1/N = 1/\beta G_i^{\alpha} \tag{4}$$

全輸送行程において物品が受ける振動加速度を，

その大きさごと (G_i) に分割し，その振動回数 n_i によって加速度ごとの D を算出し，これを積算することで，輸送による全損傷度を求めることができる．これは，次式で示される．

$$D = \sum (n_i/N_i) = 1/\beta \sum n_i G_i^a \quad (5)$$

一方，輸送中の振動加速度が狭帯域のランダム振動であって，その期待振動数 f_0 と瞬時値の確率密度関数 σ がわかれば，損傷度は次式で算出される．

$$D = f_0 T/\beta (\sqrt{2}\sigma)^a \Gamma\{1+a/2\} \quad (6)$$

ただし，T は輸送中の実走行時間に等しく，Γ はガンマ関数である．

2) シミュレーション条件の設計

輸送シミュレーションの基本的な考え方は，実際の輸送時に受けるのと等価な損傷度を，シミュレーションによって物品に与えるよう振動試験時の加速度の大きさを設計する，ということである．さらに，実際規模の輸送試験における問題点を改善するため，輸送シミュレーションでは以下の3条件を考慮する．

① 輸送シミュレーションを緩衝包装性能の効率的な実証法として確立させるため，最も簡単な調和振動による試験方法を開発する．
② 供試する包装物の量を最少とするため，最小包装単位による試験方法を確立する．
③ 単位時間内における試験回数を増やしデータの再現性を高めるため，シミュレーションに要する時間を実際規模の輸送の $1/5 \sim 1/10$ 程度に短縮するための試験方法を確立する．

①，②の条件を満たすシミュレーション技術を確立するためには，あらかじめシミュレーションすべき輸送機関の振動の状況を調べ，特にランダム振動として扱うべき振動に関しては，確率統計的手法を用いて期待振動数，平均加速度，確率密度分布などについて解析する必要がある．また，輸送機関に貨物が多段に積載される場合を想定し，多段積載貨物の振動特性について検討を加えるとともに，荷台上で最も危険と思われる緩衝包装物品の動態を把握する必要がある．さらに，③の条件を満たすためには，加振時の加速度の大きさは，シミュレーション時間を実際の輸送時間と同等にとる場合に対し重みをつけたものとなる（加速度を大きくする）．一般に加振時の加速度の大きさは以下の方法で算出する．

i）加振時間を実際の輸送時間とする場合

（1）加速度の大きさごとの発生頻度が観察されている場合： 実際の輸送時の振動加速度で，加速度の大きさごとの発生頻度が観察されている場合，このときの損傷度は (5) 式で与えられる．振動の総反復数 ($\sum n_i$) が等しく，しかも等価な損傷度を与える調和振動の加速度 $\bar{G}$ による損傷度は，

$$D = \sum (n_i)/N = \bar{G}^a/\beta \sum n_i \quad (7)$$

で与えられるから，$\bar{G}$ は，

$$\bar{G} = (\sum n_i G_i^a / \sum n_i)^{1/a} \quad (8)$$

となる．

（2）ランダム振動として解析されている場合： 実際の輸送時の振動加速度がランダム振動として，その実効値と期待振動数が観察されている場合，ランダム振動による損傷度は (6) 式で与えられる．これと等価な損傷度を与え，振動の総反復数 ($\sum n_i$) が ($f_0 T$) に等しい調和振動の加速度 $\bar{G}$ は，(5)，(6) 式から

$$\bar{G} = \sqrt{2}\sigma [\Gamma(1+a/2)]^{1/a} \quad (9)$$

と算出される．

ii）加振時間を実際の輸送時間より短縮する場合

シミュレーション時の振動加速度 G' は，前項で求めた時間規模が等しいシミュレーションの場合の振動加速度 $\bar{G}$ に対し重みをかけたものとなる．すなわち T_0，T をそれぞれ実際の輸送時間，シミュレーション時の振動時間とすれば，G' は次式で得られる．

$$G' = \bar{G}(T/T_0)^{-1/a} \quad (10)$$

図III.2.3.2 に示したレタスの例（$a=4.17$）では，シミュレーション時間を実際の輸送時間の $1/5 \sim 1/10$ に短縮する場合，シミュレーション時の振動の加速度は，時間規模の等しいシミュレーション時の加速度 $\bar{G}$ の $1.5 \sim 1.7$ 倍を必要とする．

d. 3次元シミュレーターによる輸送シミュレーション

2004年に JIS の改定が行われたことからわかるように，振動試験機の性能が向上し，ランダム振動試験の実施が比較的容易となってきた．また，従来は1軸振動試験が一般的であったが，最近では6軸程度までの多軸振動試験装置も導入されつつある．食品総合研究所には，上下方向3軸，左右方向2軸，前後方向1軸，合計6軸の3次元振動試験機が

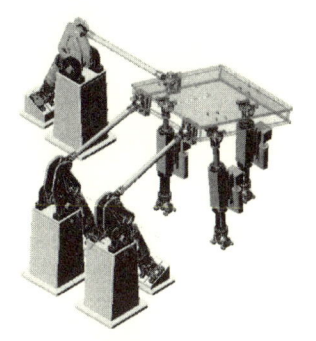

図 III.2.3.3　3次元輸送シミュレータの概要図

整備されており（図III.2.3.3），これを用いて，ランダム振動による輸送シミュレーション法の開発に関する研究のほか，吊り下げ型緩衝材，プラスチック製通い容器などの新しい包装形態や，生分解性容器包装などについて，緩衝性能等の検討を行ってきた．以下に数例をあげて紹介する．

1) 輸送環境の変化に対応した試験法に関する検討

20年以上の間，青果物の輸送のほぼ100％がトラックによって行われている状況に変わりはない．しかし，舗装道路の整備・改善，エアサスの導入，大型貨物自動車への速度抑制装置（いわゆるスピードリミッター）の装着義務化など，輸送環境が大きく変化している今日，新しい物流環境に対応した振動試験方法の構築が求められている．エアサスの導入によって，上下方向の振動が抑制される一方で，水平方向の振動強度が大きくなり，従来，あまり考慮されてこなかった水平方向の振動による損傷に着目する必要性が生じている[9]．また，エアサスの導入によって非常に損傷を受けやすいイチゴの損傷が軽減され，九州地方から関東地方まで輸送されるなど，輸送距離が伸びている．

筆者らは，このような物流環境の変化に対応するため，従来，損傷を生じないとしてあまり考慮されてこなかった1.0G以下の振動加速度，および振動周波数，振動方向が損傷に及ぼす影響について，イチゴを対象として検討を行っている[10]．一般的な硬質トレイに2段に詰めて段ボール箱詰めした包装形態について，振動台の振動加速度0.2～0.75G（1.98～7.35 m/秒^2），周波数3～30 Hzの振動条件におけるイチゴ果実の加速度をレーザー変位計により測定した．その結果，振動加速度が大きいほど加速度伝達率のピーク値が小さく，ピーク周波数が低周波数側にシフトする傾向にあることを明らかにするとともに，加速度伝達率を考慮した果実の個々の振動特性と損傷との関係について考察している．さらに，振動方向の影響については，振動加速度が同じ場合，上下方向より水平方向の振動で損傷が大きいことが明らかになっており，今後の3次元振動によるシミュレーション法開発の基礎的知見が得られている．

2) 時間波形（時刻歴）を用いた輸送シミュレーション法

振動試験機の制御がPCを通じて行われるようになり，加えて近年，使用するPCの性能が著しく向上したため，実走行の振動波形を加振機で再現することも比較的容易となってきた．筆者らは，長距離輸送トラックの振動データから特徴的な走行条件を抽出し，その振動波形を組合わせることで作成した全走行区間を代替する振動波形を用いて，振動試験を行うことを試みている．岩手県から千葉県への輸送振動データを用いて，イチゴの輸送シミュレーションを行い，損傷程度，時間短縮などについて，ほぼ妥当な結果を得ている[11]．今後，より詳細な検討を進める予定である．

パワースペクトル密度（PSD）波形を用いるランダム振動試験の場合，損傷性を考慮したPSD波形を使用しないと実輸送との等価性が保持されない．その点，時間波形を用いる場合にはその危険性は小さい．

3) ランダム振動による輸送シミュレーション

JIS Z 0232：2004においては，試験条件は明記されておらず（参考として付属書AにPSD波形が例示されている），試験実施にあたっては独自にPSD波形を作成する必要がある．すなわち，対象輸送区間の実振動データ等を入手し，加振用のPSD波形を作成する必要がある．

実測振動波形からPSD波形を作成するためには，平均化や単純化が行われるが，その際に物品ごとの損傷性を考慮しない場合，実輸送条件より過大または過小な振動条件になる可能性がある．加えて，輸送環境に応じた個別の品目ごとの振動試験のためのPSD波形の設計においては，物品の損傷性を考慮した試験条件の設計手法の開発が不可欠である．筆者らは，実輸送環境と物品の損傷性とを考慮

してPSD波形を設定する，新たなランダム振動試験法について研究を行っており，下記の手順による試験方法を開発した[12]．

① 実輸送の振動データを，データロガー（間欠計測式）により収集する．
② 間欠計測で得られる個々の振動データから，それぞれのPSD波形を得る．
③ S-N曲線を使用して，個々のPSD波形から，加振用の単一のPSD波形を作成する．
④ 必要に応じて，S-N曲線を用いて時間短縮のためのPSD波形を作成する．
⑤ 得られた加振用PSD波形を用いて振動試験を実施する．

e．今後の課題

最近では，テーラリングと称する振動試験の包括的な設計支援体制も整備されつつある[13]が，そのための基礎的知見を集積する必要がある．

すでに述べたように，輸送振動環境が変化しており，3次元振動による損傷解析，また，それに基づく3次元方向の加振を同時に行う振動試験方法の開発などが期待される．なお，3次元振動試験機は非常に高価であり導入はごく限られるが，それを用いた研究成果を，包装設計現場で使用されている1次元試験機による振動試験にフィードバックすることを念頭に置いて，基礎的な検討・解析を行うことが期待される．

具体的には，加振用の6軸すべてを使った振動試験を実施し，軸および軸間の加速度，周波数，位相などが包装内部の物品の運動と損傷性に及ぼす影響を解析する．その結果に基づいて，1次元試験機で3次元試験機による試験と同等の結果を導き出すための倍率係数を算出し，データベース化することが期待される．

また，試験条件の設計に欠かせないS-N曲線を簡易に作成する方法（物品の種類，包装形態などの情報からS-N曲線を予測する），"がた"のある包装[14〜16]などを対象とする包装内物品の振動特性を考慮した振動試験方法，時間短縮の場合の加速化後の非線形性を考慮した振動試験方法，などの開発が期待される[17]．　　　　　　　〔椎名武夫〕

文 献

1) 河野澄夫：九州大学博士論文，p.125，1987．
2) 長谷川淳英：包装技術，**42**(9)，4-10，2004．
3) 岩元睦夫ほか：農機誌，**39**(3)，343-349，1977．
4) 岩元睦夫ほか：農機誌，**40**(2)，61-67，1978．
5) 岩元睦夫ほか：農機誌，**42**(3)，369-374，1980．
6) 早川　昭ほか：食総研報，**40**，89-95，1982．
7) 河野澄夫ほか：食総研報，**46**，127-136，1985．
8) 河野澄夫ほか：日本食品工業学会誌，**36**(3)，222-230，1989．
9) 臼田浩幸ほか：農業施設，**36**(4)，205-212，2006．
10) 中村宣貴ほか：農業施設，**38**(2)，101-108，2007．
11) 岡田理絵ほか：日本食品科学工学会第52回大会講演要旨集，3 Ha 7，2005．
12) 臼田浩幸ほか：農業施設，**37**(1)，3-9，2006．
13) IMV(株)：試験テーラリング，http://homepage3.nifty.com/business1/imv/index.htm（2007年5月6日確認）
14) 津田和成，中嶋隆勝：日本包装学会誌，**14**(1)，35-47，2005．
15) 津田和成，中嶋隆勝：日本包装学会誌，**14**(3)，181-190，2005．
16) 津田和成，中嶋隆勝：包装技術，**43**(2)，139-144，2005．
17) 椎名武夫：包装技術，**44**(10)，753-761，2006．

2.4
流通時の青果物品質保持

　流通時における青果物の品質保持には，食品としての3つの機能（第1次機能：栄養の補給機能，第2次機能：嗜好性を満足させる機能，第3次機能：生体調節機能）を高いレベルで維持し，かつ安全性を保つことが重要である．しかし，青果物は収穫後も生命活動を続けているため，呼吸や蒸散などの生理作用により，その品質は容易に変動する．品質変動の主な要因には，温度，湿度，ガス環境，振動・衝撃などがある．

　青果物の流通過程には，予冷，選別，洗浄，加工，包装，輸送，貯蔵，店頭での陳列など，多くのプロセスが存在する．各プロセスで温湿度，ガス濃度などの環境が変化する上に，環境に対する応答が青果物品目により異なる．さらに，青果物流通においては，生産者，出荷者，流通業者，小売店が流通の各プロセスを担っている．このことが流通全体を通して青果物の品質を保持することを困難にしている．

　その一方で，青果物流通にかかるコストが販売価格に占める割合は30％以上であり，流通コストの大幅な削減が強く求められている．解決策の一つとして，物流専門業者への青果物流通の外注化（アウトソーシング）が提案できる．このことはサードパーティ・ロジスティックス（3PL）と呼ばれている．3PL導入のメリットとして，競争に有利な物流システムを選択・利用できること，物流システムを自社開発する際のコストおよび時間を削減できることなどがあげられる．しかし，現時点では青果物の最適流通システムは確立されておらず，3PL導入を見据えた詳細な検討を行う必要がある．

　本項では，青果物流通の最適化のための知見を提供することを目的として，温度，湿度，ガス環境，輸送振動の各種流通環境要因が，青果物品質に及ぼす影響について述べることとする．

a. 温　　度

　わが国では，1960年代以前，日本では生鮮食品の高品質な大規模流通は難しく，保存性を高めた塩蔵品の摂取割合が多かった．1965年，食品を常温輸送から低温輸送にシフトすることによる国民の健康水準の向上，資源の有効利用，物価の安定の実現を目的とした，「食生活の体系的改善に資する食料流通体系の近代化に関する勧告」（いわゆる「コールドチェーン勧告」）が，当時の科学技術庁より出された．この勧告による技術的開発と，ほぼ同時期の家庭用冷蔵庫の普及により，家庭への生鮮食品の安定供給が可能となった．

　「コールドチェーン勧告」に端的に表されるように，青果物の品質保持のための最も重要な要因は温度であり，適切な温度域を保つことが非常に重要である．一部を除いて，青果物は，凍結しない最低温度付近で良好に保存される．これは，低温下では呼吸，水分蒸散，微生物の増殖がいずれも抑制されることに起因する．

1) 呼吸速度と温度

　前述の通り，青果物は収穫後も生命活動を継続しており，呼吸により糖や有機酸などの呼吸基質を消

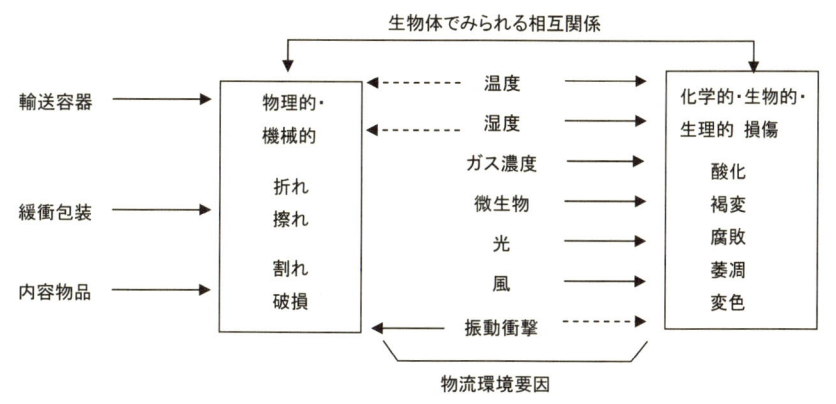

図 III.2.4.1　品質変動の要因[1]

表 III.2.4.1 青果物の呼吸の温度係数 Q_{10}[2)]

品 目	0～10℃	11～21℃
イチゴ	3.5	2.1
モモ	3.1	3.0
レモン	4.0	1.7
オレンジ	3.3	1.8
グレープフルーツ	3.4	2.0

品 目	0.5～10℃	10～24℃
アスパラガス	3.5	2.5
エンドウ	3.9	2.0
サヤインゲン	5.1	2.5
ホウレンソウ	3.2	2.6
トウガラシ	2.8	3.2
ニンジン	3.3	1.9
チシャ	1.6	2.0
トマト	2.0	2.3
キュウリ	4.2	1.9
ジャガイモ	2.1	2.2

耗する。これら呼吸基質の消耗は，食品としての青果物の品質低下要因の一つである。そのため，収穫後の呼吸基質の消耗を抑制するため，呼吸速度を低下させることが品質保持のために重要である。

呼吸速度は温度に依存性を示し，他の多くの化学反応と同様にアレニウス（Arrenius）の関係式に従う場合が多い。

$$k = A \cdot \exp(-E/RT)$$

ここで，k は化学反応速度係数，A は頻度因子，E は活性化エネルギー，R は気体定数，T は温度（K）である。すなわち，呼吸速度は高温で大きく，低温で小さいことがわかる。呼吸速度と温度の関係として，アレニウス式の近似式として導かれるゴア（Gore）の式が有名である。

$$y = y_0 \cdot 10^{\alpha\theta}$$

ここで，y は呼吸速度（$mg \cdot kg^{-1} \cdot h^{-1}$），$y_0$ は 0℃での呼吸速度，θ は温度（℃），α は温度の係数である。

また，呼吸速度に対する温度変化の影響を端的に示す指標として，Q_{10}（温度が 10℃ 上昇したときの呼吸速度の比率）で表されることも多い（表 III.2.4.1）。Q_{10} の値が大きいほど，低温による呼吸抑制効果が大きく，同時に温度上昇時には呼吸が大きく増加する。

2） 蒸散と温度

蒸散速度は，温湿度に大きく依存する。低温下では，飽和蒸気圧の低下により蒸散速度が低下し，蒸散による重量減少，品質低下を抑制することができる。詳細な原理，影響については b.湿度の項で述べる。

3） 微生物増殖と温度

微生物を最適増殖温度域でまとめると，変性低温微生物（10～15℃），通性低温微生物（20～30℃），中温微生物（30～37℃），通性高温微生物（42～46℃），変性高温微生物（50～80℃）に分類される。近年，ヒト・家畜由来の細菌による青果物の汚染が問題となっているが，皮膚，腸内の常在細菌の多くは中温細菌であり，低温域で増殖速度が低下し，増殖下限以下の温度では休眠，もしくは徐々に死滅する[3)]。したがって，中温細菌による青果物の腐敗，食中毒の発生を防ぐには，流通環境を一貫して低温に保つことがきわめて有効である。

一方，低温でも増殖する菌があり，腐敗や食中毒の原因となる。長期的な低温貯蔵での腐敗に関与するバクテリアとして，*Bacillus* や *Pseudomonas* などが知られている。また，低温増殖性を示す食中毒原因菌としては *Listeria monocytogenes* や病原性大腸菌の一部などが報告されている[4)]。青果物の品質保持および安全性確保の観点から，低温流通時でも微生物汚染の発生には十分な注意を要する。

青果物の多くは上記の理由により低温で流通させることで品質が保持される。しかし，熱帯や亜熱帯産の青果物や，未熟果を食する青果物の一部では，凍結温度より高い温度域で，陥没や内部褐変などの低温障害が観察される[6)]。また，キュウリに関しては，12℃ 前後の温度域で特異的な内部褐変を示すと報告されている。このように，障害が発生する温度域は品目ごとに異なるため，障害が発生せず，かつできるだけ低い温度域で流通させることが重要である。

最適温度域の異なる品目を同時に輸送する場合，最も制御が難しいプロセスとして輸送があげられるが，輸送段階での温度管理技術である多温度帯輸送について検討が進んでいる。詳細については食品の低温流通ハンドブックの多温度帯輸送の項を参照されたい[7)]。

b. 湿　　度

湿度が青果物に及ぼす影響として，第1に蒸散作

用があげられる．一般的に，青果物は，5%の重量減少で商品価値を失うとされている．蒸散による水分消失は，萎凋による外観品質の低下，テクスチャー変化のほかに，ビタミンC含量の低下，芳香の消失を招くとされており[8]，青果物の品質低下の主要因の一つである．すなわち，青果物の蒸散抑制について検討することは，鮮度保持の観点からきわめて重要である．

水分蒸発は乾燥理論によって説明することが可能である．乾燥理論は，乾燥特性曲線によって表すことができ，一般的に，①予熱（冷却）期間，②恒率乾燥期間，③減率乾燥期間に分けられる．対象物表面での乾燥速度と対象物内部から表面までの水分移動速度が釣り合った期間が恒率乾燥期間である．また，恒率乾燥期間の含水率の下限が限界含水率，減率乾燥期間を経て最終的に安定した含水率を平衡含水率と呼ぶ．十分に湿った対象物を十分な風量の風路内に置いた場合の恒率乾燥期間における乾燥速度は，次式で表される．

$$R_c = \frac{h}{C_H}(H_s - H)$$

ここで，R_c は恒率乾燥速度，h は境膜伝熱係数，C_H は湿り比熱，H_s は飽和湿度，H は絶対湿度である．実際の農産物の乾燥では，恒率乾燥期間は非常に短く，ほとんどが減率乾燥であるといわれているが，説明を簡便にするために恒率乾燥のモデルを利用した．式から明らかなように，庫内の飽和湿度と絶対湿度の差が小さいほど乾燥速度は小さくなる．すなわち庫内を高湿に保つことは，青果物の蒸散防止の観点から非常に有効であるといえる．なお，実際に蒸散速度を計算する際には，青果物の水蒸気圧を考慮する必要がある．Wellsは，青果物からの蒸散が起こる条件として飽差（vapour pressure deficit）という考え方を導入し，その中で，青果物の水蒸気圧を純水の0.98倍として計算してよいとしている[9]．

通常の恒温庫では，熱交換器と庫内の温度差により熱交換器部分で水蒸気がトラップされる．特に，低温運転時には氷結により庫内が除湿されるため，青果物の品質保持に有効な低温高湿度環境を高精度で保持するのは困難であった．最近では，壁面全体に冷却機能をもたせることで，庫内温度と熱交換器部分の温度差を小さくすることで結露，氷結を抑える冷却方式が開発され，低温高湿庫として市販されている．壁面冷却式冷蔵庫内は，高湿度環境を維持できる上に，送風が無いため蒸散が起こりにくく，青果物を高品質に保つことができる貯蔵庫として期待できる．

高湿度環境では微生物の発育も促進される．通常の細菌の発育最低湿度は90%，酵母は88%，かびは80%程度である．そこで蒸散を防ぎつつ微生物の増殖を抑制する意味から，85%程度の湿度に制御されることが多い[10]．

c．ガス環境

収穫後の青果物品質を保持するために，貯蔵庫内の温湿度に加えてガス環境を制御する貯蔵方法を，CA貯蔵（controlled atmosphere storage）という．一般的には0～5℃程度の低温と酸素2～5%および二酸化炭素2～10%程度のガスを組合わせる貯蔵法を意味する．

表III.2.4.2に示すように，CA貯蔵は多くの青果物の品質保持に有効な手段である．しかし，その実用化はリンゴ，ニンニクなど一部の品目に限られている．普及が進まない原因としては，設備にかかるコストが大きいことがあげられる．そこで，簡易にCA貯蔵と同様の効果を得る方法として，MA包装の検討が進んでいる．MA（modified atmosphere）包装とは，青果物を適度なガス移動特性を有する包材で包装し，青果物の呼吸と包材を通したガス交換により，ガス環境を制御する手法である．MA包装の一種であるパーシャルシール法[11]は，微細孔フィルムを用いたMA包装よりも低コストであり，ニラの効果的な包装方法として，すでに広く実用化されている．

CA貯蔵の生理的なメカニズムについてはまだ十分明らかではないが，低酸素による呼吸抑制は，酵素反応速度論であるミカエリス-メンテン（Michaelis-Menten）理論による説明が提案されている[12]．二酸化炭素の影響については，高い二酸化炭素濃度が細胞内のミトコンドリア活性を抑制することが知られている[13]．また，高二酸化炭素濃度による呼吸抑制はエチレン生成を伴っている青果物にのみみられる現象であり[14]，高二酸化炭素条件下でエチレン生成が阻害される[15]ことにより呼吸が抑制されると考えられる．

表 III.2.4.2 最適貯蔵温湿度とガス濃度およびその効果[5]

	適正温度	最適貯蔵温度	酸素			二酸化炭素		
			適正濃度	濃度下限	品質保持効果	適正濃度	濃度上限	品質保持効果
アンズ	0〜5	−0.5〜0	2〜3	1	△	2〜3	5	△
アボカド	5〜13	10	2〜5	1	○	3〜10	15	○
イチゴ	0〜5	−0.5〜0	5〜10	2	○	15〜20	25	◎
イチジク	0〜5	−1〜0	5〜10	2	△	15〜20	25	○
オリーブ	5〜10	7	2〜3	2	○	0〜1	5	×
オレンジ	5〜10	7	5〜10	5	×	0〜5	5	×
カキ	0〜5	−1〜0	3〜5	3	○	5〜8	10	○
キーウィフルーツ	0〜5	0	1〜2	1	◎	3〜5	7	◎
クランベリー	2〜5	3	1〜2	1	▲	0〜5	−	×
グレープフルーツ	10〜15	13	3〜10	3	▲	5〜10	10	△
ザクロ	5〜10	5	3〜5	2	○	5〜10	10	○
チェリー	0〜5	−1〜0	3〜10	1	△	10〜15	30	◎
チェリモヤ	8〜15	10	3〜5	1	○	5〜10	−	△
ドリアン	12〜20	15	3〜5	2	○	5〜15	20	△
ネクタリン	0〜5	−0.5〜0	1〜2	1	△	3〜5	10	△
パインアップル	8〜13	10	2〜5	2	▲	5〜10	10	△
バナナ	12〜16	14	2〜5	1	◎	2〜5	7	◎
パパイヤ	10〜15	12	2〜5	2	▲	5〜8	8	▲
バンレイシ	12〜20	15	3〜5	1	○	5〜10	15	△
ブドウ	0〜5	−1〜0	2〜5	1	△	1〜3	5	×
ブラックベリー	0〜5	−0.5〜0	5〜10	2	△	15〜20	25	◎
プラム	0〜5	−0.5〜0	1〜2	1	○	0〜5	15	○
ブルーベリー	0〜5	−0.5〜0	2〜5	1.5	△	12〜20	25	◎
マンゴー	10〜15	13	3〜7	2	△	5〜8	10	▲
モモ	0〜5	−0.5〜0	1〜2	1	○	3〜5	5	○
ライチ	5〜12	7	3〜5	1	○	3〜5	15	△
ライム	10〜15	13	5〜10	5	△	0〜10	10	▲
ラズベリー	0〜5	−0.5〜0	5〜10	2	△	15〜20	25	◎
ランブータン	8〜15	10	3〜5	1	×	7〜12	20	△
レモン	10〜15	13	5〜10	5	△	0〜10	10	△

品質保持効果は，効果が高い順に◎＞○＞△＞▲＞×である．

老化ホルモンであるエチレンについては，エチレンを吸着，分解もしくは除去することにより，青果物自身および同梱された青果物の追熟，老化を防止し，呼吸上昇を抑制する方法も考案されている．CA環境による特種な効果として，高二酸化炭素処理によるイチゴ果実の果皮の硬化が報告されており，輸送耐性の獲得に有効である[5]．なお，ガス制御は微生物制御にも応用可能であるが，生鮮青果物のCA貯蔵に用いるガス濃度範囲では効果は少ないと考えられる．

d. 輸送振動

モモやイチゴに代表される軟弱な青果物は，輸送過程で受ける振動や衝撃などにより容易に損傷す

る．損傷防止のための緩衝包装の多くは経験的に作られたものであり，適正包装になっていない可能性がある．損傷によるロスを低減し，流通コストを削減するためには，輸送振動特性および緩衝包装特性の定量的な評価を行う必要がある．なお，実輸送試験は実験の再現が困難であるので，損傷特性評価は，振動試験機による再現性のある調査を実施することが望ましい．また，精度よく輸送環境を再現できる振動波形を作成することが重要である．振動波形の作成方法として，ランダム振動試験，正弦波掃引振動試験などがあげられる．JIS規格の包装貨物－振動試験方法（JIS Z 0232）によると，最も的確に輸送振動を再現する方法として，実際の輸送振動から作成した加速度のPSD波形によるランダム振動試験を優先して適用することが推奨されている．また，JISには，実輸送データが入手できない場合のために，一般的な道路環境を模擬するとされるPSD波形が掲載されている（規定本体に関連する事柄を補足するもので，規定の一部ではない）．しかし，道路条件や輸送車両により振動特性は大きく異なるため[16]，可能な限り実際の輸送環境に則したデータに基づくPSD波形を用いる必要がある．

なお，JIS規格による振動試験は，垂直方向の振動のみを対象としている．しかし，実際の輸送振動は上下のみでなく左右，前後を含む3次元で発生している．また，エアサス導入による上下振動の顕著な減少により，水平方向の振動が相対的に高まっている．筆者らは，イチゴを対象として，同一の振動であれば，上下方向より水平方向の振動の方が損傷程度が大きいことを報告している[17]．適正包装設計のためには，3次元の振動試験法を確立することが必要である．詳細については，III.2.3節を参照されたい．

生鮮青果物の品質保持は，古くから取組まれてきた課題であるが，今日まで最適な流通環境を構築できずにいる．これは，フードサプライチェーン全体の把握・管理が困難であること，適正管理のための基礎的な知見が不足しているなどのためである．しかし，近年では，GDP（適正流通規範）の導入の動きや，LCA（ライフサイクルアセスメント）の手法を用いた青果物流通の最適化に関する取組みも行われている．今後の研究の発展に期待したい．

〔中村宣貴〕

文　献

1) 岩元睦夫：食糧，**23**，39-48，1983．
2) 石橋貞人：食品工業，**14**(16)，45，1971．
3) 藤井建夫：食品の低温流通ハンドブック，pp. 340-348，サイエンスフォーラム，2001．
4) 藤井建夫：食品衛生検査指針，pp. 344-348，日本食品衛生協会，2004．
5) A. K. Adel : Proc. of CA. '97,. UC. Davis,. Postharvest. Horticulture. Series 17, pp. 1-34, 1997.
6) 鄭田卓夫：日食品工誌，**27**，411-418，1980．
7) 椎名武夫：食品の低温流通ハンドブック，pp. 138-140，サイエンスフォーラム，2001．
8) 相良泰行：食品の低温流通ハンドブック，pp. 458-467，サイエンスフォーラム，2001．
9) A. W. Wells. : Marketing Res. Rep, p. 539, 1962.
10) 村田　敏：新版・農産機械学，pp. 157-181，文永堂出版，1991．
11) 鈴木芳孝ら：日本食品保蔵科学会誌，**29**(3)，141-146，2003．
12) 中野浩平ほか：園芸学会雑誌，**71**(5)，710-715，2002．
13) A. A. Kader : *Food Technol.*, **40**, 99-100, 1986.
14) Y. Kubo, et al. : 園芸学会雑誌，**58**，731-736，1989．
15) 久保康隆ほか：園芸学会雑誌，**65**(2)，409-415，1996．
16) 臼田浩幸ほか：農業施設，**36**(4)，215-222，2006．
17) 中村宣貴ほか：農業施設，**38**(2)，2007（印刷中）．

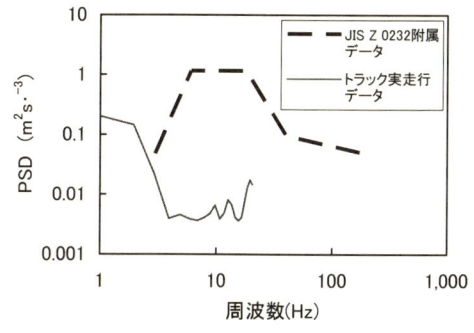

図 III.2.4.2　JIS S 0232 附属データとトラック（エアサス搭載車）の実輸送振動のPSD波形比較[16]

2.5
食品包装

　現在わが国では，ほとんどの食品が何らかの形で包装されて流通，販売されており，「食品包装」には様々な機能が期待されている．最も重要な機能が内容物の「保護性」である．食品は，温湿度，酸素，光，振動・衝撃など流通・保存中の環境条件や，微生物汚染による腐敗などによって酸化や変色，吸湿，乾燥など様々な劣化が起こり，作りたてや収穫したてのおいしさ，栄養などが損なわれてしまう．これらの被害要因から内容物を守り，食品の品質低下を防止するのが包装の「保護性」である．次に，「便利性」も重要な機能の一つである．運びやすさや，陳列のしやすさ，開封のしやすさなど，消費者にとっての使いやすさを考えた機能はこれにあたる．さらに「快適性」がある．これは，商品が店頭に並んだときにパッケージの色やデザインなどにより消費者にアピールし，購買促進効果をもたせたり，内容成分や使い方を表示したり，使用後の廃棄を容易にするような機能をもたせていることもある．

　食品包装に使われる容器・包装を材料からみてみると，①紙を使った段ボール，紙箱，②アルミニウム，スチールなどの金属を使った缶・箱・箔など，③ガラスを使ったびん，④硬質プラスチックを使った容器類，⑤各種プラスチック軟包材を使った袋やラップなど，⑥紙，金属，プラスチック，などを組合わせた複合材など様々なものがあるし，使い方にも，①プラスチックフィルムなどで直接食品を包む個装，②紙箱などを中心とする内装，③段ボール箱を使った外装，などを組合わせて流通されている．ここでは，プラスチックフィルム，容器のほか，紙，金属，プラスチックなどを組合わせた複合材などを中心に解説する．

a. 包装による食品の品質保持

　微生物による変敗防止のためには種々の加工技術があり，それに対応する包装容器が開発されている．

　レトルトパウチの場合，カレーなどで使われているアルミ箔積層パウチでは，無延伸ポリプロピレン (CPP)，高密度ポリエチレン (HDPE)，直鎖低密度ポリエチレン (LLDPE) などのヒートシール材，アルミ箔 ($7\,\mu m$, $9\,\mu m$)，強度をもたせるための延伸ナイロン (ONY)，きれいに印刷するためのポリエチレンテレフタレート (PET)，2軸延伸ポリプロピレンフィルム (OPP) などを使った積層構造をとっている．調理済み食品やパスタソース，ハンバーグなどの透明パウチでは，アルミ箔の代わりにナイロン MXD 6，エチレンビニルアルコール共重合体 (EVOH)，シリカ蒸着 (セラミック蒸着，酸化ケイ素蒸着，ガラス蒸着) PET，アルミナ蒸着 (酸化アルミ蒸着) PET，ポリ塩化ビニリデン (PVDC) 塗布または単体などの高遮断性 (ハイバリア) フィルムが使われている．

　液体あるいは固液系食品の無菌充填包装食品として代表的なものはロングライフ牛乳があるが，最近ではコーヒークリーム，プリン，アイスクリームミックス，チーズスプレッドなどかなり粘度の高いものまで無菌充填が行われている．包装容器・殺菌システムとしては，ロールで供給される紙やプラスチックの複合シートで包装容器を作り，過酸化水素水で殺菌しながら無菌充填するもの，無菌性を確保したプラスチックカップなどに無菌充填するものなど多様なシステムが開発され，実用化されている．一方，スライスハムや白飯など固形食品の無菌化包装では，内容物やその殺菌方法により包装容器も異なったものになる．たとえば，低 pH にして $105°C$ 前後のセミレトルトを行う場合にはレトルトパウチと同程度の耐熱性，$140°C$ 前後の高温加熱ではより高い耐熱性と異臭成分がないこと，脱酸素剤を封入する場合には酸素に対する高遮断性，低温流通を行う場合には内容物がきれいにみえる透明性や防曇性が求められる．無菌米飯の包装容器の構成例は，容器はポリプロピレン (PP)/EVOH/乳白 PP，蓋材は延伸ナイロン (ONy)/EVOH/共押し出し PP が代表的なものである．

　脱酸素剤は，日本で最初に商品化され，発展してきた保存技術であり，最近では広く世界的に利用されている．最も一般的なタイプが切り餅や生・半生めん，炊飯米やピザなど高い水分活性の食品に適用されるもので，食品がもっている水分をごく少量もらい酸素吸収反応が開始される．これに対して，脱

2.5 食品包装

酸素剤の中に水をもっていて，酸素に触れるとすぐに反応を始める自力反応型の脱酸素剤，酸素を吸収するとともに二酸化炭素を発生するタイプやエタノールを発生するタイプなど用途によって種々のものが開発されている．これら脱酸素剤を封入した包装に用いられるフィルムの構成は，酸素を通さないようにOPP/蒸着PET/低密度ポリエチレン(LDPE), MXD 60 NY/PE/LLDPE, ONY-K/LLDPEなどのハイバリアフィルムが用いられる．さらに最近では，金属粉末やアスコルビン酸などの酸素吸収性の物質を樹脂に練り込んだ包装容器が開発され，無菌米飯用トレーなどに利用されている．この場合の材料の構成は，容器の外側にはPETやPP，その内側にアルミ箔やEVOHなどのガスバリア層をもうけ，その内側に酸素吸収層をおき，その内側にガスをよく通すLLDPEやCPPのシーラントを貼り合わせている．

食品の酸化・変色などの品質低下に大きな影響を与えるものに酸素と水分がある．食品をこれらの環境条件から遮断し，保存性を高めることは，包装容器の大きな役割の一つである．現在食品に使用されているガス遮断性に優れた包装フィルムには，①アルミ箔，アルミ蒸着などの金属系，②シリカ蒸着，アルミナ蒸着フィルムなどの無機酸化物系，③PVDC, EVOH, PVAなどの有機系，④ゾルゲルコート，ナノコンポジットコートの無機-有機ハイブリッド系などがある．また，光による劣化を抑えるためアルミ箔や金属蒸着フィルム，カーボンブラックを練り込んだ黒色フィルムなどがあり，中身をみるために裏側に印刷をしない小窓をあけている袋もある．さらに中身がみえて，食品の劣化に影響の大きい紫外線のみを遮断するフィルムも開発されている．

食品の香りは，貯蔵中の品質変化要素の一つである．環境中のにおいを食品に移行させない，食品の香りを散逸させないために保香性包装容器が各種開発されている．高遮断性無機系包装容器としては，金属箔，金属系蒸着フィルム，シリカ蒸着フィルム，高遮断性プラスチック包装容器としては，エチレン・ビニルアルコール共重合体(EVOH)積層フィルム，ポリビニルアルコール(PVA)延伸多層フィルム，ポリ塩化ビニリデン(PVDC)単体・積層・塗布フィルム，ポリエステル積層フィルムなどがある．また，プラスチック積層フィルムは食品と接触する側にヒートシール用のシーラントフィルムがあるが，これにはポリエチレン(PE)やポリプロピレン(PP)が用いられていることが多い．しかしこれらのフィルムは香気透過性が高く，ポリエチレン臭の食品への移行や，かんきつ果汁のリモネン成分の収着が問題となることが多い．そこで，香気成分がフィルムに収着しにくい非収着性シーラント・無臭性シーラント包装容器として，ポリエステルシーラント，エチレン・ビニルアルコール共重合体シーラント，ポリアクリロニトリル(PAN)シーラント包装容器などが開発され，広く使用されている．

青果物の場合には，鮮度保持のための包装容器が各種開発されている．開封系包装としては，呼吸量の多いホウレンソウなどの葉菜類の包装に防曇性延伸ポリプロピレンが使われ，レタスは延伸ポリスチレン(OPS)フィルムを用いたハンカチ包装が行われている．また，ニンジンやキュウリなどは大きめの孔を開けたLDPEやOPPフィルムを使って密封包装し，蒸れや酸欠などのトラブルを回避している．密封包装を行う場合にはMA (modified atmosphere)包装を行うことで鮮度保持ができる．これは青果物自身の呼吸による酸素消費・二酸化炭素排出とフィルムのガス透過性をバランスさせて，包装内を青果物の保存に適した低酸素・高二酸化炭素の雰囲気にするというものである．しかし，フィルムのガス透過性は材質や厚さによって決まってしまうため，自由に選択することは難しい．そこで有孔・微細孔フィルムが開発されている．これは，ベースフィルムのガス透過性に加えて，フィルム面にあけた孔の大きさと数をもとにガス透過量がコントロールされている．代表的なものは，防曇OPP等のフィルムに直径20～100 μmの微細孔を1 m^2当り10～1,000個開けたものがある．また，フィルム全体に小さな引っ掻き傷を無数につけ（一部貫通しているところもある），傷の深さと数でガス透過量を制御するタイプ，さらに近年では，フィルム表面ではなく，製袋する際のヒートシールローラーの表面に凹凸をつけ，シール部に微細な空隙を作り袋のガス透過性を調節するタイプのものも上市されている．さらに，多くの青果物が自身で排出するエチレンガスによって呼吸が早まり，成熟・老化が進行し，鮮

度低下を起こしてしまう．したがって，包装後に包装系内からエチレンを積極的に除去することは鮮度を保持するための有効な方法の一つである．日本では，小袋に詰めたエチレン除去剤を青果物と一緒にフィルムに密封する形態が一般的である．エチレン除去剤には，① 大谷石，ゼオライト，炭酸カルシウム等の多孔質セラミックや活性炭などのようにエチレンを吸着させて除去する吸着剤と，② 過マンガン酸カリウムや臭素塩，パラジウム・鉄触媒などのようにエチレンを分解させる分解剤，が上市されている．

流通中の食品の温度管理のための低温保持性・熱遮断性包装容器として，鮮魚や青果物用のトロ箱，カップめん容器などの成型品に使われている発泡スチレンビーズや食品用トレーなどに使われているポリスチレン(PS)ペーパー，発泡ポリエチレンとアルミ箔を積層した保冷ボックス，エアフォームにアルミ蒸着フィルムを貼り合わせた保冷袋などの金属系フィルム・シート，カップスープ・カップ味噌汁などに使われている2重カップやカップめんの容器に使われている3重カップなどの断熱性厚紙成形容器，段ボールに発泡スチロールペーパー，発泡ポリエチレン，アルミ箔，アルミ蒸着フィルムなどの断熱効果がある材料を組合わせた断熱性段ボール，2枚のパルプ層の間に発泡剤（マイクロカプセル）を挟んだ3層構造の断熱性パルプモールド包装容器などがある．

b. 包装の便利性

スナックめん，スープ，味噌汁などのインスタント食品は，お湯を入れて食べるため，容器には，そのままの熱い状態で食べられる保温性，手で持っても熱くない断熱性，熱湯を入れてもやわらかくなりすぎず食器としての剛性を維持できる耐熱性などの機能が必要とされる．容器の材質には発泡ポリスチレンの射出成形やシート成形容器，紙カップと紙スリーブの組合わせなどがある．蓋材は，容器にお湯を注ぐ際に一部をシールしたまま残し，お湯を入れている間はカールしたままの状態を保持し，さらに蒸らす間は元のフラットな状態を保持する必要がある（デッドホールド性）．そのため，蓋材の構成中にアルミ箔7～9μmが貼りあわせてあり，その塑性変形力を利用している．

電子レンジ加熱できる容器には，マイクロ波透過性，耐熱性が必要になる．特に油脂分や塩類が含まれる食品の場合には130℃以上に加熱されることもあるため十分な耐熱性が必要になる．PPやPPにタルクや炭酸カルシウム等の無機フィラー練り込み耐熱性を向上させたもの，結晶化ポリエステル（C-PET），ポリカーボネート（PC），ポリメチルペンテンなどが使われている．便利な機能としては，常温以下では所定の強度をもつが高温では軟化する樹脂を挟むことでマイクロ波により加熱すると自動的に蒸気が排出される機能をもたせたり，PETフィルムにアルミ蒸着させた薄膜を紙と貼り合わせたシートをサセプター（発熱体）として用いることでピザや餃子，焼き魚などの食品表面に焦げ目をつけたり，小袋に入ったソースなどの調味料が加熱されないようにアルミ箔の端部が剝き出しにならないように貼りあわせた小袋を利用するなど，弁当を加熱する際に加熱したい部位だけにマイクロ波があたるような工夫もされている．

袋を開けやすくする機能として，ミシン目（ジッパー），ノッチ（切り込み），引裂き糸，カットテープなどはよく目にすることがある．このほかに，切り込みのないノッチレス開封機能を付与する技術として，基材フィルムのヒートシール部などに微小な細孔やエンボスなどを施す方法があり，どこからでも手指で容易に切り出すことができる．また，延伸フィルムの配向性を利用したもの，NY6などの樹脂の中にブレンドした非相溶性の樹脂（MXD6など）を流れ方向に沿って棒状に配列することで縦方向に引き裂くとき結晶性の部分に沿って直線的に引き裂くことができるタイプのフィルムなどが上市されている．

再封性の容器には種々のタイプがある．醬油，ソース，食用油などに使われている樹脂製キャップは，キャップ本体とヒンジを介して上蓋を一体成形したもので，片手で開閉可能で取り外したキャップがなくならないといった利便性がある．その他には，ゼリー飲料などに使われている吸い口つきスタンディングパウチ，ジッパー（チャック），スライダーをつかんでレール上を滑らせることにより袋を開封するスライダージッパー，粘着シールによる再封性容器などがある．

c. 包装の快適性

食品包装の設計におけるユニバーサルデザインへの取組みでは，表示の見やすさやわかりやすさ，使い方が簡単，安全などとともに，開封，取り出しなどが無理なくできることが求められている．これには，開け口のわかりやすさが重要な要素となり，エンボス技術を使用した点字表現，ピクトマークなどのイラストを用いた情報表示，オーバーラッピング

表 III.2.5.1 食品包装でよく使われる略語一覧表

A	Al	aluminum（foil），アルミ（箔）
	A-PET	amorphous PET，非晶性ポリエチレンテレフタレート，アモルファスポリエステル
C	CNY	casted nylon，無延伸ナイロン
	C-PET	crystaline polyethylene terephthalate, crystalized PET，結晶化ポリエステル
	CPP	cast polypropylene film，無延伸ポリプロピレン（キャストポリプロピレンフィルム）
E	EPS	expanded polystyrene，発泡スチレンビーズ
	EVA	ethylene-vinyl acetate copolymer，エチレン・酢酸ビニル共重合体
	EVAL	ethylene-vlnyl acetate copolymer の商品名，エバール※，エチレン・酢酸ビニル共重合体の商品名（※「エバール」：株式会社クラレの登録商標）
	EVOH	ethylene vinylalcohol copolymer，エチレン・ビニルアルコール共重合体
H	HDPE	high density polyethylene，高密度ポリエチレン
	HIPS	high impact polystyrene，耐衝撃性ポリスチレン
I	IO, ION	ionomer，イオン架橋結合を有する熱可塑性樹脂
	IPP	lnflation polypropylene film，インフレーションポリプロピレンフィルム
K	K コート	PVDC コート，ポリ塩化ビニリデン塗布
	KNy	K coated nylon，K コートナイロン
	KON	K coated oriented nylon，ポリ塩化ビニリデン塗布延伸ナイロン
	KOP	K coated oriented polypropylene，K コートポリプロピレン
	KPET	ポリ塩化ビニリデン塗布ポリエチレンテレフタレート
L	LDPE	low density polyethylene，低密度ポリエチレン
	LLDPE	linear low density polyethylene，直鎖低密度ポリエチレン
M	MXD6 (MXD6ONY)	metaxylane diamine 6，ナイロン MXD6（メタキシレンジアミンとアジピン酸の縮重合による結晶性ポリアミド）
N	NY	nylon，ナイロン
O	ON	oriented nylon，延伸ナイロン
	ONY	oriented nylon，延伸ナイロン
	OPP	oriented polypropylene film，2 軸延伸ポリプロピレンフィルム
	OPS	oriented polystylene，延伸ポリスチレン
	OV	oriented vinylon，延伸ビニロン
P	PA	polyamide，ポリアミド（ナイロン）
	PAN	polyacrylonitirile，ポリアクリロニトリル
	PC	polycarbonate，ポリカーボネート
	PE	polyethylene，ポリエチレン
	PET	polyethylene terephtnalate，ポリエチレンテレフタレート（ポリエステル）
	PLA	発泡ポリ乳酸
	PP	polypropylene，ポリプロピレン
	PP キャップ	pilfer proof キャップ
	PS	polystyrene，ポリスチレン
	PSP	発泡ポリスチレン
	PSP	polystyrene paper，ポリスチレンペーパー
	PVA	polyvinyl alchol，ポリビニルアルコール，ポバール，ビニロン
	PVC	polyvinyl chloride，塩化ビニル樹脂，ポリ塩化ビニル
	PVDC	polyvinylidene chloride, vinylidene chloride resin，ポリ塩化ビニリデン，塩化ビニリデン樹脂
S	SiOx	酸化ケイ素，シリカ
V	VM	vacuum metalized，アルミニウム蒸着
	VM-CPP	vacuum metalized casted polypropylene，アルミ蒸着無延伸ポリプロピレン
	VM-PE	vacuum metalized polyethylene，アルミ蒸着ポリエチレン
	VM-PET	vacuum metalized polyethylene terephthalate，アルミ蒸着ポリエチレンテレフタレート
	VM-ONY	vacuum oriented nylon，アルミ蒸着延伸ナイロン

のカットテープを太くわかりやすい色に改良した例などがみられる．

　商品が製造，流通，販売されて消費者の手に渡るまでの間に，包装が不正に開封されたり，何らかの悪戯がされた場合に，その行為がそれを購入した消費者にわかるようにした包装を，悪戯防止包装，タンパーレジスタント包装，タンパーエビデント包装などという．これには，商品を1個または複数個まとめてシュリンクフィルムで覆い，加熱収縮させるシュリンクフィルム包装，内容物に合わせて窪みを成形したプラスチックシートと台紙の紙を貼り合わせたブリスターパック，開栓するとブリッジ部が破断してPPバンド部がビン口に残ることによって開封したことを明示できるピルファープルーフキャップ，包装容器の開口部分を封緘するためのシールラベルを安全シール，セキュリティーラベルなどがある．安全シールは，一旦貼りつけられたラベルをはがすと何らかの痕跡が残り，貼り直しても元に戻らないことから悪戯防止に有効である．

　包装用資材として化石資源に替わり木材や草本，デンプンなどのバイオマス資源を用いて発酵法などによりバイオポリマーを作ったり，粉砕した天然物と高分子バインダーで作るなど，様々なバイオマス利用の包装フィルム，容器が開発されている．現在最も利用が進んでいるのがポリ乳酸（PLA）であり，耐熱性が必要ない冷たい飲料のカップ，青果物用トレー，2軸延伸を利用したオーバーラッピング用のフィルム，弁当の内張フィルムなどに利用されている．それ以外にも，ポリヒドロキシブチレート（PHB），ポリヒドロキシブチレートヘキサノエート（PHBH）などが開発されている．

　最後に，食品包装でよく使われる略語を表 III.2.5.1 としてまとめた．　　　　〔石川　豊〕

文　　献

1) 特許庁：平成18年度標準技術集「食品用包装容器」，特許庁，2007．

3. 分析・評価技術

3.1 核磁気共鳴分光法（NMR）

a. NMRとは[1,2]

一般に，核磁気共鳴分光法（nuclear magnetic resonance spectroscopy；NMR）とは，超伝導磁石の中の試料（タンパク質や糖などの生体高分子から有機化合物などの低分子まで）に，ラジオ波と呼ばれる電磁波を照射し，その試料を構成する原子の原子核（^{1}Hや^{13}Cなど）による電磁波のエネルギーの吸収・放出を信号（NMRシグナル）として観測する方法である．NMRシグナルの解析により，試料の化学構造や立体構造を決定することができる．NMRにおけるエネルギーの吸収・放出について，もう少し具体的に述べる．荷電粒子である原子核が自転運動することにより磁場が発生し，磁気モーメント（磁石）をもつ．したがって，原子核一つ一つが小さな磁石とみなすことができ，"核スピン"と呼ばれる．この核スピンは通常それぞれが勝手な方向を向いているが，非常に強い磁場中に置くと，その磁場方向と反対方向の2種類に分かれる．この2種類（磁場方向と反対方向）の核スピンはエネルギーが違い，エネルギーの低い磁場方向の方がわずかに多い．エネルギー状態の低い核スピンは，ラジオ波によりエネルギーを吸収しエネルギー状態の高い核スピンになり，そのエネルギーを放出することにより，低い状態に戻る．したがって，NMRではこの核スピンのエネルギーの吸収・放出を観測する（図 III.3.1.1）．

NMRシグナルを観測するためのNMR装置は，超伝導磁石を用いるFT（フーリエ変換）-NMR分光計が使用されている．FT-NMR分光計は，分光計以外に，超電導磁石とコンピュータ（分光計の制御やデータ処理等）から構成される（図 III.3.1.2）．試料に一定の磁場をかける超伝導磁石は，安定かつ高い磁場をもち磁場が高いほど感度および分解能が上がるため，微量な試料や複雑な構造をもつ化合物を測定する上で大変重要である．分光計は，試料に対して照射するラジオ波の発生やそのタイミングのコントロールを行ったり，プローブ（試料へのラジオ波を照射や試料からのシグナルの検出を行う）で検出したNMRシグナルの増幅およびA/D（アナログ－デジタル）変換器によるNMRシグナルのデジタル化を行う．デジタル化されたNMRシグ

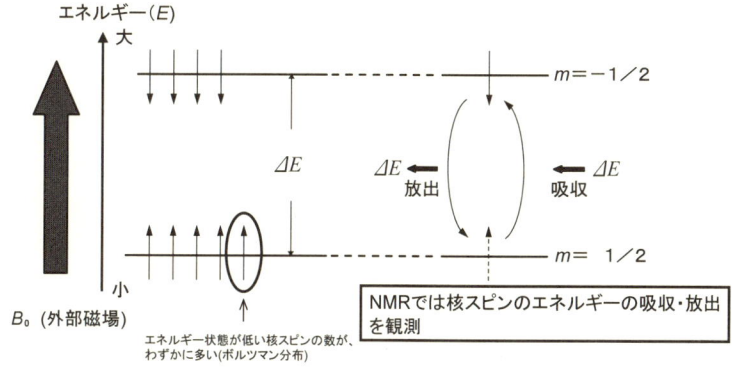

図 III.3.1.1 NMR測定の原理

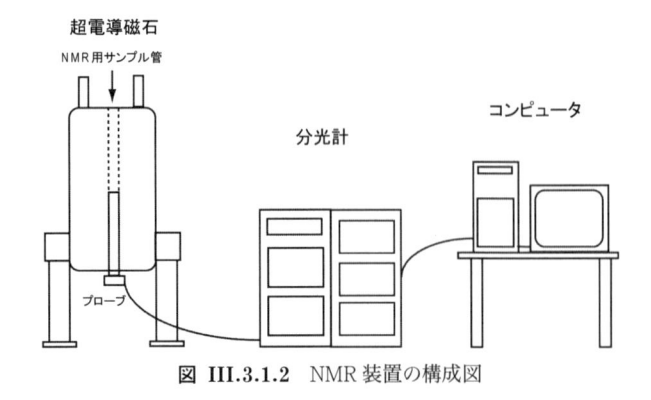

図 III.3.1.2 NMR装置の構成図

ナルは，コンピュータにより処理（フーリエ変換）されNMRスペクトルとして表示される．また，コンピュータにより分光計の各種設定（パルスプログラムなど）も行われる．

b. NMRでわかること[1,2]

NMRで何がわかるかを知るために，NMRシグナルから得られる情報について述べる．その情報としては，主に，化学シフト，スピン結合および緩和時間がある．上記で述べたエネルギーの差は，その原子が存在する周りの環境に敏感であり，その原子が分子内でどのような状態，すなわちどのように他の原子を結合しているかによって，そのエネルギーの差が異なってくる．このエネルギーの差に対応しているのが化学シフトになる．したがって，化学シフトは，原子が置かれた環境，たとえば有機化合物では構造や官能基によってほぼ決まった値になるため，構造決定にとって大変有意義な情報になる．なお，実際のNMRスペクトルにおいては，基準周波数からの観測された共鳴周波数の差（Hz）を測定したNMR装置の周波数（MHz）で割った値で表し，単位はppmが用いられる（図III.3.1.3）．

次に，スピン結合であるが，スピン結合は化学結合を通して起こる核スピン間の相互作用である．その値は試料が置かれている磁場の強さに依存せず一定である．スピン結合したNMRシグナルは分裂した数本のシグナルとして観測され，その分裂したシグナルの間隔はスピン結合の大きさで，Hz（ヘル

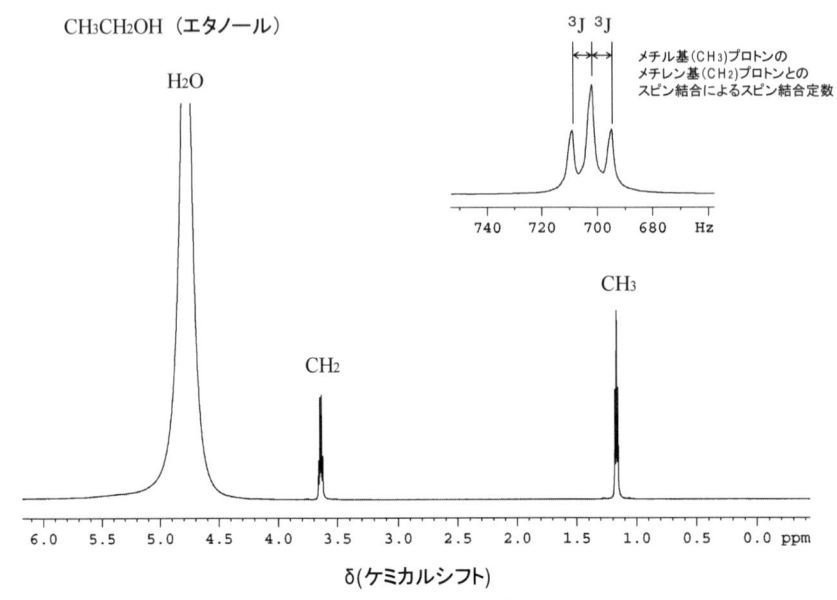

図 III.3.1.3 水中でのエタノールの1次元プロトン—NMRスペクトル

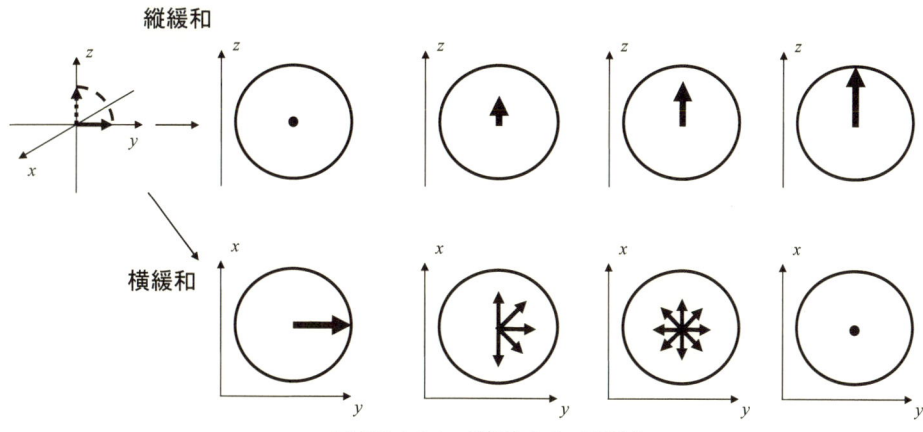

図 III.3.1.4 縦緩和および横緩和

ツ）単位で表されスピン結合定数（J値）と呼ばれる．ただし，多重分裂の場合，シグナルの分裂幅＝J値は必ずしも成り立たないので注意が必要である．なお，何本の結合を介して起こるスピン結合定数であるかは，通常Jの左肩に小さな数字で示す（たとえば2つの結合を介したスピン結合定数の場合，^2J）．分裂したシグナルの数やスピン結合定数は，その原子に結合している原子の種類と数に関係することから，その原子に結合している原子を推測することができ，分子構造を知る上で大変重要である（図III.3.1.3）．

最後に，緩和時間についてであるが，緩和とは吸収したエネルギーを放出し元のエネルギー状態に戻る過程（縦緩和）と，エネルギーが吸収されて秩序だった状態（コヒーレントな状態）が元の乱雑な状態（ランダムな状態）に戻っていく過程（横緩和）のことである．緩和が起こる要因は，主に，分子の運動性による双極子相互作用，隣接核とのスピン-スピン相互作用，電子スピンとの相互作用などがあげられる．この2種類の緩和過程のそれぞれの緩和時間は縦緩和時間（T_1），横緩和時間（T_2）と呼ばれる．T_1は静磁場の方向の磁化の大きさ（磁化ベクトルのz成分）が熱平衡状態まで戻る時定数のことで，T_2は静磁場と垂直方向の磁化の大きさ（磁化ベクトルのx，y成分）が消失するまでの時定数である（図III.3.1.4）．これらの緩和時間を測定することにより，分子内の運動性を調べることができ，食品等の物性解析に用いられている．

c. 食糧関連タンパク質のNMRによる機能解析

近年，分子生物学や細胞生物学の分野において，タンパク質を中心にした生体高分子の分子機能（その働き）を，その分子の構造（かたち）から明らかにする構造生物学的手法は特に重要になっている．さらに，最近ではポストゲノムの一つである構造生物学的手法を用いてタンパク質の網羅的構造解析を行い，生命現象を理解しようとする国家的プロジェクトとして構造ゲノミクス（"タンパク質3000プロジェクト"，2002年度から5年間）が行われている．これらの研究成果は，学術的な側面だけでなく，医療や食料等の持続的生産等への応用や新規産業の基盤創出も期待されている．食品関連タンパク質についても，今後さらに酵素機能解析から酵素機能の新規創出へと時代が進む上で構造生物学的手法はますます重要になると思われる．現在の立体構造解析手法は，主に，X線結晶構造解析やNMR法，さらには第3の立体構造解析法として電子顕微鏡法があげられる．食品総合研究所においては，800MHzはじめ数台の高分解能NMR装置を有して，有用タンパク質・ポリペプチドの立体構造解析および分子間相互作用解析による機能の解明を行っている．本稿において，タンパク質・ペプチドのNMR解析法の概略について解説するとともに，NMRを

用いての研究成果についても紹介する.

1) タンパク質・ペプチドのNMR解析法

タンパク質・ペプチドの溶液中でのNMR解析は, 有機化合物と異なり, その1次構造（アミノ酸配列）は, すでに他の化学的方法（アミノ酸シーケンサー等）により決定されている. したがって, タンパク質・ペプチドのNMR解析の主な目的は, その立体構造解析やリガント等との相互作用解析になる. タンパク質・ペプチドのNMR解析として, 最初にNMRシグナルの帰属を行う. その方法であるが, 2次元プロトンNMR法スペクトルを, 他の手法で決定されたアミノ酸配列に従い, 各種アミノ酸の側鎖の違いによる特定のパターンと隣接残基間のNOE (nuclear overhauser effect) 相関によりNMRシグナルの帰属が行われている. このような配列情報に基づいたシグナル帰属は, 配列特異的連鎖帰属法[3]と呼ばれている. 最近では, 多核多次元（3次元や4次元）NMR法により, 上記のプロトンだけでなく^{13}Cや^{15}Nの化学シフトおよびアミノ酸のパターンによりNMRシグナルの帰属が行われている（図III.3.1.5）. 多核多次元NMR法によるNMRシグナルの解析は, 2次元プロトンNMR法に比べ分解能と感度にすぐれているため, より高分子量のタンパク質の解析が可能である. ただし, ^{13}Cや^{15}Nを測定核として使用するため, タンパク質を^{13}Cや^{15}Nでラベルする必要がある. 次に, 帰属された各アミノ酸残基のNMRシグナルの情報をもとに, 2次元核オーバーハウザー効果 (NOE) 相関スペクトル (NOESY) 上のNOEシグナルの帰属を行う. さらにそのシグナルの強度により, 空間的に距離の近い原子同士の距離を算出し原子間距離情報（NOEは基本的に距離の6乗に反比例するため）として後ほど説明する構造計算用プログラムに用いる. この距離情報に加え, さらに, スピン結合定数による二面角情報とアミドプロトンの重水素交換法による水素結合情報を用いて, ディスタンス・ジオメトリー法やシミュレーテッド・アニーリング法を用いた構造計算プログラムによりタンパク質・ペプチドの立体構造が決定される（図III.3.1.6）[4]. 構造計算プログラムとして, X-PLOR[5], CNS[6]およびCYANA[7]が現在, 主に用いられている. また, NMRは立体構造決定以外に, タンパク質・ペプチドの機能解明のためリガンド等との分子間相互作用解析にも用いられている. NMRによる分子間相互作用解析法の中でもよく使われるケミカルシフトマッピング法とsaturation transfer difference (STD) 法について説明する. ケミカルシフトマッピング法は, 主に, ^{15}Nでラベルしたタンパク質を用い, そのタンパク質溶液中にリガンドを加えた場合の^{15}N-HSQC (heteronuclear single-quantum correlated) スペクトルと加える前のスペクトルを比較し, 化学シフトが変化したNMRシグナルを同定することにより, リガンドと相互作用する部位を調べる方法である. さらに, リガンドの濃度変化によるタイトレーション実験を行うことにより, リガンドに対する結合定数を

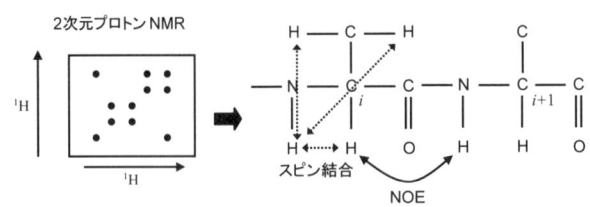

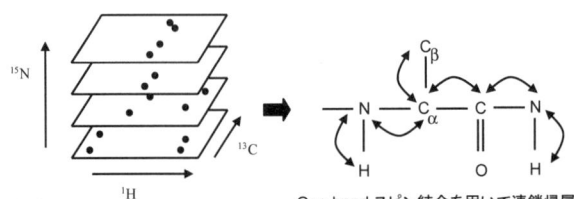

図 III.3.1.5 2次元プロトンNMRおよび多核多次元NMRとNMRシグナルの連鎖帰属法

3.1 核磁気共鳴分光法（NMR）

```
┌─────────────────────────────────┐
│ NMRの測定 および NMRシグナルの帰属 │
└─────────────────────────────────┘
              ↓
┌─────────────────────────────────┐
│ 2次構造の同定                    │
│  1）ケミカルシフト（CSI）         │
│  2）特徴的な隣接残基間およ        │
│     び中位のNOEパターン          │
│  3）アミドプロトンの交換速度による │
│     水素結合情報                 │
│  4）³J_HNHA coupling定数による2面角情報 │
└─────────────────────────────────┘
              ↓
┌─────────────────────────────────┐      ┌──────────────────┐
│ NOESYスペクトルからのアミノ酸残基の │ ←――― │ アミノ酸残基のプロトン間の距 │
│ プロトン間の距離情報の収集        │      │ 離情報の修正と再収集 │
└─────────────────────────────────┘      └──────────────────┘
              ↓
┌─────────────────────────────────────────────────┐
│ ディスタンスジオメトリー法やSimulated annealing法による │
│ 立体構造計算                                     │
└─────────────────────────────────────────────────┘
```

図 **III.3.1.6** NMRによるタンパク質の構造解析のフローチャート

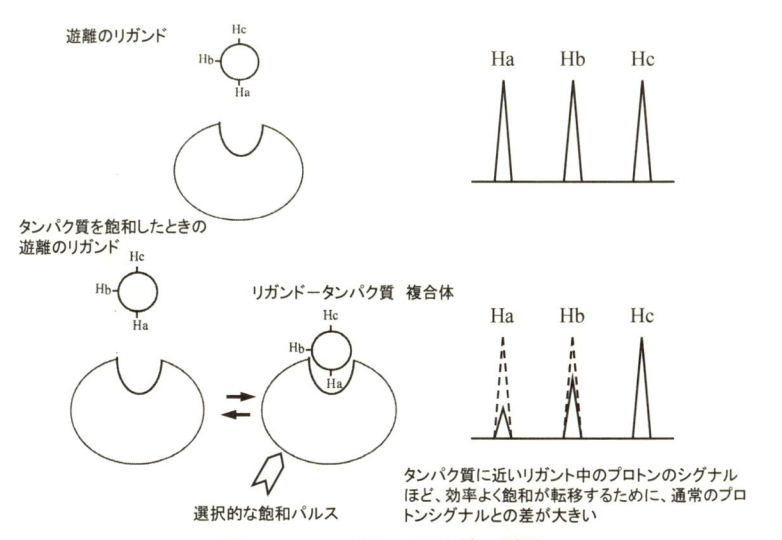

図 **III.3.1.7** STD-NMR法の原理

求めることができる．なお，ケミカルシフトマッピング法による相互作用部位同定は，直接結合に関与する部位のみでなく構造変化に誘起された部位で化学シフトが変化するため，直接結合に関与する部位のみを精度よく検出する方法に，嶋田らにより開発された NMR 転移交差緩和法[8] がある．STD法は，近年，Meyer らにより開発された方法[9] で，タンパク質に選択的にラジオ波を照射して飽和させ，タンパク質に結合しているリガンドに飽和を伝播させて，そのリガンドのスペクトルを測定する．測定したスペクトルからタンパク質を飽和していないリガンドのスペクトルを差し引いたスペクトルがSTD法により得られるスペクトルである（図III.3.1.7）．したがって，最終的に，タンパク質から飽和が伝播したリガンドの結合部位のシグナルだけが観測されるので，この方法は，タンパク質と相互作用するリガンドのスクリーニングおよびリガンド中のタンパク質との相互作用部位（エピトープ）同定に利用されている．

2) NMRによる抗真菌および抗菌ポリペプチドの構造解析と機能の解明[10,11]

タイワンカブトムシ（*Oryctes rhinoceros*）体液

由来の抗真菌ペプチドであるスカラベシンとカイコ (*Bombyx mori*) 体液由来の抗菌ペプチドであるモリシンのそれぞれの立体構造を NMR により解析を行った．スカラベシンは，イネもん枯病菌の増殖抑制活性を指標としたスクリーニングによって分離された 36 アミノ酸残基からなるポリペプチドで，そのスカラベシン遺伝子はイネもん枯病，イネいもち病等の病原糸状菌に対する抵抗性植物作出のための遺伝子素材と期待されている．このスカラベシンの立体構造を NMR により決定した結果，β-シート構造を含む C 末端側の立体構造は，アミノ酸配列に相同性をもたないにもかかわらず，他のキチン結合タンパク質のキチン結合ドメインと高い立体構造類似性を示し，その構造類似性より，Asn 25, Phe 27, Phe 35 の各残基がキチン結合残基と推定された（図 III.3.1.8）．キチンは真菌の細胞壁の構成成分であるため，キチンとの結合が抗真菌活性に重要な役割をもつと考えられている．したがって，スカラベシンは高いキチン結合能を有することから，C 末端側の構造モチーフが抗真菌活性に重要であると推測される．一方，モリシンは抗黄色ブドウ球菌活性を指標として分離された 42 アミノ酸残基からなるポリペプチドで高塩基性である．グラム陽性および陰性細菌の両方に効くが，特にグラム陽性菌の抗菌活性が他の抗菌性タンパク質と比較してかなり高い．このモリシンの立体構造を NMR により決定した結果，連続した約 8 つのターンからなる長い α-ヘリックス構造を形成することがわかった

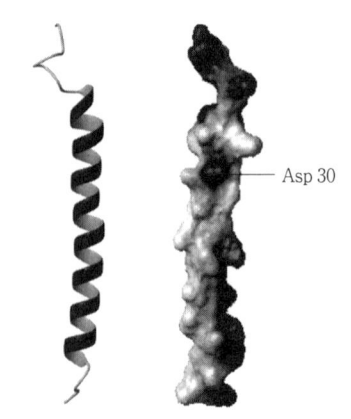

図 III.3.1.9 モリシンの主鎖の立体構造とその表面電荷[15]
表面電荷の図で，黒の部分は，正に荷電した領域（Asp 30 の箇所のみ，負に荷電した領域）を示し，白の部分は，疎水性領域を示す．

（図 III.3.1.9）．これまで知られている α-ヘリックス構造をもつ他の抗菌性ペプチドは，大体 4～5 ターンであることから，モリシンは非常にユニークな構造をもつといえる．モリシンの α-ヘリックス構造のうち N 末端側の 4～5 ターンの部分の表面電荷については，典型的な両親媒性を示したことから，抗菌活性の中心的な役割を示すことがわかった．しかし，膜浸透性の実験でその部分だけでは，膜浸透性が減少することから，モリシンの強い抗菌活性には，このユニークな長い α-ヘリックス構造が重要であることが推測された．現在，環境にやさしく安全性が高い天然抗菌剤に対する消費者の潜在的需要が大きいことや抗生物質に代わる新耐性細菌に対する新規の抗菌剤の開発等から，このような研究は今後ますます重要であると思われる．

3) STD-NMR 法によるジベレリンのエピトープ解析[12]

ジベレリン（GA）は，植物の伸長生長などに関与する植物ホルモンで，120 種類を超える類縁化合物が存在する．しかし，そのうちの数種のみ（活性型 GA）が GA レセプターに作用し，生理活性を発現すると考えられている．GA レセプターは未だ同定されていないため，GA レセプターのように活性型 GA を特異的に認識する抗 GA 抗体を用いて研究が行われている．その抗 GA 抗体に対する各種ジベレリンの結合活性および抗体認識部位については，これまで交差反応解析法により行われてきたが，その操作は煩雑でしかも時間がかかるため，よ

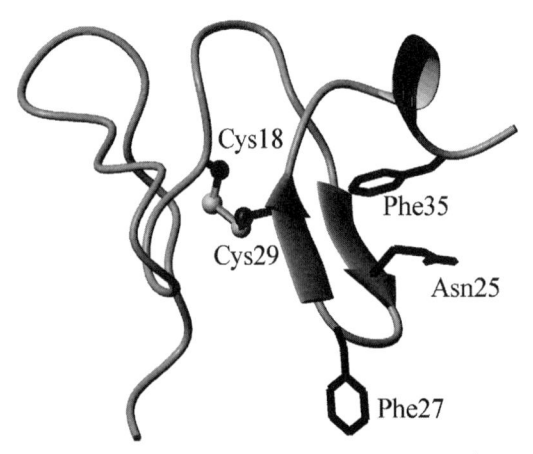

図 III.3.1.8 スカラベシンの主鎖の立体構造[15]
キチン結合残基と推測されたアミノ酸残基の側鎖も示してある．

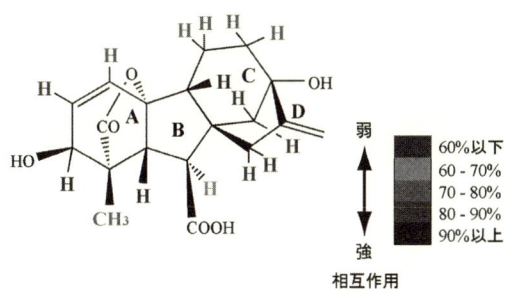

図 III.3.1.10 GA$_3$ の STD-NMR スペクトルの各プロトンシグナルのシグナル強度[15]
抗体との距離が近いほど，シグナルの強度が強くなる．

り効率的な測定法が求められていた．そこで，主に糖-タンパク質間における糖側のエピトープ解析に用いられてきたSTD-NMR法が，抗GA抗体に対するGAの結合活性およびエピトープ解析を簡便かつ短時間で行うのに可能かどうか，検討を行った．その結果，抗体との結合活性を持つ活性型GAのスクリーニングに応用可能であること，さらに容易に抗GA抗体との認識部位の同定が可能であること，が示された（図III.3.1.10）．この方法は，他の植物ホルモンとその抗体との相互作用解析にも応用可能と考えられる．

上記で紹介したNMR解析法以外でも，最近，各種測定法が開発されている．代表的なものとして，TROSY (transverse relaxation optimized spectroscopy) 法[13]があり，この測定法の開発により，NMRによるタンパク質の測定可能な分子量の上限が，これまでより遙かに大きくなった．また，生きた細胞中における生体高分子の直接解析技術（In-cell NMR法）[14]も開発されている．今後，さらに，新規のNMR解析法も開発され，食品研究において今後とも重要な測定法であると思われる．なお，本稿で紹介した研究成果のうち，抗真菌および抗菌ポリペプチドについては，独立行政法人農業生物資源研究所山川稔先天性免疫研究チーム長らとの共同研究で，STD法によるジベレリンのエピトープ解析については，東京大学大学院農学部山口五十麿教授の研究グループとの共同研究によるものである．　　　　　　　　　　　〔逸見　光〕

文　献

1) 安藤喬志, 宗宮　創：これならわかるNMR，化学同人，1997．
2) T. D.W. クラリッジ：有機化学のための高分解能テクニック（竹内敬人・西川実希訳），講談社，2004．
3) K. Wüthrich：タンパク質と核酸のNMR（京極好正・小林祐次訳），pp. 139-173，東京化学同人，1991．
4) 3) と同書，pp. 189-213．
5) A. T. Brünger: A system for X-ray crystallography and NMR, Yale University Press, 1992.
6) A. T. Brünger, et al.: *Acta Crystallogr. Dect. D*, **54**(Pt 5), 905-921, 1998.
7) P. Güntert: *Methods Mol. Biol.*, **278**, 353-378, 2004.
8) H. Takahashi, et al.: *Nature Structural Biology*, **7**(3), 220-223, 2000.
9) M. Mayer, B. Meyer: *J. Am. Chem. Soc.*, **123**(25), 6108-6117, 2001.
10) H. Hemmi, et al.: *J. Biol. Chem.*, **278**(25), 22820-2827, 2003.
11) H. Hemmi, et al.: *FEBS Lett.*, **518**(1-3), 33-38, 2002.
12) T. Murata, et al.: *Biochem. Biophys. Res. Commun.*, **307**(3), 498-502, 2003.
13) K. Pervushin, et al.: *Proc. Natl. Acad. Sci. USA*, **94**(23), 12366-12371, 1997.
14) S. Reckel, et al.: *ChemBioChem*, **6**(9), 1601-1606, 2005.
15) 逸見　光：食総研ニュース，No. 13, pp. 2-3, 食品総合研究所，2005．

3.2
磁気共鳴イメージング（MRI）

磁気共鳴イメージング（magnetic resonance imaging；MRI）装置は非破壊で人体内部の構造や病気の部位を知ることができる装置として，X線断層撮影（X線CT）とともに医療診断においてよく用いられている．MRIはさらに医療以外の分野でも様々な利用法があり，その有用性が示されてきているが，医療用の装置というイメージが強く，医療以外の利用はあまり知られてこなかった．食品分野でも内部構造と品質の関係を非破壊で計測できる有用な手段であることが多くの例で示されているが，装置が大型・高価で取扱いが難しく，保守に費用と労力がかかるため，これまでは食品も含め医療以外の分野ではあまり普及してこなかった．近年，食品分野においてもMRIが新しい分析法として注目されてくるとともに，様々な大きさのMRI装置が市販され使用できるようになり，より身近な分析装置になるとともに小型化・簡易化された装置も開発が進み，品質管理におけるルーチン分析やオンラインでの利用も夢でなくなってきた．

a. MRIとは

MRIはX線CT同様非破壊で生体内部の構造をみることができるが，測定しているものは全く異なっている．X線CTでは組織のX線の透過性の違いが画像コントラストなって内部構造や病変部位を知ることができるが，MRIでは生体に存在する水（あるいは脂肪）のNMRシグナルを使って，組織による存在量や存在状態（運動性など）の違いに基づいて画像を作っている．水の量や運動性は，人体内部の構造や組織の病変を知る手がかりとなるが，食品においては，農産物の熟度，内部障害等の品質や素材の組合わせにおける混ざり具合や構造といった品質に深く関係する項目の計測を可能とする．

MRIのもととなるのはNMRシグナルで，NMRは食品においても機能性物質の同定や構造解析の手段として，最近ではタンパク質の3次元立体構造解析の手段として用いられている．MRIでは化合物中の水素（^1H，プロトン）のシグナルを検出しているため，生体に多量にある水素を含む化合物である水を検出することになるが，脂肪や油が多量にあるところでは，これらのシグナルもイメージに寄与することになる．X線CT像や可視光を使ってみた断面像では，主に組織の固体部分がイメージ化されるが，MRIでは固体に囲まれて存在する液体部分（水，油）をイメージ化している．

b. MRIの原理と装置[1]

MRIのもととなるNMRシグナルは，磁石の中に入れた試料中の水素核が磁石として振る舞うことを利用して計測している．そこで，試料を磁石の中の入れて測定する必要がある．計測はNMR同様，磁場中の試料に電磁波をあててその応答シグナルを検出する．通常MRIで使われるのはプロトンのNMRシグナルといわれる水素核（^1H）のシグナルである．食品や生体中でプロトンのNMRシグナルを与える物質は主に水である．NMRは物質により固有のスペクトルを与えるが，水は基本的に1本のシグナルを与える．このシグナルをもとにして，水のスペクトルではなく分布を得るために，MRIは磁場勾配を巧妙に利用して測定を行っている．

図III.3.2.1にNMRスペクトルとMRIシグナルの違いを模式的に示す．NMRの測定は非常に均一度の高い磁場の中で行われる．シグナルの共鳴周波数は磁場の強さに依存する．試料中どこでも同じ磁場の強さになっているNMR測定では，水はすべて同じ共鳴周波数（つまり同じ化学シフト）をもち，シグナルは1本の鋭い線となる．一方，磁場勾配をかけて測定すると，試料中の位置により磁場の強さが異なるため，異なる位置からのシグナルは共鳴周波数（化学シフト）がずれてくる．位置に対してリニアな磁場勾配をかけて測定すると，得られたシグナル（スペクトル）は水の位置に依存した分布を示し，対象物の形状（内部の水）のプロファイル（投影図）となる．測定はNMR同様非破壊的に行われるため，内部の構造（水分布）を非破壊的に得ることができる．

2次元のイメージを得るためには，この1次元プロファイルを角度を変えてたくさん計測し，そこから2次元分布を求めるX線CTと同様の方法（back projection法）で行うことからはじまった

3.2 磁気共鳴イメージング (MRI)

図 III.3.2.1 NMRとMRIにおけるスペクトルの関係
(a) 水試料のNMR（均一磁場），(b) 磁場勾配をかけた測定（MRI：全体の投影図），
(c) 磁場勾配＋選択励起（MRI：スライス面）．

が，現在は，縦軸方向（プロファイルと直角の方向）に大きさを段階的に変えた磁場勾配をあてながら（位相エンコード）計測した一連のデータを取得後，データ処理（2次元フーリエ変換）してイメージを得る方法が使われている（スピンワープ法）．

2次元イメージで断面の位置を決めるのは，磁場勾配と選択励起の組合わせである．NMRシグナルを得るために照射するRFパルスに幅の狭い周波数帯域のみを励起する選択励起パルスを用い，磁場勾配を作った上で照射することにより，磁場勾配上で照射周波数と合った共鳴位置にある断面のみ励起してシグナルを得る．

3次元イメージの計測は位置を変えて撮った2次元イメージを何枚も積み重ねて作ることもできるが，選択励起を行わない代わりに3次元目の方向に対しても位相エンコードを行い（2次元目と3次元目の両方で位相エンコードを行う）3次元フーリエ変換することにより得られる．

MRI装置は基本的なNMRシステムに加えて磁場勾配装置が必要であり，磁石あるいは検出器の中に磁場勾配コイル（X, Y, Zの3方向）が組み込まれている．また，そこに電流を流し磁場勾配を自在にコントロールするためのアンプが必要となる．さらに画像をみるとともに処理や解析を行う，画像処理システムも必要である．本来的に非破壊で試料の内部をみることが求められるため，試料自体も丸のままの大きなものとなり，それを計測するための大きな空間をもった磁石が必要となるため，磁石も大型となる．全体としてNMRを上回る大型の装置となることが多い．

MRIの測定はNMR同様，パルスシーケンスと呼ばれる測定用の電磁波を照射してシグナルを取り込むための一連のタイミング示した測定法に基づいて行われるが，MRIでは磁場勾配を使うためそのタイミングを含めたパルスシーケンスとなっている．

一般的に用いられるMRIの測定法としては，スピンエコー法と勾配エコー法（グラディエントエコー法）があり，それぞれ断面の2次元イメージと3次元立体イメージを測定する方法がある．また，医療分野を中心に各種高速イメージング法が開発されてきている．

測定はパルスシーケンスに従って行われ，2次元イメージではイメージの縦軸のデータポイント数だけスキャンをしてデータを取り込んだ後，2次元フーリエ変換（2D-FT）して画像を得る．3次元イメージでは2次元データの各スキャン (m) に対し奥行き方向の数 (n) だけスキャンをするので，トータルのスキャンが $m \times n$ 回となるため，測定に長時間かかることになる．

MR画像の強度は，シグナルを与える物質の量（基本的には水）に依存するが，緩和時間 (T_1, T_2) も影響を与える．緩和時間の影響は測定条件により変化する．これを利用して，T_1-強調画像（短い T_1 をもつところが強調される），T_2-強調画像（長い T_2 をもつところが強調される）として新たなコントラストをつけたイメージを得ることができる．また，測定条件を変えた何枚ものイメージをもとにして各画素ごとに緩和時間を計算して緩和時間の値をシグナル強度として並べた緩和時間 (T_1, T_2) イメージを作ることも行われる．図III.3.2.2に成熟したミニトマトのMRイメージと計算して得られる T_1-イメージ，T_2-イメージを示す．MRイメージは水の分布に近いイメージとなっているが，緩和

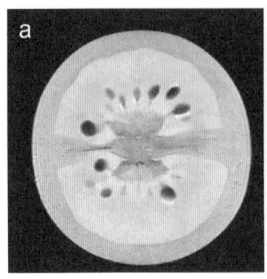

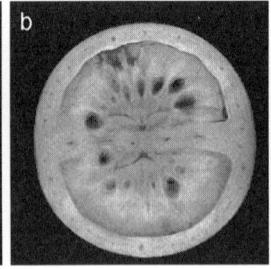

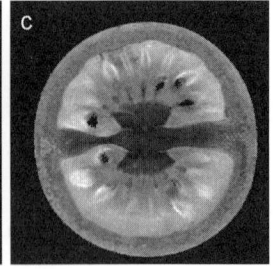

図 III.3.2.2 ミニトマトのMRI画像
a：MRイメージ，b：T1-イメージ，c：T2-イメージ．

時間 T_1，T_2 のイメージはそれとは異なるコントラストのイメージとなっていることがわかる．

さらに最近では，拡散係数測定法と組合わせて，拡散係数のイメージを作ることもできるようになっている．

c. MRIの食品における利用[2]

1) 生理的変化の可視化：登熟，傷害

医療分野でがんなどの病気の発見に用いられるMRIは，食品では果実などの登熟や傷害による変化を構造的変化だけでなく，各組織の生理的性質の変化としてとらえることができる．MRIは水を使って画像を作っており，生体中の水は生体の生理的な変化を反映して量や運動性が変化する．量の変化は直接的にMRIのシグナル強度に反映するし，運動性の変化は緩和時間の変化となってMR画像に反映することになる．これらを組合わせることによって，生理的変化を追跡することができる．トマトの登熟過程では，はじめは果肉や隔壁の水は少なく貯蔵物質により運動性が押さえられているが，トマト果実が大きくなるとともに種子が充実して水分が低下し，着色する頃には果実が軟化して水分が増加するとともに糖が蓄積するといった変化をとらえることができる[3]．また，リンゴの蜜入り，果実の内部褐変や内部の擦り傷などの検出を行うことができる．

2) 食品中の水の変化：吸水・乾燥，凍結・融解

MRIは水のシグナルを使ってイメージを作っているため，当然，イメージは食品の水分含量を反映している．そこで，吸水[4]や乾燥過程[5]における食品内部の水分布の変化を非破壊で追跡するための非常によい手段となる．ただし，MRIは低い水分含量における水分布のイメージ化は難しく，水分40％以下になるとシグナル強度は大きく低下してしまうので，SPI（single point imaging）のような特殊な計測法が必要となる．それでも，水分含量が10％を切ると，ほとんどイメージがみえなくなる．

MRIで検出しているNMRシグナルは液体状の成分に由来するシグナルである．したがって，水が氷になるとシグナルを与えなくなってしまう．このことを利用して，食品の凍結・融解を追跡することができる．凍結した食品ではイメージを検出できないが，融解により水ができるとイメージがみえてくるため[6]，食品（内部）の凍結・融解を非破壊で追跡することができる．

3) 食品構造の可視化

MRIでは水の分布を通して非破壊で食品構造を知ることができる．計測時間はかかるが3次元イメージを計測し，各種3次元可視化法と組合わせることにより，さらに効果的に食品の構造を可視化することができる．図III.3.2.3にパンの3次元イメージを示す．3次元可視化法を使うことにより，内部の気泡構造やグルテンネットワークの様子をきれいに可視化できる[7]．同様に，果実内部の傷害部位や種・維管束の配置を描出することができる[8]．

4) 成分分布の可視化

MRIはNMRシグナルをもととしているため，NMRに含まれる情報をすべて含んでいる．NMRのもつ化学シフト情報を使って，水以外の化合物の分布を可視化するのが，化学シフトイメージングである．通常のイメージングではNMRシグナル全体を使ってイメージを行っているが，この場合，化合物に由来する特定の化学シフトのシグナルのみを使ってイメージングを行う．そのためにはまず，対象となる化合物がかなり多量に含まれている必要があるが，大きな水のシグナルから特定の化合物のシ

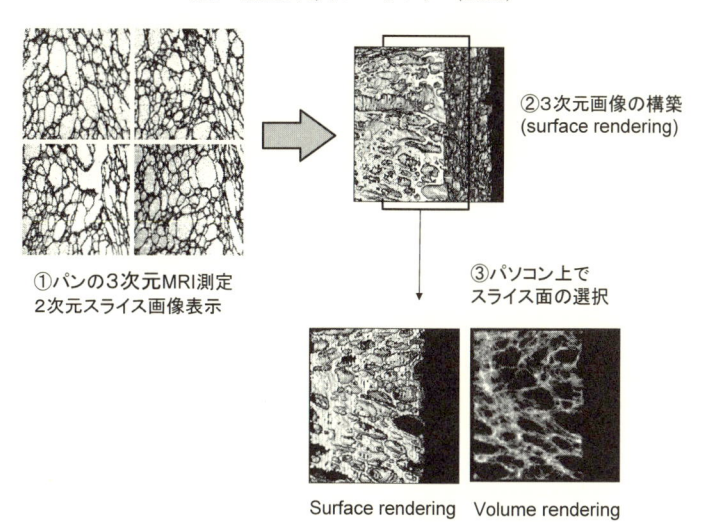

図 III.3.2.3 パンの3次元MRI画像の構築
①3次元測定（2次元スライスを表示），②3次元立体画像の構築（surface rendering），③コンピュータ上で画像を切り出して表示．

グナルのみを分離して測定することは装置的・技術的にかなり難しい．化学シフトが水から大きく（約4 ppm）離れており，組織によっては水より多量に含まれている脂肪（油）は，比較的容易にイメージ化することができるが，糖は含量がせいぜい10数％程度で，化学シフトが水と近いため，水の影響を排除してイメージ化することはかなり難しい．

このような厳密なことを行わず，水と油の緩和時間の違いを利用してそれぞれの成分を簡易的に分けることも食品によっては有効であり，きれいにイメージ化できることも多い．

特殊な例としては，水素以外のNMRシグナルを使ってイメージ化を行うことができる．たとえば，装置的に ^{23}Na の計測が可能であれば，これを使って食品中の塩分の分布をイメージ化することが可能である[9]．

5）物理パラメーターの可視化：流れ，温度，ひずみ

このほかに拡散係数，流れ（流速），温度，圧力や歪みといった物理パラメーターの食品内部における分布をイメージ化することが行われている．これらはすべて，水を介して物理パラメーターの違いを検出するもので，内部構造をみるだけでなく，構造に対応した物理パラメーターの違いを得ることにより，食品のテクスチャーや様々な性質を知ることができる．今後食品研究や品質評価における新しい手法として，発展が期待される分野である．

d. 今後の展望：コンパクトMRI[10]

食品にとって期待されるMRIの発展の方向の一つとして，装置の簡易化・小型化がある．MRIが医療以外の分野で広まらなかった理由の一つに，大型・高価で保守や取扱いが面倒であることがあった．大きな磁石をもち専用の部屋に入れて，定期的な保守が必要な装置から，小型で簡易などこにでも置ける装置の開発が進んできている．図III.3.2.4はそのような装置の一つである．高性能の小型永久磁石とパソコンベースのコントロール装置を組合わせたもので，通常の部屋に置くことができ，100 Vの普通の電源で使用できる．

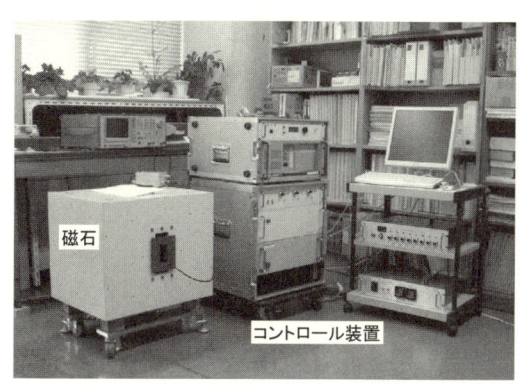

図 III.3.2.4 永久磁石を用いた小型MRI
40 MHz，検出器 3 cm．

このような装置により，MRIが食品分野において広く用いられるようになれば，様々な問題に対応した使い方が開発されるとともに，品質管理に使われるようになるものと期待される．〔石田信昭〕

文　献

1) 巨瀬勝美：NMRイメージング，共立出版，2004．
2) 石田信昭：ぶんせき，**2001**, 78-82, 2001．
3) N. Ishida, et al.: *Sci. Hort.*, **57**, 335-346, 1994．
4) K. Irie, et al.: *Cereal Chem.*, **81**, 350-355, 2004．
5) N. Ishida, et al.: *Magn. Reson. Imag.*, **22**, 871-875, 2004．
6) 小泉美香ほか：食品工業，**48**, 56-72, 2005．
7) N. Ishida, et al.: *Magn. Reson. Imag.*, **19**, 867-874, 2001．
8) 小泉美香ほか：日本食品科学工学会誌，**53**(5), 237-247, 2006．
9) N. Ishida, et al.: *Agric. Biol. Chem.*, **55**(9), 2195-2200, 1991．
10) 巨瀬勝美：コンパクトMRI，共立出版，2004．

3.3
質量分析法（MS）

a. 質量分析の概要
1) 質量分析とは

質量分析（mass spectrometry；MS）とは，分析対象となる化合物分子や原子をイオン化して，生じたイオンを電場や磁場が作用する高真空中で運動させ，質量と電荷の比（m/z）に基づいて分離して検出する分析手法である．重いボールと軽いボールに同じ力を加えた時にスピードや到達距離が異なるのと同じように，同じ電荷のイオンは電場や磁場の作用を同様に受けるが，イオンの質量が違えば異なる運動をする．質量分析では，このような原理に基づいて質量分離を行っている．高真空中でイオンを運動させるのは他の分子やイオンとの衝突を避け，ばらばらの微粒子として運動させるためであり，これにより個々のイオンの質量を測定することが可能になっている．

質量分析の特徴の1つめは，高感度で試料の必要量（消費量）が少なくて済むことであり，2つめは，イオンの質量を測定するために選択性が高い点である．

2つめの選択性について，すこし詳しく説明する．選択性とは，試料中に存在する他の成分（夾雑物）と目的成分を区別して測定できる程度を示している．化合物の官能基や部分構造に基づく特定波長の紫外可視吸収を指標とした場合は，同じ官能基や吸収波長をもつ夾雑物とは区別が困難な場合がある．一方，分子量は化合物を特徴づける重要な情報であり，その分子量関連イオンを指標とすることにより，分子量の異なる夾雑物の影響を排除できる．この場合，紫外可視吸収を指標とした検出に比較して「選択性が高い」という．分子量関連イオン以外でも，たとえばフラグメントイオンは構造を反映して生成することから，EI-MS（EI法については後述）におけるマススペクトルのライブラリーが市販されており，測定したマススペクトルについてコンピュータがライブラリー登録スペクトルと類似度を評価することで化合物の同定に利用されている．また，特定の質量数のイオンを選択して不活性分子と

の衝突などによってフラグメンテーションを起こさせ，生成するイオンを検出するMS/MS（タンデム質量分析ともいう）という手法では，最初のイオン化で生成する分子構造を反映した「選択されたイオン」から生成する「特定のイオン」を検出することで，高い選択性を実現している．さらに，特定の高分解能装置で測定されるミリマス（高分解能質量分析）の結果からは，測定イオンの組成式を絞り込むことが可能である．同一の質量（m/z）をもつイオンのうち，同一組成式をもつものは限定されることから，この場合も高い選択性が得られる．

2) 質量分析装置の構成

質量分析装置は，試料導入部，イオン化部，質量分離部，検出部とデータ処理部から構成されており，試料導入部にクロマトグラフを接続して質量分析装置を検出器として利用することもある．質量分析装置の「高感度で選択性が高い」という特徴は，クロマトグラフの検出器に求められる性能と一致する．クロマトグラフで分離された成分について質量分析することで，クロマトグラフにおける挙動（保持時間）と質量に関する情報が得られる．成分の同定能力（選択性）が高く，また高感度であることは定量分析に威力を発揮する．クロマトグラフに接続していない質量分析装置では，得られる結果の解析を容易にするために，測定前に精製した純粋な試料について分析することが多い．

質量分析では対象物質のイオン化が必須であるが，高感度な検出には，高効率でイオン化することが不可欠で，そのために様々なイオン化法が利用されている．イオン化法には，電子イオン化(EI)法，化学イオン化(CI)法，電解脱離イオン化(FD)法，高速原子衝撃(FAB)法，大気圧光イオン化(APPI)法，大気圧化学イオン化(APCI)法，エレクトロスプレーイオン化(ESI)法，コールドスプレーイオン化(CSI)法，マトリックス支援レーザー脱離イオン化(MALDI)法，DART (direct analysis in real time)法等がある．イオン化法は，分析対象の性質（分子量や極性，揮発性等），分析試料の性状（固体，液体，気体状態等），クロマトグラフや質量分離部との相性（GCではガス状試料，LCやCE（キャピラリー電気泳動）では溶液状試料のイオン化，TOF-MSではパルス的なイオン化が必要等）によって選択される．また，質量分離部の構造は質量分析装置の性能や性格を特徴づけており，装置の名称の一部となっている場合も多い．質量分離部については，次項（各種質量分析装置）の中で説明する．

質量分析装置は幅広い性質の化合物を分析対象として，様々な目的に適した結果を得るために，いろいろな組合わせの［クロマトグラフ］・［イオン化部］・［質量分離部］で構成された装置が利用されている．

b. 食品分析と質量分析法

1) 食品分析における質量分析装置

食品は様々な元素や香気成分等の低分子有機化合物からタンパク質やデンプン等の生体高分子まで幅広い分析対象を含む，複雑な組成の混合物である．

食品分析の分野では，クロマトグラフを備えた質量分析装置で，微量成分の定量分析が数多く行われている（農産物の残留農薬分析や有害成分の定量分析等）．また，構造情報（分子量測定，スペクトル測定による成分同定，ミリマス測定による分子式の決定，部分構造情報等）を得る目的で精製された化合物を分析対象としたり，混合物を分析して成分組成を求める等の目的でも利用されている．

以下に，食品総合研究所において利用されている質量分析装置についての説明と利用例を示す．

2) 各種質量分析装置

i) GC-MS（ガスクロマトグラフ-質量分析装置）

GC-MSでは，揮発性の低分子有機化合物を分離するGCに，検出器として質量分析装置が接続されている．質量分析は高感度であるため，試料負荷量が少なく，高分離能を有するキャピラリーGCが一般に用いられる．イオン化法は，EI法やCI法が用いられる．EI法では，分子構造を反映したフラグメントイオンを多く生じやすいが，イオン化電圧が同じであれば，装置のメーカーや測定条件によらず，ほぼ同じマススペクトルが得られるため，化合物の同定に市販のライブラリーを利用することができる．GC-MSの専用機では，コンパクトな4重極型の質量分離部を備えていることが多く，4重極型の質量分離部はイオン検出のダイナミックレンジと直線性に優れており，定量分析に向いている．

利用例：食品中のフランの分析，食品に含まれるアクリルアミドの分析

ii) LC-MS（液体クロマトグラフ-質量分析装置）

LC-MS では，GC-MS で分析できない難揮発性化合物や高極性の化合物等の HPLC で分離可能な幅広い化合物が分析対象となる．イオン化法としては，ESI 法，APCI 法，APPI 法が化合物の性質により使い分けられる．HPLC から質量分析装置へ試料を導入する際に溶媒を揮発・除去する必要があるため，不揮発性の塩類を含む溶媒は利用できない．食品総合研究所では，イオン分離部に 4 重極型や後述するイオントラップ型 MS を備えた装置が利用されている．

利用例：食品に含まれるマイコトキシンの分析

iii) LC-MS/MS（液体クロマトグラフ-タンデム質量分析装置）

LC-MS の質量分離部に MS/MS が可能な装置を備えたものである．MS/MS 法は選択性が高くノイズレベルが下がる（＝高感度である）ことから，微量成分の高感度分析や HPLC で完全分離できない成分の定量分析，多成分同時定量分析などに利用される．食品総合研究所では，質量分離部に 4 重極型を 2 つ直列に配したものを利用しているが，それ以外の組合わせの装置も市販されている．

利用例：食品に含まれる PAH（多環芳香族化合物）の分析

iv) ITMS（イオントラップ質量分析装置）

質量分離部にイオンをトラップする構造をもった装置であり，これ 1 台で MS/MS 法を適用できる（理論的にはイオンの選択とフラグメンテーションを複数回繰返す MS^n の測定が可能）．トラップしたイオンを順次放出して検出するために高感度であるが，トラップするイオンの量に限りがあるため，4 重極型に比べてイオン検出のダイナミックレンジが狭い．また，$m/z<100$ 程度の低分子量側の感度は 4 重極型に比べて低い．このような特性から，シリンジからの直接注入や HPLC に接続して MS や MS^n 検出器として定性分析に利用されることが多い．

利用例：お茶に含まれるカテキンの分析，血中フラボノイド代謝物の分析，オリゴ糖の分析，プロテオーム解析

v) MALDI-TOF-MS（マトリックス支援レーザー脱離イオン化-飛行時間型-質量分析装置）

MALDI 法では，固体マトリックスと混ぜた試料にレーザーパルスを照射してマトリックスを励起・熱エネルギー変換することで試料を瞬間的に気化・イオン化する．難揮発性でイオン化しにくい生体高分子のイオン化法として開発され，この方法の原理を発見したことで田中耕一氏は 2002 年ノーベル化学賞を受賞している．TOF 型の質量分離部は，異なる m/z のイオンに同じエネルギーを加えると真空中の同一距離を飛行する時間が異なるという原理に基づいて質量分離を行う．理論的には分子量無限大までのイオンの質量測定が可能であるが，実際には飛行距離や真空度の影響を受けるため，m/z 数十万程度までである．

利用例：タンパク質分子の分子量測定，プロテオーム解析

vi) ICP-MS（誘導結合プラズマ-質量分析装置）

本項で紹介している他の質量分析装置と異なり，化合物ではなく元素を分析するための装置である．高周波誘導で励起されたアルゴンプラズマにより試料元素をイオン化して，質量分離することで元素を定性・定量分析する．食品試料等の有機物中に含まれている金属元素を分析する場合，通常，湿式酸化分解，乾式灰化などで有機物を分解除去して，その残渣を試料溶液として分析する．

利用例：食品に含まれる有害元素の分析，無機元素組成による農産物の産地判別

vii) FT-ICR-MS（フーリエ変換-イオンサイクロトロン共鳴-質量分析装置）

イオントラップ型の一種の質量分離部であり，高磁場中に置かれた真空セル中で運動しているイオンのサイクロトロン周波数を検出して，m/z の異なるイオンを検出する．ほかのタイプの質量分析計では実現できない高精度，高分解能測定が可能である．また，積算が可能であるため，微量試料も高感度に測定することができる．イオンをセル中にトラップして測定することから，MS^n 測定を行うことができる．試料溶液をシリンジから直接導入，または接続した HPLC から導入する．イオン化法としては EI 法，ESI 法，APCI 法等が利用可能である．

利用例：生理活性物質のミリマス測定（分子式決定），タンパク質のジスルフィド結合数の決定

viii) 2 重収束型質量分析装置

電場と磁場をそれぞれ用いて質量分離する，2 重収束型質量分析装置である．これを 2 台連結したタンデム装置で

は，数 keV に加速したイオンを不活性ガスに衝突させる高エネルギー衝突実験が可能で，ITMS や FT-ICR-MS の MS^n では生じないフラグメントイオンが生じ，分析対象分子の構造情報を得ることが可能である．2重収束型質量分析装置は分解能が高いため，ミリマス測定も可能である．イオン化法としては，低分子化合物には EI 法，難揮発性化合物には FAB 法や SIMS（2次イオン質量分析）法，FD 法，高分子化合物には MALDI 法が利用できる．

利用例：有機化合物の構造解析

3) 分析試料の前処理と一般的注意

質量分析装置は内部が高真空になっているために，多量の試料やガス・液体を導入すると真空が低下したり装置内部の汚染に繋がり，イオン化の妨害やノイズ発生の原因になる．食品試料は複雑な組成の混合物であり，通常前処理が必要である．特に生体試料では，試料の安定性や溶解性の向上のために利用される不揮発性の無機塩を含む緩衝液や界面活性剤が，測定の妨害や分析結果の解析に障害となることがある．試料導入前に GC や HPLC を備えている場合には，それぞれの分析に必要な前処理を行うことは当然として，質量分析装置に接続しているために生じる制約があることを知っておく必要がある．具体的には，カラムのサイズ，キャリアガスや溶媒の種類，品質，流速，試料注入量，等である．

c. 質量分析法を利用した食品分析例

1) 食品に含まれるフランの分析

近年，FDA（米国食品医薬品局）では加熱した多くの食品中にフランの存在を確認した．その後の調査により，有害成分であるフランは加熱調理・加工処理により生成し，多くの食品に含まれていることが明らかにされつつある．食品総合研究所では，食品の加熱処理によって生成する有害成分である多環芳香族化合物（PAH）類やフランについて，普段の食生活で日本国民がどの程度摂取しているかを明らかにするためにトータルダイエットスタディ（TDS; total diet study）を実施した（II.2.1.2 フランおよび PAH 類の項を参照）．その中で行った，ヘッドスペース注入（HS）-GC-MS を用いた食品に含まれるフランの分析について紹介する．

2) フラン分析の原理

フランは酸素原子1個を含む5員環の複素環芳香族化合物であり，分子式は C_4H_4O，分子量は 68 である．沸点は 32℃ と非常に揮発性が高いため，試料調製の際の損失を抑えることが，分析のポイントとなる．

フランの分析は，試料溶液に内標準となる重水素標識フランを一定量添加し，HS-GC-MS で行う．一定量の内標準と段階的に量を調製したフラン（ターゲット）を含む標準物質の分析をあわせて行い，クロマトグラム上の内標準とターゲットのピーク面積比によって作成した検量線を用いる内標準法によって定量する．

ヘッドスペース注入（HS）法は GC の試料注入法の一種で，試料を入れた気密バイアルを一定温度で保温して，バイアルの気相（試料上部の空間：ヘッドスペース）の一部を GC に注入する方法である．HS 法のメリットは，① 揮発成分を効率よく注入できる，② GC で保持時間の長い高沸点成分を注入しないため分析時間が短縮できる，③ 不揮発成分を注入しないためシステムの汚染が少ない，という点であり，高沸点成分や不揮発成分を含み複雑な成分組成をもつ食品試料中の揮発成分（フラン）を分析するのに適している．デメリットとしては，注入量の再現性が高くないこと，マトリックス効果（試料液体の性質が揮発成分の気相中の分圧に影響を及ぼす）があることがあげられる．フランの分析では，試料溶液に NaCl を加えることでマトリックス効果を小さくし，分子量以外の化学的性質がフランと同じである重水素標識フランを内標準として用いることで，デメリットに対処している．つまり，すべてのバイアルに同じ量の内標準を添加して，ピーク面積比（ターゲットピーク面積/内標準ピーク面積）を定量に用いることで分析結果の再現性を確保している．

測定は，設定 m/z 範囲のスペクトルを取得するスキャン測定よりも高感度で検出できる SIM（選択イオンモニタリング）測定により実施し，標準物質のターゲットと内標準のピーク面積比（ターゲット（m/z 68）/内標準（m/z 72））および重量比から作成した検量線を用いて各試料に含まれるフラン濃度を算出する．SIM において夾雑物の影響を排除する目的で，フランのフラグメントイオンの一つであ

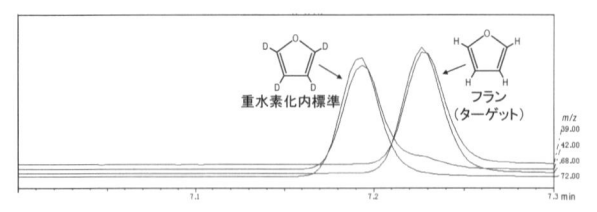

図 III.3.3.1 HS-GC-MS（SIM）によるフランの分析例（標準試料）

るイオンを確認ピーク（ターゲット：m/z 39, 内標準：m/z 42）として設定し，内標準とターゲットそれぞれのピークにおいて定量ピークと確認ピークの比較を行う．

3） フラン分析の実際

使用するヘッドスペースバイアルに 2 g の NaCl を入れ，あらかじめ 110℃ で 30 分以上加熱して揮発成分を除いた後，清浄な環境で放冷しておく．氷浴上で冷却したヘッドスペースバイアルに，4℃で 4 時間以上置いた食品試料を 0.5～1 g 量り取り，氷冷した水 5 ml を加えてセプタムで密栓する．密栓したバイアルに内標準溶液（1 μg/ml 水）を 20 μl，セプタムを通してシリンジで加える．検量線作成に用いる標準物質は，ヘッドスペースバイアルに水 5 ml 加えて密栓し，内標準溶液 20 μl とフラン標準溶液（1 μg/ml 水，または 10 ng/ml 水）をシリンジで加え，フラン量が 0.2～200 ng/バイアルとなる濃度に調製する．分析は，試料注入部に TurboMatrixHS-40 を備えた GC-MS を用い，ヘッドスペースバイアルを 80℃ で 30 分間保温した後に注入して行う．GC のカラムは，HP-Plot Q カラムを用いる．

m/z 39, 42（ターゲットならびに内標準の確認ピーク），m/z 68, 72（ターゲットならびに内標準の定量ピーク）を検出する SIM で測定を行うと，図のようなクロマトグラムが得られる．この条件では，重水素化された内標準とターゲットは異なる保持時間に検出される．それぞれのピークに夾雑物のピークが重なっていないことを確認するため，確認ピークと定量ピークの比較（ピークトップとピーク形状が一致していること）と面積の比較（確認ピーク面積が定量ピーク面積の 90～110% の範囲内）を行う．分析試料のピーク面積比（ターゲットピーク面積/内標準ピーク面積）から検量線に基づいて求めたバイアル中のフラン量を試料の重さで除して，試料に含まれるフランを定量する．

以上の方法で 17 食品群に含まれるフランの定量分析を行った結果，日本人の一般的な食生活では，フランの摂取量は 1 日・体重 1 kg 当り 140 ng 程度であること，ならびにその約 7 割を嗜好飲料類と，調味料および香辛料類から摂取していることが明らかになった．

〔箭田浩士〕

3.4
近赤外分光法（NIRS）

近赤外分光法（near infrared spectroscopy；NIRS，以下，近赤外法という）は，1960年代に米国において盛んに研究された穀類の非破壊水分測定技術に関連して発展した計測技術であり，わが国では1980年代の初期になって農業・食品分野でその応用研究がはじまった．当初は米・麦など穀物の主要成分の測定が主体であった近赤外法の応用分野は，最近では，医薬品，石油製品，繊維などへの応用，および医療分野における診断への応用などと拡大している．

ここでは，近赤外法の基礎および筆者らが行った研究事例について述べる．

a. 近赤外光の吸収

近赤外法に用いられる近赤外光は，可視光と赤外光の間にあって，下限の波長の限界は明瞭ではないが，一般に800～2,500 nmの電磁波をいう．

近赤外域における光の吸収は，すべて赤外域における分子の基準振動の倍音（倍振動）または結合音（結合振動）による振動によって生じ，特に水素原子が関与するO-H，N-H，C-Hの原子団による吸収が主である．

基準振動は，主に伸縮振動と変角振動からなる．図III.3.4.1に水分子の基準振動モードの例を示す．水素を人間の手，酸素を頭に例えると，手が同時に伸縮する振動を対称伸縮振動，手の動きが逆になる振動を非対称伸縮振動，両手のなす角度が変わる振動を変角振動という．

赤外域に基準振動による吸収が生じると，その波数の整数倍の波数に弱い吸収が現れる．ここでいう波数とは1 cmの距離の中に存在する光の振動の数であり，cm^{-1}の単位が用いられる．

基準振動の波数をν_0とすると，倍音による吸収の波数ν_nは次式で表される．

$$\nu_n = n\nu_0\{1-(n+1)X\} \qquad (1)$$

ここで，nは次数（整数），Xは非調和振動のための補正定数で，その値は1に比べてかなり小さく，倍音による吸収はほぼ基準振動の波数ν_0の整数倍のところに現れる．

2個以上の基準振動による吸収が同時に生じると，各々の基準振動の波数の和の波数に吸収が現れる．これが結合音による吸収といわれるもので，その波数ν_Cは次式で表される．

$$\nu_C = n_1\nu_1 + n_2\nu_2 + \cdots \qquad (2)$$

ここで，n_1, n_2…は整数，ν_1, ν_2…は基準振動の波数である．

表III.3.4.1に，尿素の基準振動・倍音・結合音の例を示す．

図III.3.4.2は水，メタノールおよびエタノールの近赤外（吸収）スペクトルである．それぞれ，特有の原子団に由来する特徴的な吸収が観察される．水で観察される1,940 nmおよび1,450 nmの吸収バンドは，それぞれ，OHの伸縮振動（OH$_{str}$）とOHの変角振動（OH$_{def}$）の結合音，およびOHの伸縮振動の第1倍音によるものである．メタノールおよびエタノールに共通して観察される2,280 nmおよび1,705 nmは，それぞれ，CH$_{str}$とCH$_{def}$の結合音，およびCH$_{str}$の第1倍音によるもので，両成分に含まれるCH$_3$に帰属される．CH$_2$（CH$_{str}$とCH$_{def}$の結合音）に帰属される2,310 nmは，CH$_2$を有するエタノールのみに観察される．

以上のように，近赤外スペクトルは，測定対象物に含まれる色々な原子団の情報を含んでいることがわかる．

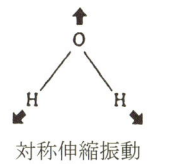

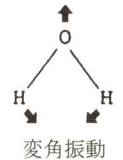

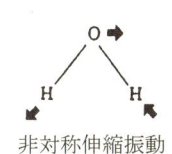

図 III.3.4.1　水分子の基準振動モード[1]

対称伸縮振動　　変角振動　　非対称伸縮振動

表 III.3.4.1　尿素の基準振動・倍音・結合音

振動の形態	波数 (cm^{-1})	波長 (nm)
NHの非対称伸縮振動	3,400	2,941
NHの対称伸縮振動	3,300	3,030
NHの非対称伸縮振動の第1倍音	6,803	1,470
NHの対称伸縮振動の第1倍音	6,536	1,530
NHの対称・非対称伸縮振動の結合音	6,666	1,500

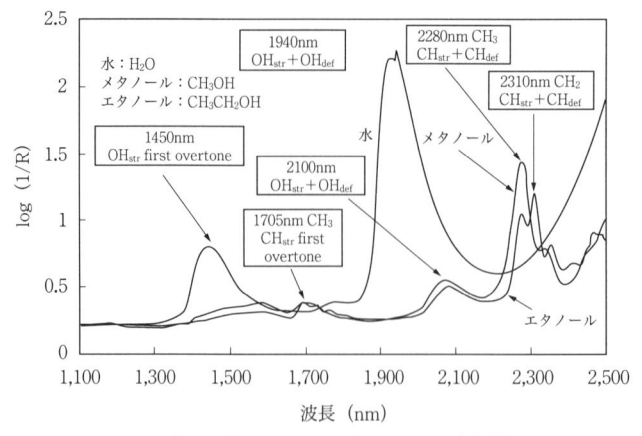

図 III.3.4.2 水，メタノール，エタノールの近赤外スペクトル

b. 近赤外装置

近赤外法が開発された当初は手作りの装置が使用されていたが，現在では色々な分光方式の近赤外装置が市販されている．これらの装置は，基本的には光源，分光器，試料セル，および検出器から構成される．

光源は試料等に近赤外光を照射するもので，通常タングステン・ハロゲンランプが使用される．分光器は光を波長ごとに分けるもので，表 III.3.4.2 に示すように干渉フィルター型，分散型（回折格子），フーリエ変換（FT）型，音響光学変調フィルター（AOTF）型などに分類される．分散型には回折格子が駆動式のものと固定式のものとがある．固定式の場合の検出器にはアレイ型の検出器が用いられる．各波長の信号が同時に測定できることから，高速測定に適している．試料セルは測定中に試料を入れる容器で，粉体，液体，固体など試料形態に適合した各種試料セル（ホルダー）が準備されている．試料セルの替わりに光ファイバーを装着した装置もある．検出器は試料からの反射光あるいは透過光をとらえ，その強度に比例した信号を発生するもので，800～1,100 nm の短波長域ではシリコン（Si）光検出器が，1,100～2,500 nm の長波長域では硫化鉛（PbS）の光導電検出器が用いられる．

表 III.3.4.2 分光方式の種類

1. 干渉フィルター型装置
2. 分散型装置 ── 駆動方式
                固定方式（アレイ型検出器）
3. フーリエ変換（FT）型装置
4. 音響光学変調フィルタ（AOTF）型装置

c. スペクトル解析

1) 近赤外スペクトル

図 III.3.4.3 は米，大豆およびそれぞれの主要成分である水，タンパク質，脂質，デンプンの近赤外スペクトルである．構成成分の吸収バンドは，成分特有の原子団に基づくもので，米および大豆のスペクトルにおいても，内容成分に基づく吸収バンドがみられる．米，大豆のいずれの試料でも観察される 1,935 nm の吸収バンドは主に水によるものである．米のスペクトルの 2,100 nm にみられる吸収バンドは主にデンプンによるもので，デンプン含量の少ない大豆ではこの吸収バンドは顕著でない．2,180 nm にみられるタンパク質の吸収バンド，ならびに 2,305 nm および 2,345 nm にみられる脂質の吸収バンドはタンパク質，脂肪含量の多い大豆においてはっきりとみることができる．

以上のように近赤外スペクトルには複数の成分の情報が含まれており，近赤外法においてはこれらのスペクトルからケモメトリックスの手法を用い定量分析や定性分析が行われる．

2) 定量分析

近赤外法で成分値を求めるためには，スペクトルデータから成分値を算出する検量線（検量モデル）をあらかじめ作成しなければならない．すなわち，対象とする成分が従来法（化学分析法）によって精度よく分析された試料を用い，スペクトルと成分との関係を数学的に解明することが必要となる．この作業のことを「キャリブレーション」あるいは「検量線の作成」という．たとえば，小麦のタンパク質含量 C_p はタンパク質の吸収バンドの $\log(1/R_p)$

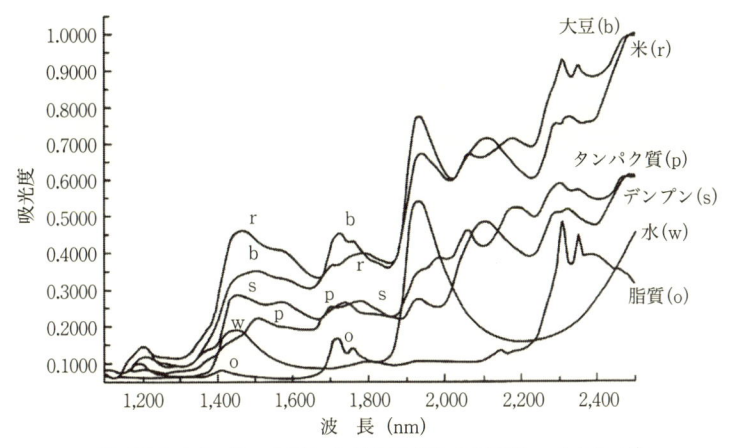

図 III.3.4.3 米,大豆および主要成分の近赤外スペクトル[1]

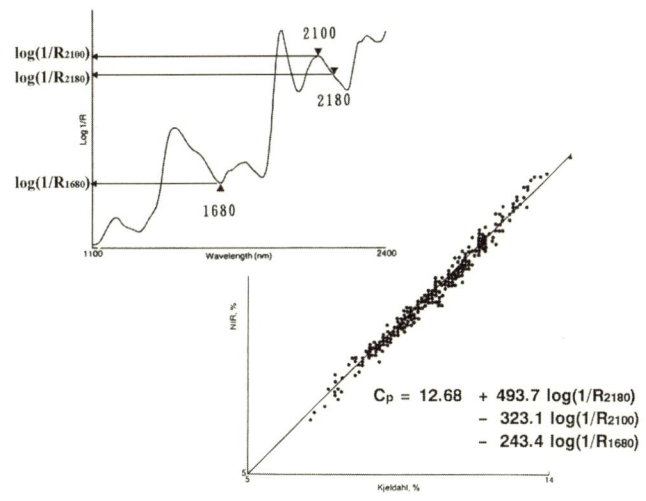

図 III.3.4.4 タンパク質含量を求める検量線の仕組み

を用いて,次の重回帰式で表すことができる.

$$C_p = K_0 + K_1 \log(1/R_p) + K_2 \log(1/R_c)$$
$$+ K_3 \log(1/R_o) + K_4 \log(1/R_w) + \quad (3)$$

ここで,$\log(1/R_c)$,$\log(1/R_o)$,$\log(1/R_w)$ はそれぞれデンプン,脂質,水の特性吸収波長における吸光度であって,タンパク質以外の成分の影響を取り除く補正項の役を果たしている.(3) 式中の未知の係数 K は,従来の化学分析法で正確に化学成分を測定した検量線作成用試料をもとに重回帰の手法で決定される.

小麦粉のタンパク質含量を測定する場合は,次のような関係式(検量線)が用いられる.

$$C_p = 12.68 + 493.7 \log(1/R_{2180})$$
$$- 323.1 \log(1/R_{2100})$$
$$- 243.4 \log(1/R_{1680}) \quad (4)$$

ここで,$\log(1/R_{2180})$,$\log(1/R_{2100})$ および $\log(1/R_{1680})$ は,2,180 nm,2,100 nm,1,680 nm における吸光度である.2,180 nm は前述したようにタンパク質の吸収バンド,2,100 nm はデンプンの吸収バンド,および 1,680 nm は成分に依存しない中立のバンドである.粉砕試料の場合,1,680 nm に粒度の情報が反映される.したがって,タンパク質含量用の検量線はタンパク質,デンプンおよび試料の粒度の情報をもとに作られていることがわかる.図 III.3.4.4 に示すように,2,180 nm,2,100 nm および 1,680 nm の吸光度を (4) 式に代入するだけでタンパク質含量が求められる.

3) 定性分析

図 III.3.4.3 に示すように,米と大豆のスペクトルの形状は異なる.すなわち,近赤外スペクトルは

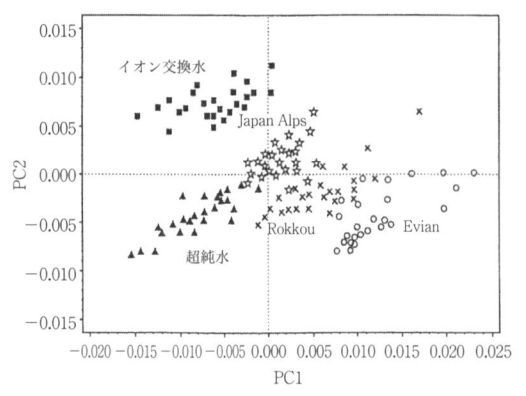

図 III.3.4.5 ミネラルウォーターの主成分分析結果[2]

光学的指紋とみることができる。したがって，光学的指紋を照合することによりスペクトルの識別が可能となる。

図 III.3.4.5 はミネラルウォータのスペクトルを主成分分析した結果である[2]。第1主成分軸と第2主成分軸からなる散布図において，Evian, Rokkou, Japan Alps, 超純水，イオン交換水が明確に識別できる。

このほか，定性分析には，クラスター分析，判別分析，SIMCA などの解析法が用いられる。

d. 近赤外法の食品分析への応用事例

1) 果実糖度の非破壊測定

近赤外法を丸のままの青果物の成分測定に応用したのは，1985年以降になってからで，タマネギの乾物を測定した例が最初である。その後，モモ果実の糖度[3]，温州ミカンの糖度[4] などの測定に応用された。

比較的果皮の薄いモモ果実ではスペクトルの測定に反射方式の一種であるインタラクタンス法[3] が採用されたが，比較的果皮が厚い温州ミカンではインタラクタンス法に代わり透過方式が検討された。図 III.3.4.6 に透過方式による温州ミカンのスペクトルの測定方法を示す。試料上部の光ファイバーより光が果実に照射され，果実を透過した光は果実の直下に位置するシリコンセンサーで検出される。透過スペクトルは果実の大きさにより直接影響を受けるため，解析には大きさの補正を行った2次微分スペクトルが用いられた。重回帰の結果，914, 769, 745, 786 nm の4波長のスペクトルデータを含む検量線において，相関係数 (R) 0.989，検量線作成時の標準誤差 (SEC) 0.28°Brix，評価時の標準誤差 (SEP) 0.32°Brix の良好な結果が得られている。

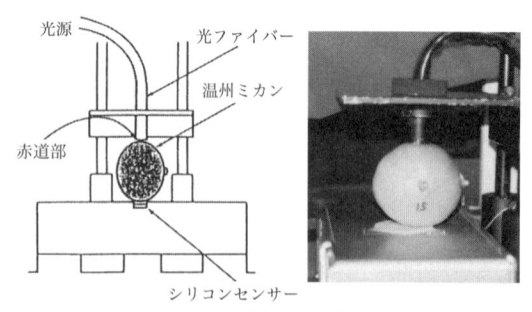

図 III.3.4.6 透過法による温州ミカンのスペクトル測定[4]

2) 穀物1粒分析

近赤外法を微少サンプルに応用した例に穀物の1粒分析がある。穀物1粒測定用に特別に開発された光ファイバーおよび試料セルを用い（図 III.3.4.7），もみ，玄米，白米の近赤外透過スペクトルが測定され，水分およびタンパク質定量用の検量線が開発された。白米の場合，搗精歩合および品種に影響されない検量線の作成方法が検討され，図 III.3.4.8 の

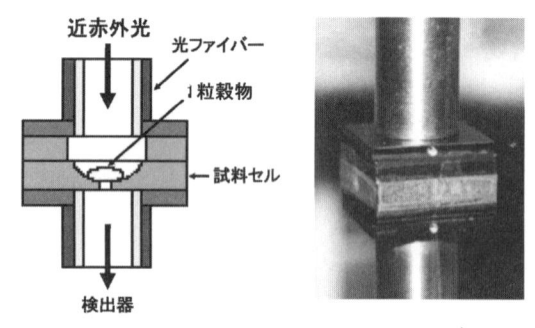

図 III.3.4.7 穀物1粒のスペクトル測定[5]

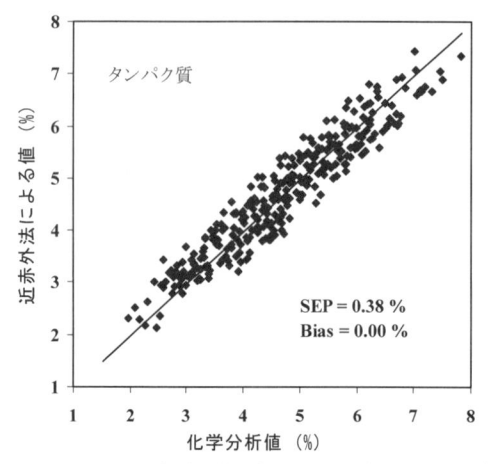

図 III.3.4.8 近赤外1粒分析法による精米測定結果[5]

良好な結果が得られている．精米のタンパク質含量の分布から混米の有無を判定する方法についても検討された．

3) 残留農薬の測定

近赤外法を微量成分の測定に応用した例に残留農薬の測定がある．

通常，近赤外法の測定限界は 0.1% 程度であり，残留農薬の測定のように低濃度の測定をする場合は試料の濃縮を行う必要がある．残留農薬の測定では，改良 DESIR の方法が採用された．基本の DESIR 法は，Dry Extract Spectroscopy by Infrared absorption (DESIR)[6]と呼ばれ，液状試料 0.6 ml をガラス製の濾紙に染み込ませ，それを乾燥して濃縮する方法である．残留農薬の測定では，この方法は濃縮率が十分でないことから，改良した方法が考案された．すなわち，プラスチック製シャーレー（内径，濾紙の径に一致）にガラス製濾紙を敷き 2 ml の洗浄液を添加・乾燥（45℃，60秒）させる方法が採用された（図 III.3.4.9）．乾燥濾紙は分散型近赤外装置を用いた拡散反射法により近赤外スペクトルが測定され，そのスペクトルと化学分析値を基に PLS 回帰分析が行われた．従来の DESIR 法による測定精度は SEP (検量線評価時の標準誤差) の値で 9.9 ppm であるが，改良 DESIR 法では 6.1 ppm と小さくなり，測定精度が改善されたことが明らかになった．これは濾紙への洗浄液の添加量が 0.6 ml から 2 ml へ増加したことによるものである．

4) 生乳の微生物汚染の検出

食品の安心・安全にに関連した研究として，近赤外法による生乳微生物汚染の検出に関する研究がある．

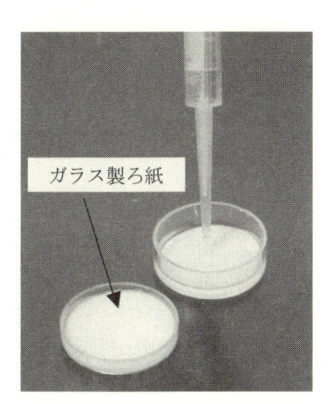

図 III.3.4.9 残留農薬測定に用いた改良 DESIR 法[7]

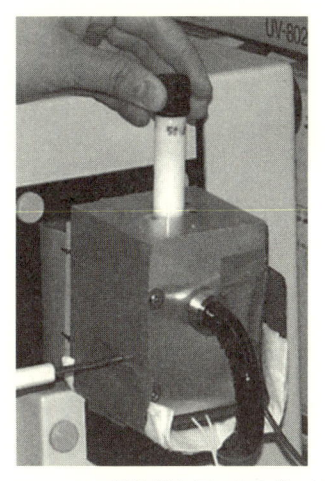

図 III.3.4.10 試験管を用いた生乳の透過スペクトル測定[7]

生乳のスペクトル測定には通常の試験管を用いた透過法（図 III.3.4.10）が採用された．0時間，3時間，4.5時間，6時間および9時間高温（32℃）に曝し，細菌の増殖の程度を変えた生乳試料のスペクトルと一般生菌数（対数値）を基に PLS 回帰を行った結果，相関係数 (R) 0.92，検量線作成時の標準誤差 (SEC) 0.55，評価時の標準誤差 (SEP) 0.55 の良好な結果が得られた[8]．測定が可能な理由については研究中である． 〔河野澄夫〕

文献

1) 岩元睦夫ほか：近赤外分光法入門，pp.41-54，幸書房，2002．
2) M. Tanaka, et al.: *J. Near Infrared Spectroscopy*, **3**, 203-210, 1995.
3) S. Kawano, et al.: *J. Japan. Soc. Hort. Sci.*, **61**(2), 445-451, 1992.
4) S. Kawano, et al.: *J. Japan. Soc. Hort. Sci.*, **62**(2), 465-470, 1993.
5) R. Rittiron, et al.: *J. Near Infrared Spectroscopy*, **13**, 19-25, 2005.
6) G. Alfaro, et al.: *Appl. Spectrosc.*, **44**(6), 979-986, 1990.
7) S. Saranwong, et al.: *J. Near Infrared Spectoscopy*, **13**, 169-175, 2005.
8) S. Saranwong, et al.: 第21回近赤外フォーラム講演要旨集，p.161，近赤外研究会，2005．

3.5
近赤外分光イメージング技術

近年,消費者の健康志向・安全志向が高まり,食品の安全性,品質に対する関心が一層強まっている.また,「おいしいものを食べたい」という普遍的な欲求に応え,高品質な食品を生産するためにも,品質評価は重要である.数ある品質評価手法の中でも,近赤外分光法はいわゆる「光センシング技術」として日本全国で広く普及している[1].しかし,従来の近赤外分光法は1つの受光部によるポイント測定を行っているため,対象成分の平均値は測定できても,食品内部の成分分布を測定することができないという限界がある.食品の成分分布を測定する場合は1個体から多数の試料を切り取り,それらすべてについて化学分析を行う必要があり,多大な労力と時間を要する[2].また,試料の破壊を伴うため成分分布を視覚的に把握することが困難である.食品内の成分分布はその品質を左右する重要な指標であるため,これを簡便かつ視覚的に把握する手法の開発が求められている.

そのため,従来法を2次元,3次元計測に拡張する「近赤外分光イメージング技術」により,食品の成分分布を可視化する研究が,近年行われるようになってきた[3~6].従来法では試料の1点においてスペクトルを測定するのに対し,近赤外分光イメージング技術では図III.3.5.1に示すように,ある平面領域内のすべての点においてスペクトルを測定する.たとえば100万画素のデジタルカメラを利用して平面領域内のスペクトルを取得する場合,100万個の検出器を並べてスペクトル測定を行うことに相当し,従来法と比較して100万倍という膨大な量のデータを取り扱うことになる.このようにして得られたデータ全体はハイパースペクトルと呼ばれ,従来のスペクトルと同様に試料の光学的情報を含んでいるのに加えて,位置情報も含まれているという特徴がある.ハイパースペクトルを解析することにより,試料成分の定量解析とともに,成分分布を可視化できる点が,近赤外分光イメージング技術の大きな利点である.一方で,大量のデータを扱うため,データ取得・解析には従来法よりも時間を要する.

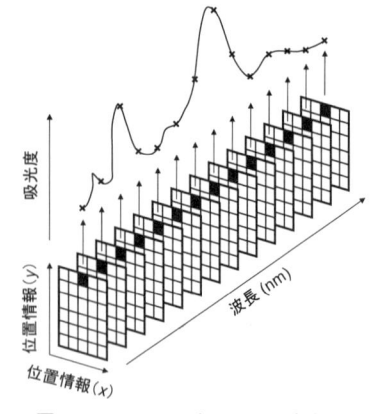

図 III.3.5.1 ハイパースペクトル
ハイパースペクトルにおいては,画像の画素ごとに(図中の黒マス),吸光スペクトルの情報(図上)が含まれている.したがって,ハイパースペクトルを計測することにより,x, y方向の位置情報と波長方向のスペクトル情報を同時に取得することができる.

また,大量にある各画素のスペクトルに対応する化学分析値を測定する必要があるため,検量線の作成に工夫を要する.

a. 近赤外分光イメージング技術の分類

近赤外分光イメージング技術で用いられる位置情報取得法と吸光スペクトルの計測法には,特色のある様々な方法がある.したがって,近赤外分光イメージング技術を適用する対象や目的に応じて,最適な計測法を選択する必要がある.そこで,以下では位置情報取得法と分光法で近赤外分光イメージング技術を分類し,それぞれの利点,欠点を述べる.

1) 位置情報取得法による分類

近赤外分光イメージング技術で用いられる主な位置情報取得法を表III.3.5.1に示す.XY走査法は,試料の1画素に相当する範囲の吸光スペクトルを,単素子の検出器で測定する方法である.従来法と異なる点は,試料をXY方向に走査することにより,位置情報を取得する点である.常に同じ条件で計測するため,照明むらが全くない反面,得たい画像の画素数分だけ計測を繰返す必要があり,画像の取得に長時間を要する.一方,イメージ撮影法は,CCD素子などの面状の検出器を用い,1回の測定で位置情報を取得する方法である.画像の取得が迅速に行えるのが特徴であるが,正確な計測を行うためには,試料表面における照明むらを補正する必要がある.また,ライン走査法は,検出器をライン状

表 III.3.5.1 位置情報取得法による分類

位置情報取得法	検出器形状	機械的走査	利点	欠点
XY走査法	1点	要	照明むらなし	計測に長時間を要する
イメージ撮影法	面上に配列	不要	短時間で計測可能	照明むらの補正が必要
ライン走査法	線上に配列	要	照明むら小	計測に比較的長時間を要する

表 III.3.5.2 分光法による分類

分光法	機械的走査	利点	欠点
バンドパスフィルター	不要	安価・高透過率	多波長計測には複数のフィルターが必要
グレーティング	要	連続スペクトル計測可能	位置情報取得に機械的走査が必要・低透過率
LCTF・AOTF	不要	連続スペクトル計測可能・高透過率	高価

に並べ，1回の測定で検出器の数だけスペクトルを測定する方法である．試料を検出器が並ぶ方向と垂直に走査することにより，位置情報を取得することが可能である．XY走査法とイメージ撮影法の中間的な特徴をもち，前者よりも短時間で，後者よりも照明むらの少ない画像を撮影することが可能である．

2) 分光法による分類

近赤外分光イメージング技術で用いられる主な分光法を表III.3.5.2に示す．バンドパスフィルターは，特定波長の光のみを透過させる特殊なフィルターである．バンドパスフィルターは安価であり，光の透過率が高く短時間の露光で画像が得られる利点がある反面，1波長につき1枚のバンドパスフィルターが必要であり，連続スペクトルの測定は困難である．また，グレーティング（回折格子）は，従来の近赤外分光法で用いられており，連続スペクトルの測定が可能である．しかしながら，グレーティングの前に設置されたスリットにより光量が大きく減衰するため，長時間の露光が必要となること，また試料の空間情報がx方向の1次元に制限され，2次元の空間情報を取得するには試料を機械的にy方向に走査する必要があるため，ハイパースペクトルの取得に時間を要するという難点がある．一方，液晶チューナブルフィルター（liquid crystal tunable filter; LCTF）は，液晶チューニングエレメントと複屈折フィルターを組合わせたモジュールに電圧を印加し，その電圧を変化させることにより，透過波長を任意の波長に設定可能な特殊フィルターである．通常のバンドパスフィルターと異なり，1台で連続スペクトルの測定が可能であること，50ミリ秒以下の短時間で透過波長を切り替えることが可能な点が特徴である．また，可動部分がなく，保守性に優れる．しかし，1台数百万円と高価であることが難点としてあげられる．AOTF(acoustic optical tunable filter) は，音響光学素子に超音波を印加すると，光学素子中を伝播する超音波がグレーティングと同様の役割を果たすことを利用した分光フィルターであり，LCTFと同様の特長を有する．

b. 近赤外分光イメージング技術の応用

本項では，近赤外分光イメージング技術を食品の品質評価および安全性評価に応用した事例を紹介する．前者としてメロンの糖度分布可視化を，後者としてブルーベリー果実原料中における異物検知をとりあげる．

1) マルチバンドイメージスキャナーによるメロンの糖度分布可視化[7]

i) 計測装置 図III.3.5.2に，本研究で用いたマルチバンドイメージスキャナーの外観を示す．

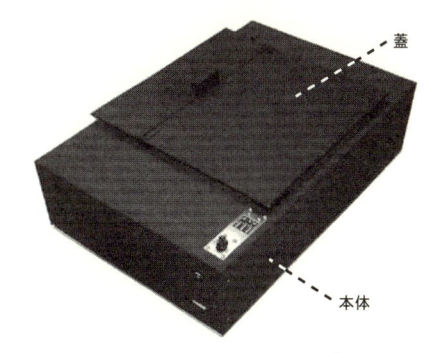

図 III.3.5.2 マルチバンドイメージスキャナー
蓋の下に原稿台があり，通常のイメージスキャナーと同様にして，試料断面のスキャン画像を得ることが可能．

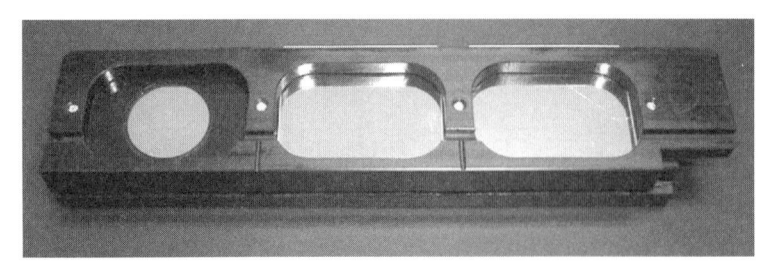

図 III.3.5.3 マルチバンドイメージスキャナー用バンドパスフィルター
マルチバンドイメージスキャナーの光路に挿入して使用する．任意の3波長を選択可能．

本装置は，市販のイメージスキャナーをベースに，原稿台から光学センサーに至る光学系内にバンドパスフィルター（図 III.3.5.3）を挿入する改造を施すことにより，任意の波長におけるスキャン画像の取得が可能な仕様となっている．前項の分類では，ラインスキャン・バンドパスフィルター方式に該当する．本装置の最大スキャン寸法は 216 mm×297 mm，最大有効画素数は 13,600×18,720 画素（1,600 dpi 時）であり，その際の実効解像度は約 32 μm であった．また，本装置の階調度は 16 bit（65,536 段階）であり，従来の近赤外分光分析装置と同等であるので，本装置は近赤外分光分析による定量解析にも利用可能であると考えられた．

ii) **サンプル** サンプルにはアンデスメロン（緑肉）およびクインシーメロン（赤肉）を用いた．品温変動による測定誤差の低減を図るため，それぞれ室温で一昼夜放置した後，実験に供試した．

iii) **果肉断面の分光スキャン** 近赤外分光分析装置を用いた実験により，メロン果肉の 676 nm における吸光度と糖度に逆相関関係があることが報告されている[4]．そこで，マルチバンドイメージスキャナーのフィルターホルダーに，676 nm のバンドパスフィルターを装着し，この波長で試料をスキャンすることとした．次に，サンプルを半分に分割し，その切断面を 300 dpi（有効画素数約 900 万）にてスキャンし，果肉断面のスキャン画像を得た（図 III.3.5.4, a, b）．

iv) **画像処理** 吸光度の定義に従い，得られたスキャン画像の各画素に下記の式（2）を適用することにより，図 III.3.5.4, c に示す吸光度画像を得た．

$$吸光度 = -\log_{10}\left(\frac{サンプルの輝度値}{標準板の輝度値}\right) \quad (1)$$

$$= \log_{10}\left(\frac{65,535}{サンプルの輝度値}\right) \quad (2)$$

ここで，標準板の輝度値が 65,535 となっているのは，本装置において，内蔵された標準白色板の明るさを，16 bit 階調（＝65,535 段階）の最大輝度値とし，それを基準にサンプルの輝度値が算出されているためである．

v) **検量線の作成** 断面をスキャンしたサンプルより円柱状に果肉を抜き取り，これを検量線用サンプルとしてその内側果肉断面をスキャンした（図 III.3.5.4, d, b）．得られた画像の各画素に式(2)を適用して吸光度画像に変換した（図 c）．次に，図 c に示す白点線の範囲内にある画素の平均吸光度を算出した（図 e）．さらに，スキャンした部分から 1 mm 厚のスライスを切り出し，その果汁を絞って糖度をデジタル糖度計で測定した（図 f）．以上の作業を果肉の内側から果皮付近まで繰返すことにより，検量線用サンプルの様々な深さにおける吸光度と糖度実測値を得た．さらに，両者に線形回帰分析を適用し，実験に供試した2つの試料それぞれについて，図 III.3.5.5 に示す吸光度と糖度の検量線を作成した．検量線の相関係数（R）と標準誤差（SEC）はアンデスメロンで 0.980 および 0.289，クインシーメロンで 0.956 および 0.546 であり，従来の近赤外分光装置を用いた果実の糖度推定とほぼ等しい精度であった[8〜10]．これは，マルチバンドイメージスキャナーの階調度が近赤外分光装置と同程度であり，吸光度の微少な差をとらえることが可能であったためと考えられる．

vi) **糖度分布の可視化** 作成した検量線を，半割サンプル断面の吸光度画像の各画素に適用し，吸光度を糖度に変換した．さらに，糖度の大小をカラーマッピングすることにより，図 III.3.5.6 に示

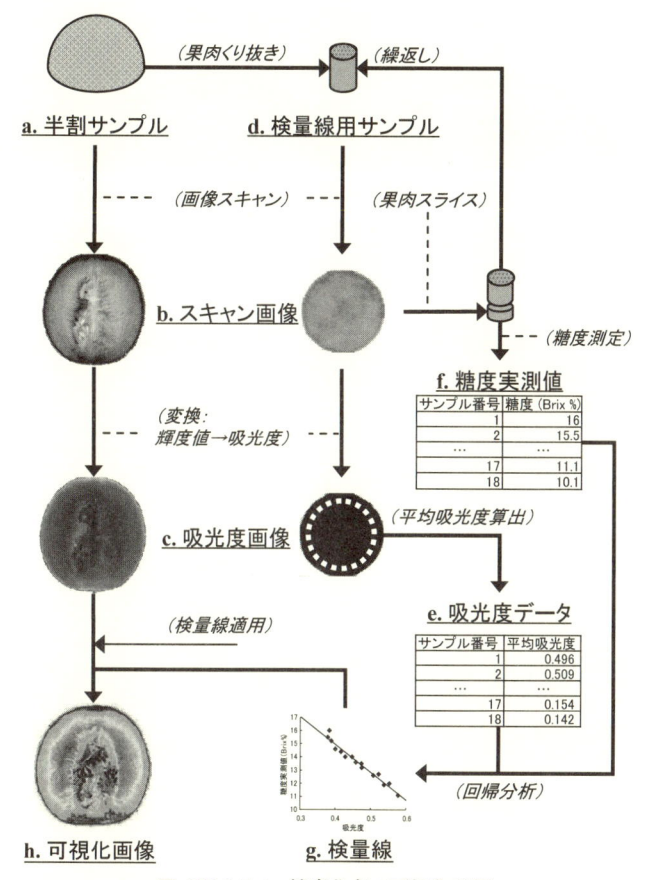

図 III.3.5.4 糖度分布の可視化手順

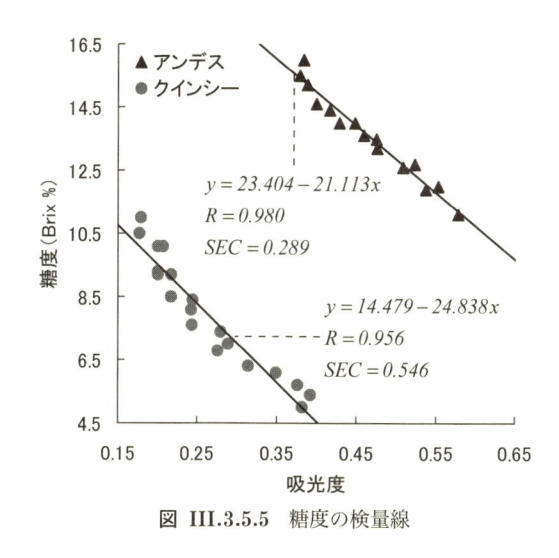

図 III.3.5.5 糖度の検量線

す糖度分布の可視化画像を得た．なお，サンプルの分光スキャンから糖度分布の可視化に至る過程のうち，スキャン画像の取得には画像処理ソフト，吸光度画像の作成，平均吸光度算出および糖度分布の可視化には数値解析ソフト，回帰分析および検量線の作成には表計算ソフトを用いた．

図 III.3.5.6 に示す糖度分布の可視化画像において，糖度分布の異常な勾配はみられないことから，照明むらなどの空間的な誤差要因は除去されたと考えられた．これは，光学系とサンプル間の距離および角度が常に一定に保たれ，走査方向の輝度むらがほぼ生じないというマルチバンドイメージスキャナーの特性によるものと思われる．また，検量線の精度が高いことと，アンデスメロンおよびクインシーメロンの糖度分布可視化画像における糖度の範囲が，検量線用サンプルの実測糖度の範囲（アンデスメロン11.1〜16.0，クインシーメロンで5.0〜10.5）とほぼ等しいことから，実際の糖度を反映した正確な糖度分布可視化画像が構築されたと考えられた．さらに，約900万画素という高精細な画像を取得したため，アンデスメロンの断面において，果

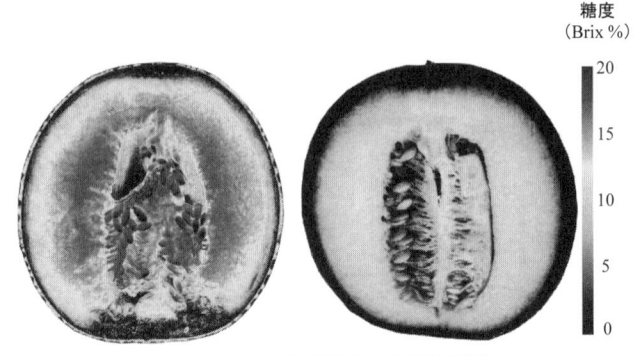

図 III.3.5.6　糖度分布の可視化画像
左：アンデスメロン，右：クインシーメロン．

肉上部の水平方向に走る繊維状組織の糖度が周囲よりも高くなっている様子が明らかになるなど，詳細な構造・成分分布解析が可能となった．

以上のことから，マルチバンドイメージスキャナーは近赤外分光イメージング技術による成分分布可視化に有用であることが明らかとなった．また，現在市販されているイメージスキャナーの解像度は4,800 dpi（約 10.5 μm/1画素相当）であり，今後も解像度の向上が予想されること，またその取扱いが簡便であることから，簡易型分光顕微鏡として利用可能なマルチバンドイメージスキャナーの開発も可能であると考えられる．今後は，様々な現場における食品の成分分布可視化に，マルチバンドイメージスキャナーを応用することが期待される．

2) ブルーベリー果実原料中の異物検知[11]

近年，消費者が食品の品質や安全性に大きな関心をもつようになり，ジャムやフルーツヨーグルトのソースなどの果実を加工した製品に混入した異物に対するクレームも増加している．そのため，果実加工工場では人手による目視検査を増強しているが，異物が果汁に染まり，果実とほぼ同じ色となってしまうため，異物を完全に除去することができないのが現状である．そこで筆者らは，近赤外分光イメージング技術を応用して，近年機能性食品として関心が高く，輸入量も増加しているブルーベリー果実を対象に，目視検査に代わる高精度な異物検知技術の開発を試みた．

i) 計測装置　図III.3.5.7に計測装置の概略を示す．本装置は照明装置，液晶チューナブルフィルター，カメラレンズおよびモノクロCCDカメラにより構成されている．照明装置からの光はライトガイドを通じて試料に照射される．また，試料からの反射光は，液晶チューナブルフィルターにより400～720 nmの任意の波長で分光されるため，本装置により試料のハイパースペクトルを計測することが可能である．近赤外分光イメージング技術の分類では，イメージ撮影・液晶チューナブルフィルター方式に該当する．

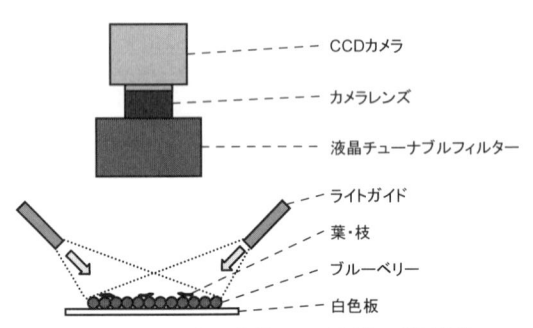

図 III.3.5.7　計測装置および試料の設置方法

ii) 試料　冷凍ブルーベリー果実を用いた．適量の果実を常温で2時間放置し，解凍した．解凍の際生じる果汁を採取し，これに異物として用意した小石，毛髪，葉，枝，虫を1時間浸漬し，果汁の色をつけた．これを，「異物が果汁の色に染まり，肉眼ではほとんど識別できない」という加工現場の状況を再現するためのモデル試料とした．

iii) 分光画像の取得　図III.3.5.7に示すように，セラミック製標準白色板を計測装置の下に置き，白色板表面をなるべく均一に照明するよう，照明装置の位置を調整した．この状態で白色板の画像を405～720 nmの範囲で，5 nmおきに計64枚撮影した．次に，白色板の代わりにバランスディッシュを置き，その上に解凍したブルーベリー果実と染

3.5 近赤外分光イメージング技術

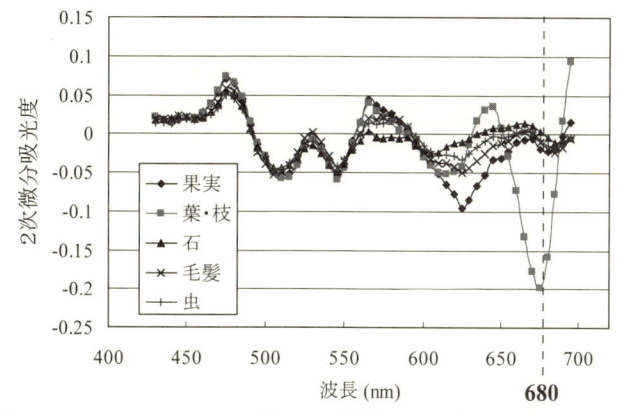

図 III.3.5.8 ブルーベリー果実および異物の2次微分吸光スペクトル

色した異物を乗せて試料とし，白色板と同一条件で撮影した．さらに，吸光度の定義に従い，式(1)を画像の各画素に適用して吸光度を算出することにより，各波長における吸光度画像を得た．また，吸光度画像より果実部分及び異物部分の平均吸光度を算出し，それぞれの吸光スペクトルを得た．

iv) 異物検知条件の決定 図III.3.5.8に示すように，得られた吸光スペクトルを2次微分し，果実と異物の違いを比較・検討したところ，クロロフィルの吸光帯である680 nm付近で葉・枝の2次微分吸光度が果実より大幅に小さくなることが明らかとなった．したがって，葉・枝および果実の680 nmにおける2次微分吸光度を算出し，両者の中間値を閾値に設定することにより，葉・枝を検知することが可能であると考えられた．

v) 異物検知画像の作成 680 nm前後の3枚の吸光度画像を用い，差分処理を行って2次微分吸光度画像を作成した．さらに，前述した値を閾値とし，値が閾値以上の画素を黒，閾値未満の画素を白とする2値化処理を行い，図III.3.5.9に示す葉・枝の検知画像を作成した．検知画像の白色部分と実際に葉および枝が置かれた位置は良好に一致し，本手法が異物検知に有効であることが明らかとなった．今後は，分光画像の撮影および画像処理速度を向上させることにより，本手法が食品加工の現場において実用化されることが期待される．

本稿では，対象の分光特性や蛍光特性と空間情報を同時に取得，解析することにより，対象の成分分布を明らかにする「近赤外分光イメージング技術」

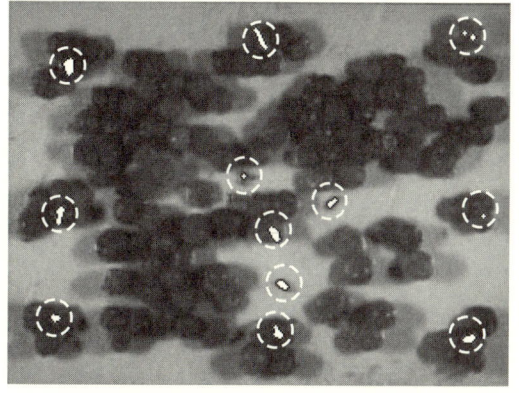

図 III.3.5.9 異物の検知画像
◯：実際に異物が置かれた位置，◯の内部にある白色部分：画像処理により異物と判定された位置．

についてとりあげた．本稿で紹介した以外にも，凍結食品内の氷結晶構造を可視化した研究[12]や，鶏肉の汚染部位検知[13]も報告されており，食品の品質を定量化するなどの基礎研究の分野と，食品加工現場などの実用分野の双方において，近赤外分光イメージング技術が幅広く活用されていくことが期待される．

〔蔦 瑞樹〕

文　献

1) 河野澄夫：果実日本，**56**(1)，80-82，2001.
2) 石上　清，松浦英之：静岡農試研報，**37**，33-40，1992.
3) P. Martinsen：*Postharvest Biol. Technol.*，**14**(3)，271-281，1998.
4) J. Sugiyama：*J. Agric. Food Chem.*，**47**(7)，2715-2718，1999.
5) M. Tsuta：*J. Agric. Food Chem.*，**50**(1)，48-52，

2002.
6) 蔦 瑞樹ほか：映情学誌, **56**, 2037-2040, 2002.
7) 蔦 瑞樹ほか：日本食品科学工学会誌, **51**(5), 247-253, 2004.
8) S. Kawano, et al.: *J. Jpn. Soc. Hortic. Sci.*, **61**(2), 445-451, 1992.
9) S. Kawano, et al.: *J. Jpn. Soc. Hortic. Sci.*, **62**(2), 465-470, 1993.
10) S. Kawano, H. Abe: *J. Near Infrared Spectrosc.*, **3**, 211-218, 1995.
11) M. Tsuta, et al.: *Food Sci. Technol. Res.*, **12**(2), 96-100, 2006.
12) 都 甲洙ほか：冷空論, **22**(2), 185-191, 2005.
13) K. C. Lawrence, et al.: *J. Near Infrared Spectrosc.*, **11**(4), 269-281, 2003.

3.6 微弱発光計測

食用油脂や油脂を含む食品の劣化に伴い非常に弱い発光（極微弱発光）が生じることがよく知られている．この食品素材からの発光現象の多くは脂質やタンパク質などの自動酸化や加熱酸化に伴う化学発光（極微弱化学発光）の一つと分類される．これまでに，発光現象を品質計測に利用する研究がなされ，総説[1]もあるため，より詳しく知りたい場合はそちらもご覧頂きたい．本項では，一般的な発光現象の原理や微弱光計測機器，応用計測例を紹介する．

a. 極微弱発光現象の原理

分子は 光，熱，化学物質などにより励起されると電子的に不安定な1重項励起状態になる．その後，分子は様々な経路でエネルギーを失活し，不安定な励起状態から安定な基底状態に戻る際に発光が生じる．光の吸収により発光が生じる光ルミネッセンスでは，分子は光を吸収し不安定な1重項励起状態（S1）となる．エネルギー失活の過程には，①蛍光を放射する，②熱的な失活で基底状態に戻る，③項間変化（スピン変換過程）によりいったん準安定な励起3重項状態になる，④化学変化を起こして生成物になる．このうち励起3重項状態となった分子は，①りん光を放射し基底状態へ戻るか，②無放射失活により基底状態に戻るか，③光化学反応を起こす（図Ⅲ.3.6.1）．この励起方法の違いにより蛍光，熱発光，化学発光，生物発光等に分類される．このように発光現象は何らかのエネルギー状態の励起により生じると考えられ，食品や食品素材から発光は油脂類の酸化や抗酸化性物質の酸化によるものと考えられる．

b. 微弱発光計測機器

微弱光の計測装置は，発光量を計測する発光計数装置と，発光波長を分光する微弱光分光装置に大きく分類できる．以下にそれぞれ代表的な機器構成に関して説明する．

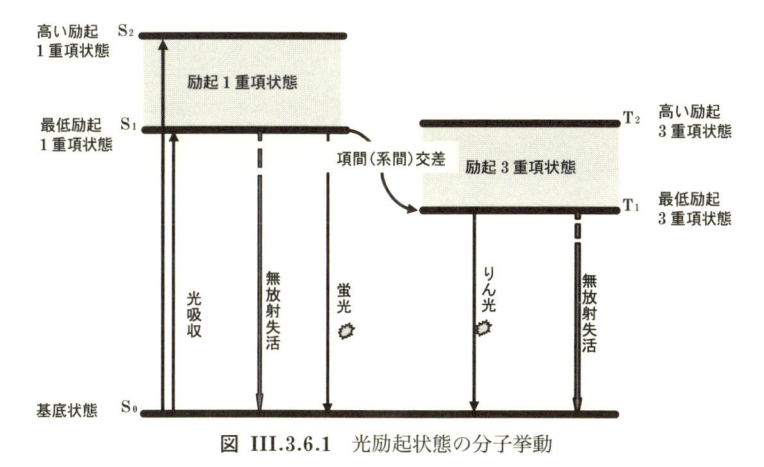

図 III.3.6.1 光励起状態の分子挙動

1) 微弱光計数装置

食品や食品素材から自発的に生じている「極微弱光」は非常に微弱（10^{-6} lx以下）であり，断続的な光子の状態で発光している．これらの発光計測には光電子増倍管（photomultiplier tube；PMT）を用いたフォトンカウンティング計測手法やイメージ・インテンシファイアつきの高感度カメラが用いられる．感度面ではPMTタイプの計数装置が優れており高感度で計測できる．一方，高感度カメラは食品素材の発光部位が明らかにできるため，発光と劣化のメカニズム解明等に有効な計測装置である．両者それぞれに長所と短所があるので試料と目的に合わせて機器を選定する必要がある．

図III.3.6.2にPMTタイプ発光計数装置の概念図を示した．光検出器のPMTは光電面，ダイノード電極で構成され，これらは真空にされたガラス管内部に配置される．光電面に入射した光子は，光電効果により電子（光電子）に変換され，PMT内部の電子増倍部（ダイノード）で約10^6倍まで増幅される．このとき検出される信号は電流であり，PMTからの信号出力をオシロスコープ等で計測すると，光が断続的に出ていること確認できる．フォトンカウンティングユニットでは，プリアンプ部でPMTから出力信号（微弱電流）を扱いやすい電圧に変換し，ディスクリミネーター（波高弁別装置）にて入力信号に一定の閾（しきい）値を設定し，発光信号の有無を断続的なパルス信号（TTL信号）として出力する．パルスカウンターはパルス（TTL）計測し，単位時間当りのパルスの回数すなわち光子数として表示する．単位にはcps（count per sec；1秒間当りの発光量）が使用されることが多い．この手法をフォトンカウンティング手法といい，極微弱光下の計測において検出限界（S/N比）が格段に向上する．PMTタイプによる計数では，発光部位はわからないので，均質に発光が生じる液体，粉体などの計測に適する．

一方，微弱光の画像計測は，イメージ・インテンシファイアと撮像管カメラを組合わせた超高感度のカメラが開発されてからであり[2~4]，大豆発芽時の発光現象の可視化[5]にも可能になった．現在では，検出器には超高感度なICCD等が用いられる．PMTの計数方法と同様に2次元画像上で画素ごと

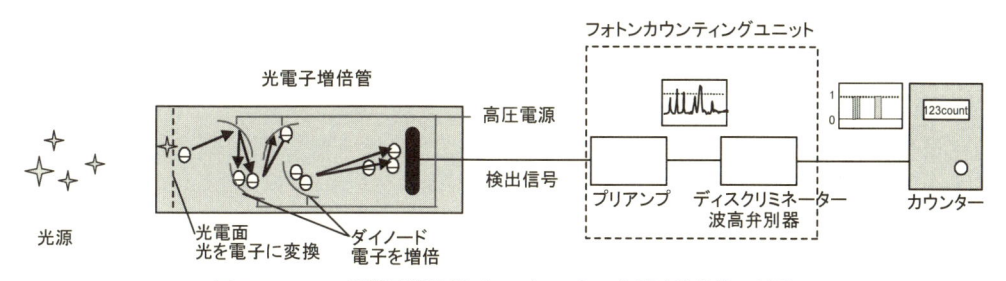

図 III.3.6.2 光電子増倍管（PMT）による光電子計数法の原理

にフォトンカウンティング処理し,数十分の積算により極微弱発光画像が得られる.一般に光計測において測定対象までの距離の2乗に反比例して弱くなる性質があるため,測定対象までの距離を近接させる必要がある.また,集光レンズの光学的ロスも非常に大きいため,レンズは高明度のものを使用する必要がある.

2) 極微弱分光装置

微弱発光計数装置では光質(波長)の違いは計測できない.発光スペクトル測定からはその発光種や発光機構に関する特徴抽出や解明にきわめて重要な情報が得られる.しかし,食品からの発光量は装置の検出限界に近く,非常に微弱なため通常の分光装置では計測できない.このような極微弱発光を計測する装置としては,フィルター差分方式,(多波長同時分光方式),サバール板偏光干渉-フーリエ変換方式等がある.

フィルター差分方式は,PMTタイプの極微弱発計数装置と複数枚のバンドパスフィルター(ハイパスあるいはローパスフィルター)を組合わせる方式である.計測・操作方法はカットオフ波長の異なるバンドパスフィルターを数十枚順次交換し,各々のカットオフ波長での発光量を計数する.各波長域での発光計測を順次行うため,計測時間(数分)×フィルター枚数の時間を要し,波長分解能はバンドパスフィルターの枚数に依存することからおおむね10〜20 nm程度である.構造・原理的にも簡単であり,光学的損失をできるだけ少なくでき,受光面の大きいPMTの使用もできるため,最も明るい分光器といえる.しかし,本方式による分光測定には,低波長側から高波長(あるいは高波長側から低波長)へフィルターを順次交換する行程(1サイクル)中に発光波長や発光量が変化しないことが前提となるため,発光量が安定しない試料や発光量の経時変化が未知の試料,発光試薬を添加する化学発光の測定には不向きである.

回折格子-ICCD方式は回折効率の高い反射型回折格子と高感度なICCDで構成される分散型多波長同時分光方式である.試料から生じた光子(発光)は,幅0.1〜1.0 mmのスリット(高さ約1 cm)を通過し,回折格子により瞬時に平面に分光される.分光された光は高感度カメラ等により画像として計測される.本方式の最大の特徴は時間分解能が非常に高いため,発光寿命の短い発光現象や発光量が安定しない発光現象などに適している点である.波長分解能はスリット幅に依存し,スリット幅が狭いほど波長分解能は向上する.逆に測定感度を優先する場合には,スリット幅を広くし入射される光量を増やすことで感度を上げることができる.本方式は,発光強度の減衰の激しい化学発光でも正確に分光計測できる[6〜9].このように分光は極微弱発光現象を光量から光質によりとらえられることから,発光因子解明には非常に有効な手法と思われる.

サバール板偏光干渉-フーリエ変換方式はフーリエ変換分光系の一種であり,検出面積を大きくできること,また前述の分散型分光法と同様に同時に多波長を計測することが可能である.サバール板偏光干渉計と高感度の冷却CCD,フーリエ変換をするPCで構成される[9].フーリエ変換型分光装置はCCD検出部にショットノイズ生じるため,長時間露光を必要とする微弱な発光現象の計測には向かないとされていた[10].しかし近年,冷却CCDの性能向上によりショットノイズが格段に低減したこと等により,本方式による極微弱発光領域の分光装置の作製が可能になった.光は偏向子,サバール板を通過することで干渉が生じ,CCDの結像面には縦方向に明暗の縦の干渉縞(インターフェログラム)が観察される.この干渉縞画像をフーリエ変換すると波長が得られる.波長分解能は得られる干渉縞の光学的精度と検出器の素子数により制限されるため,分解能は分散型分光型には及ばないが,光入射量を大きく設計できるため,より微弱な領域の分光装置として期待される.

c. 微弱発光計測の食品品質計測への応用

食品分野では,食用油の劣化に伴い化学発光が増加すること[11],食肉や魚が劣化に伴い極微弱発光量が増加すること[12],150℃の高温で発光量を計測すると大豆油の劣化度を計測できること[13],リノール酸に抗酸化剤を添加し発光量の減衰で抗酸化性を評価できること[14],砕米からの化学発光がTBA(チオバルビツール酸)値と相関があること[15],等が明らかになり,発光現象のほとんどが油脂等の酸化が発光の原因と考えられてきた.しかし,ポテトチップ等の加工品では新しい製品の発光量が多く,油脂の酸化以外に抗酸化性成分の発光への関与が明らか

になっている[16]．抗酸化性成分の発光への関与を説明するため，抗酸化性成分を多く含む焙煎ゴマ油の発光現象を例に説明したい．

1）焙煎ゴマ油の極微弱発光[17]

焙煎ゴマ油は他の食用油に比べ非常に高い抗酸化性（酸化安定性）を示す．また焙煎により油脂のもつ抗酸化性が高まることもよく知られている．搾油前のゴマ種子の焙煎温度が高くなるほど製品からの発光量は多くなった．すなわち，ゴマ種子焙煎時の高温加熱により褐変物質（アミノ・カルボニル反応生成物質，セサモール等）が生成され，これらの抗酸化性物質が発光に関与したと考えられる．加熱劣化時（120℃）の焙煎ゴマ油は，劣化の初期段階において品質劣化に伴い極微弱発光量が減少すること，さらにこの発光量の減少が抗酸化性成分のセサモールならびにその前駆体であるセサモリン含量の変化に非常によく似ていることが確認された（図III.3.6.3，3.6.4）．通常，油脂類は酸化に伴い発光量が増加すると考えられているが，焙煎ゴマ油のように抗酸化性成分の影響（抗酸化性成分の酸化による発光）で生じることも確認された．

このように食品からの自発極微弱発光は，劣化に伴い発光量が増加するもの（油脂，精米，リノール酸等）と，品質がよいほど発光量が多くなるもの（ポテトチップ，焙煎ゴマ油の初期反応等）がある．発光計測を品質評価に使用するには，食品ごとに品質と発光現の関係を明らかにする必要がある．計測自身は非常に簡単であることから，流通過程での品質管理用の簡易計測技術としては非常に有効な計測方法である．

また自発の極微弱発光法に加えて試薬を添加する化学発光法[18]，光ルミネッセンス法[19]などは，操作が若干煩雑になるものの信号量（発光量）が多くなること，特定要因と発光の関係がより密になることから，メリットは大きく自発極微弱発光法とともに製造・流通過程で有用な簡易計測法の一つになると考えられる．

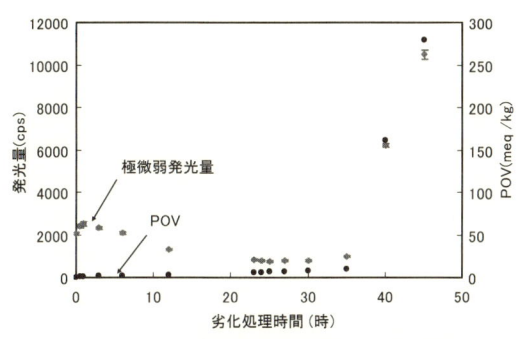

〔篠原昌司〕

図 III.3.6.3　加熱劣化時の焙煎ゴマ油の過酸化物価と発光量の変化
劣化処理：120℃，通気量：20 l/時．

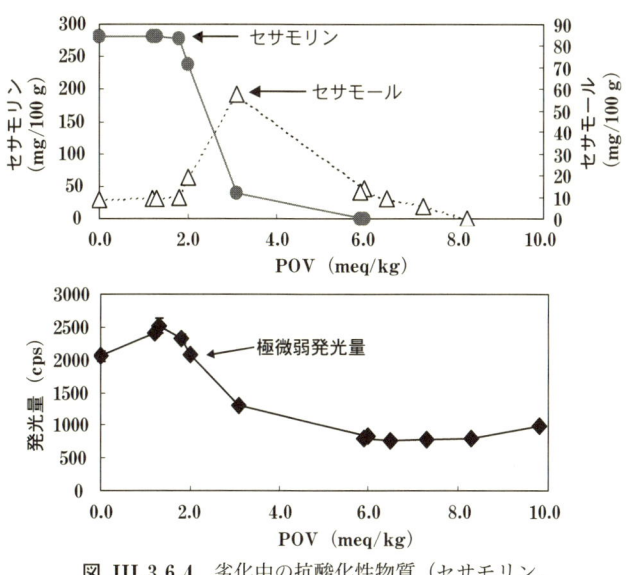

図 III.3.6.4　劣化中の抗酸化性物質（セサモリン，セサモール）と発光量の変化

文　献

1) 薄木理一郎：日本食品工業学会誌, **32**, 74-81, 1985.
2) 早川 毅：生物物理, **24**(4), 173-178, 1984.
3) 早川 毅, 藤分秀司：日本物理学会誌, **40**(1), 47-55, 1985.
4) Y. Tsuchiya, et al.: *Journal of Technology*, **11**, (5), 215-220, 1985.
5) T. Ichimura, et al.: *Photochemistry and Photobiology*, **50**(3), 283-286, 1989.
6) T. Miyazawa, K. Nakagawa: *Biosci. Biotechnol. Biochem.*, **62**(4), 829-832, 1998.
7) 宮沢陽夫：ぶんせき, **1999**(6), 76-79, 1999.
8) 山田理恵ほか：静電気学会誌, **22**(5), 235-240, 1998.
9) 月野和雄, 熊谷 淳：マテリアルライフ学会誌, **18**(3), 115-122, 2006.
10) 名越利之：新技術事業団創造科学技術推進事業稲葉生物フォトンプロジェクト研究概要集, pp. 49-65, 1991.
11) 薄木理一郎ほか：日本食品工業学会誌, **27**, 332-336, 1980.
12) T. Miyazawa, et al.: *JACOS*, **68**, 39-43, 1991.
13) T. Miyazawa, et al.: *JACOS*, **71**, 343-345, 1994.
14) 薄木理一郎ほか：日本食品工業学会誌, **28**, 583-587, 1981.
15) 金田弘挙ほか：醸協, **89**, 412-413, 1994.
16) 蒲原昌司ほか：日本食品科学工学会誌, **47**, 588-595, 2000.
17) 蒲原昌司ほか：日本食品科学工学会誌, **50**, 303-309, 2003.
18) 齋藤高弘ほか：*Eco-Engineering*, **18**(3), 125-130, 2006.
19) 後藤典子ほか：食品照射, **40**(1, 2), 11-14, 2005.

3.7
生体ナノ計測

　生体はDNA, タンパク質, 糖質, 脂質といった, 様々な分子の集合体で形成されている. 個々の集合体は, 生体内ではさらに高次な組織構造として存在しており, その機能発現と密接な相関がある. 食品素材についても同様であり, 食感や食味といった食品特有の機能や性質は, 単一の成分によって決定づけられることはほとんどなく, 様々な分子から構成される微細構造と関係があると考えられている. しかし, 食品の性質と微細構造との関係については未だに不明な点が多く, 食品素材の構造機能相関の解明に向けて微細構造計測技術のさらなる進展が望まれている.

　現在では, 生体物質の微細構造を計測するために, その存在様式によって異なる手法が適用されている. タンパク質などの単一成分については, X線結晶構造解析やNMRといった手法が用いられる. これらはオングストロームレベルの分解能で精密な構造決定が可能であるが, 食品素材等の高次複合体の構造解析には不適である. そのため, 食品の微細構造解析には通常の光学顕微鏡や電子顕微鏡が用いられることが多い. これらの分解能はX線解析等には及ばないが, 高次複合体のまま解析できるという利点をもつ. しかし, 電子顕微鏡では, 重金属による試料の被覆と真空中観察が必要であり, 食品本来の存在状態とは異なる環境下であることを念頭におかなければならない.

　そこで近年注目されているのが走査型プローブ顕微鏡 (scanning probe microscopy ; SPM) による高分解能構造計測技術である. SPMとは各種プローブ顕微鏡の総称であり, 生体試料の微細構造観察には主に原子間力顕微鏡 (atomic force microscopy ; AFM) が用いられる. AFMは電子顕微鏡と同等の分解能で微細構造を計測できるだけでなく, 測定対象に特別な表面修飾が不必要であるとともに, 溶液環境下でも計測可能である, といった大きな利点をもつ. 本項では, AFM技術の概略について解説する.

a. AFMの動作原理
1) AFMによる画像化

微少な探針を試料表面に近接させた際に生じる物理的相互作用の分布を2次元的に画像化する顕微鏡を総称してSPMと呼ぶ．現在までに，トンネル電流，力，電荷等の物理量を検出するSPMが開発されてきた．これらの中で生体試料の形状観察に多用されるのが，探針−試料間に生じる力学的相互作用を検知するAFMである．

AFMは，主に以下の4つの構成要素からなる．①探針を先端にもつカンチレバー，②3次元的に試料ステージの位置を制御する駆動機構（ピエゾ素子），③カンチレバーのたわみ・振動の検出機構，④検出信号に対し試料ステージの位置を制御するフィードバック回路（図III.3.7.1）．AFM探針と試料との間にはレナード・ジョーンズ型のポテンシャルで近似される力学的相互作用が存在する．探針を試料遠方より近づけていった際，最初にファンデルワールス（van der Waals）引力が働き，さらに原子結合距離程度まで近接すると斥力が強く働く．この相互作用により，カンチレバーのたわみや振動状態に変化が生じる．この変化をカンチレバー背面に照射したレーザーの反射光を通して，位置センサーであるフォトダイオードにあてて検出する．生体試料の画像化で多用されるタッピングモードでは，カンチレバーを共振周波数付近において振動させるが，その振幅は探針と試料の接触により減衰する．この振幅が一定となるようにステージの高さに対してフィードバックをかけながら試料表面を水平走査すれば，ステージの上下変位を各水平位置における高さとすることによって，走査範囲全体の表面形状が画像化される．以下，各要素技術について概説する．

2) カンチレバー

タッピングモードによる画像化は，カンチレバーをその共振周波数付近で加振することにより実現される．この場合，高い共振周波数で大きなばね定数をもつカンチレバーが適している．その際の信号雑音比（S/N比）は，カンチレバーのばね定数，共振周波数，振動振幅，およびQ値（＝[共振周波数]/[共振周波数でのピークの半値幅]）で規定され，共振周波数やQ値を増加させるか，またはばね定数や振幅を減少させることにより，S/N比を改善できる．Q値を増加させるための技術としては，Active Q controlと呼ばれる制御法が提案されている[1]．この方法では，カンチレバーの振動信号の位相を可変位相シフト回路により変化させたのち，可変ゲイン回路でカンチレバーの励振信号に変換させることで，Q値を向上させることが可能である．最も一般的な，タッピングモードによる大気

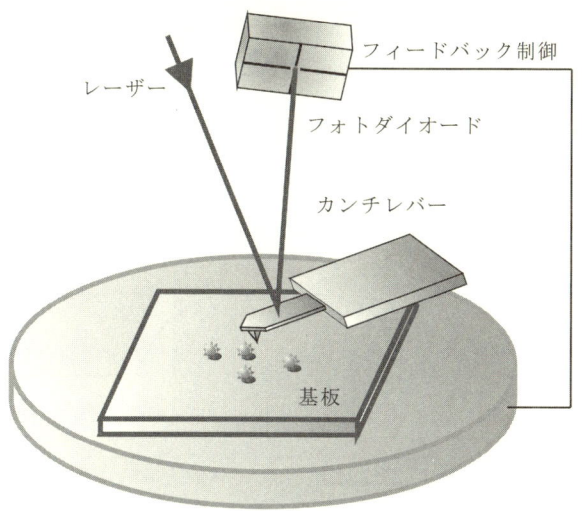

図 III.3.7.1 AFMの動作原理
試料を走査している間，探針の振幅が一定になるようにフィードバック制御される．各xy座標でのステージの変位を高さとすることにより，走査範囲全体の表面形状を画像化する．

中観察では，長さが 100 μm 程度，ばね定数が 0.01 ～100 N/m，共振周波数が 250～350 kHz，Q 値が 10^3～10^5 程度のカンチレバーが用いられている．一方，溶液中での測定では，溶液の粘性抵抗のために共振周波数が著しく低下する．

3) 探　針

AFM による画像化では，探針の選択は非常に重要である．通常の画像化では，シリコンの異方性エッチングにより作製されるシリコン探針を用いる．AFM の表面観察における水平方向の分解能は，探針の先端径に大きく依存する．したがって，その分解能の向上には，より先端曲率半径や頂角の小さな探針の利用が有効である．通常のシリコン探針では先端曲率半径が約 10 nm であるが，水平分解能をあげるために先端曲率半径が約 2 nm で機械的強度にも優れるカーボンナノチューブ（CNT）を先端につけた探針によって画像化する技術が確立された[2]．これにより，分子量が巨大で結晶化の困難なタンパク質複合体等の構造をナノレベルで観察することも可能となった．

また AFM で得られる画像には，常に探針自身の形状が含まれてしまう．これをチップエフェクトと呼ぶ（図 III.3.7.2）．この影響のため，xy 平面上での正確な距離を測定するときには，チップエフェクトを考慮した補正が必要である．また，探針で試料表面を走査すると，試料由来の夾雑物が探針に付着したり，基盤との摩擦で探針が削られたりすることがある．そのような変形した探針を使って得られる画像も，実際の表面構造を再現したものにはならない．特に「ダブルチップ」と呼ばれる現象は，1枚の走査画面に同じ像のコピーが同時に得られてしまうことを指す．一度ごみのついた探針は，広い領域を高速で走査したり，強い UV 光を照射したりすることにより取り除ける場合があるが，実際にはすぐに新しいものに取り換えてしまうことの方が多い．

4) ピエゾ素子

ピエゾ素子は，印可電圧に応じて伸縮，変形するセラミックス製の素子であり，ピコメーターオーダーでの微動制御が可能であることから，カンチレバーやサンプルステージの 3 次元駆動制御，あるいはカンチレバーの加振用などに用いられる．一般的な AFM の駆動系では，積層型，あるいはチューブ型のピエゾ素子が使われることが多い．一方でピエゾ素子にはヒステリシスやクリーピング等の欠点もある．ヒステリシスとは，伸張時と縮小時の電位に対応する変位が厳密には一致しないことであり，またクリーピングとは，印可電圧をセットした後でもセラミックスの分極が続くために，ゆるやかな変位の伸びが観測される現象のことである．最近の市販装置では，クローズドループで信号制御を行うことにより，より高精度での位置制御が可能になっている．

5) フィードバック回路（制御系）

探針の z 方向の位置は，フィードバック回路内の比例制御と積分制御との組合わせによって，あらかじめ設定した目標値に向けて制御される．比例制御は，現在値と目標値との間に生じるエラー信号に比例した操作を施すことによって，目標値に近づけようとする制御方法である．しかし，比例制御のみ

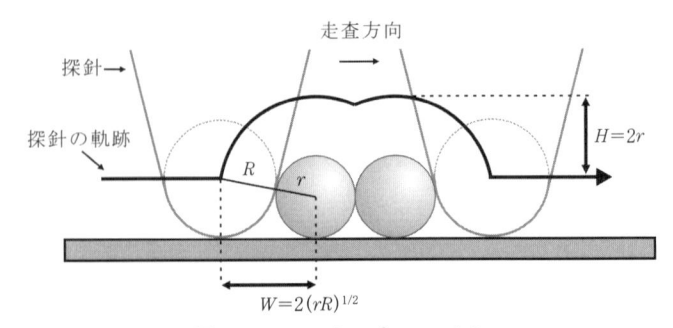

図 III.3.7.2　チップエフェクト
画像化される試料の横方向の大きさは，探針径を含んだものとなる．つまり探針先端と試料の半径を各々 R, r とすると，実際の観察される粒子の半径 W は $2(rR)^{1/2}$ となる．一方，AFM で計測される高さ H は，常に試料の高さを反映している．

では現在値を目標値に完全に一致させることはできず，一定のオフセット値が生じてしまう．このオフセットは，一定時間の累積エラーに比例させた補正信号を追加する，積分制御を同時に行うことにより取り除くことができる．このときの時間間隔が短すぎると，ピエゾスキャナーの反応に比べて制御信号の方が早いために機械的発振をひき起こし，表面構造をうまく追従できない．市販AFM装置での画像化では，比例制御および積分制御のゲイン係数を各々設定することにより，比較的簡単に測定条件の最適化を行うことができる．

b. AFMの高度化
1) 高速AFM

溶液環境中にある生体試料のAFM観察は，その試料のもつ本来の構造を可視化できる点で重要である．しかし，既存のAFMでは走査速度が遅く，画像化に数分から数十分の時間を要するため，生きた生体試料の静止画像を取得できても，ダイナミックな反応や構造変化を直接観察することはできなかった．AFMは走査型顕微鏡であるため，画像を取得するためにはすべてのピクセルにおいてそれぞれ高さ情報を測定する必要がある．つまり，タッピングモードでのカンチレバーは，各ピクセル当り少なくとも1回以上振動しなくてはならない．また，一般的に用いられている液中測定用カンチレバーの溶液中での共振周波数は10 kHzである．こういったカンチレバーのもつ性質がAFM測定の高速化における大きな制約の一つであった．この制約は，カンチレバーを通常より小さくする（長さ9 μm，幅2 μm，厚さ140 nm）ことで，板ばねとしてのやわらかさを損なうことなく，600 kHz（大気中では1.5 MHz）という非常に高い共振周波数を獲得することに成功した[3]．これによって溶液中の試料の画像を80ミリ秒ごとに連続的に観察できるようになっている．

2) 走査型近接場光学顕微鏡（SNOM/AFM）

蛍光標識した試料の形状と蛍光シグナルを同時計測する走査型プローブ顕微鏡，SNOM/AFM (scanning near-field optical microscope/atomic force microscope) も開発されている．SNOM/AFMは光ファイバープローブ探針先端に生じさせた近接場光で試料を励起して蛍光像を取得する一方，AFMと同様に表面形状も取得できるプローブ顕微鏡である．この装置では，先鋭化した光ファイバーをプローブとして用いる（図III.3.7.3）．この光ファイバープローブは，側面からの光の漏れを防ぐために金属あるいは樹脂により表面修飾されているが，その先端部には光源波長よりも小さな開口（直径50～100 nm）が設けてあり，ここからファイバー内を導波してきた光が浸み出すことにより，局所的な近接場光を形成する．この近接場光が試料の局所領域のみを選択的に光励起する．SNOM/AFMの光学分解能はプローブ先端の開口径および試料のサイズにのみ依存するため，場合によっては通常の蛍光顕微鏡よりも高い分解能を発揮する．こ

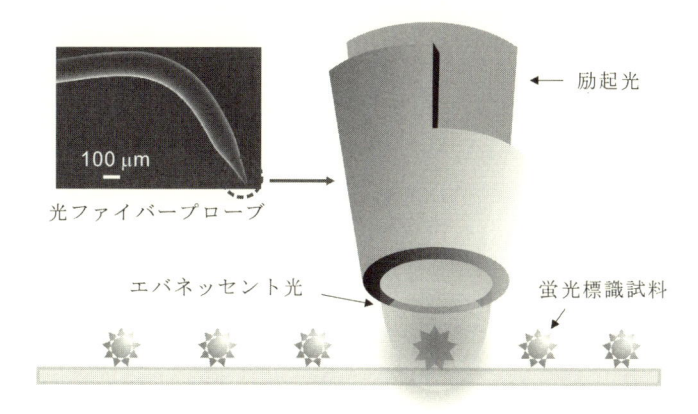

図 III.3.7.3 SNOM/AFMの動作原理
光ファイバー製探針の先端には50～100 nm程度の開口部が存在し，光ファイバーを導波してきた光が近接場光となって，微小領域のみを励起することが可能となる．蛍光は基板下部に設置したレンズで集光する．

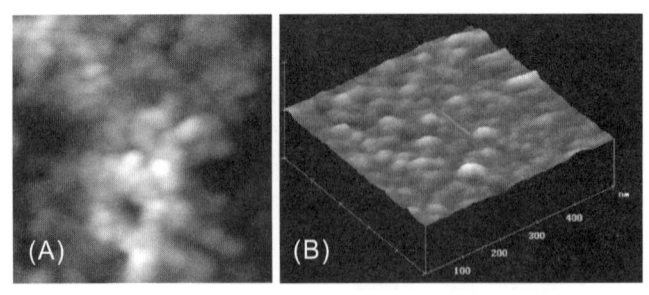

図 III.3.7.4 デンプン顆粒のグリセロールによる可塑化
可塑化前 (A) と後 (B) の AFM 画像. 走査範囲はいずれも 500 nm×500 nm.

れにより,AFM による表面構造の画像化に加え,SNOM による高分解能での蛍光測定も可能である.

c. AFM による計測例

現在では AFM を用いることにより,DNA やタンパク質 1 分子レベルの観察から高次複合体である染色体に至るまで,比較的簡単に様々な大きさの生体試料を対象とした微細構造観察が可能となった.特に DNA は AFM 観察のスタンダード試料ともいうべきものであり,簡単に画像を得ることができる[4]. ここでは,一例として筆者らの研究室で行ったデンプン顆粒の微細構造観察例について簡単に紹介する.

デンプン粒子内の高次構造は化学分析や電子顕微鏡により推定されているが,電子顕微鏡観察では煩雑な前処理が必要であった. 今回,デンプン顆粒をグリセロールによって可塑化し,その表面形状を大気中で観察した[5]. 処理前には約 100 nm の粒子構造がみられたが,可塑化後にはその構造が壊れて,約 30 nm の内部構造が観察された (図 III.3.7.4). これは個々のシングルクラスターが可視化できたものと考えられる.

d. AFM の新しい機能

AFM は画像化だけでなく,探針-試料間の力学的相互作用を解析するツールとしても用いられる.力学測定では,探針を垂直方向に移動させ,探針を試料に押しつけた (引き離した) 際のカンチレバーのたわみを検出する[6]. このたわみの大きさとカンチレバーのばね定数から,試料 (カンチレバー) にかかる力の大きさが計算できる. 一般的な AFM では,およそ 0.01~100 nN 程度, この機能に特化した AFM であれば 0.1 pN オーダーの力の測定が可能である. この機能を利用して,2 分子間 (抗原抗体間など) に働く相互作用を検出することが可能である[7].

これまでの AFM による研究事例は,生命科学や材料科学等の基礎科学分野での利用が圧倒的に多く,食品分野で用いられている例は比較的少ないのが現状である. これは,食品素材の表面が数 μm 以上の高低差のある構造であることが一因と考えられる. そこで,凹凸の大きな試料についても簡便に観察可能とする技術,含水状態における食品素材の本来の姿をとらえる技術,微細な構造変化を溶液中で追跡するための技術等について検討がはじめられており,こうした技術が普及すれば AFM が食品分野でより汎用的なツールとなると期待される. 最後になるが,本項で省いた詳細な原理や最先端の応用事例については成書[8]にまとめられているので参考にされたい.

〔小堀俊郎〕

文　献

1) A. D. L. Humphris, et al.: *Langmuir*, **16**, 7891-7894, 2000.
2) S. S. Wong, et al.: *Nature*, **394**, 52-55, 1998.
3) T. Ando, et al.: *Proc. Natl. Acad. Sci. USA*, **98**, 12468-12472, 2001.
4) 横川雅俊ほか:蛋白質核酸酵素, **49**(11), 1607-1614, 2004.
5) A. Ayoub, et al.: *Starch/Stärke*, **58**(9), 475-479, 2006.
6) D. J. Muller, et al.: *Biophys. J.*, **83**, 3578-3588, 2002.
7) 若山純一ほか:BRAIN テクノニュース, **113**, 26-31, 2006.
8) 竹安邦夫(編):ナノバイオロジー, 2004.

3.8
そしゃく（咀嚼）計測

a. テクスチャー測定

食品のおいしさには，基本5味のほかに，辛味や渋味等を含む広義の味，さらににおい，温度，テクスチャー，外観など，多くの要素が係わっているが，これらの要因のうち，テクスチャーとフレーバーがおいしさに影響する2大因子であることが知られている[1]．主食である米飯やめんなど毎日大量に食べる食品は，物理的な因子であるテクスチャーの影響が強いものが多い[2]．どちらかといえば，固体食品はテクスチャー，液状食品ではフレーバーの影響が強いことが知られているが，これは固体食品を口に入れてもすぐにはフレーバーを感じないために，おいしさへの寄与がテクスチャー優勢になるのではないかと思われる[1]．

テクスチャーとフレーバーは，どちらも食品を食べているときに口腔内の感覚器官で検知される．近年，そしゃく中の食物の特性を知るために，生体計測が行われるようになってきた[3,4]．そしゃく計測は，ヒトの感覚で検出し，個人差や疲労の影響がある点では，官能評価と同じ特色がある．一方，言葉とそれが表す性質の強弱でテクスチャーを表現する官能評価に対し，そしゃく計測では，生体にとりつけたセンサーが出力する物性値，つまり客観的な単位のついた数値，が得られる．現在使われているセンサー類は，力や圧力，変形やひずみ，運動，そしゃくに使われる筋肉の活動などを計測することができる．これらを活用すれば，ヒトがそしゃく中に感じるテクスチャー感覚に合った客観的数値が出せる可能性がある．従来の食品テクスチャーの測定は，理化学機器により食べる前の物性を測るか，試食後に回答されることの多い官能評価が行われてきたが，両結果が合わないという問題も抱えていた．そしゃく計測により食べている途中のデータを直接得ることができ，機器測定で求めた物性値と官能評価結果とを結びつける口腔過程の研究が重要視されてきている[1,5]．

分析型官能評価はヒトの感覚によって検出するものの，同一人内で，標準試料に対する相対値を示すため，違う個人の感覚の差は示しにくい．一方，そしゃく計測法のデータは，センサーが出力する数値そのものであるため，たとえばそしゃく力の高低を被験者間で比較することができる．もちろん，被験者内での相対値に着目すれば食品試料の評価ができるが，それに加えて被験者の個人差をみられるのが特徴である．介護食品など，食品研究・開発・製造者などと異なる感覚をもった対象者向け食品のテクスチャー評価には，従来の官能評価と機器測定だけでは不十分なところがあるだろう．

そしゃく計測法は，口腔内での圧力の測定，そしゃく運動の測定，そしゃく運動に用いられる筋肉からの筋電位測定，の3種に大きく分類できる[1]．この3種の方法はそれぞれ，機器による食品物性測定で行われる，力または圧力の検出，変位や変形の検出，運動に要する動力の検出，に相当するものと考えられる[1]．どの方法も時間変化が追えるので，そしゃく中における食品物性の変化に対応できる．また，食品を噛む歯にかかる力とその歯の運動を同時に測定することによって，機器測定で得られる力と変位の関係がヒトのそしゃくデータとして得られる[1]．また，何か一つの測定法でそしゃく条件が正確に求められれば，機器測定において，よりテクスチャー感覚に近い条件を決めるのに役立つ．ヒトの測定結果を用いて，そしゃく条件をアニメーションや装置（そしゃくシミュレーター）で再現することができる[4]．

b. そしゃく筋筋電図

そしゃく計測のうち，食品関係者が最も簡単に取り入れやすいのは，そしゃく筋の筋電図であろう．筋電図とは，筋肉の活動に伴う電位を時間に対してプロットしたものである[4]．筋細胞に針電極を指して計測する方法もあるが，通常はそしゃく運動を妨げないように，皮膚表面から電極を張りつけて電位を記録する．歯で噛んで食べる食品をそしゃくした場合には，下顎を閉じるのに使われる咬筋や側頭筋などの閉口筋と，顎を開ける顎二腹筋などの開口筋が交互に活動する．舌だけで潰れるやわらかい食品をそしゃくする場合は，閉口筋の活動がほとんど現れない．開口筋である顎舌骨筋は，舌の活動も反映するので，舌で食品を押しつぶすときと嚥下時にも筋活動が出現する．一般に，強い力を出す場合には

筋電位振幅が大きくなるので，食物の嚙みにくさを数値で見積もることができる．筋電位の時間積分値（筋活動量）は，筋肉の行う仕事量に相当するものと考えられている[4]．閉口筋の活動量は嚙みにくい食品で大きく，開口筋の活動量は付着性の高い食品で大きくなることが知られている．餅や肉類，かまぼこなどのように，表面がやわらかく変形しやすいが，嚙み切るのが難しい食品は，振幅はあまり大きくなくても筋活動量が大きくなる傾向があり，嚙みにくい感覚をよく示している．

高齢者と若年者が，比較的嚙みにくいと考えられる6種類の食品をそしゃくしたときの閉口筋筋電図の解析結果を示す（図III.3.8.1）[6]．筋電位の振幅は，筋肉の形状や皮膚などの電気抵抗，電極の位置によって変わるため，被験者が異なる場合や，同一被験者でも連続測定でない場合は，振幅値を直接比較する際には注意が必要である．個人差を統計的に処理すると，高齢者は若年者よりも1回嚙むときの平均筋活動量が低かった．反対に，高齢者はそしゃく時間が長くなっていた．そしゃく時間とほぼ比例するそしゃく回数とそしゃく1回当りの筋活動量との積は，嚥下までに必要なそしゃく量を示しているが，この値は年齢に関係なくほぼ一定であった．高齢者は，筋力低下などにより，食物の物性に合う力でそしゃくを制御することが難しくなるので，それを補うためにそしゃく時間を長くすると考えられる．高齢者の中でも，歯の状態が悪くなるほど，そしゃく1回当りの筋活動量が低く，そしゃく時間が長くなった[7]．

この実験で，いずれの被験者の筋電図パラメーターにおける食品間の相対値はほとんど同じであった[6]．つまり，リンゴやチーズがそしゃく1回に必要な筋活動量が小さく，そしゃく時間も短い嚙みやすい食品，反対に牛肉はそしゃく1回当りの筋活動量が大きくそしゃく時間も長い嚙みにくい食品である．官能評価を行ったとすれば，相対的な嚙みにくさはどの被験者でも類似しているので，食べにくさの個人差は出せない．被験者間のテクスチャー感覚の差を示したい場合には，官能評価よりもそしゃく計測が有効である．

c. 時系列的な官能評価

官能評価においても，そしゃく中の変化を測定する動的な方法がある[8]．一嚙みごと，あるいはそしゃく中に連続して官能評価を行うTI（time-intensity）法と呼ばれるものである．食品は，そしゃく前の物性によって，そのまま嚥下されるかあるいは歯で嚙まれるかが決まるが，嚥下されるときには，小さい粒子から構成される表面が滑らかな団子状の食塊と呼ばれる状態になっている．そしゃくとは，食物が嚙み砕かれて十分に小さい粒度になり，かつ，唾液と混和されることにより表面が滑らかになるという，嚥下に必要な粉砕度と潤滑度の両条件[9]を満たすために，口腔内で起こる一連の過程と考えられる．

TI法による官能評価と筋電図を組合わせると，フレーバーリリースの研究に効果的である[10]．味やにおい物質が食品中に含まれる場合，フレーバーは食品に含まれている成分の量で単純に決まるのではない．一般に粘度が高い液状や固形状の食品では，同量の成分を含む水溶液のフレーバーよりも弱く感じられるため，粘性や弾性率が上がるほど感覚強度

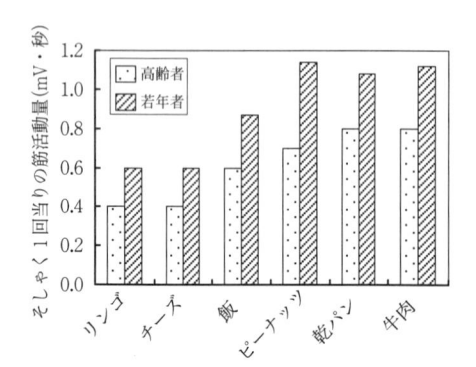

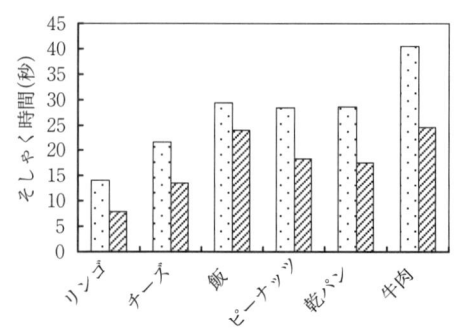

図 III.3.8.1 様々な食品のそしゃく1回当りの筋活動量とそしゃく時間における年齢差
健康な高齢者23名，若年者14名が，一口大の食品試料6種類を2反復，自由にそしゃくしたときの平均値．

は低くなる[11]. また, 固形状の食品は, 口に入れただけでは無味のものも多く, そしゃくしているうちに味を感じられるようになる[10,12]. 味はそしゃく開始後に出現しはじめ, 最大値はそしゃくの進行に伴い現れること, そしゃく時間に味の持続時間は連動することが示唆された. そしゃくにより試料が変形を受け, 分泌された唾液に味物質が溶解することによって, ようやく味が感じられるのであろう. 一般に, かたい食品では味の強度が弱くなるが, 味の持続時間は長くなる.

d. 多点圧力センサーでのそしゃく圧測定

筆者は皮膚表面と同じように, 多数の感圧点を有する極薄シート状のセンサーを用いて, 食品テクスチャー計測を行った[4,13~17]. 義歯や口腔内に小型の圧力計をとりつけてそしゃく圧を測定することはできるが, 被験者ごとにセンサーを作らなくてはならず, 歯科技術など専門家の助けが必要である. 食品と小型センサーを同時に口に入れてそしゃくするこの方法は, 被験者や歯の位置を選ばずに誰でも使用できるという特徴がある. 歯の形は複雑なので, ゲルなどの均一な食品でも, そしゃくされる食品の受ける応力（あるいはそしゃく中に歯にかかる圧力）は空間的分布を示す. 不均質な食品ではさらに大きな応力の分布が観察される. このセンサーのもう一つの長所は, 大きさや形が不定な試料でも, 多数の感圧点によって, 荷重と接触面積との両方が直接計測できることである. ヒトは, 触れる対象物の力学的性質と幾何学的性質を, 一緒に検知している. それは, 圧感覚器が多数あるから可能になると考えられ, この多点圧力センサーは, ヒトの感覚機構に類似している.

ヒトが奥歯で食品を噛み切るときの応力分布を測定した. そしゃく力の強度, 接触面積は, 筋力や歯の形状に依存するため個人差が大きいが, 食品の特色もそしゃく曲線（力-時間）に現れた[4,13]. 生ニンジンのようなかたい食品では, そしゃく曲線の初期における傾きが急, ゲルや食パンのようにやわらかい試料では傾きが小さい. また, クラッカーのような食品ではギザギザの曲線, ゲルのように均一な食品では滑らかな曲線が得られた. そしゃく曲線における, 第1ピークは食品の破壊に対応している. そしゃく力をそのときの接触面積で除して求めた実効そしゃく圧の破壊点における値は, 個人差が小さく食品の破壊特性を反映していた[4]. 歯で噛まなくてもつぶれるようなやわらかい食品で 20 kPa 以下, 米飯や煮た野菜などで 50 kPa 程度, クッキーや生野菜で 100～400 kPa 程度, アワビやたくあんのように噛みにくいもので 600 kPa 程度であった[14]. 食パンは明確な破壊点がそしゃく曲線に現れず一山のそしゃく曲線を示すが, このパターンは, 噛みにくい食品として知られる餅やスルメイカ, 昆布などでも同様であった.

筆者らは最近, ① 通常通りに, ② 噛み切るときにかかる力を官能評価しながら, および ③ 歯が試料に貫入していく瞬間の力を評価しながら, の3通りの噛み方で, 被験者にチーズを噛ませた（図III.3.8.2）[15]. 一噛みにかかる時間は通常＜噛切＜貫入の順になり, 通常の自然なそしゃくに比べて, 官能評価を行う場合には食品の性質に注意を向けるため, そしゃく速度が遅くなることが観察された. シートセンサーは接触圧を測定するものなので, 食品が歯に接触してから破壊されるまで, また噛み切られるまでの時間が直接測定できる. チーズの機器測定で得た破壊変形は圧縮速度によって変わらなかったので, この値を食品が歯によって破壊されるそしゃく曲線の第1ピークまでの時間で除して, ヒトの歯の速度を見積もった. 食品破壊までの平均速度は, チーズの弾性率が高いものほど遅くなり, 噛む速度が無意識のうちに食品のレオロジー特性によって変えられていることが示唆された. また, 食品の初期厚さを噛み切るまでの時間で割れば, 食品を噛み切るときの平均速度が計算できるが, チーズ試料を噛み切るまでの平均速度には, 有意な試料差が認められなかった. また, 一噛み目の歯の速度は, 連

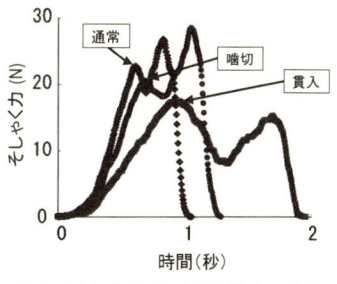

図 III.3.8.2 噛む条件を変えた場合のそしゃく曲線
① 通常（官能評価なし）, ② 噛切（噛み切るときに歯にかかる力を官能評価しながら）, ③ 貫入（歯が試料に貫入していく瞬間の力を官能評価しながら）, 奥歯でチーズ試料を1回噛んだときのそしゃく曲線.

続してリズミカルにそしゃくする場合よりも，大幅に遅かった．

生ニンジンやリンゴのように弾性率が高く破壊変形の比較的小さい試料を除くと，多くの食品において1回のそしゃく動作のうち最大力は，試料が破壊された後に噛みしめているとき，上下の歯が開きはじめる直前に出現した[4,13]．食パンのようにきわめてやわらかい食品であっても噛み切りにくいものは，そしゃく曲線後期のそしゃく力は高い．ここでは上下の歯列は接触しているか，あるいは間に食物が入っていても極薄い．通常，食品のかたさを調べる機器では，食品の力学特性を調べるのが目的であるため，食品破壊力を詳しく測れる感度の力学センサーを用いる．ヒトの歯に相当する部分は機器の治具であるが，金属や硬質プラスチックなどの変形が無視できる材料で作られる．直接上下の治具をぶつけるとセンサーを壊す危険があるため，食品の機器測定では変形率100％あるいはクリアランス0という条件は，普通用いない．ところが，ヒトのそしゃくでは多くの場合，最大力はクリアランス0のときに現れている．そのため，ヒトがそしゃく中に感じている最大圧に対応する値は，機器測定では得にくいのだろう[1]．

ヒトのテクスチャー感覚を考えるとき，食品試料の大きさも影響している．食品の断面積を変えた場合，食品と歯との接触面積はほぼ断面積に比例する．そのため，そしゃく力は接触面積が大きくなる広い面積をもつ試料で大きくなるが，実効そしゃく圧には断面積の影響がなかった[16]．

また，多点圧力センサーが0.1 mm未満ときわめて薄いという長所を生かして，試料厚さとそしゃく力との関係を調べた[17]．前歯でも奥歯でも，そしゃくの周期はほぼ一定で，試料厚さに依存しなかった．前歯で試料を噛むと，厚さが増すほどそしゃく力も上がるが，噛み切りにくい試料では変形も大きくなり，歯と試料との接触面積も増す．よって，そしゃく力を接触面積で除した実効そしゃく圧は，厚さが変わっても変化しなかった．しかしこの厚さの効果は，食品の物性によって異なり，弾性率が高いが，破壊変形がそれほど大きくない生ニンジンでは，試料が厚いほどそしゃく力，接触面積，実効そしゃく圧のすべてが大きな値を示した．一方，奥歯では，2 mm厚さの試料を噛むときに最もそしゃく力が高く，それ以上の厚さでは顕著にそしゃく力および実効そしゃく圧が低下した．前歯で同じ試料を噛むときよりも，奥歯の場合はずっと高いそしゃく力および実効そしゃく圧が生じていた[17]．

そしゃく計測からは，個人差，食べやすさの数値化，そしゃく中のテクスチャー変化など，機器測定では調べられない特性も求めることができる．まだ食品分野に応用されて15年余りと比較的新しい技術であるため，これからも未知の現象が発見されていくことであろう．　　　　〔神山かおる〕

文　献

1) 神山かおる：食感創造ハンドブック（西成勝好ほか編），pp. 185-191，サイエンスフォーラム，2005.
2) 松本仲子，松元文子：調理科学，**10**，97-101，1977.
3) M. C. Bourne: Food Texture and Viscosity: Concept and Measurement 2 nd ed., pp. 33-57, 173-174, Academic Press, 2002.
4) 神山かおるほか：食感創造ハンドブック（西成勝好ほか編），pp. 229-281，サイエンスフォーラム，2005.
5) C. Wilkinson, et al.: *Trends Food Sci. Technol.*, **11**, 442-450, 2000.
6) K. Kohyama, et al.: *J. Texture Studies*, **33**, 269-283, 2002.
7) K. Kohyama, et al.: *Gerodontorogy*, **20**, 15-23, 2003.
8) G. B. Dijksterhuis, J. R. Piggott: *Trends Food Sci. Technol.*, **11**, 284-290, 2000.
9) J. B. Hutchings, P. J. Lillford: *J. Texture Studies*, **19**, 103-115, 1988.
10) J. C. Sprunt, et al.: *Food Qual. Prefer.*, **13**, 47-55, 2002.
11) E. R. Morris: Food Hydrocolloids. Structures, Properties and Functions (K. Nishinari, E. Doi, eds.), pp. 201-210, Plenum Press, 1992.
12) 神山かおるほか：食総研報，**69**，13-17，2005.
13) 神山かおる：食科工，**52**，45-51，2005.
14) 神山かおる：そしゃくの本―噛んで食べることの大切さ―（日本咀嚼学会編），pp. 122-123，口腔保健協会，2006.
15) 檀はるか，神山かおる：FFIジャーナル，**212**，583-594，2007.
16) K. Kohyama, et al.: *Biosci. Biotechnol. Biochem.*, **68**, 2104-2110, 2004.
17) K. Kohyama, et al.: *J. Texture Studies*, **36**, 157-173, 2005.

3.9
DNA 食味推定（米）

　米の食味に品種が強く影響することはよく知られている。品種特性はDNAによって規定されるため、DNAに着目した食味評価や食味推定は意味があるものと考えられる。特に、育種における良食味系統の選抜、流通加工段階での原料米の評価、また極少量の試料による鑑定や、貿易での検査のように評価に時間をかけられない場合、当該試料米の特性を推定するにはDNAに基づく方法が必要とされる。

　米の主成分はデンプンである。デンプンの特徴は米の品質特性に強く係わっており、米飯の物理特性、たとえばかたさや粘りに強く影響する。これまでは、デンプンのアミロース含量が最も強く特性に影響するとされており[1]、うるちの特徴であるアミロースの形成において、顆粒結合型デンプン合成酵素GBSS (granule bound starch synthase) がアミロース形成に深く係わっているとされている。デンプンの主要構成成分であるアミロペクチンは、α-1,4-グリコシド結合で分子鎖を伸長する可溶性デンプン合成酵素（soluble starch synthase；SSS）と、α-1,6-グリコシド結合を形成して枝をつける枝作り酵素（branching enzyme；BE）と、さらにα-1,6-グリコシド結合を切断する枝切り酵素（debranching enzyme；DBE）が総合的に働いて合成される[2,3]。米はインド型と日本型の2種類の亜種に分類され、そのデンプン特性も大きく異なっている。BabaらはイネのSSS遺伝子をクローニングしてその構造を明らかにしている[4]。中村らはSSS IIaがインド型米と日本型米とのアルカリ崩壊性の相違に係わっていることを報告している[5]。筆者らは、SSS、BE、DBEなど、デンプン合成に係わると予想される各種の酵素に関係するPCR用プライマーを設計し、試料米から調製した鋳型DNAを用いてPCR（ポリメラーゼ・チェイン・リアクション）を行い、デンプン特性から米の分類や食味推定を行う可能性について検討を加えた[6]。

　また、米の食味には、タンパク質含量も深く係わっており、山下と藤本[7]や石間ら[8]によって、タンパク質含量と食味との間に負の相関のあることが報告されている。さらに、最近では、タンパク質の総量のみならず、グルテリンやプロラミン等のタンパク質の組成も米品質に影響することが増村・田中らによって報告されている[9]。

　前述のように、品種が食味に影響する重要な要因であることとも考えあわせ、PCR法によるDNA食味判別の可能性について検討し、日本型の国内産米を対象に、官能検査結果や米飯物性測定値に対するDNA推定式を作成し、未知試料への適用性についても検討を行い、その結果を報告してきた[10]。筆者らは、インド型、日本型を含む世界の広範な特性の米のDNAを抽出して鋳型とし、上記のデンプン関連およびタンパク質関連のプライマーを含む各種のプライマーを用いてPCRを行い、増幅するDNAの多型をもとに、①インド型米と日本型米の識別、②デンプン関連酵素遺伝子やタンパク質関連遺伝子による品種系統の識別、③米の食味に係わる諸要因（アミロース含量、タンパク質含量、精米粉糊化特性値および米飯付着量など）の推定等に関する検討を行った。その結果、世界の広範な特性の米の識別に有用なプライマーや米飯物性、米粉糊化特性等と深く係わっているプライマーが見出され、世界の広範な特性の米のグループ分けやPCR法による成分・特性の推定の可能性が示された[6]。

a. 新規に開発した食味関連酵素由来のプライマー

　グルテリン（gluterin）由来識別プライマーGluは、Washidaら[11]の報告したグルテリン遺伝子の調節遺伝子内M7(tgcaaagt)塩基配列から構造遺伝子620 bpまでを1次プライマーとし、9種類の試料米のDNAを鋳型とするPCRを行い、増幅したDNAをクローニングして各試料米5クローンを読んで品種内における塩基置換ではない部分で塩基配列を決定し、ジャポニカ、インディカに共通して特異的に相違する部分の調節遺伝子部分と構造遺伝子部分にかけてプライマーを設計した。朝の光、月の光、コシヒカリ、LGC-1、ニホンマサリ、IR 2061、カサラス、WITA 7、夢十色の各試料米当核遺伝子のクローニング結果において、調節遺伝子と構造遺伝子の一部分にインド型米と日本型米で特徴的な塩基配列が見出された。まず、調節遺伝子内では、

Washidaら[11]の報告にあるように，TATAboxの上流域50〜100塩基のpyrimidine boxから4塩基下流の塩基が，IR2061，WITA7，夢十色ではTであるのに対し，朝の光，カサラス，コシヒカリ，LGC-1，ニホンマサリ，月の光ではAであった．また，GCN4モチーフの1塩基上流が，カサラスのみGとなり，他の品種はすべてAであった（図III.3.9.1）．このことから，glub-1の発現に係わっているとされている各モチーフ以外の部分が，インド型と日本型で異なっていることが示された．構造遺伝子内においても，明らかに，インド型米と日本型米とで異なっている部分が数か所見出された．これらの調節遺伝子部分の相違点および構造遺伝子部分の相違点の配列に基づいてプライマーを設計し，39種類の試料米でPCRを行った結果，日本型米とインド型米をそれぞれ共通的にほぼ識別ができることが示された．このプライマーの塩基配列を表III.3.9.1に，PCR結果を表III.3.9.2に示す．

また，枝切り酵素（debranching enzyme）由来プライマーDBEは，中村の報告[12]したデンプン枝切り酵素の15,241 bpからなる領域を6個のブロックに分け，各ブロックごとにプライマーを設計してPCRを行い，増幅DNAに品種間差異の認められた部分を見出した．次いでこの識別性の高い領域（12,204 bp〜12,690 bp）内の変異を明らかにするため，5品種の試料米DNAを鋳型として当核領域を特異的に増幅するPCRを行い，上記のGluと同様に，クローニングを各試料米ごとに5クローンずつ行って，品種内での塩基置換ではない部分で塩基配列を決定し，ジャポニカおよびインディカ亜種で特徴的に相違する塩基配列部分で2次プライマーを設計した．この結果を図III.3.9.2に示す．このDBEの塩基配列を表III.3.9.1に，PCR結果を表III.3.9.2に示した．このDBE（pullulanase）を用いたPCRによっても，インド型米と日本型米の識別が可能となった．一般に日本型米は粘りが強く，インド型米は粘りが弱くパサパサした食感がある．これは，主にアミロース含量の相違によるものと考えられるが，アミロペクチンのクラスター構造の変異も影響すると考えられ，日本型米はDP値（重合

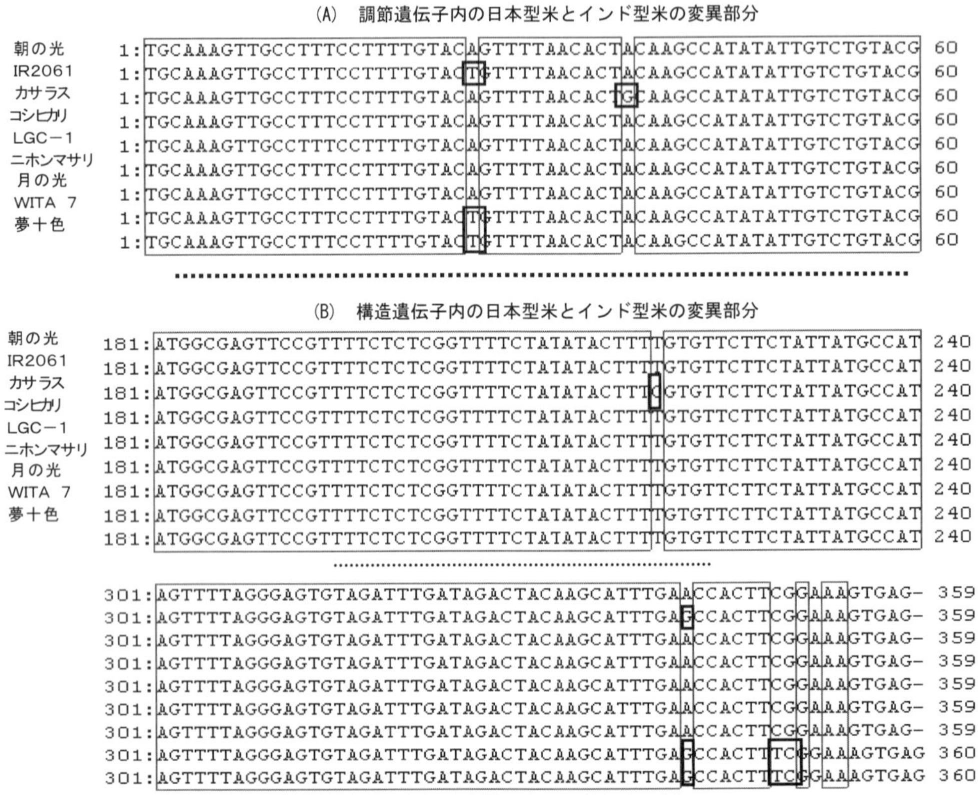

(A) 調節遺伝子内の日本型米とインド型米の変異部分

```
朝の光    1:TGCAAAGTTGCCTTTTCCTTTTGTACAGTTTTAACACTACAAGCCATATATTGTCTGTACG 60
IR2061    1:TGCAAAGTTGCCTTTTCCTTTTGTACTGTTTTAACACTACAAGCCATATATTGTCTGTACG 60
カサラス  1:TGCAAAGTTGCCTTTTCCTTTTGTACAGTTTTAACACTGCAAGCCATATATTGTCTGTACG 60
コシヒカリ 1:TGCAAAGTTGCCTTTTCCTTTTGTACAGTTTTAACACTACAAGCCATATATTGTCTGTACG 60
LGC-1    1:TGCAAAGTTGCCTTTTCCTTTTGTACAGTTTTAACACTACAAGCCATATATTGTCTGTACG 60
ニホンマサリ 1:TGCAAAGTTGCCTTTTCCTTTTGTACAGTTTTAACACTACAAGCCATATATTGTCTGTACG 60
月の光    1:TGCAAAGTTGCCTTTTCCTTTTGTACAGTTTTAACACTACAAGCCATATATTGTCTGTACG 60
WITA 7   1:TGCAAAGTTGCCTTTTCCTTTTGTACTGTTTTAACACTACAAGCCATATATTGTCTGTACG 60
夢十色    1:TGCAAAGTTGCCTTTTCCTTTTGTACTGTTTTAACACTACAAGCCATATATTGTCTGTACG 60
```

(B) 構造遺伝子内の日本型米とインド型米の変異部分

```
朝の光    181:ATGGCGAGTTCCGTTTTCTCTCGGTTTTCTATATACTTTTGTGTTCTTCTATTATGCCAT 240
IR2061    181:ATGGCGAGTTCCGTTTTCTCTCGGTTTTCTATATACTTTCGTGTTCTTCTATTATGCCAT 240
カサラス  181:ATGGCGAGTTCCGTTTTCTCTCGGTTTTCTATATACTTTCGTGTTCTTCTATTATGCCAT 240
コシヒカリ 181:ATGGCGAGTTCCGTTTTCTCTCGGTTTTCTATATACTTTTGTGTTCTTCTATTATGCCAT 240
LGC-1    181:ATGGCGAGTTCCGTTTTCTCTCGGTTTTCTATATACTTTTGTGTTCTTCTATTATGCCAT 240
ニホンマサリ 181:ATGGCGAGTTCCGTTTTCTCTCGGTTTTCTATATACTTTTGTGTTCTTCTATTATGCCAT 240
月の光    181:ATGGCGAGTTCCGTTTTCTCTCGGTTTTCTATATACTTTTGTGTTCTTCTATTATGCCAT 240
WITA 7   181:ATGGCGAGTTCCGTTTTCTCTCGGTTTTCTATATACTTTTGTGTTCTTCTATTATGCCAT 240
夢十色    181:ATGGCGAGTTCCGTTTTCTCTCGGTTTTCTATATACTTTTGTGTTCTTCTATTATGCCAT 240

         301:AGTTTTAGGGAGTGTAGATTTGATAGACTACAAGCATTTGAACCACTTCGGAAAGTGAG-  359
         301:AGTTTTAGGGAGTGTAGATTTGATAGACTACAAGCATTTGAGCCACTTCGGAAAGTGAG-  359
         301:AGTTTTAGGGAGTGTAGATTTGATAGACTACAAGCATTTGAACCACTTCGGAAAGTGAG-  359
         301:AGTTTTAGGGAGTGTAGATTTGATAGACTACAAGCATTTGAACCACTTCGGAAAGTGAG-  359
         301:AGTTTTAGGGAGTGTAGATTTGATAGACTACAAGCATTTGAACCACTTCGGAAAGTGAG-  359
         301:AGTTTTAGGGAGTGTAGATTTGATAGACTACAAGCATTTGAACCACTTCGGAAAGTGAG-  359
         301:AGTTTTAGGGAGTGTAGATTTGATAGACTACAAGCATTTGAACCACTTCGGAAAGTGAG-  359
         301:AGTTTTAGGGAGTGTAGATTTGATAGACTACAAGCATTTGAGCCACTTTCGGAAAGTGAG  360
         301:AGTTTTAGGGAGTGTAGATTTGATAGACTACAAGCATTTGAGCCACTTTCGGAAAGTGAG  360
```

図 III.3.9.1　グルテリン調節遺伝子，構造遺伝子内変異部分

3.9 DNA 食味推定（米）

表 III.3.9.1 STS化プライマーの塩基配列

プライマー	F/R	シーケンス
M11	F	GTCCACTGTGACCACAACAT
	R	GTCCACTGTGGGGATTGTTG
P5	F	ACAACGGTCCGTCCTTGCTT
	R	ACAACGGTCCAACAGATACTTTTGA
G22	F	CTCACTCAAATTTACAGTGCATTTCTTG
	R	AGGGCCATGATACAAGACTCTGT
F6	F	ACCACTCCATATATATCATCCAAAG
	R	ACCACTCCATATCACCACAAGG
S13	F	GTCGTTCCTGTGGTTAGGACAGGGT
	R	GTCGTTCCTGCTGGTGTCTCAGAT
E30	F	TACCTGGTTGATGTATACAGATCTGGTT
	R	ATCCCTCGATCCCTCTAGCATTAT
J6	F	GTCGGAGTGGTCAGACCG
	R	GTCGGAGTGGTGGATGGAGTAGC
B43	F	TGGCCGGCATGACTCAC
	R	ACTGGCCGGCATCAAGAC
WK9	F	CCCGCAGTTAGATGCACCATT
	R	CCGCAGTTAGATCAAGTGGC
DBEI	F	AAGCATGATCGCGTTATCCCAGGTG
	R	AAGAGCAGAAAGTAGAGATCACG
DBEJ	F	TAGCATGATCGCATTATCCCAGGTC
	R	AATGAACATTGTGTGCTCATCTTAC
Glu	F	AGTTTTAACACTAC
	R	CGTCATAAACATATACGGCAACAAT
Pro13FN	F	ACGAGCTTAGTTTGAAAAATTGCAAT
	R	CACCAACAGTGGCAATGCTCCTGGG
Pro13	F	ATTTGCTCTCCTTGCTATTGTTGCA
	R	CACCAACAGTGGCAATGCTCCTGGG
Pro10	F	ATTGTAGAATCAGCAATGGCAGCA
	R	CCACCACTAGAGTACATGTAACCA
NSS I	F	GTCGGAGTGTCAGACCGCGTGCCGTCCTCG
	R	GTTCGGCATTGGTCAGACCGGCAGGCAG
SS II	F	TTTATCGATGGAGTTGATTTTGTGTT
	R	TGTATCACAAGGACAGAGCGAGTGTAC
GBSS3	F	TTGGGGAAAGACCGGTGAGA
	R	AGTTGATCTTCCTGCCCTCC
GBSS4	F	GGATGAAGGCCGGAATCCTG
	R	CTTGCCCGGATACTTCTCCT
M1A	F	ATATTTGTGGAGAACCTCATCCCC
	R	TAGCTTTTGGTGATGGGCTCAGGC
G4	F	GAGACCGATATGCGATTT
	R	GTGGTGTTTAGATCCAGAGACTTA
NK4	F	GTCGGAGTGGTCAGACCGCTGCCAAGC
	R	GTTCGGCATTGGTCAGACCGGGGG

度）10以下の短鎖が多く，DP値12〜21は少ない．この構造は疎水性に影響があり，デンプンが糊化しやすい要因と考えられ，SSSIIa遺伝子の相違が起因するといわれている[5]．また筆者らは，九州大育成の変異米EM 75（*sug2*, pullulanase 減少変異体）を用いてPCRを行った結果，日本型米に特徴的に出現するDBE-Jプライマーにおいて，原品種の金南風に比べて明らかな相違が確認された．このDBE-JプライマーおよびDBE-IプライマーによるPCRの結果，表III.3.9.2に示すように明瞭にインド型米と日本型米が識別されることはSSSIIa以にもプルラナーゼ（pullulanase）のように両者の相

表 III.3.9.2 広範囲な米 39 品種の PCR 結果

No	試料名/プライマー	M11 723bps	P5 554bps	G22 641bps	F6 1193bps	S13 1831bps	E30 790bps	J6 1036bps	B43 827bps	WK9 1613bps	DBEIND 379bps	Glu 682bps	Pro13FN 789bps	Pro13 439bps	Pro10 453bps	NSS 600bps	SSII 808bps	GBSS3 397bps	GBSS4 448bps	M1A 767bps	G4 818bps	NK4 1188bps
1	EM2003	−	+	−	−	−	−	−	+	−	+	+	+	+	+	+	+	+	+	+	+	−
2	SWEET RICE	−	−	−	+	−	−	+	+	−	−	+	+	+	+	+	+	+	+	+	+	+
3	HABUTAEMOCHI	+	−	−	+	−	+	+	+	−	−	+	+	+	+	+	+	+	+	+	+	+
4	HITOMEBORE	+	−	+	−	−	−	+	+	−	+	+	−	+	+	+	+	+	+	+	−	+
5	KOSHIHIKARI	+	+	+	+	−	−	+	+	−	−	+	−	+	+	+	+	+	+	+	−	+
6	NIPPONBARE	+	−	−	+	−	−	+	+	+	−	+	−	+	+	+	+	+	+	+	−	+
7	ILLABONG	−	−	+	−	−	−	+	+	−	+	+	−	+	+	−	+	+	+	+	−	−
8	KOKUHO ROSE	−	−	−	−	−	−	+	+	−	+	+	+	+	+	−	+	+	+	+	−	−
9	TAMAKI	−	−	−	−	−	−	+	+	−	+	−	−	+	−	−	+	+	+	+	+	+
10	VACCAH	−	+	−	+	+	−	−	+	−	+	+	+	+	−	−	+	+	+	+	+	−
11	ELIO	−	−	+	+	−	−	+	−	−	+	+	−	+	+	+	+	−	+	+	−	−
12	CARNALOII	−	−	−	−	−	−	−	−	−	+	+	−	+	+	+	+	−	+	+	+	+
13	CALRISO	−	+	−	−	−	+	+	−	−	+	−	−	+	+	+	+	+	+	+	+	−
14	ARBORIO	−	−	−	+	−	−	+	−	−	+	+	+	+	+	+	+	+	+	+	+	−
15	JASMINE RICE	+	+	+	+	−	−	−	−	−	+	+	−	+	−	−	+	+	+	+	−	−
16	KALIJIRA	+	+	+	−	−	−	−	−	−	+	+	−	+	−	−	+	−	+	+	−	−
17	TEXMATI	−	−	−	−	+	−	−	+	−	+	+	−	+	+	−	−	+	+	+	−	+
18	MASURI	−	−	−	−	−	+	−	−	+	+	+	−	+	+	−	+	+	+	+	−	−
19	TAMXOAN	−	−	−	−	−	−	+	+	−	+	−	−	+	+	−	+	+	+	+	+	+
20	BASMATI	−	−	−	−	−	−	+	+	+	−	−	−	−	+	−	+	+	+	+	−	+
21	YUMETOIRO	−	+	−	+	−	+	−	−	−	−	−	−	−	−	−	+	+	+	+	−	−
22	HOSHIYUTAKA	+	−	−	+	+	−	+	+	+	+	+	+	+	+	+	+	+	+	+	+	+
23	SALYEE QUEEN	−	−	−	+	−	−	+	+	+	+	+	−	+	+	+	+	+	+	+	+	+
24	TAYECYUN	+	+	−	+	−	−	−	−	−	−	−	+	+	−	−	+	+	+	+	+	+
25	KOGANEMOCHI	+	+	+	+	−	+	−	−	+	+	+	−	+	+	−	+	+	+	+	+	+
26	HINOHIKARI	+	−	−	−	−	−	−	−	+	−	+	−	+	−	−	+	+	+	+	−	+
27	AKITAKOMACHI	+	−	−	−	+	−	+	+	+	+	+	−	+	−	−	+	+	+	+	+	−
28	KIRARA 397	−	−	+	−	−	+	−	−	+	+	+	−	+	+	−	+	+	+	+	+	+
29	IPPIN	+	+	−	+	−	+	−	−	+	+	+	+	+	−	−	+	+	+	+	−	+
30	CALUMOCHI 101	−	+	−	−	−	+	+	+	−	−	+	−	+	−	−	+	+	+	+	−	−
31	MEDIUM GRAIN BROWN RICE	−	+	−	−	−	−	+	+	+	+	+	−	+	−	−	+	+	+	+	−	+
32	FORBIDDEN RICE	−	−	−	−	−	+	−	−	+	−	+	−	+	+	+	+	+	+	+	+	+
33	PELDE	−	−	−	−	−	−	−	−	−	+	+	−	+	−	−	+	+	+	+	−	−
34	KYEEMA	−	−	−	−	−	+	−	−	−	+	+	−	+	+	−	+	+	+	+	+	−
35	PAELLEA	−	−	+	−	+	−	−	−	+	+	+	−	+	+	+	+	+	+	+	+	−
36	LONG GRAIN RICE	−	−	−	+	−	−	+	+	+	+	+	−	+	+	−	+	+	+	+	+	+
37	DOONGARA	−	−	−	−	−	−	−	−	−	+	+	−	+	−	−	+	+	+	+	−	−
38	NANKIN 11GOU	−	−	+	−	−	−	−	−	−	+	+	−	+	−	−	+	+	+	−	−	−
39	IR2061	−	−	−	−	−	−	−	−	−	+	+	−	+	−	−	+	+	+	−	−	−

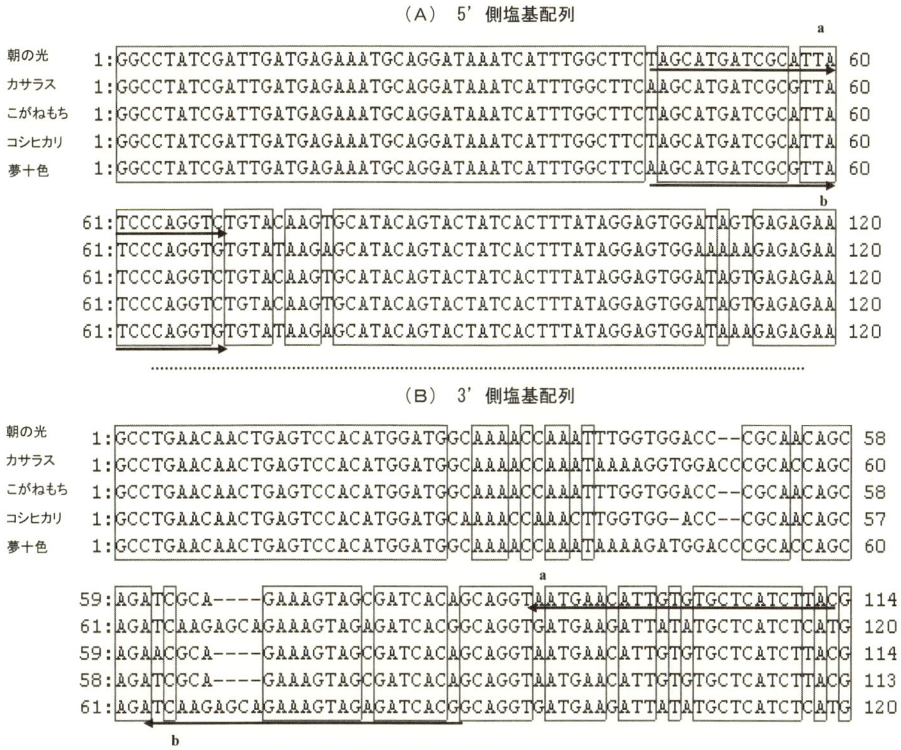

(A) 5'側塩基配列

```
朝の光     1:GGCCTATCGATTGATGAGAAATGCAGGATAAATCATTTGGCTTCTAGCATGATCGCATTA  60
カササラス   1:GGCCTATCGATTGATGAGAAATGCAGGATAAATCATTTGGCTTCAAGCATGATCGCGTTA  60
こがねもち   1:GGCCTATCGATTGATGAGAAATGCAGGATAAATCATTTGGCTTCTAGCATGATCGCATTA  60
コシヒカリ   1:GGCCTATCGATTGATGAGAAATGCAGGATAAATCATTTGGCTTCTAGCATGATCGCATTA  60
夢十色     1:GGCCTATCGATTGATGAGAAATGCAGGATAAATCATTTGGCTTCAAGCATGATCGCGTTA  60
                                                        a
                                                        →
                                                        b
          61:TCCCAGGTCTGTACAAGTGCATACAGTACTATCACTTTATAGGAGTGGATAGTGAGAGAA 120
          61:TCCCAGGTGTGTATAAGAGCATACAGTACTATCACTTTATAGGAGTGGAAAAAGAGAGAA 120
          61:TCCCAGGTCTGTACAAGTGCATACAGTACTATCACTTTATAGGAGTGGATAGTGAGAGAA 120
          61:TCCCAGGTCTGTACAAGTGCATACAGTACTATCACTTTATAGGAGTGGATAGTGAGAGAA 120
          61:TCCCAGGTGTGTATAAGAGCATACAGTACTATCACTTTATAGGAGTGGATAAAGAGAGAA 120
             →
```

(B) 3'側塩基配列

```
朝の光     1:GCCTGAACAACTGAGTCCACATGGATGGCAAAACCAAATTTGGTGGACC--CGCAACAGC  58
カササラス   1:GCCTGAACAACTGAGTCCACATGGATGGCAAAACCAAATAAAAGGTGGACCCGCAACCAGC 60
こがねもち   1:GCCTGAACAACTGAGTCCACATGGATGGCAAAACCAAATTTGGTGGACC--CGCAACAGC  58
コシヒカリ   1:GCCTGAACAACTGAGTCCACATGGATGGCAAAACCAAACTTGGTGG-ACC--CGCAACAGC 57
夢十色     1:GCCTGAACAACTGAGTCCACATGGATGGCAAAACCAAATAAAAGATGGACCCGCAACCAGC 60
                                                          a
         59:AGATCGCA----GAAAGTAGCGATCACAGCAGGTAATGAACATTGTGTGCTCATCTTACG 114
         61:AGATCAAGAGCAGAAAGTAGAGATCACGGCAGGTGATGAAGATTATATGCTCATCTCATG 120
         59:AGAACGCA----GAAAGTAGCGATCACAGCAGGTAATGAACATTGTGTGCTCATCTTACG 114
         58:AGATCGCA----GAAAGTAGCGATCACAGCAGGTAATGAACATTGTGTGCTCATCTTACG 113
         61:AGATCAAGAGCAGAAAGTAGAGATCACGGCAGGTGATGAAGATTATATGCTCATCTCATG 120
             b
```

図 III.3.9.2 枝切り酵素の2次プライマーの塩基配列
aの部分は日本型米の識別プライマー位置，bの部分はインド型米の識別プライマー位置．

違をもたらしている要因のある可能性を示している．これらのことから，インド型米と日本型米の間には，デンプン合成酵素，デンプン分子の微細構造に相違のあることが推定された．

b. 食味関連の各種プライマーによる PCR 結果に基づく食味推定式

筆者らの作成した食味推定式は，各種の物理化学的変数による重回帰分析によって作成した竹生らの食味推定式[13]や，各種の分光測定値に基づいて食味を推定する食味計の開発[14]などと同じ流れにある．異なる点は，世界の広範な特性の米を対象としたため，目的変数に官能検査結果ではなく，アミロース含量や米飯物性等の食味に関連する成分・特性値を用いた点である．また，食味推定式作成のための説明変数として，従来の物理化学的測定値や分光学的測定値ではなく，筆者らが II.3.4.1 米の DNA 品種判別で報告した各種の STS 化プライマー共存下での PCR 結果を用いた点が異なっている[6]．

日本人の米飯食味嗜好性については，竹生ら[13]が報告した官能検査結果や官能検査結果を数値化した「食味評価値」を目的として食味推定式を作成することが可能であるが，世界各国には幅広い品質特性の米があり，各国の国民はそれぞれ異なった食味嗜好をもっており，日本人の嗜好性をもって普遍的な数値とすることはできない．たとえば，インドやタイでは日本人とは逆に，かたくて粘りの少ない米の方が好まれる．したがって，普遍的な食味評価方法が必要となる．そこで，わが国の消費者の嗜好と比較的相関の高い，アミロース含量，タンパク質含量，米飯物性値（L 3）および精米粉の糊化特性値（コンシステンシー）を目的変数に選択して PCR 結果を説明変数として，それぞれ重回帰式を作成した．最近世界各国で DNA マーカーが分子育種に利用されるようになっており，香り米の識別[15]やアミロース含量に関するマーカー[16]が報告されている．しかし，本研究のようにデンプンやタンパク質の分子構造に関係する PCR 結果の多変量解析を用いた食味特性の検討はこれまで例がなく，重回帰分析による多様な食味推定は新規性があると考えられ

る．また，筆者らは，アミロース含量，米飯物性等の食味特性は，複数の遺伝子の制御を受けると考え，単一のマーカーではなく，複数のプライマーによるPCRの結果を重回帰分析することによる食味要因の推定が必要と考えている．アミロース含量を目的とするDNA推定式（1）では変数増減法において，S13, DBE, Glu, SSⅠ, SSⅡ, P5, E30, Pro13等のSTS化プライマーが選択された．プライマーのうちにはDBE, SSⅠ, SSⅡ等のデンプン合成酵素関連のプライマーが含まれていることは当然と考えられるがGlu, Pro13等のタンパク質関連プライマーも含まれている．このことは，タンパク質組成が日本型米，インド型米等の種類によって異なっている可能性を示している．この重回帰式（検量線）の重相関係数（R）は，0.92であり，未知試料に対する重相関係数は0.72であった．

タンパク質含量を目的とするDNA食味推定式（2）では，M1A, Glu, SSⅡ, J6のSTS化プライマーが選択された．この重回帰式の重相関係数（R）は，0.81であり，未知試料米に対しては重相関係数が0.62であり，適用性がやや不十分と思われた．タンパク質含量の場合は品種特性のみならず，水田の窒素含量や施肥条件も影響するのでDNAによる推定が困難ではあるが，今後，タンパク質関連のプライマーを増加して適用性を改良する必要があると考えられる．

米飯物性を目的とする食味推定式（3）では，NK4, Glu, P5, B43, M11, G22, Pro13等のSTS化プライマーが選択された．ここでは，デンプン関連のプライマーNK4，タンパク質関連のプライマーPro13，品種識別由来のプライマーP5, M11等がそれぞれ選択されており，米飯物性には様々な要因が関係していることを示している．検量線の重相関係数は0.93であり，未知試料に対する重相関係数は0.82であり，適用性はかなり高いと思われた．

精米粉の糊化特性値（コンシステンシー）を目的とするDNA推定式（4）では，Glu, M1A, G4, DBE, G22, S13, GBSS4, Pro13FN, WK9等のSTSプライマーが選択された．ここでも米飯物性と同様に，デンプン関連のプライマーM1A, G4, DBE, GBSS4，タンパク質関連のプライマー Glu, Pro13FN，品種識別由来の機能未知のプライマーG22, S13が選択されており，糊化特性にも様々な要因が影響していることが示唆された．この重回帰式の重相関係数は0.84であり，未知試料に対する重相関係数は0.72であった．実験の詳細については文献[6]を参照されたい．

これらのPCR食味推定式の場合は，従来の食味官能検査，物理化学的測定値あるいは分光学的測定値に基づいた食味推定とは異なる視点から米の食味を推定しようとしたものであり，遺伝子構造に基づく品種特性から食味を推定しようと試みた点に特徴がある．したがって，筆者らが提示したPCR食味推定技術は，官能検査，物理化学的食味評価とは異なる分子生物学的食味評価と位置づけることができる．
〔大坪研一〕

文　献

1) 稲津　脩：北海道立農業試験場研究報告，**66**, 20-25, 1988.
2) 不破英次：稲と米，pp.57-102，農研センター，生研機構，1988.
3) Y. Nakamura : *Plant Cell Physiol.*, **43**, 718-725, 2002.
4) T. Baba, et al. : *Plant Physiol.*, **103**, 565-573, 1993.
5) Y. Nakamura, et al. : *Starch*, **54**, 117-131, 2002.
6) 中村澄子ほか：日本農芸化学会誌，**78**(8), 764-779, 2004.
7) 山下鏡一，藤本撓夫：東北農業試験場研究報告，**48**, 91-96, 1974.
8) 石間紀男ほか：食総研報，**29**, 9-15, 1974.
9) 増村威弘，田中國介：タンパク質の科学，pp.148-154, 朝倉書店，1998.
10) 大坪研一ほか：日本食品科学工学会誌，**44**, 386-390, 1997.
11) H. Washida, et al. : *Plant Molecular Biology*, **40**, 1-12, 1999.
12) P. B. Francisco, et al. : *Biochim. Biophys. Acta*, **87**, 469-477, 1998.
13) 竹生新治郎ほか：澱粉科学，**32**, 51-60, 1985.
14) 山縣一郎ほか：精米工業，123号，10-20, 1990.
15) J. Nagaraju, et al. : *Proc. Natl. Acad. Sci.*, **99**, 5836-5841, 2002.
16) C. J. Bergman, et al. : *Cereal Chem.*, **78**, 257-260, 2001.

3.10
米飯の食味とその評価技術

a. 米飯の食味

米は世界の過半の人の主食とされ，そのおいしさも様々である．米飯のおいしさについては，「かたさ」や「粘り」等の物理性の影響が7割程度を占めると報告されている．日本や韓国では，主として「日本型稲」が栽培され，やわらかくて粘りの強い米飯が好まれる．

穀物検定協会の竹生は，白飯のおいしさとは，「外観に優れ，嚙むと粘りと弾力があり，弱いがかすかな甘みと風味が感じられ，嚙む音はほとんどしない」，すなわち，「人間の視覚，聴覚，味覚，嗅覚，触覚の五感すべてに訴えるものである」と述べている．米の食味に影響する要因としては品種，産地，栽培法，貯蔵，精米条件，炊飯条件等があげられる[1]．

b. 米飯の食味の評価

米飯の食味評価は官能検査と理化学評価によって行われる．前者は最も基準的な方法であり，総合評価に加えて，外観，味，香り，かたさ，粘り等の多面的な評価値が得られるが，嗜好性，時代，環境等の影響を受けるという問題もある．後者は客観的な測定値が得られ，地域や時代を超えてデータの比較が可能であるが，官能検査に匹敵する精度や多様性が得られていない．したがって，米飯の食味評価には両者が必要とされている．

米の主要成分はデンプンであり，ブドウ糖（グルコース）が多数結合したものである．アミロース含量とは，デンプンのグルコースの結合において，枝分かれの少ない成分（アミロース）の割合を示す数値であり，アミロース含量が低いと粘りの強い，やわらかい米飯となり，アミロース含量が高いと，かたくて粘りの少ない米飯となる．もち米のアミロース含量は0％であり，コシヒカリは15～18％，タイの高アミロース米は30～35％である．

c. アミロース含量およびゲルコンシステンシーの測定方法の改良[2]

1) 試料

2002年にフィリピンで生産された14品種を試料米とした．No.1からNo.13までの品種はインド型米で，No.14は日印交雑米のNSICRc 104である．

2) アミロース含量

Julianoが開発したヨード比色定量法を改良し，精米粉末を用いて，みかけのアミロース含量として求めた．検量線はポテトアミロースと米アミロペクチン（脱脂除タンパクしたもち米粉末）を使用した．従来法では，インド型米のような高アミロース米同士の品種間差が測定できなかった．そこで，アルカリ糊化時間を従来法より長く設定し，糊化度がより安定する条件を求めた．国産の高アミロース米である夢十色とホシユタカと中国134号を用い，室温でのアルカリ糊化時間を，①1時間，②3時間，③6時間の設定でアミロース含量を測定した．その結果，室温で6時間アルカリ糊化した場合に品種間差を安定して測定できたため，この方法でフィリピン産米のアミロース含量を測定し，品種間差異を明瞭に示すことができた．

3) ゲルコンシステンシー

アミログラフィーとの相関が高く，広範囲なデンプン特性を測定する方法として，ゲルコンシステンシーがある．CAGAMPANGや山崎らの報告に基づき，ゲルコンシステンシーの測定を行った．従来法では，インド型米のような高アミロース米ではゲルがかたすぎるため，品種間差が測定できなかった．そのため，水酸化カリウムの濃度について夢十色とホシユタカを用いて検討した結果，従来法の$0.2\,mol/l$から$0.225\,mol/l$に上げることにより品種間差が安定して測定できた．この濃度で，フィリピン産のインド型米13品種のゲルコンシステンシーを測定した．精米粉100 mg（乾物重量）を150 mmの試験管に入れ，0.025％（w/v）チモールブルー含有95％エタノール水溶液$0.2\,ml$と，$0.225\,mol/l$の水酸化カリウムを2 ml入れ，試験管ミキサーでよく撹拌し，60分間室温で糊化させ，30分間沸騰水中で間けつ的撹拌を加えながら環流加熱し，氷水で15分間冷却して，水平な台の上に置き，120分後の試験管の底から流動したゲルの先端まで

の長さを測定した．

4) アミロース含量とゲルコンシステンシーの相関

これらの測定方法により求めたフィリピン産米のアミロース含量とゲルコンシステンシー値との相関分析の結果，両者は，$r=-0.83$（1％有意）の相関を示した．

d. 米の物理特性の測定方法の改良

1) 米飯物性測定方法

米の食味評価に用いられる特性としては，米飯物性（かたさや粘り等），米粉の糊化特性（最高粘度等）等がある．筆者らのグループでは，試料米飯1粒の厚みごとに一定圧縮率で物性評価を行う（圧縮率25％の低圧縮試験および圧縮率90％の高圧縮試験）こととし，米飯の物性を明確に評価できることを示した[3]．

2) 精米粉の糊化特性・老化特性の測定装置の開発

少量の試料を用いて，簡易・迅速に，しかも正確に米飯物性や米飯老化性を評価する装置はこれまで開発されていなかった．食品総合研究所は，オーストラリアで小麦用に開発された糊化試験装置の米品質評価への適用を目的とする測定方法を全国の7試験研究機関と共同で開発し，論文を発表するとともに，技術と装置の普及に努めてきた[4]．

さらに，新型機種の開発に伴って，糊化特性の測定結果に基づいて米飯のかたさや粘り等の物理特性，さらに，炊飯後の糊化デンプンの老化による米飯硬化性(冷やご飯のなりやすさ)等，ユーザーの求める利用特性を，測定結果として直接表示することができるソフトウェアを食総研が開発し，それを組込んだ新型糊化・老化性試験装置として両者が共同で特許出願し，装置を実用化した[5]（図 III.3.10.1）．

この装置を使うことにより，4g程度の少量の試料米を用いて，① おいしい米の育種選抜（育種研究者）や，② 生産した米のおいしさの推定（農家），③ 仕入れた米や販売する米の食味の推定（卸，精米業界，米販売業界），④ 購入した米の食味や冷やご飯のなりやすさの推定（米加工業界，消費者）が簡単にできるようになり，米に携わる多くの人々が簡易迅速評価技術の開発によって時間と労力を使わないでおいしい米を選ぶことができるようになるものと期待される．

e. 米飯の食味の多面的な理化学評価

1) 米飯の食味に関する多面的な理化学評価

米飯の食味は，物性が最も重要であるが，デンプンのアミロース含量やタンパク質含量，精米粉の糊化特性や米飯物性など，多面的に評価する必要がある[6]．また，最近開発されたにおいセンサーや味センサーを利用して，米飯の味や香りを電気的に測定しようとする試みもなされている[7]．筆者らのグループでは，米飯物性，糊化特性，味センサー，においセンサー，味度の各測定結果を変数として多面的食味評価を行っている（表 III.3.10.1）．

2) 米飯の食味の多面的理化学評価の例[8]

i) 供試試料 1998～2000年の3年間にわたり，食味が特Aの新潟県産コシヒカリ（魚沼産と北陸農試産），宮城県産ひとめぼれ，福岡県産ヒノヒカリ，食味がAの茨城県産初星，茨城県産チヨニシキ，宮城県産ササニシキ，北海道産ほしのゆ

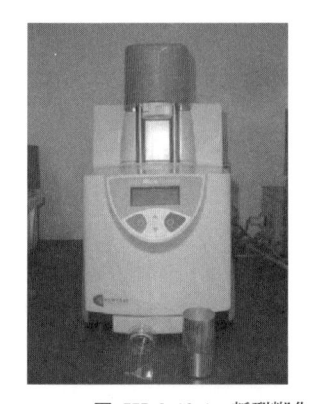

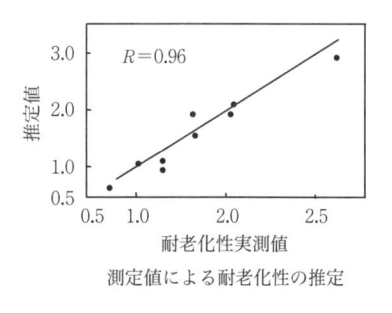

図 III.3.10.1 新型糊化・老化性試験装置と老化性推定式

3.10 米飯の食味とその評価技術

表 III.3.10.1 米の食味要素とその評価

食味の要素	検知	官能検査項目	物理化学的評価
白度，光沢	視覚	外観	白度計，光沢計，味度メーター
芳香，古米臭	嗅覚	香り	ガスクロマトグラフ，GCMS，においセンサー
呈味成分	味覚	味	高速液体クロマトグラフ，味センサー，酵素用キット
成分，組織	触覚	かたさ，粘り	テクスチュロメーター，テンシプレッサー，レオログラフなど
総合的食味	脳	総合評価	各種物理化学測定値の多変量解析

め，食味がBの北海道産きらら397，青森県産むつほまれ，茨城県産朝の光，茨城県産月の光，旭型品種の岐阜県産ハツシモ，広島県産中生新千本，岡山県産アケボノ，岡山県産朝日，基準品種の茨城県産キヌヒカリ，茨城県産日本晴，を試料として用いた．精米は試験用竪型摩擦式精米機を使用して歩留まり90%とし，恒温恒湿室で水分含量を14.5±0.5%に調湿した後に各測定に供した．

ii) 食味の評価方法

① 食味の官能検査：各地域農業試験場稲育種研究室の研究者（育種パネル）により，評点法で行い，「総合評価」，「外観」，「味」，「やわらかさ」，「かたさ」の5項目で評価し，各試験場の評価結果の平均値を採択した．

② アミロース含量：Julianoのヨード比色法によって測定し，検量線はポテトアミロースと脱脂除タンパク糯米粉末を混合して作成した．タンパク質含量はケルダール法によって測定した．窒素・タンパク質換算係数は5.95とした．

③ 炊飯特性試験：竹生らの方法[1]により，精米試料8gに160mlの水を加えてビーカーに懸架し，電気釜中で炊飯し，膨張容積，加熱吸水率，炊飯液ヨード呈色度，溶出固形物等を測定した．

④ 米粉の糊化特性試験：精米をサイクロンミルで粉砕した粉末3.0g（乾物換算）を試料とし，糊化特性試験を行った[4]．

⑤ 米飯物性測定：精米に1.6倍重の純水を加え，30分間浸漬した後，炊飯器によって炊飯して得た米飯を室温（25℃）で2時間密閉静置した後，3粒法および1粒法で米飯物性を測定した[3]．

⑥ 米飯の呈味性の評価：竹生らの炊飯特性試験によって調製した炊飯液を試料とし，味覚認識装置により，米飯の呈味性の評価を行った．

⑦ 米飯の外観の評価：分光測色色差計，味度メーターにより，米飯の外観の評価を行った．

⑧ 米飯の香気の評価：においセンサーにより，米飯の香気を測定した．

⑨ 食味の総合的評価：上記の食味官能検査結果を目的変数とし，各種の多面的理化学測定値を説明変数として重回帰分析，クラスター分析，主成分分析等の多変量解析を行った．

iii) 結　果

① 育種分野の官能検査結果（4場所の平均値）との相関を調べた結果，1999年産米において，「総合評価」とは，米飯バランス度（相関係数0.80）および米飯付着性（0.73），米飯付着量（0.75）およびバランス度（0.69），味度メーターによる味度（0.72），分光測色計による米飯明度（−0.62），タンパク質（−0.54）等が相関を示した．「外観」とは，バランス度(0.74)および付着性（0.67），味度メーターによる味度（0.71），付着量（0.68）およびバランス度（0.67），分光測色計による米飯明度（−0.56），タンパク質（−0.49）等が，「やわらかさ」，「粘り」，「味」とは，バランス度および付着性，付着量，味度メーターによる味度，分光測色計による米飯明度，タンパク質等が正または負の有意な相関を示した．

② 官能検査結果のクラスター分析により良食味米のグループ化が可能であった．

③ 5項目の官能検査結果あるいは14項目の理化学的測定値に基づく主成分分析により，良食味米のグループ分けを行った．

④ 米飯の食味官能検査結果（総合評価値）と味度メーターによる味度との相関を調べた結果，$r=0.72$であった．

⑤ 10年度に高い相関を示した重回帰式を1999年度の未知試料の場合に適用した結果，タンパク質およびアミロース含量による推定式の場合は重相関係数が0.59であり，年次間差異の大きいことが示された（1998，99年度）．

⑥ 1985年に発表された竹生らによる食味推定式（粘度3変数，タンパク質含量と炊飯液ヨード呈

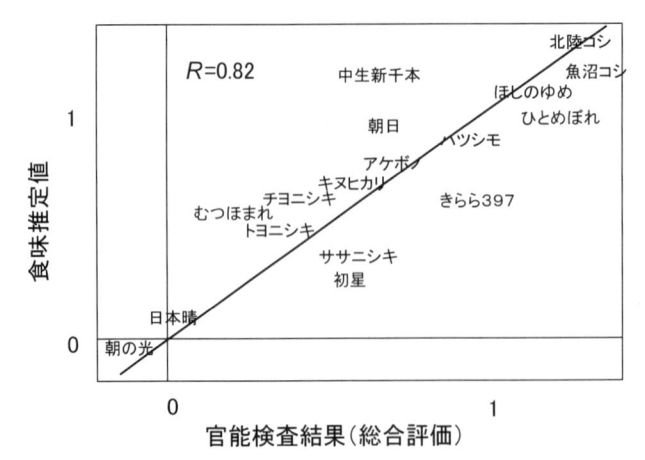

図 III.3.10.2 多面的理化学測定に基づく前年度未知試料米の食味の推定結果
測定項目：米飯物性，糊化特性，味センサー，ニオイセンサー，味度．

色度の合計5変数とによる重回帰式）の粘度をRVA粘度で置き換え，1999年産米を試料として竹生らと同様の食味推定式を作成した．この重相関係数は0.82と高い値を示した．この食味推定式を1998年産米に適用した結果，重相関係数は0.71であった．

⑦ 1997年産米を試料とする米飯付着性，米飯味度および糊化コンシステンシーの3変数に基づく重回帰式の場合は，当該年度で0.87，1998年産の未知試料に対して0.84，1999年産の未知試料に対して0.76の高い相関係数を示し，年次間差異が小さく，適用性の広い食味推定式であることが示された．食味推定式は下記のとおりである．

$$Y = -1.84 + 0.023M + 15.7B - 0.0005C$$

（Y：食味推定値，M：味度，B：付着性，C：コンシステンシー）

⑧ 1999年産米の5つの互いに独立な理化学測定値（付着量，米飯味度，糊化特性値，味認識装置測定値およびにおいセンサー測定値）を変数として官能検査「総合評価値」に対して作成した重回帰式では，官能検査の総合評価値に対して0.93の重相関係数を示し，前年度の未知試料米の食味総合評価値に対し，0.82の重相関係数の得られることが示された（図III.3.10.2）．

f．米の食味の理化学的評価の今後の展望

米の食味を物理化学的に評価する方法について，食総研では，食糧研究所の時代から，谷ら[9]，竹生[1,10]らにはじまる研究を行ってきた．柳瀬ら，遠藤らによって継承された研究を，現在の穀類利用ユニットにおいて，さらに発展させる必要がある．① アミロース含量の測定方法等，個別の測定方法の改良，② 谷や竹生らの提唱した，各種の物理化学的測定値を説明変数とする多変量解析による食味推定への味センサー等の新測定手法の追加，③ 新型糊化・老化性試験装置の開発にみられるような「老化性評価」などの時代の要請に応える新評価装置の開発，などに取組んできた．今後は，理化学的測定の試料の微量化や精度の向上に努めるとともに，白飯以外のすしやカレーライス等の用途別の食味推定技術の開発などにも取組む必要があると考えられる．

〔大坪研一〕

文　献

1) 竹生新治郎：米の科学（石谷孝佑・大坪研一編），pp. 117-137，朝倉書店，1995．
2) 中村澄子ほか：食科工，**53**，634-643，2006．
3) 岡留博司ほか：農業技術，**51**，364-368，1996．
4) 豊島英親ほか：食科工，**44**，579-584，1997．
5) 大坪研一：精米工業，No 221，9-13，2006．
6) K. Ohtsubo, et al.: *Cereal Foods World*, **43**, 203-206, 1998．
7) 鈴木啓太郎ほか：食科工，**53**，287-295，2006．
8) 米の流通・消費の多様化に対応した新食味評価手法の開発（農林水産技術会議事務局，研究成果384号，2002年）
9) 谷　達雄ほか：栄養と食糧，**22**，52-461，1969．
10) 竹生新治郎ほか：澱粉科学，**32**，51-60，1985．

IV

食品産業を支える
バイオテクノロジー

〈背景と動向〉

発酵食品微生物における課題

1. 微生物ゲノム解読の進行

　　生物や細胞は，様々な生物としての機能を発揮し，生物活動を営んでいる．微生物による発酵も多糖類の分解も，生物の機能である．これらの生物機能の源は，その遺伝子に刻み込まれている．ゲノムとは，その生物または細胞の遺伝子の1セットのことである．したがって，ある生物のゲノムを解読することは，その生物の機能のすべての可能性を把握することになる．複雑な生物の機能のすべての可能性を把握し，理解することができることは，生物科学においては驚異的な事態を迎えているといえる．

　　現在までに，ヒトやイネ等のゲノム解読が終了しているが，微生物ゲノムについてもすでに600種に及ぶ解読が行われ，解読データの公表も急速に進んでいる．また現在，原核生物である細菌類では，3か月程度でゲノム解読が可能であり，ゲノム解読進行中の微生物もおびただしい数に及び，猛烈なスピードで微生物ゲノム解読は進行中である．

2. 微生物ゲノム情報の解析

　　急速な微生物ゲノム解読の進行に伴い，膨大なゲノム情報が公表され，一般の利用が可能になっている．しかし，解読されたゲノム情報である膨大な塩基配列情報には，機能していない領域や機能不明の領域がきわめて多い．これまで生化学・分子生物学分野でかなりの数の遺伝子等の機能が確定され，かつ塩基配列等も明らかにされているが，全体からみるとまだまだ解明された遺伝子の割合は小さいといわなければならない．膨大な機能不明の塩基配列の機能を解明することは，多くの時間と努力を要する研究課題であり，大きな研究分野となっている．

3. ゲノム情報の活用研究

　　多大なる経費と労力をかけてゲノム解読が進められているが，それはゲノムそのものの解明とともに，その利用に大きな期待がかけられているからにほかならない．解析された遺伝子情報を利活用するいわゆる「ポストゲノム解読」研究が，すでに盛んに進められている．

　　遺伝子から転写されるトランスクリプトームの解析を行うのがトランスクリプトミクスである．ゲノム情報に基づいて作製されるDNAマイクロアレイは，発現遺伝子を解析するトランスクリプトミクスに最もよく使用されている．また，DNAマイクロアレイによる発現遺伝子解析は，遺伝子の発現解析だけではなく，広い応用の可能性を秘めている．栄養解析やアレルギー成分検出，特定機能微生物の検出・定量等々，その応用範囲はきわめて広いと考えられ，今後盛んに研究が行われる分野である．

4. 有用機能高度化研究

　　ゲノム解読により全遺伝子が解明されることは，未知の機能も含めてその生物の備えているすべての機能が明らかになる，といえる．したがって，特定の酵素等の場合，発現している酵素遺伝子はもちろん，通常は発現していないと思われる遺伝子や，それが変異したと思われるような類似塩基配列等の存在まで含めて，その酵素の可能性のあるすべての遺伝子を特定することができる．また，その制御に関与する遺伝子構造の解明も可能である．これらの遺伝子の発現解析が進むことにより，その発現機構や制御機構が明らかになり，その微生物の有する可能性を最大限発現する技術の開発が可能である．これらの実用微生物の最適の制御により，実用微生物の飛躍的な機能の高度化が期待される．

5. 発酵食品微生物の有用機能高度化

　　現在，微生物利用産業において利用されている微生物は多岐にわたり，またその機能レベルも様々である．パン生産に使用されるパン酵母，味噌や醬油生産に使用される麴菌や乳酸菌，酵母，納豆生産に使用される納豆菌，発酵乳やチーズ等に使用する乳酸菌，酵素生産に使用する麴菌や乳酸菌等々多彩である．今後のゲノム情報の活用研究によって期待される主なものとしては，制御可能な強い発酵力，冷凍耐性，乾燥耐性等を備えたパン酵母，酵素力価の高い味噌・醬油用麴菌，粘質物生産能の強い納豆菌，抗菌能の強い乳酸菌等が考えられる．また，生産力の強化された酵素生産微生物や，乳酸やエタノール生産能に優れた細菌・酵母等々，その可能性は限りないといえる．これらは，微生物利用産業等の技術的な革新をもたらす研究であり，微生物利用研究の大いに期待を集める研究課題である．〔森　勝美〕

バイオテクノロジーに係わる現状と課題

1. バイオテクノロジー

　　　バイオテクノロジーは生物の機能を解明し利用する技術のことであり，農作物や家畜，魚貝類の生産や発酵を利用する食品産業の技術（醸造）もバイオテクノロジーといえる．一方，現在のバイオテクノロジーは，遺伝子等を対象にして生物のもつ生理・代謝機能を利用したり改良したりする技術を指しており，これらは，① 遺伝子を直接的に操作する技術，② 細胞・組織を操作する技術，③ 生物機能等を利用する技術に分けることができる．近年，各種生物のゲノム情報の蓄積に伴い，バイオテクノロジーの利用範囲はさらに広がり，ゲノム情報を活用した網羅的なポストゲノム研究（プロテオーム，メタボローム，メタゲノム等）も重要となってきている．バイオテクノロジーは農業・食品分野以外にも，医療・健康分野，環境・エネルギー分野などにも広く用いられている．

2. 利 用 技 術

（1）遺伝子組換え技術

　　　ある生物から特定の遺伝子を取り出し，目的とする他の生物に組込むことにより新しい形質を付与する技術である．この技術を用いて目的遺伝子だけを組込むことによって，効率的に作物や微生物の改良を行うことができる．遺伝子組換え技術はバイオテクノロジーの中心技術であり，微生物分野では大腸菌を用いたヒト成長ホルモン，インターフェロンの生産や，酵母によるチーズ製造用キモシンの生産などですでに実用化されている．また，植物分野では，病害虫抵抗性トウモロコシ，除草剤耐性大豆など生産者へのメリットを付与した作物や，高オレイン酸大豆など消費者へのメリットをねらった作物等，様々な組換え作物が作出されている．

（2）細胞・組織を操作する技術

細胞融合技術

　　　異種の細胞を電気パルス等により融合させて新しい細胞を作り出す技術であり，この技術を用いることにより交配が不可能な組合わせの植物，酵母等で雑種を得ることができる．また，動物細胞では病気の診断に用いられるモノクローナル抗体の作成等に応用されている．

細胞（組織）培養技術

　　　動植物の組織を寒天や液体の培地で培養・増殖させる技術であり，特に植物では，1個の細胞からでも植物体に再生させることが可能である．また，動植物の細胞や組織をタンク培養し，色素や有用成分（薬理成分など）の大量生産も行われている．

卵・胚利用技術

　　　卵や精子といった生殖細胞の発生や個体分化の過程，あるいは体細胞の再分化のコントロール技術であり，家畜での受精卵移植や体外受精，魚介類での雌性発生，3倍体作出などがその例である．

　　　このほか，「核移植技術」を用いて，クローン動物（ウシ，ブタ）を生産する研究が進んでいる．

（3） 生体機能等を利用する技術

微生物や酵素を高度に利用する技術

微生物の大量増殖，酵素の異常条件下での触媒作用等，様々の優れた機能を高度利用する技術であり，酵素や微生物などを固定化して，連続的に反応させるバイオリアクターを利用したエリスリトール等の糖類や酒等の生産がすでに実用化されている．

タンパク質工学

タンパク質の機能と構造を解明し，分子設計により酵素等の機能改良を進めていこうとする技術である．低温においても触媒機能の落ちない酵素等の研究開発が行われ，この技術を用いて機能を高めたタンパク質分解酵素（プロテアーゼ）や糖分解酵素（アミラーゼ）を含んだ洗剤が商品化されている．

生体膜・抗体等の利用技術

抗体や膜構造を利用する技術であり，選択透過性の人工膜等の開発が行われている．

3. バイオテクノロジーの利用等の現状

農業分野では，作物の品種改良や優良種苗の増殖に組織培養，胚培養，葯培養等の技術が盛んに利用されているほか，組換え農作物が商品化されている．畜産分野では，ウシの受精卵移植技術，受精卵クローン作製技術が実用化されている．また，医学研究等への活用が期待される遺伝子組換え家畜の作成法や体細胞クローン動物作成法が確立されており，免疫研究用モデルブタ等が作出されている．水産分野では，養殖魚介類の全雌生産，3倍体の生産および組換えフィブロネクチンの利用による真珠養殖の効率化が進んでいる．食品分野においては，細胞融合による酵母や麹菌の改良，バイオリアクターを使った糖質の生産が産業化されているほか，組換え微生物により生産された酵素キモシン（チーズの製造に凝乳酵素）が商品化されている．

（1） 農業分野

葯培養を利用したイネ（千本錦），胚培養を利用した小麦（もと乙女），細胞融合を利用したヒラタケ，プロトプラスト培養を利用したイネ（夢ごこち）をはじめ多くの作物が作出されており，これらの技術はすでに広く産業に利用されている．また，米国・カナダでは，遺伝子組換え技術を応用した日もちのよいトマトのほか，除草剤の影響を受けないナタネ・大豆・ワタ，害虫に強いトウモロコシ・ジャガイモ・ワタ，ラウリン酸を作るナタネ等が商品化されている．

日本における遺伝子組換え農作物の食品としての安全性審査は，1996年9月から厚生省が指針に基づき行ってきたが，2001年4月より法的に義務化された．2006年1月現在，食品としての安全性が確認されたものは，7作物（トウモロコシ，ナタネ，ワタ，大豆，ジャガイモ，テンサイ，アルファルファ），74系統となっている．ウイルス抵抗性トマト・メロン・イネ，低アレルゲンイネ，除草剤耐性大豆・ナタネ，日もちのよいトマト等が隔離ほ（圃）場において栽培試験を終了している．

また，2004年12月にはイネゲノムの全塩基配列の解読が終了したが，日本は全体の55％の解読に貢献した．マーカー遺伝子を残さない遺伝子導入法の開発やトリプトファン含有量を高めたイネを開発しており，さらに最近では花粉症の緩和を目的としたT細胞エピトープや血糖値を下げる生理活性ペプチドのイネ種子中への高蓄積に成功し，機能性，安全性評価のためのほ場での栽培を進めている．

（2） 畜産分野

代表的な技術は，受精卵（胚）移植と体外受精である．胚移植は，乳牛を母牛とした和牛

生産による収益性改善等に貢献すると同時に，種雄牛候補の生産にとっても重要な技術となっている．初期胚の雌雄判別技術も事業化され，普及しつつある．また，畜産品の品質の保証を支える技術として，遺伝子多型を利用した黒豚判別法や和牛判別法等の品種検知技術が実用化している．

クローンウシに関しては，受精胚や体細胞を用いた核移植の研究開発が進められたが，日本の技術水準は世界のトップクラスであり，受精卵クローンウシの生産実績は700頭に達している．一方，体細胞クローンウシについては，1998年の世界初の成功以来，国内の42機関で生産に成功し，出生頭数は500頭に達している．その他，体細胞クローンブタや体細胞クローンヤギの作出にも成功している．また，ホウレンソウの遺伝子をもつ遺伝子組換えブタの作出に成功し，ブタゲノム解析関連の研究の推進，ブタ遺伝子地図等の構築や有用遺伝子の単離を行った．その他，ヒト疾患に関連した遺伝子（インスリン生産に関する遺伝子，抗免疫製剤の生産に関連する遺伝子等）や，生産性向上に関連する遺伝子の断片を約3,000単離しており，今後疾患や物質生産に関する有用な情報が得られることが期待される．

（3）水産分野

ニジマス，ヒラメ，サクラマス等で雌性発生，全雌生産および3倍体の作出に成功しており，これらの量産体制が整備されつつある．

これまでに，全雌ヤマメ・ヒラメ，全雌3倍体ニジマス・サクラマス等の特性評価が行われ，養殖業における全雌生産および3倍体の実用化が進んでいる．貝類においては，3倍体のマガキ（広島県）と高効率真珠養殖用の組換えフィブロネクチンが実用化しており，魚貝類の研究開発以外にも海藻類の種苗生産・育種のために細胞融合やプロトプラスト培養等のバイオテクノロジーを用いた研究開発が進められている．また，成長ホルモン遺伝子を組込んでその分泌を増加させたニジマスが作出され，また，精子をベクターとして遺伝子を魚類に導入する手法が開発されている．さらにニジマスの始原生殖細胞をヤマメに移植してニジマスの精子を作り，これをニジマス卵と受精させて完全なニジマスを得ることに成功している．

（4）食品分野

パン，焼酎等の製造に用いられる酵母，麹菌の細胞融合による改良が行われてきたほか，異性化糖，エリスリトール，サイクロデキストリン等の多くの食品素材の製造にバイオリアクターが利用されている．また，アトピー性皮膚炎などのアレルギーの原因となる米粒中のアレルゲン物質をタンパク分解酵素で処理した低アレルゲン米（ファインライス）が特定保健用食品の第1号として1993年6月に，さらに1997年6月には特定保健用食品に替わって病者用食品として厚生省から許可されている．さらに，欧米では組換え微生物を用いて生産したキモシンの商業ベースでの生産が行われており，わが国でも商品化されている．また，トランスグルタミナーゼを用いたタンパク質同士を架橋することによる食品素材の物性の改良などが実用化されており，その他血圧上昇抑制効果を示すラクトトリペプチドや，血中の中性脂肪レベルが上昇しにくいジアシルグリセロール，整腸作用を示すフラクトオリゴ糖，乳果オリゴ糖等が酵素を用いて製造され，特定保健用食品として認められている．

オリゴ糖などの糖質がもつ生理活性作用が注目されるのに伴い，わが国では新たな酵素やバイオリアクターを利用したサイクロデキストリンやサイクロデキストラン等の環状糖質や甘味料の生産技術が開発されている．また，分子進化工学，リボゾームディスプレイ等の新しい技術を用いた耐熱性酵素等の研究も行われている．しかし，遺伝子組換え技術を用いた酵素等による食品製造は国内では実用化には至っていない．現在までに，アレルゲンを除いたウインナーソーセージなどが，厚生省から食肉製品として初めてアレルゲン除去食品とし

ての表示許可を取得し、また、新規リパーゼを用いたトランス脂肪酸含量の低い油脂の製造技術の開発、酵素を用いた新規なジペプチド、オリゴペプチドの合成技術の開発、主要な食中毒菌である大腸菌O157、サルモネラ、キャンピロバクターの迅速同時検出法が開発されている。

4. 今後の課題

　研究の進展によりバイオテクノロジーの範囲は広がりつつあり、特に種々の生物のゲノム塩基配列が解読された後、ポストゲノム研究の発展が顕著である。また、クローン個体の創出、再生医療につながる発生工学技術も重要な要素となってきている。新しい技術としては環境中の生物を単離、純化することなく集団のままゲノム解析を行う「メタゲノミクス」手法が開発され、この技術により海洋中、特殊環境中から新規の微生物、新機能遺伝子が多数発見されている。様々な生物のゲノム解読後のポストゲノム科学として網羅的な遺伝子発現解析（トランスクリプトミクス）、タンパク質機能・相互作用解析（プロテオミクス）、代謝産物解析（メタボロミクス）などが可能になり、今後はバイオテクノロジーの根幹をなす技術として期待されている。

　また、DNAの配列は同一であっても遺伝子発現を調節する仕組みとしてのエピジェネティクス機構の解明がポストゲノムの一大研究領域となっている。すなわち、哺乳類などの多細胞生物は受精卵から派生するため身体のどの細胞においても、その中のDNAの配列は、基本的には同じと考えられるが、なぜ、同じゲノム情報をもちながら、異なる表現系を示す200種類ともいわれる異なった細胞から個体は構成されうるのか。また、それぞれの細胞が特有の形質を維持するためのそれぞれの遺伝子の発現パターンは厳密に制御・保存されているが、このような細胞による特異的な遺伝子発現制御のメカニズムとしてDNAやヒストンの修飾があり、エピジェネティクスといわれている。エピジェネティクスは膨大なゲノム情報を使いこなすために生物が生み出した、巧妙な情報整理の手段であると考えられており、DNAのメチル化、ヒストンのアセチル化などの酵素的な修飾による遺伝子発現制御機構である。このエピジェネティックな異常が様々な疾患に関与していることがわかってきており、翻訳されないRNA（ncRNA）についても、エピジェネティクスと係わることが示されてきていることから、今後、細胞分化、がん化などのメカニズムの解明に繋がることが期待されている。

　バイオテクノロジーの農業・食品分野への利用を図る場合の最大の障壁は、遺伝子組換え技術を用いて作られた農作物、食品添加物の安全性への消費者の不信感である。

　GM作物が米国を中心に栽培され、日本においても安全性審査が終了し、それらが食品に利用されはじめてから10年以上が経つが、この間、科学者と行政において十分に安全性評価が行われて、従来の食品と同様に安全であると判断されたが、一部の消費者からは安全性に対する疑問が出されている。一方で、日本ではGM食品の表示制度の導入からGM作物を原料とする食品市場での共存がはかられているが、表示制度にも色々と問題があるといわれている。これから世界的に食料が逼迫してゆくことが明らかな21世紀に、日本の進む方向を考える必要がある。

〔小林秀行〕

1. 食品微生物の改良

1.1 麹菌ゲノム情報の遺伝子発現制御への利用

a. 麹菌

麹菌は，麹かびとも呼ばれ，菌類に属する糸状菌である．菌類には，単細胞で生育する酵母，糸状細胞で大きな子実体をつくるキノコとともに菌糸状で生育するかびが含まれている．麹かびは，生活環に有性世代をもたない不完全菌類の一つとして分類されており，学名では Aspergillus 属に含まれる．醬油，味噌，清酒などの伝統的発酵食品，醸造産業に使われている多くの有用菌が含まれ，わが国においては古くから利用されてきた．歴史的にみると，明治時代初期に政府の御雇外国人教師として日本に滞在した Herman Ahlburg が，わが国の米麹から初めて分離し，米によく繁殖することから Eurotium oryzae と命名した．その後，このかびは有性生殖をしないことがわかり，不完全菌として Aspergillus oryzae (Ahlburg) Cohn と改名された[1]．このような経緯から，今日では"国菌"とも称する．

b. 麹菌の産業利用

わが国の伝統的発酵食品である味噌，醬油，酒などの醸造には，必ず麹菌が用いられている．醬油は日本農林規格において，清酒は酒税法において，必ず麹を用いることがうたわれている．また，味噌は，麹の原料によって，米味噌，麦味噌，豆味噌の区分があり，いずれも米，麦，大豆を原料として麹を造り，これを酵素源として大豆を消化し発酵熟成を経て製品を製造している．さらに麹菌は，麹漬け物，魚介類を原料とした塩からの製造にも広く利用されていることから，わが国の食事の根底を支えているといえる．

「麹菌の粗酵素粉末は酵素の宝庫である」といわれるように，麹菌は多種類の酵素を大量に生産する能力をもっている．食品加工用アミラーゼ，プロテアーゼ，ペクチナーゼ等の酵素，繊維工業用アミラーゼ，セルラーゼなどの数多くの種類の酵素剤が，麹菌によって生産されている．このように，麹菌は，発酵食品製造だけでなく工業的にも多く用いられており発酵産業全般にわたって欠くことのできない微生物の位置を占めている．

麹菌に近縁のかびである Aspergillus flavus には，アフラトキシンと呼ばれるかび毒を生産する株が存在する．しかし，麹菌にはアフラトキシンを生産する株はみつかっていない．また，他の低毒性の物質を作る糸状菌も麹菌としては利用されていない．麹菌は，わが国の発酵食品の製造に長年月にわたって使われ続けてきた．種麹業界が種麹を保存管理し，商業的に営々と維持してきた伝統がある．歴史的に食品として安全に食べられてきたことから，米国 FDA では麹菌を GRAS (generally recognized as safe) のリストに掲載し，安全性を認定している．

c. 麹菌のゲノム情報と利用

1) ゲノム解析

わが国では，2001年に麹菌ゲノム解析コンソーシアム（代表：財団法人日本醸造協会）が設立され，（独）製品評価技術基盤機構(NITE)との共同研究によって，麹菌の全ゲノム配列解析プロジェクトが開始された．ホールゲノムショットガン (WGS) 法によって，供試菌株 A. oryzae RIB 40株のゲノム配列解析が行われた（図 IV.1.1.1）．この方法は，1～2 kb の断片化された麹菌ゲノム DNA クローンの塩基配列をランダムに解読する方法である．約50万クローンを解析し，NITE の DNA シーケンスセンターにおいてシーケンス解読作業が行われた．

さらに，DNA シーケンスデータ上に存在する遺伝子領域を産総研にて開発されたコンピュータプロ

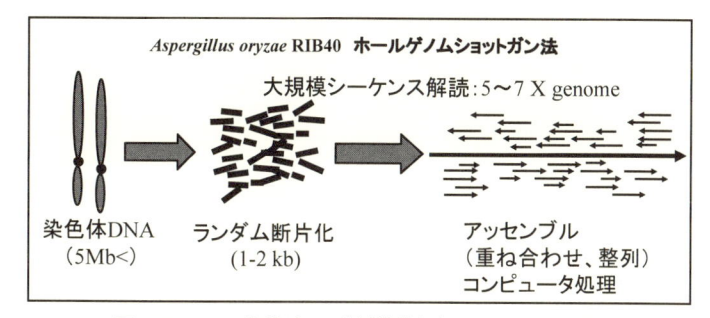

1.1 麹菌ゲノム情報の遺伝子発現制御への利用

図 IV.1.1.1 麹菌ゲノム配列解析プロジェクトの概略

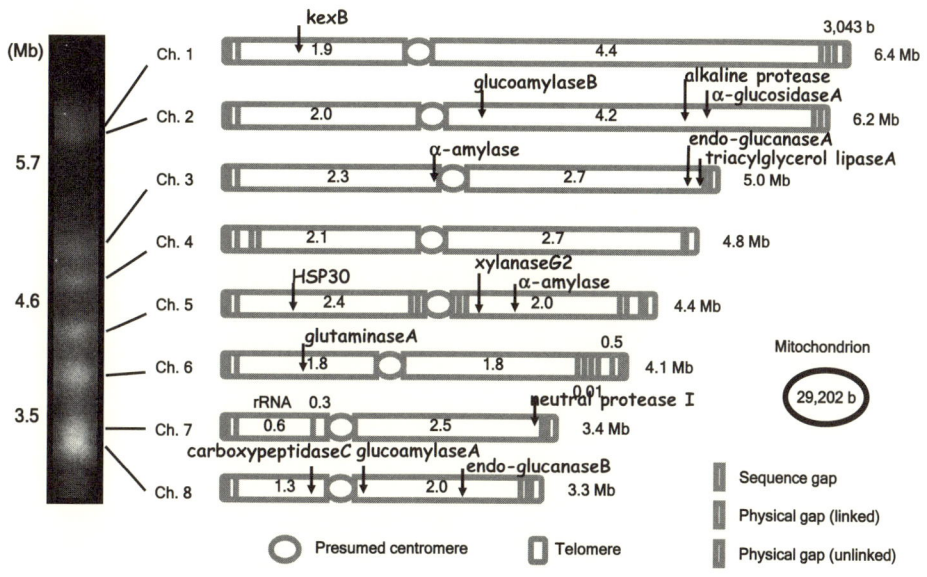

図 IV.1.1.2 麹菌染色体の概要と主要な酵素遺伝子の位置

グラムによって推定し，アノテーション付加作業を行った．この結果，全ゲノム配列は約37 Mb（37,000,000塩基対），推定遺伝子数12,000の値が得られた．推定遺伝子の機能アノテーションは，コンソーシアムの研究者がすべて確認修正作業を行い，精度を高めた．この結果，染色体8本，ゲノムサイズ約37 Mbの麹菌全ゲノム配列が明らかになった（図IV.1.1.2）[2]．

麹菌 *Aspergillus oryzae* (http://www.bio.nite.go.jp/dogan/MicroTop?GENOME_ID=ao) のゲノム解析と同時に，海外のアカデミックグループが *A. nidulans* (http://www.broad.mit.edu/annotation/genome/aspergillus_nidulans/Home.html)，*A. fumigatus* (http://www.tigr.org/tdb/e2k1/afu1/) のゲノム解析を行った．ゲノムサイズを比較すると，*A. oryzae*：37 Mb，*A. nidulans*：30 Mb，

A. fumigatus：28 Mb であった．また，推定された遺伝子数は，それぞれ12,000，9,300，9,000であり，ほぼゲノムサイズに比例していた．遺伝学実験菌株である *A. nidulans*，ヒト病原性菌である *A. fumigatus* に対して，*A. oryzae* は，醸造，発酵に実用的に用いられ，自然開放系にて穀物などに培養されるため，*A. fumigatus*，*A. nidulans* に比べてはるかに過酷な条件での生育を要求される．このため，生育環境に対応するための遺伝子を保有し，ゲノムサイズも大型化の方向に進化したものと考えられている（表IV.1.1.1）．

また，既知の代表的酵素遺伝子を染色体上にマッピングしてみると図IV.1.1.2のようになる．醸造発酵において重要なプロテアーゼの推定遺伝子の数を比較すると，プロテアーゼ遺伝子総数は，それぞれ135，90，99であり，麹菌のほうが，遺伝子数が

表 IV.1.1.1　麹菌と類縁菌のゲノムの比較

ゲノムの特徴	A. nidulans	A. fumigatus	A. oryzae
全般			
ゲノム全長サイズ(bp)	30,068,514	27,980,910	37,047,050
G+C(%)	50	49	48
タンパク質コード遺伝子数	9,541	9,926	14,063
タンパク質コード遺伝子数(>100アミノ酸)	9,396	9,009	12,074
推定タンパク質コード配列(>100アミノ酸)			
Coding(%)	50	49	45
遺伝子密度(1遺伝子ごとの配列長)	3,151	2,938	2,613
遺伝子の長さ(平均値)	1,547(1,868)	1,389(1,644)	1,152(1,414)
平均エキソン数	3.6	2.8	2.9

50%ほど多い．プロテアーゼ生産性は，実用的条件では麹菌に求められる形質の一つであり，野生に近いプロテアーゼ数をもつものが選択されてきた結果であると考えられている．このほか，ペクチナーゼ遺伝子，P450遺伝子など分解酵素系遺伝子も，麹菌が多く保有する傾向があり，麹菌は野生型に近いゲノム構造をもち続けながら，今日まで生き続けたものと考えられる[2]．

2) EST情報

麹菌ゲノム解析に先行して，EST配列解析が実施された．EST配列解析とは，麹菌が実際に発現している遺伝子をcDNA(相補的DNA)としてとらえ，その末端塩基配列(EST；expressed sequence tags)を決定するものである(図IV.1.1.3でmRNAを鋳型としてcDNAを作成し，その配列を決定する)．EST解析の利点は，ゲノム上にコードされている遺伝子の配列情報をcDNAとして取得するため，タンパク質に翻訳される配列情報のみを効率的に得ることができることである．このEST情報を用いれば，タンパク質の1次構造と各遺伝子の発現頻度の情報を得ることができる．また，ゲノム上への遺伝子のマッピング，新規有用遺伝子のスクリーニングにも利用することができる．さらに，ESTクローンを用いて，cDNAマイクロアレイの作成が可能となる．このように，EST解析研究は，きわめて有用な情報源であるとともに，さらに進んだ技術への利用が期待されるものである．そこで，1998年に国税庁醸造研究所(現(独)酒類総合研究所)，工業技術院生命工学工業技術研究所(現(独)産業技術総合研究所)，農林水産省食品総合研究所(現(独)農研機構食品総合研究所)，東京大学，東京農工大学，東北大学，名古屋大学，愛知県食工センターが分担し，企業等からの協力を得て，1998～1999年の期間で麹菌EST配列解析計画が行われ

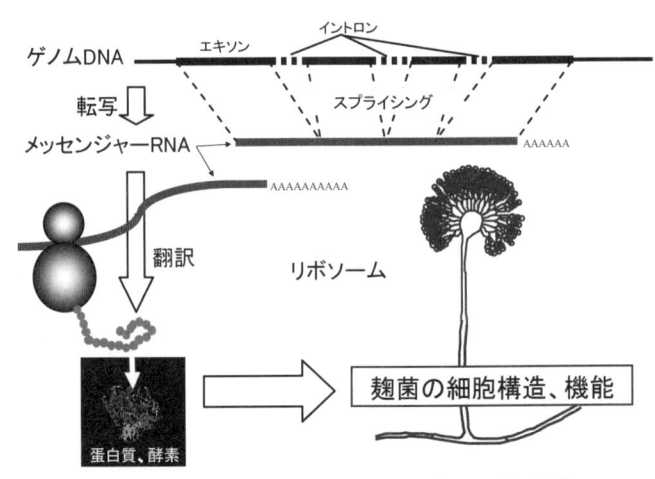

図 IV.1.1.3　麹菌ゲノム情報の機能発現過程の概略

供試菌株は，A. oryzae RIB 40株を共通して用い，それぞれの研究機関にて，ふすま麹，富栄養液体，貧栄養液体，分生子発芽，高温富栄養液体，アルカリ性培地等の異なる生育条件にて培養を行い，得られた菌体から定法に従いmRNA抽出，cDNA調製を行い，ESTライブラリーを作製し，ESTクローンの塩基配列をランダムに決定した．富栄養液体培養：2,693，高温培養：2,072，貧栄養液体培養：1,953，マルトース炭素源培養：932，アルカリ液体培養：751，固体培養：5,358，発芽分生子：1,049のEST配列が解析され，約1年6か月の期間で得られたESTクローン総数は約17,000個に達した．これらのEST配列データのうち，同一配列をもつクローンを結合しグループ化するクラスタリング操作を行った．この結果，約6,000個のクラスター（共通配列をコンティグという）にまとめられた．得られたコンティグの塩基配列を用いて，公開データベースに対して相同検索を行った結果，約49%が既知遺伝子とは相同性をもたず，新規遺伝子であることがわかった．

EST塩基配列データは，DDBJ/GemBank/EMBLデータベースならびにインターネット上にて公開されている(http://www.aist.go.jp/RIODB/ffdb/welcomej.html)．本研究にて明らかにされた麹菌発現遺伝子配列情報は，これに続く麹菌ゲノム情報解析において有用な基礎データとなるのみならず，遺伝子機能解析，DNAマイクロアレイによる遺伝子発現ネットワーク解析など，ゲノム科学において貢献が期待されている[3]．

3) マイクロアレイ解析

ゲノム配列情報を利用して，マイクロアレイを作製することができる．マイクロアレイとは，ゲノムDNA上の遺伝子をコードしている領域の一部をDNA断片として合成し，スライドグラス等の基板上に微少なスポットとして，整列して結合させたものである．ハイブリダイゼーション法によって，DNAまたはRNAの状態を定量的に解析することができる．麹菌のcDNAあるいはゲノム上の全遺伝子の一部配列を，スライドグラス上に整列スポットとして結合した麹菌DNAマイクロアレイが作製されている．麹菌ESTの独立クローンcDNAを2,000個，3,000個搭載したマイクロアレイが，それぞれ東北大学グループ，酒類総研グループによって開発された．最近では，麹菌全遺伝子12,000個を搭載した麹菌オリゴDNAアレイ12kが作製されている（図IV.1.1.4）．Maedaらは，cDNAマイクロアレイを用いて，麹菌の解糖系―TCAサイクル遺伝子の発現状態を解析した．YPD (yeast extract-peptone-dextrose) 培地 (AC) の菌体とグルコース欠無機塩 (Czapek-Dox) 培地 (AN) の培養菌体からmRNAを抽出し，解糖系遺伝子の網羅的に発現解析を行った．AC条件では，アルドラーゼ (aldolase) からアルコールデヒドロゲナーゼI (alochol dehydrogenase I) に至る解糖系遺伝子の発現が全体的に著しく亢進していた．AN条件では，アセトアルデヒドデヒドロゲナーゼ (acetoaldehyde dehydrogenase)，アセチルCoAシンターゼ (acetyl CoA synthase)，アルコールデヒドロゲナーゼII (alcohol dehydrogenase II) 遺伝子が特に高発現であることがわかった．TCAサイクル遺伝子の発現は，AC，AN条件の違いによって大幅な変化は観察されないが，ホスホエノールピルベートカルボキシキナーゼ (phosphoenolpyrvate carboxykinase) 遺伝子のみがAN条件において高発現であった[4]．以上のように，マイクロアレイ解析によれば，培養条件等の差違における，麹菌遺伝子の発現状態を定量的に解析することが可能である．このため，発酵工程での麹菌の状態を遺伝子発現からモニターするための有力なツールであると考えられる．

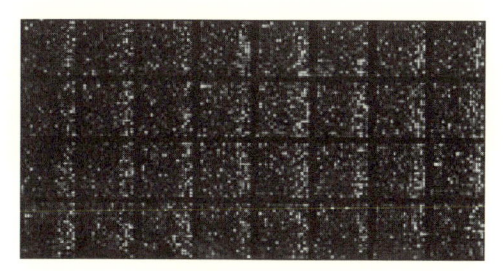

図IV.1.1.4 麹菌オリゴアレイ12Kによる解析の一例
スライドグラス上に，麹菌全遺伝子のDNA断片が個別に微細な点状にスポットされている．2色の蛍光発色を比較して，異なる条件でのmRNA量を定量的に解析する．

d. 高発現プロモーター

麹菌は，酵素の分泌生産性がきわめて高く，食品

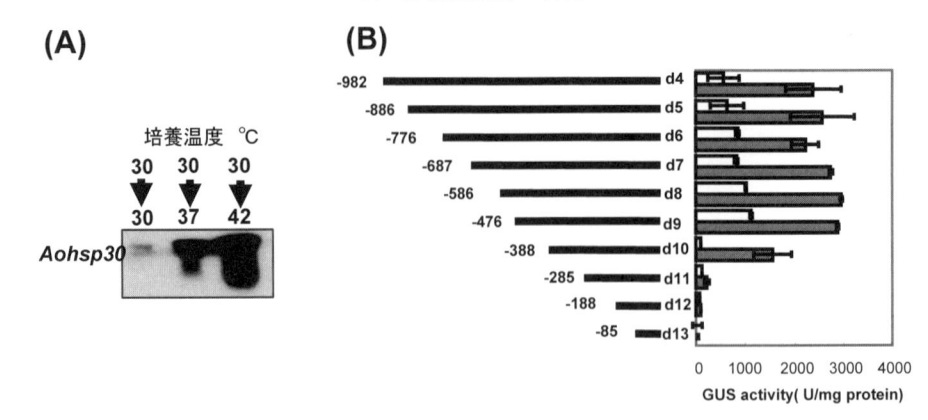

図 IV.1.1.5　麹菌 hsp30 の温度による発現とプロモータのデリーション解析
(A) 培養温度を高温シフトさせ，2 時間後の hsp30 の転写量をノーザンハイブリダイゼーションによって測定した．
(B) GUS をレポータとして，hsp30 プロモータのデリーション変異体の転写活性を測定した．30→40℃ 温度シフト後 2 時間の誘導処理を行った．−388～−285 の領域を削除すると，高温誘導活性が著しく低下した．

工業用酵素剤生産に広く利用されている．近年，組換え DNA 技術が開発され，組換え麹菌による異種タンパク質生産が可能となった．タンパク質生産の過程は，遺伝子発現→タンパク質合成→分泌の段階を経ることが必要であるが，まず，導入した遺伝子を高発現させるための高発現プロモーターが重要と考えられる．これまで，高発現プロモーターとして，amyB (α-amylase)[5]，agdA (α-glucosidase)[6]，enoA (enolase)[7]，melO (tyrosinase)[8]，sodM (Mn superoxide dismutase)[9]，TEF1 (transcription enhancement factor)[10] 等が開発されてきた．筆者らは，新たに得られた麹菌 EST ならびにゲノム情報を利用して，温度誘導型プロモーターである hsp30 (heat shock protein) のプロモーターを開発した．hsp30 は，培養温度 37℃ および 42℃ における EST ライブラリーから，最も高い発現頻度 (138/3,500) を示すクローンとして発見された．本遺伝子がコードするタンパク質は，既知の Aspergillus nidulans の hsp30 とアミノ酸配列上で約 65％ が一致した．ノーザンハイブリダイゼーションの結果から，25℃ ではほとんど転写されないが 40℃ で最大の転写活性を示し，30℃ から 40℃ への培養温度シフト後，30 分で最大転写量を与えることがわかった．GUS (β-glucuronidase) 活性をレポーターとして，転写開始点の 5' 上流−2045 bp からデリーション解析を行ったところ，−388～−284 bp の領域に熱ショックエレメント配列が存在することが判明した（図 IV.1.1.5）．本 hsp30 プロモーターは，構成的高発現プロモーターである TEF1 プロモーターと同等の転写活性を示し，しかも温度シフトに対する応答性が高いことから，麹菌による物質生産のための有用なツールとして期待される[11]．

e．2 次代謝遺伝子

麹菌の近縁菌である A. flavus には，有毒なアフラトキシンを生産する菌株が存在する．すでに A. flavus のアフラトキシン (AF) 生合成系遺伝子クラスターが解明され，約 70 kb の領域に 25 個の遺伝子が連続していることがわかっている．麹菌もきわめて類似性の高い遺伝子領域を保有することが明らかにされたため，Kusumoto らは，麹菌 A. oryzae 保存株 39 株について long-PCR 法によって AF 生合成系遺伝子クラスターの存在を調査し，クラスターを全域保有する株 (group 1)，一部欠損株 (group 2)，ほぼ全域欠損株 (group 3) の 3 グループが存在することを明らかにした[12]．A. oryzae は，AF 生産条件での培養を行っても，AF は検出されない．麹菌ゲノム配列が完了したことから，Tominaga らは，A. flavus の AF クラスター領域と A. oryzae RIB 40 の AF クラスター類似領域を比較し，各遺伝子がコードするタンパク質が推定アミノ酸配列上 87～99％ 一致するが，クラスター中の norB および cypA のプロモーター領域および 5' 領域の欠損，aflT の 257 bp 領域の欠損，aflR および AflJ のプ

麹菌におけるアフラトキシン生合成類似遺伝子のクラスター

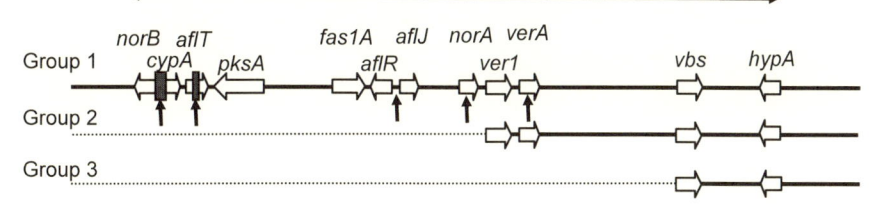

図 IV.1.1.6 麹菌のアフラトキシン生合成系に類似した遺伝子クラスターの概要
↑：*A. flavus* の AF 合成系クラスターに比較して，見出された変異．*A. oryzae* の類似遺伝子クラスターは，第 3 染色体のテロメア近接領域に位置している．

ロモーターの転写因子結合部位の塩基置換，*norA* のフレームシフト変異，*verA* のアミノ酸置換の多変異の存在を明らかにした．また，*A. oryzae* 保存菌 221 株について，AF クラスターの存在を調査し，group 1：58％，group 2：37％，group 3：4％，その他：1％であることを示した．さらに RT-PCR 法によって，クラスターの主要遺伝子の転写産物が検出されないことを明らかにした．この結果から，*A. oryzae* 菌株は，AF 生合成系類似の遺伝子クラスターを保有するが，転写制御領域に多数の変異が蓄積していて，転写が起こらないため，AF を生産しないであろうと推察している．さらに安心のためには，クラスターを欠損する group 2, 3 に属する実用株を検索し，用いることが重要であると結論している[13]．

本項では，現時点での麹菌のポストゲノム研究の例の一端を紹介した．麹菌ゲノム配列が解明されたことにより，マイクロアレイ技術を利用して遺伝子発現の網羅的解析や高発現遺伝子を定量的に検索することが可能となり，新規の高機能プロモーターの開発が可能となった．一方，麹菌の AF 非生産性を遺伝子配列の観点から証明し，醸造微生物としての安全性が遺伝子の面から示された．このように，ゲノム情報はこれまでの微生物に関する遺伝学的，分子生物学的研究をより定量的かつ明瞭なものにし，技術開発をより促進するツールとして有用なものであるといえる． 〔柏木 豊〕

文　献

1) 村上英也：麹学，pp.57-58，日本醸造協会，1986．
2) M. Machida, et al.: *Nature*, **438**, 1157-1161, 2005.
3) 町田雅之：キノコとカビの基礎科学とバイオ技術，pp.502-507，アイシーピー，2002．
4) H. Maeda, et al.: *Appl. Microbiol. Biotechnol.*, **65**, 74-83, 2004.
5) S. Tada, et al.: *Mol. Gen. Genet.*, **229**, 301-306, 1991.
6) T. Minetoki, et al.: *Curr. Genet.*, **30**, 432-438, 1996.
7) T. Toda, et al.: *Curr. Genet.*, **40**, 260, 2001.
8) H. Ishida, et al.: *Appl. Microbiol. Biotechnol.*, **57**, 131-137, 2001.
9) H. Ishida, et al.: *Biosci. Biotechnol. Biochem.*, **68**, 1849-1857, 2004.
10) N. Kitamoto, et al.: *Appl. Microbiol. Biotechnol.*, **50**, 85-92, 1998.
11) 柏木 豊ほか：特許第 3743803 号，2005．
12) K. Kusumoto, et al.: *Curr. Genet.*, **37**, 104-111, 2000.
13) M. Tominaga, et al.: *Appl. Environ. Microbiol.*, **72**, 484-490, 2006.

1.2 かびの遺伝子発現制御技術（遺伝子破壊）

a. かびと食品産業

かびは抗生物質の生産や食品色素の生産など有用物質の生産に古くから使われている．特に食品製造産業分野では発酵食品の生産にかびを利用してきている．東アジアではかびを用いた食品は非常に種類が多く，特に日本の醸造食品産業では麹かびが広範に利用され，清酒，味噌，醬油など多くのものが作られていることは世界的によく知られている．これらの生産には，*Aspergillus oryzae*, *Aspergillus sojae*, *Aspergillus tamarii*, *Aspergillus awamorii* 等が使われる[1]．

一方，かびの中には好ましくない性質に係わる遺伝子を有しているものがある．特に人間や動物の健康に有害な物質，つまりマイコトキシン（かび毒）を生産するものがあり，300種以上のかび毒が報告されている[2]．かびは一般に貧栄養条件でも旺盛な増殖能力を示すため，貧栄養条件における物質生産系としての産業利用が期待されているが，かび毒の生産はこれらの有効利用の大きな障害になっている．したがって，好ましくない．しかし，かび自体の生育に直接関与しない遺伝子または遺伝子領域をかびゲノムから完全に除去できれば，かびを用いた安全な物質生産系の構築が可能になると予想される．

b. 遺伝子領域除去技術のアウトライン

遺伝子破壊という場合，①遺伝子挿入（gene insertion）変異，および②遺伝子置換（gene replacement）変異のいずれかを示す[3]．遺伝子挿入変異では，まず破壊ベクターとして，選択マーカーおよび破壊したい標的遺伝子領域を含むプラスミドを構築する．その後，破壊ベクターの標的遺伝子領域を制限酵素で1箇所切断して線状にした後，かびに形質転換し，標的遺伝子にプラスミド全体が挿入された変異株を得る．この場合，染色体上にコーディング領域の3′遺伝子領域または5′遺伝子領域が欠けた2つの不完全な遺伝子が形成し，その結果，標的遺伝子の機能が欠失または顕著に損なわれた遺伝子破壊株が得られる．この方法では，1回の相同組換えでプラスミドが導入されるため目的の破壊株が比較的得られやすいが，ゲノム上にコーディング領域断片が残るため，遺伝子機能を完全に破壊できない可能性がある．

完全に遺伝子機能を破壊するには，遺伝子置換法を用いて標的遺伝子領域を完全に除去する．導入カセットとして，選択マーカーを挟んで両側に，標的遺伝子の外側の5′側および3′側の遺伝子領域をそれぞれ1kb以上の長さになるように繋げたものを作る．形質転換によって，5′側および3′側のDNA配列とゲノム上の標的遺伝子の外側の相同領域とで2回，相同組換え（2回交差）が起こり，その結果，ゲノム上の標的遺伝子が選択マーカーに完全に置換した遺伝子破壊（除去）株が得られる．この方法では目的の遺伝子を完全に除去できるが，2回の相同組換えが必要なため，目的とする破壊株が得られる確率はきわめて低くなる．

c. かび遺伝子組換えにおける問題点

遺伝子組換え技術の進歩により，大腸菌から哺乳動物までの多くの生物で遺伝子破壊が可能となっている．しかし，かびには以下のような種の問題があるため，他の生物より遺伝子研究が遅れてきた．

① ドミナント選択マーカーが少ない： かびでは従来，形質転換の選択マーカーとして栄養要求性マーカー（*niaD*, *pyrG*, *argB*, *sC* など）が使われてきた[4]．しかし，これらを利用するには，宿主株にあらかじめ栄養要求性変異が導入されていることが必要で，環境中または産業利用されているかびを直接宿主として利用することができなかった．一方，薬剤耐性マーカーは宿主の作出が不要なドミナントセレクションマーカーとして有用であるが，かびに効く薬剤は少ない．近年，日本のグループがピリチアミンが麹かびの増殖を阻害することに着目し，麹かびのピリチアミン耐性変異株を解析することによってピリチアミン耐性遺伝子（*ptrA*）マーカーを開発した[5]．ピリチアミンを含む培地で培養すると *ptrA* を含む形質転換体を選抜でき，近年世界でも広く使われだしている．しかし，種々の遺伝子改変を行うためには，もっと多くのドミナント選択マーカーの開発が望まれている．

② 形質転換効率が低い： かびの形質転換では

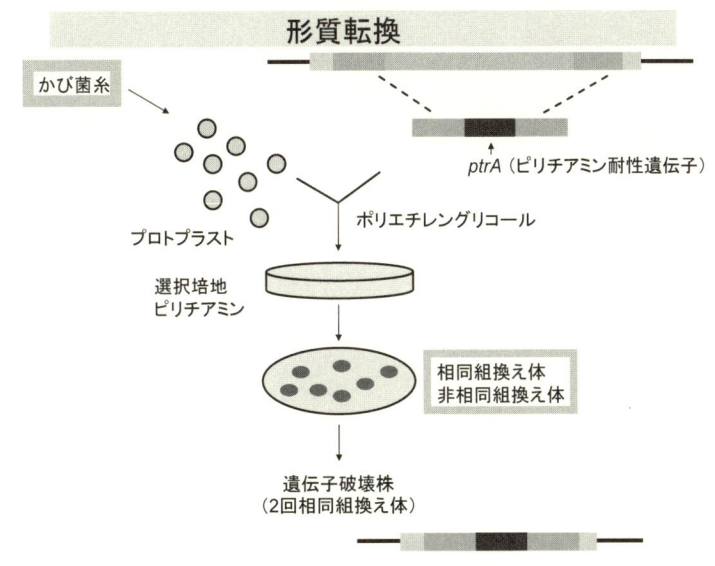

1.2 かびの遺伝子発現制御技術（遺伝子破壊）

図 IV.1.2.1　かびの形質転換
かび菌糸からプロトプラストを調製し，ポリエチレングリコール存在下でピリチアミン耐性遺伝子（*ptrA*）を含む遺伝子カセットで形質転換する．ピリチアミンを含む選択培地に生えてきたかびの中から，相同組換えが2回起こって標的遺伝子が *ptrA* 遺伝子に置換した変異株を PCR を用いて選抜する．

通常，菌糸を細胞壁溶解酵素処理して得られるプロトプラストに，ポリエチレングリコール存在下，DNA 断片を取り込ませ，染色体上に DNA 断片が導入された形質転換体を選抜する[6]（図 IV.1.2.1）．かびの形質転換効率は大腸菌や酵母に比べてきわめて低く，$1\ \mu g$ の DNA を用いてせいぜい 10〜20 個の形質転換株しか得られない．また，エレクトロポレーション法を用いても，かびでは形質転換効率の顕著な改善はみられないことが報告されている．

③ **相同組換え頻度が低い：** かびを含め真核生物では，非相同組換えに対して相同組換え頻度が低い．つまり，選択培地で生えてきた形質転換体の多くは，導入遺伝子とは異なる配列または部分的にしか似ていない配列において交差した非相同組換え体である．特に，遺伝子置換による遺伝子破壊では 2 回の相同組換えが必要であるため，目的の置換体の割合はきわめて低くなる．筆者らの経験では，得られたピリチアミン耐性変異株の中で目的とする遺伝子破壊株の割合は通常 1％ 以下であった．

④ **強固な細胞壁を有する：** 選択マーカーで選抜した形質転換体の 1％ 以下が目的の破壊株（つまり遺伝子除去株）とすると，目的の破壊株を簡便かつ正確に選抜する方法が必要となる．宿主株と比べて破壊株が特徴的な形態変化や色素生産を示す場合や，破壊した遺伝子の機能があらかじめ予想できている場合には，比較的容易に目的とする破壊株を選抜できる．しかし，顕著な変化を示さない場合や遺伝子機能の予想がつかない場合には，破壊株の選抜はきわめて困難となる．その場合には，形質転換体の遺伝子構造の変化を直接調べることが，目的の遺伝子組換え体を選抜するための最も確実な方法となる．

遺伝子構造の変化を検出するには PCR が最も簡便な方法であり，大腸菌や酵母では，菌体を直接 PCR 溶液に添加し PCR を行う，いわゆる「コロニー PCR」が一般的に用いられている．しかし，かびでは強固な細胞壁があるため，菌体や胞子を直接 PCR 溶液に加えても PCR 産物は得られない．そのため，かび菌体から DNA 変化を溶出するために種々の工夫がなされてきた．中でも熱処理による DNA 溶出については種々の報告があるが，熱処理した DNA を用いた場合，PCR 産物の長さはせいぜい 2 kb までで，遺伝子破壊株の検出および遺伝子構造の確認には多くの場合不十分な長さである．近年，固体試料や植物性試料用の微量破砕機が開発され，これらの機器はかびの核酸溶出にも有用であ

ることが確認されてきている．その結果，かびにおいても「コロニーPCR」が可能になってきた．

⑤ 多核胞子を有するものがある： 麹かび (Aspergillus oryzae) の胞子の多くは多核である．つまり形質転換株の胞子の中には破壊株核と野生株核が共存するため，遺伝子破壊株の性状は表現系として表れにくい．そこで，「コロニーPCR」によって遺伝子構造の変化を調べる際には，目的遺伝子が欠失した株のみがPCR産物を生じるようにプライマー配列を工夫することが必要である．

筆者らは形質転換後に得られるピリチアミン耐性変異株のすべてについて遺伝子構造の変化を調べることによって，目的とする破壊株の選抜を行っており，実際にこの方法によって種々の遺伝子破壊株の作出に成功した．ここでは，Aspergillus flavus グループ (A. flavus, A. parasiticus, A. oryzae, A. sojae など) のかびを用いて筆者らが行っている遺伝子置換法について述べることとする．

d. 遺伝子破壊カセットの構築

遺伝子破壊を行うにはまず遺伝子破壊カセットを構築することが必要である[3]．

遺伝子破壊カセットを作るには，プラスミド中で必要な遺伝子断片を連結して構築する方法[7]とPCR産物を連結して構築する方法がある[8]．近年のPCR技術およびPCR酵素の進歩は目覚しいものがあり，ダブルジョイントPCR法を用いれば，3段階のPCR反応を行うだけで容易に破壊カセットを構築できる[8]．まず標的遺伝子の5′周辺領域 (約2 kb)，ピリチアミン耐性遺伝子 (ptrA，約2 kb)，3′周辺領域 (約2 kb) をそれぞれフィデリティーの高いPCR酵素を用いて増幅する．その際，5′周辺領域の3′側相補鎖プライマーの5′にはピリチアミン耐性遺伝子の5′側に相補鎖の配列 (25～30 bp) を付加し，一方，3′周辺領域のPCRでは5′側のプライマーにピリチアミン耐性遺伝子の3′側の配列 (25～30 bp) の配列を付加しておく．PCR反応後，得られた各PCR産物の濃度を電気泳動で見積もり，2回目のPCR反応では，それぞれの量比が1:3:1になるように反応液に添加して，新たなプライマーは添加せずにPCR反応を行う．これによって，遺伝子断片が種々の組合わせでハイブリダイズと伸長を繰返し，種々の長さの2重鎖断片が生じる．3回目のPCRでは，2回目で得られたPCR溶液を希釈してテンプレートとし，カセット全長にわたるPCR産物を得るためnested PCR (1組のプライマー対で増幅される標的配列の内側に第2のプライマーをデザインし，最初のPCRで増えた生成物を希釈してテンプレートとして2回目のPCRを行う2段階PCR法) を行う．PCR酵素によってはPCR産物の末端に新たにAが付加されることがあるので，プライマーの設計には，Tの次の配列から設計することが重要である．

カセット中，両側の相同遺伝子領域は1 kb以上あることが望ましく，筆者らは1.5から2 kbになるようにしている．ただし，570 bpの長さで遺伝子破壊をした際にも最終的に破壊株が得られたこともあり，したがって，極端に短くなければまずは破壊を試みるべきであろう．また，ダブルジョイントPCRで，十分量のカセットが得られない場合は，PCR条件の改良やPCR反応産物の濃縮が必要となる．いかにしても破壊株が得られない場合には，プラスミドを利用したカセット構造の構築も検討する価値があるかもしれない．プラスミドを用いて構築できれば，純度の高い遺伝子破壊カセットを大量に得ることができるという利点がある．

e. 形質転換法

形質転換にはプロトプラスト-PEG法を用いる．かびの菌糸から細胞壁溶解酵素によってプロトプラストを調製し，プロトプラストにポリエチレングリコール (PEG) 存在下で遺伝子破壊カセットDNAを取り込ませる．ピリチアミンを用いる場合には，かび由来のチアミンのもち込みをできる限り避けることが最も重要な点で，使用するかび胞子は使用前に0.05%以下のTween 80水溶液または水でよく洗浄しなくてはならない．また，培地はCD最小培地を用い，酵母エキスのような多量にチアミンを含む培地は適さない．

f. PCR分析のための迅速DNA抽出法

筆者らは，選択培地で得られた形質転換体から目的の遺伝子破壊 (除去) 株を選抜するために，PCRを利用し，用いて，遺伝子構造の変化を調べている．近年の微量破砕装置の進歩によってこの方

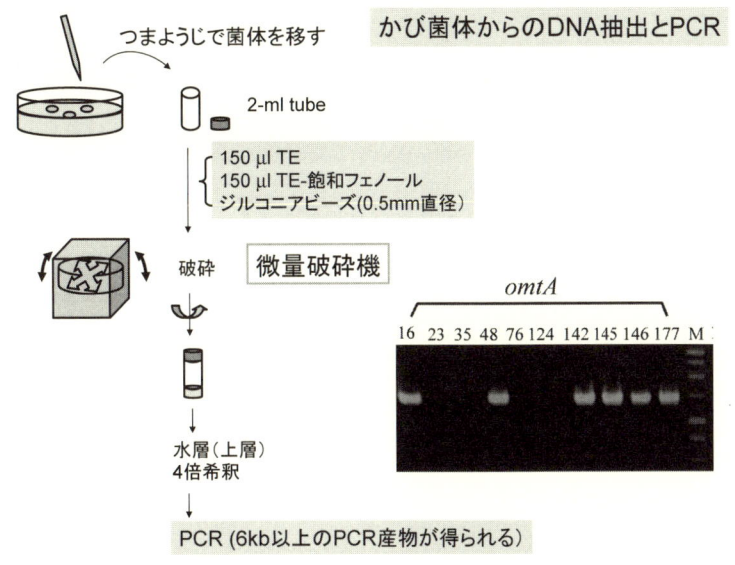

かび菌体からのDNA抽出とPCR

図 IV.1.2.2 PCR 分析のための迅速 DNA 抽出法
シャーレ上のかび集落から少量の菌体をつまようじ等で微量チューブに移し, ジルコニアビーズを加えてフェノール存在下, 破砕装置で破砕し, 遠心する. DNA を含む水層画分を希釈後, PCR 反応液に加え反応する. 変異株 23, 35, 76, 124 がアフラトキシン関連遺伝子 omtA を欠失していることが確認された.

法が可能となった.

まず, 選択培地で生育したピリチアミン耐性形質転換体の胞子を GY 寒天培地 (2% グルコース, 2% 酵母エキス, 2% 寒天) に接種・培養してマスタープレートを作る. 各集落から胞子を含む少量の菌糸をつまようじ等で採取し, 150 μl TE buffer が入った 2 ml 容量のチューブに加える (図 IV.1.4.2). さらに TE-飽和フェノール (150 μl) と, ジルコニアビーズ (直径 0.5 mm, 微量薬さじ 2 杯程度) を加え, 微量破砕装置を用いて処理する. チューブを氷上で冷却後, 4℃, 15,000 xg, 15 分間遠心し, DNA を含む水層 (上清) を 4 倍に稀釈した後, 0.5 μl の希釈 DNA 溶液を, PCR 反応液 (終量 8 μl) に加え反応させる. 以上の方法で, 6 kb 以上の PCR 産物も再現性高く検出できる. 100 個程度のかび菌体の DNA 溶出は 2 時間程度で完了する[7].

g. 形質転換体の純化

かび胞子は多核胞子を含むため, 菌の純化が必要となる. A. parasiticus では, PCR を用いて選抜した変異株を, 単胞子分離と継代培養を 3 回繰返すことで純化できるが[7], 麹かび (A. oryzae) の胞子は多核胞子の割合がきわめて高いため, わずかに含まれる単核胞子を分離して調べることが必要となる. 具体的には, 変異株の集落から胞子を調製し, 単核胞子しか通せないような小さなポアサイズの膜を用いて胞子液を濾過し, 濾液をさらに寒天培地に広げる[9]. かびの胞子サイズは含まれる核の数によって異なるため, ポアサイズの異なる膜によって単核胞子だけを調製することが可能である. こうして得られたかび集落について, PCR で遺伝子構造を確認しながら単胞子分離と濾過を 3 回以上繰返すことによって, 変異株を純化する.

h. 遺伝子領域欠失の確認

遺伝子破壊が目的の遺伝子の領域で確実に起こっていることを確認するためには, サザン法および PCR を用いる. サザン法では, プローブとして ptrA など選択マーカー遺伝子を用いることによって, ゲノム中にカセットがいくつ導入されているかがわかる. PCR では, プライマーを標的遺伝子内部で設定した場合には形質転換株では PCR 産物が得られないことから, 遺伝子の欠失が確認できる. また, ゲノム上の種々の配列に対応してプライマーを設計し, PCR を行うことによって, 目的の遺伝

子領域に確実に選択マーカーが導入されていることが確認できる[7].

以上の方法により,通常,約1週間で目的とする遺伝子破壊株が得られる.遺伝子の機能を解明するためには,破壊株と野生株について形態や酵素活性,培地依存性等,種々の形質の違いを検討する.さらにその形質の変化が遺伝子破壊によることを確認するためには,除去した遺伝子領域DNA断片を破壊株に形質転換して戻し,得られた株がもし野生株と同じ形質に回復すれば,その遺伝子がその形質に関連することの証明になる.

麹かびゲノムプロジェクト等により,種々のかびにおいてゲノムの全塩基配列が明らかになってきている.ここで記した方法は,様々な遺伝子機能の解明に極めて有用である.かびを利用した有用物質の生産およびその産業利用が進むことを期待する.

〔矢部希見子〕

文　献

1) 上田成一:食品のかび汚染と危害(宇田川俊一編), pp.25, 幸書房, 2004.
2) 宇田川俊一:食品のかび汚染と危害(宇田川俊一編), pp.83-110, 幸書房, 2004.
3) R. Mortensen: Current Protocol in Molecular Biology (F. M. Ausubel, et al., ed.), 9.15.1-9.15.10, John Wiley & Sons, Inc. 1999.
4) J. S. Horng, et al.: *Mol. Gen. Genet.*, **224**, 294-296, 1990.
5) T. Kubodera, et al.: *Biosci. Biotechnol. Biochem.*, **64**, 1416-1421, 2000.
6) K. Gomi, et al.: *Agric. Biol. Chem.*, **51**, 2549-2555, 1987.
7) Y. Wen, et al.: *Appl. Environ. Microbiol.*, **71**, 3192-3198, 2005.
8) J.-H. Yu, et al.: *Fungal Genetics and Biology*, **41**, 973-981, 2004.
9) S. Hara, et al.: *Biosci. Biotechnol. Biochem.*, **66**(3), 693-696, 2002.

1.3
麹菌の染色体構造

a. 麹菌ゲノムの解析

麹菌 *Aspergillus oryzae* は,わが国の伝統的な発酵食品である味噌,醤油,清酒等の製造に用いられる有用な糸状菌である.また,アミラーゼやプロテアーゼ等の食品加工用酵素や医療用酵素の生産菌としても重要である.本菌は,古来より産業で使われている菌であるが,一方でその生物学的な解明は,同様に発酵産業で用いられている酵母に比べて著しく遅れていた.その理由の一つとして,麹菌が有性世代を有しない不完全菌であるために,遺伝解析が困難であることが考えられる.

1980年代に入り,遺伝子操作技術が急速に発展する中で,麹菌の遺伝子導入に関する知見も報告されるようになった[1].そして,遺伝解析に替わる手法として,標的遺伝子破壊や遺伝子強制発現等によって新規遺伝子の機能を解明することが可能になった.このような状況の中で,産官学からなる麹菌ゲノム解析コンソーシアム(共同研究体)が組織され,麹菌ゲノムの全配列を解明して,保有する遺伝子の全容を明らかにする研究プロジェクトが開始された.

ここでゲノムとは,ある生物の遺伝子のすべて,すなわち全遺伝子情報を意味し,ある生物が有する染色体1組に含まれる遺伝情報のことである.ほぼすべての生物(RNAをゲノムの媒体とする一部のウイルスを除く)は遺伝情報がDNAにコードされているため,DNAの全塩基配列とも表現できる.また,染色体は,もともと大きな細胞からなる動植物の細胞内DNAが細胞分裂の際に凝集し,色素で染色されることに由来する用語であるが,近年ではDNAおよび結合タンパク質等から構成される複合体を指すようになった.多くの真核生物では,染色体を複数本保持することが知られている.本稿ではある生物の有するすべてのDNAを総称的にゲノムDNAと表現し,これに対して個々の染色体分子に由来するDNAを染色体DNAとした.

現在では観察技術や機器の発達によって,微生物である糸状菌や酵母についても,一部の種について

1.3 麴菌の染色体構造

は染色体を蛍光色素等で染色・観察できることが知られている．麴菌のゲノムDNAを特殊な電気泳動(パルスフィールド電気泳動：電圧印加の方向を規則的に変化させて行うDNAの電気泳動法の一種)で分離することによって，麴菌のゲノムDNAが複数本の染色体DNA分子から構成されることがわかっていた．しかし，正確な本数や各染色体のサイズについては不明であった．

b. 麴菌の染色体末端配列の解明

このゲノム全容解明では，まず麴菌のゲノムDNAを分離し，1ないし2kbpになるように超音波で細分化して，大腸菌プラスミドと連結してDNAライブラリーが作製された．このようなDNAライブラリーの作製法はショットガンクローニング法，略してショットガン法と呼ばれている．塩基配列の解明は，プラスミドに連結された麴菌DNAの各配列を片端から解読し，配列情報を連結していくことにより行われる．このショットガン法は，ゲノムDNAの全配列解明のためには必要不可欠である．しかし，本法では決定できないDNA領域もある．上述のようにしてショットガン法により得られた塩基配列情報に基づいて，共通配列を部分的に有する配列同士を連結する作業を大型コンピュータにより行い，連続した長い配列(コンティグ；contig)として算出させることにより，染色体DNA 1分子の配列を解明していく．原核生物である細菌のゲノムDNAは環状分子であるため，この方法によって決定できる．ところが，糸状菌等の真核生物の染色体は線状であるため，その最末端部分はプラスミドへの連結効率が低くなる．また，得られた配列情報のうちでいずれが染色体の最末端部分にあたる配列か，本方法では特定することができない．この染色体DNAの末端に存在する配列はテロメアと呼ばれる．

上述の理由から，麴菌のゲノム配列の全容を解明するためには，ショットガンクローニングに加えて，テロメア配列をあらかじめ解明しておくことが必要である．そこで，この未解明の麴菌テロメアDNAを分離して，配列を決定することが必要となった．麴菌の類縁糸状菌で，古くより遺伝学研究に実験生物として用いられている Aspergillus nidulans では，そのテロメア配列が決定されている[2]．その配列は，TTAGGGの6塩基を単位とした繰返し配列，約90～120塩基より構成されることが知られ，哺乳類で解明されているテロメア配列と，繰返し単位が共通している(ただし，哺乳類のテロメアは数キロ塩基の長大な繰返し配列である)．また，他の糸状菌，アカパンかび(Neurospora crassa)[3] やいもち病菌(Magnaporthe grisea)[4]等，これまでに知られている糸状菌類のテロメア配列は，A. nidulans と同じ繰返し配列であった(表IV.1.3.1)．したがって，麴菌でも同様の繰返し配列と予測された．

麴菌テロメア領域を取得するため，Bhattacharyyaらによる A. nidulans のテロメア解明の方法[2]を参考にした．このテロメア取得法を図IV.1.3.1に模式的に示した．以下に麴菌テロメア領域の取得について説明する．まず，麴菌のゲノムDNAをなるべく分断の少ない方法で分離・精製を行う．このため，麴菌菌体を細胞壁分解酵素で処理し，プロトプラスト(細胞壁を除去した細胞)にした．次にプロトプラストを低張液中で破裂させて，細胞内部を抽出し，タンパク質を除去することによってDNA

表 IV.1.3.1 各種生物のテロメア配列

種　名	繰返し単位	繰返し回数(サイズ)
Aspergillus nidulans	TTAGGG	4-22(91-134 bp)
Podospora anserina	TTAGGG	(200 bp)
Magnaporthe grisea	TTAGGG	22(132 bp)
Fusarium oxysporum	TTAGGG	18(124 bp)
Pestalotiopsis microspora	TTAGGG	20(120 bp)
Saccharomyces cerevisiae	TG$_{1-3}$	(0.2-0.4 kb)
Mammals	TTAGGG	(10-150 kb)
Tetrahymena thermophila	TTGGGG	(300 bp)
Kluyveromyces lactis	TCG$_2$AT$_3$GAT$_2$AG$_2$TATGTG$_2$TGT	

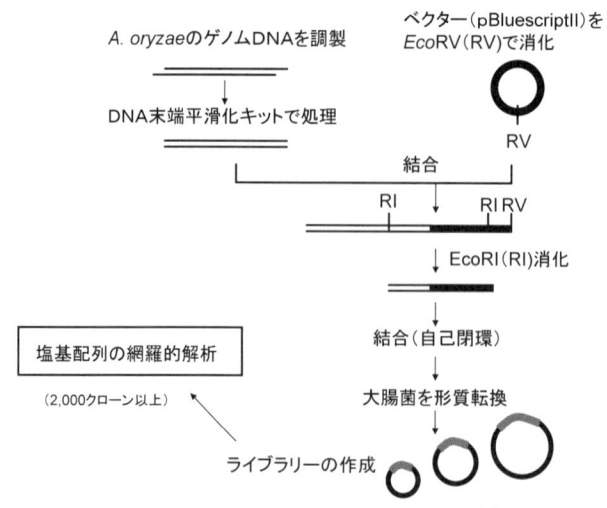

図 IV.1.3.1 末端ライブラリーの作成法[文献2]

を取得する．得られたDNAは，染色体DNAの各分子がほぼ完全な長さで取得できたと考えられ，その両末端はテロメアであることが期待できる．そこで，得られたDNAの末端（テロメアと考えられる部分）を平滑化する．平滑化する理由は，テロメアDNAの末端が1本鎖のDNAになっていることが哺乳類等で知られており，麹菌テロメアの最末端にも存在が考えられる1本鎖DNA部分を除去するためである．別途，大腸菌のプラスミドDNAをEcoRVという制限酵素で消化，切断して，平滑末端を有する線状プラスミドにする．先ほどの末端を平滑化した染色体DNAと，線状プラスミドを連結すると，プラスミドと染色体末端が直接結合した大きなDNA分子になる．この分子を適当な制限酵素（図IV.1.3.1ではEcoRI）で消化して，大腸菌が保有できるような小さなサイズにした後，自己閉環する．得られた環状プラスミドDNAの集合体は，各麹菌テロメア領域のみがプラスミドと結合した染色体末端ライブラリーとなる．

このようにして得られた染色体末端ライブラリーのプラスミド群について，麹菌DNA部分の塩基配列を片端から決定した．約2,000個のプラスミドの塩基配列決定の結果，およそ100個に1個の割合で，共通する繰返し配列を含む塩基配列が得られた．その配列は，TTAGGGTCAACAの12塩基を単位として，これが9～11回程度繰返す約110～140塩基の繰返し配列であった（表IV.1.3.2）．こ

表 IV.1.3.2 繰返し領域を含むクローンの繰返し回数とサイズ

クローン名	繰返し回数	繰返し領域のサイズ(bp)
TEL134	$11+\alpha$	135
TEL138	$9+\alpha$	114
TEL202	$11+\alpha$	135
TEL227	$11+\alpha$	136
TEL245	$10+\alpha$	127
TEL433	$9+\alpha$	118

の繰返し配列で興味深いのは，上述した既知の糸状菌のテロメア配列の繰返し単位がTTAGGGであったが，麹菌で得られた繰返し配列の単位は，そのTTAGGGを含み，新たにTCAACAが付加された配列であった．このことから，TTAGGGTCAACAを単位とした繰返し配列が麹菌のテロメアである可能性が考えられた．最初に得られた繰返し配列を含むDNAの塩基配列を図IV.1.3.2に示した．この配列の5′側が染色体の内部方向，3′側が末端方向になる．繰返し単位は末端側に連続しており，繰返し部分より染色体内部側には，同様の繰返し配列は発見されなかった．重複した配列を除くと，上述の繰返し配列を含む配列が8種類得られた．テロメア配列候補が約1％の割合でしか得られなかった理由として，染色体DNAを大腸菌ベクターと連結するまでに，染色体DNAが試験管内で混合攪拌によって分断され，染色体内部が露出したためと考えられた．

1.3 麹菌の染色体構造

A

```
5'-GCCACTCGATGAAGCATCGGTGCCTACATTCGTCGCAATCTGTTCAAGT
TCATCCAGCGATGTTTGTGGTCAAGGATTCAACAGACACTCAACGGGT
AACCACTCGTACCTACACCACTCCCACAGGTCCCCATTAGGGTCAACA
TTAGGGTCAACATTAGGGTCAACATTAGGGTCAACATTAGGGTCAACA
TTAGGGTCAACATTAGGGTCAACATTAGGGTCAACATTAGGGTCAACA
TTAGGGTCAGGGTCAACATTAGGGT
```

TEL134

B

図 IV.1.3.2 繰返し配列を含むクローン TEL134
A：クローン TEL134 の塩基配列．
B：麹菌テロメアの構造．

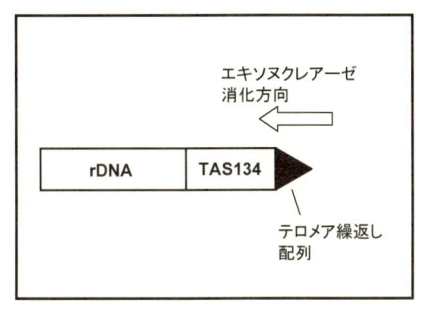

図 IV.1.3.3 エキソヌクレアーゼ消化試験の概要
TAS134 と rDNA は，BAL31 エキソヌクレアーゼ消化実験を行うと，染色体末端に近い DNA ほど速く分解消失する．この図では，エキソヌクレアーゼ消化によりテロメア繰返し配列，TAS134(TEL134 テロメアの隣接配列)，rDNA(リボゾーム RNA 遺伝子) の順に消失する．

このようにして麹菌のテロメア配列の候補と考えられる配列が得られたが，これが本当に染色体の末端に位置するかを確認する必要がある．このため，麹菌染色体 DNA のエキソヌクレアーゼ分解試験を行った．本試験の概要を図 IV.1.3.3 に示した．エキソヌクレアーゼは DNA を末端側から分解する酵素であり，調べる配列が染色体 DNA の末端に位置していると，本酵素による分解で，染色体 DNA の内部にある配列よりも速く消失する．このことを利用して，染色体末端配列かどうかを明らかにすることにした．エキソヌクレアーゼで麹菌染色体 DNA を処理し，経時的にサンプリングを行った．処理時間による TTAGGGTCAACA 繰返し配列の消失の速度を，テロメア隣接配列やリボゾーム DNA といった染色体内部に位置する配列の消失速度と比較した結果，これらの内在配列よりも繰返し配列の方が明らかに速く消失していた．したがって，TTAGGGTCAACA 繰返し配列は麹菌の染色体末端に存在するテロメアであることが明らかになった[5]．

麹菌テロメア配列は他の生物のテロメアと異なる固有の配列であり，同じ *Aspergillus* 属の *A. nidulans* や他の既知の糸状菌のテロメア配列，哺乳類等のテロメア配列に共通する繰返し単位 TTAGGG に 6 塩基 (TCAACA) が加わった新規な繰返し配列であった．*A. nidulans* で報告されたテロメア配列の場合，遺伝解析から染色体本数が 8 本と予想されており，テロメアは計 16 か所と考えられている．テロメアのすぐ内側の配列はテロメア隣接配列 (TAS；telomere-associated sequence) と呼ばれており，*A. nidulans* では 16 か所のテロメアのうち 8 か所は，繰返し単位だけでなくテロメア隣接配列も共通していることが明らかになっている[2]．一方，麹菌では，得られた 8 か所のテロメアの隣接配列は各々個別の配列であった[5]．また，麹菌のテロメア繰返し単位 12 塩基は，*A. nidulans* の同単位 6 塩基の 2 倍の長さであるが，その繰返し回数は逆に麹菌が *A. nidulans* の約半数であるため，両菌のテロメア領域の長さはほぼ同等であった．このことから，*Aspergillus* 属の菌のテロメアは，繰返し単位の配列が異なっても，テロメア領域の長さは 120 塩基程度の一定の長さとなるような共通の制御機構があることが考えられた．

麹菌ゲノム解析コンソーシアムにおける DNA 配列解明作業において，上述で明らかにされたテロメア繰返し配列と同じ配列が得られたため，8 か所の麹菌テロメア配列の知見もあわせて，合計 16 か所のテロメア配列が明らかになった．麹菌染色体の電気泳動による分析結果も考慮した結果，麹菌の染色体本数は 8 であることが確定された．ショットガン法による麹菌 DNA ライブラリーや同 BAC (バクテリア人工染色体) ライブラリー等の情報を駆使して，麹菌の全ゲノム解析が終了した[6]．今後，ゲノム情報から見出された約 12,000 個の遺伝子の機能解明と，遺伝子発現情報の醸造産業等への利用が急務となっている．

c. 麹菌テロメアの利用

麹菌のテロメア配列の解明により，ゲノム配列解明に加えて，麹菌における人工染色体の構築が期待

される。酵母では，染色体維持に必要なテロメア，セントロメアといった染色体制御機能装置が1980年台に分離されており，これらを組み合わせて人工的に染色体を作製できることが知られている[7]．真核生物の染色体DNAの維持，複製，分配が正常に行われるためには，染色体の両末端領域にあるテロメアと，染色体内部にあるセントロメアが必要となる．

テロメアは前述したように染色体末端の繰返し配列であるが，セントロメア（動原体とも呼ばれる）は染色体内部に存在し，生物種によって領域の長さや配列が異なることが知られる．たとえば，哺乳類のセントロメアは，約80〜170塩基を単位とする繰返し配列を含む，数メガ塩基に及ぶ長大なDNAである．一方，出芽酵母 Saccharomyces cerevisiae では約130塩基と短い．分裂酵母 Shizosaccharomyces pombe では，約40〜100 kbの大きな逆向き反復配列である．麹菌では，解明されたゲノム配列中にセントロメア領域は含まれていないと考えられており，その解明は今後の課題である．

出芽酵母では，テロメアを付加したベクターを染色体に挿入することによって，その部分で染色体が分断することが知られている[8]．これは，挿入されたテロメア配列が染色体末端と細胞に認識されたためと考えられる．この現象を利用すると，染色体を自由に分断加工し，親株とは染色体型の異なる株が作出できる．さらに，染色体の不要な領域を除去して，必要な領域のみ揃えた最小染色体構成を有する菌株を作出することができ，染色体の機能解明といった生命科学の基礎研究や，物質生産用宿主に利用できる．そこで，解明された麹菌テロメア配列を染色体加工のツールとして使用可能であるか検討するため，麹菌テロメア付加ベクターが作製された．その構造を図IV.1.3.4に示した．ベクターIはテロメアの一つTEL 134（約600 bp）が1コピー連結されたもの，ベクターIIは2コピー連結されたものである．ベクターIIを麹菌に導入すると，連結されたテロメア配列が細胞内で染色体末端と認識されれば，図の下方にあるような線状DNAとして自律複製することが期待される．また，ベクターIの場合は染色体に組込まれ，分断が発生することが考えられた．そこで麹菌にプロトプラスト-PEG法によりこれらのプラスミドを導入した結果，予想と異なり導入後にはベクターI，IIともに染色体内に多コピーで組込まれることが明らかになった．酵母のような染色体分断が生じたか，今後解明が必要である．また，これらのテロメア付加ベクターによる遺伝子導入効率を，市販の麹菌染色体組込みベクターを用いた場合と比較したところ，4〜12倍程度の高効率であった（表IV.1.3.3）．また，テロメア付加ベクターによる遺伝子導入では，導入後の遺伝子は世代交代後も安定に保持されており，染色体組込み型ベクターの長所を有していた．このことから，作製した麹菌テロメア付加ベクターは，組込み型でありながら遺伝子導入効率が高く，多コピーで遺伝子を安定に導入することが可能であり，麹菌遺伝子

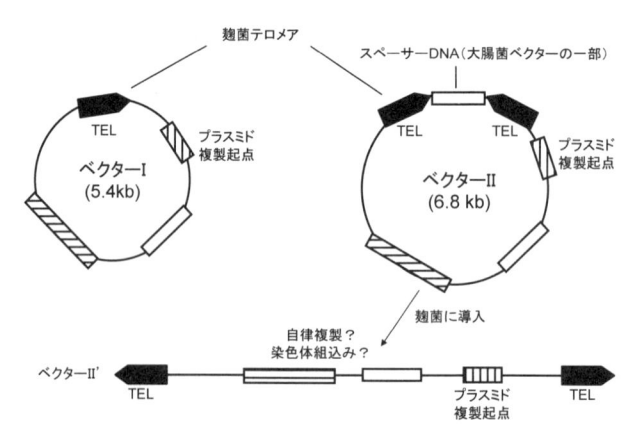

図 IV.1.3.4　麹菌のテロメア付加ベクターの構造
テロメア付加ベクター2種類の構造を示した．ベクターII'は，ベクターIIのテロメアが染色体末端と認識された場合に想定される細胞内での構造を示した．

表 IV.1.3.3 麴菌テロメア付加ベクターの遺伝子導入効率

ベクター	遺伝子導入効率 (cfu/μg)
pPTR I （組込み型）	0～ 2.7
Vector I （テロメア1コピー）	10～ 33
Vector I （テロメア2コピー）	12～ 14
pPTR II （糸状菌の複製型プラスミド）	630～780

機能解明や新菌株育成のための有用な遺伝子導入ツールと考えられる．

以上のように，麴菌の染色体構造が解明されつつあり，得られた知見に基づいた麴菌の新たな育種技術開発に係わる研究が進行している．将来，麴菌の染色体構造や遺伝情報を駆使した有用物質生産が期待される． 〔楠本憲一〕

文　献

1) K. Gomi, et al.: *Agric. Biol. Chem.*, **51**, 2549-2555, 1987.
2) A. Bhattacharyya, E. H. Blackburn: *Nucleic Acids Res.*, **25**, 1426-1431, 1997.
3) M. G. Schechtman: *Gene*, **88**, 159-165, 1990.
4) M. L. Farman, S. A. Leong: *Genetics*, **140**, 479-492, 1995.
5) K. Kusumoto, et al.: *Appl. Microbiol. Biotechnol.*, **61**, 247-251, 2003.
6) M. Machida, et al.: *Nature*, **438**(7071), 1157-61, 2005.
7) A. W. Murray, J. W. Szostak,: *Nature*, **305**(5931), 189-93, 1983.
8) Y. H. Kim, et al.: *Methods. Mol. Biol.*, **349**, 103-115, 2006.

1.4
麴菌ポストゲノム研究におけるジーントラップ法

a. 麴菌ポストゲノム研究の課題

麴菌ゲノム解析の詳細についてはIV.1.1節に詳しく述べられている．ここでは，近縁菌などと比較した麴菌の基礎生物学とポストゲノム研究の課題について述べる．

麴菌 *Aspergillus oryzae* は味噌，醬油，日本酒等の醸造に欠かせない，日本を代表する産業微生物である．近年，麴菌の全ゲノム配列が，産学官のコンソーシアムにより明らかにされた[1]．同時にゲノム配列が発表された同じ *Aspergillus* 属菌のモデル糸状菌である A. nidulans では基礎的な研究の蓄積によって多数の変異株が取得され，その遺伝子の染色体上の配置は詳細な遺伝子地図上に記載されて公開されている（http://aspergillus-genomics.org/）．*A. nidulans* においてこのような研究基盤の整備が可能となったのは，A. nidulans が有性生殖を行うため，交配による遺伝学的な解析が可能であることによるところが大きい．一方，麴菌 A. oryzae は有性世代がみつかっていないため，これまで遺伝学的解析が進んでいなかった．加えて，麴菌はモデル生物ではなく，実用産業微生物であるため，その研究の多くは食品用酵素や，発酵プロセスの解析等，製品の製造に直結するような応用開発型の研究課題が優先的に進められてきた．それ故，たとえば，各々の遺伝子に対応する変異株の体系的な蓄積がほとんど成されていない等，生物としての麴菌の生理機能の根幹の解明に係わるような基礎基盤的研究は A. nidulans やモデル生物として長い歴史をもつ糸状菌である *Neurospora crassa* に比べて遅れている．

今や麴菌を利用する産業は伝統的醸造産業に留まらず，麴菌の優れた物質生産能と，千年の食経験に裏打ちされた高い安全性から海外バイオ企業の関心も高まっている．しかし，新産業展開への応用研究の屋台骨を支えるべき麴菌基礎基盤研究の土台は他の糸状菌に比しても強固であるとはいえ，この分野の強化が望まれる．麴菌ゲノム配列の解析は，このような現状を一気に打破し，麴菌の基礎生物学を推し進めるものと期待されたが，ゲノム情報からの

コンピュータ予測によって予想される遺伝子数約12,000個のうち約半数は機能不明の配列であり,また,コンピュータによる配列予測は万能ではなく,生きた麴菌を対象とした実験によるデータの補完が今後の重要課題として残されている.麴菌ゲノム情報が公開された今となっては,そのような機能不明遺伝子からの有用遺伝子の探索は,資金力や人材に富む海外巨大バイオ企業等も精力的に研究を進めている.海外企業に先んじて,データの公開を基本とする大学や公的研究機関による遺伝子機能の確定を急ぐことは,ひいては日本の伝統産業の保護育成にもつながる.

b. 他の糸状菌,酵母におけるポストゲノム網羅的遺伝子機能解析

機能不明遺伝子の機能を解析する実験手法として,その遺伝子を破壊して得られた変異株の表現形から遺伝子機能を推定する遺伝子破壊実験(ジーンターゲッティング)が,多くの生物で研究されている.ジーンターゲッティングとは読んで字のごとく,狙った特定の遺伝子を破壊する手法である.本手法は,「相同な配列をもつDNA断片は互いに交差し,相同組換えを起こす」という現象を利用している.一般的に行われているジーンターゲッティングの場合は,遺伝子内の特定配列を別の配列(一般的には選抜マーカー遺伝子)と置換し抜き去ることにより行われるが,その際,マーカー遺伝子の外側両端に置換したいターゲット配列の外側両端と相同な配列を配置することにより,前後2回の相同組換えを起こさせる.このような現象を起こさせるため,ジーンターゲッティングによる遺伝子破壊株の作成には,個々の遺伝子のクローニングと,両端にそのターゲット遺伝子と相同部分をもつような破壊用カセットの作成が必要であり,これは非常に手間暇がかかる上,高度な知識も要求される.それ故,これまでは個々の研究者が自分の対象とする遺伝子について一つ一つ破壊株を作成するというのが一般的であった.しかし,昨今のゲノム解析にはじまる網羅的研究の流れで,破壊株もまた,網羅的に取得する方向に向いている.相同組換えによる遺伝子破壊が容易な酵母では全遺伝子の95%にあたる約6,000個を破壊した破壊株セットが作成され,研究者の求めに応じて配布可能な状態にある.しかしながら,遺伝子破壊が容易な酵母においても,網羅的な破壊株セットの作出には多数の研究グループの連携が必要であったことは銘記すべきである[2].

また,麴菌と同じ糸状菌である *N. crassa* では,野生株では相同組換え効率が低いものの,埼玉大学の開発した *ku70, 80* 破壊株[3]によって相同組換え効率が上昇したため,この株を用いて世界的に協同して遺伝子破壊株セットを作成するとの動きが早くも噂される.また,*A. nidulans* においても,研究集会などでそのような網羅的な遺伝子破壊株セットの作成についての研究連携が話題に上っている.

c. 麴菌ポストゲノムにおける網羅的遺伝子機能解析の可能性

1) タギング

一方,麴菌においては,*N. crassa* と同様の方法で相同組換え効率を上昇させた株が企業により作成された[4]ものの,特定の遺伝子群に目標を絞った研究プロジェクトが,それぞれの研究グループにより個別に進められている現況である.オールジャパン的に全遺伝子を破壊し,データを公開,共有するような大規模プロジェクトは具体化されていない.

そのような状況下で,麴菌ポストゲノム研究の重要課題である網羅的機能未知遺伝子解析研究を海外企業の攻勢に対抗して実施できる次善の策として,現実的な研究方針はなんであろうか.

比較的小規模な研究勢力であっても,機能未知遺伝子をある程度網羅的に取得し,機能を探ることのできる手法として,古典的手法ではあるがタギングがあげられる.タギングとは細胞外からベクタープラスミドやT-DNAをゲノム内に挿入する,あるいは核内でトランスポゾンの転移反応を起こさせるなどして,ランダムにゲノム内にDNA断片の挿入を起こし,挿入部位のDNA配列を分断することによって,たまたまそこに遺伝子が存在すれば遺伝子破壊が起こり,変異を起こさせる,という実験手法である.挿入断片が1コピーであれば,原理的には,変異株の表現形とDNA断片挿入部位の遺伝子機能は1対1に対応するため,当該遺伝子に遺伝子ファミリー等による機能的なリダンダンシーがなければ,新規遺伝子の発見とその機能推定を一度に行うことが可能である.さらにベクター挿入の場合は挿入断片上の大腸菌 *ori* や選抜マーカーを利用し,

プラスミドレスキュー法によって，直接，表現形に係わるゲノム上の遺伝子断片を取得することも可能である．

一つの遺伝子ごとに破壊用カセットをオーダーメイドで作成せねばならないジーンターゲッティングと違いタギングの場合は，必要なベクターは1種類，あるいはせいぜい数種類のベクターを併用することで事足りるため，ベクター作成に係わるコストはジーンターゲッティングによる網羅的遺伝子破壊実験よりも格段に抑えることができる．そのため，個々人の研究者でもかなりの量の破壊株を取得し機能を解析できるメリットがある．また，実験操作としては1種類のベクターを用いた形質転換実験そのものであり，ポスドクや大学院生をもたない研究室においても実験助手によるルーチン化を図ることができる．

一方，デメリットとしては，DNA断片挿入の影響ではない，スポンテニアスな変異による表現形が観察されることもしばしばであることがあげられる．たとえば，麹菌の場合は，形質転換実験にプロトプラストを用いる場合が多いが，プロトプラスト化するだけでも形質に変異が生じる場合がある．ベクターの種類によっては多コピーの挿入が起こる場合があるが，複数箇所にベクターの挿入が起きた場合は後の解析が難しいため，そういった株を排除するためのスクリーニング実験が別途必要となる．また，いわゆるジャンク領域といわれるゲノム内の機能をもたないと想定されている部分にベクターの挿入が起きた場合においては，表現形が出ないにもかかわらず，形質転換体としてはマーカー遺伝子により選抜されてくる，など複数の問題点があげられる．そのような問題解決のためには遺伝子コード領域内にDNA断片の挿入が起こり，遺伝子破壊が起こった株を選択的に取得できる方法を考案する必要がある．その一つの解決策が一連のジーントラップ法である．

2) ジーントラップ法の概要

ジーントラップ法はタギングの一種であるが，それによってもたらされる情報はタギングそれ自体よりも多くの物が含まれる優れた手法である．また，そのため，使用するベクターはマーカー遺伝子以外に，様々な機能をもつ配列を載せて作成されている．

ジーントラップベクターはレポーター遺伝子を発現させるプラスミドから，レポーター遺伝子発現用のプロモーターを除いた物を基本とする．このようなベクターを非相同組換えにより，ゲノム内のランダムな位置に挿入すると，たまたま，内在の遺伝子のプロモーター直下に正方向に挿入が起きた場合にのみ当該プロモーター活性によりベクター上のレポーター遺伝子の発現が起こる．この基本形を別途プロモータートラップと呼ぶ場合がある．この基本型の派生型として，プロモーターのみならず開始コドンを欠いた物，それらの読み枠を1塩基ずつずらした3種類のベクターを混合した物，開始コドンの前方，あるいは開始コドンを欠いた5′末にスプライス受容配列を付加した物，あるいはスプライス供与配列と受容配列双方を付加した物，等が様々な生物用に開発されてきた．これらの派生形は，遺伝子内に挿入されたときの読み枠や，挿入位置がイントロンであるのかエキソンであるのかの影響をキャンセルすることにより，プロモーター活性のみならずコード領域のどこに入ってもその配列をトラップできることから，ジーントラップと呼ばれる．これまでに多くの生物用にジーントラップベクターが作成されているが，麹菌用ジーントラップベクターとして報告のある物は1種類のみである[5]．麹菌用ジーントラップベクター pPTR-EGFP1（図IV.1.4.1）はレポーター遺伝子に改良型緑色蛍光タンパク質遺伝子 egfp を用い，egfp 開始コドン前方にスプライス受容配列を付加したものがピリチアミン耐性ベクター上に配置されている．このベクターをスプライ

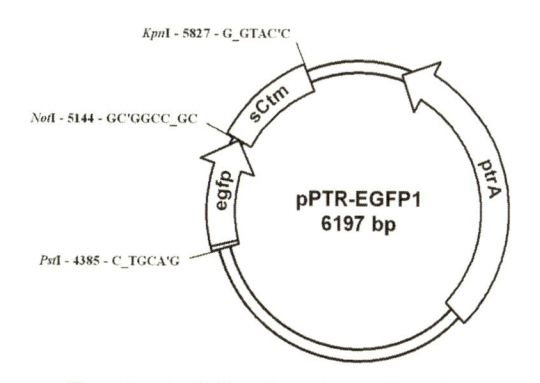

図 IV.1.4.1 麹菌用ジーントラップベクター
egfp：緑色蛍光タンパク質遺伝子，sCtm：A. nidulans sC 遺伝子ターミネーター配列，ptrA：麹菌ピリチアミン耐性遺伝子．

ス受容配列前方のPst Iサイトで制限酵素処理にて切断し，直鎖上プラスミドとして麹菌の形質転換実験に用いる．

このベクターが，①ゲノム内在のプロモーター配列の直下流，あるいは②内在遺伝子のイントロン，あるいは③エキソンに読み枠が合った状態，で正方向に挿入された場合にレポーター遺伝子 *egfp* が発現し，緑色蛍光が観察される．また，レポーターの発現制御は，その挿入の起こった配列のプロモーターに依存するため，その遺伝子発現の時期，部位，組織特異性等を反映する．一方で，ベクターの挿入がゲノム内のジャンク領域に起きた場合はレポーター遺伝子 *egfp* の発現はない．そのためピリチアミン耐性で選抜された麹菌のうちEGFP由来の緑色蛍光をもつものを選抜すれば，その株は何らかの遺伝子が破壊されて，代わりにEGFPが発現している株であるといえる．ただし，挿入箇所によって，元々の内在遺伝子のコードするタンパク質とレポーター遺伝子の融合のされ方によっては，必ずしも null 変異とはならず，部分的，あるいは完全に元のタンパク質の機能を保持している場合もありうる．その場合は破壊株としての表現形はみられないことになる．この麹菌用ジーントラップベクターを用いて，実際にそれまで麹菌での報告がない新規遺伝子として尿素運搬体タンパク質遺伝子に相同性の高い遺伝子が単離された．

3）ジーントラップ法から派生したその他の関連手法

i）ポリAトラップ　ポリA付加シグナル，あるいはターミネーター配列を欠いたレポーター，あるいはマーカー遺伝子を用いることにより，遺伝子のコード領域をトラップすることができる．一般的なジーントラップとの相違点は，ジーントラップが，ゲノム内在のプロモーター活性によりレポーター遺伝子を発現させるのに対して，ポリAトラップは，ベクター上の発現プロモーターによりレポーター遺伝子が発現されるため，培養条件や組織特異性等の影響を受けず，コード領域内に挿入されて，内在のポリA付加シグナルによりレポーター遺伝子のmRNAが安定化されれば必ず発現が起こるという利点がある．デメリットとしては，本来発現していないシュードジーン内に挿入された場合でも，その遺伝子のポリA付加シグナルが機能を保っていれば，選抜されてしまうため機能をもっていない配列をトラップしてしまう恐れもある．そこで，ポリAトラップとジーントラップの両方の利点を生かすため，レポーター遺伝子をジーントラップに利用し，マーカー遺伝子をポリAトラップに利用する複合型のジーントラップベクターも開発されている．

ii）エンハンサートラップ　ジーントラップ，ポリAトラップがコード領域をトラップすることを目的とするのに対して，エンハンサートラップはプロモーターのシスエレメントとして発現調節に係わるエンハンサー領域をトラップすることを目的とする．具体的には，TATAボックス周辺の最小プロモーターのみをもつレポーター遺伝子発現ベクターをゲノム内にランダムに挿入し，挿入部位近傍にたまたまエンハンサー配列が存在した場合にのみ，最小プロモーターはそのエンハンサー配列の制御による発現強度で部位，組織，発生時期特異的，または構成的発現をするため，そのエンハンサー配列の制御様式に関する情報を取得できる．

iii）アクチベーションタギング　一般のジーントラップがDNA断片の挿入により挿入部位近傍の遺伝子の機能欠損変異を起こさせるものであるのに対して，アクチベーションタギングは，エンハンサートラップの逆を行う，つまり，プロモーター活性を正に制御するエンハンサー配列，あるいは転写因子結合領域などをランダムにゲノムに挿入することにより，たまたま挿入部位近傍に存在する遺伝子の発現を増大させることによって過剰発現，構成発現などを起こさせることにより変異株を得ることを目的とする．このような変異株の解析により，当該遺伝子の過剰発現株を作出した場合と同様の情報を得ることができる．

麹菌においては，ジーントラップベクターのみが報告されており，その他の関連手法用のベクターは未発表である．

迅速に利益を追求しなければならない企業の研究勢力による応用研究を主体とした産業微生物においては，直接に利益を生まない研究基盤の整備を大学や独立行政法人研究所等の公的な研究機関へ期待する声も大きい．モデル生物における大規模プロジェクトと違って，予算も人員も限られた中での網羅的

な基盤整備は非常に困難であるが，工夫次第ではジーントラップ法や関連各手法がこの分野に細く長く貢献できる可能性は高いであろう．　〔鈴木　総〕

文　献

1) M. Machida, et al.: *Nature*, **438**, 1157-1161, 2005.
2) G. Giaever, et al.: *Nature*, **418**, 387-391, 2002.
3) Y. Ninomiya, et al.: *Proc. Natl. Acad. Sci. USA.*, **101**, 12248-12253, 2004.
4) T. Takahashi, et al.: *Mol. Genet. Genomics*, **275**, 460-470, 2006.
5) 鈴木　聡ほか：食品総合研究所研究報告，**67**, 33-38, 2003.

1.5
パン酵母のストレス耐性

酵母は，パン生地の発酵や酒類の醸造等に欠かせない微生物である．酵母には様々な種が存在するが，パン生地発酵には主として，出芽酵母 *Saccharomyces cerevisiae* が用いられており，一般的にパン酵母と呼ばれている．パン酵母製造や製パン過程において，パン酵母は乾燥や高浸透圧，冷凍等，多岐にわたる複合的ストレスに曝されるため，パン酵母のストレス耐性獲得は製パン機能発現の上できわめて重要である[1,2]．

a.　パン酵母にとってのストレス
1)　パン酵母製造時に発生するストレス

パン酵母は，サトウキビあるいはテンサイから得られる廃糖蜜を主な炭素源として培養される．培地には，窒素源として硫酸アンモニウム等のアンモニア態窒素あるいは尿素等が，また，リンを補うためにリン酸アンモニウムやリン酸アルカリ塩等が添加される[3,4]．パン酵母の製造は，優れた収量や製パン機能特性等を得るために，好気的条件での流加培養によって行われる．流加培養とは，細胞の指数的増殖に合わせて培地を連続的に流加していく半回分培養法である．培養終了時には，製品（一般的にイーストと呼ばれる）の保存性等を確保するために，培地の供給を止めて細胞を休止状態へと導く"熟成"と呼ばれる工程が行われる[4]．培地に用いられる廃糖蜜には，亜硫酸や酪酸などの有機酸，ヒドロキシメチルフルフラール，製糖過程で用いられる抗菌剤等，様々な生育阻害物質が含まれる[3]．エタノールや有機酸など酵母自身の2次代謝物の蓄積も生育阻害要因となりうる．熟成段階においては，培地制限による栄養飢餓ストレスが負荷される．

以上のように培養生産された細胞は，洗浄過程を経て，水分約80%の液状イーストあるいは水分約70%で固形の生イースト（圧搾酵母）として3℃前後で低温保存され流通する．ドライイーストの場合は，さらに乾燥工程を経て水分5%前後に調整される．このように培養生産後の細胞は，栄養飢餓に加え，洗浄過程での低浸透圧や低温，乾燥工程での高温や乾燥など様々なストレスに曝されることにな

る．ドライイーストでは，保存中の酸化を防ぐため窒素ガス置換等が行われ包装されている．乾燥ストレスによって，細胞の膜構造やタンパク質等は大きな損傷を受けることが知られている[5]．このため，ドライイーストの発酵力は生イーストのそれと比較して，約70%（乾燥重量換算）にまで低下する．

2) 製パン過程において発生するストレス

パン生地には，小麦粉，パン酵母，食塩を基本原料として，糖や油脂，乳製品等の様々な原料が使用される．パン酵母にとってのストレスと関連が最も深い原料は，糖である．パン生地に添加される糖はショ糖が一般的であり，添加される量に応じて，無糖，低糖，高糖の3種に大別される．無糖生地はフランスパン等に用いられる糖を添加しない生地で，低糖生地は食パン等に用いられる糖添加率10%未満（対小麦粉）のもの，高糖生地は菓子パン等に用いられる糖添加率20~40%の生地である．休止状態にあるイーストは，パン生地に加えられると急速に活性化する．これはDNAマイクロアレイを用いた遺伝子発現解析からも裏づけられている[6]．しかし，高糖生地では高浸透圧ストレスによる顕著な発酵障害がひき起こされる．ショ糖を含むパン生地中では，パン酵母の分泌するインベルターゼによって，ショ糖分子が2分子の単糖へと急速に分解されるため，浸透圧が上昇することが知られている．このため，パン酵母のインベルターゼ活性と高糖生地発酵能には負の相関がみられる[7]．また，無糖生地の場合には，発酵初期において小麦粉由来のラフィノースやグルコフラクタン等のフルクトシドを資化するために高いインベルターゼ活性が必要とされる[7]．

パン生地原料には，焼成後のかび発生を抑制するためプロピオン酸や酢酸等の有機酸塩が添加される．これら保存料はパン酵母自身の発酵をも阻害することが知られている[8]．小麦粉中にもパン酵母の発酵を阻害するピューロチオニンというタンパク質が含まれており，膜作動性の作用機序が明らかにされている[9]．この阻害作用は食塩等の無機塩類の存在によって抑制されるため，食塩を含む通常のパン生地においては大きな問題とならない．

サワーブレッドに用いられるサワー生地にみられるように，生地中の乳酸菌が生成する乳酸もストレスになると考えられる．わが国の製品イースト中にも多くの乳酸菌の存在が認められていることから[10]，サワー生地だけでなく，製品イーストを用いたパン生地においても乳酸菌代謝物がストレスとなりうる．また，パン酵母の生産するエタノールの蓄積がパン生地発酵を阻害することが認められており[11]，パン生地内においてもエタノールが酵母自身へのストレスとなっていると考えられる．

近年，急速に普及した冷凍生地製パン法は，製パン過程の省力化を目的として，あらかじめ発酵を行った生地を冷凍保存し，適宜解凍後に焼成を行うものである．しかし，この方法では凍結・融解に伴う冷凍ストレスによって細胞は大きなダメージを受ける．冷凍や乾燥ストレスによって，活性酸素種の生成が増加し，酸化ストレスとなることが知られている．酸化ストレスによって，脂質の過酸化やタンパク質の変性，核酸の損傷など，様々な障害がひき起こされる[5]．

b. ストレス耐性の機構

酵母細胞はストレスを検知して，その情報を標的分子へと伝達し，酵素活性を制御したり，ストレス関連遺伝子の発現調節を行ったりしている．しかし，ストレス応答は栄養環境やストレスの情報伝達に係わる複数の経路によって複雑に制御されている．

多くのストレス応答性遺伝子は，RasおよびcAMP依存性プロテインキナーゼAを介する情報伝達系（cAMP-PKA経路）によって負の制御を受けている[12]．cAMP-PKA経路は，グルコースによって活性化され，発酵や細胞増殖といった様々な細胞機能を制御している．パン生地発酵中にはこの経路が活性化され，解糖系が促進されるとともに，パン酵母のストレス耐性が著しく低下してしまう．また，一定濃度以上のグルコースが存在すると，グルコース抑制と呼ばれる系が働き，パン生地中に多く含まれるマルトース等のグルコース以外の糖代謝や呼吸等が抑制される．グルコース欠乏下では，cAMP-PKA経路は不活性化され，グルコース抑制等が解除される結果，細胞はストレス耐性を獲得する[13]．パン酵母製造における流加培養では，最大増殖速度が得られるように，糖濃度を常に低く抑え，好気的条件下での呼吸による増殖が行われている．その後の熟成工程によって栄養飢餓状態に置か

れた細胞では，様々なストレス応答反応が誘導される．代表的なものとして，トレハロース合成系の誘導があげられる．その結果，細胞内にはおよそ10％（対乾燥重量）にも及ぶトレハロースが蓄積する．トレハロースは菌類の貯蔵糖としての役割をもつことが古くから知られているが，浸透圧や乾燥ストレス保護剤として機能する適合溶質として，ストレス耐性に寄与していると考えられる[14]．また，流加培養における好気的代謝は，細胞内に一定の酸化ストレスを生み出すことから，製品イーストは適応応答現象によって酸化ストレスに対する耐性を獲得していると考えられる．ドライイースト製造には，上述のように高いストレス耐性を有する細胞が用いられるが，冷凍生地製パン法においては，パン生地内で発酵を開始し，活性化された（すなわち，ストレス耐性が低下した）細胞に対して冷凍ストレスが負荷されることになるため，細胞は著しく損傷を受ける[15]．

ストレス応答遺伝子の発現誘導に関与する転写エレメントとして，HSE (heat-shock element), STRE (stress-response element), ARE (AP-1 responsive element) の3つがよく知られている．HSEは熱ストレス誘導性遺伝子にみられ，熱ショック転写因子HSFに認識されるが，STREは熱や浸透圧を含む様々なストレスによって誘導される遺伝子にみられ，転写因子Msn 2およびMsn 4に認識される．AREは主として酸化ストレス誘導性の遺伝子にみられ，転写因子Yap 1およびYap 2によって認識されることが知られている[12]．HSEおよびSTREの支配下にあるストレス応答では，熱ショックタンパク質等の分子シャペロンや，トレハロース合成を触媒する酵素群等が蓄積し，ストレスへの適応およびストレスにより被った損傷の修復が行われる．一方，AREの支配下にある酸化ストレス応答では，カタラーゼやスーパーオキシドジスムターゼ，グルタチオン等，活性酸素消去に関与する酵素等の発現が誘導される[12]．

ストレス検知機構とその下流の情報伝達経路については，未だ不明な部分が多いが，浸透圧ストレス応答については，ストレス検知タンパク質およびHOG (high-osmolarity glycerol) 経路と呼ばれるMAPキナーゼ経路による情報伝達系が明らかにされている[16]．高浸透圧下で活性化されたHOG経路は，Msn 2およびMsn 4を含む複数の転写因子や，Na^+/H^+アンチポーター (Nha 1) 等の活性化を介して，適合溶質（グリセロール）の蓄積や，ナトリウムイオンの排出等を促進する[16]．その結果，細胞内外の浸透圧差が解消され，高浸透圧ストレスへの適応が可能となると考えられる．HOG経路は，高ショ糖条件下でのパン酵母の生育に必須であることに加え，同条件下で顕著に活性化されることから[17]，高糖生地の発酵においてきわめて重要な役割を担っていると考えられる．また，高糖生地中では，細胞は高濃度のグルコースに曝されるため，cAMP-PKA経路の活性化やグルコース抑制が起こっていると考えられる．これは，浸透圧ストレス誘導性の*HSP12*遺伝子の発現が高ショ糖条件下では誘導されない[17]ことから示唆される．高ショ糖濃度ストレスは，このような点で他の浸透圧ストレスとは異なる作用機序をもっているといえよう．

以上のように，パン酵母のストレス応答は，様々な機構によって制御されていることが知られているが，実際には，さらに多くの未知の経路が絡んだ複雑な制御を受けていると考えられる．たとえば，cAMP-PKA経路と同様に，栄養環境に応じて細胞成長を調節している情報伝達経路であるTOR (target of rapamycin) 経路もMsn 2およびMsn 4を介したストレス応答の負の制御に関与していることが報告されている[18]．また，小胞体ストレス応答に関与するUPR (unfolded protein response) 経路が酸化ストレス応答遺伝子の発現をも調節していることなど[19]，新たな知見が明らかにされつつある．

c. ストレス耐性酵母の育種

優れた製パン特性を示すパン酵母を取得するために，交雑や細胞融合，突然変異等による育種が長らく行われてきた．このような従来法による優良株の育種については，NagodawithanaとTrivedi[20]やEvans[21]により概説されている．わが国におけるパン酵母の育種は，菓子パン需要の高まりを背景として，高糖生地発酵能に優れた株が選抜されてきた経緯がある[7]．冷凍ストレス耐性株の育種においては，細胞内トレハロースに着目した選抜の有効性が示唆されている[22]．また，近年，Van Dijckらによって選抜された冷凍ストレス耐性変異株（*fil1*変異

株）は，cAMP-PKA経路に変異を有することが報告されている[15]．これは，ストレス応答に関連する情報伝達系を操作することによって耐性の向上が図られることを示唆する事例として，きわめて興味深い．

近年の分子生物学の進歩に伴い，優れたストレス耐性を有する株が分子育種によって取得されている．島らは，トレハラーゼをコードする遺伝子 *ATH1* および *NTH1* をパン酵母において破壊することにより，冷凍ストレス耐性が向上したことを報告している[23]．これらの遺伝子破壊株では，発酵に伴う細胞内トレハロースの減少が妨げられることによって，耐性が向上したものと考えられている．高木らの研究グループは，プロリンのストレス保護作用に着目して，プロリンオキシダーゼ遺伝子 *PUT1* を破壊したところ，プロリンの蓄積が増加し，冷凍および乾燥耐性の向上が観察されたと報告している[24]．また，ユビキチンリガーゼRsp5を過剰発現させることによって，ストレス耐性を向上させることにも成功している[25]．これは，ストレスによって生じる異常タンパク質の処理に関与するユビキチンシステムが，Rsp5の過剰発現によって強化されたためであると考えられている．現在，島らの研究グループは，パン酵母製造過程と製パン過程に関連する遺伝子発現解析および遺伝子破壊株セットを用いた表現型解析を全ゲノム網羅的に実施している[6,17,26]．これらの網羅的解析から得られた遺伝子情報は，パン酵母のストレス耐性機構の分子基盤を提供するだけでなく，新たな改変対象遺伝子や分子育種マーカーの選定にも大きく貢献するものと期待される．　　　　　　　　　〔安藤　聡・島　純〕

文　献

1) P. V. Attfield : *Nat. Biotechnol.*, **15**(13), 1351-1357, 1997.
2) 島　純：日本食品微生物学会雑誌, **22**(3), 81-88, 2004.
3) R. F. Beudeker, et al. : Yeast : biotechnology and biocatalysis (H. Verachtert, R. De Mot, eds.), pp. 103-146, Marcel Dekker, 1990.
4) 越後　明：製パン材料の科学(田中康夫, 松本　博編), pp. 57-98, 光琳, 1991.
5) M. B. Franca, et al. : *Comp. Biochem. Physiol. A Mol. Integr. Physiol.*, **146**, 621-631, 2006.
6) F. Tanaka, et al. : *Food Microbiol.*, **23**(8), 717-728, 2006.
7) 田中康夫：製パンプロセスの科学(田中康夫, 松本博編), pp. 99-166, 光琳, 1991.
8) 松田敏生：製パン材料の科学(田中康夫, 松本　博編), pp. 235-250, 光琳, 1991.
9) P. Hughes, et al. : *J. Biol. Chem.*, **275**(2), 823-827, 2000.
10) 武田泰輔ほか：日本食品工業学会誌, **31**(10), 642, 1984.
11) 田中康夫, 佐藤友太朗：イースト技報, **42**, 27, 1972.
12) F. Estruch : *FEMS Microbiol. Rev.*, **24**(4), 469-486, 2000.
13) K. J. Verstrepen, et al. : *Trends Biotechnol.*, **22**(10), 531-537, 2004.
14) A. Wiemken : *Antonie Van Leeuwenhoek*, **58**(3), 209-217, 1990.
15) P. Van Dijck, et al. : *J. Mol. Microbiol. Biotechnol.*, **2**(4), 521-530, 2000.
16) P. J. Westfall, et al. : *Science*, **306**(5701), 1511-1512, 2004.
17) A. Ando, et al. : *FEMS Yeast Res.*, **6**(2), 249-267, 2006.
18) T. Schmelzle, M. N. Hall : *Cell*, **103**(2), 253-262, 2000.
19) Y. Kimata, et al. : *Genes Cells*, **11**(1), 59-69, 2006.
20) T. W. Nagodawithana, N. B. Trivedi : Yeast selection for baking (C. J. Panchal, ed.) pp. 139-184, Marcel Dekker, 1990.
21) L. H. Evans : Yeast technology (J. F. T. Spencer, D. M. Spencer, eds.), pp. 13-54, Springer-Verlag, 1990.
22) Y. Oda, et al. : *Appl. Environ. Microbiol.*, **52**(4), 941-943, 1986.
23) J. Shima, et al. : *Appl. Environ. Microbiol.*, **65**(7), 2841-2846, 1999.
24) H. Takagi, et al. : *FEMS Microbiol. Lett.*, **184**(1), 103-108, 2000.
25) H. Hiraishi, et al. : *Biosci. Biotechnol. Biochem.*, **70**(11), 2762-2765, 2006.
26) A. Ando, et al. : *FEMS Yeast Res.*, **7**(2), 244-253, 2007.

1.6
乳酸菌の抗菌性

a. バイオプリザベーション[1~4]

サルモネラ菌をはじめとする様々な有害微生物による食中毒は深刻な事態をひき起こすことから，食品の安全性確保技術は我々の生活において最も重要な技術の一つである．有害微生物を制御する最も一般的な技術は，食品の加熱処理である．しかし，食品素材によっては，加熱により食品の品質を失ってしまう場合があり，すべての食品素材に加熱処理を適用することはできない．その場合には，食品保存料の使用が必要となる．食品保存料に関しては，消費者の安全性指向の高まりに伴い，化学合成された食品保存料の使用を敬遠する傾向にある．このようなことから，生物由来の安全な抗菌作用を有する物質を活用して，食中毒菌などの微生物を制御しようとするバイオプリザーベーション技術の開発が望まれている．バイオプリザーベーションに用いる食品保存料はバイオプリザバティブと呼ばれており，食経験が十分にあることや有害作用がないことが確認されている必要がある．エタノール，酢酸，香辛料成分等がバイオプリザバティブの代表例といえるが，これらの物質は，食品の風味や物性に対しても大きな影響を与える．

以上述べた背景から，乳酸菌の有する抗菌性のバイオプリザベーションへの利用に注目が集まっている．乳酸菌は，消費糖に対して50％以上の乳酸を生成する胞子を形成しないグラム陽性細菌の総称であり，*Lactobacillus*属をはじめとして約20属が含まれると考えられている．また，乳酸菌は，ヨーグルトやチーズ等の発酵乳製品や味噌，醤油，漬け物等のわが国の発酵食品の製造に用いられてきた．このように，長年に及ぶ食経験を有していることから，乳酸菌は，安全が確保されているGRAS(generally recognized as safe)微生物と認識されている．乳酸菌は，乳酸等の有機酸に加えて，抗菌ペプチドであるバクテリオシンを生産すること等の理由により，バイオプリザベーションへの応用が期待されている．

b. 乳酸菌の生産するバクテリオシン[1,3]

バクテリオシンは，細菌が生産し別の細菌に対して殺菌作用を有する抗菌性タンパク質の総称である．バクテリオシンは抗生物質と同様に抗菌性を有することから，両者は混同されがちである．しかし，両者には明瞭な差異がある．食品への応用を考える上で重要な相違点として，抗生物質の多くが難分解性で広い抗菌スペクトルをもつのに対して，バクテリオシンは消化管で容易に分解され抗菌スペクトルが比較的狭いという性質を有している．乳酸菌のバクテリオシンが，バイオプリザバティブとして着目されている理由の一つが，易分解性で残存性が低いことにある．また，多くの抗生物質が土壌細菌である放線菌の2次代謝産物であるのに対して，バクテリオシンは豊富な食経験を有する乳酸菌により生産されることも重要な相違点である．

バクテリオシンがバイオプリザバティブとして着目される理由は，発酵食品の有する長い歴史と関連している．人類は，微生物の有用機能を活用して製造される発酵食品の食経験を有する．伝統的な発酵食品の多くには乳酸菌が含まれており，乳酸菌の抗菌活性を経験的に活用してきたと考えられる．すなわち，乳酸菌の有する抗菌活性を活用して，有害な食品微生物を制御することにより，安全な発酵食品が製造されてきたと考えることができる．典型的な例として，約8,000年ともいわれる長い歴史を有するチーズ製造の事例をあげることができる．チーズ製造に用いられる乳酸菌は，ラクトースを酪酸に変換するとともに，バクテリオシンを生産することにより，腐敗微生物や病原微生物の増殖を抑制していると考えられている．わが国の種々の発酵食品製造においても，乳酸菌の有する抗菌性の活用がなされてきた．こうした微生物利用手法が，バイオプリザベーションの原型と考えることができる．

c. 乳酸菌バクテリオシンの分類と特性[4~7]

バクテリオシンは，抗菌特性や化学構造からいくつかのクラスに分類される．これまでに様々な分類基準が提案されてきている．本稿では，2005年にCotterらが提唱した分類に従い，その分類基準を表IV.1.6.1に示した．Cotterらの基準によると，バクテリオシンはクラスIおよびクラスIIに分類される．以前の分類基準では，バクテリオシンに分

表 IV.1.6.1 乳酸菌の生産するバクテリオシンの分類と特性

分類		特徴・構造	代表的なバクテリオシン
クラス I		ランチオニンなど異常アミノ酸を含む耐熱性低分子ペプチド	ナイシン A
クラス II	IIa	直鎖状ペプチド	直鎖状ペプチド
		ペジオシン PA1N 末端側に YGNGV のペジオシンボックスをもつ C 末端ドメインに標的選択性がある	ムンジチシン KS
	IIb	直鎖状ペプチド	ラクテイシン F
		2 分子のペプチド複合体で抗菌活性を示す	プランタラシン EF, JK
	IIc	環状ペプチド	エンテロシン AS48
			ガセリシン A
	IId	YGNGV モチーフをもたない	ラクトコッシン A

文献 4 で提案された分類基準に従った.

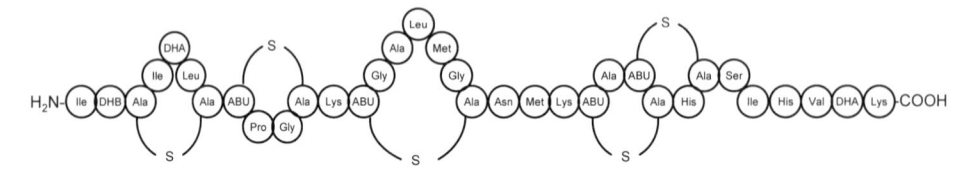

図 IV.1.6.1 ナイシン A の化学構造
DHA：デヒドロアラニン, DHB：デヒドロブチリン, Ala-S-Ala：ランチオニン, ABU-S-Ala：3-メチルランチオニン.

類されていた溶菌活性を有する高分子のタンパク質は，バクテリオシンの範疇から外れバクテリオリシンとするとされた．

クラス I バクテリオシンは，ランチビオティックと呼ばれる細胞膜攻撃性の耐熱性低分子ペプチド（<5 kDa）であり，翻訳後修飾により生成するランチオニン，3-メチルランチオニン，デヒドロアラニン等の修飾アミノ酸を含むという特徴を有する．クラス I に含まれる代表的なバクテリオシンとしては，ナイシンがあげられる．ナイシンでは，部分的に構造の異なるナイシン A，ナイシン Z およびナイシン Q の天然類縁体の存在が報告されている．ナイシン A の化学構造を模式的に図 IV.1.6.1 に示した．ナイシンは，リボゾームにおいて前駆体として合成され，修飾酵素により特定のセリンおよびスレオニンが脱水されて，それぞれデヒドロアラニン，デヒドロブチリンを生成する．また，デヒドロアラニン，デヒドロブチリンの一部は，システインとの分子内縮合によりモノスルフィド結合を有するランチオニンや 3-メチルランチオニンを形成する．ナイシンの抗菌スペクトルは，他のクラスのバクテリオシンと比較して広く，他種乳酸菌や食中毒性グラム陽性細菌の多くに抗菌活性を示す．乳酸球菌 *Lactococcus lactis* が生産するナイシン A は，現在，欧米を含む世界 70 か国以上でグラム陽性有害細菌の生育を抑える食品添加剤として認可・使用されている．

クラス II バクテリオシンは，ランチオニン等の修飾アミノ酸を含まない低分子ペプチド構造を有するバクテリオシンのすべてを含み，さらに 4 つのサブクラス（クラス IIa〜クラス IId）に分類される．クラス IIa バクテリオシンに含まれる代表的なバクテリオシンとしてペジオシン PA やムンジチシン KS をあげることができる．構造的な特徴は，N 末端領域にペジオシンボックスと呼ばれる YGNGVCXXXXXVXV という保存領域を有することである．クラス IIa バクテリオシンは，ナイシンと並んで，バイオプリザバティブとして利用が強く期待されているバクテリオシンである．それは，クラス IIa バクテリオシンがリステリア菌に対して，きわめて高い抗菌活性を示すことが大きな理由である．わが国においては，リステリア菌を原因とする食中毒事例はほとんど報告されていないが，欧米においては，牛乳，キャベツサラダ，畜肉製品などの食品を媒介として，集団食中毒をひき起こす事例が多発している．リステリア菌は単に胃腸炎を起こすばかりでなく，髄膜炎や髄膜脳炎などの重篤な症状をひき起こす可能性がある．さらに，人畜共通伝染

病菌でもあることから，綿密な制御が必要な微生物の一種である．したがって，リステリアに対する特異的な効果をもつバイオプリザバティブという観点から，クラスIIaバクテリオシンに関する研究や技術開発は重要な意味をもつ．クラスIIbバクテリオシンは，2種の異なるペプチドが協調的に機能して抗菌活性を示すバクテリオシンであり，ラクタシンF等が含まれる．1種のペプチドでは抗菌活性をほとんど示さないことから，標的細菌への作用機作に興味がもたれている．クラスIIcバクテリオシンは，N末端とC末端が結合して環状構造をとるバクテリオシンを含むクラスである．クラスIIcバクテリオシンの特徴としては，D型のアミノ酸を含むことであり，構造・機能相関の観点から興味深い．クラスIIdは，クラスIIaからクラスIIcに分類されないクラスIIバクテリオシンを包括するとされている．

d. バクテリオシンのバイオプリザバティブとしての産業利用[1,4~8]

ナイシンを含むクラスIバクテリオシンとクラスIIaバクテリオシンは，バイオプリザバティブとしての活用が強く期待されている．リステリア菌に対して高い抗菌活性を示すクラスIIaバクテリオシンは，バイオプリザバティブとしての高い潜在的な能力を有している．しかし，ナイシンAが世界70か国以上で食品保存料として使用されているのに対して，クラスIIaバクテリオシンでは，ペジオシンPA1を含む *Pediococcus acidilactici* の発酵液が一部の国で使用されているに過ぎない．わが国においては，現段階ではバクテリオシンの食品添加物としての使用が認可がなされておらず，今後の動向が注目される．

バクテリオシンの食品への利用には，大きく分けて3つの手法が考えられる．1つは，バクテリオシン生産菌を発酵食品のスターターとして用いる手法で，発酵を行いながらバクテリオシンを生産させることで，有害細菌の増殖を防ぐ手法である．2つめは，精製したバクテリオシンを食品添加物として利用する手法であり，主にナイシンの利用で取り入れられている手法である．3つめの手法は，バクテリオシン生産菌の培養液から調製した発酵液を食品の原材料として用いる手法である．また，これらの方法ばかりでなく，食品の種類や形態等に合わせて，多様なバイオプリザベーション手法の構築が可能である．

近年，食品保存の分野で，ハードルテクノロジー技術の重要性が指摘されている．ハードルテクノロジーでは，異なる微生物制御法（ハードル）の組合わせで食品保存を行い，それらの相乗効果により食品の安全性確保をはかる．安全性確保に加えて，ハードルテクノロジーの活用により，食品本来の品質，食感，栄養性などを高度に維持することが可能になる．この技術の発展の背景には，安全かつ食品添加物を含まない食品への消費者ニーズがある．このハードルテクノロジーにおいて，バクテリオシンや乳酸の生産を介して発揮される乳酸菌の抗菌性は有効なハードルの一つとして活用可能である．実際に，加熱やpH制御等とバクテリオシンの組合わせにより，食品の保存効果が増大することが示唆されている．また，クラスの異なる複数のバクテリオシンを組合わせて用いることも重要であると考えられる．耐性機構や作用機作が異なる複数のバクテリオシンを利用することにより，ハードルテクノロジー的な効果に加えて，耐性変異株の出現抑制効果も期待できる．さらに，バクテリオシンとキレート作用をもつ物質を同時に用いることにより，グラム陰性細菌に対する抗菌性が発揮されることも知られている．今後，バクテリオシンと他のハードルとなる微生物制御技術の組合わせ等の技術開発が重要であると考えられる．

また，腸内に生息する乳酸菌の多くがバクテリオシンを生産する可能性が指摘されている．腸内ビオータの調節や有害菌の排除などにも，バクテリオシンは重要な役割を果たしていることが想定される．食品環境におけるバイオプリザバティブとしての利用に加えて，プロバイオティクス機能強化に向けたバクテリオシン研究を推し進める必要もある．

〔島　純〕

文　献

1) 川本伸一，島　純：*Food and Food Ingredients Journal of Japan*, **209**, 758-767, 2004.
2) 岡田早苗：乳酸菌の科学と技術（乳酸菌研究集談会編）pp.9-16, 学会出版センター，1996.
3) 川本伸一，島　純：バイオサイエンスとインダス

トリー, **62**, 23-26, 2004.
4) P. D. Cotter, et al.: *Nat. Rev. Microbiol.*, **3**, 777-788, 2005.
5) M. A. Riley, J. E. Wertz: *Annu. Rev. Microbiol.*, **56**, 117-137, 2002.
6) 島 純, 萩 達朗:食品工業, **50**, 26-33, 2007.
7) 冨士田浩二ほか:*Bokin Bobai*, **32**, 127-134, 2004.
8) 善藤威史ほか:バイオサイエンスとインダストリー, **61**, 11-16, 2003.

1.7 分子系統に基づく微生物の分類・同定

a. 分子系統学的指標による微生物の分類

近年の分子生物学の進歩は著しく,核酸やタンパク質等の生体高分子の構造の決定が比較的容易にできるようになった.これらの核酸やタンパク質は,進化情報等の種々の情報が得られることから,情報高分子と呼ばれる.微生物のこれら情報高分子の構造を決定し,比較することにより,進化距離を推定することも可能になった.具体的には,ある細菌種間における特定の高分子の構造に違いが少なければ,それらの種が分岐した後に進化があまり進んでいない,すなわち系統的に近縁であるとみなすことができる.また,逆に多ければ,それらの種が分岐した後に進化が急速に進み,系統的に離れた関係であるとみなすことができる.このように分子進化に基づいて生物の系統関係の解明を目指すのが分子系統学(molecular taxonomy)である.

微生物学分野では,情報高分子のうち,主としてリボゾームRNA(rRNA)分子の塩基配列か,その遺伝子の塩基配列が,種間の系統関係の推定に利用される.rRNAとは,生物細胞内のタンパク質合成を行う細胞内小器官であるリボゾームを構成するRNAのことであり,すべての生物に存在する.このrRNAの塩基配列は,長い生物進化の過程において,驚くほどよく保存されている.たとえば,大腸菌と人間は,同じ原始細胞から出発して進化してきたと考えられるが,現在では,外形や大きさが著しく異なるだけでなく,普通の生体分子の構造は比較することの困難な程に互いに大きく変化している.これに対し,rRNA分子については塩基の置換が非常に少なく,大腸菌と人間においても相同な領域の置換塩基数を厳密に明らかにできる.したがって,大腸菌と人間の間の進化距離を推定することが可能であり,また,進化的に人間と大腸菌の間に位置するあらゆる生物種間や微生物種間の進化距離を推定することができる.このようなことから,rRNAの塩基配列は,微生物種間の進化距離の推定に利用され,その情報に基づいた分類が行われている.

細菌のような原核生物のリボゾームは，5 S，16 S，23 S（S は超遠心沈降計数）の大きさの RNA からなる．分析実験の容易さや情報量の豊富さから，主として 16 SrRNA の塩基配列，または通常は同じ塩基配列情報を有する 16 SrDNA（16 SrRNA の遺伝子）の塩基配列が細菌の分類に利用される．

細菌類の 16 SrRNA の塩基配列決定の概要は次の通りである．細菌細胞より全 RNA を抽出・精製し，特異的な塩基配列のプライマーを用いて逆転写酵素によりダイデオキシ反応を行い，ポリアクリルアミドゲル電気泳導により塩基配列を決定する．

その後，16 SrRNA をコードする 16 SrDNA の塩基配列を決定し，利用するのが一般的になった．16 SrDNA の塩基配列の場合は，まず抽出・精製用キットを用いて，細菌細胞から DNA を抽出・部分精製する．次に，それを鋳型として PCR 法により 16 SrDNA を増幅（増量）する．その際，PCR に使用するプライマーには十分な配慮が必要である．たとえば，乳酸菌などそれぞれの菌種に適したものが明らかにされている[1]．さらにその PCR 産物である 16 SrDNA を鋳型として，ダイプライマー法またはダイターミネーター法にてダイデオキシ反応 (dideoxy chain termination reaction) を行う．その反応物を，DNA シーケンサーにて塩基配列を決定する．

このように決定された 16 SrDNA の塩基配列を各菌種について相互に比較し，菌種間の相同な座位における置換塩基数から進化距離を算出する．さらに，多数菌種間の進化距離を統計的に処理し，クラスター化して系統樹を作成する．進化距離の計算法として，木村の計算式[2]が一般に使用されている．また，系統樹を作成する方法もいろいろ開発されており，現状では，NJ 法（the neighbor-joining method，近隣結合法）[3]が広く使用されている．

今日最も代表的な分子系統学の対象となっている 16 SrDNA 塩基配列を用いて，生物全体の系統樹[4]が作成されている（図 IV.1.7.1）．それによれば，現在地球上に生息する生物は，真核生物，古細菌，真性細菌の 3 系統からなる．このうち食品に関係の深い微生物としては，酵母とかびは真核生物の菌類グループに，細菌類のうち乳酸菌や *Bacillus*，*Micrococcus*，*Staphylococcus*，および *Streptomyces* 等は真性細菌のグラム陽性細菌のグループに，そして，大腸菌や *Pseudomonas*，*Vibrio*，*Salmonella*，*Acetobacter*，*Gluconobacter* 等は真性細菌の紅色非硫黄細菌のグループに含まれる．

b. 分子系統学的手法による同定法

菌種未知の微生物の菌種を明らかにすることを微生物の同定という．上で述べた分子系統学的手法を用いたいろいろな新しい同定方法が開発されている．ここでは，主として遺伝子 DNA を利用する，有望な新しい同定方法について説明する．

1) 16 S リボゾーム DNA 遺伝子の塩基配列による同定法

16 SrDNA 遺伝子の塩基配列情報に基づいた微生

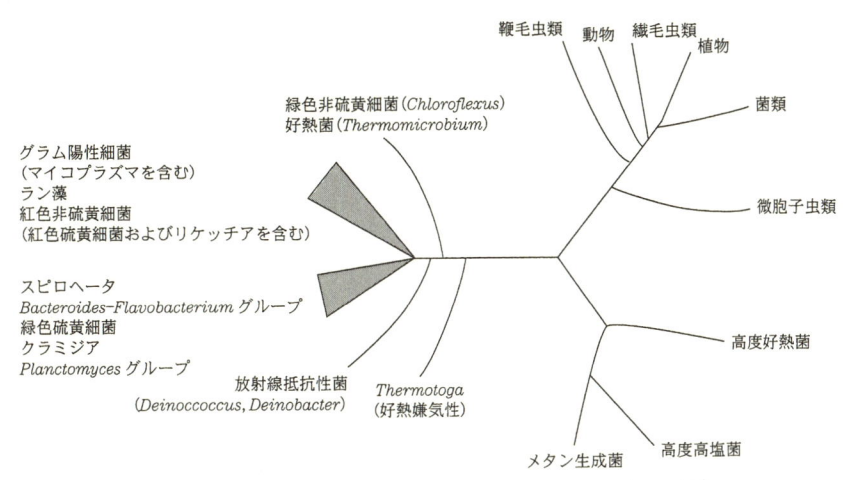

図 IV.1.7.1　16S リボゾーム RNA に基づく生物の系統関係[4]

物の分類体系が構築された結果，菌種未知の微生物の同定に16 SrDNA遺伝子の塩基配列情報が使用されるのは自然であり，広範に利用されるようになった．

塩基配列による同定法としては，食品の乳酸菌を例[5]に概説する．同定の手順は塩基配列の決定とデータベースとの検索・照合の2段階からなる．最初の塩基配列の決定は前述した通りであるが，乳酸菌の場合は16 SrDNAの全鎖長ではなく，30位から300位および1,200位から1,400位の塩基配列を使用する．次に，決定した塩基配列と一致する配列を有する菌種をデータベースから検索し，みつけ出す．同定に使用するデータベースとして，一般の遺伝子塩基配列データベースでも利用できる．しかし，一般の遺伝子塩基配列データベースでは，データが大量過ぎたり，間違いデータも含まれていたりして，微生物の同定に問題が多い．検索の結果，複数の該当種が存在したり，該当種が存在しなかったりする．したがって，本手法で効率的に微生物を同定するためには，対象とする分野の微生物の同定検索用データベースが，あらかじめ構築されていることが望ましい．

また，菌種基準株と被検菌の間の塩基配列のホモロジーと，その基準株の菌種と被検菌の菌種同一性の判断がしばしば問題になる．食品の乳酸菌の場合には，ある菌種Xの基準株の16 SrDNA塩基配列との相違が0.3％以下で，かつ最も近縁の他種基準株とはその2倍以上の相違がある被検菌の菌種は，その基準株の菌種Xと同一であると判断できる．

本方法は，16 SrDNAの塩基置換の程度から考えて，菌種レベルの同定に適しており，また，同定指標とする遺伝子や部位が明確であるため，本項の他の方法と比較して，信頼性の高い厳密な同定が可能である．

2) DNAプローブを利用した同定法

本方法では，DNAプローブを使用する．DNAプローブとは，いわば遺伝子を釣る"探り針"である．同定に使われるDNAプローブは，特定の微生物種に特異的な遺伝子塩基配列に対して相補的な塩基配列からなる．通常は，人為的に合成したDNAを用いる．同定用DNAプローブは，その特異的な遺伝子塩基配列を有する特定の菌種としか交雑（結合）しないので，交雑した場合にその試験菌株の菌種を同定することができる．

これまでに，サルモネラ菌や，大腸菌，リステリア菌，ブドウ球菌，ビブリオ菌等を同定するためのプローブが開発され，食品製造，食品衛生管理などの現場でも活用されている．

3) RAPD (random amplified polymorphic DNA) 法

RAPD法による微生物同定は，PCR法により増幅された種々のDNAの，アガロース電気泳動により形成する縞模様状のラダーを比較することにより，同定する方法である．すなわち，微生物の全DNAを鋳型として，多種類のプライマーを同時に使用したPCRを行う．塩基配列の異なる多種類のプライマーは，その配列に応じて全DNAの色々な部分に結合し，PCRの結果として色々な長さのDNAが増幅・合成される．そのPCR産物を，アガロース電気泳動などにかけることにより，サイズの順に並んだ縞模様のラダーを形成させることができる．微生物の種が異なると，全DNA塩基配列のどこかが異なるため，プライマーの結合部位が変わり，ラダーに違いが生じる．もちろん，種が異なれば，ラダーが異なるようなプライマーの種類や数，そしてPCR条件を予め設定しておくことが必要である．

そのような条件設定された分野の微生物について，種レベルまたは種以下のレベルでの同定が行われている．具体的には，*Aspergillus oryzae* と *A. flavus* などのきわめて近縁な菌種の識別の例や，その他，近縁な関係の乳酸菌の菌種の識別や菌株保存機関における菌種の確認等に利用できることが報告されている．非常に近縁の微生物についても，識別が可能なのが，本方法の特徴である．

4) リボタイピング (ribotyping) による同定法

本方法では，対象とする細菌の全DNAを適当な制限酵素で切断し，アガロース電気泳導などにより，そのDNA断片をサイズに従って並べる．そこに標識したリボゾームDNAを交雑させると，一定の位置に標識されたバンドが検出される．菌種が異なると，その全DNAの塩基配列が異なり，制限酵素で切断される位置が変わることとなり，結果として検出されるバンドの位置が変わる．検出されるバンドの位置を比較することにより，菌種を同定する．

本方法は，種以下のレベルのグループ分け等に利用されている．具体例としては，黄色ブドウ球菌のMRSA（メチシリン耐性ブドウ球菌）の検出・同定等が報告されている． 〔森　勝美〕

文　　献

1) K. Mori, et al.: *International Journal of Systematic Bacteriology*, **47**, 54-57, 1997.
2) 木村資生：分子進化の中立説, pp. 82-114, 紀伊國屋, 1987.
3) N. Saitou, M. Nei: *Mol. Biol. Evol.*, **4**, 406-425, 1987.
4) 小柳津広志：微生物ハンドブック（石川辰夫ら編), pp. 611-612, 丸善, 1990.
5) 森　勝美：醸造協会誌, **92**, 188-194, 1997.

2. 酵素利用・食品素材開発

2.1 脂質関連酵素利用技術

a. 脂質分解酵素研究の歴史

脂質分解酵素は油脂（高級脂肪酸のトリアシルグリセロール）の加水分解を触媒する酵素に与えられた総称で，1830年代にその存在が確認されて以来，アミラーゼ，プロテアーゼとともに3大消化酵素の一つとして重要視されたが，他の主要な加水分解酵素に比べると脂質分解酵素の研究の進展は立ち遅れた．その原因は，多くの脂質分解酵素の基質が水に溶けず反応系が不均一で行われるため，その反応速度論的解析が困難で，研究上，酵素の真の挙動をとらえ難いことがあげられる．さらに，脂質分解酵素の精製が容易に達成されなかったことも一因である．1980年代にバイオテクノロジー技術が飛躍的に進歩し，生体触媒（酵素）の利用に注目が集まるようになると，微生物由来脂質分解酵素の実用化研究が一気に進んだ．微生物由来の脂質分解酵素がコファクターを必要とせずに安定に機能を発現することに加えて，精製方法が容易という利点があった．各方面で微生物脂質分解酵素の工業生産技術が確立し，それらの比較研究から，供給源の相違による脂質分解酵素の多様性が実証された．

b. 脂質分解酵素の構造的特徴と反応特性

1991年に初めて，*Rhizomucor miehei* 由来の脂質分解酵素の立体構造がX線結晶解析によって解明されてから[1]，これまでに，10数種類の動物由来脂質分解酵素や微生物由来脂質分解酵素の3次元構造が報告されている．多くの脂質分解酵素の活性中心を構成するアミノ酸残基群は，セリン，酸性アミノ酸残基（アスパラギン酸など），ヒスチジンで，セリン系プロテアーゼの活性中心と同じアミノ酸で

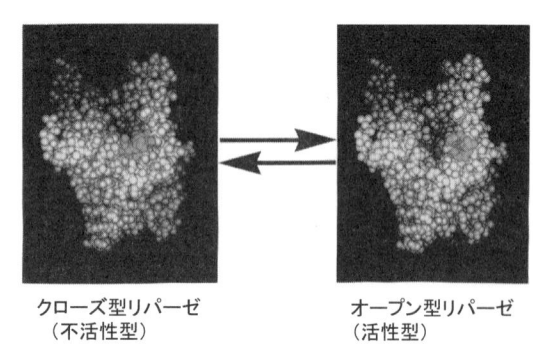

クローズ型リパーゼ　　　　オープン型リパーゼ
（不活性型）　　　　　　　（活性型）

図 IV.2.1.1 *Rhizomucor miehei* リパーゼの立体構造変化

構成されている[2]．この活性中心は，通常，水溶液中ではふた構造に覆われた「不活性型」をしている（図IV.2.1.1）．水溶液中で，油脂などの疎水性の強い基質やエマルション化された脂溶性成分の酵素分子への接近により，脂質分解酵素のふた構造が開化し，疎水性の活性中心が外側にむき出しになる「活性型」に変換する．

脂質分解酵素分子のこの構造的特徴は，水と油の境界面を有する不均一系で酵素が作用すること，広い基質特異性を有すること等の反応特性に大きな影響を与えている．これらの酵素的特徴を認識することは，脂質分解酵素の応用研究には重要である．

c. 脂質分解酵素の反応系の検討

酵素は，熱処理や化学処理，有機溶媒の影響により，高次構造の一部が破壊されると触媒機能を消失する．しかし，脂質分解酵素は，不溶性基質に作用するという特性上，他の加水分解酵素類と比較すると，有機溶媒耐性能が比較的高い．脂質分解酵素の反応系に添加する溶媒は，n-ヘプタンのほかに，n-ヘキサン，イソオクタンなど極性の低いものが適している．逆に，アセトンのような極性有機溶媒類は脂質分解酵素活性をかなり低下させる．また，脂質分解酵素分子が活性を発現するのに必要な高次

構造を維持する上で,有機溶媒には最小限の水を添加しなければならない.有機溶媒中で脂質分解酵素活性が著しく増大する理由は,まず有機溶媒により基質分子の存在状態が変化すること,次に酵素と溶媒との相互作用により,酵素の高次構造に変化が生じ,その結果,安定性や活性発現に影響が及ぶことが考えられる.さらに,反応溶液の水の濃度を低くすると,反応平衡が合成側に傾くことなどが考えられる.一般的に,脂質分解酵素の種類,基質の種類,溶媒の濃度,水の濃度,酵素の濃度や状態,反応温度,反応方法(攪拌条件),反応時間などによって,溶媒の効果は多様に異なるので,個々の利用目的に応じて詳細な検討が必要である.

d. 脂質分解酵素の修飾

エステル合成反応において,有機溶媒中で触媒として有用な脂質分解酵素がある一方,反応系への有機溶媒添加で,著しく活性を損ねる脂質分解酵素もあった.有機溶媒による酵素分子の変性を阻止するために,脂質分解酵素を修飾したり,固定化したりする方法が考案された.応用の視点から,脂質分解酵素を人為的に改質する試みも増加しつつある.酵素タンパク質のアミノ基に両親媒性の高分子であるポリエチレングリコール(PEG)を結合させて酵素分子の高次構造に変化を与え,その性質を改善し,利用価値を高めた実例がある[3].また,両親媒性物質であるジドデシルグルコシルグルタメイトで微生物由来の脂質分解酵素を修飾して,有機溶媒に対する耐性を上げた報告[4]や,*Rhizopus japonicus*の脂質分解酵素を糖脂肪酸エステル修飾し,修飾脂質分解酵素の高次構造の変化とそれに伴う酵素的性質や基質特異性の変化について検討した研究もある[5].

e. 脂質分解酵素の固定化技術

種々の酵素を生体触媒として有用物生産を工業的レベルで行う場合,酵素を不溶性担体に固定化する方法には,以下のようなものがある.①酵素と担体を共有結合,イオン結合,物理的吸着あるいは生化学的な特異性や親和性により結合させる(担体結合法),②2個またはそれ以上の官能基をもつ試薬(グルタルアルデヒドなど)を介して,酵素分子と担体を結合させる(架橋法),③ゲルの格子中に酵素を包み込む「格子型」や半透膜性ポリマーの皮膜,リポソームや中空繊維に酵素を封じ込む「マイクロカプセル型」,などである[6].個々の応用目的に応じて,いずれの固定化法が適するかは異なるので,脂質分解酵素の反応特性を考慮した上での固定化法の検討が必要である.これまで,膵臓脂質分解酵素をステンレスビーズやポリアクリルアミドに固定化し,カラムに充填し,油脂の加水分解を行ったり,膵臓脂質分解酵素をヨードプロピルー多孔性ガラスに固定し,鎮痛剤の中間体である*d*-3-クロロ-2-メチルプロパノールプロピオネートを合成した例がある.*Geotrichum candidum*脂質分解酵素をクロマト活性炭に吸着させ,アミンポリマーで固定化し,水系およびイソオクタンの系でオリーブオイルを効率よく加水分解した,などがある.*Candida antarctica*脂質分解酵素を多孔性樹脂(非イオン性アクリル樹脂)に固定化し,70℃で第1,および第2アルコールに対するエステル交換反応を行った事例もある.

f. 油脂産業に利用される脂質分解酵素の反応特性

現在,世界各国で広く実施されている食用油脂の改質,加工技術の代表的なものとして次の3つがあげられる.(1)水素添加,油脂の硬化(hydrogenation),(2)固液油脂の分別(fractionation),(3)エステル交換(分子間,分子内,inter-, intra-esterification)である.これらの,基本技術を組合わせて,使用目的にあった物性をもつ食用油脂を製造する.このうち,脂質分解酵素が油脂産業で実際利用されている側面は,(3)のエステル交換,および油脂の加水分解においてである.脂質分解酵素による触媒反応について図IV.2.1.2にその代表的なものを示した.まず,油脂の主成分であるトリアシルグリセロールの加水分解反応である.エステル交換反応は,トリアシルグリセロールや他の脂肪酸エステルを基質として,エステル同士または,遊離脂肪酸やアルコールと反応させて,その構成脂肪酸群を相互に交換して,新しい性質を備えた脂肪酸エステル,グリセリドを生成する反応をいう.普通,次の3つの交換反応に区別される.①エステル交換(interesterification, transesterification):トリアシルグリセロール同士,あるいは,他の脂肪酸エ

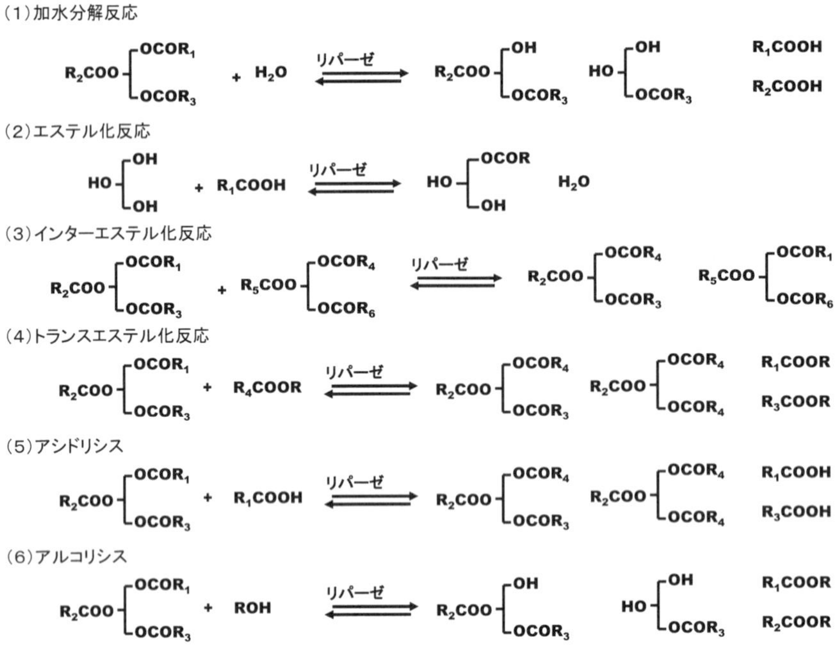

(1) 加水分解反応

$R_2COO\begin{smallmatrix}OCOR_1\\OCOR_3\end{smallmatrix} + H_2O \xrightleftharpoons{リパーゼ} R_2COO\begin{smallmatrix}OH\\OCOR_3\end{smallmatrix} + HO\begin{smallmatrix}OH\\OCOR_3\end{smallmatrix} + R_1COOH, R_2COOH$

(2) エステル化反応

$HO\begin{smallmatrix}OH\\OH\end{smallmatrix} + R_1COOH \xrightleftharpoons{リパーゼ} HO\begin{smallmatrix}OCOR\\OH\end{smallmatrix} + H_2O$

(3) インターエステル化反応

$R_2COO\begin{smallmatrix}OCOR_1\\OCOR_3\end{smallmatrix} + R_5COO\begin{smallmatrix}OCOR_4\\OCOR_6\end{smallmatrix} \xrightleftharpoons{リパーゼ} R_2COO\begin{smallmatrix}OCOR_4\\OCOR_3\end{smallmatrix} + R_5COO\begin{smallmatrix}OCOR_1\\OCOR_6\end{smallmatrix}$

(4) トランスエステル化反応

$R_2COO\begin{smallmatrix}OCOR_1\\OCOR_3\end{smallmatrix} + R_4COOR \xrightleftharpoons{リパーゼ} R_2COO\begin{smallmatrix}OCOR_4\\OCOR_3\end{smallmatrix} + R_2COO\begin{smallmatrix}OCOR_4\\OCOR_4\end{smallmatrix} + R_1COOR, R_3COOR$

(5) アシドリシス

$R_2COO\begin{smallmatrix}OCOR_1\\OCOR_3\end{smallmatrix} + R_1COOH \xrightleftharpoons{リパーゼ} R_2COO\begin{smallmatrix}OCOR_4\\OCOR_3\end{smallmatrix} + R_2COO\begin{smallmatrix}OCOR_4\\OCOR_4\end{smallmatrix} + R_1COOH, R_3COOH$

(6) アルコリシス

$R_2COO\begin{smallmatrix}OCOR_1\\OCOR_3\end{smallmatrix} + ROH \xrightleftharpoons{リパーゼ} R_2COO\begin{smallmatrix}OH\\OCOR_3\end{smallmatrix} + HO\begin{smallmatrix}OH\\OCOR_3\end{smallmatrix} + R_1COOR, R_2COOR$

図 IV.2.1.2 リパーゼにより触媒される油脂の修飾反応

ステルとの間で，脂肪酸基を交換する場合であり，他分子間での交換反応を，分子間エステル交換反応 (interesterification) といい，同一分子内での脂肪酸の結合位置を取り替える場合を分子内エステル交換 (intraesterification) という．これらをあわせて，esterinterchange とか，transesterification という場合もある．分子間の交換反応を，intermolecular rearrengement ということもある．②アシドリシス (acidolysis)：トリアシルグリセロールや脂肪酸エステルと，遊離脂肪酸を反応させて，その結合脂肪酸基を取り替える反応をいう．これは，グリセロール分子中に，酢酸，プロピオン酸，酪酸などの低級脂肪酸を導入し，アセチンファットなどを合成する際に利用される．③アルコリシス (alcholysis)：油脂をメタノール，エタノールなどの低級アルコールと反応させ，グリセロールを遊離して，脂肪酸メチルエステル，エチルエステル合成をしたり，トリアシルグリセロールと遊離のグリセロールを反応させて，モノアシルグリセロールやジアシルグリセロールを製造したりする．また，ソルビトールやショ糖と油脂を反応させて，食品用界面活性剤を合成したりするのに応用される．

g. 油脂の加水分解への脂質分解酵素の利用

酵素を触媒として，天然油脂を加水分解して目的の脂肪酸や特定の構造のモノアシルグリセロールを製造する方法は，従来の化学的方法に比べて，省エネルギー，精製工程の簡易さ，製品純度や収率の向上などの利点をもつ．特定の脂肪酸の製造を目的とする場合，原料油脂の選択，その目的脂肪酸の結合位置と脂質分解酵素の位置特異性および脂肪酸特異性に留意して適切な脂質分解酵素を選択する必要がある．また，分解に伴う逆反応（エステル化）の影響も考慮しなければならない．油脂の加水分解用バイオリアクターの研究も加速度的に進んでいる．脂質分解酵素を固定化することにより再利用が可能になるばかりでなく，熱安定性が向上して，より広範囲なpHにおいて安定化する．加水分解用バイオリアクターとしては，次のようなものが考案されている．①オリーブ油や牛脂を加水分解するために，油層と酵素水をテフロンやポリプロピレンなどの微細孔をもつ膜を介して接触させた膜型リアクター，②膜表面を広げたフォロファイバー型バイオリアクター，③撹拌によって乳化した反応溶液を疎水，親水膜でそれぞれ分離し，反応生成物と脂質分解酵素を回収するリアクター，④乳化した反応混合液

を遠心分離によって油層と水層に分離して，さらに，界面層に含まれる脂質分解酵素を回収し，再利用して連続的に加水分解を行うリアクター，⑤反応効率を高めるために撹拌を用いずに，微細孔をもつ親水膜によって油脂を微粒子化して酵素水内に分散してオリーブ油や魚油を加水分解した不均一型バイオリアクター，などである．

h. 油脂のエステル化への脂質分解酵素の利用

天然に産出する油脂は，それぞれ固有の脂肪酸組成をもち，かつトリアシルグリセロールにおける脂肪酸のグリセリンとの結合位置にもそれぞれ種によって個性があり，特有の規則性に従って，その配置が決められている．それらが，その油脂特有の物理的・化学的性質を総合的に決めている．たとえば，植物油では，オレイン酸，リノール酸，リノレン酸のような C 18 の不飽和脂肪酸は，優先的にグリセロールの Sn-2 の位置に分布し，飽和脂肪酸や C 20，C 22 のモノエン酸は主として Sn-1 または Sn-3 に位置している．また，陸産哺乳動物脂では，一般的に Sn-1 には飽和脂肪酸，Sn-2 には不飽和脂肪酸や短鎖脂肪酸，Sn-3 には長鎖の脂肪酸が分布している．魚油に含まれる高度不飽和脂肪酸は，Sn-2 に多く分布することがわかっている．これらの油脂の化学的エステル交換法は，1920 年代からはじまったが，脂質の種類や結合位置の選択ができず，シャープな融点をもつ油脂への改質が困難であった．一方，酵素を触媒とする油脂の改質は，従来の化学法と比較すると，少数の種類のグリセロール分子種から構成される油脂を温和な条件下，高収率で得ることができる．たとえば，供給が不安定なカカオ脂の代用として，パーム油やオリーブ油などの安価な油脂の構成脂肪酸をエステル交換してカカオ脂様油脂を製造することが報告されており，工業的な生産も行われている[7]．さらに，*Alcaligenes* 属や *Rhizomucor* 属の脂質分解酵素によって油脂を液状化することなども同様の考え方である．また，エステル交換によって，生理活性物質であるエイコサペンタエン酸（EPA）やドコサヘキサエン酸（DHA）を高濃度に含んだトリアシルグリセロールが製造されている．エステル合成・交換反応では，いずれも反応系中の水分含量が反応に大きく影響を与えており，水分含量の制御が重要な課題である．また，油脂のエステル化反応のためには，脂質分解酵素の固定化が必要となり，種々の担体による固定化や固定化菌体法などが開発された．これらの固定化脂質分解酵素を用いたバイオリアクターとしては，脱水工程をあわせもった充填層型，流動床型のバイオリアクターが報告されている．また，ポリエチレングリコール（PEG）で修飾した脂質分解酵素を触媒として，ベンゼンやトルエンなどの有機溶媒中でエステル合成・交換反応を行うことが試みられている．油脂加工へのバイオリアクターの応用に際しては，基質や目的生産物にみあった特異性の高い脂質分解酵素の選択や長時間安定な活性を保ち，繰返し使用が可能な脂質分解酵素の固定化技術の開発などが今後期待される．バイオリアクターを食品へ展開する際の安全基準の作成も必要である．

i. 脂質分解酵素による機能性構造脂質の製造

近年，脂質の分子構造とその生理活性機能の関連性については期待が高まっている．このため，脂質分解酵素を触媒とした生物化学的手法により，天然油脂から生理機能性を有する構造脂質の製造が検討されている．その代表的な例は，易吸収性油脂への油脂の改質である．一般的に，構造油脂中の Sn-2 位に位置する脂肪酸は吸収されやすく，カイロミクロン中の脂質でも Sn-2 位に位置していることが多い．このため，吸収効率の上昇が望ましい機能性脂肪酸を優先的にトリアシルグリセロール中に取込む脂質への改質が，易吸収性油脂の目的である．このような構造脂質として，現在注目されているものは，トリアルグリセロールの Sn-1，Sn-3 位に，カプロン酸（C 6），カプリル酸（C 8），カプリン酸（C 10）などの中鎖脂肪酸（MCFA）を含み，Sn-2 位に必須脂肪酸（リノール酸 C 18：2）や高度不飽和脂肪酸（たとえば，ドコサヘキサエン酸，DHA，C 22：6）の結合したトリアシルグリセロールの合成である．ヒトの体内で消化吸収されやすい，炭素数 6-10 の脂肪酸からなる中鎖脂肪酸トリアシルグリセロールの構造を参考にして，その Sn-2 位に必須脂肪酸や高度不飽和脂肪酸を導入し，腸管から吸収されやすく，かつ栄養価の高いトリアシルグリセロールが合成された[8]．この構造脂質は，病院にお

ける治療食あるいは，乳児用ミルクへの添加用油脂として利用が進められている．また，C8，C18：2，C8の脂肪酸側鎖をもつ構造化油脂がナタネ油，サフラワー油，トリカプリン，カプリン酸などを原料として，*Rhizomucor miehei* や *Rhizopus* 属の脂質分解酵素を含むバイオリアクターで生産する方法も示されている[9]．逆に，脂質の代謝・吸収の過程を考慮したローカロリー脂質も考案されている．ローカロリー脂質の一つであるサラトリムの一種の構造脂質を脂質分解酵素を触媒として合成する方法を開発した[10]（図IV.2.1.3）．もう一つの構造脂質の例は，高度不飽和脂肪酸含有油脂への改質である．リノレン酸やEPA，DHAなどの高度不飽和脂肪酸を含むトリアシルグリセロールは，酸化を受けやすく，オフフレーバーや毒性をもつ酸化生成物が生じやすいが，その脂肪酸のグリセロール部分の結合位置によって，酸化の受けやすさは影響を受ける．トリアシルグリセロールの Sn-2 位に結合している不飽和脂肪酸は，Sn-1 位や Sn-3 位に結合している場合と比較すると，酸化を受け難い．酵素的にエステル交換を行うことによって，脂肪酸組成を変えることなく，酸化安定性を付与することができる．高度不飽和脂肪酸含有油脂の合成のためには，EPAやDHAやそれらのエステルと，ナタネ油，ラッカセイ油，大豆硬化油などを原料として，*Rhizomucor miehei* 脂質分解酵素や *Candida antarctia* 脂質分解酵素を触媒としたエステル交換反応で製造する技術も確立された．また，*Candida cylindracea* 脂質分解酵素が高度不飽和脂肪酸に作用し難い性質を利用して，魚油中の高度不飽和脂肪酸の濃縮が行われている．バイオリアクターで使用する脂質分解酵素の形態として，固定化遊離脂質分解酵素ではなく，脂質分解酵素活性をもつ固定化乾燥かびをそのまま使用する方法も検討されている．

j. 微生物による油脂の生産

微生物がその代謝過程において脂質を生体内に含蓄することは広く知られている．しかし微生物は，一般に炭素効率が低く，しかも高炭素濃度培地において培養ができないことなどから経済性が従来の油脂資源に比べて劣っていた．このため微生物油脂生産の実用化に関する報告は少ない．しかし，高付加価値をもつ微生物油脂についてはいくつかの例がある．カカオ脂と同様に，トリアシルグリセロールの1，3位に飽和脂肪酸，2位に不飽和脂肪酸をもつトリアシルグリセロールを含有する微生物の選択が試みられている．これまでに，*Rhodotorula rubra*，*Lipomyces lipofer*，*Molutierella vinacea* などの微生物からの脂質の抽出が試みられている．また，生理活性をもつ油脂を微生物によって生産しようという試みがなされ，γ-リノレン酸（GLA），ジホモγ-リノレン酸（DGLA），アラキドン酸（AA），EPA，DHAなど高度不飽和脂肪酸（PUFA）の生産が報告されている[11]．GLAは *Mortierella* 属の菌株に含有されていることが見出されて工業化されている．DGLAはAA生産菌株である *Mortierella alpina* をピーナッツ油またはゴマ油を添加して培養することによりAAへの変換が抑制され，DGLAが菌体内に含蓄されることが見出された．AAは *M. alpina*，*M. heterosporus* などで産生が認められている．さらに *M. alpina* を 2,000 l タンクで培養することにより脂質中のAA含有量を60〜70％ま

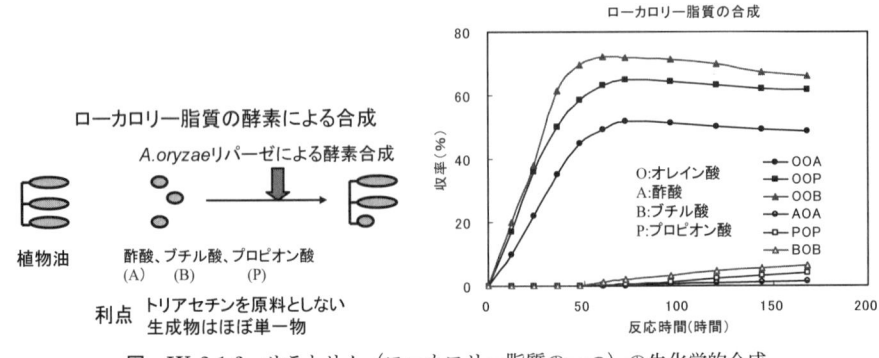

図 IV.2.1.3 サラトリム（ローカロリー脂質の一つ）の生化学的合成

で高めることに成功しており，AA の微生物由来脂質は商品化されている．魚油の主要構成脂肪酸である EPA を生産する微生物としてサバ，イワシなどの腸内微生物である *Alteromonas* 属などが分離された．このリン脂質の構成脂肪酸の PUFA は EPA のみであり，他はモノエン酸や飽和酸であることから精製は有利であった．また AA 生産菌株である *M. alpina* を低温（6°C）で培養し，AA が EPA に変換されることが見出された．DHA は藻類による生産も知られている．この油脂の構成脂肪酸もやはり他の PUFA をほとんど含まず，DHA の精製に有利であった．しかし，モノエン酸，分岐酸，ケト酸や奇数飽和酸など微生物が産生する油脂の生理活性等の研究が進むに従って，微生物油脂の有意性が注目されるであろう．また，遺伝子操作やタンパク質工学などのバイオテクノロジーの応用によって生産量の向上や特殊な油脂の微生物による生産が期待できる．

　従来，水系では不可能とみられていた有用物質の酵素利用による生成が，有機溶媒中で可能になるという研究成果は，将来，有機合成技術や酵素利用技術，さらに生理活性物質の製造技術などの分野で発展的な成果をもたらすことが期待される．

　脂質分解酵素の工業的利用については，その目的にあう脂質分解酵素の選択が先決の課題となる．現在，市販されている脂質分解酵素以外にもユニークな特性を備えたいわゆる「新奇」な脂質分解酵素の開発が，医薬や生理活性物質などのファインケミカルの製造プロセスを進展させる手がかりとなる．そのような利用形態が，特に脂質分解酵素の場合，現在の種々の観点から最も適切で有効なものと考えられる．　　　　　　　　　　　　〔都築和香子〕

文　献

1) A. M. Brzozowski, et al.: *Nature*, **351**, 491, 1991.
2) J. D. Schrag, M. Cygler: *Methods Enzymol.*, **284**, 85, 1997.
3) M. W. Baillargeon, P. E. Sonnet: *J. Am. Oil Chem. Soc.*, **65**, 1812, 1988.
4) W. Tsuzuki, et al.: *J. Chem. Soc. Perkin Trans.*, **1**, 1245, 1991.
5) S. Basheer, et al.: *J. Am. Oil Chem. Soc.*, **65**, 1785, 1998.
6) R. A. Baker, L. Wicker: *Trends Food Science Technology*, **7**, 279, 1996.
7) L. B. Fomuso, C. C. Akoh: *Food Research International*, **35**, 12, 2002.
8) Y. Kimura, et al.: *Eur. J. Appl. Microbiol. Biotechenol.*, **17**, 107, 1983.
9) X. Xu et al.: *J. Am. Oil Chem. Soc.*, **77**, 1035, 2000.
10) W. Tsuzuki: *Biosci. Biotechnol. Biochem.*, **69**, 1256, 2005.
11) 鈴木　修：油化学, **41**, 779, 1992.

2.2
タンパク質関連酵素利用技術

近年,バイオテクノロジーの発達により食品加工用酵素の開発が進み,新しい食品素材の製造に利用されている.これらのうち,タンパク質関連酵素では,低アレルゲン化食品や消化吸収性の向上した栄養補助食品,血圧上昇抑制作用などを有する機能性ペプチド,酵素分解による天然調味料の製造などに各種プロテアーゼ,ペプチダーゼが用いられている.これらの酵素は,酸性,中性,アルカリ性の各pHで安定なものや,高温(80℃)においても安定なもの,エンド型あるいはエキソ型に作用するもの,基質特異性の異なるものなど様々なタイプが開発されており,多様な食品素材の製造に単独であるいは組合わせて利用することが可能である.また,近年,タンパク質の架橋反応を行うトランスグルタミナーゼも盛んに用いられており,各種タンパク質食品素材の加工用に開発が進められている.

タンパク質食品素材を製造するには,エンド型プロテアーゼを用いて食品の特性を損なわない程度にタンパク質を切断するのであるが,その際に苦味が生ずることが技術開発上の大きなネックとなっている.この苦味の原因は,食品中のタンパク質を加水分解することにより生じた苦味ペプチドである.タンパク質は,アミノ酸が100~1,000個,1本の鎖状に結合したものであるが,その鎖は規則的に折り畳まれ,球状の塊として存在している.球状の塊の外側には親水性のアミノ酸が,内側には疎水性のアミノ酸が多く存在しており,タンパク質を加水分解すると,この塊状の構造は破壊され,内側に存在していた疎水性アミノ酸を多く含む部分が露出してくる.この疎水性アミノ酸を多く含むペプチドが苦味の原因となるのである[1].しかしながら,この苦味ペプチドを,アミノペプチダーゼやカルボキシペプチダーゼを用いてさらにアミノ酸や低分子ペプチドにまで加水分解すれば,苦味は低減または消失する.

本節では,疎水性アミノ酸を選択的に加水分解するアミノペプチダーゼ生産菌の単離と酵素の特性,アミノペプチダーゼの苦味低減作用,アミノペプチダーゼの前駆体タンパク質の特徴,ならびに前駆体タンパク質をプロセシングするエンドプロテアーゼについて解説する.

a. アミノペプチダーゼ生産菌の単離とアエロモナスアミノペプチダーゼの基質特異性[2]

代表的な疎水性アミノ酸であるロイシンの誘導体ロイソンパラニトロアニリド(leucine-p-nitroanilide, Leu-pNA)を含んだ寒天培地上に,土壌希釈液を塗布し,コロニー周辺が黄色となったものを選択することにより,疎水性アミノ酸に作用するアミノペプチダーゼを生産する微生物をスクリーニングすることができる.筆者らのグループが最終的に選抜したアミノペプチダーゼ生産菌は,アエロモナス・カビアエ(Aeromonas caviae)と同定された.本菌は,菌体外にエンドプロテアーゼ(PAプロテアーゼ)とアミノペプチダーゼ(アエロモナスアミノペプチダーゼ)を生産していた.

各種アミノ酸のパラニトロアニリド誘導体を基質として K_m, k_{cat}, k_{cat}/K_m を測定することにより,酵素の基質特異性を検討することができる.K_m とは,ミカエリス定数(Michaelis constant)のことであり,酵素と基質の複合体形成反応の平衡定数を指す.酵素の基質に対する親和性を表し,値が小さいほど基質への親和性が大きい.また,k_{cat} とは分子活性(molecular activity)であり,酵素1分子が単位時間に変換する基質分子数を表す.値が大きいほど,その基質は分解されやすい.さらに,k_{cat}/K_m とは,酵素がどの程度作用するかを示す目安であり,値が大きいほど,酵素がよく作用する.

アエロモナスアミノペプチダーゼの場合,k_{cat}/K_m ($mM^{-1}s^{-1}$) は Leu-pNA では364,Phe-pNA では11であるのに対し,Gly-pNA では0.014,Glu-pNA では0.003と,疎水性アミノ酸に対する作用の強い酵素であった.さらに,C末端側をフェニルアラニンに固定した各種ジペプチドの k_{cat}/K_m ($mM^{-1}s^{-1}$) を測定しところ,N末端が疎水性のアミノ酸である Leu-Phe では774,Ile-Phe では136,Nva-Phe (norvalyl phenylalanine) では22であるのに対し,N末端が親水性のアミノ酸である Gly-Phe では0.001以下,Ser-Phe では0.020,Glu-Phe では0.001以下と大幅に低下し,本酵素

がN末端アミノ酸の疎水性残基を高度に認識していることが明らかとなった．さらに，N末端側をロイシンに固定した一連のジペプチドに対する k_{cat}/K_m (mM^{-1}s^{-1}) を測定したところ，Leu-Leuでは571，Leu-Metでは1,650，Leu-Pheでは774であるのに対し，Leu-Glyでは15，Leu-Aspでは0.12とC末端側のアミノ酸が親水性アミノ酸であると，反応性は著しく低下した．また，本酵素はジペプチド以外にトリ，テトラ，ペンタ等の大きなペプチドにも作用した．

b. アエロモナスアミノペプチダーゼの苦味低減作用[3]

カゼインをトリプシンで分解し調製した苦味溶液と大豆タンパク質をペプシンで加水分解し調製した苦味溶液を，2% Gly-Phe溶液の苦味と同程度となるように希釈した．この苦味溶液にアミノペプチダーゼを作用させ，経時的な苦味の減少を，官能検査により測定したのが，図IV.2.2.1である．大豆タンパク質から調製した苦味溶液では，遊離アミノ酸の増加とともに苦味が減少し，最終的には閾値以下となった（図a）．また，酵素分解反応で遊離してくるアミノ酸は，Leu，Phe，Ile，Val等の疎水性アミノ酸であり，Glu，Asp，Gly等の親水性アミノ酸はほとんど増加しない．一方，カゼインから調製した苦味溶液でも，苦味は時間とともに減少したが（図b），一定値以下には減少しなかった．酵素量を，さらに2倍（図c），4倍（図d）と増加したが，苦味の減少速度は速まるものの，苦味は一定値以下とはならない．これは，本酵素がN末端側から疎水性アミノ酸残基を特異的に分解するものの，ペプチドの内部や，C末端側に疎水性アミノ酸残基を有する苦味ペプチドは分解できないためである．このような場合には，苦味低減能を有するカルボキシペプチダーゼの併用やエンドプロテアーゼの変更により，さらに苦味を低減できる可能性がある．

c. プロテアーゼの前駆体タンパク質

プロテアーゼ群において，これまでに多くの種類の前駆体タンパク質（zymogen）が見出されており，現在盛んにその研究が行われている．それらのうち，ほとんどの前駆体タンパク質は完全に不活性な状態である．消化酵素や血液凝固系に関与する酵素などに多く存在し，これらは本来分解する目的タンパク質以外のタンパク質を分解して組織が破壊されるのを防いだり，必要が生じた際にだけ活性化することで代謝における制御の役割を果たしている．また，プロテアーゼ群およびその他のタンパク質において，前駆体タンパク質のプロ領域が，成熟体領域の正しい立体構造を補助する分子シャペロン的な作用を有することが報告されている．

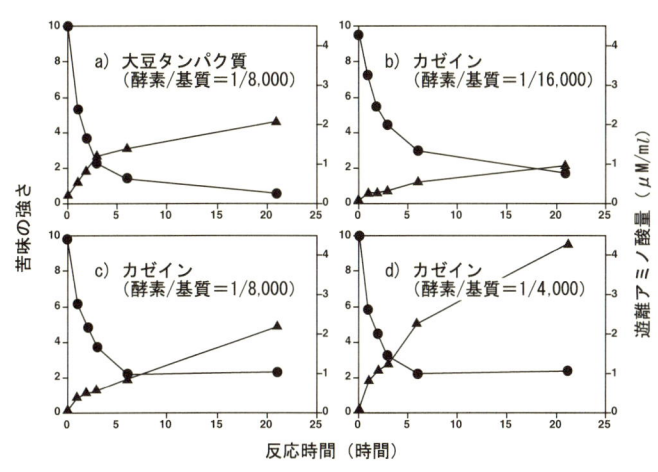

図 IV.2.2.1 アエロモナスアミノペプチダーゼによる苦味の減少
●苦味，▲遊離アミノ酸．
a) 大豆タンパク質由来の苦味溶液の苦味の減少（酵素量は基質の1/8,000）．
b, c, d) ミルクカゼイン由来の苦味溶液の苦味の減少（b：酵素量は基質の1/16,000，c：1/8,000，d：1/4,000）．

d. アエロモナスアミノペプチダーゼ前駆体の構造と類縁酵素

Aeromonas caviae T-64株由来アミノペプチダーゼ（アエロモナスアミノペプチダーゼ）は，19アミノ酸残基のシグナルペプチド，101アミノ酸残基のN末端プロペプチド，273アミノ酸残基の成熟アミノペプチダーゼの3領域からなる前駆体タンパク質（プレプロ体）として生合成される[4]．アエロモナスアミノペプチダーゼのアミノ酸配列のホモロジー検索を行ったところ，*Vibrio proteolyticus*の生産するアミノペプチダーゼと57%の相同性を示した[4]．*Vibrio proteolyticus*は，以前，*Aeromonas proteolytica*と呼ばれ，この微生物は海洋性細菌で，主に中性プロテアーゼおよびアミノペプチダーゼを分泌する．X線解析に基づく結晶構造から，活性中心に2つ亜鉛を含む金属酵素であることが明らかになっている[5]．

e. アエロモナスアミノペプチダーゼのN末端プロペプチド（分子内シャペロン様ドメイン）の特性[6,7]

1) 酵素活性に及ぼすN末端プロペプチドの影響

アエロモナスアミノペプチダーゼのプロ体と成熟体について，Leu-pNAを基質としてK_m，k_{cat}，k_{cat}/K_mを測定した．その結果，K_m (mM^{-1}) は両者において，ほぼ同等な値を示した（プロ体，0.21；成熟体，0.14）．また，成熟体のk_{cat} (s^{-1}) は，プロ体のそれと比較して大きな上昇を示している（プロ体，0.93；成熟体，40）．

次に，各種基質に対するプロ体および成熟体のk_{cat}およびK_mを測定した．その結果から，プロ体自身も様々な基質において活性をもっており，この活性は成熟酵素のそれと比較すると弱く，その弱さの程度は基質によって異なることが明らかになった．つづいて，その弱さの程度について，基質の組成との関係を分析するために，k_{cat}プロ体/k_{cat}成熟体，K_mプロ体/K_m成熟体，(k_{cat}/K_m) プロ体/(k_{cat}/K_m) 成熟体を算出した．基質組成の変化によって，プロ体と成熟体のk_{cat}，K_mおよびk_{cat}/K_m比率も変化する．Leu-pNAの場合では，プロ体と成熟体のk_{cat}比率は2.1%であるが，Phe-Phe-Pro-Glu-Alaの場合では，その比率は84%である．K_mプロ体/K_m成熟体も110%(Phe-Phe) から520%(Phe-Gly) まで変化する．(k_{cat}/K_m) プロ体/(k_{cat}/K_m) 成熟体も1.4%(Leu-pNA) から24%(Phe-Phe-Pro-Glu-Ala) まで変化する．以上の結果から，プロ体のN末端プロペプチドは酵素成熟領域と基質との親和力，酵素成熟領域分子活性ともに，それぞれの基質に対して異なった作用を与えていることが示唆された．

2) 酵素の温度およびpH特性に及ぼすN末端プロペプチドの影響

プロ体は，60°Cにおいて最大活性を示し（図IV.2.2.2），70°C以下の温度帯において1時間は安定であった．一方，成熟体は50°Cにおいて最大活性を示し，65°C以下の温度帯において1時間は安定であった．この結果から，プロ体は，成熟体より熱に安定であることがわかった．また，pHの影響については，pH 8.5付近で両酵素とも最大活性を示した．pH 8.0〜11.0の範囲において両酵素の安定性はほぼ同じであったが，pH 4.0〜8.0の範囲での安定性はプロ体のほうが高く，酸性の環境ではプロ体の方が安定であった．以上の結果から，プロ体のN末端プロペプチドは成熟領域の構造の安定性を高める機能があることが明らかになった．

f. アミノペプチダーゼをプロセシングするPAプロテアーゼ[8]

A. caviae T-64の培養上清には，アエロモナスアミノペプチダーゼのプロ酵素を成熟化させるプロテアーゼ（PAプロテアーゼ）が存在する．遺伝子工学的手法により，PAプロテアーゼの構造を解析したところ，PAプロテアーゼ前駆体はシグナルペプチド，N末端プロペプチド，成熟領域およびC末端プロペプチドから構成されることが明らかになった．大腸菌にPAプロテアーゼプロ体遺伝子を導入し，PAプロテアーゼの発現実験を行ったところ，得られたタンパク質の大きさは約30 kDaで，PAプロテアーゼプロ体のアミノ酸配列による推測されたタンパク質の55 kDaより約25 kDaも小さい．大腸菌に発現させたPAプロテアーゼのN末端アミノ酸配列を解析したところ，N末端アミノ酸配列はGln-Asp-Ala-Thr-Glyで，*A. caviae* T-64から精製された天然PAプロテアーゼのN末端アミノ酸配列と同じ結果となった．以上の結果か

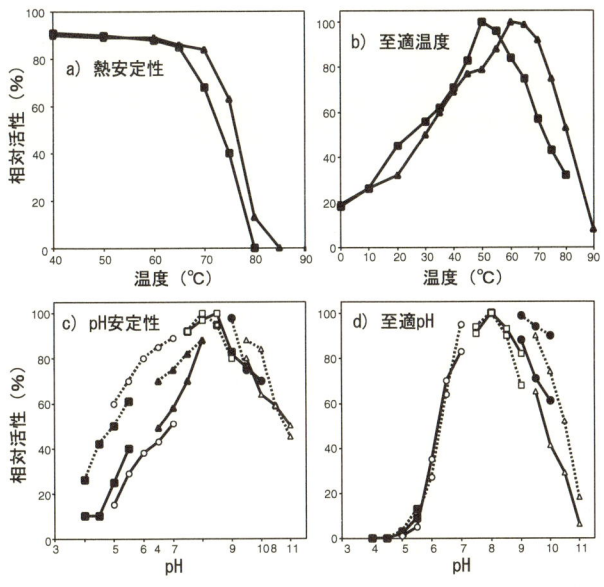

図 IV.2.2.2 アエロモナスアミノペプチダーゼプロ体と成熟体の性質
a) 熱安定性，b) 至適温度；▲―▲プロ体，■―■成熟体．c) pH安定性，d) 至適 pH；■酢酸緩衝液，○MES 緩衝液，▲MOPS 緩衝液，□Tris 塩酸緩衝液，●CHES 緩衝液，△CAPS緩衝液．実線：成熟体，破線：プロ体．

ら，PAプロテアーゼはプロ体として発現したのち，NおよびC末端プロペプチドが自己触媒的にプロセシングされることが推定された．

アエロモナスアミノペプチダーゼのプロ体はPAプロテアーゼのほか，トリプシン，パパイン，サーモリシンを用いても，そのN末端プロペプチドをプロセシングすることができる．それぞれの比活性を比較すると，トリプシンは $5.0\,\mathrm{U}/\mu\mathrm{g}$，パパインは $13\,\mathrm{U}/\mu\mathrm{g}$，サーモリシンは $200\,\mathrm{U}/\mu\mathrm{g}$ であるのに対して，天然PAプロテアーゼおよび発現されたPAプロテアーゼは $4,800\,\mathrm{U}/\mu\mathrm{g}$ および $5,100\,\mathrm{U}/\mu\mathrm{g}$ であった．この結果から，PAプロテアーゼはアエロモナスアミノペプチダーゼプロ体のプロペプチド領域を切断するのに特異的に高い比活性をもつことが明らかになった． 〔韮澤　悟〕

文　献

1) Habibi-Najafi, et al.: *Crit. Rev. Food Sci. Nutr.*, **36**, 397-411, 1996.
2) N. Izawa, et al.: *J. Agric. Food Chem.*, **45**, 4897-4902, 1997.
3) N. Izawa, et al.: *J. Agric. Food Chem.*, **45**, 543-545, 1997.
4) N. Izawa, K. Hayashi: *J. Ferment. Bioeng.*, **82**, 544-548, 1996.
5) B. Chevrier, et al.: *Structure*, **15**, 283-291, 1994.
6) S. Nirasawa, et al.: *Biochem. J.*, **341**, 25-31, 1999.
7) Z. Zhang, et al.: *Biosci. Biotechnol. Biochem.*, **65**, 420-423, 2001.
8) S. Nirasawa, et al.: *Biochim. Biophys. Acta.*, **1433**, 335-342, 1999.

2.3
糖質関連酵素利用技術

酵素は生体で起こる化学反応を触媒する生体触媒であり，様々な生物が生命を維持するために必須の物質である．酵素反応はしばしば鍵と鍵穴の関係にたとえられるが，生体内に万と存在する物質の中から酵素がその作用する物質（基質）を厳密に選り好み，選択的に作用する性質をなぞらえたものである．この高い基質特異性は取扱いを容易なものとし，酵素が食品製造のみならず，様々な分野で利用される要因となっている．数多くの酵素が食品添加物として指定されているが，その多くが加工助剤として使用されており，通常使用量はきわめて少ない．食品添加物酵素のうち，糖質関連酵素を表IV.2.3.1にまとめた．糖類は貯蔵もしくは構造体として主に植物に存在するため，糖質関連酵素のほとんどは穀類，野菜類，果実類の加工に利用されている．

a. 糖質関連酵素利用の実際

糖質関連酵素はその基質となる素材別に大きく2つのグループに分類される（表IV.2.3.1）．一つはショ糖，デンプン，イヌリンなどの糖質・貯蔵多糖系の糖類を基質とする酵素グループである．これらの酵素の基質となる糖類は，生物が利用しやすい形態で存在することから，古くから研究が進展し，様々な基質特異性を有する酵素が数多くみつかっている．また，その利用用途も多く，オリゴ糖や甘味料の製造のほか，穀類に含まれるデンプンの分解のための利用が主である．代表的な用途および使用酵素は下記の通りである．

製パン（グルコースオキシダーゼ，アミラーゼ），オリゴ糖シロップ（デンプン分解：マルトトリオヒドラーゼ），オリゴ糖生産（縮合転移型：グルコシダーゼ，ガラクトシダーゼ），砂糖（デキストラナーゼ），異性化糖（グルコースイソメラーゼ），ブドウ，リンゴ，ミカンジュース（アミラーゼ），コーンポタージュスープ（アミラーゼ），茶・ウーロン茶・紅茶飲料（アミラーゼ），醸造酢（アミラーゼ），米酢（アミラーゼ），みりん（アミラーゼ）等．

表 IV.2.3.1 食品添加物リストにある糖質関連酵素

分類	酵素名
細胞壁・構造多糖類系	アガラーゼ
糖質・貯蔵多糖系	α-アミラーゼ
糖質・貯蔵多糖系	β-アミラーゼ
細胞壁・構造多糖類系	アルギン酸リアーゼ
糖質・貯蔵多糖系	イソアミラーゼ
糖質・貯蔵多糖系	イソマルトデキストラナーゼ
糖質・貯蔵多糖系	イヌリナーゼ
糖質・貯蔵多糖系	インベルターゼ
糖質・貯蔵多糖系	エキソマルトテトラオヒドロラーゼ
糖質・貯蔵多糖系	α-ガラクトシダーゼ
糖質・貯蔵多糖系	β-ガラクトシダーゼ
細胞壁・構造多糖類系	キシラナーゼ
細胞壁・構造多糖類系	キチナーゼ
細胞壁・構造多糖類系	キトサナーゼ
糖質・貯蔵多糖系	グルカナーゼ
糖質・貯蔵多糖系	グルコアミラーゼ
糖質・貯蔵多糖系	α-グルコシダーゼ
細胞壁・構造多糖類系	β-グルコシダーゼ
糖質・貯蔵多糖系	α-グルコシルトランスフェラーゼ
糖質・貯蔵多糖系	グルコースイソメラーゼ
糖質・貯蔵多糖系	グルコースオキシダーゼ
糖質・貯蔵多糖系	シクロデキストリングルカノトランスフェラーゼ
細胞壁・構造多糖類系	セルラーゼ
糖質・貯蔵多糖系	デキストラナーゼ
糖質・貯蔵多糖系	トランスグルコシダーゼ
糖質・貯蔵多糖系	トレハロースホスホリラーゼ
糖質・貯蔵多糖系	フルクトシルトランスフェラーゼ
糖質・貯蔵多糖系	プルラナーゼ
細胞壁・構造多糖類系	ペクチナーゼ
細胞壁・構造多糖類系	ヘミセルラーゼ
糖質・貯蔵多糖系	マルトースホスホリラーゼ
糖質・貯蔵多糖系	マルトトリオヒドロラーゼ
細胞壁・構造多糖類系	ムラミダーゼ
細胞壁・構造多糖類系	リゾチーム

もう一つのグループは細胞壁・構造多糖類系の酵素であり，こちらのグループの酵素は植物細胞壁の破壊が主目的である．原料を潰すのを容易にして加工を効率化する，細胞同士の接着性を低下させて穀類の皮むきを容易にする，細胞内に含まれる成分の

抽出効率を上げる，等の用途に使用されている．植物細胞壁は主成分であるセルロースが骨格をなし，ヘミセルロースがセルロースに絡みついた構造をしていることから，セルラーゼとヘミセルラーゼは食品製造工程においても同時に利用されることが多い．果実類にはペクチンが多く含まれることから，果実類の加工工程ではペクチナーゼが頻繁に用いられる．果実ジュース類の加工工程で生じる濁りや長期保存の間に生じる沈殿の防止目的にも，こちらのグループの酵素が利用されている．代表的な用途および使用酵素は下記の通りである．

味噌（セルラーゼ，ヘミセルラーゼ），オリゴ糖（セルラーゼ，ヘミセルラーゼ），穀類の皮むき（セルラーゼ，ヘミセルラーゼ），野菜エキス，果汁・野菜ジュース（セルラーゼ，ヘミセルラーゼ，ペクチナーゼ），コーンポタージュスープ（セルラーゼ，ヘミセルラーゼ），製パン（ヘミセルラーゼ），トマトジュース（ペクチナーゼ），ワイン・ジュース類の果汁の透明化（ペクチナーゼ）等．

ここでは紙面の都合から用途および使用酵素を列記したが，個々の酵素の利用法については多くの文献に詳しく記述がある[1~3]．

b. 糖質関連酵素の新規利用

植物細胞壁の乾重量の60％以上は多糖類であり，地球上に最も多く存在するバイオマス資源である．その利用へ向けた多くの研究がなされており，実用化されている技術もあるが，天然に存在する豊富な資源量を考えると未だ十分な利用には至っていないといわざるを得ない．中でも構造が複雑なヘテロ多糖類であり，生物が利用しにくい5炭糖を多く含むヘミセルロースを有効に利用する技術開発は，植物細胞壁多糖を様々な用途へ利用する上で，きわめて重要なポイントであり，植物細胞壁バイオマス利用上の大きな課題である．多糖の構造を自在に修飾し，分子量の大きさ，枝分かれの数や物性，機能性を制御する酵素は有用であり，そのための酵素の機能改変，新規酵素の探索は重要な課題である．

1) 立体構造をもとにしたキシラナーゼの機能改変

キシランはセルロースに次いで天然に最も多く存在するバイオマス資源である．キシロース，キシリトール，キシロオリゴ糖などとして利用されている

が，その存在量を考えると充分な利用には至っておらず，その効率的な利用法が渇望されている．筆者らが研究している放線菌（*Streptomyces olivaceoviridis* E-86）のキシラナーゼ（SoXyn 10 A）は中国の企業でコーンコブよりキシロオリゴ糖を生産する工程に用いられている．筆者らは本キシラナーゼの結晶構造をもとにした機能改変を行ってきており，ここではその例を紹介する．

キシラナーゼはキシランをランダムに加水分解する酵素である．2つのグルタミン酸を活性中心として，それぞれが酸-塩基触媒および求核種として働く．そのアミノ酸配列から糖加水分解酵素の主にファミリー10と11に分類される．ファミリー10に属するキシラナーゼは$(\beta/\alpha)_8$バレル構造をもちTIM-バレルを土台として付加的なループやヘリックスにより基質結合クレフトが作り出されている．SoXyn 10 A は糖加水分解酵素のファミリー10に分類される触媒ドメインと基質結合ドメインのファミリー13に分類されるキシラン結合ドメインおよび両ドメインを繋ぐリンカーで構成されており，筆者らはインタクトな酵素の結晶構造解析に成功した[4]（図IV.2.3.1,A）．また，様々なキシロオリゴ糖を結晶にソーキングして本キシラナーゼの糖結合様式を解析し[5]，5個のキシロースを認識するポケット（サブサイト－3～＋2）の存在を明らかにした．すでに構造が解明されている同ファミリーのキシラナーゼの構造と比較すると，サブサイトの－3～＋1は非常に構造が保存されていたが，サブサイト＋2以上の構造は各々の酵素に特徴的であり，サブサイト＋2の構造がファミリー10キシラナーゼ

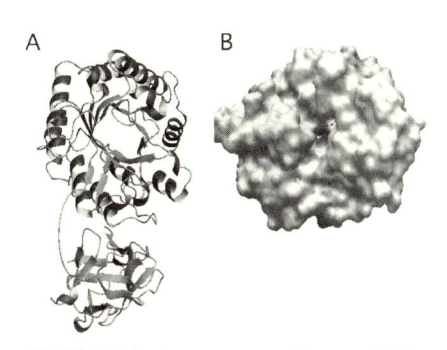

図 IV.2.3.1 *Streptomyces olivaceoviridis* のキシラナーゼの結晶構造
A：リボンモデル，B：触媒ドメインの表面モデル（基質結合クレフトを境にして2つの大きな塊に分けられる）．

の基質特異性を決定しているという仮説が考えられた.

同ファミリーに属し,立体構造既知である Cellulomonas fimi の Cex (CfXyn 10 A) と SoXyn 10 A の基質結合クレフトの構造を比較すると, SoXyn 10 A にはサブサイト+2の部分に余分なループが存在し,この部分が直接基質との結合に関与するが, CfXyn 10 A にはそれが存在しないため,異なる様式で基質と結合していると考えられた.実際にキシロオリゴ糖やキシランに作用させると酵素分解産物や反応速度に違いがみられた.

ファミリー10キシラナーゼの触媒ドメインは基質結合クレフトに沿った境界で大きな2つの塊に分かれるため(図IV.2.3.1, B), SoXyn 10 A のサブサイト+2のループ側の塊を CfXyn 10 A に置換した変異体を構築し,親酵素である SoXyn 10 A, CfXyn 10 A とともに特性の解析を行った[6]. 構築したハイブリッド酵素は SoXyn 10 A と CfXyn 10 A の中間的な性質を有していたが,サブサイト+2置換の効果は顕著であり,ハイブリッド酵素がサブサイト+2を使用する反応様式の場合にはサブサイト+2が由来する CfXyn 10 A と同様の性質を示した.キシロオリゴ糖の分解速度,分解パターンのいずれもハイブリッド酵素がサブサイト+2を使用するキシロテトラオースより長鎖の基質の分解においては CfXyn 10 A と一致したが,サブサイト+2を使用しないキシロトリオースの分解については SoXyn 10 A と一致した.その結果として,ハイブリッド酵素は分解物にキシロースを生産するキシロトリオース,キシロテトラオース,グルクロノキシロテトラオース等の基質の分解性が低い方の性質のみを両方の親酵素から継承したことになり,キシランに作用した際に親酵素よりキシロースを生産しない性質をもった.

以上のように,酵素の立体構造,基質との結合様式を解析し,酵素が基質認識する部分を改変することにより,酵素の基質特異性を改変可能であることが示された.こうした実験結果を蓄積することで,将来的には意図した特性をもつように酵素を自在にデザインし,機能を改変できるようになることが期待される.

2) 増粘安定剤多糖の分解酵素の研究

食品の安定剤や増粘剤,乳化剤などとして利用されている Acacia の樹液より得られるガムアラビックやカラマツ (Larix) のアラビノガラクタンはアラビノガラクタン-プロテイン (arabinogalactan-proteins, AGPs) と呼ばれる高等植物にみられるプロテオグリカンの一種である.一般に AGPs はプロリン/ヒドロキシプロリンに富むコアタンパク質とそれを覆うアラビノース,ガラクトースに富む糖鎖で構成される高分子である.糖鎖は AGPs の分子量の90%以上を占め,コアタンパク質にはタイプ-IIアラビノガラクタン多糖およびアラビノシドが結合している.タイプ-IIアラビノガラクタンは β-1,3-ガラクタン主鎖に, β-1,6-ガラクタンやアラビノースからなる側鎖が結合したものであり,さらにその側鎖の先端にはグルクロン酸,ラムノース,フコースなどが結合した複雑な構造をしている.カラマツのアラビノガラクタンは上記の食品用途のほか,免疫の強化と消化吸収の促進やドラッグデリバリーの担体としての利用可能性から注目されている.

タイプ-IIアラビノガラクタンに作用することのできる酵素はガムアラビックやカラマツのアラビノガラクタンの糖鎖構造の改変に有用であり,安定剤や増粘剤,乳化剤等としての物性の改良やその機能性の加減に利用が期待されるが,研究例は非常に少ない.筆者らはタイプ-IIアラビノガラクタンの主鎖である β-1,3-ガラクタンに着目し,これに作用する酵素の遺伝子のクローニングに初めて成功した[7]. ここでは AGPs 糖鎖分解における主たる酵素,エキソ-β-1,3-ガラクタナーゼについて紹介する.

ウスバタケ (Irpex lacteus) 由来の精製酵素のN末端アミノ酸配列および内部アミノ酸部分配列をもとにして,ゲノム解読の完了していた白色腐朽菌 Phanerochaete chrysosporium より,本酵素の遺伝子を初めてクローニングした[7]. 判明したアミノ酸配列から,本酵素が糖質加水分解酵素ファミリー43 (GH 43) に分類される酵素であり, C末端側に糖結合モジュールのファミリー35 (CBM 35) に分類される機能未知のモジュールが存在することが明らかとなった.酵母 Pichia pastoris を宿主とした発現系を用いて得た組換え酵素を使って,本酵素の特性を調べた.多糖およびオリゴ糖に対する活性を調べたところ, β-1,3-ガラクタンおよび β-1,3-ガ

ラクトオリゴ糖に対してのみ活性を示した．本酵素はきわめて厳密に2つのガラクトース間の β-1,3-結合のみを特異的に加水分解する性質をもっていた．本酵素を β-1,3-ガラクタンに作用させるとガラクトースのみが生産され，エキソ型酵素であることが示されたが，AGPs に作用させた場合にはタイプ-II アラビノガラクタンの側鎖部分に相当するオリゴ糖も確認され，本酵素は AGP 糖鎖の β-1,6-ガラクタン側鎖をバイパスして加水分解することのできる珍しい酵素であることが判明した．*P. chrysosporium* 由来のエキソ-β-1,3-ガラクタナーゼのC末端側に存在する CBM 35 の基質特異性を解析したところ，本モジュールは触媒モジュールと同様に連続した重合度2以上の β-1,3-結合したガラクトースに特異的に結合する新規な糖結合モジュールであることが明らかとなった．

本酵素は *P. chrysosporium* 由来を含め菌類由来の3例しか報告がなかったが，アミノ酸配列を解明したことで他の生物種にも本酵素が存在することが示唆された．*Clostridium thermocellum*[8]，*Streptomyces avermitilis*[9] や *Arabidopsis thaliana*[8] よりエキソ-β-1,3-ガラクタナーゼ様配列をクローニングして発現させたところ，本酵素活性を示したことから，本酵素が原核生物や植物にも幅広く存在することが明らかになった．

本酵素はタイプ-II アラビノガラクタンの主鎖の分解を担う重要な酵素であり，その特性は酵素の構造機能相関の側面からも非常に興味深いものである．アラビノガラクタンは多糖の中でも最も複雑に分岐した構造であるため，本酵素のみでは作用できない糖鎖構造も存在する．今後は側鎖に作用する酵素についても解析する必要があり，タイプ-II アラビノガラクタンがどのような種類の酵素により，どのように分解されるのかを解明することで，ガムアラビックやカラマツのアラビノガラクタンの糖鎖構造を自在に改変し，安定剤や増粘剤，乳化剤等としての物性の改良やその機能性の加減，新規なオリゴ糖の製造等の応用が可能になると思われる．

〔金子　哲〕

文　献

1) 特集「食品酵素の最新利用技術」BIO INDUSTRY, 10月号, 2006.
2) 食品酵素化学の最新技術と応用（井上國世監修），シーエムシー出版, 2004.
3) 特集「食品酵素化学の最前線」BIO INDUSTRY, 11月号, 2002.
4) Z. Fujimoto, et al.: *J. Mol. Biol.*, **300**, 575-585, 2000.
5) Z. Fujimoto, et al.: *J. Mol. Biol*,. **316**, 65-78, 2002.
6) S. Kaneko, et al.: *J. Biol. Chem.*, **279**, 26619-26626, 2004.
7) H. Ichinose, et al.: *J. Biol. Chem.*, **280**, 25820-25829, 2005.
8) H. Ichinose, et al.: *Appl. Environ. Microbiol.*, **72**, 3515-3523, 2006.
9) H. Ichinose, et al.: *Biosci. Biotechnol. Biochem.*, **70**, 2745-2750, 2006.

2.4 オリゴ糖生産技術

a. 既存のオリゴ糖生産技術

ここ20年来数多くのオリゴ糖が食品,飼料用途を目的として日本で開発され上市されて来た.なかでも特定保健用食品としてオリゴ糖の機能性を利用した食品開発が盛んに行われ,プレバイオティクスという新しい概念を構築するに至っている.オリゴ糖は,単糖数個(厳密な定義では2〜10個)がグリコシド結合により結合した化合物である.オリゴ糖の定義の範疇にはショ糖・乳糖・麦芽糖などの従来から大量に使用されていたものも含まれる.既存のオリゴ糖製造方法は大まかに以下の5種に分類できる.

- 天然資源からの抽出・精製
- 天然多糖の部分分解
- 糖転移反応
- 縮合反応
- 異性化反応

天然資源からの抽出・精製を除きオリゴ糖の生産には酵素が用いられることが多い.多種多様な結合様式(たとえばグルコース2分子からなる二糖だけでも11種類の化合物があり得る)の中から特定のものを化学的に安価に合成することは通常困難であり,酵素のもつ高い反応選択性を利用することが必要である.化学反応が用いられる場合は,多糖の酸分解またはオリゴ糖のアルカリ異性化反応に限られ,食品用途にオリゴ糖のグリコシド結合を生成する目的で実用化されている例はない.

酵素反応は水溶液中で行われる.オリゴ糖は通常デンプンのような多糖あるいはスクロース(ショ糖)のようなオリゴ糖を原料として,分解または糖転移反応により製造される.これは単糖からオリゴ糖を製造することが困難であることに起因する.単糖からオリゴ糖を生成する反応は脱水縮合反応であり1分子の水を生成するため,水が大過剰反応系に存在する水溶液中では非常に不利な反応となる.そのためよほど高濃度の出発基質にしない限り十分な収率を得ることは難しいため,縮合反応でのオリゴ糖製造例は少ない.

現在上市されているオリゴ糖の例と製造方法の分類について表IV.2.4.1にまとめた.以下にそれぞれのオリゴ糖の製造法について分類別に説明する[1〜5].

1) 天然資源からの抽出による方法

この製造法は酵素プロセスを含む化学反応が含まれないことが特徴である.この方法で生産されるオリゴ糖にはショ糖あるいは乳糖も含まれるが,これらは一般的には機能性オリゴ糖の範疇には含まれないので説明は割愛する.

大豆オリゴ糖は大豆に含まれるスタキオース・ラフィノースを主成分とするオリゴ糖であり,大豆油絞りかすから大豆タンパクを製造するときの副産物である大豆ホエーから糖以外の成分を除くことにより製造される.ラフィノースはビート抽出物の中に不純物として含まれるものであり,ショ糖回収後のビート糖蜜からクロマト分離後結晶化を行うことにより製造される.

2) 天然多糖の部分分解による方法

この方法では当然ながら天然多糖と同じ結合をもつオリゴ糖が製造される.古くから麦芽糖・水飴などのデンプン糖が製造されている.また,デンプンから重合度3〜7のマルトオリゴ糖をそれぞれ特異的に切り出す酵素が知られており,これらの酵素により個々の重合度のマルトオリゴ糖が製造されている.キシロオリゴ糖は植物のヘミセルロースの主成分であるキシランをキシラナーゼで加水分解することにより製造される.キシランの原料としてはコーンコブや綿実かすなどが用いられる.キチンオリゴ糖は甲殻類の殻から得られるキチンを酸およびキチナーゼで加水分解することにより得られる.キトサンオリゴ糖はキチンを脱アセチル化することにより得られるキトサンを酸あるいはキトサナーゼで加水分解することにより調製される.マンノオリゴ糖はコーヒーマメに含まれるマンナンを原料として酸または熱加水分解することにより製造される.

3) 糖転移反応による方法

糖転移反応とはすでに結合している糖(グリコシド)を別の糖に移動させる反応であり,反応中に水の関与がないため水溶液中でも効率的に行うことができる.基本的に特定のグリコシドを同じ結合で別の糖に結合させるため,原料と同じ結合のオリゴ糖を製造することができる(たとえばα-グルコシドからはα-グルコシドが生成する).

2.4 オリゴ糖生産技術

表 IV.2.4.1 既存のオリゴ糖とその製造法

オリゴ糖名	原　料	使用酵素
1) 天然資源からの抽出・精製		
砂糖	サトウキビ、ビート	
乳糖	牛乳（乳清）	
大豆オリゴ糖	大豆	
ラフィノース	ビート	
2) 天然多糖の部分加水分解		
麦芽糖	デンプン	β-アミラーゼ
水飴・デキストリン	デンプン	α-アミラーゼ
マルトオリゴ糖	デンプン	マルトオリゴ糖生成アミラーゼ
キシロオリゴ糖	キシラン	キシラナーゼ
キチンオリゴ糖	キチン	キチナーゼまたは酸分解
キトサンオリゴ糖	キトサン	キトサナーゼまたは酸分解
マンノオリゴ糖	マンナン	酸/熱加水分解
3) 糖転移反応		
イソマルトオリゴ糖	デキストリン	α-グルコシダーゼ
ニゲロオリゴ糖	デキストリン	α-グルコシダーゼ
CD[1]	デンプン	CGTase[2]
カップリングシュガー	砂糖+デンプン	CGTase[2]
フラクトオリゴ糖	砂糖	β-フラクトフラノシダーゼ
ラクトスクロース	砂糖+乳糖	β-フラクトフラノシダーゼ
ガラクトオリゴ糖	乳糖	β-ガラクトシダーゼ
4) 縮合反応		
ゲンチオオリゴ糖	ブドウ糖	β-グルコシダーゼ
分岐CD[1]	CD[1]+麦芽糖	プルラナーゼ
5) 異性化反応		
パラチノース	砂糖	スクロースイソメラーゼ
トレハロース	デキストリン	トレハロース合成酵素群[3]
ラクチュロース	乳糖	アルカリ異性化（非酵素反応）

1) サイクロデキストリン, 2) サイクロデキストリングルカノトランスフェラーゼ,
3) マルトオリゴシルトレハロースシンターゼ+マルトオリゴシルトレハロースヒドロラーゼ.

　イソマルトオリゴ糖は，デンプン分解物のうち特にマルトースを基質としてα-グルコシダーゼを作用させてα-1,4結合をα-1,6結合に変換することによりイソマルトオリゴ糖の混合物に変換することにより製造される．ニゲロオリゴ糖は特殊なα-グルコシダーゼを用いデンプン分解物のα-1,4結合をα-1,3結合に変換することにより製造される[1]．サイクロデキストリン（CD）は，デンプンを基質にサイクロデキストリングルカノトランスフェラーゼ（CGTase）を作用させることにより製造される．ある意味多糖の分解反応であるが，分解産物を自己の非還元末端に転移させることにより環状オリゴ糖が生成する反応であり加水分解反応ではないので，本稿では転移反応による製造に分類している．カップリングシュガーはショ糖のグルコース残基にグルコースやマルトオリゴ糖がα-1,4結合した構造のオリゴ糖であり，CGTaseによりデンプンからショ糖に糖転移を行うことにより製造される．フラクトオリゴ糖はショ糖のフラクトース側6位にβ-フラクトフラノシド結合したオリゴ糖であり，ショ糖にβ-フラクトフラノシダーゼを作用させることにより，フラクトース単位を別のショ糖分子に転移させることにより製造される．ラクトスクロースはショ糖のフラクトース単位をβ-フラクトフラノシダーゼにより，ラクトースの還元末端に転移させることにより製造される．ガラクトオリゴ糖は乳糖のガラクトース単位をβ-ガラクトシダーゼにより，別の乳糖分子に転移させることにより製造される．

4) 縮合反応による方法

　（脱水）縮合反応によるオリゴ糖合成は水溶液中で行うには平衡的に不利な反応であり，高濃度の基質で反応を行うことが要求される．そのため，糖転

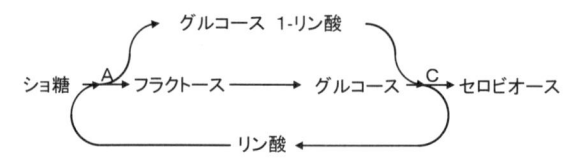

図 IV.2.4.1 ホスホリラーゼの組合せ反応によるショ糖を原料としたセロビオース生産系の反応模式図
A:スクロースホスホリラーゼ,B:グルコースイソメラーゼ,C:セロビオースホスホリラーゼ.
リン酸およびグルコース1-リン酸は反応系中でリサイクルされるため触媒量存在すればよい.触媒量のリン酸の存在下に3酵素をショ糖に直接作用させることによりセロビオースが生成する.

移反応と比較して実用例が少ない.分岐CDは高濃度のCDとマルトースを基質としてプルラナーゼを作用させることにより,CDのグルコース単位の6位にマルトースをα結合させて製造される.ゲンチオオリゴ糖はグルコースがβ-1,6結合したオリゴ糖であり,高濃度のグルコースにβ-グルコシダーゼを作用させることにより製造される.

5) 異性化反応

パラチノースはα-グルコシダーゼの一種であるスクロースイソメラーゼにより,ショ糖のフラクトース部分の結合位置を2位から6位に変更させることにより製造される.この反応は分子内の糖転移反応であり,糖転移による製造に分類することも可能である.トレハロースはグルコース2分子がα-1,α-1結合した非還元性2糖である.デンプン分解物であるデキストリンをマルトオリゴシルトレハロースシンターゼにより還元末端側のα-1,4結合をα-1,α-1結合に変換(異性化)した後,生成したトレハロース単位をマルトオリゴシルトレハロースヒドロラーゼにより加水分解することにより製造される.実際にはデキストリンが直接トレハロースに変換される巧妙な製造法である.ラクチュロースは乳糖をアルカリ異性化させることにより還元末端側のグルコース単位をフラクトースに変換させることにより製造される.

b. **ホスホリラーゼを用いた新規なオリゴ糖製造技術**

部分分解・糖転移・異性化など既存の技術で酵素合成されるオリゴ糖は,原理的に原料と同じ結合をもつものしか作ることができない.ところが,天然に安価に得られる原料は,たとえばデンプン,ショ糖以外にはマルトースなどのデンプン分解物,ラクトース(乳糖),キチン,セルロース,キシランなど数えるほどしか存在しない.実質的にデンプンとショ糖が主要なオリゴ糖原料であるのでα-グルコシド系およびβ-フラクトフラノシド系のオリゴ糖が多く生産されているのが現状である.

新規なオリゴ糖製造技術として2種類の加リン酸分解酵素(ホスホリラーゼ)を組合わせる方法が報告された[6].一例として,ショ糖を原料としたセロビオースの生産があげられる.この方法ではスクロースホスホリラーゼとセロビオースホスホリラーゼに加えてグルコースイソメラーゼを同時に作用させることにより,ショ糖を余すところなくセロビオースに変換する(図IV.2.4.1).高濃度ショ糖を出発原料とすれば,生成したセロビオースが系内に結晶化して容易に分離できることを利用して,反応の半連続化にも成功している[7].この方法はセロビオースホスホリラーゼを他のホスホリラーゼに変えることにより,ショ糖からグルコ2糖を製造する方法として一般化することが可能であり,今後の進展が期待される分野である.

〔北岡本光〕

文 献

1) 早川幸男:オリゴ糖の新知識(食品新素材協議会技術部会/早川幸男編),pp.1-18,食品化学新聞社,1998.
2) 中久喜輝夫:糖鎖科学の最先端技術(小林一清,正田晋一郎編),pp.301-308,2005.
3) 藤井繁佳ほか:特開2001-149041
4) 野本正雄:酵素工学,pp.102-110,学会出版センター,1993.
5) 福田恵温:糖鎖科学の最先端技術(小林一清,正田晋一郎編),pp.291-300,2005.
6) 北岡本光:バイオサイエンスとインダストリー,**63**(3),171-174,2005.
7) 北岡本光:化学と生物,**40**(8),498-500,2002.

2.5 オリゴ糖利用技術

a. オリゴ糖の種類と性質

オリゴ糖は，グルコースやフルクトースなどの単糖が2個から10個程度重合したものであり，単糖の結合数によって2糖類，3糖類，4糖類……と呼ばれる．代表的な甘味料である2糖類の砂糖や麦芽糖，乳糖などもオリゴ糖である．近年，オリゴ糖は低カロリー，難う蝕性，抗う蝕性，ビフィズス菌増殖活性（整腸作用）などの機能性を有するものが知られ，最近，菓子類，飲料，その他の食品に広く利用されるようになってきている[1~3]．また，単糖が環状に連なった形状である環状オリゴ糖は，分子内部空洞に様々な物質を取込む特殊な性質（包接機能）を有しているものが多い．代表的な環状オリゴ糖は，6~8分子のグルコースがα-1,4結合で環状に連なった構造をもつサイクロデキストリン（CD）がある．CDの包接機能は，難溶性の物質の可溶化，不安定な物質の安定化，有用成分（医薬，香料など）を包接し徐々に放出する徐放性，異味・異臭のマスキング，油性の汚れ成分を除去する清浄化，粘度の高い物質を包接して分子間力を断ち切り粘度を下げる粘度調整機能など様々な機能を有するため，食品，医薬品，衣料，化粧品，トイレタリー，包装資材，塗料など幅広い分野に使用されている[1~3]．表 IV.2.5.1 にオリゴ糖の種類，機能性，用途を示す．このうち，特に食総研らのグループにより発見され，実用化技術開発を進め，製品化が目前となったサイクロデキストラン[4]を例にとって新規オリゴ糖の機能性と利用開発を紹介する．

b. サイクロデキストラン

サイクロデキストラン（環状イソマルトオリゴ糖；CI）は，CDと同様にグルコースが環状に連なった構造であるが[4]，CDの結合様式がα-1,4結合なのに対しCIはα-1,6結合である．図 IV.2.5.1[5]に，グルコース7分子から成るCI-7およびβ-CDを示す．グルコース分子の結合様式が異なるために，グルコースの結合数が同じでも，CIはCDよりも空洞が大きい．また，CIはCDよりも厚みが薄く，CD同様分子内部が疎水性になっているが，CDよりも分子のフレキシビリティーが非常に高いと予想されている．

CIは小熊らにより，土壌より分離した *Bacillus circulans* T-3040 株を水溶性α-1,6グルカンであ

表 IV.2.5.1 オリゴ糖の機能と用途

オリゴ糖	機能	用途
スクロース	高カロリー，高甘味	甘味料
マルトース	保湿性，デンプンの耐老化性	低甘味料（ショ糖の40%）
ラクトース	整腸作用	粉ミルクや医薬品の味の調製
イソマルトース	難う蝕性，酵母非発酵性	低甘味料（ショ糖の40%）
トレハロース	難う蝕性，保湿性	低甘味料（ショ糖の45%），保湿剤
セロビオース	難消化性，低カロリー，整腸作用	低カロリー甘味料
パラチノース	抗う蝕性，難う蝕性	難う蝕性甘味料
スクラロース	難う蝕性，低カロリー，高甘味	低カロリー甘味料（ショ糖の600倍）
トレハルロース	抗う蝕性，難う蝕性	難う蝕性甘味料
1-ケストース	整腸作用	低甘味料（ショ糖の30%）
ラフィノース	整腸作用	低甘味料（ショ糖の30%）
パノース	酵母非発酵性，難う蝕性	ビール風味改善
ラクトスクロース	低カロリー，整腸作用，Ca吸収促進	低カロリー甘味料（ショ糖と同等）
カップリングシュガー	難う蝕性，砂糖の結晶抑制	難う蝕性甘味料
マルトオリゴ糖	非結晶性，保湿性	低甘味料，保湿剤
イソマルトオリゴ糖	整腸作用	低甘味料
フラクトオリゴ糖	難消化性，低う蝕性，整腸作用	甘味料（ショ糖と同等）
スタキオース	難消化性，整腸作用	難消化性低カロリー甘味料
サイクロデキストリン	包接性	疎水性物質の可溶化，物質の安定化
サイクロデキストラン	抗う蝕性，包接性，高水溶性	抗う蝕剤

サイクロデキストラン　　　　サイクロデキストリン
(CI-7)　　　　　　　　　(β-CD)

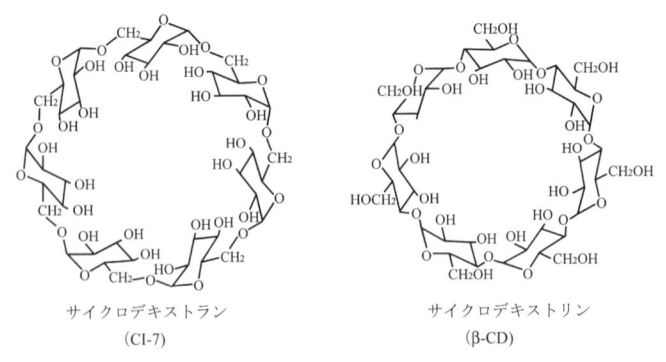

図 IV.2.5.1　サイクロデキストランとサイクロデキストリンの分子構造[5]

るデキストランで培養した際に菌体外に蓄積する非還元性の新規オリゴ糖として発見された[4]．まず，7〜9個のグルコースが α-1,6 結合で環状に連結したサイクロイソマルトオリゴ糖，順にサイクロイソマルトヘプタオース（CI-7），サイクロイソマルトオクタオース（CI-8），サイクロイソマルトノナオース（CI-9）が発見され[4]，後により高分子の CI も発見された[6]．

CI は，最初に，Leuconostoc 属菌などが生産するデキストラン合成酵素が，スクロースを分解してフルクトースを遊離するとともに，α-1,6 グルカン（デキストラン）を合成し，次に，Bacillus 属菌などが生産するサイクロデキストラン合成酵素（CITase）によってデキストランから環状イソマルトオリゴ糖（CI）が合成される[7]．このように，砂糖を原料として，デキストラン合成酵素，CITase の2種類の酵素の作用で CI は生合成される．また，わずかではあるが黒糖中に CI が含有することが見出され，天然に存在することが確認された[8]．

c．サイクロデキストランの機能性

1) 高い水溶性

CI の水溶性はきわめて高く，結合しているグルコースの数にかかわらず，常温で等量以下の水に溶解する．これは，α-CD，β-CD，γ-CD の水溶性が順に 14.5%，1.85%，23.2% である[1]のに比べて非常に高い値である．この性質は，高濃度での利用や，極めて難水溶性の物質を可溶化できる可能性を期待させるものである．

2) 強い抗う蝕性

Streptococcus mutans や S. sobrinus などのう蝕菌は，スクロースから非水溶性・粘着性・固着性のグルカン（ムタン）を作り，ここに菌が付着増殖し，歯垢（プラーク）を形成し，う蝕菌が生成する乳酸によって，歯の表面を脱灰，虫歯が形成される．CI は歯垢の原因となるムタンを合成する酵素の働きを強く阻害することによって虫歯の形成を抑制すると考えられている[9]．CI-7〜CI-12 をそれぞれ 2 mM あるいはすべての CI 混合物を 0.2% 加えて S. mutans 由来グルカン合成酵素のムタン合成阻害を測定した結果，図 IV.2.5.2[10] に示すように，いずれも有効にムタン合成を阻害した．さらに，福島，今井らは，ラットを用いた動物試験においても 0.1% 濃度の CI を添加したう蝕誘発食（56% ショ糖含有）で飼育した S. mutans 感染ラットは CI 無添加飼料で飼育した同ラットよりもう蝕発生率が有意に低いと報告している[11]．CI は砂糖が存在しても歯垢の形成を防ぐことができるという優

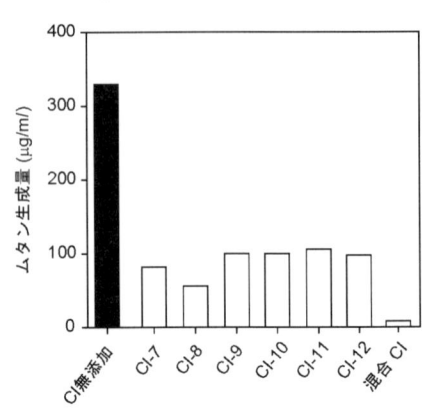

図 IV.2.5.2　CI-7〜CI-12 および CI 混合物による Streptococcus mutans 由来グルカン合成酵素のムタン合成阻害（文献10より改変）

れた機能性のある抗う蝕性オリゴ糖である.

3) 強い包接能をもつ CI-10

CI-7 から CI-12 までの6種類の CI について，100 mM リン酸緩衝液（pH 7.0）中での 0.032 mM ビクトリアブルー色素の安定化能を調べるため，CI(CI-7, CI-8, CI-9, CI-10, CI-11, CI-12)，グルコース (Glu)，およびサイクロデキストリン（α-CD, β-CD, γ-CD）を各 1.2 mM 添加して褪色による 620 nm の吸光度の低下を測定した．図IV.2.5.3[6] に示すように，グルコース，α-CD，CI-7，CI-8，CI-9，CI-11，CI-12 は褪色をほとんど抑制しなかったが，グルコース 10 個から成る CI-10 を添加すると褪色が著しく遅れ，その効果は β-CD，γ-CD よりも顕著であった[6]．CI-10 は高い包接能をもつ高水溶性環状オリゴ糖としての応用が期待されている．また，包接能が弱い CI についても側鎖を付加することで分子のフレキシビリティーを低下させ，包接能を高める試みも進めている[12]．

d. サイクロデキストランの利用技術開発

CI は以上のように様々な機能性をもつ環状オリゴ糖である．しかし，生産コストを考えに入れると CI 製剤の純度を高めることには限界がある．純度が低いほど副産物としてイソマルトオリゴ糖，さらに未反応のデキストランなども残存するが，これが CI 製剤として利用できるかどうか検討を行った．様々な精製度の CI サンプルを試作し，それらの抗う蝕能を測定した．調製した 5 種類の CI サンプルについて，ヒトう蝕菌 S. mutans および S. sobrinus 由来のグルカン合成酵素による不溶性グルカンの合成阻害試験を行った（図 IV.2.5.4）[5]．対照として無添加（粉糖のみ）および抗う蝕作用が認められているウーロン茶ポリフェノール（ポリフェノール 50% 以上）についても測定した．いずれの CI サンプル，いずれの条件においても，CI サンプルはポリフェノールよりも有効に不溶性グルカンの生成を抑制した．多少のイソマルトオリゴ糖および高分子成分の混入や，その他の不純物は抗う蝕効果に大きな影響を与えないことがわかり，これらの CI サンプルは抗う蝕剤として十分使用に耐えられると考えられた[5]．

CI を食品に利用する場合には，安全性が重要となる．先に述べたとおり，CI は黒糖中に存在が認められ，天然物と考えられる[8]．また，CI はグルコースより成る単純な構造であり，同じグルコースの α-1,6 結合をもつデキストラン，イソマルトオリゴ糖はすでに天然物として安全性が認知されている．CI も化学構造から類推すると有害性はないと推測

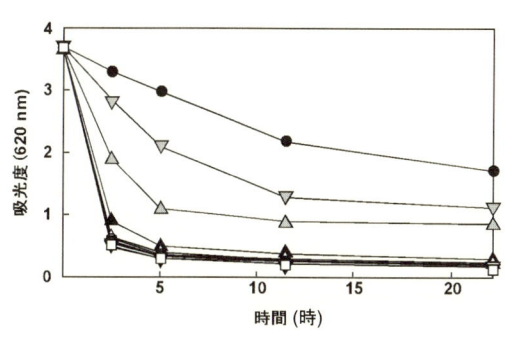

図 IV.2.5.3 サイクロデキストランによるビクトリアブルー色素の褪色抑制効果（文献 6 より改変）
□：無添加，○：Glc，△：CI-7，▽：CI-8，■：CI-9，●：CI-10，▲：CI-11，▼：CI-12，◐：α-CD，△：β-CD，▽：γ-CD.

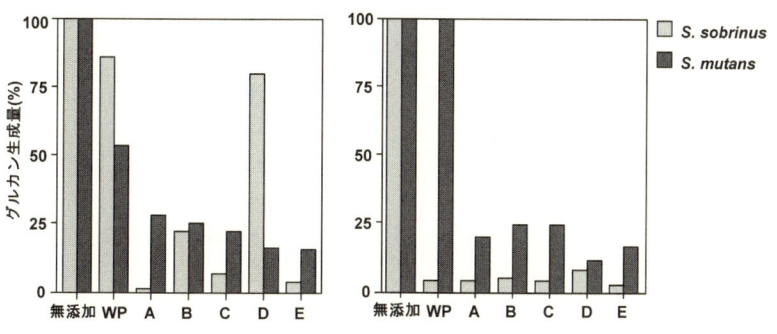

図 IV.2.5.4 サイクロデキストラン試作品（A〜E）およびウーロン茶ポリフェノール（WP）による Streptococcus sobrinus, S. mutans 由来グルカン合成酵素阻害[5]
左：粉糖 1%，37℃，1晩，右：粉糖 30%，37℃，8日間．

されるが，急性毒性試験，亜急性毒性試験をラットを用いて行った結果，CIに毒性は認められなかった．さらに最大無作用量試験を行い，問題は認められなかった．最近ヒトでの安全性試験も行い，問題は認められなかった．

CIの製品化を目指すにあたり，砂糖が存在しても歯垢の形成を阻害する抗う蝕性を利用し，CIを糖質に均一に添加し，スプレードライ，顆粒形成し，「虫歯になりにくい甘味料」の試作を行い，良好な製品サンプルが調製できた[5]．今後，この抗う蝕性甘味料を様々な食品へ応用する計画である．また，もう一方の優れた性質，包接性の高いCI-10については，CDが包接できない機能性分子の可溶化，食品や飲料の苦味や異味のマスキングに利用する方法の開発を進めている．さらに，CIは環状構造が切断されるとプレバイオティクス機能を有するイソマルトオリゴ糖となるため，整腸作用のあるオリゴ糖として食品に利用することも可能と考えられる．今後さらにCIの機能性と用途開発の研究を進展させることにより，新規オリゴ糖CIの用途が広がっていくことが期待される． 〔舟根和美〕

文　献

1) 北畑寿美雄：糖質の科学（食品成分シリーズ，新家　龍ほか編），pp. 69-105，朝倉書店，1996.
2) 原　耕三：糖と健康（健康の科学シリーズ8，日高秀昌，坂野好幸編），学会センター関西/日本学会事務センター，pp. 111-133，1998.
3) 岡田茂孝ほか：工業用糖質酵素ハンドブック（中野博文ほか編），pp. 113-135，講談社，1999.
4) T. Oguma, et al.: *Biosci. Biochem. Biotechnol.*, **57**, 1225-1227, 1993.
5) 舟根和美：食品工業，**49**, 29-37, 2006.
6) K. Funane, et al.: *J. Biotechnol.*, **130**, 188-192, 2007, in press.
7) T. Oguma, et al.: *FEBS. lett.*, **345**, 135-138, 1994.
8) 渡嘉敷唯章ほか：*J. Appl. Glycosci.*, **54**, 27-30, 2007.
9) M. Kobayashi, et al.: *Biosci. Biochem. Biotechnol.*, **59**, 1861-1865, 1995.
10) K. Funane, et al.: *J. Appl. Glycosci.*, **54**, 103-107, 2007.
11) 福島和雄，今井　奨：う蝕細菌の分子生物学（今井　奨ほか編），pp. 210-225，クインテッセンス出版社，1997.
12) T. Oguma, H. Kawamoto.: *Trends Glycosci. Glyctechnol.*, **15**, 91-99, 2003.

2.6
多糖利用技術

加工食品開発において世界をリードするわが国では，デンプン系多糖や増粘安定剤としての多糖開発が，新食品開発のための突破口の役割を果たしてきた．本節では，食品加工時に添加することを特徴とするデンプン系多糖および寒天，グルコマンナン，キサンタンガムなどの増粘安定剤の利用分野について概説する．また，多糖機能を高度化するために必要な分子量や側鎖構造などの制御について，キトサンに関連した著者の研究成果を交えて紹介する．なお，紙面の都合上，各々の多糖に関する詳細な解説は省略するので，成書をご参考頂きたい[1〜5]．

a. 多糖の利用分野
1) デンプン系多糖

デンプンは，主食としてのごはん，パン，パスタや芋などの主成分である．また，調理過程に関しては，中華料理やくず湯などの"とろみ"がデンプンであることも広く知られている．デンプンやその加工物が，キャンデー，焼き菓子，和菓子，スナック，ケーキ，めん類，水産練り製品，畜肉加工品，調味料類，油脂食品，揚げ物，冷凍食品など，様々な加工食品に添加されているが，これらの食品に対して多岐にわたる価値を付加していることは，ほとんど意識されていないのではなかろうか．

デンプン系多糖は，"とろみ"を与えるほか，弾力などの食感付与，低温劣化性の改善，消化性の促進あるいは抑制，粉末化性や乳化性，離水性の制御，インスリン分泌節約作用などの機能性付与に係わっている．

本来，デンプンには，"老化"という大きい弱点があり，時間の経過とともに食感，見栄え，消化性などの品質を劣化させる．しかし，デンプンを低分子化したり加工デンプンに変換したりするなどの新素材化技術の開発により，老化性等の欠点を補い，デンプン系多糖が現代社会のニーズに対して高度に対応することが可能となっている．

このような多糖の利用分野や用途は，加工食品中に共存する物質やマトリクスとの相互作用，加工工

程などにより異なるため，個別用途に応じた最適化は簡単ではないと推察される．現存する多くの用途は，食品開発段階における素材メーカーや食品企業による多くの試行錯誤を経て最適化されたものである．

2) その他の多糖

デンプン系多糖以外にも，食品添加物として多くの多糖が開発・利用されている．それらは，植物種子，茎部，根茎部，海藻，微生物多糖，カニ殻・エビ殻，鶏冠などを起源とするものである．具体的には，水不溶性で崩壊性や固結防止性を示すセルロースのほか，乳化・分散性や増粘性を示すペクチン，カルボキシメチルセルロース，アラビアガム，キサンタンガム，グアーガム等の多糖，ゲル化能をもつローカストビーンガム，ジェランガム，寒天，グルコマンナン，アルギン酸等の多糖，特定保健用食品の「関与する成分」として機能性発現が期待されるキトサン，水溶性コーンファイバー等の多糖が知られている．

これらの多糖を含む食品としては，アイスクリーム，プリン，ゼリー，デザート食品，調味料，果汁飲料やカプセル食品，タブレット，冷凍食品など多岐にわたる．

b. 多糖機能を高度化するための技術
1) 多糖機能を決定する因子

加工食品に対して多糖を添加する際には，様々な機能が求められる．その機能発現は，多糖の分子構造，他物質やマトリクスとの相互作用や加工条件の影響を大きく受けることから，多糖機能を最適化させるためには，これらの因子に対する配慮が必要となる．

デンプン系多糖については，デンプンの起源により特性が異なる．たとえば，ジャガイモデンプンとコーンスターチとでは，アミロース量や重合度，アミロペクチンの直鎖部分の長さ，粒の階層構造が異なっており，デンプン粒子径，糊化・老化特性，糊化時の透明度などの違いに反映される．また，コーンスターチの中でも，アミロースを含まないことから糊化しやすく老化しにくいワキシーコーンスターチから，逆に6〜7割のアミロースを含み糊化しにくいハイアミロースコーンスターチまで，様々なものが存在する．

さらに，これらのデンプンを加工することにより，その分子構造を大きく改変することが可能となる．たとえば，乾式分解，加水分解，アルファー化，官能基導入などの加工，その程度の制御や複合型処理工程の導入などにより，きわめて多様な構造のデンプン系多糖を提供することが可能となる．

増粘安定剤としての多糖は，主にその起源や精製・製造法により定義されている．しかし，その定義には幅があることから，不純物の残存性や分子量や骨格構造などの違いによって様々な品質のものが得られることとなる．たとえば，厚生労働省ホームページ（既存添加物情報：http://www.mhlw.go.jp/topics/bukyoku/iyaku/syokuten/）によれば，キトサンの定義（基原・製法・本質）は，『「キチン」を，温時〜熱時水酸化ナトリウム水溶液で脱アセチル化したもので，D-グルコサミンの多量体からなる．』とされている．キトサンの用途開発で世界をリードするわが国では，食品グレードキトサンの品質はきわめて高いことが知られているが，残存するタンパク質や無機塩分の影響によりキトサンの品質は大きく低下するのみならず，副反応としてキチンの低分子化が避けられず，反応条件によりキトサンの分子量が変わることとなる．また，キトサンの分子量のみならず，脱アセチル化反応後に残るアセチル基の量や分布の差により，キトサンの性質が異なることが知られている．

増粘安定剤としての多糖の機能を最適化させるためには，デンプンと同様に，多糖の分子構造，他物質との相互作用や加工条件の影響を考慮する必要がある．これらの多糖の中には，水溶液中で電荷をもつものがあり，たとえば，カルボキシル基をもつアルギン酸，キサンタンガム，ジェランガム，ペクチン，ヒアルロン酸などの多糖，硫酸基をもつ寒天やカラギーナンなどの多糖，アミノ基をもつキトサンなどがあげられる．これらの多糖は，pH変化，カルシウムとの相互作用，対電荷をもつ高分子との相互作用などによりゲル化する性質を示す．たとえば，キトサンは，酸性条件下において対電荷をもつ細菌細胞壁に結合し，細菌の増殖を抑制するが，アルカリ条件下ではアミノ基のプロトンが減少してゲル化する．したがって，キトサンは，酸性pHを示す胃内では膨潤・溶解するが，腸内でpHが上がるとゲル化すると考えられており，負電荷を有する胆

汁酸と相互作用し，これを体外に排出させることにより，コレステロール吸収抑制効果を発揮するとされている[6,7]．

増粘安定剤としての多糖の中には，同成分他分子や他成分との相互作用によりゲルを形成するものが存在する．たとえば，寒天やカラギーナンはヘリックス構造を形成してゲル形成し，キサンタンガムやカラギーナンに対してローカストビーンガムやグルコマンナンなどを作用させると強固なゲルを形成する．

2) 多糖機能を高度化するための構造制御

多糖の構造を高度に制御するためには，化学的変換法や酵素的変換法を単独で，あるいは両方活用することが有効である．酸加水分解やアルカリ加水分解などを主体とする化学的変換法は，苛酷な反応であることから副反応を伴うことが多く，反応の制御あるいはその位置選択性の制御が困難である．それに対して，酵素反応では，その適用範囲や生成物の構造が規制されるという欠点があるものの，副反応が起こらず，反応や位置選択性の制御が比較的容易であると考えられる．酵素的変換法は，穏和な条件下で多糖の構造を厳密に制御し，多糖の機能性を向上するための有効な手段となりうると期待されている．

たとえば，デンプンを少量の酸の存在下で加熱分解した後に，酵素作用により易分解性残基を切除したものは，低カロリーの機能性成分である難消化性デキストリンとなる．本工程では，2段目の酵素作用によって，消化管内でのヒト消化酵素により構造変化が起こらない素材を再現性よく調整することに成功している．

また，多糖の構造を制御するためには，側鎖構造に着目した反応を行うことが有効である．増粘安定剤としての多糖の中には，主鎖としての直鎖多糖部分に側鎖がついたものが少なくない．ガラクトマンナンやキサンタンガムのもつ糖残基の側鎖のほか，硫酸基，リン酸基，アセチル基やメチル基などからなる側鎖が存在する．生体内では，これらの側鎖は多糖の物性や機能性を制御する役割を担い，多糖が"糖鎖"としての情報伝達機能を有するものと考えられる．側鎖に注目した場合，N-アセチル-D-グルコサミン残基がβ-1,4結合で繋がった多糖であるキチンは，同時に，「D-グルコサミン残基がβ-1,4結合で繋がった多糖キトサンの2位アミノ基に側鎖アセチル基が結合した多糖」ともみなすことができる．

キチンを不均一系でアルカリ脱アセチル化した場合，多糖表面から徐々に側鎖の脱離が進むこととなり，ブロック状に脱アセチル化された中間体が生成する．それに対して，高濃度のアルカリに対して高度に膨潤させた状態で，ほぼ均一系でのアルカリ脱アセチル化反応を行うと，側鎖の脱離はランダムに起こることとなる[8]．途中で反応を停止し，脱アセチル化度45～55％程度の部分脱アセチル化キチンとする場合，前者の方法により製造した場合には，水不溶性であるが，後者の方法で製造した場合には，水溶性を示すことが知られている．

筆者らは，キチンの側鎖アセチル基の量や分布を制御する新たな方法を開発するため，糸状菌由来のキチン脱アセチル化酵素に注目した研究を行ってきた．不完全菌である *Colletotrichum lindemuthianum* 由来のキチン脱アセチル化酵素を詳細に解析した結果，本酵素は基質中のN-アセチル-D-グルコサミン残基またはD-グルコサミン残基のいずれかより構成される4残基を認識し，1回脱アセチル化反応を行った後，基質から離れて別の場所に結

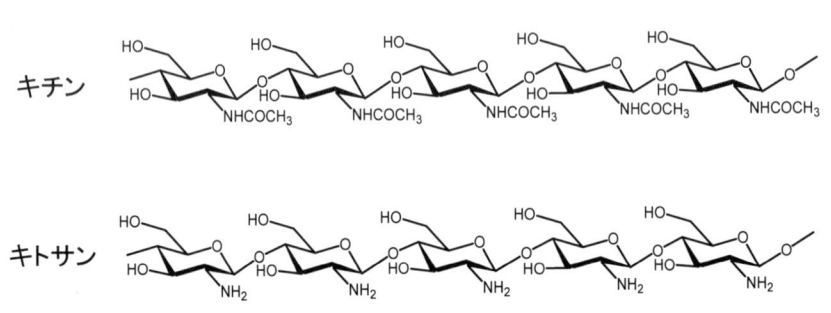

図 IV.2.6.1 キチンおよびキトサンの構造

合することを見出した[9]．このことは，本酵素を用いてキチンをランダムに脱アセチル化すれば，水溶性を示す部分脱アセチル化キチンが製造できる可能性を示している．しかし，現時点では，酵素反応が可能な中性付近においてキチンを膨潤または溶解する方法が開発されておらず，残念ながら，高分子キチンを酵素的に水溶性中間体に変換するという戦略は成功していない．

次に，筆者らは，水に対して不溶性を示すキトサンが希酸溶液中でプラス電荷を有し可溶性を示すことに注目した．キトサンを酸性水溶液に溶解した状態で反応させれば，均一反応系の構築が可能となる．もし，キトサンに対して均一反応系でランダムにアセチル基を付加すれば，キトサンを原料として部分脱アセチル化キチンが合成できると考え，まず，キチン脱アセチル化酵素の逆加水分解反応により，基質にアセチル基を付加できるかどうかについて検討を行うことにした．その結果，高濃度酢酸塩の存在下で，キトサンオリゴ糖に対してアセチル基を酵素的に付加する現象を見出した[10]．続いて，高分子キトサンを基質として，均一系において酵素的にアセチル基を付加した結果，水中で高度に分散する部分脱アセチル化キチンが得られた．このように，側鎖加水分解酵素の触媒特性や逆加水分解活性を活用することにより，多糖の機能性を改変できることを見出した．

増粘安定剤としての多糖の種類は限られているが，その機能を改変して機能を最適化させるための技術には，開発の余地が大きく残されている．特に，側鎖構造を改変する酵素の利用技術開発により，ユニークな構造をもつ多糖開発を通じた新食品開発の突破口を提供できると考えられる．本研究の推進により，新食感の付与をはじめとする，個性豊かな価値の表現が可能となるとともに，消費者の食生活の質の向上に繋がるものと期待される．

〔徳安　健〕

文　献

1) 不破英次ほか編：澱粉科学の事典，朝倉書店，2003.
2) 高橋禮治：でん粉製品の知識，幸書房，1996.
3) 國碕直道，佐藤征男：食品多糖類—乳化・増粘・ゲル化の知識，幸書房，2001.
4) 井上國世(監)：機能性糖質素材の開発と食品への応用，シーエムシー出版，2005.
5) 西成勝好ほか(編)：食感創造ハンドブック，サイエンスフォーラム，2005.
6) 又平芳春：機能性糖質素材の開発と食品への応用(井上國世監)，pp. 387-393，シーエムシー出版，2005.
7) 若山祥夫ほか：ジャパンフードサイエンス，2, 39-43, 1996.
8) T. Sannan, et al.: *Makromol. Chem.*, **176**, 1191-1195, 1975.
9) K. Tokuyasu, et al.: *Biochemistry*, **39**(30), 8837-8843, 2000.
10) K. Tokuyasu, et al.: *Carbohydr. Res.*, **322**(1-2), 26-31, 1999.

3. 代謝機能利用・制御技術

3.1 リボゾームの改変と物質生産技術

a. 微生物育種の必要性

微生物の食品への有効利用は，食品産業にとって重要課題の一つである．たとえばグルコースイソメラーゼ（ブドウ糖を果糖に異性化）は，30年前に *Streptomyces* 属の一種から発見され，現在も異性化糖の工業生産に利用されている．プロテアーゼやアミラーゼも *Streptomyces* や *Bacillus* を用いて生産されているものが多い．こういった細胞外酵素の多くは，生育後期すなわち栄養源欠乏期に細胞内で合成され，外に排出される場合が多く，その生産様式は抗生物質を代表とする2次代謝生産物と共通している．最近では，酵素生産に限らず，プロバイオティクスのように微生物のもつ有用機能そのものをまるごと利用しようという機運も高まっている．すなわち，微生物のもつ潜在能力を探し出し，それを食品あるいは医薬品開発に利用しようとするものである．運よく好ましい形質をもつ微生物を発見できても，そのままで有効利用できるわけではない．物質生産であれば，あるレベル以上の生産力がなければ企業的に成り立たず，有用機能であればその機能を著しく増幅することによって初めて実用化できるからである．したがって，育種は必須のプロセスであるが，時間と労力のかかる職人芸的な面もある．実際，作業を進めるにあたって，肉眼による微妙な形態変化や触感によるコロニーの性状の識別が必要となる．しかし，ここ数年の研究成果は，育種技術に革新的な光をあてつつある．「ゲノムシャッフリング法」と「薬剤耐性選抜法」がそれである．いずれも遺伝子操作を必要としないため実用化にあたって法的な規制を受けないことに加え，何よりも操作が簡単で熟練された技術を要しない．ゲノムシャッフリングは，異なる変異をもつ複数の菌株に由来するプロトプラストどうしを融合させ，組換え菌の再生を通してゲノム全体をシャッフリングする点に特徴がある．すなわちゲノムシャッフリングは，抗生物質生産菌の育種のように，単一のタンパク質をコードする遺伝子のみを改変しても効果が期待できない場合にとりわけ有効な技術となる．

最近，米国のベンチャー企業のグループがゲノムシャッフリングの育種への応用法を確立した[1,2]．放線菌の抗生物質生産力と乳酸菌の耐酸性を上げることに成功しており，画期的な技法といえる．いわゆるプロトプラスト融合法によるものであるが，単発変異操作の積み重ねにより20年がかりで育種してきた抗生物質タイロシン工業株の生産力（6 g/l）に，2回のゲノムシャッフリングを使ってわずか1年で到達している．また，乳酸菌の工業株ではこの手法により耐酸性を付与して，乳酸の生産力を3倍に高めることに成功している．薬剤耐性選抜法と異なり，ゲノムシャッフリングの場合，プロトプラストの調製・再生条件の検討など多少の予備試験が必要である．

一方，薬剤耐性選抜法は，特定の薬剤に対する耐性変異を逐次的に導入することにより，翻訳に係わるリボゾームおよび転写に係わるRNAポリメラーゼを改変することを基本としている．このようなアプローチは「リボゾーム工学」と呼ばれている[3,4]．リボゾーム改変においてはストレプトマイシン，ゲンタミシン，チオストレプトンなどのリボゾーム攻撃性薬剤に対する耐性株をとればよく，RNAポリメラーゼ改変はリファンピシン耐性株をとればよい．重要なのは，放線菌の場合であれば，これら薬剤耐性株の中には3～30%の高頻度で抗生物質高生産株が出現する点である．すなわち，耐性株をとるという最も簡単な手法で，わずか20程度の耐性コロニーを試験すれば高生産株を得られるという利便性に最大の特徴がある．また，薬剤耐性変異は選択

的な形質であるから，NTGなどの変異処理をせずとも，10^{-8}以下の自然突然変異体を容易に得られる．変異処理が不要であることは，それに付随してくる潜在的有害変異を避けられるという意味も大きい．本節では，薬剤耐性選抜法を中心とした「リボゾーム工学」の原理と育種への応用について述べる．

b. リボゾームとは

最近，翻訳制御の要をなすリボゾームがタンパク質合成のための単なる"場"ではなく，生命現象の発現を，きわめて"動的"に制御していることを示唆する現象が発見されつつある．リボゾームは，タンパク質合成を行っている器官であり，バクテリアの場合3種のRNAと50余種のリボゾームタンパク質で構成されている（真核生物(ヒト)では，5 S，5.8 S，18 Sおよび28 Sの4種のRNAと79種のリボゾームタンパク質からなる）．最大の特徴は，DNAと同じくすべての生物が有しており，器官としての相同性もきわめて高いという2点にある．リボゾームは生物進化の過程で最も高度に保存されてきた器官であるが，真核生物(動物，酵母，かびなど)と原核生物(バクテリア)の間では，そのサイズに大きな違いがある．前者は80 S (Sは沈降係数)で後者は70 Sである．もう一つの大きな違いは，原核生物のリボゾームはグアノシン-5′-2リン酸-3′-2リン酸 (ppGpp)を生成する能力があるのに対し，真核生物のリボゾームはその能力がないことである．このppGppは，原核生物におけるリボゾームの機能と物質生産（2次代謝）の関係を考える際，重要なポイントとなる．

細菌は，種々の環境変化に素早く応答して生き抜く方法を，長い進化の過程で身につけてきた．なかでも，アミノ酸などの栄養欠乏による環境悪化を感知して生き残るための"緊縮制御 (stringent response)"[5]はよく知られている．この制御を司る中心物質がppGppである．アミノ酸が欠乏すると，タンパク質合成装置であるリボゾーム上のA部位(アミノアシルtRAN結合部位)にアミノ酸を結合していない裸のtRNAが入るようになる．するとP部位(ペプチジルtRNA結合部位)に存在する伸長ペプチドを結合したtRNAへのアミノ酸転移ができなくなり，ポリペプチド鎖の伸長反応がアイドリング（空回り）を起こすようになる．この情報が50SサブユニットのリボゾームタンパクL 11を介して，同サブユニットに弱く結合している不活性状態のppGpp合成酵素（RelAタンパク質）に伝わる．その結果，RelAタンパク質が活性化され，ATPとGTPからppGppが合成され，一過的なppGppレベルの上昇が起こる（したがって，L 11タンパク質の変異（relC変異）あるいはRelAタンパク質そのものの変異（relA変異）が生じるとppGppが合成されなくなる）．このppGppが種々の細胞機能を遺伝子発現・酵素活性レベルで正または負に多面的に制御することにより，細胞は危機を回避し生命活動を維持することができる．これら作用の少なくとも一部は，ppGppがRNAポリメラーゼのβ-サブユニットに結合して，その転写活性を質的・量的の両面で変化させるためである．

リボゾーム翻訳機能の変化を感知して瞬時に合成されるppGppが放線菌の2次代謝誘発に関与することは，以前から生理学レベルで予想されていたが，ここ数年ほどの間で，ppGppが2次代謝の直接の引き金物質であることが確認されつつある．2次代謝という用語はもともと植物学から生まれたものであり，微生物の場合，アミノ酸・核酸・糖代謝など生育に必須の代謝を1次代謝と呼ぶのに対し，抗生物質・生理活性物質生産など，本来その微生物の生育に必須でない代謝を2次代謝と呼んでいる．植物であれば，アルカロイド・毒素生産がこれにあたる．2次代謝の特徴の一つは，1次代謝に比べ環境応答がより鋭敏なことであり，そのため2次代謝の人為的制御は1次代謝のそれに比べてずっと困難な場合が多い．このように，バクテリアのリボゾームは本来のタンパク質合成器官としての役割に加え，環境応答器官としての重要な機能を果たしているのが特徴であり，そのため物質生産，特に2次代謝（より広義には生育後期に起きる事象）を制御するにおいて格好の標的となり得る．

c. 「リボゾーム工学」の概略

1) リボゾーム改変技術

リボゾームを改変するための最も簡便で迅速な方法は，リボゾーム攻撃性の薬剤に対する耐性株を取得することである．薬剤としては，ストレプトマイシン，ゲンタミシン，パロモマイシン，チオストレ

プトン，フシジン酸，カナマイシン，クロラムフェニコール，リンコマイシン，スペクチノマイシン，ネオマイシンなど多数ある．いずれもリボゾームの30Sまたは50Sサブユニットに結合してタンパク質合成を阻害する抗生物質として知られている．このような薬剤に対する耐性菌の大半は，リボゾーム構成分のいずれかに変異を生じている．もう一つの改変技術として遺伝子工学による部位特異的変異導入がある．前者の方法に比べて，理論上いかなる部位にも変異を導入することが可能であるが，遺伝子操作に適した微生物にのみ可能であり，しかも時間と労力を要する．

一方，薬剤耐性付与による改変の利点は，なんといってもその"形質選択性"にある．すなわち，想定する変異の出現率が10^{-9}～10^{-11}と非常に低い場合でも，容易に多数の耐性株を得ることができる．ちなみに，以下に述べるS12変異は10^{-10}～10^{-11}ときわめて低い出現率であるが，10^{11}～10^{12}の胞子をプレート上にまくことにより，容易にS12変異株が得られる．また，選択培地として，異なった濃度の薬剤を添加しておけば，低レベル耐性株，高レベル耐性株のように多様な変異株を得ることができる．たとえば，MIC（最小生育阻止濃度）の3倍，30倍，100倍量の薬剤を添加すればよい．このMICは菌種によって大幅に異なるので，あらかじめ試験しておく必要がある．通常，自然突然変異率は10^{-6}～10^{-8}なので，10^8～10^9の細胞または胞子をまけばよい．バクテリアであれば1～3日で，放線菌であれば5～14日で耐性菌コロニーが現れる．取得に際しては，コロニー性状，コロニーサイズ，胞子形成能，色素生産能，などを見極めながらなるべく多様な変異種をピックアップするのがその後の研究に有利であることはいうまでもない．耐性菌（特に低レベル耐性菌）は遺伝的に不安定な場合も多いので，得られた耐性菌は，一度単胞子分離してから実験に供するのがよい．また，生産力試験あるいは形質試験においては，極力，複数の培地を試すべきである．変異の効果がどの程度現れるかは，使用した培地に大きく依存するからである．このようにして，最終的に得られた変異株については，想定される変異遺伝子（ストレプトマイシン耐性株であればリボゾームタンパク質S12をコードする*rpsL*）をシーケンスすることにより，容易にその変異位置を確定できる．

2) 潜在機能発現とその原理

以下，モデル微生物としての放線菌 *Streptomyces coelicolor* と *Streptomyces lividans* の結果を中心に述べる．*S. coelicolor* は抗生物質アクチノロージン(Act)を生産するが，ストレプトマイシン耐性付与によりリボゾームS12タンパク質に特定の高レベル耐性変異（K88E）を生じると，Act生産力は著しく増大する．*S. lividans* は本来，通常条件下ではAct生産能を示さないが，K88E変異によりAct生産能が現れる[6]．これは，"眠っていた遺伝子"が目覚めたという意味で重大である．S12タンパク質は翻訳精度に関与していることが以前から知られており，K88E変異も翻訳精度を上昇させる．ただし，この翻訳精度の変化は，上記のAct生産力の増大には全く関係していない．生産力増大（すなわち潜在能力発現）は次の2点によることが明かにされている[7]．①K88E変異は70Sリボゾーム粒子の安定化をもたらし，リボゾーム粒子が不安定になる生育後期（特に定常期）でも野生型に比べて安定化している．②K88E変異は，そのメカニズムは不明ながらも生育後期に複数の翻訳因子（特にリボゾームリサイクリング因子RRF）の発現を顕著に高める．①と②の効果によって，野生株では生育後期にタンパク質合成能が劇的に低下するにもかかわらず，K88E変異株は高いタンパク質合成能を維持できるという特異能力を獲得したことになる．このことが，生育後期の事象である2次代謝の誘発に決定的に作用する．なぜなら，抗生物質生産を例にとれば，その生合成遺伝子の発現は経路特異的制御タンパク質と呼ばれる正の制御タンパク質によってスイッチオンされているのが普通であり，このタンパク質が一定のレベルを越えたとき，はじめて引き金が引かれる．換言すれば，この域値を越えない限り，生合成の引き金は引かれない．これらの制御タンパク質の発現は細胞内で厳密にコントロールされているため，菌種によってはこの域値を越えないものも多いであろう（*S. lividans* のAct生産はその例といえる）．すなわち，これら制御タンパク質のわずか2～3倍の増加が2次代謝発現の可否を決定づけており，ここにS12タンパク質のK88E変異による潜在能力発現効果の原理がある．なお，S12タンパク質の改変には，ストレプトマ

イシン以外にもパロモマイシン（P91S変異を与える）が有効である．

一方，低レベルストレプトマイシン耐性変異も抗生物質生産能を活性化するが，この変異はリボソーム16S RNAの特定部位をメチル化する酵素をコードしている rsmG 遺伝子に生じたものであることがごく最近，明かにされた[8]．2次代謝活性化のメカニズムはS12変異の場合と同様，タンパク質合成の活性化であるが，70S粒子の安定化によるものではない．奇妙なことに，rsmG 変異により細胞内の S-アデノシルメチオニン量が著しく増大しており，これも2次代謝活性化に寄与していることが判明している．

リボソーム上で合成されるppGppのターゲットはRNAポリメラーゼ（RNAP）であり，ppGppの結合により転写特性が変化し，結果として2次代謝が誘発される．したがって，ppGppのターゲットであるRNAPを改変すればリボソーム改変と同じく潜在能力を活性化できる道理であり，実際これが可能である．RNAPの改変には，RNAP攻撃薬剤であるリファンピシンに対する耐性変異株をとればよい．S. lividans の場合，リファンピシン耐性株の実に3割もの株がAct生産力を獲得している．S. coelicolor であればAct生産力が著しく増大する．これらの耐性株ではRNAPの特定部位に変異が生じているが，重要なことは，潜在機能を活性化しうる変異型のRNAPはおしなべて"緊縮制御型"の遺伝子発現制御様式を示すことである[9]．すなわち，これら変異型のRNAPはppGppが存在しなくても一見ppGppが結合しているかのように振る舞えるようになったのであり，これが潜在機能活性化の原因と思われる．ちなみに，ごく最近，ある種のバクテリアでは変異型のRNAPが元々存在していることが発見され，注目を集めている．これらの技法も，広い意味のリボソーム工学としてとらえることができるが，リボソーム自体ではなくppGppのターゲットであるRNAPを改変するのであるから，より厳密には転写工学と呼ぶべきかもしれない．

d. 育種への応用

ストレプトマイシン以外にも，ゲンタミシン，フシジン酸，チオストレプトン，パロモマイシンに対する耐性付与が2次代謝活性化に有効である（図IV.3.1.1）．これらの耐性株の中には3%～40%の高頻度で活性化株が見出せる．また，様々な抗生物質を生産するほかの微生物（*S. antibioitcus*, *S. chattanoogensis*, *Bacillus subtilis*, *B. cereus*, *Pseudomonas pyrrocinia*）にも有効であり，いずれも5倍以上の生産力を示す変異株を容易に取得できる[10]．従来行われてきた育種法（ニトロソグアニジンやUV処理によるランダム変異）によって高生産株を得る場合，1回の変異操作で2～3倍の生産性をもった株が0.1～0.5%の頻度で得られるのが普通であるから，リボソーム工学手法の利便性がわかる．抗生物質に限らず，ある種の酵素生産にも有効であり，*B. subtilis* によるアミラーゼ，プロテアーゼ（いずれも1.4倍）[11]，バシロペプチダーゼ（8倍），および *B. circulans* による環状イソマルトオリゴ糖合成酵素（3倍）の生産力増強に有効である．さらに，物質生産に限らず *Pseudomonas* の毒性化学物質に対する耐性を増強できることもわかっ

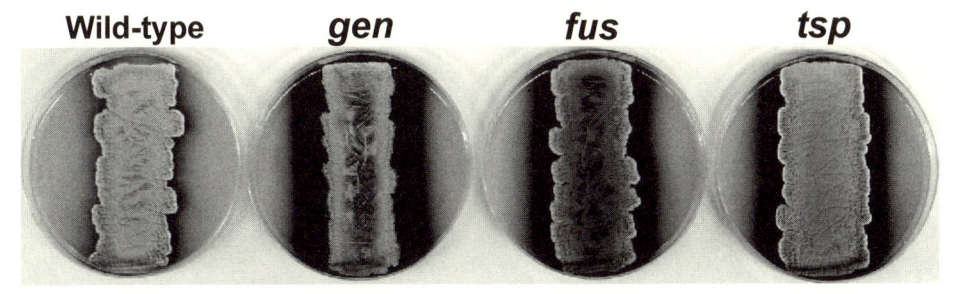

図 IV.3.1.1 薬剤耐性変異の導入による放線菌における抗生物質生産能の活性化
リボソーム攻撃性薬剤，ゲンタミシン，フシジン酸，チオストレプトンに対する耐性変異の *Streptomyces coelicolor* への導入によって抗生物質アクチノロージン生産が活性化されている．黒っぽく見えるのがアクチノロージンである．

ている.

定常期におけるタンパク質合成能の活性化は,特定のフシジン酸,チオストレプトンあるいはゲンタミシン耐性変異を導入したリボゾームでもみられる.この事実は,潜在機能の活性強化に際して,これら異なった耐性変異をさらに逐次導入していくという道を拓くものである.実際,単発の変異導入に対し,逐次的に異なる薬剤耐性を付与していけば,生産力は飛躍的に増大する.これは,リボゾーム攻撃性の薬剤のみで行うこともできるが,RNAP攻撃性のリファンピシン耐性付与と組合わせるとさらに効果的である.翻訳機構の改変と転写機構の改変による相乗効果のためと思われる.放線菌 S. coelicolor では8段階の変異導入（8重変異株）により,Act生産力を野生株の180倍にまで増強できる.

薬剤耐性選抜法を実用菌株に応用した例として,動物用抗生物質「サリノマイシン」の工業生産株（Streptomyces albus SAM-X 株）の育種がある[12,13]. この高生産株（$10 g/l$）をスタートに,ストレプトマイシン耐性およびゲンタミシン耐性変異,さらにはリファンピシン耐性変異を逐次的に導入することにより,サリノマイシン生産性を倍増（$23 g/l$）することに成功している.野生株において生産力を2倍に増強することはたやすいが,高度に育種された工業株での2倍アップは困難ではあるが重大な意義をもっており,リボゾーム工学の有効性を示したものといえる.

本節では物質生産を中心に述べたが,リボゾーム工学手法により,Pseudomonasの生理特性を変えうること（上述）を考慮すれば,本手法により食品に直結した微生物（乳酸菌,酢酸菌,納豆菌）の生理特性も改善し,より目的に沿った微生物に育種しうる可能性は十分にある.本節では,リボゾームを操作することにより放線菌における潜在能力（ここでは物質生産）を効率的に活性化できること,すなわちリボゾーム工学の原理からして,生育後期の事象すなわち2次代謝がその操作対象となるものであり,抗生物質・生理活性物質・有用酵素の宝庫である放線菌,枯草菌,乳酸菌は正に格好のターゲットとなる.また,食品関連微生物は遺伝子操作を加えたものを利用することが法規上困難であるが,リボゾーム工学の技法は薬剤耐性付与であるから,技法的にはクラシック遺伝に入るものであり,法規上の問題が生じないのも利点である.

ppGppはバクテリアにのみ存在するとされてきたが,ごく最近,植物葉緑体にも存在することが見出された[14]. この事実は,植物におけるリボゾーム工学の可能性をも提示するものである.リボゾーム工学が育種に有効であることは明白である.眠っている遺伝子（潜在遺伝子）を目覚めさせることを考慮すれば,本技術は新物質探索にも有効と思われる.実際,放線菌の潜在遺伝子を活性化することにより,新規な抗生物質を発見することができる.

〔越智幸三〕

文　献

1) Y. X. Zhang, et al.: *Nature*, **415**, 644-646, 2002.
2) R. Patnaik, et al.: *Nature Biotechnol.*, **20**, 707-712, 2002.
3) 越智幸三,岡本　晋:日本農芸化学会誌,**78**, 1082-1085, 2004.
4) K. Ochi, et al.: *Adv. Appl. Microbiol.*, **56**, 155-184, 2004.
5) M. Cashel, et al.: Cellular and molecular biology (F. C. Neidhardt, et al., eds.), pp. 1458-1496, American Society for Microbiology, 2004.
6) J. Shima, et al.: *J. Bacteriol.*, **178**, 7276-7284, 1996.
7) T. Hosaka, et al.: *Mol. Microbiol.*, **61**, 883-897, 2006.
8) S. Okamoto, et al.: *Mol. Microbiol.*, **63**, 1096-1106, 2007.
9) J. Xu, et al.: *Mol. Gen. Genet.*, **268**, 179-189, 2002.
10) Y. Hosoya, et al.: *Antimicrob. Agents Chemother.*, **42**, 2041-2047, 1998.
11) K. Kurosawa, et al.: *Appl. Environ. Microbiol.*, **72**, 71-77, 2006.
12) N. Tamehiro, et al.: *Appl. Environ. Microbiol.*, **69**, 6412-6417, 2003.
13) 保坂　毅ほか:化学と生物,**42**, 636-638, 2004.
14) K. Takahashi, et al.: *Proc. Natl. Acad. Sci. USA*, **101**, 4320-4324, 2004.

3.2
代謝工学による有用物質生産

a. 代謝工学とは

代謝工学（metabolic engineering）のコンセプトが世の中に広く提唱されたのは，1991年にScience誌に掲載されたBailey[1]やStephanopoulos[2]の報文によってである．代謝工学の定義の仕方は研究者によって様々であるが，ここでは代謝工学を，「特定の代謝経路を目的に合わせて改変することによって，生物の代謝機構を理解・利用するための研究分野」ととらえて説明をしたい．代謝工学の提唱者であるStephanopoulosらは，代謝工学が合成（synthesis）と解析（analysis）の2つのパートから成り立っていると述べている．両者が緊密に相関しながら，そして「合成」と「解析」のサイクルが何度も繰返されることによって，目的のために最適化された代謝機構をもつ生物が獲得される．この「合成」と「解析」の柱になっているのが，それぞれ「遺伝子組換え技術」と「代謝の定量化」である．以下に，各々について述べるが，詳細については成書[3,4]を参考にしていただきたい．なお，代謝工学の概念は広く動物や植物にも適用できるものであるが，これまでの代謝工学の取組みの大半は微生物を扱ったものであり，本節でも微生物に対象を限定する．

b. 遺伝子組換え技術

代謝工学では，細胞の特性を望ましいものに改良するために，新たな代謝経路の付与や競合する代謝経路の除去などが行われる．また，経路の反応を触媒する酵素そのものだけでなく，発現制御因子，エネルギーや補酵素の供給，基質の細胞への取込み等に改変が必要となってくることも多い．ここでは，遺伝子工学でよく用いられる微生物である大腸菌と酵母の組換え技術について，代謝経路の改変という観点から概説する．

1) 大腸菌

大腸菌（*Esherichia coli*）における外来遺伝子の発現は，操作が簡便なことからプラスミドを使って行われることが一般的である．組換えタンパク質の大量発現には多コピー数プラスミドを使用することが多いが，代謝経路の改変には低コピー数プラスミドの方がよい結果が得られるという報告がある[5]．近年，目的遺伝子を染色体DNAに組み込むための簡便な方法も開発されており[6]，非選択培地中でも外来遺伝子が安定に保持される点から，工業生産における大量培養には導入遺伝子を染色体に組み込む方が適している．外来遺伝子を発現させる際には，翻訳開始点の上流10 bp程の位置にリボソーム結合部位であるSD (Shine-Dalgarno) 配列（AGGA）を入れておく必要がある．原核生物の遺伝子はオペロン単位でポリシストロニック（1本のmRNAが複数のタンパク質をコードするよう）に発現されることが多く，外来遺伝子を発現させる場合にも各オープン・リーディング・フレーム（DNA上でタンパク質をコードする領域）間にSD配列を挿入することにより，単一のプロモーターから複数の遺伝子を同時に発現させることが可能である．なお，遺伝子の並び順によって個々の遺伝子の発現量に差が生じることがあるので，注意が必要である．

一方，遺伝子破壊の方法としては，λファージのRedリコンビナーゼを利用したシステムが開発され[7,8]，従来法よりも簡便に遺伝子破壊株を取得できるようになっている．この方法では，破壊したい遺伝子に相補的な配列（36～50 bp）を付加したオリゴDNAプライマーを用いて，抗生物質耐性遺伝子をPCRで増幅すればよく，あらかじめ破壊する遺伝子をクローニングしておく必要はない．またこのシステムでは，遺伝子破壊株の取得後に，抗生物質耐性遺伝子を形質転換体の染色体から簡便に取り除けるようにデザインされており，多重変異を導入する際に，同じ抗生物質を繰返し選抜マーカーとして使うことができる．染色体から薬剤耐性遺伝子が除去されることは，極性効果（挿入部位より下流にある遺伝子群の発現阻害）の回避や産業利用の面からも望ましい．

2) 酵母

酵母（*Saccharomyces cerevisiae*）での外来遺伝子発現のために使用されるプラスミドは，操作性をよくするために大腸菌とのシャトルベクターになっているものが多い．これらのシャトルベクターは主に3つのタイプ（YEp，YCp，YIp）に分けられる．このうちYIp型は自律複製配列をもたない

め，相同組換えにより染色体にプラスミドが組込まれたものが形質転換体として得られる．代謝経路の改変という目的では，特定のタンパク質を大量発現させる必要は少なく，外来遺伝子の安定性に優れたYIp型を使うことが好ましい．組換えの選択マーカーとしては，*LEU2*, *URA3*, *HIS3*, *TRP1* などの代謝系遺伝子が主に用いられており，宿主の栄養要求性変異の相補により形質転換体が選抜される．また，Zeocin や Aureobasidin A などの抗生物質に対する耐性遺伝子を選択マーカーに使ったものも市販（pTEF 1/ZEO, pAUR 101 など）されており，栄養要求性変異をもたない野生型酵母や実用酵母を形質転換する際に有用である．

外来遺伝子の発現によく使われる発現プロモーターは，調節可能なものでは *GAL1*, *GAL10*（以上ガラクトース添加で誘導），*PHO5*（無機リン酸添加で抑制），*CUP1*（Cu 添加で誘導）などが，構成的なものでは *PGK1*, *TDH3*（いずれも解糖系酵素のプロモーター）などがよく使われている．真核生物では mRNA の最も 5′ 側の AUG から翻訳がはじまるため，発現ベクター構築の際には，プロモーターと翻訳開始点との間に余計な ATG 配列が含まれないように注意しなければならない．真核生物では，翻訳開始点の上流に原核生物のようなリボソーム結合部位は認められないが，翻訳開始コドン（ATG）の周辺には Kozak 配列と呼ばれるコンセンサス配列（−6 GCCACC ATG G +4）が存在する．Kozak 配列は生物種によってばらつきがあり，酵母では「−6 AAAAAA ATG TCT +6」がコンセンサス配列として見出されている[9]．しかし，変異させても翻訳効率の低下はわずかであるという報告もあり[10]，少なくとも −3 位が「A」であることに留意すればよい．

c. 代謝の定量化法

細胞内の代謝を定量化し，細胞の生理状態を把握しようという取組みは，代謝工学が提唱される以前から様々な研究によって行われてきた．代謝工学における代謝の定量化の目的は，改変箇所を効率的に特定することにある．また，改変した遺伝子組換え体の代謝を定量的に解析することにより，次の改良箇所を洗い出す作業も必要となってくる．たとえば，ある基質の細胞への取込み能を向上させた際に，他の基質の取込みや代謝能が低下し，結果，目的物質の生産性が低下する，といった問題にしばしば遭遇する．細胞全体における代謝ネットワークや代謝プロセスにおいて，どの経路がどの程度機能しているのかを解析することは，代謝工学研究では必要不可欠なプロセスである．そのための中心的な方法である「代謝フラックス解析」と「代謝コントロール解析」について紹介する．

1) 代謝フラックス解析

代謝フラックス（代謝の流れ）とは，インプット（基質）が細胞内の代謝経路を得てアウトプット（代謝産物）を生成するときの反応速度と定義される．代謝フラックス解析（metabolic flux analysis；MFA）では，細胞内の代謝の流れが，細胞内の主な代謝反応や物質収支に基づく化学量論モデルを用いることによって計算され，得られた代謝フラックスの分布は代謝マップの形（代謝フラックスマップ）で示されることが多い．フラックスマップをみることによって，細胞全体の代謝経路の中で，どの経路がどの程度，基質の利用や代謝物質の生産に寄与しているかという情報を得ることができる．特に代謝の分岐点周辺のフラックス分布を MFA により可視化することは，目的産物の生産性向上に必要な改変ポイントを探る上で大きな手掛かりになる．

代謝フラックスは実験的には，同位体標識された基質を微生物に与えて，C^{13}-NMR や GC-MS により代謝産物の同位体分布比を測定し，生化学研究で得られている代謝経路における炭素の移動情報に測定結果をあてはめることにより推定されている．

2) 代謝コントロール解析

代謝フラックスを解析する目的は代謝フラックスを制御する因子やメカニズムは何であるかを明らかにすることにあり，その因子を定量化する手法が代謝コントロール解析（metabolic control analysis；MCA）である．代謝経路の制御について議論する際に「律速段階」という定性的な表現がよく用いられるが，これを定量的に表すものといえる．MCAでは種々の係数が用いられるが，代謝経路中の各々の反応が経路のフラックスにどの程度影響しているかを表す値として，フラックスコントロール係数（flux control coefficients；FCC）がよく用いられる．FCC は「代謝経路中の酵素活性（反応速度）の変化によってひき起こされるフラックスの変化」

と定義される．L個の反応からなる代謝経路におけるk番目の反応のフラックスをJ_k，i番目の反応速度をv_iとすると，FCCは次式で表される．

$$C_i^{J_k} = \frac{v_i}{J_k}\frac{dJ_k}{dv_i} \quad i, k \in \{1, 2, \cdots, L\}$$

ある代謝経路中においてFCCが大きい反応（酵素）ほど，その代謝フラックスを強く制御していることを表す．もし他よりも非常に大きなFCCをもつ酵素が経路中に存在すれば，その酵素が改変の有力ターゲットとなり得る．逆に，小さいFCCをもつ酵素がいくつも集まって構成されている経路の場合には，多くの改変が必要となることが予想される．

FCCの決定法として，実験的・理論的双方の方法が考案されている．実験により求めるには，たとえば，誘導可能なプロモーターを用いて特定の酵素活性が変化する遺伝子組換え体を構築し，酵素活性の変化の前後で代謝フラックスを解析し，比較する方法がある．

3）ポストゲノム研究による代謝の解析

様々な生物でゲノムの解読が行われ，遺伝子配列から類推される酵素や制御機構の情報が急速に集積

表 IV.3.2.1 物質生産のための微生物における代謝改変の実例

生産物・基質など	宿　　主	改変方法など
1) 宿主が通常生産する化合物の生産性の改良		
エタノール	Escherichia coli	Zymomonas mobilis のピルビン酸脱炭酸酵素，アルコール脱水素酵素をオペロンにして発現
Doxorubicin（抗生物質）	Streptomyces peucetius	合成遺伝子のコピー数を増加
L-フェニルアラニン	E. coli	合成遺伝子の発現，プロモーターの改変，リプレッサーの破壊，など
キサンタンガム	Xanthomonas campestris	合成遺伝子の発現
2) 宿主が通常生産しない化合物の生産能の付与		
ペニシリン	Neurospora crassa, Aspergillus niger	Penicillium chrysogenum の合成遺伝子群を発現
PHB（ポリマー）	E. coli	Alcaligenes eutrophus の合成遺伝子を発現
インディゴ（染料）	E. coli	Pseudomonas putida のキシレン酸化酵素を発現
1,3-プロパンジオール（1,3-PD）	E. coli	Klebsiella pneumoniae のグリセリン脱水素酵素，1,3-PD 酸化還元酵素を発現
キシリトール	Saccharomyces cerevisiae	Pichia stipitis のキシロース還元酵素を発現
3) 宿主が利用可能な基質範囲の拡張		
ホエイ，乳酸	Xanthomonas campestris	E. coli の lacYZ 遺伝子を発現（ホエイからキサンタンガムを生産）
キシロース，アラビノースなど	Zymomonas mobilis	E. coli の xylAB, araBAD, tal, tktA を発現（キシロースやアラビノースからエタノールを生産）
キシラン	E. coli, Klebsiella oxytoca	Clostridium thermocellum のキシラナーゼ遺伝子を発現
4) 副産物の減衰や有害物質分解能の付与		
酢酸	E. coli	Zymomonas mobilis のエタノール合成遺伝子を発現（酢酸の代わりにエタノールを生産）
PCB	E. coli	Pseudomonas sp. の PCB 分解酵素を発現
5) 細胞特性の改変		
生育速度の促進	E. coli など	Vitreoscilla sp. のヘモグロビン遺伝子を発現
生育速度の促進	Aspergillus nidulans	グリセルアルデヒド3-リン酸脱水素酵素を過剰発現
溶菌	E. coli	温度感受性プロモーターにφX174 の溶菌遺伝子を連結して発現
耐塩性，耐凍結性	E. coli	プロリンを含むペプチドを過剰発現

されている.現在,遺伝子発現(トランスクリプトーム)やタンパク質発現(プロテオーム),さらには代謝産物濃度(メタボローム)を網羅的に解析する技術が発達し,いわゆる"ポストゲノム"研究が活発に行われている.これらの研究から得られる結果は,細胞の代謝ネットワークを理解する上で数多くの情報を与えてくれるものであり,代謝工学の進歩に大きく寄与するものと考えられる.たとえば,DeRisiらはDNAマイクロアレイを用いて酵母の全遺伝子発現を解析し,代謝が発酵から呼吸に切り替わったときに発現が変化する遺伝子群を明らかにしている[11].また,PengとShimizuはタンパク質の2次元電気泳動により,大腸菌の基礎的な代謝に関与する52の酵素タンパク質の発現変化を解析している[12].SogaらはCE-MS (capillary electrophoresis electrospray ionization mass spectrometry)を用いて,枯草菌体内の27個の陰イオン物質を短時間で測定できるメタボローム解析技術を開発している[13].

これらの手法は細胞の制御機構の複雑なネットワークを解析するのに有効な手段であることから,今後,代謝工学のターゲットを酵素(反応)から制御機構へと拡大させる原動力となるであろう[14].

d. 代謝工学による有用物質生産の実例

代謝工学のアウトプットとして最も期待されるのは,有用な代謝産物を効率的に生産する微生物を開発することである.この観点から,CameronとTongは代謝工学を5つの分野に分類している[15].それらは,①宿主が通常生産する化合物の生産性の改良,②宿主が通常生産しない化合物の生産能の付与,③宿主が利用可能な基質範囲の拡張,④副産物や有害物質分解能の付与,⑤細胞特性の改変,である.微生物による有用物質の生産例は枚挙にいとまがないが,この分類に従って代表的なものを表IV.3.2.1にあげる.

なお,これらの多くは必ずしも代謝工学的な「解析」を伴ったものではない.遺伝子工学の目覚ましい発達・普及と比べると,MFAをはじめとする解析手法はいまだ技術的ハードルが高く,これまでの代謝工学研究は「合成」パート先行で進んできたといわざるを得ない.今後「解析」パートにも,前述のDNAマイクロアレイのような標準化された手法が導入されることにより,「合成」と「解析」がより一体となった代謝工学研究が進展するものと期待される.

〔榊原祥清〕

文　献

1) J. E. Bailey : *Science*, **252**(5013), 1668-1675, 1991.
2) G. N. Stephanopoulos, J. J. Vallino : Science, **252**(5013), 1675-1681, 1991.
3) J. Sambrook, D. W. Russell : Molecular Cloning : A Laboratory Manual, Cold Spring Harbor Laboratory Press, 2001.
4) グレゴリ・N・ステファノポーラスほか:代謝工学 原理と方法論,pp. 243-412,東京電機大学出版局,2002.
5) K. L. Jones, et al. : *Metab. Eng.*, **2**(4), 328-338, 2000.
6) L. Zhou, et al. : *Methods Mol. Biol.*, **267**, 123-134, 2004.
7) Y. Zhang, et al. : *Nat. Genet.*, **20**(2), 123-128, 1998.
8) K. A. Datsenko, B. L. Wanner : *Proc. Natl. Acad. Sci. USA*, **97**(12), 6640-6645, 2000.
9) R. Hamilton, et al. : *Nucleic Acids Res.*, **15**(8), 3581-3593, 1987.
10) S. B. Baim, F. Sherman : *Mol. Cell Biol.*, **8**(4), 1591-1601, 1988.
11) J. DeRisi, et al. : *Science*, **278**(5338), 680-686, 1997.
12) L. Peng, K. Shimizu : *Appl. Microbiol. Biotechnol.*, **61**(2), 163-178, 2003.
13) T. Soga, et al. : *Anal. Chem.*, **74**(10), 2233-2239, 2002.
14) G. N. Vemuri, A. A. Aristidou : *Microbiol. Mol. Biol. Rev.*, **69**(2), 197-216, 2005.
15) D. C. Cameron, I-T. Tong : *Appl. Biochem. Biotechnol.*, **38**, 105-140, 1993.

3.3
果実の成熟機構と制御技術

果実類は一般に，未熟なときに食すると，「酸っぱい」「渋い」「味がない」「かたい」と感じるが，成熟が進行することにより，味や香り，食感が変化し，食べたときに「おいしい」と感じるようになる．また，見た目にも鮮やかな色素が蓄積することも多く，ビタミン類や糖類の蓄積も高くなり，食品として適したものになる．しかし，成熟が進みすぎると今度は過度の軟化による食感の低下，さらに裂果や萎凋，腐敗が生じ，食品として適さなくなる．したがって，食するのに最もよい状態（完熟）で収穫し，その品質を長く保持できるような成熟制御技術を確立すれば理想的だといえよう．生鮮野菜類の鮮度保持には，貯蔵・流通過程での包装やガス，温度条件等に様々な技術開発が行われているが，高日もち性品種育成も有効な手法の一つである．高日もち性品種の導入により生産流通過程でのコスト削減が期待でき，近年増えつつある輸入生鮮野菜類に対して価格面でも競争力がつくことにより，国内農業振興にも大いに寄与できる可能性がある．

このような状況において筆者らは，主として果実の高日もち性を改善することを目的に，果実の成熟を自由に制御するための成熟のメカニズムについて種々の研究を進めている．ここでは突然変異体の利用と交配による従来育種法を用いて育成された非常に優れた日もち性を示すトマト（図IV.3.3.1，A中央）を材料に，その特異な性質を明らかにするために推進している食品総合研究所とカゴメ（株）総合研究所との共同研究の成果を紹介する[1,2]．材料としているトマトの高日もち性のメカニズムについて詳細に解析することで，多くの種類の果実や野菜に広く適応できる成熟制御技術に資する知見が得られると考えている．

a. 成熟に係わる要因とその制御の試み

植物は開花後，着生した果実が徐々に肥大した後，その肥大が止まり，成熟がはじまる．成熟の開始に伴う果実の生理的変化は劇的であり，また高度に同調している．成熟に伴う変化としては，たとえ

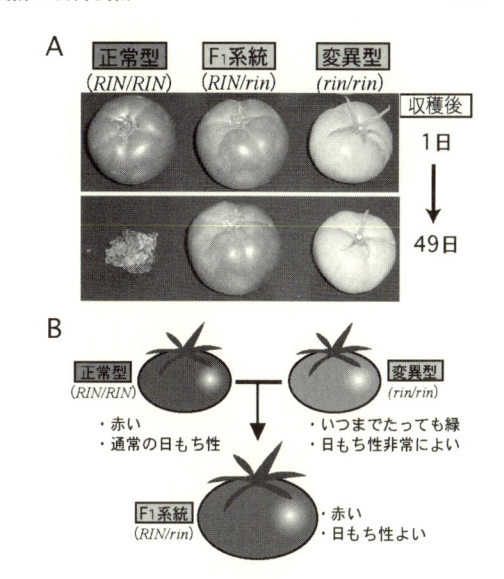

図 IV.3.3.1 "高日もち性トマト"の育種と性状
A. 正常型，変異型親およびF₁系統に関して完熟期に収穫した果実を室温で49日間放置しておいたところ，正常型では完全に萎びてしまったが，変異型およびF₁果実はその姿を維持していた．B. 高日もち性トマトは正常型トマトと rin 変異株の交配によるF₁系統として作出された．

ばトマトではリコピンを含むカロテノイドの生産，軟化の開始，呼吸量およびエチレン生産の上昇，風味の変化等があげられ，これらの変化はほぼ同時にはじまる．

成熟を制御し，日もち性を改善することを目的として様々な研究開発が行われているが，その中でも印象深いのが1994年に米国ではじめて商業的に発売された組換え作物である「フレーバーセーバー」トマトである．この組換えトマトはポリガラクチュロナーゼ（PG）というペクチン分解活性を有する酵素の発現をアンチセンス遺伝子の導入により抑制したものである．PGの発現を抑制した組換えトマトは，裂果や機械的損傷によるダメージを受けにくくかびも生えにくいが，軟化に関しては通常の品種と変わらなかった[3,4]．PGが果実軟化の第1の鍵となる酵素であると強く信じられていたので，この組換えトマトが通常のトマトと同様の軟化を示したことは予想を大きく覆した結果となった．

フレーバーセーバーに関しては，その後商業的には成功を収められず，すでに市場から撤退している．その後も細胞壁の代謝に係わる種々の遺伝子の発現を抑制したトマトの研究が行われており，軟化抑制に成功したものもあるが[5,6]，商業的に栽培さ

れている例はない.

b. *rin* 変異遺伝子

筆者らが解析を進めているトマトが高日もち性を示す重要な鍵となるのは *rin* という変異遺伝子である. この変異をもつトマトは果実の肥大までは普通のトマトと全く同じように進行するが，いつまでたっても赤くもならず，やわらかくもならず，何か月もその姿を保つという不思議な性質を示す（図IV.3.3.1, A 右）. この変異をもつトマトは1960年代に米国で発見されたが，最近になってこの原因遺伝子 *LeMADS-RIN* が単離され，果実成熟期に発現がみられる転写因子をコードしていることが明らかとなった[7]. *rin* 変異により本来成熟時に誘導される様々な遺伝子，たとえばエチレン生成やリコピン合成系，果実軟化などに係わる数多くの遺伝子の転写が抑制されるために，果実成熟の全体が進まなくなるのである.

この変異の一つの特徴として，正常型遺伝子が *rin* 変異に対して不完全優性（ヘテロ接合体において，個体がもつ2つの対立遺伝子のどちらの表現型でもない中間的な表現型が現れる遺伝現象のこと）を示すことにある. 遺伝子型が *rin/rin* の変異体は成熟が完全にストップするのに対し，正常型植物と変異体を交配して得られたヘテロ型（*RIN/rin*）は両親の中間型の性質を示し，リコピンの蓄積による着色がみられる一方で優れた日もち性を示す（図IV.3.3.1, B）. 当然この変異を高日もち性トマトの育種に利用しようという考えは突然変異体が発見された当時からあった[8]が，現在も一般的には利用されていないようである. また，果実成熟の研究材料として，*rin* 変異系統に関する数多くの研究がなされているが，意外なことにヘテロ型系統に関する研究は皆無であった.

c. *RIN/rin* 遺伝子型をもつ高日もち性トマトの育成

筆者らのグループでは，前述の *rin* 変異の特性を活かした高日もち性系統の作出を目的として，異なる正常型系統，*rin* 変異系統による交配で8系統の *RIN/rin* 遺伝子型の F_1 系統を育成し，日もち性および果実色の評価を行った（表IV.3.3.1）. 日もち性に関しては，通常よいとされる「桃太郎」が5.3

表 IV.3.3.1 正常型と *rin* 変異体の交配由来 F_1 系統果実の日もち性と着色性の比較

F_1 系統	親系統		日もち性 (日数)[1]	赤み (a^* 値)[2]
	種子親	花粉親		
Kc01-5	PK353[3]	TK5970	25.8±5.1	17.4±0.3
Kc01-6	PK331	PK353[3]	29.0±4.5	17.5±0.6
Kc01-7	PK355[3]	PK331	28.4±4.4	17.1±0.6
Kc01-10	PK356[3]	PK347	30.4±3.0	19.2±0.5
Kc01-11	PK356[3]	PK331	23.0±9.3	14.8±0.6
Kc01-24	PK345	PK353[3]	31.0±3.2	16.6±0.3
Kc01-28	PK329	PK356[3]	15.4±7.1	21.3±0.7
Kc01-31	PK330	PK355[3]	19.6±3.4	14.9±0.9

注 1) 日もち性は果実表面に水浸状のスポットが出るまでの期間とした.
2) CIE カラーモデルのインデックスによる.
3) *rin* 変異体親

±1.6 日に対して，いずれの系統も大幅に向上していたが，系統間でその期間は大きく異なり，最も長いもので31±3.2 日，短いもので15.4±7.1 日であった. 次に，着色に関しては赤みを表す a^* 値について桃太郎が19.13±0.03 に対し，F_1 系統は14.8±0.6 から21.3±0.7 とこちらも様々であった. 当初，*LeMADS-RIN* 遺伝子は成熟全般を強く支配していることから，着色性と日もち性とは逆相関する傾向があるだろうと予測していた. しかし，日もちも着色性もよい系統（Kc 01-10）や，日もちも着色性もそれほどよくない系統（Kc 01-31）も現れ（表IV.3.3.1），この2つの形質間には必ずしも規則性があるわけではなかった. つまりこの2つの形質に対して *LeMADS-RIN* 遺伝子が強く影響していることは間違いないが，それ以外の遺伝的要因も少なからず影響を与えていることを示唆する. 適切な交配親を選ぶことにより，さらに日もちがよい上に着色性もよい優れた F_1 系統を育成することが可能であるだろう.

ここで育成された F_1 系統のうち，日もち性，着色性に加え，食味，生産性なども勘案して選抜された系統 Kc 01-6 が，"KGM 011"として2005年に品種登録された. 以下，この系統を供試して *RIN/rin* 遺伝子型が果実成熟に与える影響に関して検討を行うことにした. 以後本節で述べる F_1 系統とは，特に断らない限り，この KGM 011 を指すこととする. 果実成熟における重要な生理学的変化として，リコピンの合成，果実の軟化，そしてエチレン合成があげられるが，それらに関係する遺伝子の発現は

LeMADS-RIN によって強く制御されていることが知られており，RIN/rin 遺伝子型が成熟に係わる遺伝子発現と表現型にどのような効果をもたらしているのかを検討することにした．

d. リコピン生合成

リコピンの蓄積はトマトの成熟開始の最も明確な指標であり，果実の肥大期には全く検出されないが，成熟期には急激に蓄積がみられる．図 IV.3.3.2，A に示す通り，F$_1$ 系統におけるリコピン量は正常型親の約半分量であった．リコピンはゲラニルゲラニルピロリン酸を材料として図 B に示すような生合成経路を経て生産される．そこでこの反応を触媒する酵素の遺伝子発現に関して検討を行った．正常型および F$_1$ 系統に関しては，果実の肥大生長が終わった頃の緑熟期 (mature green; G)，赤色が果実表面にみえはじめる催色期 (breaker; B)，全体に薄く赤色が回る桃熟期 (pink; P)，赤色が全体に回る完熟期 (red ripe; R) の4つのステージの果実を樹上から収穫し，また rin 変異体に関しては赤い色への変化がみられないため，果皮の黄色い着色がはじまってから約5日後，約9日後をそれぞれ P ステージ，R ステージに相当する果実として収穫し，解析を行った．リコピン合成に係わる3つの酵素，Psy, Zds, Pds の遺伝子発現量を比較したところ，Psy 遺伝子で rin 変異の影響による発現の変化がみられた（図 C）．正常型では成熟開始期から急激に発現がはじまり成熟期間中その発現は維持されるが，変異体では対応する期間にほとんど発現がみられない．F$_1$ 系統においては正常型親よりも明らかに少ない発現量を示し，両親の中間型の発現パターンを示した．したがって，F$_1$ 系統のリコピン合成量の減少は Psy 遺伝子の転写レベルの変化が影響していることが示唆された．

e. 果実の軟化

細胞壁の構造変化に伴う果実の軟化も成熟の特徴的な形質の一つであり，日もち性に直接係わる要因であろう．果実の軟化には多くの要因が影響していることが知られている．成熟中の細胞壁成分の最も大きな変化はペクチン質が低分子化・可溶化するこ

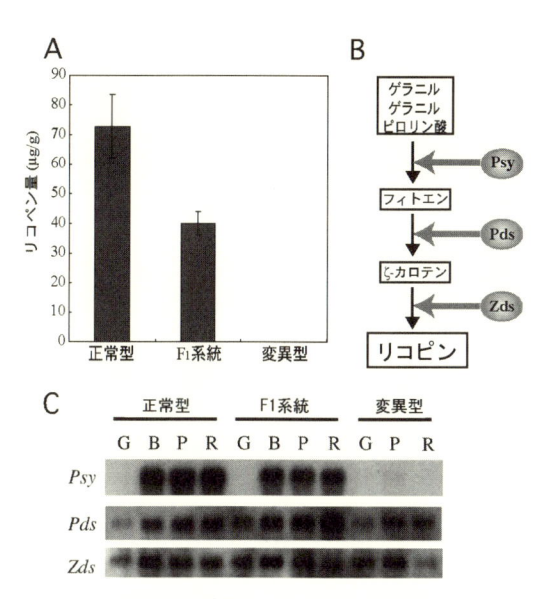

図 IV.3.3.2 F$_1$ 系統のリコピン合成と遺伝子発現
A：正常型，変異型親および F$_1$ 系統の完熟果実におけるリコピン量の比較，B：リコピン合成経路，C：リコピン合成過程に係わる酵素遺伝子の発現解析．
正常型，変異型および F$_1$ 系統のトマトを緑熟期 (G)，催色期 (B)，桃熟期 (P)，完熟期 (R) の各成熟ステージで収穫し，各酵素遺伝子の発現量をノーザンブロッティング法により解析した．

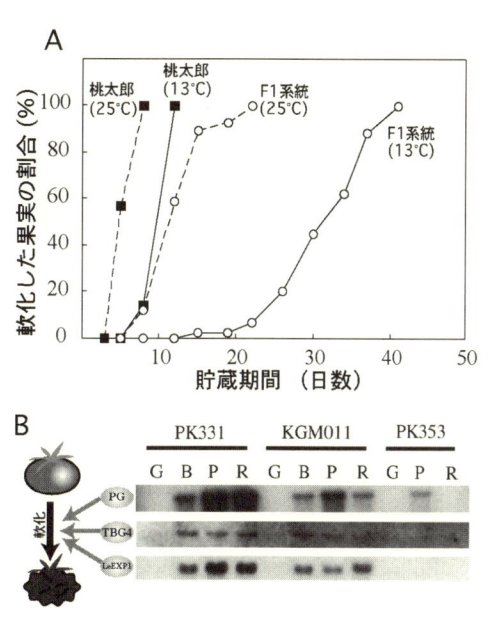

図 IV.3.3.3 F$_1$ 系統の果実軟化抑制効果と関連遺伝子の発現量の変化
A：果実の軟化の進行を桃太郎と F$_1$ 系統で比較した．約20個の果実を催色期に収穫し，13℃ および 25℃ に置き，軟化が進行した果実（果実を30 mm プランジャーで5 mm 圧縮するのに必要な力が 1.5 kgf 以下のもの）の割合を示した．
B：細胞壁分解に係わる因子の遺伝子発現量をノーザンブロッティング法により解析した．果実を収穫した時期は図 IV.3.3.2 B, C と同様である．

とであるが，これにはポリガラクチュロナーゼとペクチンメチルエステラーゼが係わっている．他に，β-ガラクトシダーゼやエクスパンシン，LeRab 11a（タンパク質輸送の制御に係わると考えられるタンパク質）も果実軟化に影響を与えることが報告されている[5,6,9]．

F_1系統の果実について貯蔵中の軟化の程度を検討したところ，"桃太郎"と比較して明らかにその進行が抑制されており，特に低温貯蔵時（13℃）に軟化の抑制が顕著にみられた（図 IV.3.3.3, A）．そこで細胞壁構造の変化に係わる因子のうち，ポリガラクチュロナーゼ（PG），β-ガラクトシダーゼ（TBG4），エクスパンシン（LeEXP1）遺伝子に関してF_1系統の果実成熟中の発現変化をみたところ，これらの遺伝子の発現はいずれも正常型に比べ低下していた（図B）．このことからF_1系統の果実においては，今回供試した遺伝子を含め細胞壁の構造を変化させる様々な酵素等の活性低下が複合的に起こり，その結果として果実の軟化が抑制されるのではないかと考えている．

f. エチレン合成

エチレンはS-アデノシルメチオニンを材料として図IV.3.3.4, Bのような経路を通じて合成される．ACCシンターゼ（ACS），ACCオキシダーゼ（ACO）をコードする遺伝子はトマトゲノム内にそれぞれ複数個存在しており，このうち果実の成熟時には$LeACS2$および$LeACS4$，$LeACO1$が主とし

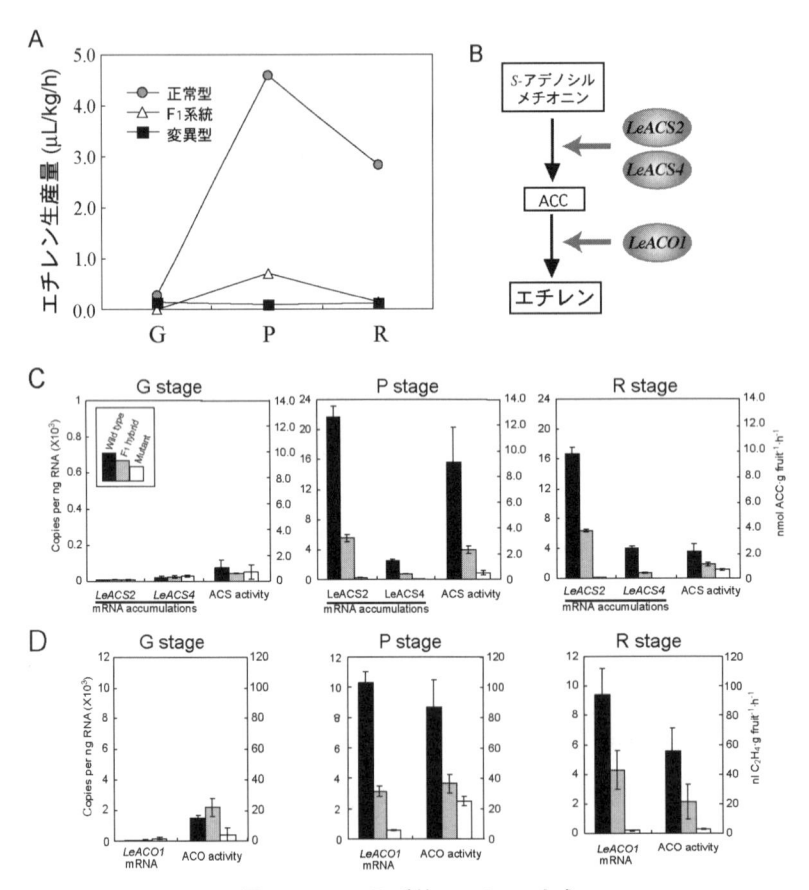

図 IV.3.3.4 F_1系統のエチレン合成
A：正常型，変異型親およびF_1系統のエチレン生成量．緑熟期（G），桃熟期（P），完熟期（R）の果実について測定した．
B：エチレン生成経路に係わる酵素．
C：果実成熟期間中のACS遺伝子の発現量と酵素活性．
D：果実成熟期間中のACO遺伝子の発現量と酵素活性．
C，Dの遺伝子発現量はリアルタイムPCR法により定量した．

て機能している[10]．トマトにおけるエチレン生合成は，成熟が開始する前である緑熟期にはごくわずかに検出されるのみであるが，着色がはじまる時期に急激に増加しはじめ，桃熟期頃にピークを迎え，その後ゆっくりと減少していく．これに対し rin 変異系統では緑熟期以降，いつまでたっても全くエチレンの増加がみられない．F_1 系統におけるエチレン生産量を測定したところ，桃熟期で生成量の増加がみられるものの，正常型のような急激な生成量の上昇はみられず，以後また基底レベルに戻った（図A）．次に，エチレン生成量の減少を制御している要因を明らかにするために，ACC シンターゼおよび ACC オキシダーゼの酵素活性，さらに LeACS2, LeACS4, および LeACO1 遺伝子の mRNA の蓄積量について F_1 系統と正常型および変異型で比較を行った．その結果，エチレンを豊富に生成する正常型の桃熟期果実ではこれら3つの遺伝子の mRNA が高レベルで蓄積しており，それに伴い ACS および ACO の酵素活性の上昇がみられたが，変異型では mRNA 蓄積および酵素活性ともほとんど上昇しなかった（図C, D）．F_1 系統ではこれらの mRNA 蓄積量は正常型と比べ明らかに低く，両酵素活性も低下していた（図C, D）．これらの結果より，F_1 系統の高日もち性はエチレンレベルが正常型ほどには上昇しないことが大きく影響しており，その原因は ACS と ACO をコードする遺伝子の転写量の低下によりものであることが示唆された．

g. 成熟制御による高日もち性果実育成の課題と展望

以上の結果より RIN/rin 遺伝子型をもつトマトの高日もち性の原因は成熟を進行させる各遺伝子の発現が部分的に抑制されるためであることが示唆された．それぞれの形質に関与する遺伝子発現の程度により，表 IV.3.3.1 に示したように F_1 系統間でも多様な日もち性，着色性を示すようになったのではないかと予想される．現在のところ，親系統の性質から RIN/rin 型の F_1 系統の性質を予測することは困難であるが，成熟機構の詳細な解明により，高品質で高日もち性を示すような果実を効率よく育成する技術の開発への道が開かれるであろう．果実の成熟制御機構に関する研究の歴史は長く，エチレンガスの影響や変異体の解析等の地道な研究から数多くの知見が蓄積されてきたが，その全容解明にはまだほど遠い感がある．しかし近年の急速な発展をみせる網羅的な遺伝子情報の解析とこれまでの研究の蓄積とが結びつくことで，成熟機構の全体像が明らかになるだろう．ここで示したように RIN/rin 遺伝子型系統の成熟進行は非常にユニークであり，本系統の解析から独自の成熟機構解明における知見が得られることが期待される．

また，トマト以外の各種果実類・果菜類の成熟制御への応用も今後の課題である．LeMADS-RIN 相同遺伝子は果実類のうちクライマクテリック型（果実類のうち成熟過程で呼吸量やエチレン発生量が上昇するタイプのこと），ノンクライマクテリック型を問わず存在することが予想されており[7]，その機能調節によりあらゆる果実類で成熟制御が行える可能性がある．しかし，トマトの場合は都合よく本遺伝子に変異をもつ系統がみつかったために，この変異体を用いた交配育種が可能であったが，他の作物では相同遺伝子に関する変異体と思われるものは報告がなく，トマトと同じようなアプローチはとれない．今後組換え体が受け入れられる社会的情勢が整えば，遺伝子組換え技術を使って各種果実類のLeMADS-RIN 相同性遺伝子を標的とした発現調節を行うことにより，日もちのよいモモやイチゴなどが育成できる可能性がある．また RIN/rin 遺伝子型はここで示したような高日もち性獲得に効果があるだけでなく，トマトに含まれるアレルゲンを低減化する効果もあることが筆者らのグループの研究で明らかになっており[11]，成熟制御による果実のさらなる高度利用の可能性がある．

〔伊藤康博・北川麻美子〕

文　献

1) M. Kitagawa, et al.: *Physiol. Plant*, **123**, 331-338. 2005.
2) M. Kitagawa, et al.: *Biosci. Biotechnol. Biochem.*, **70**, 1769-1772, 2006.
3) C. J. S. Smith, et al.: *Nature*, **334**, 724-726, 1988.
4) W. Schuch, et al.: *HortScience*, **26**, 1517-1520, 1991.
5) D. L. Smith, et al.: *Plant Physiol.*, **129**, 1755-1762, 2002.
6) D. A. Brummell, et al.: *Plant Cell*, **11**, 2203-2216, 1999.

7) J. Vrebalov, et al.: *Science*, **296**, 343-346, 2002.
8) E. C. Tigchelaar, et al.: *HortScience*, **13**, 508-513, 1978.
9) C. Lu, et al.: *Plant cell*, **13**, 1819-1833, 2001.
10) C. S. Barry, et al.: *Plant. Physiol.*, **123**, 979-986, 2000.
11) M. Kitagawa, et al.: *Biosci. Biotechnol. Biochem.*, **70**, 1227-1233, 2006.

4. 先進的基盤技術

4.1 タンパク質再構成技術とチップ化技術

遺伝子組換え技術により,ヒトを含めた種々の生物種由来のタンパク質を大腸菌を宿主として大量かつ安価に生産することが可能である.しかし,大腸菌内で発現させたタンパク質の75%が,不溶性かつ不活性な凝集体(inclusion body:封入体)となるとの報告もあり,大腸菌を宿主としたタンパク質大量発現時の最大の問題点となっている.

一方,封入体は90%以上の純度が容易に得られること,プロテアーゼから保護されていること,などから,封入体を形成したタンパク質の間違った構造を解きほぐした(アンフォールディング)後,正しい高次構造にリフォールディングすることが可能となれば,目的タンパク質を効率的に生産させる最適な技術となり得る.しかし,過去に開発された手法は①一連の操作に長時間を要する,②複雑な操作を必要とし多数のサンプルの並行処理には適さない,③リフォールディング過程で再び凝集体が生じることが多く効率が低い,④タンパク質に応じた条件設定が必要であり汎用性が低い,などの問題を抱えていた.本節では,筆者らが開発した環状糖質を利用した効率的なリフォールディング技術とその活用によるタンパク質機能のチップ化技術について紹介する.

a. 人工シャペロンによるリフォールディング

リフォールディングとして紹介されている手法は,通常①封入体を形成したタンパク質の間違った構造を変性剤によりアンフォールディングする,②続いて変性剤を徐々に稀釈しタンパク質の高次構造形成を促す,の2過程からなる.最近アンフォールディングに用いた変性剤を単に稀釈するのではなく,変性剤の稀釈に伴うタンパク質分子の凝集を防ぎ,さらにリフォールディングを促すような化合物を添加する手法が盛んに検討されている.細胞内で翻訳完了直後の新生タンパク質は,複数種の分子シャペロンと呼ばれている一連のタンパク質分子の助けにより不規則な凝集体の形成を免れ,さらに次の段階において正しい高次構造形成を促される.この一連の過程を試験管内で再構築することを目指した手法であることから,用いられる化合物を試験管内で機能する分子シャペロンと考え,"人工シャペロン"という用語も使用されている[1].人工シャペロンとして注目されている物質として,筆者らが着目した環状糖質以外にも,リポソーム固定化担体[2],両親媒性ポリマー分子集合体(ナノゲル)[3],熱応答性ブロックコポリマー分子集合体[4],などがあげられる.いずれの手法もリフォールディング実験に汎用されているモデルタンパク質に対しては,一定の効果をあげており,今後の封入体への適用などの発展が期待されている.そうした中で,重合度が17～数百におよぶ大環状 α-1,4-グルカン(高重合度シクロアミロース:以下CAと省略)を利用した技術は(以下CA法と省略),研究用試薬としてキット化されリフォールディングによるタンパク質再生の可能性を効率的に検討することを可能にした[5].

b. 高重合度シクロアミロースの人工シャペロンとしての機能

環状糖質というとグルコースが7分子結合した環状 α-1,4-グルカンである β-シクロデキストリン(以下 β-CDと省略)がよく知られているが, β-CDは溶解性が低く,包接能に寄与する疎水性空洞の大きさに制約があるなどの限界がある.実際のところ, β-CDも人工シャペロンとして機能し,固相に β-CDを固定化し繰返し利用を可能にしたような固

相人工シャペロンの開発も進んでいる．β-CD のような従来型の環状グルカンに対して，CA は実験に供するのに十分な溶解度を有している以外に，疎水性部位の構造が柔軟性に富んでいる可能性が高く，種々の無機，有機化合物と包接体を形成可能なことが期待されていた[6]．

CA 法によるリフォールディングは，タンパク質の間違った高次構造を塩酸グアニジン（変性剤）によりアンフォールディングした後，大量の界面活性剤溶液の添加により変性剤を除去（稀釈）し（変性剤の希釈により再び生じる不規則な凝集体の形成は，タンパク質が界面活性剤と複合体を形成することにより阻止される），さらに，タンパク質・界面活性剤複合体から CA の機能により界面活性剤を剥離し，タンパク質の正しい高次構造形成を促す過程からなる（図 IV.4.1.1）．この最終過程において機能する CA の包接能，つまり糖のリングの機能が本技術のポイントである．タンパク質の再凝集を防ぐ目的では，タンパク質に応じて様々な界面活性剤が選択されるため，その構造にかかわらず，良好な包接能を示すことが汎用性の高い技術開発につながると考えられる．実際に CA は，長いアルキル基をもつ界面活性剤の包接が可能である．複数の封入体に対して良好な結果を与える界面活性剤である cetyl-trymethyl ammonium bromide (CTAB) もアルキル基の長さは C 16 であり，その他有望な界面活性剤も C 16，C 18 のものが多い．また，重合度 26 の CA に関しては，その結晶構造が明らかにされ，界面活性剤である SDS を包接する様子をシミュレーションした結果も示されている．

c. タンパク質への適用事例

CA 法によると，モデルタンパク質として汎用されているクエン酸合成酵素（CitSyn と省略．分子量 49,000/モノマーのダイマー酵素，主たる構造をα-ヘリックス），炭酸脱炭酸酵素 B（分子量 30,000 の Zn 酵素，主たる構造はβ-シート），およびリゾチーム（分子量 15,000，4 つの分子内 S-S 結合を有する）に関しては，いずれも従来法を大きく上回る 90% 以上のリフォールディングが可能であった[7]．リフォールディングに要する時間に注目した場合，CitSyn の場合，CA 添加後 1 時間以内に活性がほぼ完全に回復した．これは，変性剤処理による最初の反応からはじまる全反応が半日以内で完了可能なことを意味している．さらに，オリゴマー酵素への CA 法適用の可能性を示唆するものである．また，リゾチームに関しては，FT ICRMS により正しい位置での S-S 結合形成が確認され，構造・機能研究や産業利用上重要なジスルフィド結合を含むタンパク質の正確なジスルフィド結合の再生を可能にする技術としても期待される．

モデルタンパク質ではなく，実際の封入体における成功例も数多く報告されており，リフォールディング可能であるかを簡便に判断するための技術，さらに，活性型タンパク質を効率的に得る手法の一つとして様々な分野で活用されている．さらに，その特異的な認識能の活用が期待される受容体のリガンド認識領域の再構築にも適用可能であることも明ら

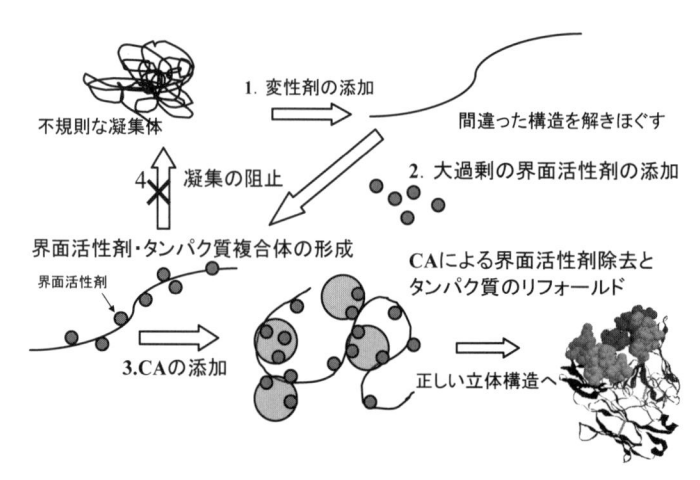

図 IV.4.1.1 CA 法によるタンパク質リフォールディング過程

かにされた．この再構築受容体を対象にしたチップ化技術に関して次項で紹介する．

d. 再構成タンパク質のチップ化技術

生体高分子をチップ化，マイクロアレイ化するという試みは，1990年代半ばのDNAマイクロアレイの実現以降，急速に広まりつつある．タンパク質に関しても各社からプロテインアレイ作製用スライド，高密度タンパク質マイクロアレイなどが発売されているが，DNAアレイのように広く活用可能な手法となるには未だ時間を要すると思われる．タンパク質分子の中でも受容体は，近年その分子種の同定が進み，機能に関しても多くの知見が蓄積されつつあり，特異的な認識能を活用した受容体チップの完成による検出・評価系の開発は興味のもたれるところである．しかし，膜タンパク質である受容体分子は，機能を保った効率的発現，固定化可能な分子の調製が困難であることが大きな障害となり，十分な機能活用に至っていないのが現状である．受容体チップ開発を目指した分子認識能の活用において，上述のタンパク質再構成技術を活かした手法が開発されつつある．

機能既知の受容体の場合，1次構造上の特徴などから認識に必須な領域を予測することは可能である．さらに，1回膜貫通型受容体のように，リガンド認識に必須な構造が一つの領域から構成されている場合，特定の領域のみを大腸菌を宿主として発現させることも可能である．しかし，やはりここで直面する問題は，発現させた目的の機能領域が不活性な封入体として蓄積することである．この封入体形成の問題は，上述のCA法により，十分に解決可能であった．動脈硬化の危険因子である酸化LDLを認識する受容体に関しては，細胞外領域全体，ならびにリガンド認識領域を封入体として大量蓄積させた後，CA法によりリフォールディングすることにより，一定の構造をとるとともに，その特異的なリガンド認識能を回復させることが示された[8]．

さらに，受容体のN末側のみをビオチン化した状態で大腸菌体内に大量蓄積させた後に再構築することにも成功し，ストレプトアビジン（ビオチンとの特異的結合能を利用して，ビオチン化タンパク質の固定化に頻繁に用いられるタンパク質）を介することにより，リガンド認識領域を一定の方向で，目的に応じた基板上に固定化することも可能となった．実際に固定化されたビオチン化酸化LDL受容体は，表面プラズモン共鳴を検出手法とすることにより，酸化LDLを特異的かつ高感度に検出することが明らかにされている[9]．構造や機能の異なる受容体への適用範囲の拡大，受容体の安定性向上などの受容体調製技術の高度化に加えて，高密度固定化法の開発，利用される分野に応じた検出系の開発を行うことにより受容体チップの実現を可能にする手法として期待される．

e. 今後の展開

CA法は，従来法を大きく上回る汎用性の高いリフォールディング技術としてすでにキットとして商品化され，現在では封入体への適用例も蓄積され，基礎・応用の両面における様々な展開が視野に入ってきた．一方，リフォールディング後のタンパク質の品質，構造の均一性の問題など解決すべき課題も明らかになってきている．今後さらに，リフォールディング後のタンパク質の機能，構造解析に関する知見が蓄積されることにより，チップ化も含めたポストゲノムシークエンス時代のタンパク質研究に貢献し得る技術にまで発展することが期待されている．

〔町田幸子〕

文　献

1) D. Rozema, et al.: *J. Am. Chem. Soc.*, **117**, 2373, 1995.
2) M. Yoshimoto. et al.: *J. Chromatogr. B*, **743**, 93, 2000.
3) Y. Akiyoshi, et al.: *Bioconjugate Chem.*, **10**, 321, 1999.
4) R. Kuboi. et al.: *J. Chromatogr. B*, **743**, 215, 2000.
5) 町田幸子ほか: *BioView*, **41**, 7, 2002.
6) T. Takaha, et al.: *J. Biol. Chem.*, **271**, 2902, 1996.
7) S. Machida, et al.: *FEBS lett.*, **486**, 131, 2000.
8) Q. Xie, et al.: *Protein Expression and Purification*, **32**, 68-74, 2003.
9) 町田幸子ほか: 特許公開 125785, 2004.

4.2
機能性分子選抜技術（抗菌性ペプチド）

自然界には，膜構造を認識し選択的に作用する抗菌性ペプチド（生体防御ペプチド，膜作動性ペプチド）が存在する[1]．これら一連のペプチドは，微生物膜の構造を認識し，膜のバリアー能を損傷することにより殺傷作用を示すと考えられている．膜構造そのものが標的であることから，耐性菌出現の可能性が低く，かつ選択性に優れた安全性の高い抗菌剤のリードとなり得ると考えられ，応用面においても注目を集めている．

目的とする機能分子を得るための有効な手段の一つは，従来から行われている自然界からのスクリーニングである．一方，近年単なる天然物質のスクリーニングではなく，目的の構造や機能を有するペプチドやタンパク質分子を創り出すための進化分子工学という手法も有望視されている．この技術は，自然界に存在するタンパク質分子，あるいは人工的に作製した分子をもとに，ランダムなライブラリーを構築し，特定の機能を指標にスクリーニングを行い，目的とした分子へと効率的に進化させようとするものである．本節においては，この進化分子工学を活用して，抗菌性ペプチドを選抜する技術について紹介する．

a. 進化分子工学

進化分子工学による機能分子の進化においては，機能により選抜した分子の1次構造を明らかにすることが必須である．したがって，タンパク質分子とそれをコードするDNAを対応つける手法の確立が，進化分子工学を優れた技術として発展させるには不可欠である．この目的を達成し，最初に開発されたのが生細胞を用いる手法であり，ファージディスプレイ法，表層ディスプレイ法などをあげることができる．一方，生きた細胞を用いることなく無細胞系ですべての過程を行うディスプレイ法も1990年代半ばから開発されはじめた．無細胞系は，①細胞毒性がある分子などの細胞系では進化・選抜が不可能な分子も対象となり得る，②対象となるライブラリーの大きさが細胞系よりも大きい，などの利点があり，今後の発展が期待される技術である．無細胞系として，最初に確立されたのがリボゾームディスプレイ法であるが（次項に詳細を解説），その後，リボゾームディスプレイ法を発展させた in vitro virus 法[2]，W/O エマルションの水相を無細胞タンパク質合成反応場として活用する IVC（in vitro compartmentmentalization）法[3] などが確立された．さらに最近では，これらの技術を発展させハイスループットスクリーニングを実現させる技術なども開発されている（マイクロビーズディスプレイ法[4]，SIMPLEX 法[5] など）．

b. リボゾームディスプレイ法

現在も広く活用されている最初の無細胞系であるリボゾームディスプレイ法は1994年に最初に報告され[6]，実際に発展性のある手法として1997年に確立された[7]．手法の概略は，以下の通りである．終止コドンを欠くDNAを鋳型に試験管内で転写反応を行わせ，続いて無細胞系（大腸菌，ウサギ網状赤血球，小麦胚芽抽出液系がある）を用い，得られたmRNAを鋳型に翻訳反応を行わせる．終止コドンを欠いているため翻訳過程で形成されるmRNA-リボゾーム-タンパク質複合体が翻訳終了後も解離することなく存在するため，複合体が安定な条件下

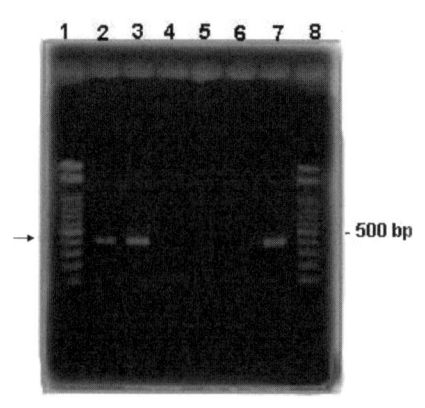

図 IV.4.2.1 リボゾームディスプレイ法による抗菌ペプチドの選抜結果

微生物膜に選択的に働くペプチド mast21，選択性を欠くペプチドである mastoparan X を微生物膜モデル，動物膜モデルにより選抜した結果．レーン 2〜4：微生物膜モデルによる選抜，レーン 5〜7：動物膜モデルによる選抜，2, 6：mast21；3, 7：mastoparan X；4, 5：ライブラリーの挿入なし．いずれのペプチドも膜認識能に応じたモデル膜により濃縮され，かつ得られた配列は欠損などを生じず活性のある全長が得られた．ファージディスプレイ法では，細胞毒性のため，活性のあるペプチドは全く得られなかった．

4.2 機能性分子選抜技術（抗菌性ペプチド）

でスクリーニングを行うことにより，表現型（タンパク質）の選抜に伴い，対応する遺伝子型(mRNA)が得られる．さらにmRNAのみを回収した後，RT-PCRによりDNAを得ることにより，選抜した分子の配列が同定可能になる．

この手法の優れた点の一つは，生細胞を用いる段階が全くないため抗菌ペプチドのような細胞毒性を有する分子の進化・選抜にも有効な点である．実際に筆者らは，生細胞を用いた手法であるファージディスプレイ法では選抜が不可能であった抗菌ペプチドの効率的創出・選抜に，リボゾームディスプレイ法が有効であることを明らかにしている（図IV.4.2.1)[8]．

c. 選抜手法

リボゾームディスプレイ法を活用し，優れた抗菌ペプチドを創出する際には，リボゾームディスプレイ法と組合わせる選抜のための選択圧の設定も重要な要素になる．目的とする抗菌ペプチドは，高い抗菌活性を有していながら微生物のみに作用し，ヒトなどの哺乳類には無害であることが求められる．そこで，選抜の際には，微生物への選択的作用の増大が一つの重要な指標になる．筆者らは，固定化膜モデル（リポソーム）を活用することにより，微生物膜のみに特異的に作用するペプチドをランダムペプチドライブラリーから選抜可能なことを明らかにした．

リポソームは，構成要素であるリン脂質の組成を変えることにより微生物膜モデル，動物細胞膜モデルなどとして活用可能である．さらに，ビオチン化されたリン脂質を少量含有させることによりビオチン化膜モデルを作製可能である．今回は，このビオチン化膜モデルをストレプトアビジンコート磁気ビーズ上に固定化した固定化膜モデルを選抜に用いた．磁気ビーズ上に固定化することにより，膜モデルに結合した分子を磁石により効率的に回収可能となる．

d. リボゾームディスプレイ法と固定化膜モデルによる試験管内進化

上述のリボゾームディスプレイ法の選抜段階に固定化膜モデルを組込むことにより実際に選択性に優れた抗菌ペプチドの創出を可能にしたが，その具体的な手順は以下の通りである（図IV.4.2.2）．

終止コドンを欠くランダムペプチドライブラリーをデザイン，人工合成した後，ライブラリーの転写，無細胞系による翻訳は通常のリボゾームディスプレイ法によった．無細胞系としては，大腸菌S30抽出液を用い，mRNA-リボゾームーペプチド複合体をマグネシウムイオン存在下で安定化した．続いて固定化微生物膜モデル（ホスファチジルグリセロールのような酸性リン脂質を含み，コレステロールを含まない）と反応させ磁気ビーズで回収することにより，微生物膜を選択的に認識し結合するペプチドを，遺伝子情報をコードしているmRNAとともに得る．回収した複合体をEDTA処理するこ

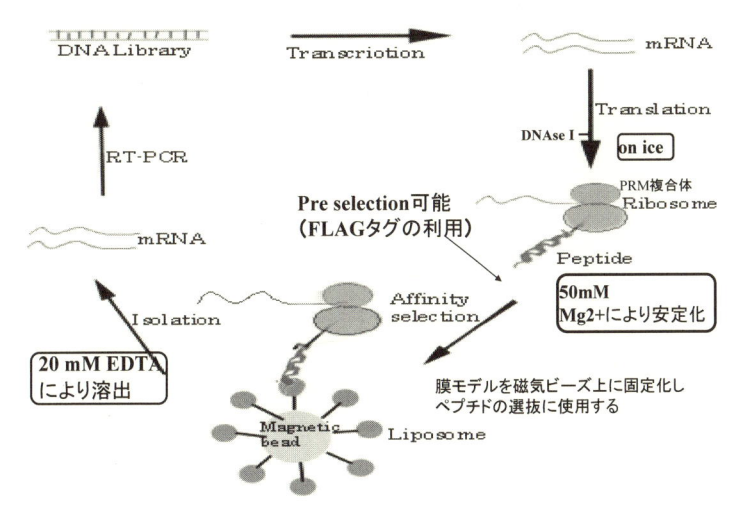

図 IV.4.2.2　リボゾームディスプレイ法を利用した抗菌ペプチドの創出手法

とによりmRNAのみを溶出し，RT-PCRに供し，微生物膜モデルによる選抜を経たDNAライブラリーを得る（非特異的な結合を排除する目的から，ヒトモデル膜に結合する配列をあらかじめ除去する"プレ選抜"の段階を入れることが望ましい）．このサイクルを繰返す，あるいは，得られたDNAライブラリーに変異を導入した後にサイクルに供すなどし，目的とする機能が優位なペプチドを濃縮していく．4〜5サイクル後に得られたライブラリーからDNAの配列を決定し，期待される機能を有するペプチドの配列を明らかにする．

この手法により，21アミノ酸からなるランダムペプチドライブラリーより，微生物膜への選択的結合に寄与するモチーフ配列を1週間で取得することが可能であった．得られたモチーフ配列が実際に抗菌活性，微生物膜への選択的作用に関係しているか検討したところ，実際に抗菌活性を示したが，従来知られている抗菌ペプチドを上回る抗菌性は確認できなかった．一方，選択的作用に関しては，微生物膜への選択的な作用が確認された上，得られたモチーフ配列の付加により，選択性を欠いたペプチドに選択性を付与することが明らかとなった[8,9]．このことは，選抜の指標として用いたモデル膜が選択性を高めるという点においては有効な選択圧として機能したことを示すと同時に，抗菌活性そのものを指標にした選抜を選択圧として組込む必要性を示唆している．

e. 今後の展開

無細胞系を用いた進化分子工学システムによる機能分子の創出は，基本技術としての進展も著しい分野であるが，すでにこれらの技術を活用するベンチャー企業が誕生するなど，実用面でも活用可能な段階に達している．選抜手法には，結合特性を指標にした系が多いため，親和性を向上させた1本鎖抗体の取得などが初期の報告例としては多かったが，酵素の機能改変への応用例なども蓄積されて来ている．抗菌ペプチドの場合，抗菌活性を直接の指標にした選抜手法の設定などの工夫が求められているが，細胞毒性により従来法ではハイスループットスクリーニングの対象にはあげられなかった機能分子の取得にも適用可能など，今後の展開が期待される技術である．

〔町田幸子〕

文　献

1) M. Zasloff : *Nature*, **415**, 389, 2002.
2) N. Nemoto, et al. : *FEBS Lett.*, **414**, 405, 1997.
3) D. S. awfik, A. D. Griffiths : *Nature Biotechnol.*, **7**, 652, 1998.
4) A. Sepp, et al. : *FEBS Lett.*, **532**, 455, 2002.
5) H. Nakao, et. al. : *J. Biosci. Bioeng.*, **101**, 440, 2000.
6) L. C.Mattheakis, et. al. : *Proc. Natl. Acad. Aci. USA*, **91**, 9022, 1994.
7) J. Hanes, A. Pluckthun : *Proc. Natl. Acad. Aci. USA*, **94**, 4973, 1997.
8) Q. Xie, et al. : *J. Peptide Sci.*, **12**, 643, 2006.
9) 町田幸子ほか：特願2003-303747, 2003.

4.3
タンパク質の相互作用解析技術

食品におけるタンパク質は人間の体に不可欠な必須アミノ酸を含むので栄養素として重要である．さらに，タンパク質は食品に固有の物性や構造を与えている．つまり，ゲル化性（組織化特性），泡沫性などの界面特性，そして，水，油や脂溶性物質などへの結合特性が特徴的である．いずれの特性もタンパク質同士あるいはタンパク質と他分子との相互作用によってもたらされる．また，生命現象の中でも，タンパク質は溶液中で低分子リガンドあるいはタンパク質分子同士やタンパク質-糖，タンパク質-DNAの相互作用により機能するので，結晶構造に加えて溶液中の相互作用の情報が重要視されるようになってきている．相互作用を定量的に測定する技術や解析法は，基礎的側面として生命科学分野における細胞内外の情報伝達や分子集合の過程での分子認識機構の解明ばかりでなく，応用的側面においては医薬品分野および食品分野で創薬や食品開発過程の基盤技術として重要である．本節では，溶液中のタンパク質の相互作用とその結果で生成する分子集合状態の物理化学的な解析技術について述べる．

a. センサーを利用した方法

タンパク質の相互作用の大きさや速さを測定する方法としてセンサー表面に固定化した物質へのタンパク質の結合量をモニターする方法があり，主として，表面プラズモン共鳴（surface plasmon resonance；SPR）法[1]と水晶振動子マイクロバランス（quartz crystal microbalance；QCM）法[2]が利用されている．表面プラズモン共鳴法は以下の現象を利用した手法で1990年代初めに開発された．プリズムに入射した光が底部の界面で全反射するとき，ある角度の入射光が吸収されこれに対する反射光の強度が減少し，反射面はセンサーチップの金薄膜と接触しているので，照射された偏光が界面にエネルギー波（エバネッセント波）を発生する．金薄膜にも表面波（表面プラズモン）が生じ，これら2つの波の波数が一致すると共鳴し反射光の特定の角度にエネルギー消失が起こる．この角度は金薄膜の近傍の溶液の屈折率に影響される．その金薄膜近傍の溶質濃度変化があると反射光の消失角度が移動する．消失角度の0.1°のシフトが1,000共鳴単位（resonance unit；RU）と定義されており，約1 ng/mm^{2}の質量変化に相当する．金薄膜にはタンパク質と結合するリガンドなどが固定化でき，そのリガンドにタンパク質試料が結合するにつれ質量（つまり屈折率）が変化し，共鳴シグナルが変化する．この経過を観察することにより相互作用解析ができる．また，複合体形成後に解離条件にすることにより解離反応の解析ができる．

一方，水晶発振子センサーを利用した解析法も利用されている[2]．水晶発振子は，薄板状の水晶結晶の両側を金属薄膜ではさんだ構造をもち，それぞれの金属薄膜に交流電場を印加すると共鳴振動が起こる．その水晶発振子の金属薄膜上にng程度の物質が結合すると，結合した質量に比例して共鳴振動数が減少する現象を利用する．この方法でも金属薄膜にタンパク質が結合するリガンドなどを固定化し，結合や複合体形成後に解離するときの質量変化を観察することにより相互作用解析ができる．この水晶振動子マイクロバランス法は1960年代からガスセンサーに利用されていたが，1990年頃から溶液中のタンパク質などの生体分子間相互作用解析に利用できる手法として開発された．これらセンサーを利用する方法は，センサーへの目的物質の固定化方法の工夫が必要である点に注意がいる．

b. 等温滴定型熱量計

断熱された試料セル内のタンパク質溶液に少量ずつ結合する物質を注入し混合したときの試料セル内での反応に熱の出入りがあると，対照セルとの温度差を補償する方法で熱量を測定する装置が等温滴定型熱量計（isothermal titration calorimeter；ITC）[3]である．この種の装置は滴定シリンジが装備されていて，タンパク質溶液にリガンドを滴定したときの反応熱を測定する．試料測定と同じ条件で溶媒に対して希釈熱を測定し，それを補正後に相互作用のエンタルピー変化 $\varDelta H$ が得られる．この測定からタンパク質の相互作用反応の平衡定数 K と結合数が得られ，ギブス自由エネルギーの差 $\varDelta G$，エントロピー変化 $\varDelta S$ が次の関係式から求めることができる．

$$\varDelta G = -RT\ln K = \varDelta H - T\varDelta S \qquad (1)$$

熱測定では，タンパク質に結合する物質を固定化する必要はないものの，熱シグナルが小さい場合はタンパク質濃度や溶媒条件を変更する必要がある．

c. 超遠心分析

溶液中のタンパク質の相互作用状態（均一性・分子量・サイズ）を解析する方法には，後述する溶液散乱法のほかに超遠心分析（ultracentrifuge analysis）[4]がある．超遠心分析は，大きな重力場の中ではわずかな比重差でも重い粒子が沈むことを利用した分析法で，遠心分離機を用い，遠心中のセル内部の分子の濃度分布状態を光学的に検出することで，沈降，拡散の様子を観測する．この方法には，沈降する界面を観察する沈降速度（sedimentation velocity）法と沈降と拡散が平衡状態のときのセル中の濃度分布を調べる沈降平衡（sedimentation equilibrium）法がある．沈降速度法では界面の沈降速度から沈降係数 s が計算できる．沈降係数は分子量 M，摩擦係数 f，タンパク質溶質分子の偏比容 $\bar{v}$，溶媒の密度 ρ，アボガドロ数 N_A により次の関係式から求められる．

$$s = M(1-\bar{v}\rho)/N_A f \quad (2)$$

沈降係数 s は秒の単位をもち，10^{-13} 秒をスベドベリ単位Sとして表す．沈降速度法は溶液中のタンパク質分子の均一性を調べるために用いられることが多く，分子量の測定には通常は沈降平衡法が用いられる．沈降平衡法では，以下の式の関係より（重量平均）分子量が求められる．

$$d(\ln C)/d(r^2) = \omega^2 M(1-\bar{v}\rho)/2RT \quad (3)$$

ここで，C はセル内の溶質の重量濃度，r は回転中心からの距離，ω は回転角速度，R は気体定数，T は絶対温度である．濃度決定のための吸光係数や偏比容がタンパク質により異なるため，超遠心分析法では同種分子間の相互作用解析が異種分子間の相互作用解析より有効に活用される．

d. レーザー光散乱法

超遠心分析のほかに溶液中のタンパク質の分子量・サイズ・分子間相互作用の程度を評価する方法にレーザー光散乱（laser light scattering）法がある．粒子や分子に可視光（電磁波）があたると，粒子あるいは分子中の電子が照射された電磁波と同じ振動数で振動する．その振動している電子からは電磁波があらゆる方向に放出されレイリー（Rayleigh）散乱現象がみられる[5]．この散乱は，物質中の誘電率（屈折率）の揺らぎによって生じる．その散乱光強度の測定は，1940年代から高分子溶液の研究に応用されてきた．レーザー光源を利用すると安定した高精度の測定が可能となる．光散乱法において，散乱光強度 I と入射光強度 I_0 の比は，次式の関係をもつ．

$$I/I_0 = (V(1+\cos^2(2\theta))/r^2) \\ KMc(1-(1/3)<R_g^2>q^2) \quad (4) \\ K = (2\pi^2 n^2/N_A \lambda^4)(\partial n/\partial c)^2$$

ここで，V は散乱体積，2θ：散乱角，r：散乱体から検出器までの距離，M：溶質の分子量，c：溶質の重量濃度，$<R_g^2>^{1/2}$：慣性自乗半径，q：散乱ベクトル（$=(4\pi/\lambda)\sin\theta$），$n$：溶媒の屈折率，$N_A$：アボガドロ数，$\lambda$：光の波長，$(\partial n/\partial c)$：比屈折率増分，である．さらに，還元散乱強度 R_θ を以下のように定義する．

$$R_\theta = (I/I_0)(V(1+\cos^2(2\theta)) \quad (5)$$

これにより，式（4）は以下のように簡略化される．

$$Kc/R_\theta = (1/M)(1+(1/3)<R_g^2>q^2+\cdots) \\ +2A_2 c + \cdots \quad (6)$$

この式から，Kc/R_θ を q^2+kc（k は任意定数）に対してプロット（Zimm Plot）すると，濃度ゼロ，散乱角度ゼロに外挿した切片の逆数から分子量 M を求めることができ，濃度ゼロにおける傾きから慣性自乗半径が求められる．また，A_2 は第二ビリアル係数で各濃度のゼロ角度外挿値の初期勾配から求められ，溶質分子間の相互作用状態の指標として利用できる．

光散乱測定の試料は溶媒に対して透析平衡状態にする必要がある．この観点から，ゲル濾過クロマトグラフィーと低角レーザー光散乱測定装置を組合わせたシステムがタンパク質などの生体高分子の分子量評価に有効である[6~8]．つまり，カラムにより分離と同時に（疑似）透析平衡状態にし，溶出タンパク質の散乱強度を測定する．タンパク質を対象にする場合は，通常は示差屈折計をインラインで接続する．散乱強度（LS）と屈折計の出力（RI）は，次の関係が導かれる．

$$(LS) \propto (\partial n/\partial c)^2 Mc \quad (7)$$
$$(RI) \propto (\partial n/\partial c) c \quad (8)$$

すなわち，分子量 M は以下のような関係式から求

めることができる.

$$M = k_1(\partial n/\partial c)^{-1}(LS)(RI)^{-1} \quad (9)$$

k_1 は装置常数である.この値は,分子量既知の標準物質により決定することができる.試料の比屈折率増分 $(\partial n/\partial c)$ は単純水溶性タンパク質についてはほぼ一定であるが,複合タンパク質などについては別に決定しておく必要がある[7].紫外吸収をもつタンパク質の場合は,紫外吸光度計を併用し,比屈折率増分は,紫外吸収値 (UV) と吸光係数 A から,以下のように表現できる.

$$(\partial n/\partial c) \propto A(RI)(UV)^{-1} \quad (10)$$

上記の式 (9),(10) から次式が得られる.

$$M = k(LS)(UV) A^{-1}(RI)^{-2} \quad (11)$$

装置定数 k は標準物質から決定できる[8].さらに,現在では低角度(約5°)ばかりでなく複数の散乱角の散乱光強度が測定可能なフローセルを備えた多角度光散乱強度測定装置も利用できる.

上記のような散乱強度の時間平均測定を静的光散乱 (static light scattering) 法という.静的光散乱法で測定可能な分子量範囲は,$300\sim 2\times 10^7$,慣性自乗半径は $20\sim 1,000$ nm ほどである.一方,散乱強度の時間変化を測定する方法を動的光散乱 (dyanamic light scattering) 法という.分子のブラウン運動のため散乱光の強度も揺らぐので,その揺らぎの自己相関関数 $g(\tau)$ は分子の並進拡散係数 D と以下の関係にある.

$$g(\tau) = \exp(-q^2 D\tau) \quad (12)$$

D が求められると,分子の流体力学的半径 (Stokes 半径) R_h は,絶対温度 T,ボルツマン定数 k,溶媒の粘度 η_0 から次の関係式から求めることができる.

$$R_h = kT/(6\pi\eta_0 D) \quad (13)$$

測定可能な粒径はレーザー光源の種類によるが,3 nm〜5 μm 程度である.また,沈降係数 s が既知なら以下の Svedberg の式から分子量を求めることができる.

$$s/D = M(1-\bar{v}\rho)/RT \quad (14)$$

アクリルアミドゲル電気泳動は優れた分離手段であるが,タンパク質の分子量の決定手段としてはタンパク質の分子形状と電荷密度がほぼ等しいとする仮定があるため限界がある.そこで,真空中のタンパク質の分子量を高精度で決定する手段としては質量分析法が利用されている.しかし,溶液中のタンパク質の分子集合(相互作用)状態の解析を目的とした分子量決定法としては超遠心分析とレーザー光散乱法が重要な手法として注目されるべきである.

e. 放射光 X 線および中性子溶液散乱法

NMR はタンパク質の溶液構造を原子レベルで解析できる手法である.しかし,タンパク質の分子量が大きくても数万,通常は 2 万以下のものが主な対象となり,^{13}C や ^{15}N ラベルが必要である.分子量数万以上のタンパク質の解析や相互作用により会合体を形成する場合などの分子論的な解析は,タンパク質の有効利用のためには不可欠な課題である.低分解能ではあるが溶液中のタンパク質の構造情報を,比較的簡単に得る手段が X 線溶液散乱 (X-ray solution scattering) 法である[5〜11].放射光の利用により数 mg/ml 程度の溶液が 0.1 ml ほどあれば X 線散乱測定ができる.

X 線は物質を構成する電子との相互作用で散乱され,散乱角が小さい角度領域では溶液散乱強度 $I(q)$ は,以下のように近似される.

$$I(q) = I(0) \exp(-q^2 Rg/3) \quad (15)$$

つまり,$\ln I(q)$ を q^2 に対してプロット (Guinier plot) すると傾きから回転半径 Rg を求めることができる.また,切片より分子量に比例するゼロ角度外挿散乱強度 $I(0)$ も求まる.放射光小角 X 線散乱 (synchrotron radiation small-angle X-ray scattering; SR-SAXS) 法は,溶液中のタンパク質のサイズを高速で測定できる有力な手法であり,タンパク質の折り畳みや分子集合過程を観察する時分割測定に利用されている.さらに,広角の散乱パターンを解析することにより,分子形態や内部構造情報を得ることができる.また,ゲル濾過クロマトグラフィーと小角 X 線散乱測定装置(図IV.4.3.1)を組合わせたシステムがタンパク質など生体高分子の溶液構造解析に利用できる(図IV.4.3.2).このシステムでは,タンパク質試料の混合物を分離と同時にタンパク質の溶液構造情報(回転半径,分子量,分子形態)をリアルタイムで測定できるので,タンパク質の変性に伴う会合や解離,複合体形成などの相互作用解析への利用が期待できる[10].

一方,中性子は物質を構成する原子核との相互作用で散乱されるので,原子核の存在密度(散乱長密度)の違いで溶質と溶媒を区別する.特に,水素と

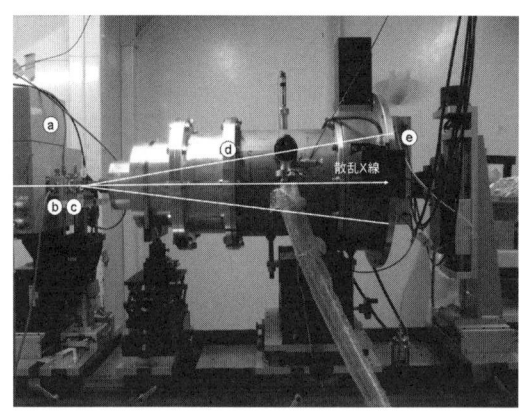

図 IV.4.3.1　放射光 X 線溶液散乱測定装置
高エネルギー加速器研究機構放射光施設ビームライン 10C に設置されている生体高分子の構造解析のために設計された X 線溶液散乱測定装置（酵素回折計）．集光された放射光 X 線は図の左から右の向きに照射される．
a：試料前スリット，b：入射 X 線強度モニター，c：試料セル，d：真空散乱槽，e：検出器．

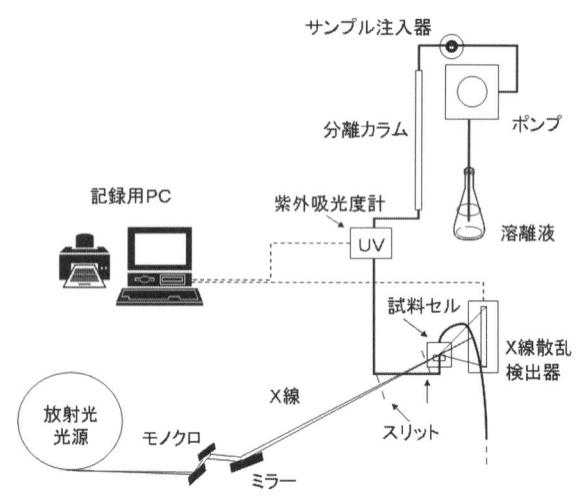

図 IV.4.3.2　ゲル濾過クロマトグラフィーと放射光溶液 X 線散乱測定装置を組合わせた測定システムの概念図
散乱測定装置は図 4.3.1 を参照．

重水素の散乱長は符号が異なり大きさも重い元素と同程度（H；-3.740，D；$6.674(\times 10^{-12}$ cm)）であり，水素と重水素が区別できる点が他の散乱手法にはない特徴である．この点を利用して，溶媒の水と重水の混合比を変えることにより溶質（タンパク質など）と溶媒の散乱密度の差（コントラスト）を変化させ，タンパク質系複合体（超分子）構造の内部構造解析が可能となる（コントラスト変調法）．また，タンパク質分子中の水素を選択的に重水素化し，その部分の複合体中の位置関係の解析にも有力である．

X 線および中性子溶液散乱（neutron solution scattering）法で対象とする分子サイズは，装置の光学系や規模に依存するが，1～500 nm 程度で，きわめて小角の散乱測定ができる超小角散乱測定装置を利用して，μm までの解析が可能である．前述の光散乱法を含め溶液散乱法の長所は，生理的な条件ばかりでなく種々の溶媒条件での測定が可能である

点である．特に，X線および中性子溶液散乱法では，光散乱法では不可能な白濁試料も測定対象となる．したがって，溶液散乱法は，タンパク質会合状態やゲル化初期過程あるいは分子間相互作用による超分子構造の解明に効果的に利用されることが期待される．さらに，タンパク質ばかりでなく多糖などの生体高分子についても本手法を適用することにより，食品分野での生体分子素材の特性解明への貢献も期待できる．より低濃度の試料を測定するには，さらに高輝度のX線や中性子を照射するか高効率検出器を導入するなど種々の観点から継続的な生体分子の測定を意識した溶液散乱測定装置の改良開発[11]が必要であり，前述したレーザー光散乱法の相補的な利用も有効である[7,8]．　　〔渡邊　康〕

文　献

1) 牧　正敏：構造・機能解析の基礎（ポストシークエンスタンパク質実験法 3，大島泰郎ほか編），pp. 115-128，東京化学同人，2002.
2) 岡畑恵雄，古澤宏幸：実験医学，**20**，2384-238，2002.
3) M. J. Blandamer : Biocalorymetry-applications of calorimetry in the biological sciences (J. E. Ladbury, B. Z. Chowdhry, eds.), pp. 5-25, Jhon Wiley & Sons, 1998.
4) K. E. van Hode, et al. : Principals of Physical Biochemistry, pp. 528-563, Prentice-Hall, 1998.
5) K. E. van Hode, et al. : Principals of Physical Biochemistry, pp. 312-331, Prentice-Hall, 1998.
6) Y. Watanabe : *Protein J*., **24**, 167-174, 2005.
7) Y. Watanabe, Y. Inoko : *J. Appl. Cryst*, **40**, in press, 2007.
8) 渡邊　康，猪子洋二：食品総合研究所研究報告，**71**，33-37，2007.
9) 猪子洋二：物質の構造・回折第五版（実験化学講座 11 巻，日本化学会編），pp. 311-323，丸善，2006.
10) 渡邊　康，猪子洋二：食品総合研究所研究報告，**70**，1-5，2006.
11) 渡邊　康ほか：食品総合研究所研究報告，**69**，19-22，2005.

4.4
酵素の機能改良技術（タンパク質工学，遺伝子シャッフリング技術）

a.　日常生活に不可欠な酵素

　酵素は生命には不可欠なものであり，遺伝情報の発現，消化やエネルギー代謝といった生命活動の根源において重要な働きをしている．酵素の本体はタンパク質であり，生体内では触媒作用を担っている．

　生命に不可欠な酵素は，産業でも利用されている．たとえば，わが国で消費される代表的な甘味料である砂糖の 1/3 は，デンプンから製造するブドウ糖果糖混液（異性化糖）に置き換わっており，砂糖を使用してる缶飲料はほとんどみうけられない．この異性化糖を製造するには，デンプンをブドウ糖に分解するアミラーゼ，ブドウ糖を果糖に変換するグルコースイソメラーゼなどの酵素が必要である．このほか，酵素は医薬，洗濯用洗剤，パン，チーズ，味噌など，日常生活の多くの分野で活用されている．

b.　酵素の探索

　酵素を産業利用するためには，望ましい性質を備えた酵素を探し出す必要がある．現在，産業利用されている酵素は，一部には植物起源のものもあるが，大半は微生物起源である（http://nfri.naro.affrc.go.jp/yakudachi/koso/index.html，市販酵素を食品総合研究所で毎年調査・公表している）．それ故，酵素を探すことは，微生物を探すことでもあり，種々の変わった微生物を探索する工夫がなされている．

　バイオテクノロジーの進展により，この微生物探索の手法も変わりつつある．これまでは酵素生産菌をみつけ出し，次にこの酵素生産菌を大量に培養する必要があったが，もはや酵素生産菌の大量培養は必須ではなくなった．有用な酵素の遺伝子が取得できれば，その酵素を大腸菌や酵母に作らせることができるからである．自然界に存在する微生物のうち 99% が培養困難であるとされているが，微生物分

離が不要となったことから，酵素探索の道は大きく開けた．土壌に痕跡として残っている遺伝子から酵素遺伝子を探し出すことも可能となった．

酵素は生体触媒であることから，高温で活性を失いやすく，熱安定性の向上が求められている．温泉の源泉吹き出し口や海底の噴火口等では，水の沸点に近い温度，あるいは100度を超えていても生育できる微生物が生存しており，その微生物が生産する酵素はいずれも熱安定性に優れている．こうした微生物の酵素遺伝子を利用すれば，耐熱性の酵素が得られる．遺伝子を短時間に多量増幅するPCRでは，すでにこうした耐熱性菌の酵素が利用されている．

c. 酵素の改良

新しい酵素を求めて微生物探索（スクリーニング）が絶えず実施されているが，新規酵素を探し出すのは容易ではない．スクリーニングに置き換わる手法として，酵素を遺伝子レベルで改良することが研究されている．

この新技術は，生物の進化過程を模倣したものでもある．生物は，40億年の間に進化してきたが，生物の進化は，とりもなおさずATGCで構成される遺伝子の変化である．この遺伝子が変化するとそれによってコードされているアミノ酸が変わり，アミノ酸が変わるとタンパク質の構造が変化し，最終的にはタンパク質（酵素）の特性が変化することにより，生命に変化を及ぼしている．また，生物の遺伝子変化の手法は，ごく一部が変異するポイントミューテーションと，大きな領域で変異するエクソンシャッフリングとに大別できる．（図IV.4.4.1）．

遺伝子の変化 ｛ポイントミューテーション／エクソンシャッフリング｝
↓
アミノ酸の変化
↓
タンパク質の変化
↓
タンパク質の立体構造の変化
↓
タンパク質の機能の変化
↓
生命への影響

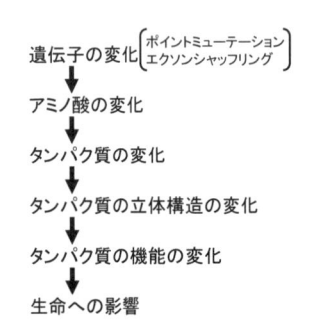

図 IV.4.4.1 生物進化と遺伝子変化

d. 酵素の決められた部位の改変

生物の進化手法の一つであるポイントミューテーションを，試験管内で実施する技術が開発されている．酵素は100～1,000個のアミノ酸が数珠玉のように1列につながっており，そのアミノ酸の並び方は遺伝子（DNA）によって厳密に決められている．数珠玉状に連結したアミノ酸は，折り紙のようにきわめて正確に折りたたまれ，定められた立体構造を形成しているが，アミノ酸の並び順によって酵素の立体構造が定まり，立体構造に基づいて酵素特性が定まる．DNA配列を人工的に変えてやれば，酵素を構成するアミノ酸や立体構造が変わり，酵素の特性を変えることができる．

ポイントミューテーションでは，酵素分子を構成しているアミノ酸を選び出し，他のアミノ酸に置き換えるのであるが，その組合わせは膨大となる．300個のアミノ酸で構成されている酵素であれば，置換すべき部位は300か所あり，どの部位を選定するかがまず問題となる．さらに，1か所の置換部位を選定しても，置換候補のアミノ酸は19種類存在することから，すべての組合わせは，300×19＝5,700通りとなる．アミノ酸を1か所置換した酵素を得るには1～4週間を要し，同時に複数を実施したとしても，5,700通りをすべて実施するには膨大な時間を要する．しかし，1か所のアミノ酸置換で，酵素の耐熱性やpH安定性を向上させることが可能であり，これまでに多くの成功例が報告されている．

アミノ酸置換では，1か所置換すると特性が向上し，さらに，もう1か所置換すればさらに特性が向上するといった研究方法は可能であるが，1か所置換すると特性は低下するが，もう1か所置換すれば大幅に特性が向上するといった研究方法は，その組合わせが膨大となることから実質的には不可能である．それゆえ，アミノ酸置換の繰返しによる酵素特性の向上には，自ずと限界がある．

e. 酵素のランダムな部位の改変

特定部位ではなくランダムにアミノ酸を改変する技術も考案されている．DNAポリメラーゼを用いた連鎖反応（PCR）で酵素遺伝子を複製する際，DNA複製の素材であるA，T，G，Cの塩基を通常は等量であるが，間違った塩基が取込まれるよう

4.4 酵素の機能改良技術（タンパク質工学，遺伝子シャッフリング技術）

塩基の量を変えたり（たとえばCだけを1/10に減らす），DNAポリメラーゼに必要なマグネシウムイオンの代わりにマンガンイオンを加えたりする．この方法では，本来とは異なった塩基が取込まれた変異遺伝子が調製できる．変異遺伝子が酵素に翻訳される際，本来とは異なったアミノ酸が取込まれ，アミノ酸が変異した酵素が得られる．たとえば，酵素遺伝子の一部が，ATGCCTであったとすると，これに対応するアミノ酸配列は，メチオニン-プロリンである．この遺伝子を増幅する際に変異が入り，ATGCAT となれば，メチオニン-ヒスチジンとなる．このPCRを活用した遺伝子のランダム変異は，比較的簡単であり，しかも，ランダム変異の導入率を1%にする等のコントロールもでき，キットも市販されているし，簡便な方法も開発されている[1]．

しかし，このランダム変異は，必ずしも万能ではない．先の例のCCT部分の変異であれば，CCTのいずれか1か所の変異は生じうるが，CCがAAになるような2か所の同時変異は，確率的にはほとんど生じえない．19種のアミノ酸すべてに変異させるには，2か所あるいは3か所の同時変異が必要となることから，このランダム変異では19種のアミノ酸すべてに変異できないという制約がある（図 IV.4.4.2）．

f. 天然酵素を手本にした酵素の改変

生物が進化の過程で採用してきたもう一つの方法であるエクソンシャッフリングを模倣した技術が，遺伝子シャッフリングである．この手法は，酵素を構成するアミノ酸配列を大幅に変更することが可能であり，酵素特性を大きく変えることが可能となる．ランダムに入れ替える手法と部位を特定して入れ替える手法とがあるが，いずれの手法もPCRを活用する点が特徴である．

g. ランダムな遺伝子シャッフリング

遺伝子をランダムに入れ替える手法は，米国のStemmerらによって開発されたものである[2]．①シャッフリング素材となる各種遺伝子を短く切断した後，②切断遺伝子を高温条件下（96℃）で1本鎖とし，③低温（45℃）条件下で2本鎖に戻す（アニーリング）．2本鎖に戻る際に，本来の遺伝子同士ではなく別の遺伝子とアニーリングすることにより，遺伝子シャッフリングの素地が生ずる．④次に，DNAポリメラーゼを用いて遺伝子を伸長する（72℃）．この①～④の操作を繰返し，最終的に，シャッフリングされた遺伝子を得る．最終産物には様々な遺伝子シャッフリング産物が含まれることから，酵素活性等の特性を指標に，目的とするシャッフリング遺伝子を選抜する必要がある．本技術では，遺伝子のホモロジーが高すぎても低すぎても効率よくシャッフリングできないという制約もある．しかし，すでに本技術を活用し，砒素やビフェニル等の環境汚染物質の分解能を高めたり，バイテク分野で遺伝子発現の指標として利用されている緑色蛍光色素生産能を40倍強化したり，抗生物質耐性を強化することに成功している．

h. 部位を特定した遺伝子シャッフリング

セルロースの分解に係わっている β-グルコシダーゼを対象に，部位を特定し遺伝子をシャッフリングした例を示す[3]．細菌 *Cellvibrio gilvus* 由来の β-グルコシダーゼ（Cg酵素）は，耐熱性が低く糖転

この場合には20種のアミノ酸のうち7種にだけ変異可能

```
1番目の変異          2番目の変異          3番目の変異
ACT (スレオニン)     CAT (ヒスチジン)     CCA (プロリン)
TCT (セリン)         CTT (ロイシン)       CCC (プロリン)
GCT (アラニン)       CGT (アルギニン)     CCG (プロリン)
```

　ランダム変異　　　ランダム変異　　　ランダム変異

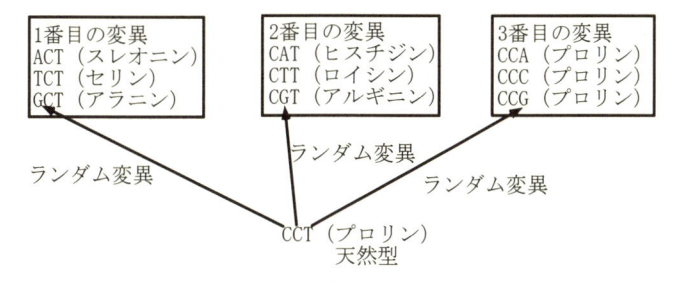

CCT（プロリン）
天然型

図 IV.4.4.2 DNAのランダム変異によるアミノ酸変異の制約

移活性を示さない．細菌 *Thermotoga maritima* 由来の酵素（Tm 酵素）は耐熱性が高く糖転移活性を示す．両酵素のアミノ酸配列アライメントを調べたところ，本酵素は N 末端と C 末端の 2 つのドメインから構成されていることが明らかとなった．また，細菌 *Ruminococcus albus* 由来の β-グルコシダーゼでは，この N 末端と C 末端の 2 つのドメインの位置が逆転しており，2 つのドメインはそれぞれ，独立した機能を有していることが，また活性中心のアスパラギン酸残基は N 末端ドメインに存在することから，N 末端ドメインは活性ドメインであると推察された．

そこで，Tm 酵素遺伝子の 18% と 34%（N 末端ドメイン），80% および 88%（C 末端ドメイン）を，Cg 酵素遺伝子の相当部分とシャッフリングし，8 種類のキメラ酵素の遺伝子を構築し（図 IV.4.4.3），これら遺伝子を大腸菌に発現させた．調整した 8 種類のキメラ酵素のうち活性型として得られたのは，Tm 578/606 Cg（80% が Tm 酵素で残りの部分が Cg 酵素）と Tm 638/666 Cg（88% が Tm 酵素で残りの部分が Cg 酵素）の 2 種類のみであり，いずれも Tm 酵素の C 末端側を Cg 酵素で置換したものであった．得られたキメラ酵素のアミノ酸配列は，天然型の酵素と比較し多くの部位で異なっている（図 IV.4.4.4）．

これらのキメラ酵素の熱に対する特性を検討したところ，親である Cg 酵素の耐熱性は 35℃，Tm 酵素は 85℃ であったが，キメラ酵素の耐熱性は

図 IV.4.4.3 8 種のキメラ酵素と酵素活性の有無

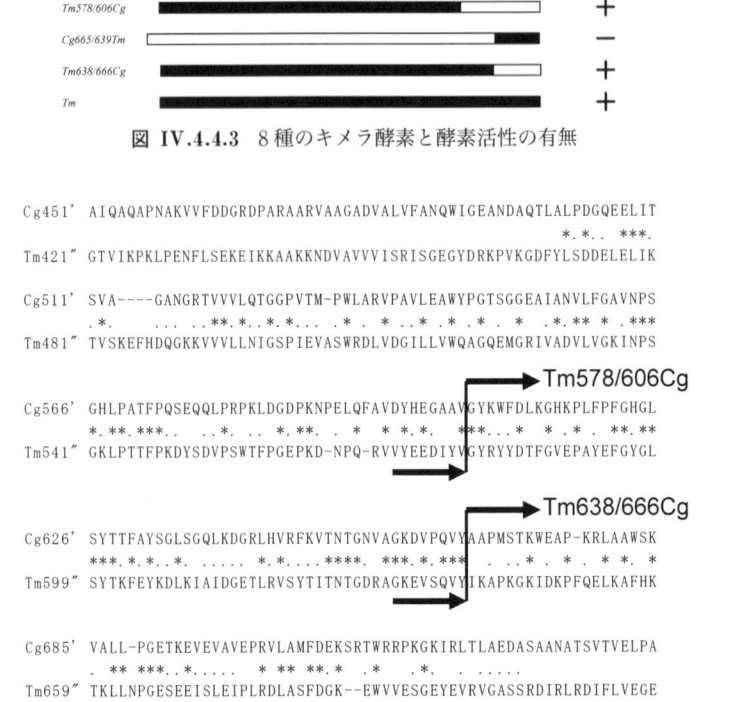

```
Cg451'  AIQAQAPNAKVVFDDGRDPARAARVAAGADVALVFANQWIGEANDAQTLALPDGQEELIT
           *.*..  ***.
Tm421"  GTVIKPKLPENFLSEKEIKKAAKKNDVAVVVISRISGEGYDRKPVKGDFYLSDDELELIK

Cg511'  SVA----GANGRTVVVLQTGGPVTM-PWLARVPAVLEAWYPGTSGGEAIANVLFGAVNPS
         .*.    .*.**..***..*..*. *..**...***.....**.**
Tm481"  TVSKEFHDQGKKVVVLLNIGSPIEVASWRDLVDGILLVWQAGQEMGRIVADVLVGKINPS

                                            ───▶ Tm578/606Cg
Cg566'  GHLPATFPQSEQQLPRPKLDGDPKNPELQFAVDYHEGAAVGYKWFDLKGHKPLFPFGHGL
         *.**.***.  .**..**.. .*** ..***.. .*** ***
Tm541"  GKLPTTFPKDYSDVPSWTFPGEPKD-NPQ-RVVYEEDIYWGYRYYDTFGVEPAYEFGYGL
                                          ─────▶

                                            ───▶ Tm638/666Cg
Cg626'  SYTTFAYSGLSGQLKDGRLHVRFKVTNTGNVAGKDVPQVYAAPMSTKWEAP-KRLAAWSK
         ***.*.*..* .*..*.****. ***.* ***    .*..*.*  ***
Tm599"  SYTKFEYKDLKIAIDGETLRVSYTITNTGDRAGKEVSQVYIKAPKGKIDKPFQELKAFHK
                                          ─────▶

Cg685'  VALL-PGETKEVEVAVEPRVLAMFDEKSRTWRRPKGKIRLTLAEDASAANATSVTVELPA
         .** ***..*....  * ** **.*  .*.  .*.  .   .
Tm659"  TKLLNPGESEEISLEIPLRDLASFDGK--EWVVESGEYEVRVGASSRDIRLRDIFLVEGE

Cg744'  STLDARGRAR

Tm717"  KRFKP
```

図 IV.4.4.4 活性型となった 2 種のキメラ酵素のアミノ酸配列

Tm 578/606 Cg で 65℃, Tm 638/666 Cg で 70℃ であった (図 IV.4.4.5). また, Tm 酵素の部分が長いほど耐熱性が高いことから, Tm 酵素には耐熱性に寄与する領域 (耐熱性ドメイン) が存在するというよりも, 耐熱性に関与する領域は Tm 酵素全体に分散しているものと推察された. また, キメラ酵素の基質特異性についても検討したところ, グルコース誘導体に対する親和性 (K_m値) は, Tm 酵素が 0.0039 mM, Cg 酵素が 0.44 mM であるのに対し, 両キメラ酵素は 0.01 mM 程度で, Tm 酵素と Cg 酵素の中間的特性を示した. このように, 遺伝子シャッフリングにより得られたキメラ酵素は, 一般には, その素材となった両親の酵素の中間的な特性を示す場合が多い.

しかし, Cg 酵素が示さない糖転移活性に関しては, Tm 578/606 Cg 酵素は Tm 酵素の 2 倍ほど高く, キメラ化により特性が大きく変化したことは, 注目に値する現象である (図 IV.4.4.6).

部位を定めた遺伝子シャッフリングでは, 得られるキメラ酵素の特性が, まったく予測できないというわけではない. これまでの例から, 得られたキメラ酵素は, 用いた両親の酵素の特性を引き継ぐ場合が多く, 本技術は分子交配技術としても注目できる. さらに, 酵素の高次構造は必ずしも必要ではなく, 複数の酵素遺伝子があれば, 比較的容易に実施できるという特色がある. また, 酵素のアミノ酸配列アライメントにおいて配列一致率が 80% を越えていると, 両酵素の特性はきわめて類似しているが, 40% 程度となると, 基質特異性, 耐熱性, pH 特性が異なるものが多く, 活性型として得られるキ

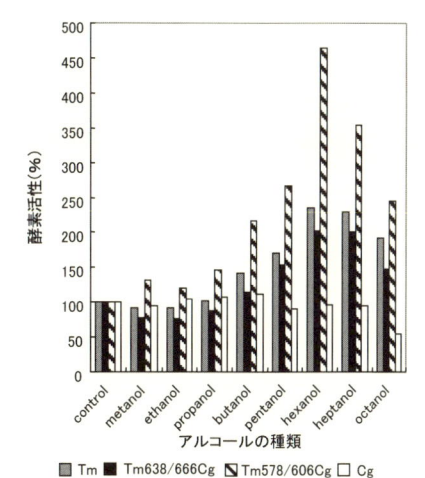

図 IV.4.4.6 糖転移反応性が向上したキメラ酵素

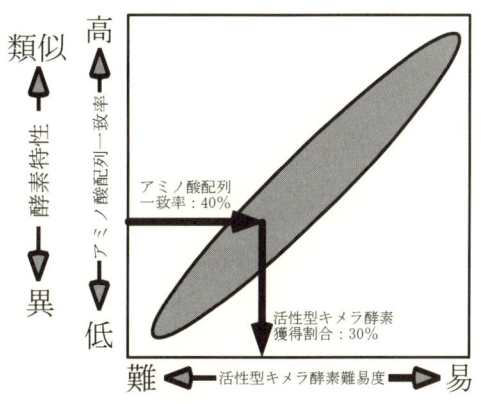

図 IV.4.4.7 活性型のキメラ酵素を得る難易度

メラ酵素も経験的に約 30% であることから, 遺伝子シャッフリングに適している. 配列一致率が 30% を下回ると, 基質特異性等の性質は大きく異なるが, 活性型のキメラ酵素を得るのが困難となる (図 IV.4.4.7).

また, 酵素遺伝子を分断して得られた断片タンパク質を, 一旦ランダムに解きほぐした後, 断片タンパク質を混合し活性型の酵素へとフォールディングする技術も開発されいてる[4]).

i. 酵素の設計

ポイントミューテーションや遺伝子シャッフリングにより得られた改変酵素の特性変化は, 酵素のどのような構造変化によってもたらされているかを説明することが可能となりつつある. しかしながら, バイオテクノロジー分野の研究蓄積が進んだとはい

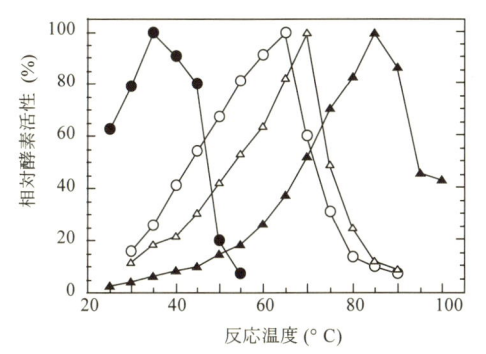

図 IV.4.4.5 遺伝子シャッフリングにより調製したキメラ酵素の温度安定性
Cg(●), Tm578/606Cg(○), Tm638/666Cg(△), Tm(▲)

え，どのアミノ酸をどのように改変すれば必要とする特性が得られるかといった予測は非常に困難である．人間が「はじめから（デノボ）」酵素を設計できるまでには，まだまだ多くの研究蓄積が必要である．

酵素は，物質の生産ばかりでなく，環境浄化，病気診断，医療にも使われており，こうした酵素の改変技術の進歩とあいまってますますこうした改変技術が活用され，人類が酵素の秘めている能力を最大限に活用することが望まれている． 〔林　清〕

文　献

1) R. Fujii, et al.: *Nature Protocols*, **1**, 2493-2497, 2006.
2) W. P. Stemmer, et al.: *Nature*, **370**, 389-391, 1994.
3) K. Goyal, et al.: *Arch. Biochem. Biophys.*, **407**, 125-134, 2002.
4) B. J. Kim, et al.: *FEBS Letters*, **579**, 3075-3080, 2005.

4.5
糖鎖合成技術

a. 糖鎖の複雑性

遺伝子，タンパク質に次ぐ第3の生命鎖として注目される生体内糖鎖の構成単糖には，フコース（Fuc），ガラクトース（Gal），*N*-アセチルガラクトサミン（GalNAc），グルコース（Glc），グルクロン酸（GlcA），*N*-アセチルグルコサミン（GlcNAc），イズロン酸（IdoA），マンノース（Man），*N*-アセチルノイラミン酸（NeuAc），*N*-グリコリルノイラミン酸（NeuGc），キシロース（Xyl）などがある．これらが鎖状につながることにより糖鎖が形づけられる．単糖（たとえば6単糖の場合）のC-1（アノメリック位）水酸基はC-2, 3, 4の2級水酸基あるいは，C-6の1級水酸基よりも反応性に富み，C-1の酸素を介して他の単糖に結合する（グリコシド結合）．このグリコシド結合はC-1が不斉炭素になることより，結合に際してα結合とβ結合と呼ばれる2種類の異性体を形成しうる．このC-1が，どんな種類の単糖のどこの水酸基にグリコシド結合するのか，また，その結合がαなのかβなのかの違いにより様々な糖鎖が形成されうる．これこそが核酸やタンパク質にない複雑に分岐を有する糖鎖構造を形成しているゆえんである．

b. 糖鎖合成の問題点

糖鎖合成化学は単純に水酸基の保護基の化学と，グリコシド結合の化学といっても過言ではない．アクセプター側単糖は結合に供与させたい水酸基のみを遊離させて他の水酸基を保護すればよく，ドナー側単糖はアノメリック位を活性化させて，目的の立体αであるかβであるか選択的に結合させさえすれば目的の糖鎖を合成可能である．しかし，実際は非常に難しい問題を有している．

① アクセプター側単糖の数ある水酸基の内の一つを選択的に遊離させることが難しい点： この点を克服するために現在までに様々な水酸基の保護基が開発された（図IV.4.5.1）．

しかし，糖鎖合成を液相中で行うならいざ知らず，自動化およびパラレル合成で必須な固相樹脂上

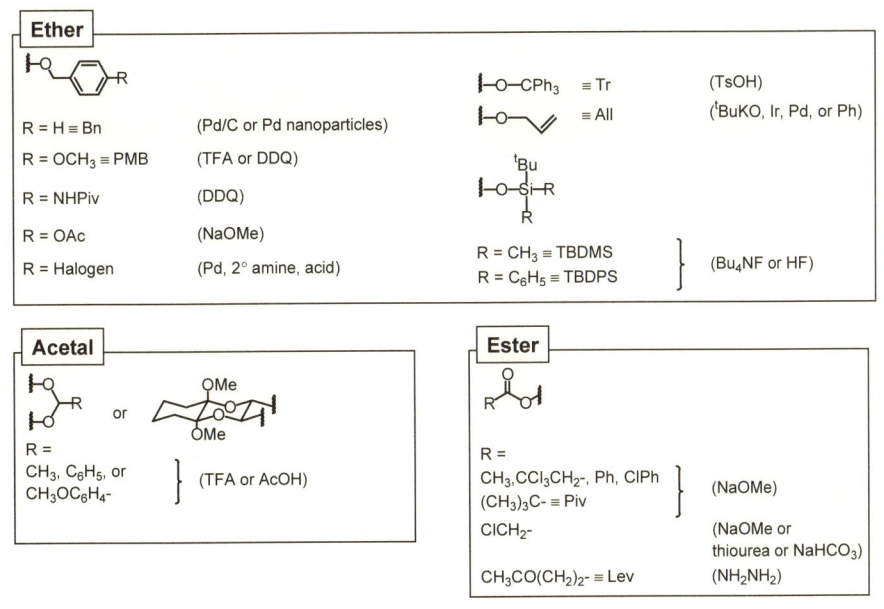

図 IV.4.5.1 現在糖鎖合成に用いられている水酸基の保護基
かっこ中は脱保護条件.

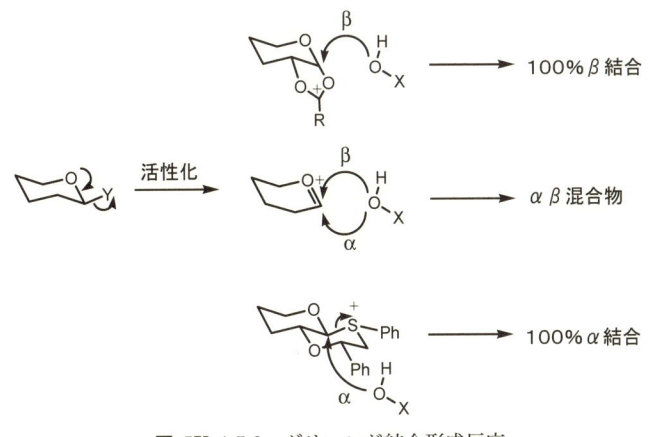

図 IV.4.5.2 グリコシド結合形成反応
2位水酸基に隣接基効果がある(アシル系保護基である)とβグリコシドが選択的に生成し(上),隣接基効果がないとαβの混合物として生成する(中).Boonsらのα選択的合成法(下).

では,保護基の掛け替えができないためこれだけのバリエーションでは不十分である.

② アノメリック位の立体を完全に制御することが難しい点: 2位水酸基に隣接基効果のある保護基(アシル系保護基)があればβ選択的にグリコシド結合を形成可能である(図 IV.4.5.2)が,隣接基効果がないとαβの混合物になってしまう.ごく最近になり,2位に (1S)-phenyl-2-(phenylsulfanyl) ethyl 基があると, *trans*-デカリン様リングを形成し選択的にαを形成可能であると Boons らにより報告された[1].

c. 糖鎖自動合成および糖鎖ライブラリー合成

糖鎖機能を詳細に解明するためには,それぞれの研究者が望む糖鎖を簡単に合成可能な糖鎖自動合成機が必要であり,さらに,網羅的かつ迅速に機能解明するためには糖鎖ライブラリーが必要である.こ

れらを可能にするためには反応後の単離精製が簡単でかつパラレル合成に適した固相樹脂上での糖鎖合成が必要になる．しかし，現在用いられている，先に示した保護基では，複雑に分岐を有する糖鎖を固相樹脂上で合成することは不可能である．なぜなら糖鎖が延びれば延びるだけ水酸基の数が増え，それにつれて選択的に脱保護可能な保護基の数も増やさなくてはいけないからである．その問題を解決する全く新しい保護基として，近年今場により固相樹脂上での糖鎖自動合成ならびにライブラリー合成に最適化した保護基「だるま落とし保護基」が開発された[2,3]．図IV.4.5.3のように，台の高さが違う3種類のだるまがあったとする．1つのハンマーで台を1つずつ叩いていったとき，最初に下に落ちるのが灰色のだるま，次が濃灰色，最後に白のだるまというように台を叩く動作を繰返すだけで，だるまの下に落ちる順番を決定することができる．このことを水酸基の保護基に応用し，重合度の違うアミノ酸誘導体を各水酸基に結合させ，エドマン分解にてN末端から1つずつ切り出すことにより，選択的に目的の水酸基のみを遊離させることができるようになった（図IV.4.5.4）．この手法は単純な操作であるエドマン分解と縮合（キャッピング）を繰返すだけで目的の糖鎖を選択的に合成できるため，機械による自動合成に適応することが可能であるとともに，糖を縮合する代わりにキャッピング基を導入すると簡単にコンビナトリアルライブラリーも合成可能になる．具体例を図IV.4.5.5に示す．ここでは直鎖状の3糖と，分岐した3糖を単にエドマン分解と縮合（キャッピング）を繰返すことにより選択的に合成できたことを示す[2,3]．

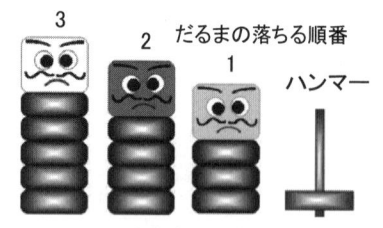

図 IV.4.5.3　台の高さが違うだるま落とし

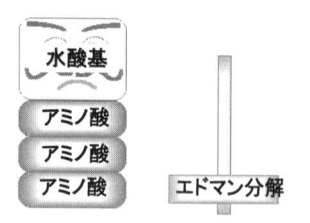

図 IV.4.5.4　だるま落とし保護基の概念

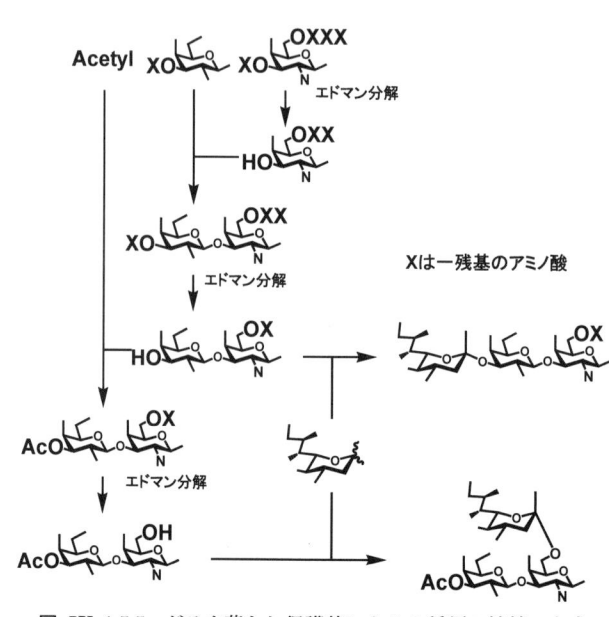

図 IV.4.5.5　だるま落とし保護基による2種類の糖鎖の合成

d. 今後の展望

第3の生命鎖と呼ばれ，重要であるにもかかわらずその複雑な構造ゆえあまり研究が進んでいなかった糖鎖であるが，有機合成の新たな手法が確立し，糖鎖自動合成ならびに糖鎖ライブラリー合成が達成される基盤は構築された．近い将来「だるま落とし保護基」を用いた糖鎖自動合成装置が市販され，さらにライブラリー合成された糖鎖を基盤上に結合させた糖鎖アレイが各種毒素，ウイルス，病原菌の検出に応用されるときが来ることを期待したい．

〔今場司朗〕

文　献

1) J. H. Kim, et al.: *J. Am. Chem. Soc.*, **127**, 12090-12097, 2005.
2) S. Komba, et al: *Eur. J. Org. Chem.*, **2005**, 5313-5329, 2005.
3) S. Komba, et al: *Tetrahedron Lett.*, **45**, 2759-2762, 2004.

索　　引

ア

アエロモナスアミノペプチダーゼ　518
アエロモナス・カビアエ　518
亜塩素酸ナトリウム　201
赤キャベツ色素　34
アカパンかび　493
アガリリン酸　272
アガロース電気泳動　510
アクアガス　207, 339
アクチベーションタギング　500
アクリルアミド　242
アクロメリン酸　274
味　138
足尾鉱毒事件　278
小豆　217
アスコルビン酸　214
アスタキサンチン　69
アスパラギン　242
アスパラギン酸アミノ基転移酵素　105
アスパルテーム　142
アスピリン　26
アスペルギルス属かび　258
N-アセチルガラクトサミン　566
N-アセチルシステイン抱合体　45
アゾキシメタン　149, 156
圧搾　346
圧搾型フィルタープレス　347
圧縮平衡含液率　347
圧力移動凍結　363
圧力糊化　362
アディポネクチン　21, 51
S-アデノシルメチオニン　548
アデノシン-1-リン酸　70
アテローム性動脈硬化　24
アトピー性皮膚炎　10, 155
アナフィラキシー　282
アナフィラキシーショック　10
アニーリング　563
アビジン　238
アフラトキシン　259
アブラナ科野菜　14, 158
アボカド　219
アポトーシス　15, 42, 256
アマニチン　175
雨水　280
アミノ・カルボニル反応生成物質　455
アミノ酸組成　47

アミノ酸調味液　352
3-アミノプロピルトリエソキシシラン　375
アミノペプチダーゼ　518
γ-アミノ酪酸　363
アミラーゼ　522
α-アミラーゼ　301
α-アミラーゼインヒビター　240
アミロース含量　465, 471
アラキドン酸　12, 516
アラニンアミノ基転移酵素　105
アラビアガム　533
アラビノガラクタン　524
アラビノガラクタン-プロテイン　524
あられ　305
アリルイソチオシアネート　204
アルカリ触媒　391
2-アルキルシクロブタノン法　329
アルギン酸　72, 74
アルツハイマー型　3, 118
アレニウスの関係式　416
アレルギー　10, 127
アレルギー性疾患　109
アレルギー反応　282
アレルギー抑制作用　150
アレルギーリスク低減機能評価（茶）　113
アレルゲン　282
アレルゲン検出　378
アロキサンモノハイドレート　148
アンケート調査　103
アンジオテンシン変換酵素　50
アンジオテンシンⅠ変換酵素　66
安全係数　165
安息香酸　202
安定同位体比　318, 325
アントシアニジン　32
アントシアニン　32
1,5-アンヒドログルシトール　102

イ

イェッソトキシン群　269
イオンチャンネル型　141
イオントラップ質量分析装置　438
イガイ　270
閾値　254
育種　304
育児用ミルク　351
育苗ポット　387
イコサペンタエン酸　69
異臭付着　339

いずし　183
イースト　501
異性化反応　528
イソチオシアネート　43
イソチオシアネート類　15
イソフラボン　51, 132
イソフラボンアグリコン　55
イソマルトオリゴ糖　527, 531
イタイイタイ病　278
悪戯防止包装　424
位置異性体　251
1塩基多型　133
1次代謝　537
1次味覚野　137
1重項酸素　41
位置情報取得法　446
位置特異性　514
一斉分析　264, 269
一般飲食物添加物　200
一般生菌数　188
一般的衛生管理プログラム　169
遺伝子組換え　295
遺伝子組換え技術　478, 541
遺伝子シャッフリング　561, 563
遺伝子操作　517
遺伝子挿入　488
遺伝子多型　158
遺伝子置換　488
遺伝子破壊　488, 541
遺伝子破壊カセット　490
遺伝子破壊実験　498
遺伝子発現制御　488
意図的記銘　139
異物検知　450
イボテングタケ　274
イボテン酸　274
イムノアッセイ　263
イムノアフィニティカラム　263
イムノクロマトグラフィー法　194
イムノブロッティング法　283
イメージ・インテンシファイア　453
イメージ撮影法　446
いもち病　310
いもち病菌　493
いもち病真性抵抗性　310
イルジンＳ　272
印加電界　212
インクリメント　292
インスリン　21
インスリン感受性指標　102
インスリン抵抗性　100, 105

インスリン様成長因子 160
陰膳方式 247
インターフェロン 126
インターフェロンγ 12
インターロイキン 12, 126
インディカ 466
インピーダンス測定 367
インピーダンス法 194
インフォームドコンセント 89, 110
インフルエンザ様症状 183
インベントリー分析 405

ウ

ウイルス 176, 220
ウイルス性食中毒 175, 183
ウェルシュ菌 182
ウォッシュアウト 111
牛海綿状脳症 163
う蝕菌 530
ウシラクトフェリン 64
ウスタケ 272
ウスタル酸 272
旨味受容体 141

エ

エイコサペンタエン酸 12, 515
衛生管理 227
泳動法 283
栄養疫学 105
栄養疫学研究 56
栄養機能食品 2
液晶チューナブルフィルター 447
エキソ-β-1,3 ガラクタナーゼ 524
エキソヌクレアーゼ分解試験 495
液体クロマトグラフィー/質量分析法 266
液体クロマトグラフ-質量分析装置 438
液体クロマトグラフ-タンデム質量分析装置 438
液体材料 213
エクスパンシン 548
エクソンシャッフリング 562
エコノミー症候群 25
エコール 6
エステル化 514
エステル交換 513
エステル合成反応 513
エチレン 548
エチレン除去剤 422
エネルギーコスト 351
エピガロカテキンガレート 114
エピジェネティクス 481
エピトープ 283
エブリコ 272
エマルション 369, 512
エレクトロポレーション 211
塩化第 2 鉄 281
塩化マグネシウム 360
塩基配列 466
炎症反応 9

炎症抑制作用 150
遠心沈降 347
遠心分離 347
遠心濾過 347
エンテロトキシン 180, 182
エンテロトキシン LT 179
エンテロトキシン ST 179
δ-エンドトキシン 237
エンドプロテアーゼ 518
エンハンサートラップ 500
塩味受容体 142

オ

O 157 180
黄色ブドウ球菌 180
嘔吐型食中毒 182
欧米型食生活 71
オオワライタケ 274
オカダ酸群 268
オーガニック 322
おから 348
8-オキソ-9-オクタデセン酸 273
オクタペプチド 70
オクラトキシン 259
オッズ比 104
オピオイドアンタゴニスト 66
オピオイドペプチド 66
オープンフィールドテスト 124
オボアルブミン 67
オボインヒビター 67
オボキニン 67
オボトランスフェリン 67
オボムコイド 67
オボムチン 67
オーミック加熱 365
オリゴ糖 353, 480, 526, 529
折込み式オーバーラップ包装 235
オレンジ 59
オレンジジュース 212
温度履歴 344

カ

加圧過熱水蒸気 208
加圧通電加熱 368
加圧葉状濾過装置 346
害虫 229
改訂長谷川式簡易知能評価スケール法 119
解凍 334
貝毒 266
介入試験 41
外部精度管理 243
界面前進凍結濃縮法 334
海洋性細菌 181
潰瘍性大腸炎 155
D-カイロイノシトール 79
カイロミクロン 40
化学シフト 426
化学シフトイメージング 434
科学的な識別法 325
化学的変換法 534

化学ハザード 255
化学発光 454
化学発光法 194
カキ 266
カキシメジ 272
核磁気共鳴 367
核磁気共鳴分光法 425
核スピン 425
確率比例サンプリング 293
確率論的予測モデル 224
過酸化水素 202
過酸化水素-電気分解洗浄 335
可視化画像 449
果実糖度 444
加水分解 513
加水率 85
ガスクロマトグラフィー 263
ガスクロマトグラフ-質量分析装置 437
ガスクロマトグラフ法 251
ガス遮断性 421
ガス置換包装 199
カゼイン 519
カゼインホスホペプチド 66
カゼイン由来ペプチド 65
家族性大腸腺腫症 160
β-カゾモルフィン 66
"がた"のある包装 414
カタラーゼ 108
家畜衛生飼養管理基準 169
活性酸素種 95
活性中心 512
カップリングシュガー 527
カテキン 23, 78, 114, 120
果糖 112
カドミウム 278
加熱 358
加熱時間 82
過熱水蒸気 207, 338
過熱メタノール蒸気法 392
加熱野菜 82
かび 185, 220
かび遺伝子 488
かび毒 185, 254, 258, 488
過敏性腸症候群 155
5-カフェオイルキナ酸 35
カフェ酸 35
カプサイシンの受容体 142
花粉症 10
芽胞菌 220
カーボンナノチューブ 458
ガムアラビック 524
カメムシ 231
β-1,3-ガラクタン 524
ガラクトシダーゼ 522
β-ガラクトシダーゼ 548
ガラクトース 157, 566
カラシ油 43
辛子レンコン 183
カルタヘナ法 240
カルバメート毒群 266

カルボキシペプチダーゼ 518
カルボキシメチルセルロース 533
カロテノイド 11, 14, 24, 39, 53, 56, 69
α-カロテン 40
β-カロテン 40, 53
がん 41
簡易測定法 271
灌漑水 280
かんきつ類 56
肝機能 105
肝機能改善効果 34
環境影響評価 405
環境保全型農業 322
環境保全型プラスチック 387
還元型グルタチオン 108
還元糖 242
慣行栽培 324
環状イソマルトオリゴ糖 529
環状オリゴ糖 529, 531
緩衝包装 409, 419
緩衝包装設計 410
間接加熱 338
感染型食中毒 175
感染防御 154
乾燥特性 209
乾燥野菜 217
カンゾウ油性抽出物 205
カンチレバー 374, 457
貫通孔型MCアレイ基板 372
感度 290
冠動脈性心臓病 62
乾熱状態 207
官能検査 473
官能評価 81, 143, 461
カンピロバクター 176, 181
ガンマグルタミン酸アミノ基転移酵素 105
甘味受容体 141
がん抑制作用 149
がん予防 14, 45, 57
緩和 427

キ

偽陰性率 290
幾何異性体 250
機械的圧搾分離 345
危害要因 162, 168
希ガス 221
気管支ぜん息 59
刻んだ食品 86
キサンチンオキシダーゼ 30
キサンチンオキシダーゼ（XOD）阻害活性 80
キサントヒドロール 243
キサントフィル 40
基質 512
基準振動 441
基準値 262
キシラナーゼ 523
寄生虫 220
寄生蜂 231

偽装表示 325
既存添加物 200
キチナーゼ 240
記帳システム 402
キチン 534
キトサン 70, 204, 533
機能解析 427
技能試験 243
機能性 2
機能性色素 35
機能性食品 7
機能性評価 100
機能性ペプチド精製 353
機能単位 405
機能的核磁気共鳴画像法 134
機能的近赤外分光分析法 134
機能的磁気共鳴画像 89
キノコ毒 272
キノンリダクターゼ 150
基本味 141
記銘 139
キメラ酵素 564
逆浸透法 349
逆浸透膜 334
逆転温度 207
客土 280
逆反応 514
キャッピング 568
キャピラリーGC 437
キャリアー 365
キャリブレーション 442
旧鉱山 279
吸光度 448
急速老化 362
9段階嗜好尺度 144
牛乳 352
牛乳タンパク質 64
キュウリ 209
凝集性 81
凝縮過程 339
偽陽性率 290
胸腺萎縮 94
共役リノール酸 19
魚介藻類 69
魚介類 69
魚食 72
魚肉すり身 366
魚油 17, 71, 118, 516
魚油および緑茶抽出物含有食品 121
均一な 291
筋活動量 85, 462
均質性の確認 287
緊縮制御 537
菌床 316
近赤外スペクトル 442
近赤外装置 442
近赤外分光イメージング技術 446
近赤外分光法 89, 441
近接場光 459
筋電図 85, 461

ク

グアノシン-5'-2リン酸-3'-2リン酸 537
クエン酸合成酵素 552
クサウラベニタケ 272
クマリン 57
クマリン類 26
組換えDNA技術 323
クライマクテリック型 549
クラスター分析 315
クラスIIaバクテリオシン 506
グラディエントエコー法 433
グラム染色 191
グリコシド結合 566
グリシダミド 242
グリシニン 47, 359
グリシン 204
グリセミックインデックス 3, 100
グリセリン 391
グリセリン脂肪酸エステル 204
グリセロールガラクトシド 75
β-クリプトキサンチン 40, 53, 57, 58, 104
クリプトクロロゲン酸 36
β-D-グルカン 15
グルカン合成酵素 530
β-グルクロニダーゼ 150
グルコシダーゼ 522
α-グルコシダーゼ阻害成分 76
グルコシノレート 43
グルコースイソメラーゼ 395, 522
グルコースオキシダーゼ 522
グルコース代謝 21
グルコノデルタラクトン 359
グルタチオントランスフェラーゼ 160
グルタチオン-Sトランスフェラーゼ 150
グルタチオンペルオキシダーゼ 108, 94
グルタチオン抱合 242
グルタチオンリダクターゼ 108
グルロン酸 75
グレーティング 447
グレープフルーツ 59
クロスオーバー比較試験 110
クロスオーバー方式 100
黒大豆 17
黒豚判別法 480
クロマトグラフィー 263
クロロゲン酸 35
クローン 480
クローン病 155
クワ 76
クワ葉DNJエキス 77
燻蒸剤 229
訓練パネル 143

ケ

計算機流体力学 384

形質選択性　538
形質転換法　490
ケーク濾過　345
血圧上昇抑制効果　34
血圧上昇抑制作用　50
血圧測定　124
血液凝固・線溶系　71
血液凝固抑制作用　26
血液脳関門　31
血液流動性改善効果　34
血液レオロジー　384
血管新生阻害　16
血管内皮細胞　107
結合音　441
血漿アルブミン　30
結晶化　363
血清インスリン濃度　101
血清コレステロール低下作用　49
血栓　25
血中ケルセチン代謝物濃度　30
血中脂質指標　102
決定論的予測モデル　223
血糖上昇反応指数　129
血糖値　63, 101, 106, 124
解毒酵素　45
ゲニステイン　55, 132
ゲノム　476, 492
ゲノム解析　482, 497
ゲノムシャッフリング　536
ゲノム情報　478
ケミカルシフトマッピング法　429
ケミカルメディエーター　150
ゲラニルゲラニルピロリン酸　547
下痢型食中毒　182
下痢原性　268
下痢性胃腸炎　183
下痢性貝毒　175, 268
ゲル強度　366
ゲルコンシステンシー　471
ケルセチン　23, 25, 28
ケルセチン代謝物　29
ケルセチン配糖体　60
ゲルトネル菌　178
限外濾過法　349
健康機能食品　8
健康表示　7, 22
原子間力顕微鏡　374, 456
原子吸光法　276
懸濁結晶法　334
ケンフェロール　59
原木　316
玄米　216
検量線　442, 448, 470
検量モデル　442

コ

ゴアの式　416
高圧　334
高圧加工　362
高圧処理　199, 219
高圧二酸化炭素殺虫　230

抗アレルギー　3
抗アレルギー性　114
抗う蝕性オリゴ糖　531
好塩基球細胞　285
硬化　344
公害防除特別土地改良事業　278
硬化油　251
交換性 Sr　321
好乾性かび　185
抗感染作用　151
抗菌　505
抗菌試験　151
抗菌性ペプチド　430, 554
口腔・咽頭がん　61
口腔内状態　80
高血圧　22, 61
抗酸化活性　30
抗酸化作用　34, 36, 149
抗酸化システム系　108
抗酸化性　14, 50, 455
抗酸化性成分　454
抗酸化成分　26
抗酸化ビタミン　24
麹菌　482, 492, 497
麹菌 EST 配列解析計画　484
高次構造形成　552
高次脳処理　139
高次味覚処理　138
高重合度シクロアミロース　551
抗真菌ペプチド　430
香辛料　217
高親和性 IgE レセプタ発現抑制　115
合成酵素基質培地　194
高性能乳化デバイス　372
合成農薬　322
合成肥料　322
合成保存料　202
酵素　512
構造遺伝子　466
構造生物学　427
酵素機能改良　561
高速 AFM　459
高速液体クロマトグラフィー　263, 266
高速液体クロマトグラフ-タンデム質量分析法　243
酵素結合免疫吸着検定　271
酵素抗体法　297
酵素生産　539
酵素生産菌　561
酵素阻害法　271
酵素的の変換法　534
酵素特性予測　565
酵素法　301, 306
酵素免疫測定法　124
抗体　65
抗体産生　153
高電圧パルス　211
高電圧パルス処理　199
高電界パルス　220
光電子増倍管　453

抗動脈硬化作用　30
高度不飽和脂肪酸　4, 515
n-3 高度不飽和脂肪酸　24
高濃度濃縮システム　353
勾配エコー法　433
高発現プロモーター　485
抗肥満作用　19, 50
高日もち性　545
抗疲労効果　68
抗プロモーション活性　14
高分解能質量分析　437
高分子　379
高分子ネットワーク　380
高分子溶液　379
抗変異原性　14
抗変異原性細胞増殖阻害活性　37
酵母　220, 501, 541
高密度リポタンパク質　22, 253
高齢者　80, 84, 94, 119, 462
高齢者用食品　84
固液混合系　367
固液分離　345
糊化　362
糊化特性　472
糊化特性値　469
呼吸速度　415
国菌　482
国際食品規格委員会　163, 222, 287
国際調和プロトコール　287
国際標準化機構　408
コクゾウムシ　233
国内産米　301
コクヌストモドキ　233
極微弱発光　452
極微弱分光装置　454
国民栄養調査　247
穀物　216, 218
穀物 1 粒分析　444
コクラン検定　288
穀類加害かび　185
コシヒカリ　302
枯草菌胞子　214
固相抽出　262
固体表面　382
骨芽細胞　128
骨形成　128
コーデックス(委員会)　163, 222, 244, 255, 279, 287, 291
コーデックス標準分析法　327
コーデックス分析・サンプリング法部会　292
コプリン　273
個別分析法　264
コホート研究　58
小麦　216, 217
米　216, 300, 319
コラーゲン　70
コールドチェーン勧告　415
コレステロール　22, 124
コレステロールレベル　253
コレラ菌　176

コロイドミル 370
コロニー 187
コロニー PCR 489
小分け・輸入業者の認定 324
β-コングリシニン 47, 359
混釈法 188
コーンスターチ 533
コンダクタンス法 194
昆虫 233
昆虫混入 233
コンドロイチン硫酸 70
コンパクト MRI 435
コンブ 72
コンプライアンス 290
ゴンペルツ曲線 223
コンポジット 293

サ

細菌 379
細菌性食中毒 175, 178
サイクロイソマルトオリゴ糖 530
サイクロデキストラン 529
サイクロデキストリン 527, 529, 531
最大荷重 81
最大基準値 258
サイトカイン 256
再封性容器 422
細胞間ギャップ結合 42
細胞内顆粒 285
細胞(組織)培養技術 478
細胞膜 211
細胞融合技術 478
サイレントカッター 355
サキシトキシン 266
搾汁機 347
搾汁残渣 388
酒 304
サザン法 491
サセプター 422
サッカリン 141
殺菌 197
殺菌剤 201
殺虫性ペプチド 240
サツマイモ 343
サトウキビ 395
サードパーティ・ロジスティックス 415
サバール板 454
サポニン 53
サルモネラ食中毒 177
サルモネラ属菌 178
酸化安定性 252, 455
酸化型 LDL コレステロール 107
酸化型グルタチオン 108
酸化還元電位 280
酸化ストレス 105
産業連関表 406
3次元イメージ 433
酸性化亜塩素酸 202
酸素化ヘモグロビン 135
酸素化ヘモグロビン濃度 93

酸素ストレス 94
産地偽装 314
産地判別 310, 314
3倍体作出 480
サンプリング 262, 291
サンプリング計画 291
サンプリング方法 291
サンプリング用語 294
サンプル数 293
酸分解 315
酸味受容体 142
残留農薬 445
残留農薬調査 325

シ

次亜塩素酸ナトリウム 201
シアニジン-3-ルチノシド 79
シアン 175
シイタケ 16
ジェットミル 355, 356
ジェランガム 533
紫外線防護作用 38
志賀毒素 180
ジカフェオイルキナ酸 35
磁気共鳴イメージング 432
色彩変化 210
色調 32
識別子伝達 400
シグモイド曲線 223
シクロオキシゲナーゼ 26
試験管内進化 555
試験管内の評価系 122
試験室間共同試験 287
嗜好型官能評価 143
嗜好性 80, 143
自己免疫疾患 11
示差走査熱量計 359
脂質 130
子実体 272
脂質分解酵素 512
4重極型 ICP-MS 319
シス型 250
システム境界 405
ジスルフィド結合 359
自然毒 175
室間再現標準偏差 288
実験動物 122
実施規範 244
湿熱状態 207
質量分析 436
指定添加物 200
シナプス 118
子囊菌 272
ジノフィシストキシン-1 268
ジノフィシストキシン-3 268
自発極微弱発光 455
ジベレリン 430
脂肪細胞 51
脂肪細胞分化 51
脂肪合成 21
脂肪酸酸化 17

脂肪酸メチルエステル 389
脂肪燃焼効果 68
脂肪分解 51
脂肪分解促進作用 54
ジホモ γ-リノレン酸 516
ジムノピリン類 274
1,2-ジメチルヒドラジン 156, 149
ジャガイモ 210, 244, 340
ジャガイモ1次加工処理食材 341
射出成形法 387
遮断 197
ジャトロファ 392
ジャポニカ 466
ジャム 219, 367
重回帰式 470
臭化メチル 218, 237
集合サンプル 292
修飾アミノ酸 506
従属栄養生物 162
充塡豆腐 359
縮合環化法 45
縮合反応 527
種子 218
主成分分析 315
出芽酵母 496
受動感作皮膚アナフィラキシー 150
種苗登録 304
シュリンク包装 235
ジュール加熱 365
循環型資材 386
循環器系疾患 22
循環器系疾患抑制作用 148
消化管粘膜 30
消化酵素 129
消化抵抗性 285
使用禁止農薬 325
衝撃波 220
蒸散速度 416
照射食品 326
脂溶性ビタミン 131
焼酎粕 348
小腸上皮細胞 39
消毒 197
蒸発乾燥過程 339
蒸発復元過程 339
蒸発法 334
消費者テスト 144
消費者パネル 143
情報開示 402
情報高分子 508
醬油 353
症例・対照研究 58
初期温度 212
除菌 197
食塩水濃度 213
食感 138
食後血糖値 76
食後高血糖 100
食中毒 175, 197
食中毒菌汚染 325
食中毒菌検査 189

食品安全GAP 170
食品安全基本法 162
食品安全性確保 223
食品安全マネジメントシステム 173
食品衛生法 200, 219, 240
食品開発 139
食品加害かび 185
食品研究会 407
食品照射 326
食品成分表 293
食品添加物 200
食品添加物酵素 522
食品等事業者が実施すべき管理運営基準に関する指針 169
食品トレーサビリティー導入の手引き 400
食品廃棄物 386
食品包装 235
食品保存料 505
食品用界面活性剤 514
植物ポリフェノール 113
食味推定式 469
食味評価 471
食味要素 473
食物アレルゲン 130, 282
食物繊維 63, 129, 157
食用油脂 252
ショットガン法 493
ショ糖 526
処理温度 212
しらこたん白 203
シリコン探針 458
視力改善効果 34
シロシビン 274
シロシン 274
進化分子工学 554
心筋梗塞 58, 71
真空濾過装置 346
シングルグラブス検定 288
神経活動 135
神経性貝毒 175
心血管疾患 58
人工合成物 325
人工シャペロン 551
伸縮振動 441
浸潤 10
腎臓がん 61
心臓疾患 253
心臓病 58
迅速DNA抽出法 490
迅速検査 192
ジーンターゲッティング 498
浸透圧 353
浸透圧ストレス応答 503
振動試験機 412
振動試験規格 410
振動振幅 457
振動損傷 409
ジーントラップベクター 499
ジーントラップ法 497, 499
新ロジスティックモデル 224

ス

水銀 277
水晶振動子マイクロバランス法 557
推進効率 380
水素添加 251, 513
水素添加反応 252
炊飯特性試験 473
水分活性 198
水溶性コーンファイバー 533
水溶性Sr 321
数学モデル 222
スギヒラタケ 274
スクリーニング 562
スクリーニング試験 271
スクリーニング分析法 265
スクリュープレス 346, 347
スケーティングバクテリア仮説 380
スケールアップ 214
スタンプ法 193
ステリグマトシスチン 259
ストリクニン 116
ストレス応答性遺伝子 502
ストレス耐性 501
ストレス耐性酵母 503
ストレプトゾトシン 106, 148
ストレプトマイシン 537
ストロンチウム 318
スパイラルプレーター 193
スーパーオキシドジスムターゼ 95, 108
スピンエコー法 433
スピン結合 426
スピン結合定数 427
スプラウト 79
スペクトル 306
スペクトル解析 442
スルフォラファン 15, 132
N-スルホカルバモイル毒群 266

セ

ゼアキサンチン 40
ゼアラレノン 260
生活習慣病 35, 51, 69
生活習慣病予防 60
青果ネットカタログ 401
制がん作用 156
静菌 197
制限酵素断片長多型検出法 301
正弦波掃引振動試験 419
生産行程管理者 324
成熟機構 545
精製 262, 353
生体触媒 512
生体調節機能 2
生体調節成分 69
生体ナノ計測 456
生体の機能を利用した評価法 140
生体防御機能評価 147
生体防御ペプチド 554
清澄化 350

清澄濾過 345
製パン過程 502
製粉 355
成分分布可視化 450
精米 301
精密濾過法 349
生理活性物質 515
生理的損傷 409
製錬所 279
ゼイン 309, 387
世界貿易機関 162
赤外分析法 251
赤痢菌 176
セサミン 4, 17
摂取過剰量 6
摂取量 293
絶対嫌気性 182
セルラーゼ 398, 523
セルロース系材料 397
セレウス菌 182
セロビオース 528
ゼロリスク 254
線維芽細胞 127
繊維素材 387
前駆脂肪細胞 127
前駆体タンパク質 519
線形判別分析 315
潜在遺伝子 540
潜在機能 538
全雌生産 480
染色体 312
染色体DNA 494
染色体構造 492
漸増試験 110
ぜん息発症リスク低減機能評価（リンゴ）109
選択圧 555
選択イオン検出法 269
選択マーカー 488
前提条件プログラム 169
前頭眼窩野 138
前頭部酸化ヘモグロビン濃度 90
前頭弁蓋部 137
セントラルロケーションテスト 144
前立腺がん 42, 61

ソ

総血漿コレステロール 148
総合衛生管理製造過程承認制度 172
総合的害虫管理 229, 232
相互作用 557
走査型近接場光学顕微鏡 459
走査型プローブ顕微鏡 456
相転移 363
相同組換え 489
増粘安定剤 532
増粘安定剤多糖 524
層別サンプリング 292
ゾウムシコガネコバチ 231
藻類 72
側鎖構造 534

索　　　引　　　577

速度抑制装置　413
そしゃく　80
そしゃく圧　463
そしゃく機能　84
そしゃく曲線　463
そしゃく筋筋電図　461
そしゃく計測　461
そしゃく量　84
ソーセージ　219
ソバ　78, 216
ソフトエレクトロン　216
ソフト豆腐　360
粗粉砕　355
ソラニン　175
ソルビン酸　199, 202
損傷　221
損傷菌　197
損傷研究　137
損傷度　411

タ

大規模集団食中毒　177
代謝　135
　——の定量化法　542
代謝工学　541
代謝コントロール解析　542
代謝フラックス解析　542
代謝フラックスマップ　542
大豆　217
大豆イソフラボン　53
大豆グロブリン　47
大豆タンパク質　47, 359, 519
大豆ペプチド　50, 89
耐性菌　11, 538
ダイゼイン　55
ダイターミネーター法　509
耐虫性品種　232
大腸がん　61
大腸がん抑制作用　156
大腸菌　179, 211, 508, 541
大腸菌群数　188
ダイデオキシ反応　509
耐糖能　106
タイトレーション実験　428
体内吸収　34
第2相解毒化酵素　14
耐熱性アミラーゼ　305
耐熱性芽胞　182
耐熱性環状ペプチド　182
耐熱性菌　210
耐熱性ドメイン　565
耐熱性溶血毒　181
耐熱性溶血毒類似毒素　181
大脳皮質　137
代表性をもつサンプリング　292
タイプ-II アラビノガラクタン　524
唾液中コルチゾール値　91
多核多次元NMR法　428
多核胞子　491
多環芳香族化合物　439

多環芳香族炭化水素　246
多機能カラム　262
多孔質膜　370
多剤耐性関連タンパク-2　29
多軸振動試験装置　412
多段階加熱　358
脱顆粒　285
脱カルバモイル毒群　266
脱酸素化ヘモグロビン　135
脱酸素化ヘモグロビン濃度　93
脱酸素剤　420
脱色　353
タッピングモード　457
脱油処理　339
多点圧力センサー　87, 463
多糖　532
多糖機能　533
タバコシバンムシ　233
ダブルジョイントPCR法　490
ダブルチップ　458
食べにくさ　82
多変量解析　474
タマネギ　316
多面的理化学評価　472
だるま落とし保護基　568
単回摂取試験　100
炭化水素法　329
タンゲレチン　59
炭酸水素アンモニウム　244
炭酸水素ナトリウム　244
炭酸脱炭酸酵素 B　552
担子菌　272
胆汁酸　157
単純拡散　39
炭水化物　129
タンデム型質量分析法（タンデム質量
　分析）　270, 437
　断熱性段ボール　422
タンパク質　130, 557
タンパク質関連酵素　518
タンパク質工学　479, 517, 561
タンパク質合成　537
タンパク質再構成　551
タンパク質抽出物　78
単分散エマルション　371

チ

チアゾリジン誘導体　53
チオバルビタール酸反応物　97
力-距離曲線　375
窒素化合物　325
チップエフェクト　458
チップ化技術　553
チフス菌　176
茶　113
着色料　32
チャタテムシ　233
茶葉　217
治癒　10
中湿性かび　185
抽出　262

中枢神経系　31, 89
中性脂肪　112, 124, 148
中性子溶液散乱法　560
超遠心分析　558
腸炎ビブリオ　181
腸炎ビブリオ食中毒対策　176
腸管出血性大腸菌　180
腸肝循環　29
腸管病原性大腸菌　179
腸管付着性大腸菌　179
長期摂取試験　100
超高圧　219
調製用等資材　324
調節遺伝子　466
腸チフス菌　178
腸腸循環　29
腸内環境改善　154
腸内細菌　6, 44, 157
調理加工法　80
調理工学　342
超臨界水　335
超臨界二酸化炭素　335
超臨界メタノール法　391
超臨界流体　335
調和振動　411
直接加熱　338
直接膜乳化法　371
貯穀害虫　229
貯蔵食品害虫　229, 233
チロシナーゼ　38
沈降分離　347

ツ

通電加熱　211, 365
通電加熱法　358
ツキヨタケ　272
ツナキサンチン　69
積み上げ法　405

テ

テアニン　89, 90
低アレルゲン化　363
低アレルゲン米　480
低温性かび　186
低温貯蔵　230, 244
抵抗性品種　312
低酸素雰囲気　207
定住害虫　229
ディスクアッセイ　151
ディスクリミネーター　453
定性分析法の妥当性確認　289
低比重リポタンパク　22
ディファレンシャルディスプレイ法　133
低密度リポタンパク質　253
デオキシニバレノール　259
1-デオキシノジリマイシン　76
デキストラナーゼ　522
デキストラン　530
デキストラン合成酵素　530
適正製造規範　164, 169

適正農業規範　164, 169
テクスチャー　80
テクスチャー感覚　461
テクスチャー測定　461
テクスチャー表現　145
デザイナーフーズ計画　7
データベース　226
12-O-テトラデカノイルホルボール-13-アセテート　149
テトロドトキシン　175
デノボ酵素設計　566
デヒドロ酢酸　203
テーラーメード　98
テーラーメード食品　5
テーラリング　414
テルペン　57
テロメア　493
電界効果　213
電解水　201
電気泳動法　196
電気浸透　347
電気穿孔　211, 212, 367
電気伝導率　212
電気透析法　349
電気2重層　348
電気パン　365
電極間隔　213
テングタケ　274
電子顕微鏡　456
電子スピン共鳴法　328
電子線　216
転写工学　539
天敵　231
天然抗菌性物質　199
天然香料　200
天然添加物　200
天然保存料　203
デンプン　362, 465, 471, 526
デンプン系多糖　532

ト

島　137
銅　278
投影図　432
等温滴定型熱量計　557
透過方式　444
トウガラシ抽出物　205
凍結　334
凍結濃縮（法）　334
凍結粉砕機　355
糖鎖　566
糖鎖ライブラリー　567
同質遺伝子系統　310
糖質関連酵素　522
糖代謝指標　101
頭頂弁蓋部　137
糖転移反応　526
豆乳　359
糖尿病　3, 63, 76, 103
糖尿病抑制作用　148
糖尿病リスク低減機能評価（粘性食品）　100
糖尿病リスク低減機能評価（ミカン）　103
豆腐ゲル　359
動物行動　124
動物細胞培養　125
動物実験　122, 125
動物を用いた食品の機能性評価系　122
動脈血管内皮障害　106
動脈硬化　2, 22, 23, 62, 105, 106, 253
透明パウチ　420
トウモロコシ　393
登録認定機関　323
トキシコゲノミクス　133
特異 IgE　151
特異性　290
ドコサコ　274
毒性学　254
毒性発現メカニズム　255
毒素型食中毒　175
毒素原性大腸菌　180
特定原材料表示　286
特定保健用食品　2, 22, 49
特定有害物質　278
ドコサヘキサエン酸　12, 69, 89, 118, 515
土壌汚染　278
土壌改良資材　324
土壌細菌　183
トータルダイエットスタディ　246, 293
突然変異原性　256
トマト　158, 545
トラップ　232
トランス型　250
トランスクリプトミクス　131, 481
トランスクリプトーム　544
トランス脂肪酸　250, 481
トリアシルグリセロール　250, 515
トリコテセン　259
トリコテセン系マイコトキシン　260
トリコロミン酸　274
トリプシン　519
トレーサビリティー　322, 399
トレハロース　503, 528
貪食細胞　157
貪食能　153

ナ

ナイシン　199, 206, 506
内部発熱　338
長ネギ　316
ナスニン　23
ナタマイシン　206
ナチュラルキラー細胞　157
ナトリウム依存型グルコーストランスポーター　28
ナノバイオテクノロジー　373
ナノバブル　336
ナノ濾過法　352
生野菜　82
　──の短時間加熱殺菌処理　209
鉛　281
ナリンゲニン　23
ナリンジン　59
軟化　340, 344, 547
難消化性デンプン　129

ニ

新潟県産コシヒカリ　314
匂い　138
ニガクリタケ　272
2型糖尿病　100
苦味受容体　141
苦味ペプチド　518
にがり　360
肉類　251
ニゲロオリゴ糖　527
二酸化塩素　201
2軸スクリュープレス　346
2次元イメージ　433
2次元核オーバーハウザー効果相関スペクトル　428
2次元電気泳動　544
2次元プロトン NMR 法　428
2次代謝　537
2次代謝生産物　536
2次味覚野　138
2重収束型質量分析装置　438
2重盲検の食品負荷テスト　283
2重盲検法　119
ニッカド（Ni-Cd）電池　280
4-ニトロキノリン-1-オキシド　149
ニバレノール　256, 259
2方向照明暗視野顕微鏡法　381
日本 GAP 協会　171
日本型食事体系　69
日本型食生活　71, 83, 84
日本食品標準成分表　278
二枚貝　184, 266
ニーム　231
乳化　369
乳化機　369
乳化分散　369
乳酸菌　152, 502, 505, 536
乳酸菌培養液　206
乳児ボツリヌス症　183
乳清タンパク質　64
乳製品　251
乳タンパク質　362
乳糖　526
乳糖不耐症　283
乳幼児下痢症　184
ニュートリゲノミクス　4, 131
ニュートン流体　381
ニューロマーケティング　138
認知症　3
認知症リスク低減機能評価（魚油）　118
認定格づけ機関　322
ニンニク　158

ヌ

抜取検査 294

ネ

ネオクロロゲン酸 36
ネズミチフス菌 178
熱移動 383
熱化学処理ガス化 398
熱間等方圧加圧 362
熱遮断性包装容器 422
熱水処理 210
熱伝達率 208
熱変性 358
熱流計 208
熱ルミネッセンス法 328
粘性食品 100
粘度 216
燃料変換政策 393

ノ

脳機能イメージング 134
脳機能計測 89
脳機能調節能 88
脳血流動態 135
脳梗塞 71
農作業日誌 402
脳磁図 134
濃縮 350
脳卒中 58, 62
脳電図 134
脳内脂質 118
農薬 324
農用地の土壌の汚染防止等に関する法律 279
ノシメマダラメイガ 233
ノッチ 422
ノビレチン 59
ノリ 73
ノルカペラチン酸 272
ノロウイルス 176, 184
ノンカロリー脂質 130
ノンクライマクテリック型 549

ハ

バイオアルコール 393
バイオインフォマティックス 5
バイオディーゼル 395
バイオディーゼル燃料 389
バイオテクノロジー 478
バイオプラスチック 386
バイオプリザバティブ 505
バイオプリザベーション 205, 505
バイオマーカー 5, 26, 46, 104, 133, 257
バイオマス資源 523
バイオリアクター 514
倍音 441
肺がん 60
肺がん発症リスク 58
廃棄物 (廃液) 処理 345

焙焼 344
廃食用油 389
ハイパースペクトル 446
ハイブリダイゼーション法 195, 485
ハイブリッド法 406
ハイブリドーマ 126
培養法 190
廃ヨーグルト 348
配列特異的連鎖帰属法 428
ハエトリシメジ 274
バクテリア人工染色体 495
バクテリオシン 220, 505, 205
白米 217
ハザード 162, 255
ハザード特性づけ 255
パーシャルシール法 417
破断応力 209
破断ひずみ率 209
バーチャルレジストレーション法 137
発がん性 242
発がんプロモーター 126
発がん抑制 14, 45
白血球 10
発酵食品 476
発酵品 304
発熱エネルギー 366
パツリン 259
ハードルテクノロジー 198, 507
ばね定数 457
パネリスト 143
パネル 143
ハム 219
パラオクソナーゼ 23
パラチノース 528
パラチフスA菌 176, 178
パルスフィールド電気泳動 493
パロモマイシン 539
パワースペクトル密度 413
ハンカチ包装 421
パン酵母 501
反芻動物 252
バンドパスフィルター 447
反復高圧処理 220
判別モデル 315
判別用キット 302
ハンマークラッシャー 355
ハンマーミル 355, 356

ヒ

ヒアルロニダーゼ 150
ピエゾ素子 458
ビオ数 340
ビオチン 238
ビオチン化タンパク質 553
被害算定型環境影響評価手法 406
光センシング技術 446
光ファイバー 136
光ルミネッセンス法 455
光励起ルミネッセンス法 329
非言語情報 139

微好気性細菌 181
微細構造計測技術 456
微細孔フィルム 417, 421
ヒジキ 74
ビジネスロジック 402
微弱光計数装置 453
微弱発光計測 452
非侵襲計測法 136
ヒスタミン 111
ヒスタミン遊離試験 283
ヒスタミン遊離抑制効果 114
微生物 476
微生物育種 536
微生物汚染 445
微生物学的安全性 198
微生物学的方法 330
微生物学的リスクアセスメント 222, 226
微生物制御法 197
微生物増殖 416
微生物探索 562
微生物利用産業 477
ヒ素 277, 281
非対称貫通孔型MCアレイ基板 372
ビタミン 158
ビタミンA 39
ビタミンC 112
必須脂肪酸 515
ヒト介入試験 35, 109
ヒト試験 100
ヒトヨタケ 273
ヒドロキシケイヒ酸 35
8-ヒドロキシデオキシグアノシン 148
8-ヒドロキシ-2′-デオキシグアノシン 97
ビフィズス菌 152
微粉砕 355
微分方程式モデル 224
ピーマン 97
肥満 63, 100
肥満細胞 111, 285
非明示反復 287
日もち向上剤 199, 203
ピューレ 367
評価手法 100
評価用語 145
病原体 231
表示義務 201
標準分析法 297
病態モデル動物 122
表面殺菌処理 208
表面洗浄 211
表面電離型質量分析計 319
表面プラズモン共鳴法 557
ヒラタチャタテ 236
ピリチアミン耐性遺伝子 490
肥料 324
微量元素 95
疲労破損特性曲線 410
ピロリ菌 155

品種判別　300
ピンホール　409

フ

ファイトレメディエーション　281
ファキキュロールA　273
ファゴピリトール　79
ファックスアセスメント　198
ファミリー10キシラナーゼ　524
ファリン　175
ファンクショナルフーズ　7
フィコール　381
フィタン酸　18
フィードバック回路　458
フィトール　17
フィブラート化合物　53
フィルター差分　454
フィルタープレス　346
フィンガープリンティング　195
フェノール性化合物　36
フェリチン　375
フェロモントラップ　233
フォトンカウンティング　453
不均一集合体　379
複雑系　379
フコイダン　72, 74
フコキサンチン　40, 72, 75
フコース　566
フザリウム属かび　258
フザリウム属菌　260
不確かさ　291
4-(メチルニトロサミノ)-1-(3-ピリジル)-1-ブタノン　149
物理的損傷　409
ブドウ糖濃度　63
フードガイド　7
フードシステム　167
フードチェーン　164, 167, 225, 399
歩留り　340, 360
腐敗　175
不法投棄　280
不飽和脂肪酸　250
フモニシン　260
不溶性グルカン　531
プライマー　302, 311
フラクトオリゴ糖　527
フラグメントイオン　270
プラスミド　494
フラックスコントロール係数　542
フラバノン　57
フラボノイド　11, 24, 28, 32, 53, 56, 60, 96
フラボノイド配糖体　28
フラン　245, 439
フーリエ変換　426, 433, 454
フーリエ変換-イオンサイクロトロン共鳴-質量分析装置　438
プリックテスト　282
フルクトサミン　102
プレカラム蛍光HPLC法　269
プレート式熱交換機　214

フレーバー　138
プレバイオティクス　75, 159, 526, 532
フレーバーリリース　462
プロアントシアニジン　25, 79
フローサイトメーター　194
プロセシング　521
プロタミン　70
ブロッコリー　14, 158, 341
プロテアーゼ　518, 519
プロテアーゼインヒビター　50, 240
プロテイナーゼK　305
プロテインチップ　5
プロテオミクス　5, 131, 133, 481
プロテオーム　544
プロトプラスト　489, 493
プロトプラスト-PEG法　490
プロバイオティクス　152, 157
プロビタミンA　39
プロピルチオウラシル　141
プロファイル　432
プロフィシエンシーテスティング　243, 287
プロモータートラップ　499
フロリドシド　75
フロロタンニン類　75
分画分子量　353
分光法　447
粉砕　355
分子育種　469
分子拡散　383
分子間相互作用解析　427
分子系統学　508
分子交配技術　565
分子内シャペロン　520
分析法の妥当性を確認　287
粉体化処理　356
分別流通管理　296
分離・検出法　263
分離大豆タンパク質　48
分裂酵母　496

ヘ

ペアグラブス　288
閉口筋　461
並行群間比較試験　110
併行標準偏差　288
米飯　301, 471
平板塗抹法　188
米飯物性　472
米飯物性値　469
β-ヘキソサミニダーゼ　150
ペクチナーゼ　523
ペクチン　62, 102, 109, 533
ペクチン分解物　204
ペクチンメチルエステラーゼ　368, 548
ペクトノトキシン群　269
ヘスペリジン　23, 57, 59
ヘッドスペース　248
ヘッドスペース注入法　439
ヘテロ接合体　546

ペニシリン属かび　258
ベニテングタケ　274
ヘパリン様作用　74
ペプシン　519
n-ヘプタン　512
ペプチダーゼ　518
ペプチド　554
ヘミセルラーゼ　523
ヘモグロビン　136
ヘモグロビンA1c　102
ヘモグロビン付加物　243
ペルオキシソーム　17
ペルオキシソーム増殖剤応答性受容体　54
ペルオキシダーゼ活性　340
ヘルシンキ宣言　110
ヘルスクレーム　7
ベルトプレス　346, 347
ヘルパーT細胞　126
ベロ毒　180
変異米　467
変角振動　441
変性温度　358
ベンゾ[a]ピレン　246
変敗　175
べん毛　379

ホ

ポイントミューテーション　562
芳香族炭化水素　246
飽差　417
放射状迷路　125
放射線照射　220, 231
包接能　531
放線菌　536
ホウ素　318
包装　420
包装資材　409
包装条件　198
包装廃棄物　409
防腐　197
訪問害虫　229
飽和脂肪酸　250
飽和水蒸気　338
保健機能食品　2
保香性包装容器　421
乾シイタケ　316
母集団　291
捕食者　231
ポストカラム蛍光HPCL法　267
ポストゲノム解読　476
ポストゲノム研究　478, 497, 543
ホスピチン　67
ホスホリラーゼ　528
ホタテガイ　266, 270
ホップ　205
ボツリヌス菌　182
ホテイシメジ　273
ホームユーステスト　144
ホモシステイン　24
ホモジナイザー　370

索引

ホモロジー 563
ポリAトラップ 500
ポリエチレングリコール 513
ポリエーテル化合物 268
ポリガラクチュロナーゼ 545, 548
ポリグルタミン酸 102
ポリ乳酸 424
ポリ乳酸系プラスチック 387
ポリビニルピロリドン 381
ポリフェノール 4, 14, 24, 28, 75, 132, 531
ポリフェノール化合物 342
ポリフェノール混合物 79
ポリ（多価）不飽和脂肪酸 250
ポリメトキシフラボノイド 57
ポリメトキシフラボン 4
ポリメラーゼ・チェイン・リアクション 300
ポリメラーゼ連鎖反応 297
ポリリジン 203
ホルデイン 309
ボールミル 355

マ

マイカ基板 375
マイクロアレイ解析 485
マイクロエンジニアリング 382, 385
マイクロ空間 382
マイクロ現象 384
マイクロスケール 382
マイクロチャンネルアレイ基板 371
マイクロチャンネル乳化法 371
マイクロバブル 336
マイクロファブリケーション 382
マイクロフルーディクス 382
マイクロミキサー 385
マイクロリアクター 385
マイコトキシン 185, 255, 258, 488
マイトゲン 126
マウス 122
マウス毒性試験 266
マウス腹腔内投与法 266
マウスユニット 267
前処理法 262
マクガバン報告 7
膜作動性ペプチド 554
膜状凝縮 209
膜乳化法 370
膜濃縮法 334
膜分離技術 349
マクロファージ 126
マーケットバスケット方式 247
マジックマッシュルーム 274
マスタードオイル，ワサビの辛味成分に対する受容体 142
マスト細胞内チロシンキナーゼ阻害 115
末端塩基配列 484
マトリックス支援レーザー脱離イオン化-飛行時間型-質量分析装置 438

麻痺性貝毒 175, 266
麻痺性神経毒 182
豆類 217
マルチバンドイメージスキャナー 447
マルチプレックス化 312
マルチライン 310
マルトトリオヒドラーゼ 522
マンナン 102
マンヌロン酸 75
満腹感 63

ミ

ミオシン軽鎖リン酸化阻害 115
味覚 134, 137
味覚応答の機序 140
味覚受容体 141
味覚評価 140
みかけの粘度 380
ミカン 103
ミカンエキス 106
水の味 142
水迷路 125
ミセル 39
ミトコンドリア 17
味蕾 140
ミリマス 437
ミロシナーゼ 43

ム

無機元素組成 314
無機フィラー 422
麦類赤かび病菌 259
無菌化包装 420
無菌充填包装食品 420
無作為クロスオーバー方式 100
ムシモール 274
無触媒メチルエステル化法 391
ムスカリン 175
ムスカリン類 274
ムタン 530
ムラサキイガイ 268
紫イモ色素 34

メ

迷入害虫 229
迷路法 124
メタアナリシス 58
メタゲノミクス 481
メタボリックシンドローム 2, 51
メタボロミクス 133, 481
メタボローム 5, 544
メチルエステル化法 391
メチル化カテキン 3, 115
メチル水銀 277
滅菌 197
メラニン 127
メラニン産生阻害作用 38
メラノサイト 127
免疫機能 94
免疫強化 95

免疫グロブリン 65
免疫磁気ビーズ 194
免疫性疾患 59
免疫反応 9
免疫賦活 154
免疫賦活作用 15, 42
メンブランフィルター法 193

モ

網羅的遺伝子機能解析 498
目視検査 450
モズク 74
餅 302
モデル動物 122
モニタリング 232
モノカルボン酸トランスポーター 28
モノクローナル抗体 126
モノ（単価）不飽和脂肪酸 250
モロヘイヤ 36

ヤ

薬剤耐性株 536
薬剤耐性選抜法 536, 540
薬剤耐性変異 536
薬剤耐性マーカー 488
ヤーコン 343
ヤング・ラプラスの式 336

ユ

遊泳速度 380
有害元素 276
有害微生物 166, 187
有害物質 166
有機JAS 322
有機JASマーク 322
有機加工食品 323
有機栽培 322
有機酸 203, 204
有機畜産物 323
有機登録認定機関 324
有機農業 322
有機農産物 322
有機溶媒 512
有効塩素 201
有事事象 110
誘電損失 366
誘導期 224
誘導結合プラズマ質量分析 276, 314, 438
誘導結合プラズマ発光分析 314
誘導体化ガスクロマトグラフ-質量分析法 243
有毒プランクトン 266
有用物質生産 544
遊離アミノ酸 519
遊離脂肪酸 391
遊離速度 129
遊離リノール酸 127
輸送環境 413
輸送シミュレーション 411
輸送振動 418

ユッカ 205
ユーデン対 287
ユニバーサルデザイン 423

ヨ

要因試験 110
溶血性尿毒症症候群 180
葉酸 25
陽電子放出断層撮影法 134
幼若化反応 126
用量反応試験 110
予測ソフトウェア 227
予測微生物学 221, 222, 228, 363
予測モデル 226
予備乳化を伴う膜乳化法 371

ラ

ライフサイクルアセスメント 405
ライフサイクルインパクトアセスメント 405
ライブラリー 494
ラグタイム 224
ラクチュロース 528
β-ラクトグロブリン 65
ラクトスクロース 527
ラクトースフロリジンヒドロラーゼ 28
ラクトバチルス属乳酸菌 152
ラクトペルオキシダーゼ 65
ラジカル捕捉 41
ラット 122
ラプラス圧 383
ラミナラン 72
卵黄タンパク質 67
ランダムサンプリング 292
ランダム振動 413
ランダム振動試験 419
ランダムプライマー 311
ランダムペプチドライブラリー 555
ランダム変異 563
卵タンパク質 362
ランチオニン 506
ランチビオティック 206, 506
卵・胚利用技術 478
卵白タンパク質 66
卵白タンパク質由来ペプチド 67

リ

リアルタイム PCR 195
リウマチ 59

硫化カドミウム 280
理化学評価 472
リガンド 428
力学的相互作用 460
力学的特性 340
リコピン 547
リコペン 40, 53
リスク 162, 254
リスクアナリシス 163
リスク管理 262, 279
リスクコミュニケーション 164
リスク評価 164, 165, 206
リスク分析 163
リスクマネージメント 164
リステリア菌 183, 506
リステリア症 183
リゾチーム 66, 552
リゾレシチン 93
立体構造解析 427
リノレン酸 251
γ-リノレン酸 516
リバースインファレンス 139
リファンピシン 539
リフォールディング 551
リボゾーム 537
リポソーム 555
リボソーム工学 537
リボソームディスプレイ法 554
16 S リボソーム DNA 遺伝子 509
リボソーム RNA 508
リボタイピング 510
リモネン 57
リモノイド 57
流加培養 501
硫酸カドミウム 280
硫酸カルシウム 360
流速 212
流体特性 382
流体力学 379
流通 415
流通履歴 399
粒度 355
粒度分布 357
良食味米 473
緑茶 120
リング状電極 367
リンゴ 60, 109
リンゴペクチン 62, 111
リンパ球 126
リンパ球サブセット 97

リンパ球幼若化能 97
倫理審査 119
倫理的配慮 89

ル

ルチン 78
ルテイン 40
ルテオリン 59, 96
ルブラトキシン B 256

レ

冷間等方圧加圧 362
レクチン 240
レーザー光散乱法 558
レジスタントスターチ 3
レジスタントプロテイン 78, 130
レシチン 89
レスベラトロール 4, 23, 132
レトルトパウチ 420
レプチン 21
連続圧縮粉砕機 356
連続体 380

ロ

ロイソンパラニトロアニリド 518
老化 362
老化性評価 474
老化特性 472
老人性認知症 118
濾過 345
濾過ケーク 345
ローカストビーンガム 533
ローカロリー脂質 516
濾材 345
ロジスティック回帰分析手法 225
ロジスティック曲線 223
ロタウイルス 184
ロダン鉄法 149
ローラープレス 347
ロールミル 355
ロングライフ牛乳 420

ワ

ワイン 132, 304, 318
ワカメ 73
若芽 79
ワキシーコーンスターチ 305
和牛判別法 480

索 引

欧文索引

γ-GTP 105
μTAS 382
ω3 不飽和脂肪酸 158
ω6 不飽和脂肪酸 158

AA 516
ab/ab マウス 148
ACC オキシダーゼ 548
ACC シンターゼ 548
ACE 50, 66
ACO 548
ACS 548
Aeromonas caviae 518
AFM 374, 456
AGPs 524
AIN-76 123
AIN-93 G 123
AIN-93 M 123
A/J マウス 149
ALT 105
AOM 149, 156
AOM 試験 149
AOTF 447
APC 160
ARE 503
Aspergillus flavus 490
AST 105
ATP 法 193

$^{11}B/^{10}B$ 比 319
BAC 495
BBB 31
Bergey's Manual 191
BOLD 効果 136
BSE 163
Bt 毒素 237
BWPE 78

C-グリコシルフラボン 79
C 5 発酵 398
C 3 R 79
C 57 BL/KsJ 148
Campyrobacter coli 181
Campyrobacter jejuni 181
CA 551
CA 貯蔵 230, 417
cAMP-PKA 経路 502
CCMAS 292
CD 527, 529
CE-MS 544
CEN 標準分析法 327
CFD 372, 384
C-Ha-*ras* Tg マウス 157
CI 529
D-CI 79
CIP 362
CISI 102
CITase 530
CLA 19

CLT 144
CNT 458
Codex 163, 222
Codex STAN 106-1983 326
ComBase 226
Combase Predictor 227
CPP 66
cps 453
Cry タンパク質 237
CSL 243
CTAB 304
cyclocondensation assay 45

ddN マウス 148
DDPH ラジカル消去法 149
DEFT/APC 法 330
deoxyHb 135
DESIR 法 445
DGLA 516
DHA 12, 24, 69, 89, 118, 515
DHA 含有ヨーグルト 119
DMH 156
1, 2-DMH 149
DNA コメットアッセイ法 330
DNA 食味推定 465
DNA チップ 5
DNA 抽出法 310
DNA 品種判別 300
DNA プローブ 510
DNA プローブ法 195
DNA ポリメラーゼ 563
DNA マイクロアレイ 131, 544
DNA マーカー 311, 469
DNJ 76
donryu ラット 149
DPPH ラジカル消去活性 37
DSP 175, 268
DTX 1 268
DTX 3 268

ED 法 349
EEG 134
EGCG 114
Eh 280
3 EID 406
ELISA 124, 194, 263, 271, 283, 297, 373
EPA 12, 24, 69, 515
EPEC 179
ESR 法 328
EST 情報 484
EurepGAP 171

F_1 系統 546
FAO/WHO 食品添加物専門家会議 243
FCC 542
Fisher 344 ラット 149
fMRI 89, 134, 136

fNIRS 134, 136, 138
FSMS 173
FSOs 225
FT-ICR-MS 438

G タンパク質共役型受容体 141
G ファクター 410
GA 430
GABA 363
GAP 164, 169
GBSS 306
GC 263
GC 法 251
GC-MS 243, 437
GEMS/FOOD 292
GI 100, 129
α-GI 76
GK ラット 106
GLA 516
Gly-Phe 溶液 519
GM 295
GMP 164, 169
GPCR 141
GPx 94, 108
GR 108
GR 法 129
GRAS 認定 203
Growth/No growth boundary 225
GSH 108
GSSG 108
GST 150

HACCP 164, 168, 172, 223
HACCP 関連情報データベース 198
HDL 22, 253
HDL コレステロール 148
HIP 362
HOG 経路 503
HOMA 指数 105
HOMA-IR 102
HorRat 288
Horwitz 式 288
HPLC 263, 266
HRT 283
HSE 503
HS 法 439
hsp30 486
HUS 180
HUT 144

IAC 263
IARC 256
ICP-AES 314
ICP-MS 276, 314, 438
ICP-QMS 319
IFN 126
IFT 198
IgA 153
IgE 153

IgE CAP-RAST 法　283
IgM　126
IgY　67
IL-10　153
interface モデル　225
IP ハンドリングシステム　296
IPA　69
IPM　229, 232
IQ　156
IR 法　251
ISO　408
ISO 22000　173
ITC　557
ITMS　438

JAS 分析試験ハンドブック　297
JAS 法　305, 314
JECFA　207, 243
JGAP　171
JIS　410

Kozak 配列　542
$ku70, 80$　498

LAL/GNB 法　330
LAM 尺度　144
LAMP 法　195
LC-MS　264, 266, 438
LC-MS/MS　243, 264, 270, 438
LCA　405
LCA 日本フォーラム　405
LCIA　405
LCTF　447
LDA　315
LDL　22, 253
LDL コレステロール　148
LDL 酸化阻害活性　37
LDL 酸化抑制作用　34
$LeMADS-RIN$　546
LeRab 11 a　548
LIME　406
LPH　28

MA 包装　417, 421
MALDI-TOF-MS　438
MB 方式　247
MC アレイ基板　371
MCT　28
MEG　134
MEMS　382
MF 法　349
MFC　262
MPN 法　189
MR 信号　136
MRI　136, 432
MRP-2　29
MRSA　180
MS　436
MS/MS　270, 437

MU　267

NAPH オキシダーゼ　30
NIRS　89, 441
NJ 法　509
NK 活性　153
NMR　367, 425
NMR シグナル　425, 432
NMR 転移交差緩和法　429
NNK　149
NOE　428
Novel Foods　165
4-NQO　149
NREL　398
Nrf 2-ARE 経路　45
NSP　175

OA 群　268
OC 曲線　291
8-OHdG　148
oxyHb　135

$p53$　160
PAH 類　246
PA プロテアーゼ　520
PCA　150
PCR　195, 300, 373, 465, 489
PEG　513
PET　134, 137
PFC 比率　12
PFGE　196
PG　545
pH　198
3 PL　415
PLA　424
PMP　79
PMT　453
PPAR　54
PPARα　17
ppGpp　537
PRP　169
PSD　413
PSL 法　329
PSP　175, 266
PTX 群　269

QCM 法　557
QR　150
QR コード　403

3 R　409
RAPD 法　196, 310, 510
RAW 264.7　149
RBL-2 H 3　150
RFLP 法　301
RNA ポリメラーゼ　539
RO 法　349
ROS　95

SD 配列　541
SDS　305
SDS-PAGE 法　283
SEICA　401
SETAC　405
SGLT-1　28
SHR-SP ラット　148
SIM　269
SIMCA　316
SNOM/AFM　459
S-N 曲線　410
SOD　95, 108
SOD 様活性　80
SPE　262
SPG 膜　370
SPM　456
Sprague-Dawley ラット　148
SPR 法　557
16 SrRNA　196
$^{87}Sr/^{86}Sr$ 比　319
SS 結合　359
STD-NMR 法　430
STING 法　391
STRE　503
$Streptomyces\ coelicolor$　538
STS 化プライマー　311
STS 化 RAPD 法　310
STS プライマー　306
STX　266
STZ　106

T 細胞　126
T-2 トキシン　259
TBA 値　216
TBARS　148
TDH　181
TDS　247
Th 1 型　12
Th 2 型　12
TI 法　462
TIMP-1　256
TIMS　319
TL 法　328
TPA　149
TRH　181
TROSY 法　431
TTL　453

UF 法　349

v-f ratio　380

WTO　162

X 線溶液散乱法　559
XMLWeb サービス　401

YTX 群　269

資 料 編

―――掲載会社索引―――
（五十音順）

カゴメ株式会社 ………………………………………………………1
協和発酵フーズ株式会社 ……………………………………………2
キリンビール株式会社 ………………………………………………3
日清食品株式会社 ……………………………………………………4
株式会社日清製粉グループ本社 ……………………………………5

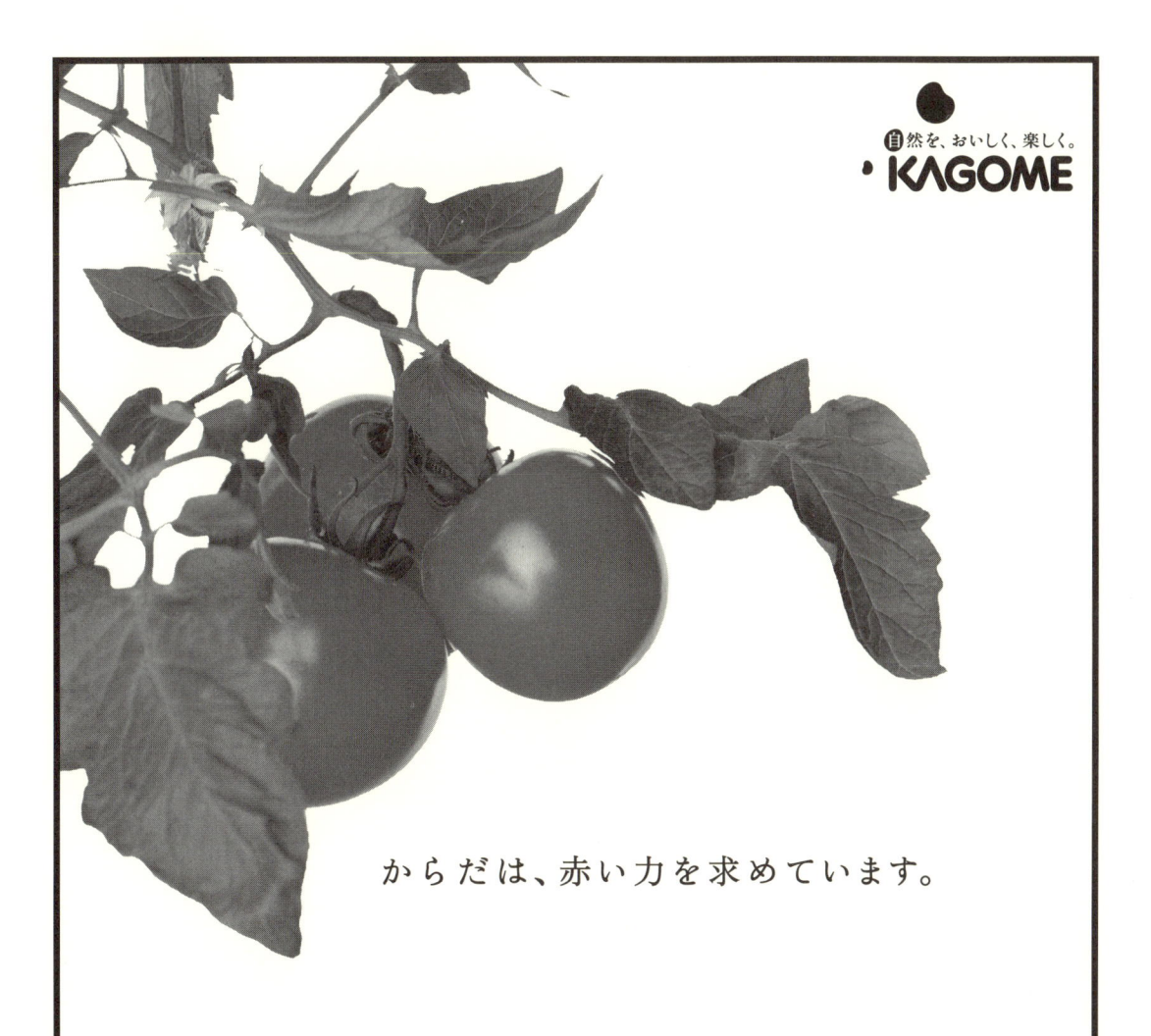

自然を、おいしく、楽しく。
KAGOME

からだは、赤い力を求めています。

トマトの赤い色素「リコピン」は、トマトの身を守る成分。トマトの実は、真っ赤になって体の酸化を防いでいるのです。その力は人の体内でも働き、さまざまなトラブルの原因となる活性酸素を消去してくれる。さぁ、トマトの力をあなたの力に。毎日1杯のトマトジュースから。

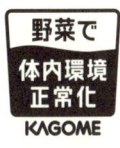

濃い赤、リコピンの力。
カゴメトマトジュース

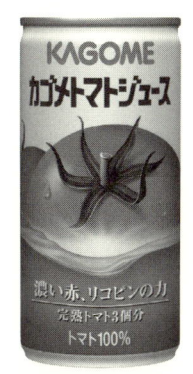

野菜で
体内環境
正常化
KAGOME

KAGOME
カゴメトマトジュース
濃い赤、リコピンの力
完熟トマト3個分
トマト100%

あらゆるメニューに対応
協和発酵フーズの調味料

厳選された原材料と優れた技術から生まれた本格的な調味料がプロの味づくりをますます拡げます。

味の基本を重視、じっくり熟成したもろみの調理効果にこだわった
醸造調味料

| 錦 味 | 煮切り／純米／みりん風／清酒風 |
| クロート | ワイン風味／特撰／赤 |

さまざまなメニューに濃厚感を与え豊かなこく味を演出
こく味調味料

（粉末タイプ）
HS-100／BS-100／A-3／PW-200／P-3／CP-200／MP-300／MP-310
（液体タイプ）LS　（ペーストタイプ）ペーストNKM
（業務用顆粒タイプ）こく路（ろーど）

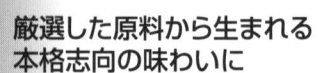

厳選した原料から生まれる本格志向の味わいに
だし・スープ

素 だし	かつお／J-1／J-2
香露清湯	無塩／チキン／好菜湯
ボンテーストアセップチキン	BJ／BJ-C
丸 鶏	エキス100／白湯20／エキスFR
麺喰房	かつおだれ／にぼしだれ／
	和風香味オイル／ほたて香味オイル

協和発酵フーズ株式会社
マーケティング本部／調味料事業部
〒136-8558　東京都江東区亀戸一丁目5番7号　日鐵NDタワー6階
TEL. 03-5626-7123　FAX. 03-5626-7127
http://www.kyowafoods.co.jp/

繁盛店情報「レシピ」をお求めなら、
協和発酵フーズの 味 な 話 を
https://www.kyowa-ajibana.com/

[検索]

おいしさを笑顔に
KIRIN

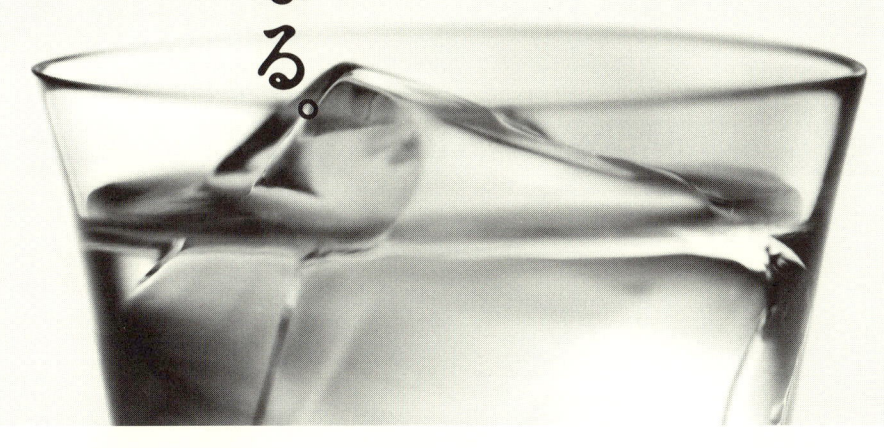

焼酎は、名水でうまくなる。

ここまでやわらかく
まろやかな味わいのむぎ焼酎に、
あなたは出会ったことがありますか。
その決め手は「水」にあります。
名水百選 南阿蘇・白川水源の水で
仕上げた白水の新しい世界を、
あなたも感じてください。

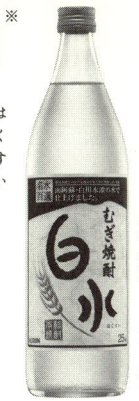

※名水百選
「白水（はくすい）」、新登場。

本格焼酎
900ml
25%

※環境省選定の白川水源水を衛生的に処理しています。

STOP!未成年者飲酒 飲酒は20歳になってから。飲酒運転は法律で禁止されています。妊娠中や授乳期の飲酒は、胎児・乳児の発育に悪影響を与えるおそれがあります。お酒は楽しく、ほどほどに。のんだあとはリサイクル。

www.kirin.co.jp/hakusui/　キリンビール株式会社

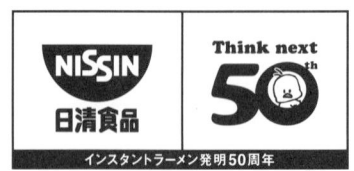

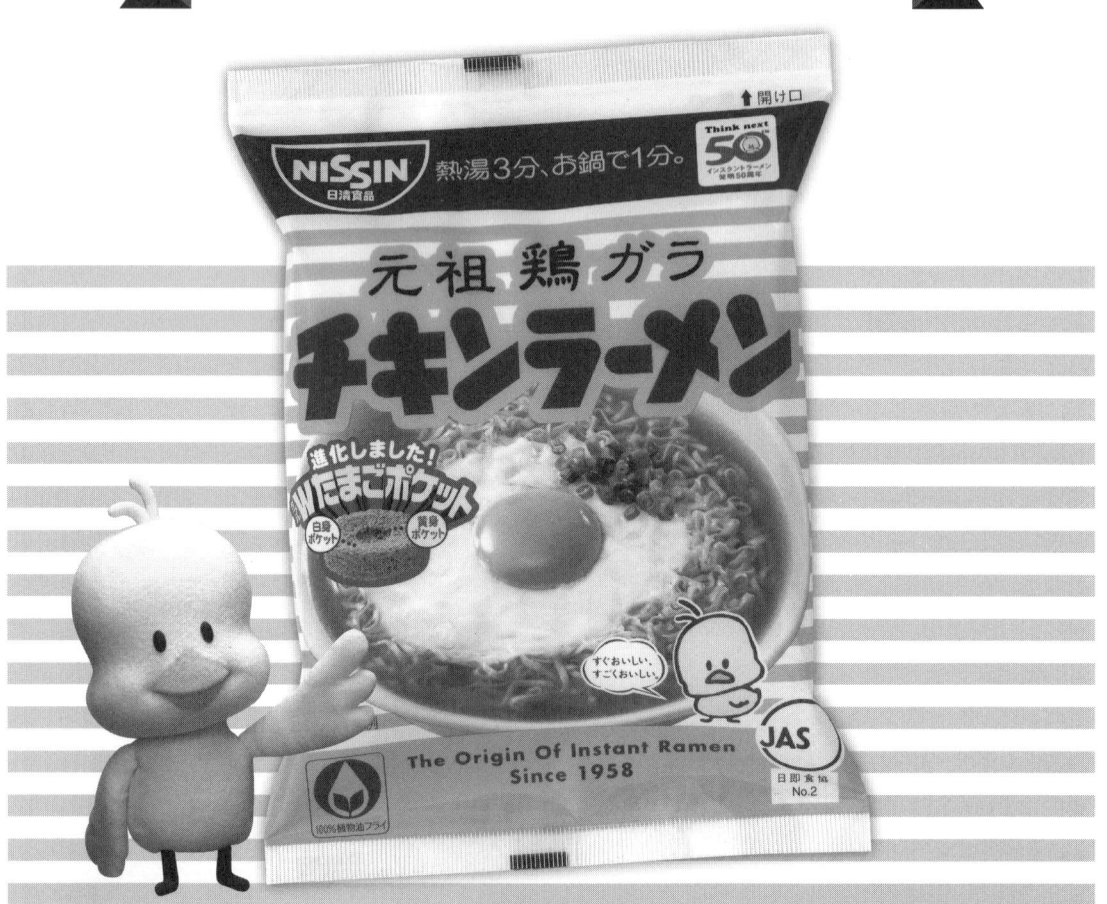

日清製粉グループ

LINK Tomorrow.

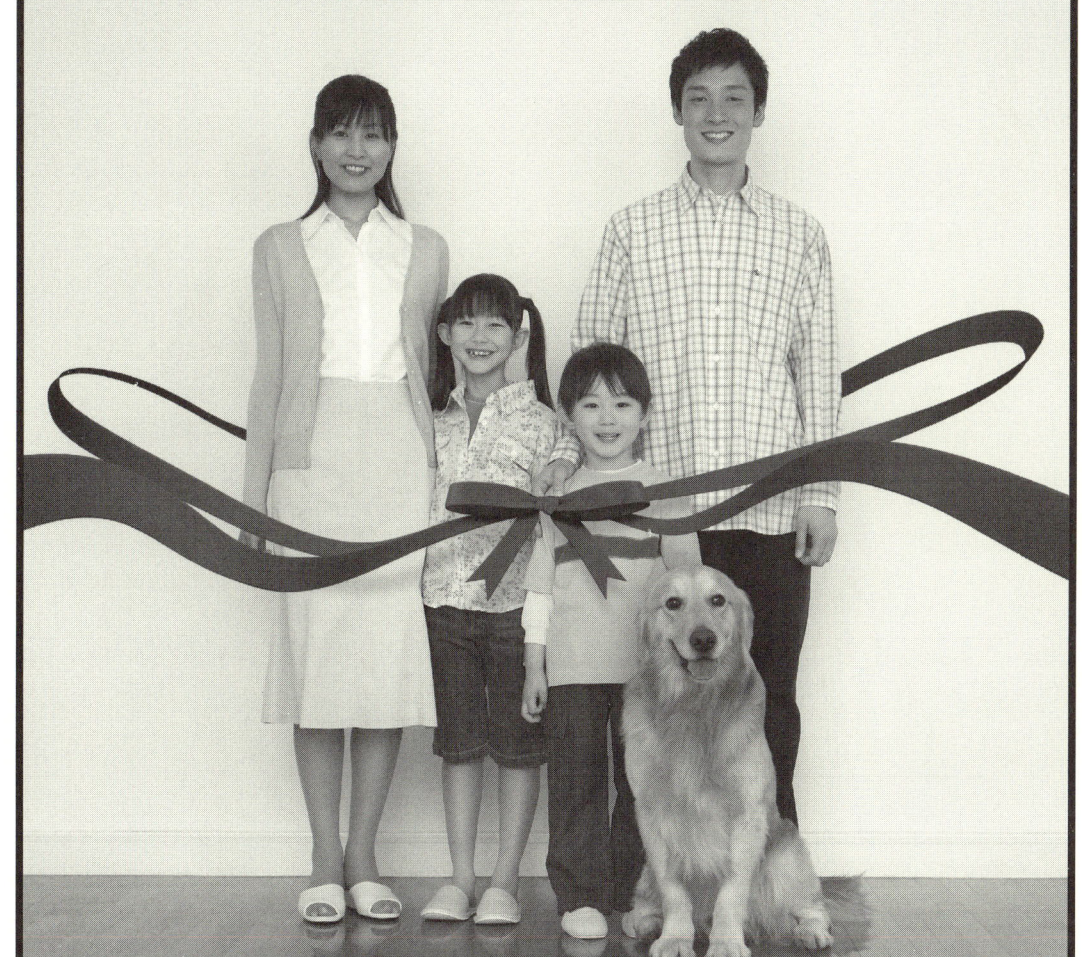

〜明日へ結ぶリボンに、なりたい。〜

人と人、人と動物のつながりが薄くなりつつある現代。
私たち日清製粉グループは、
そのつながりを大切にしたいと考えます。
家族、ペット、そして明日の自分。
すべてをつなぐリボンに、なりたい。
素敵な明日へつながるために、私たちは挑戦し続けます。

子育てでサポートしています
2007年認定事業主

日清製粉グループ本社、
日清製粉、日清フーズ、
日清ファルマは次世代育成
支援の認定事業主です。

健康と信頼をお届けする **日清製粉グループ**

ホームページ http://www.nisshin.com

食品技術総合事典　　　　　　定価は外函に表示

2008年6月30日　初版第1刷

編　者　（独）農業・食品産業技術総合
　　　　　研究機構
　　　　　食品総合研究所

発行者　朝　倉　邦　造

発行所　株式会社　**朝倉書店**
　　　　東京都新宿区新小川町6-29
　　　　郵便番号　162-8707
　　　　電　話　03(3260)0141
　　　　ＦＡＸ　03(3260)0180
　　　　http://www.asakura.co.jp

〈検印省略〉

Ⓒ 2008 〈無断複写・転載を禁ず〉　　中央印刷・渡辺製本

ISBN 978-4-254-43098-1　C 3561　　Printed in Japan

◆ シリーズ〈食品の科学〉◆

食品素材を見なおし"食と健康"を考える

東農大 並木満夫・元富山大 小林貞作編
シリーズ〈食品の科学〉
ゴマの科学
43029-5 C3061　　A5判 260頁 本体4500円

6000年の栽培の歴史をもち、すぐれた栄養生理機能を有することで評価されながらもベールに包まれていたゴマを解明する。〔内容〕ゴマの栽培植物学／ゴマの生化学とバイオテクノロジー／ゴマの食品科学／生産・利用・需給／ゴマ科学の展望

元山口大 飴山 實・前武庫川女大 大塚 滋編
シリーズ〈食品の科学〉
酢の科学
43030-1 C3061　　A5判 224頁 本体4300円

酢酸菌や各種アミノ酸を含み、食品としてすぐれた機能をもつ食酢に科学のメスを入れる。酢の香味成分や調理科学にもふれた。〔内容〕酢の文化史／酢の醸造学／酢の生化学とバイオテクノロジー（酢酸菌の遺伝子工学、他）／酢の食品化学／他

前名古屋女大 村松敬一郎編
シリーズ〈食品の科学〉
茶の科学
43031-8 C3061　　A5判 240頁 本体4500円

その成分の機能や効果が注目を集めている茶について、栽培学・食品学・化学・薬学・製茶など広い立場からアプローチ。〔内容〕茶の科学史／茶の栽培とバイテク／茶の加工科学／茶の化学／茶の機能／茶の生産・利用・需給／茶の科学の展望

前鹿児島大 伊藤三郎編
シリーズ〈食品の科学〉
果実の科学
43032-5 C3061　　A5判 228頁 本体4500円

からだへの機能性がすぐれている果実について、生理・生化学、栄養・食品学などの面から総合的にとらえた最新の書。〔内容〕果実の栽培植物学／成熟生理と生化学／栄養・食品科学／各種果実の機能特性／収穫後の保蔵技術／果実の利用加工

前東北大 山内文男・前東北大 大久保一良編
シリーズ〈食品の科学〉
大豆の科学
43033-2 C3061　　A5判 216頁 本体4500円

古来より有用な蛋白質資源として利用されている大豆について各方面から解説。〔内容〕大豆食品の歴史／大豆の生物学・化学・栄養学・食品学／大豆の発酵食品（醤油・味噌・納豆・乳腐よう・テンペ）／大豆の加工学／大豆の価値と将来

前函館短大 大石圭一編
シリーズ〈食品の科学〉
海藻の科学
43034-9 C3061　　A5判 216頁 本体4000円

多種多様な食品機能をもつ海藻について平易に述べた成書。〔内容〕概論／緑藻類／褐藻類（コンブ、ワカメ）／紅藻類（ノリ、テングサ、寒天）／微細藻類（クロレラ、ユーグレナ、スピルリナ）／海藻の栄養学／海藻成分の機能性／海藻の利用工業

共立女大 高宮和彦編
シリーズ〈食品の科学〉
野菜の科学
43035-6 C3061　　A5判 232頁 本体4200円

ビタミン、ミネラル、食物繊維などの成分の栄養的価値が評価され、種類もふえ、栽培技術も向上しつつある野菜について平易に解説。〔内容〕野菜の現状と将来／成分と栄養／野菜と疾病／保蔵と加工／調理／（付）各種野菜の性状と利用一覧

鴻巣章二監修　阿部宏喜・福家眞也編
シリーズ〈食品の科学〉
魚の科学
43036-3 C3061　　A5判 200頁 本体4300円

栄養機能が見直されている魚について平易に解説〔内容〕魚の栄養／おいしさ（鮮度、味・色・香り、旬、テクスチャー）／魚と健康（脂質、エキス成分、日本人と魚食）／魚の安全性（寄生虫、腐敗と食中毒、有毒成分）／調理と加工／魚の利用の将来

前東農大 吉澤　淑編
シリーズ〈食品の科学〉
酒の科学
43037-0 C3061　　A5判 228頁 本体4500円

酒の特徴や成分・生化学などの最新情報。〔内容〕酒の文化史／酒造／酒の成分、酒質の評価、食品衛生／清酒／ビール／ワイン／ウイスキー／ブランデー／焼酎、アルコール／スピリッツ／みりん／リキュール／その他（発泡酒、中国酒、他）

製粉協会 長尾精一編
シリーズ〈食品の科学〉
小麦の科学
43038-7 C3061　　A5判 224頁 本体4500円

種々の加工食品として利用される小麦と小麦粉を解説。〔内容〕小麦と小麦粉の歴史／小麦の種類と品質特性／小麦粉の種類と製粉／物理的性状／小麦粉生地構造と性状／保存と熟成／品質評価法／加工と調理（パン、めん、菓子、他）／栄養学

竹生新治郎監修　石谷孝佑・大坪研一編
シリーズ〈食品の科学〉
米の科学
43039-4 C3061　　A5判 216頁 本体4500円

日本人の主食である米について、最近とくに要求されている良食質・良食味の確保の観点に立ち、生産から流通・利用までを解説。〔内容〕イネと米／米の品質／生産・流通・消費と品質／米の食味／加工・利用総論／加工・利用各論／世界の米

日大 上野川修一編 シリーズ〈食品の科学〉 **乳 の 科 学** 43040-0 C3061　A5判 228頁 本体4500円	乳蛋白成分の生理機能等の研究や遺伝子工学・発生工学など先端技術の進展に合わせた乳と乳製品の最新の研究。〔内容〕日本人と牛乳／牛乳と健康／成分／生合成／味と香り／栄養／機能成分／アレルギー／乳製品製造技術／先端技術
日本獣医大 沖谷明紘編 シリーズ〈食品の科学〉 **肉 の 科 学** 43041-7 C3061　A5判 208頁 本体4500円	食肉と食肉製品に科学のメスを入れその特性をおいしさ・栄養・安全性との関連に留意して最新の研究データのもとに解説。〔内容〕食肉の文化史／生産／構造と成分／おいしさと熟成／栄養／調理／加工／保蔵／微生物・化学物質からの安全性
女子栄養大 菅原龍幸編 シリーズ〈食品の科学〉 **キノコの科学** 43042-4 C3061　A5判 212頁 本体4500円	キノコの食文化史から、分類、品種、栽培、成分、味、香り、加工、調理などのほか生理活性についても豊富なデータを示しながら解説。〔内容〕総論／キノコの分類／キノコの栽培とバイオテクノロジー／キノコの食品科学／生理活性物質／他
日大 中村 良編 シリーズ〈食品の科学〉 **卵 の 科 学** 43071-4 C3061　A5判 192頁 本体4500円	食品としての卵の機能のほか食品以外の利用なども含め、最新の研究を第一線研究者が平易に解説。〔内容〕卵の構造／卵の成分／卵の生合成／卵の栄養／卵の機能と成分／卵の調理／卵の品質／卵の加工／卵とアレルギー／卵の新しい利用
前ソルト・サイエンス研究財団 橋本壽夫・ 日本塩工業会 村上正祥著 シリーズ〈食品の科学〉 **塩 の 科 学** 43072-1 C3061　A5判 212頁 本体4500円	長年"塩"専門に携わってきた著者が、歴史・文化的側面から、塩業の現状、製塩、塩の理化学的性質、塩の機能と役割、塩と調理・食品加工、健康とのかかわりまで、科学的・文化的にまとめた。巷間流布している塩に関する誤った知識を払拭

◆ ケンブリッジ世界の食物史大百科事典〈全5巻〉 ◆

石毛直道・小林彰夫・鈴木建夫・三輪睿太郎 監訳

「食物」「栄養」「文化」「健康」をキーワードに、地球上の人類の存在に関わる重要な問題として、食の歴史を狩猟採集民の時代から現代に至るまで、世界的な規模で、栄養や現代の健康問題を含め解説した。著者160名に及ぶ大著。①「祖先の食・世界の食」②「主要食物：栽培植物と飼養動物」③「飲料・栄養素」④「栄養と健康・現代の課題」⑤「植物用語辞典」の全5巻構成。原著：K・F・カイプル、K・C・オネラス編"The Cambridge World History of Food"

前国立民族学博物館 石毛直道監訳 ケンブリッジ **世界の食物史大百科事典1** ―祖先の食・世界の食― 43531-3 C3361　B5判 504頁 本体18000円	考古学的資料を基に、狩猟採集民の食生活について述べ、全世界にわたって各地域別にその特徴がまとめられている。〔内容〕祖先の食／農業の始まり／アジア／ヨーロッパ／アメリカ／アフリカ・オセアニア／調理の歴史
東農大 三輪睿太郎監訳 ケンブリッジ **世界の食物史大百科事典2** ―主要食物：栽培植物と飼養動物― 43532-0 C3361　B5判 760頁 本体25000円	農耕文化に焦点を絞り、世界中で栽培されている植物と飼育されている動物の歴史を中心に述べている。主要食物に十分頁をとって解説し、24種もの動物を扱っている。〔内容〕穀類／根菜類／野菜／ナッツ／食用油／調味料／動物性食物
元お茶の水大 小林彰夫監訳 ケンブリッジ **世界の食物史大百科事典3** ―飲料・栄養素― 43533-7 C3361　B5判 728頁 本体25000円	水、ワインをはじめ飲み物の歴史とその地域的特色が述べられ、栄養としての食とそれらが欠乏したときに起こる病気との関連などがまとめられている。〔内容〕飲料／ビタミン／ミネラル／タンパク／欠乏症／食物関連疾患／食事と慢性疾患
元お茶の水大 小林彰夫・宮城大 鈴木建夫監訳 ケンブリッジ **世界の食物史大百科事典4** ―栄養と健康・現代の課題― 43534-4 C3361　B5判 488頁 本体20000円	歴史的な視点で栄養摂取とヒトの心身状況との関連が取り上げられ、現代的な観点から見た食の問題を述べている。〔内容〕栄養と死亡率／飢饉／食物の流行／菜食主義／食べる権利／バイオテクノロジー／食品添加物／食中毒など
東農大 三輪睿太郎監訳 ケンブリッジ **世界の食物史大百科事典5** ―食物用語辞典― 43535-1 C3361　B5判 296頁 本体12000円	植物性食物を中心に、項目数約1000の五十音順にまとめた小・中項目の辞典。果実類を多く扱い、一般にはあまり知られていない地域の限られた作物も取り上げ、食品の起源や用途について解説。また同義語・類語を調べるのに役立つ

食品総合研究所編

食 品 大 百 科 事 典

43078-3 C3561　　B5判 1080頁 本体42000円

食品素材から食文化まで，食品にかかわる知識を総合的に集大成し解説。〔内容〕食品素材(農産物，畜産物，林産物，水産物他)／一般成分(糖質，タンパク質，核酸，脂質，ビタミン，ミネラル他)／加工食品(麵類，パン類，酒類他)／分析，評価(非破壊評価，官能評価他)／生理機能(整腸機能，抗アレルギー機能他)／食品衛生(経口伝染病他)／食品保全技術(食品添加物他)／流通技術／バイオテクノロジー／加工・調理(濃縮，抽出他)／食生活(歴史，地域差他)／規格(国内制度，国際規格)

日本食品工学会編

食 品 工 学 ハ ン ド ブ ッ ク

43091-2 C3061　　B5判 768頁 本体32000円

食品工学を体系的に解説した初の便覧。簡潔・明快・有用をむねとしてまとめられており，食品の研究，開発，製造に携わる研究者・技術者に役立つ必携の書。〔内容〕食品製造基盤技術(流動・輸送／加熱・冷却／粉体／分離／混合・成形／乾燥／調理／酵素／洗浄／微生物制御／廃棄物処理／計測法)食品品質保持・安全管理技術(品質評価／包装／安全・衛生管理)食品物性の基礎データ(力学物性／電磁気的物性／熱操作関連物性／他)食品製造操作・プロセス設計の実例(11事例)他

吉澤　淑・石川雄章・蓼沼　誠・
長澤道太郎・永見憲三編

醸造・発酵食品の事典

43070-7 C3561　　A5判 616頁 本体24000円

醸造・醸造物・発酵食品について，基礎から実用面までを総合的に解説。〔内容〕総論(醸造の歴史，微生物，醸造の生化学，成分，官能評価，酔いの科学と生理作用，食品衛生法等の規制，環境保全)／各論(〈酒類〉清酒，ビール，ワイン，ブランデー，ウイスキー，スピリッツ，焼酎，リキュール，中国酒，韓国・朝鮮の酒とその他の日本酒，〈発酵調味料〉醬油，味噌，食酢，みりんおよびみりん風調味料，魚醬油，〈発酵食品〉豆・野菜発酵食品，畜産発酵食品，水産発酵食品)

前東大 荒井綜一・東大 阿部啓子・神戸大 金沢和樹・
京都府立医大 吉川敏一・栄養研 渡邊　昌編

機 能 性 食 品 の 事 典

43094-3 C3561　　B5判 480頁 本体18000円

「機能性食品」に関する科学的知識を体系的に解説。様々な食品成分(アミノ酸，アスコルビン酸，ポリフェノール等)の機能や，食品のもつ効果の評価法等，最新の知識まで詳細に解説。〔内容〕I.機能性食品(機能性食品の概念／機能性食品をつくる／他)，II.機能性食品成分の科学(タンパク質／糖質／イソフラボン／ユビキノン／イソプレノイド／カロテノイド／他)，III.食品機能評価法(疫学／バイオマーカー／他)，IV.機能性食品とニュートリゲノミクス(実施例／味覚ゲノミクス／他)

日本伝統食品研究会編

日 本 の 伝 統 食 品 事 典

43099-8 C3577　　A5判 648頁 本体19000円

わが国の長い歴史のなかで育まれてきた伝統的な食品について，その由来と産地，また製造原理や製法，製品の特徴などを，科学的視点から解説。〔内容〕総論／農産：穀類(うどん，そばなど)，豆類(豆腐，納豆など)，野菜類(漬物)，茶類，酒類，調味料類(味噌，醬油，食酢など)／水産：乾製品(干物)，塩蔵品(明太子，数の子など)，調味加工品(つくだ煮)，練り製品(かまぼこ，ちくわ)，くん製品，水産発酵食品(水産漬物，塩辛など)，節類(カツオ節など)，海藻製品(寒天など)

水産総合研究センター編

水 産 大 百 科 事 典

48000-9 C3561　　B5判 808頁 本体32000円

水産総合研究センター(旧水産総研)総力編集による，水産に関するすべてを網羅した事典。〔内容〕水圏環境(海水，海流，気象，他)／水産生物(種類，生理，他)／漁業生産(漁具・機器，漁船，漁業形態)／養殖(生産技術，飼料，疾病対策，他)／水産資源・増殖／環境保全・生産基盤(水質，生物多様性，他)／遊漁／水産化学(機能性成分，他)／水産物加工利用(水産加工品各論，製造技術，他)／品質保持・食の安全(鮮度，HACCP，他)／関連法規・水産経済

上記価格(税別)は2008年5月現在